# 实用护理技术与应用

# （上）

张芳芳等◎主编

吉林科学技术出版社

**图书在版编目（CIP）数据**

实用护理技术与应用 / 张芳芳等主编. -- 长春 : 吉林科学技术出版社, 2019.10

ISBN 978-7-5578-6346-3

Ⅰ. ①实… Ⅱ. ①张… Ⅲ. ①护理学 Ⅳ. ①R47

中国版本图书馆CIP数据核字(2019)第226842号

# 实用护理技术与应用

SHIYONG HULI JISHU YU YINGYONG

主　　编　张芳芳等
出 版 人　宛　霞
责任编辑　隋云平　郑　旭　解春谊
封面设计　长春市阴阳鱼文化传媒有限责任公司
制　　版　长春市阴阳鱼文化传媒有限责任公司
幅面尺寸　185mm×260mm
字　　数　944 千字
印　　张　59
印　　数　1000 册
版　　次　2019年10月第1版
印　　次　2020年6月第2版第1次印刷

出　　版　吉林科学技术出版社
发　　行　吉林科学技术出版社
地　　址　长春市净月区福祉大路5788号出版大厦A座
邮　　编　130118
发行部电话/传真　0431-81629530
储运部电话　0431-86059116
编辑部电话　0431-81629511
网　　址　www.jlstp.net
印　　刷　北京虎彩文化传播有限公司

书　　号　ISBN 978-7-5578-6346-3
定　　价　240.00元（全两册）

# 《实用护理技术与应用》
# 编 委 名 单


主　编　张芳芳　山东省枣庄市峄城区阴平镇中心卫生院

刘明亮　河北省沧州中西医结合医院

姜秀贞　河北省沧州中西医结合医院

胡春娜　河北省沧州中西医结合医院

张睿娟　河北省沧州中西医结合医院

毛晓博　河北省沧州市人民医院

马晓雨　河北省沧州中西医结合医院

刘　琼　河北省沧州中西医结合医院

沈　青　河北省沧州市人民医院

李　艳　甘肃省庆阳市人民医院

何丽平　河北省沧州中西医结合医院

副主编　高文芳　兰州大学第一医院

孙有惠　兰州大学第一医院

李雪华　张掖市临泽县人民医院

孙　婧　河北省沧州市中心医院

张　静　河北省沧州市传染病医院

刘　雅　河北省沧州中西医结合医院

杜凤凤　河北省沧州中西医结合医院

王　骁　河北省沧州中西医结合医院

万红美　河北省沧州中西医结合医院

张　玲　河北省沧州中西医结合医院

# 前　言

随着医疗技术和现代护理学的飞速发展，临床护士的角色被赋予更高的责任和期望，要求在护理理论、实践及研究之间建立一个有机的、密切的关系。在内科临床工作中，护理人员要能为具有不同生理、心理、社会等各方面需求的患者提供安全、专业、舒适、满意的护理服务，这就要求护士能在临床实践中对患者健康状况进行评估、分析、判断、决策，从而采取个性化的护理措施以解决患者存在或潜在的护理问题，对促进患者的康复发挥积极作用。

本书编写方法科学、严谨，内容新颖全面，是科学性、先进性、实用性、指导性的集中体现。不仅介绍了护理程序、专科护理操作等基础内容，而且涵盖了呼吸内科、循环内科、消化内科、神经内科、感染科、妇产科、儿科常见疾病的临床护理，包括疾病的基本介绍、护理措施等内容。本书从护理的临床实际工作出发，突出了临床护理的新理念、新方法，内容丰富、条理清晰，可供各级临床护理人员参考使用。

由于时间仓促，加之编者水平有限，书中难免有错漏和不足之处，请各位同行及专家不吝赐教和指正。

# 目　　录

# 第一章 院前急救

## 第一节 院前急救体制

### 一、院前急救基本概念和意义

（一）概述

院前急救的成功率不仅取决于院前的医疗救护水平，还与公民的自我保护意识、自救与互救能力密切相关。为提高全民的急救意识，需要在全社会大力推广、普及应急救护知识，增强公民自我保护意识，减少一切可能发生的伤害，掌握救护技能，在突发事件中能够运用医学常识就地取材，采取紧急而正确的急救措施，为院前医疗救护赢得时间，才能真正降低院前急危重症患者的病死率。

院前急救包括伤病员从现场到医院之前的现场抢救、途中监护运送至医院的过程，即院前急救是在现场和途中进行。尽管院前急救是暂时的、应急的，但及时有效的现场救护、快速安全地转送患者，可以为挽救患者生命赢得宝贵的抢救时机，为院内做进一步救治打下坚实的基础；反之，如果没有在院前急救过程中所争取到的分分秒秒，即使院内设施再好，医务人员医术再高也难以起死回生。因此，院前急救是急诊医疗服务体系的最前沿阵地。

（二）院前急救基本概念

院前急救是指在医院之外的环境中对各种危及生命的急症、创伤、中毒、灾难事故等伤病员进行的现场救护、转运及途中监护的总称。参与救助的人员既可以是赶赴现场的医护人员，也包括经过心肺脑复苏等普及培训教育的红十字卫生员、司机、交通警察、紧急救助员，以及其他现场目击者。主要目的是挽救患者的生命、减少伤残和痛苦。

（三）院前急救的意义

1. 减少伤残率和病死率

院前急救作为急诊医学的重要组成部分，是急救过程中重要一环，如果现场抢救行动迟缓、措施不当，甚至不做任何处理，被动地等待专业救援人员或盲目的转运，就会造成严重的并发症、残障，甚至会失去宝贵的救治机会。

创伤或急性疾病随时可能发生，现场急救和监护转运是否准确及时，直接关系到患者的安危和预后，快速有效的院前急救工作，对维护患者生命、减少患者的伤残率和病死率非常重要。据有关资料统计，因创伤而死亡的患者，50%死于创伤现场，30%死于创伤早期，只有20%死于创伤后期的并发症。这足以说明现场有效救治和创伤早期妥善处理对患者的重要意义—时间就是生命。

2. 院前急救水平体现国家综合能力

院前救护是社会的一项任务，也是社会的一项公益事业，特别是出现各种灾难事故时，常需要得到政府重视和支持，社会各界力量积极参与，所以院前急救水平反映了一个国家的组织管理、医疗水平及公共福利的综合能力。

## 二、院前急救的发展

### (一)我国院前急救的现状和思考

(1)我国院前急救发展不平衡，城乡之间，以及城市与城市之间都存在着很大差距。由于我国经济发展不平衡，院前急救的资金和人员配备存在着很大的差距，反映出院前急救水平不平衡。各地院前急救组织形式多种多样，我国个别省市的院前急救医疗在一定程度上存在着资源浪费和配备不合理的现象，急救体系中相关部门和单位还存在着不协调，增加了救护的难度。

(2)院前急救有待标准化

1)院前急救行为的标准化：2003 年国家卫生部出台的《院前急救诊疗常规和技术操作规范、院前急救病历书写规范、院前急救管理制度》三大院前急救运作标准，是院前急救行为标准化的一个重大举措。

2)缺乏专业化人员配备：在急救中心，经常是院内急救人员兼职院前急救，导致院前急救缺乏专业的急救队伍。

3)缺乏标准化院前急救教育：大学应该开设急救医学专业，有统一的院前急救教育和培训基地，统一的考核准入制度。

4)缺乏院前急救规范和标准化管理。

### (二)国外概况

自 20 世纪 60 年代以后，世界各国特别欧美等先进国家对急诊医学十分重视，纷纷建立急救系统和开展急诊医学的研究工作。院前急救工作基本达到了急救一体化、抢救现场化、知识普及化、技术现代化。1966 年美国心脏协会提倡在公众中普及心肺复苏初步救生术。迄今为止，美国已有 5000 万人接受过此项培训，即每 4 人中就有 1 人。院前急救由有一定经验的国家注册急诊专业医师经过院前急救医疗专业培训考核后进行，并在危重病救治时配备急诊专业注册护士。

德国急救中心有 4 条线路与警察队相通，负责调度所在地的救护车和直升机，并协调医院接收伤病员的工作。救护车服务分固定地点与临时在出事地点集合两种，无论是从陆地或从空中运送伤病员，德国的救援工作都是高效率的，空中救援尤其是德国急救工作的一大特点。自 20 世纪 70 年代以来，空中急救事业发展迅速，现在已有 36 个直升机救护站基地，执行 50～70km 半径的急救任务，几乎覆盖了近 95%的领空，医务人员于 5～20 分钟可抵达灾害或事故现场，20～45 分钟将伤病员送到医院，已成为日常急救的重要力量。

### (三)我国院前急救发展方向

现代院前急救要求建立高效的医疗急救指挥系统，完善的医疗急救网络系统，以及训练有素、装备精良、反应迅速的院前急救专业队伍。我国的院前急救医疗体系应逐步规范发展模式、建立专门的管理机制、制订统一的工作标准和急救工作体系。其发展趋势如下：

#### 1. 逐步规范发展模式

发达国家普遍对院前急救建立了全国统一的模式，也是我国将来的发展方向。发展急救模式应注意三个方面的因素：一是缩短各种机制的急救反应时间；二是在紧急情况下可获得技术和装备的支持，以及在危险地域实施救护时可获得特殊支持；三是减少通信设备的重复投资，比如与消防结合的香港模式。

2. 优化通信和运输设备

提高院前急救水平，必须有先进的通信系统，如电子地图、GPS卫星定位系统，使呼救定位与受理、生成急救预案、调度车辆、受救者医疗动态跟踪及各种数据的处理与管理均可有系统完成，实现通信程序化和科学化。

急救的发展要求缩短急救半径和院前急救平均反应时间，这就对交通运输工具在全国广泛应用并不断改进提出了新的要求。

3. 完善院前急救专业人员培训

对于在岗的急救人员，应创造条件鼓励他们继续学习深造，不定期举办各种层次的培训班。

## 三、院前急救的组织形式

我国的院前急救机构有多种组织形式，既有独立的现代化的急救中心或院前医疗救护站，也有由现有医院承担的急救中心。按其与医院关系大致分为以下七种模式：

（一）广州模式（行政型）

由急救通信指挥中心负责全市急救工作的总调度，以若干医院的急诊科为相对独立的急救单位，按医院专科性质分科负责急救的模式。以广州120急救指挥系统为代表。急救通信指挥中心与各医院无行政上的隶属关系，但负责全市日常院外急救的调度指挥，此外，中心还有以下三个主要功能：负责与其他急救系统和有关单位（如公安、消防、人防、血站和防疫站等）联系协作，以应对突发事件；参与培训全市医疗单位卫生人员急救知识，并负责对群众进行现场急救知识普及教育，提高公众急救意识和急救水平；急救情报的收集和研究。其流程为：指挥中心接到患方通过“120”急救电话呼救后，立即联系该区域承担院前急救任务的医院急诊科，由急诊科值班护士通知有关专科医护人员和司机赶赴现场救护，然后监护转送患者回本院继续治疗。其特点是投资少，充分利用现有的医疗资源合理安排急救半径，但由于不具备急救医疗支持力量，与各医院急诊科的协调也存在一定困难。

（二）重庆模式（依托型）

依托于一所综合性医院的院前急救模式。以重庆市为代表。该模式具有强大的急救中心，拥有现代化的急救设备和救护车，经院外急救后转送到附近医院或自己的附属医院，借助综合性附属医院的优势，扩大了院外急救的范围，形成了院前急救、医疗监护运送、院内急救、重症监护等完整的急救医疗体系。院外救护实际上是医院的一个部门，而市急救医疗中心实际上是同时负担急救任务的医院。其特点是院前、院内急救有机结合，有效地提高了伤病员的抢救成功率。但医院的医护人员随车出诊存在专业技术人员的浪费。此种模式的特点是投资少，对院前患者处理能力较强，但指挥权威性的建立有一定的困难，适宜于中小城市。

（三）上海模式（院前型）

由医疗救护中心站及其所属分站组成，并与该市若干医院紧密协作。没有院内部分，不设床位，以院前急救为主要任务。这也是我国大部分城市采用的模式，以上海市的医疗救护中心为代表。医疗救护中心站在市区和郊县都设有救护分站，分站一般设在协作医院的院内和附近，院前急救系统拥有救护车队，组成急救运输网，市区急救半径为3～5km，平均反应时间为10分钟。其急救流程为：患者家属通过“120”电话向救护中心呼救，中心站调度就近分站出车出入到现场进行急救后，监护转送伤病员到协作医院，也可根据病情和患方要求，转送到相应医院进行救护。其特点是：由于院前急救人员是中心编制，易于管理，院前反应速度快。

（四）北京模式（独立型）

有独立的急救中心。以具有现代化水平和专业配套设施的独立型的北京市急救中心为代表，实行院前急救－急诊科－重症监护室一条龙的急救医疗体系。可以和市政府、卫生局、各大医院直接进行通信联系。急救反应时间是衡量急救医疗服务系统功效的重要指标。北京市急救中心在新建社区和近郊区扩建、兴建急救网点，努力达到急救半径 3.5km，急救反应时间 5～10 分钟，从而接近发达国家的急救反应时间 4～7 分钟的水平。院外急救患者中，部分经院外抢救处理后需转送到中心监护室继续监测治疗，大部分患者根据病情转送到当地其他医院。急救中心是北京市院前急救和重大医疗急救任务的统一指挥、调度和抢救中心。其特点是具有院前、院内、重症监护和住院部，是个“大而全”的模式。但由于未能充分利用其医院的急救资源，需要大量投资和人才才能维持急救中心的运转。

（五）深圳模式（与医院结合型）

一个既依托各大医院，又自成体系的急救医疗指挥中心。以深圳市为代表。该中心依托红十字会、医院（三甲医院），实行一套班子两块牌子，既相对独立，保持急救中心的权威性，又互相融和，互为发展。中心实行“集中受理、分区管理、就近派车”的调度原则，以各大医院急救科为急救单位，负责大部分的出车。急救中心除平常出车外，还负责重大事故的抢救。这样就确保了中心指挥的权威性，同时又有急救医疗支持力量。其特点是既充分利用现有的医疗资源，又能集中财力，完善指挥调度系统，并具有合理的抢救半径和有力的医院支持，能在短时间内形成强大的经济效益。但中心与各医院急诊科还存在不协调的因素。

（六）香港模式（与消防结合型）

香港特区的急救模式采用与消防、司警统一的通信网络，报警电话为“999”，消防署从就近的急救站派出救护人员赶赴现场，把患者送入医管局所辖的医院或患者指定的医院。日常医疗急救任务由消防署负责，遇大型事故时，还有医疗辅佐队、救伤队（均为志愿团体）等参与抢救。特点是充分运用消防为主的急救系统，节约资源，民众急救普及程度高，有大量的训练有素的志愿者参与，设备精良，速度快，能为社会提供高速有效的应急医疗服务。

（七）小城市的三级急救网络模式

Ⅰ级急救点设在乡、镇卫生院；Ⅱ级急救站设在县、区级医院；Ⅲ级急救中心设在小城市的综合性医院。急救网络的形成，强化了农村的急诊急救工作，在急救设施的配置和急救人员的专业培训方面还将进一步得到加强和提高。另外，我国地域广阔，在偏远地区、农村尚无院前急救组织。来自边远乡村的急危重症患者，由于缺少现场医护人员院前救治，且缺少救护车转送，往往失去院前抢救的机会而造成死亡。所以在偏远的农村和山区建立起一支县、乡（镇）、村“三级”急教网，势在必行。

上述各城市院前急救形式各有不同的特点，工作效率也有一定的差异，各地可根据实际情况采纳，遵循的根本原则是：

(1)要满足最短的反应时间，即以最快的速度将患者送到合适医院，就是要考虑到城市交通道路、急救半径、医务人员配备、快速行动等问题。

(2)要保证最佳的院前救护,主要是随车医务人员的专业性质和技术水平程度。

(3)要结合适应突发事件的应急能力,保证在统一调度下医院有很强的接收急诊患者的能力。

(4)要有利于合理利用急诊资源取得最佳效益,减少资源浪费,充分利用急救设备。

## 四、院前急救的人员配备

我国的院前医疗机构是分等级的医疗网络。由于各级医疗机构所具有的功能和任务不同,人员编制比例标准也不同,配制原则是根据不同机构、不同功能与任务,实行不同的编制管理方法,以保证院前急救功能的启动、正常运转和任务的完成。院前医护人员的配备注重精简高效,结构合理,满足急救需求的编制原则。

### (一)人员配备

普通型救护车由医师或急救医士、护士、驾驶员各一名组成。危重病监护型救护车至少由一名医师、一名专科急救医师、一名护士、一名驾驶员组成,另增设一名担架员。

### (二)院前急救护士的基本要求

1. 具有良好的急救护理医德,高水平的护理质量

救护是否有效,关键是能否对患者及时处理、及时救治、及时运送,因此,急救护士不论在什么情况下,均应主动接诊,积极组织抢救,对危重患者只要有百分之一的抢救希望,就应做百分之百的努力,应具备急患者所急,想患者所想的护理医德,自觉尊重爱护患者,严格遵守护理制度,提高护理质量。

2. 严密观察病情,果断谨慎处置

急救护士在及时执行医嘱的同时,还应严密观察病情变化,特别要注意有无威胁生命的潜在因素存在,及时向医师汇报病情,并做好护理记录。在患者出现危及生命的紧急情况时,在医师未到之前,护士不能消极等待,而要做必要的紧急处理。

3. 熟练的护理操作是急救护士应具备的基本条件

抢救患者生命时需要进行大量的护理操作,如静脉穿刺、心肺复苏、导尿、心电监护、吸氧、吸痰、洗胃等,均要熟练掌握,强化应急能力,争取一次成功,尽量减轻患者的痛苦,为患者赢得救治时间。

4. 同心协力,形成整体

急救患者的救治是一种群体协作的活动,护士在工作中涉及与医师、护士、司机、患者及其家属的广泛关系。护士能否协调好这些关系对医疗群体内部的向心力和凝聚力,对整个救护工作的秩序和质量有很大的关系。医师是急救小组的核心人物,护士应尊重并服从医师的指挥和医嘱,并要快速准确执行,技术操作要熟练,配合医师完成现场救治工作。护患之间的关系也要处理恰当,在院前急救中,护士与患者是接触最直接也是最多的,要求护士具有简洁准确的语言表达能力,并与患者及其家属有良好的协调及沟通能力。患者或家属往往焦急、冲动,还应做好解释和安慰工作,以缩短护患之间的距离。急救护士还应注意与急救司机的关系,此关系看起来与救治伤员关系不大,但这种关系始终贯穿于整个急救过程,如长途急救任务,因路途遥远,司功能否在整个运输过程中注意力集中,安全、快速返回医院,完成好任务,这就要求护士在路途中注意关心和提醒司机,同时要求司机做一些体力工作,协助搬运伤病员。护士只有处理好以上各种关系,才能同心协力,体现出集体凝聚的

力量，才能把院前救治工作做好。

5. 加强学习，提高自身素质

急诊护士要有广而深的多学科知识，才能承担复杂的抢救任务。这就要求经常加强学习，不断提高护理基本知识和基本操作技能，拓宽知识面，加强责任心，预防各种医疗事故发生。

6. 健康的体魄和良好的心理素质

院前急救现场情况复杂，远比院内的急救护理艰巨，消耗的体力大，必须有健康的体魄才能应付各种突发的情况；同时院前急救病情复杂，病情危急，需要护理人员时刻保持清醒的头脑，对现场的各种伤病员迅速做出反应，良好的心理素质也是必须的。

## 五、院前急救管理

(一)院外急救服务系统设置原则

1. 院外急救中心设置原则

(1)数量要求：一个拥有 30 万人口以上的区域应该设置一个院前急救中心(站)，应该有独立的"120"急救专用电话和其他基础设施。一个区域若无院前急救中心(站)时，院前急救由区域内大医院急诊科兼管。一个区域除了有院前急救中心(站)外，还有其他急救单位或医院独立接受呼救电话，这就形成院前急救多中心。

(2)地点要求：基地的选择应遵循合理性、经济性和创造良好的急救条件的原则。急救中心(站)地点应符合以下条件：

1)在区域中心地带。

2)在交通方便处。

3)设在医院内或靠近大医院，便于形成 EMSS，也便于行政管理。

(3)基本建筑设置要求：基本建设面积大小应根据区域实际情况决定，一般

可定为每辆急救车占地 100～200m²，各类建筑最好独立。教学科研建筑包括教室、实验室、图书馆、活动室等，行政业务建筑包括办公室、调度室、会议室等，后勤建筑包括食堂、浴室、锅炉房、洗衣房、仓库、车库、车间及其他设施。

(4)基本建设要求：设备的数量和质量需根据区域实际情况配置，但基本设施不可缺少。如运输的急救车辆、车辆设备、医疗药品器材、通信设备、计算机设备、教学科研设备、生活设备及其他必须设备等。

2. 分中心(站)设置原则

(1)数量要求：按社区实际需要确定数量。

(2)地点要求：人口较密集区域，特殊需要区域如旅游点、大企业附近处，交通比较方便；在医院内或与医院相比邻，应该相对按城市医院规划点均匀分布。

(3)基本建设设置要求：建筑面积根据区域实际情况确定，一般为每辆急救车占地 50～100m²，应包括下列各室：值班人员休息室；生活室；车库。

(4)基本设备要求：急救车辆、急救医疗药械、通信设备、生活设备。

3. 区域人口与急救车辆比例

急救车辆数量配置标准，原则上每 5 万～10 万人口配 1 辆急救车。经济实力较强区域或灾害多发区域可增加车辆比例。

4. 随急救车医护人员、驾驶员配置原则

每辆急救车与医师及护士配编比例为1∶5,急救车辆与驾驶员配编比例为1∶5。

5. 急救半径与反应时间要求

急救半径是指急救单元所执行院外急救服务区域的半径,它代表院外急救服务范围的最长直线辐射距离,缩小急救半径是急救单元能快速到达现场的重要条件之一,城区急救半径应在5km。反应时间是急救中心(站)接到求救电话至急救车到达现场所需时间。反应时间的长短是判断院前急救服务功能的重要指标之一,市区要求15分钟以内,条件好的区域要在10分钟以内,郊区要求30分钟以内。

(二)院前急救管理

院前急救的主要特点是"急"和"救"。"急"就是紧急、快速,通过现代化的通信和运输来实现;"救"则是要通过先进的医疗救护技术来实现。因此,通信、运输和急救技术被认为是院前急救的三大要素。

重视和加强院前急救工作的关键是管理,院前急救服务系统的管理要特别注意以下四个方面:

1. 建立良好的通信网络

在院前急救的三大要素中,通信是首要环节,全国120急救电话的收接畅通,充分利用各种有线、无线通信器材来进行联络、指挥、调度是不可缺少的。

(1)急救电话"120"和"999"收接畅通:电话线路数要满足进线需要,每天24小时有专职指挥调度人员职守。

(2)自动显示呼救方位与急救车的动态变化:调度室的计算机和卫星导航联网,并在救护车上安装接收器。急救车待命、执行任务与空车返回的动态变化可在计算机屏幕上显示。一有"呼救"信号,调度员可借助计算机提供最佳调度方案,根据具体情况进行调度。

(3)自动记录呼救时间,自动同步录音:患者或家属的呼救,计算机会自动将电话号码、家庭地址、来电时间和呼救者记录在案,调度员和呼救者的对话也会自动录音,不但能提高调度的效率,也可避免医疗纠纷的发生。

(4)急救资料储存:急救出车次数、人次、千米次、病种分类、病情程度、疗效、收费、油料消耗等均可输入计算机储存,并可在调度过程中完成统计,这样可及时查阅有关资料。

(5)危重患者病情资料储存与提供医疗咨询服务:将危重患者的病情输入计算机储存,一旦遇有持卡者发病抢救,可通过计算机查询,从而提高抢救的成功率。

2. 装备齐全和完好的运输工具

通常情况下是指救护车。根据世界卫生组织(WHO)报道,全世界急性心肌梗死(AMI)有40%~60%因并发症而在发病最初几小时内死亡,其中70%因来不及送医院而死于现场或途中,对于这种严重的逼向死亡(DOA)的患者,即使在救护车内也难以挽救。因此,自20世纪70年代起,一些救护车内装备心肺复苏和高级生命维持技术和患者监护等急救器械设备,使救护车成为集运、救、护三种功能于一体的急救运载工具,称其为复苏救护车、复苏救护艇或流动监护病房(MICU)。根据《中华人民共和国救护车专业标准》规定,我国救护车可分为:

(1)指挥型救护车,具有指挥、通信、扩音等功能。

(2)抢救型救护车。

(3)专科型救护车。

(4)普通型救护车。

救护车装备水平成为衡量一个国家或地区的急救水平的标志,目前我国救护车内药品、器械及仪器设备的种类和数量配备尚无标准,只能按各地院外急救实际情况,进行科学合理的配置。以下所需用品供参考:

(1)担架与运送保护用品:包括普通或折叠式担架、床垫、床单、枕头、被子等。

(2)止血用品:包括止血带、压迫绷带、止血钳等。

(3)人工呼吸器具:包括人工呼吸器、开口器、压舌板、医用氧气等。

(4)固定用品:包括夹板、三角巾、急救包、纱布等。

(5)手术器械:包括手术刀、剪刀、镊子等。

(6)容器:包括急救箱、纱布盘等。

(7)急救用具:包括救生带、安全帽、救生器具、非常信号用具、伤情标志卡等。

(8)护理用品:包括胶皮手套、便器、冰袋、体温计、血压计、消毒棉签等。

(9)消毒器具及一般消毒液。

(10)洗眼用品。

(11)必要的药物等。

对于具有复苏功能的救护车,除上述常规装备外,还要装备除颤器、监护仪(直流供电)、按需起搏器、射流式人工呼吸器,以及有关救助设备。

3. 较高技术水平的专业人员

院前急救的成功率在很大程度上与急救技术水平有关,要培训提高(在校学习和临床实习时就应开始)急救技术水平,使每一位医师和护士都能熟练掌握基础生命支持(即急救ABC),其中尤其是CPR,要能熟练使用心电监护、除颤、起搏、气管插管等,制订一整套院前急救操作常规,实现院前急救规范化管理。

4. 健全管理制度

制度是急救质量的保证和基础,要重视建立健全调度制度,做到国际上普遍规定的受理呼救电话后1分钟内出车;严格值班制度;要做好随车记录制度,准确及时记录患者病情和院前急救情况及其疗效;要坚持车辆维修保养制度,始终保持车辆的完好状态;健全救护车辆内的药械装备,对急救药品器械的管理必须有制度保证,定期检查,及时补充,及时更换,及时维修,保证急救工作的需要;要做好通信器材维修保养制度,始终保持急救通信指挥系统的灵敏有效。

运转良好的急救网络应达到的指标包括以下几点:城区急救半径≤5km;平均急救反应时间≤15分钟;监护型救护车≥3辆;危重患者医疗处理率100%;救治显效、有效稳定率≥90%;急救途中病死率≤1%;医疗责任事故发生次数为0;三年内行车重大交通事故次数为0;心脏骤停现场复苏率≥5%;急救物品完好率为100%;通信设备完好率为100%;急救车辆完好率≥85%;万元以上仪器设备完好率≥95%;甲级病例率≥90%;一人一针一管、一用一灭菌执行率为100%;一次性注射器、输液(血)器用后消毒并毁形率为100%;患者对急救满意率≥85%;完成指令性任务为100%;来信来访处理率为100%;调度室三声呼救响铃接电话率为100%;回车率≤3%;法定报告传染病漏报率为0。

(刘明亮)

# 第二节　院前急救的任务与工作内容

## 一、院前急救的任务

### (一)负责对“呼救”患者的院前急救

负责对“呼救”患者的院前急救是主要和经常性的任务，包括现场急救和运送监护。要求接到呼救电话或其他方式的信息后，救护车(或救护艇)要立即出动，医护人员要随车(或随艇)前往，尽快到达现场，进行现场急救后，迅速安全地将患者就近送到合适的医院急诊科(室)。根据我国情况，“呼救”伤患者一般可分为三类：

一类是短时间内有生命危险的急危重患者，必须现场抢救，目的在于挽救患者的生命或维持基础生命。如急性心肌梗死、窒息、大出血、严重创伤、休克等患者。

一类为病情紧急但短时间内无生命危险的急诊患者。如骨折、急腹症、高热、哮喘等，现场急救处理的目的在于稳定病情，减轻患者在运送过程中的痛苦和减少并发症的发生。就近送到合适医院或特约医院继续治疗。

一类是慢性病患者。目的是需要救护车提供转运服务，而不需要现场急救。

### (二)灾害或战争时对伤员的院前急救

灾害包括自然灾害和人为灾害。对伤员的急救除应做到平时急救的要求外，还需要与现场的其他救灾系统如消防、公安、交通等部门密切配合，才能保证高效率的完成现场救治和途中转运，同时灾难现场的不安全因素还涉及救护者的自身安全。当有大批伤员时，需加强伤员的分类和现场救护，合理分流和运送。

### (三)参加特殊任务的救护值班

特殊任务指当地的大型集会、重要会议、比赛、外国元首来访等。执行救护值班任务的急救系统处于一级战备状态。而执行此项任务最重要的是责任心，忠于职守是完成任务的前提和保证。一旦出现意外伤病员，能做到立即到现场进行抢救。

### (四)通信网络中的枢纽任务

通信网络一般由三个方面组成：一是市民与急救中心(站)的联络；二是急救中心(站)与所属分中心(站)、救护车、急救医院的联络；三是中心(站)与上级领导、卫生行政部门，以及其他救灾系统的联络。在通信网络结构中，急救中心(站)承担着承上启下、沟通信息的枢纽作用。

### (五)急救知识的宣传普及教育

急救知识的宣传和普及教育可提高院前急救医疗服务的成功率。普及公民的急救知识，增强公民的急救意识和应急能力是全社会的共同责任。可通过广播、电视、报刊等媒体对公民普及急救知识，定期开展现场救护及复苏知识的培训。院前急救和患者家属、事故现场的目击者有直接的联系，而家属和现场目击者现场急救知识掌握和运用的程度直接关系到患者的后期抢救成功率。如猝死患者抢救的最佳时间是 4 分钟，救治的成功率可达到 50%；严重创伤伤员抢救的黄金时间是 30 分钟。时间就是生命，而家属和目击者甚至患者本人的自救显得尤为重要。

## 二、院前急救的原则

现场急救总的任务是采取及时有效的急救措施和技术，最大限度地减少伤病员的痛苦，降低伤残率，减少病死率，为医院抢救打下基础。经过现场急救能存活的伤病员优先抢救，即先救命后治病，这是总的原则。在现场，还必须遵守以下原则：

### （一）先排险后施救

在现场救护时先进行环境评估，必要时排险后再实施救护，如触电事故现场，应先切断电源或挑落电线排险后再进行救护，以保证救护者和伤病员的安全。

### （二）先复苏后固定

遇有呼吸心搏骤停又有骨折者，应首先采取心肺复苏术，直到心跳呼吸恢复后，再进行固定骨折。

### （三）先止血后包扎

遇到大出血又有伤口者，首先立即用间接指压法、止血带止血法等方法止血，接着再消毒伤口进行包扎。

### （四）先重伤后轻伤

遇到垂危的和较轻的伤病员时，优先抢救危重者，后抢救病情较轻的伤病员。

### （五）先急救后转运

应该摒弃遇到伤病员先送后救，这样常耽误了抢救时机，致使不应死亡者丧失了性命，应该先救后送。在送伤病员到医院途中，不要停顿抢救措施，继续观察病情变化，少颠簸，注意保暖，快速平安到达目的地。

### （六）急救与呼救并重

在遇到成批伤病员时，应尽快地争取到大量急救外援。当大量外援到达后，在意外事故现场指挥部的统一领导下，有计划、有步骤、有组织地进行抢救、分类、转运伤员等工作。

## 三、院前急救的工作特点

明确院前急救的特点对组织急救工作，提高急救效率具有重要意义。院前急救的特点可表现在以下六个方面：

### （一）突发性

社会性强、随机性强。院前急救逾越了传统的分科范围，跨出了纯粹的医学领域，涉及社会各个方面，尤其是遇到大的灾难和事故时，需要地方行政部门，其他救助系统和相关单位部门统一配合，共同完成救助，已经跨越了纯粹的医学领域。而患者何时呼救、重大事故或灾害何时发生、发生以后现场情况等始终都是未知数，事件发生随机性强，要求院前救护有很强的应变能力，以配合各种可能发生的情况，及时进行自救互救和专业救护。

### （二）紧急性

接到呼救电话，必须立即出车，一到现场必须迅速抢救。院前急救的这一特点不仅表现在病情急、时间急，而且表现在心理上的紧急。要充分注意患者及其家属心理上焦急和恐惧的特点，不论是一般急诊患者还是危急垂死患者都要毫不拖延地迅速赶往现场，抢救后根据病情立即运送。因此要求救护人员常备不懈，做到随叫随出。要充分体现“时间就是生命”的紧迫性。

（三）艰难性

1. 急救现场条件差

院前急救的条件一般较差，在光线暗淡、空间较小、人群拥杂的家中或马路上，在将患者搬上救护车后由于车辆震动和马达噪声使诊疗工作难以进行，比一般日常医疗急救要艰难得多，因此救护人员必须熟练掌握急救理论和急救技术，才能适应在较差的条件下实施救护。

2. 救护人员体力消耗大

院前急救的现场是各种各样的，可能要爬高楼或高坡，也可能串街过巷到车辆无法到达的地方，甚至是布满荆棘的地方，医护人员身背急救箱既要救治患者，又要指导和帮助搬运患者，体力消耗远比日常医疗救护大，要求有强健的体魄，才能应付艰巨的急救工作。

（四）复杂性

院前急救的患者是多种多样的，涉及各科，而且是未经筛选的急危重患者。即使一个患者也可能存在多学科的损伤和病变。因此要求救护人员在较短时间对病情进行评估、判断、伤检和分类，并针对不同的病情迅速做出及时正确地处理。要求救护人员掌握全面的急救知识和技能，能自如地应付各科急诊患者，这是院前急救十分重要的特点，如果过分强调专科是对急救工作十分不利的。

（五）有效性

通常院前急救没有足够的时间让医护人员进行详细的鉴别，要明确诊断非常困难。主要采取对症支持，针对危及生命的问题尤其是心、肺、脑衰竭进行复苏，以及对伤病员进行止血、包扎、固定和搬运等。实施的救护要求迅速、实用、有效。

（六）流动性

院外急救流动性很大，一般情况下救护车在本区域活动，但急救地点涉及区域里每个角落。当遇到突发灾害事故，如有需要，在统一指挥下，还要超过行政医疗区域帮助救援。

## 四、院前急救的出诊程序

（一）呼救

急危重症患者、家属或第一目击者用任何电话拨通“120”或其他急救电话，向急救中心发出呼救，简要问明患者的姓名、性别、年龄、住址、接车地点及联络电话号码。

（二）调度

中心调度员写好电话号码后，立即向院前急救科发出调度指令，一般要求救护车在 3 分钟内开出医院，在市区 10km 以内救护车在 10～15 分钟内赶到现场。

（三）急救

到达现场后，医护人员密切配合，迅速对患者进行初步诊断和处理，一旦病情允许，马上将患者送往附近的医院。如救护现场是成批患者，应首先进行宏观检查，排除危险因素，立即向中心调度室报告情况，根据患者的不同伤情，进行伤检分类，并迅速分散转运。

（刘明亮）

# 第三节　伤检分类与体检

院前急救的基本原则是先救命后治病，首先应迅速而果断地处理直接威胁患者生命的伤情或症状。同时迅速对患者进行全身体检。这对因创伤所致的昏迷患者，从外观上不能确定损伤部位和伤情程度时尤为重要。体检要做到及早、迅速、仔细。

## 一、护理体检

### (一)概述

体检包括望、触、叩、听等基本物理检查，尤其侧重于对生命体征变化的观察及发现可用护理方式解决的问题。进行护理体检时，要注意听清患者或陪护的主诉；问清与发病或创伤有关的细节；看清与主诉相符合的症状体征及局部表现。

### (二)体检原则

进行体检时，尽量不移动患者身体，尤其对不能确定伤势的创伤患者，移动有时会加重伤情，如颈椎脊髓损伤等。检查应迅速而轻柔，对不同病因的患者，体检的侧重点不同。检查中，要随时关注直接危及生命的症状和体征。

### (三)体检顺序和内容

1. 生命体征

包括对意识状态、瞳孔、血压、脉搏、呼吸、皮肤温度的观察和测量。

(1)意识状态：首先判断伤病员意识是否清醒。如对患者大声呼唤、轻拍面颊、摇动肩部，患者会睁眼或有肢体运动等反应，也可以与体检同时进行，通过询问患者发病和受伤情况，观察患者回答、反应情况及有何护理要求，如疼痛、口渴和体位不适等来判断意识状态。

(2)气道：保持气道通畅是呼吸的必要条件。如患者有反应但不能说话，咳嗽，出现呼吸困难，可能存在气道梗阻，必须立即检查原因并清除。伤者意识不清，喉部肌肉松弛，舌肌后坠，阻塞喉咙及气道，使呼吸时发出响声(如鼾声)，甚至不能呼吸。因舌肌连接下颚，如将下颚托起，可将舌头拉前上提，防止气道阻塞。检查气道包括口腔，如有明显异物如松脱的义齿、食物或呕吐物等，可用手指钩出。

(3)呼吸：检查者将自己的面颊靠近伤患者的口鼻处，距离大约 3cm，通过一看二听三感觉来判断是否有自主呼吸的存在。一看胸腹起伏，二听呼吸声，三感觉呼吸气流。如呼吸已停止，立即对患者进行口对口人工通气。对有呼吸的患者，观察呼吸活动情况，测量呼吸频率，观察其速率、深浅度和节律有无异常，气道是否通畅。注意有无呼吸困难、被动呼吸体位、发绀及三凹征。如出现呼吸变快、变慢、变浅及不规则，甚至叹气样提示病情危急。

(4)瞳孔：两侧瞳孔是否等大等圆，对光反射是否灵敏。瞳孔是否固定，有无压眶和角膜反射。瞳孔不等大常提示有颅脑损伤，瞳孔一侧散大常提示有颅脑血肿及脑疝。双瞳孔缩小如针尖大小常提示有机磷、吗啡、毒蕈中毒及脑干病变。双侧瞳孔散大，对光反射消失，眼球固定常是濒死或已死亡的征象。

(5)血压：常规测量肱动脉压，判断是否正常。如双上肢受伤严重影响测量，改为测量腘动脉压。血压过高须立即给予降压措施，血压过低提示有大量出血或休克存在。

(6)脉搏：测量脉率和脉律。常规触诊桡动脉，注意脉搏的强弱、动脉壁的弹性。猝死患者触诊颈内动脉和股动脉。如触不到桡动脉搏动提示收缩压降在 80mmHg(1mmHg=133.322Pa)以下。脉搏的微弱和触诊困难与心脏活动和血容量有直接关系。婴儿因颈部肥短,颈动脉较难触摸,应检查肱动脉。

(7)体温:可直接用手触摸患者皮肤、肢体温度以观察末梢循环供血情况。如皮肤湿冷、肢端冰凉或皮肤花纹表明微循环障碍,提示存在休克。如有必要也可用体温计测量腋下温度。

2. 一般状况

如皮肤损伤、语言表达能力、四肢活动情况、患者对伤情或症状的耐受程度等,可初步判断病情和做必要的对症处理。

3. 全面体检

从头部、颈部、胸部、腹部、脊柱及骨盆、四肢进行检查。

院前急救的体格检查以生命体征、头部体征为主,还包括颈部体征、脊柱体征、胸部体征、腹部体征、骨盆体征、四肢体征等。

(1)头部体征

1)口:口唇有无发绀,口腔内有无呕吐物、血液、食物或脱落的牙齿。如发现牙齿脱落或安装有义齿要及时清除。观察口唇色泽及有无破损,有无因误服腐蚀性液体致口唇烧伤或色泽改变。经口呼吸者,观察呼吸的频率、幅度、有无呼吸阻力或异味。

2)鼻:鼻腔是否通畅,有无呼吸气流,有无血液或脑脊液自鼻孔流出,鼻骨是否完整或变形。

3)眼:观察眼球表面及晶状体有无出血,结膜有无苍白,巩膜有无出血,角膜异物,视物是否清楚等。

4)耳:耳道中有无异物,听力如何,有无液体流出,是血性的还是清亮的,耳郭是否完整。

5)面部:面色是否苍白或潮红,有无出汗。

6)头颅骨:是否完整,有无血肿或凹陷。

(2)颈部体征:轻柔地检查颈前部有无损伤、出血、血肿,颈后部有无压痛点。触摸颈动脉的强弱和脉律,注意有无颈椎损伤。

(3)脊柱体征:对创伤患者,在未确定是否存在脊髓损伤的情况下,切不可盲目搬动患者。检查时,用手平伸向患者后背,自上向下触摸,检查有无肿胀或形状异常。对神志不清者,如确知患者无脊髓损伤或非创伤性急症,护士应把患者放置在侧卧位,这种体位能使患者被动放松并保持呼吸道通畅。

(4)胸部体征:检查锁骨,有无异常隆起或变形,在其上稍施压力,观察有无压痛,以确定有无骨折并定位。检查胸部,观察患者在吸气时两侧胸廓起伏是否对称;胸部有无创伤、出血或畸形。双手轻放在胸部两侧施加压力,检查有无肋骨骨折。

(5)腹部体征:观察腹壁有无隆起、包块,有无损伤、出血;腹壁有无压痛或肌紧张;确定可能受到损伤的脏器及范围。

(6)骨盆体征:两手分别放在患者髋部两侧,轻轻施加压力,检查有无疼痛或骨折。观察外生殖器有无损伤。

(7)四肢体征

1)上肢:检查双上肢有无畸形、肿胀和压痛,以确定有无骨折并定位。如伤员意识清楚,能配合体查，还要检查上肢的活动、皮肤的感觉，并通过甲床颜色和皮肤温度判断肢端血运情况，以初步判定有无合并血管和神经的损伤。

2)下肢：用双手在患者的双下肢同时进行检查，两侧相互对照，看有无畸形或肿胀，但注意不能随意抬起患者双脚，以免加重损伤。

## 二、伤检与分类

### (一)目的和意义

当发生伤亡人员众多的严重灾难事件时，现场往往没有足够的医疗救援资源。伤检分类的目的是合理利用现场有限人力物力，对大量伤病员进行快速有效的伤检、分类、处理，确定哪些有生命危险应优先救治，哪些可暂不救治，哪些即使立即救治也无法挽回其生命而不得不暂缓救治，从而最大限度地提高生存率，尽可能地减少伤残程度，并安全及时地将患者转运至有条件的医院进一步治疗。按伤员的临床表现可分为四类，通常使用红、黄、绿、黑四色伤检分类标志以区别不同程度的伤病员。

### (二)分类原则

1. 危重患者—第一优先

有危及生命的严重创伤，但经及时治疗能够获救，用红色标志，优先给予护理和转运。如气道阻塞、活动性大出血及休克、开放性胸腹部损伤、进行性昏迷、颈椎损伤、严重烧伤等。现场先简单处理致命伤、控制大出血、支持呼吸等，并尽快转送至医院。

2. 重症患者—第二优先

有严重损伤，但经救治后生命体征或伤情暂时稳定，可在现场短暂等候而不危及生命或导致肢体残缺，用黄色标志，给予次优先转运。如不伴意识障碍的头部损伤、不伴呼吸衰竭的胸部损伤、除颈椎外的脊柱损伤等。

3. 轻症患者—第三优先

可自行行走无严重损伤，可适当延迟转运和治疗，用绿色标志，将伤员先引导到轻伤接收站。如软组织挫伤、轻度烧伤等。

4. 死亡或濒死者—第四优先

已死亡或无法挽救的致死性创伤造成的濒死状态，如呼吸、心跳已停止，且超过12分钟未给予心肺复苏救治，或因头、胸、腹严重损伤而无法实施心肺复苏救治者，用黑色标志，停放在特定区域。

### (三)简明伤检分类法

简明伤检分类法(START)被很多国家和地区采用，使用于灾难现场短时间内大批伤员的初步伤检，由最先到达的急救人员对伤病员进行快捷的辨别和分类。通常分为四步。

(1)第一步：行动检查。

1)行动自如的伤病员为轻伤患者，用绿色标志。

2)不能行走的患者检查第二步。

(2)第二步：呼吸检查。

1)无呼吸者用黑色标志。

2)呼吸频率大于30次/分或小于6次/分，为危重患者，用红色标志。

3)呼吸6～30次/分者检查第三步。

(3)第三步:循环检查。

1)桡动脉搏动不存在,或甲床毛细血管充盈时间大于 2s 者,或脉搏大于 120 次/分,为危重患者,用红色标志。

2)甲床毛细血管充盈时间小于 2s 者,或脉搏小于 120 次/分,检查第四步。

(4)第四步:清醒程度。

1)不能回答问题或执行指令者,用红色标志。

2)能够正确回答问题和执行指令者,用黄色或绿色标志。

(刘明亮)

## 第四节 现场医疗救护

### 一、现场医疗救护的主要内容

(一)现场评估与呼救

1. 现场评估

(1)快速评估造成事故、伤害及发病的原因,是否存在对救护者、伤患者和旁观者造成伤害的危险环境,如对触电现场,必须先切断电源;如伤员被围困在险区,先解救伤员脱离险区;如为有毒气体环境,应做好在场人员的防毒防护措施,以确保安全。

(2)快速评估危重病情,包括对意识、气道、呼吸、循环等几方面的评估(具体内容见本章第三节)。

2. 紧急呼救

经过现场快速评估和病情判断后,立即对危重患者进行现场救护,同时及时向专业医疗单位和部门报告求助。

(1)救护启动:这是被国际上列为抢救危重患者的“生存链”中的第一步,即早期呼救。及早有效的呼救,对危重患者获得及时有效的救治至关重要。呼救系统对急救电话应反应迅速。根据患者所处的位置和病情,指令就近的急救站、急救中心或医疗部门去救护患者,以加快救援,利于转运,提高抢救成功率。

(2)电话呼救:“120”是我国通用急救电话号码,应对民众广泛宣传教育。如果现场目击者只有一人,应先抢救,如心肺复苏,再尽快打电话呼救;如果现场有多人,呼救与抢救同时进行。使用呼救电话必须用最精练、准确、清楚的语言说明患者的目前情况及严重程度、伤病员的人数及存在的危险。电话呼救时应说明的内容:

1)呼救人电话号码及姓名,患者姓名、性别、年龄和联系电话。

2)患者所在的确切地点,尽可能指出周围明显标记和最佳路径等。

3)患者目前最危急的情况,如昏迷、大出血、呼吸困难等。

4)灾害事故、突发事件,要说明伤害性质、严重程度、发生的原因、受伤人数等,以及现场已采取的救护措施。

(二)院前急救的主要内容

1. 现场急救

时间就是生命,一定要改变所谓现场急救是迅速把患者送到医院去进行治疗的陈旧观念。对院前急救的对象应扩展到急诊患者(尤其是危重患者),要求能在其发病和呼救时,及时赶赴现场,立即进行有效救治,然后安全护送到就近合适的医院做进一步诊断和处理。如对骨折患者必须先进行初步固定并正确地搬运和护送,才能减轻患者痛苦,并防止骨折加重和其他并发症的发生;对心跳呼吸骤停的患者必须现场进行心肺复苏才能使患者有得救的希望。

院前现场急救包括在家庭、工厂、农村、街道,以及交通事故现场等所有出事地点对患者的初步救护,这是我国当前医疗救护中最薄弱的环节,其关键问题是要大力普及急救知识,以提高广大群众应急救护技能,提高自救互救的能力。对医务人员也同样面临此问题,目前专业分科越来越细,过于专科化带来的问题是对急诊重伤患者缺乏有效的急救技能。内科护士可能对外伤止血、骨折固定的急救技能缺乏足够的掌握,外科护士可能不擅长常见内科急诊的初步急救,因此医务人员必须掌握全面的急救知识,才能满足各类急救患者的需要。尤其是有效的通气、止血、包扎、固定和搬运外伤等现场急救技术。这些现场急救技术基本上徒手进行,很少依赖器械设备,操作简单易行,容易掌握,效果确实可靠。不但医务人员,而且一般群众都能掌握。对医务人员来说,对现场急救的要求提高,即通常强调的抢救ABCD复苏程序:A(airway)是保持呼吸道通畅,必要时要果断采用气管插管或气管切开方法;B(breathing)是采用口对口人工呼吸;C(cardiac massage)是叩击胸部和胸外心脏按压法,必要时进行开胸心脏按压;D(defibrillation)除颤。

2. 搬运

经过初步现场处理后,必须把伤病员及时转送到合适的医院进行进一步急救处理。在这个转送过程中,及时正确的搬运不但可减少伤患者的痛苦,还可防止继发损伤带来的严重后果。搬运方法有多种,可因地、因时、因人而异,最常用的方法有担架搬运法、徒手搬运法等。对颈、腰椎骨折患者必须三人以上同时搬运,托住头颈、胸腰、臀部和腿脚,保持脊柱轴线稳定。

3. 监护运送

现代急救医学的新概念,已抛弃过去把运送急诊患者交给交通部门或运输部门进行,导致在运送过程中得不到有效医疗救护的陈旧概念,而是认为医疗急救运送是院前急救的重要组成部分,是联结急救医疗体系的一个重要的“链”,要把单纯的运载工具改造成为抢救危重患者的“流动医院”“活动急救站”,成为医务人员院前抢救的场所,即“浓缩急诊室”,甚至发展到“集装箱急救车”(实际上是一种微型医院)。

(三)现场救护要点

当患者突然急症发作或遇到意外伤害时,医疗救护人员赶赴现场,利用所携带的医疗器械、设备和救护物品对患者立即救治,现场医疗救护以对症治疗为主,挽救和维持患者的基础生命,减轻患者的痛苦和并发症。主要有以下几个方面:

(1)维持呼吸系统功能,保持呼吸道通畅:包括吸氧、清除痰液及分泌物、应用呼吸兴奋剂和扩张支气管药物,对呼吸心跳停止者进行口对口人工通气或呼吸机支持。对张力性气胸患者进行穿刺排气,必要时气管插管。

(2)维持循环系统功能:包括高血压急症、心力衰竭、冠心病和各种休克的处理,严重心律失常的药物治疗,心电监测,电除颤和心脏起搏,胸外心脏按压术等。

(3)维持中枢神经系统功能:包括急性脑血管病的处理,急性脑水肿的急救护理。

(4)对症救护措施：如止血、解痉、止痛、止吐、止喘等。

(5)灾害、意外事故、急性中毒的现场急救。

(6)各种创伤的现场救护：如止血、包扎、固定和搬运。对疑有脊椎损伤者应立即予以制动，以免因搬动造成脊髓损伤而导致瘫痪 3 对颈椎损伤者，有条件时用颈托制动，根据伤员颈围的大小及颌底部至胸骨顶间的高度选择颈托的合适尺寸，经固定后不允许伤患者自行拆卸，以免颈椎移位加重病情。在使用中尽可能保持颈托的清洁，如需清洗，应征得医师同意后用肥皂水清洗，水温控制在 50℃以下以免变形，晾干后再使用。

(7)对猝死、创伤、烧伤及骨折患者的现场急救时，要掌握松解或去除患者衣、裤、鞋和头盔的护理技巧。

## 二、配合急救护理措施

在急救中，护士将配合医师共同完成救护任务。首先应迅速做初步急救处理，如给药、清创、加压、包扎和止血等。初步处理的目的是保全患者生命，防止病情恶化，预防并发症。一旦病情允许，应迅速将患者抬上救护车，送往就近的医院接受专科医师的进一步治疗，以减少伤残率。常规的护理急救措施包括给患者以舒适的体位、建立静脉通路、现场脱去患者衣服的技能并随时观察与维护生命体征的平稳等。

### (一)患者体位的放置

(1)对无意识、无呼吸、无心跳者，应将其置于复苏位即仰卧位，并置于坚硬的木板或平地上，解开衣领纽扣和裤带，进行现场心肺复苏。

(2)神志不清有呼吸心跳者，应将其置于恢复体位即侧卧位，以防止口腔分泌物、呕吐物吸入气管而造成窒息。如现场有大批伤员，侧卧护理有困难时，可以采取平卧位头偏向一侧。

(3)意识、心跳和呼吸存在者，根据受伤、病变不同选取合适的体位。咯血者采取患侧卧位，以防血液流入健侧支气管和肺内。腹痛者，屈双膝于腹前，以放松腹肌。脚扭伤肿胀发紫，应抬高患肢，以利静脉回流。而毒蛇咬伤下肢时，则要使患肢放低，以减慢毒液的扩散。总之不要随意搬动伤病员，以免加重或造成再次损伤。

### (二)建立静脉通道

静脉穿刺针管径要求比一般情况下的要大，以保证在短时间内能快速输入液体和药物。静脉穿刺部位的选择一般选用前臂静脉或肘正中静脉，尤其在进行心肺复苏抢救时，选择上肢静脉穿刺明显优于下肢静脉。对需要开放静脉的院前急救患者，尽量选择静脉留置套管针开放静脉，并以胶布牢固固定，要做到即使患者躁动、体位改变和转运中也不易脱出血管或刺破血管。而且，套管针可保证快速而通畅的液体流速，对抢救创伤出血、休克等危重患者在短时间内扩充血容量极为有利。

### (三)脱去患者衣服的技巧

对猝死、创伤、烧伤等患者，为便于抢救和治疗，有时需要适当地脱去患者的某些部位的衣服。尤其对创伤、烧伤患者，衣服不仅掩盖了真实伤口或出血，也可能直接污染伤口。脱去衣服，需要掌握一定的技巧，以免因操作不当加重伤情。应掌握的方法有：

1. 脱上衣法

应该先脱健侧后脱患侧，操作困难或情况紧急时，可用剪刀直接剪开衣袖，以赢得时间和减少意外损伤。具体方法为:解开衣扣,将衣服尽量向肩部方向推,背部衣服向上平拉,提起一侧手臂,使其屈曲,将肘关节和前臂及手从腋窝拉出,脱下一侧衣袖后,将扣子包在里面,可以卷成一卷将衣服从颈后平推至对侧,然后拉出衣袖,使衣服从另一侧上臂脱下。

2. 脱长裤法

脱长裤应置患者于平卧位,解开腰带及纽扣,从腰部将长裤退至髋下,始终保持双下肢平直,不可随意抬高和屈曲下肢,将长裤向下平拉脱出。只有确定患者无下肢骨折,可以屈曲,小腿抬高,拉下长裤。

3. 脱鞋袜法

脱鞋袜应该托起并固定踝关节以减少震动,解开鞋带,向下再向前顺足型方向脱下鞋袜。

4. 脱除头盔法

若患者有头部损伤,且头盔妨碍呼吸时,应及时取出头盔,但对疑有颈椎创伤者,脱头盔时应十分谨慎,必要时与医师合作处理,方法是:用力将头盔的边向外侧扳开,解除夹头的压力,再将头盔向后上方托起,即可去除。整个动作要稳妥,不能粗暴,以免加重病情。

(刘明亮)

## 第五节　转运与途中监护

### 一、转运技术

转运包括搬运和运输,快速安全的转运,可为伤病员赢得宝贵的抢救机会,对提高抢救成功率起着非常重要的作用,但过分强调转运,而放弃最佳的现场救治时机,会给伤患者带来严重的后果,甚至失去生命。如外伤大出血未先进行止血处理就运送可致失血性休克;脊椎骨折未进行初步固定就搬运和转运,致使瘫痪等严重的并发症;又如对心跳呼吸骤停的患者未及时进行现场初步心肺复苏即转运,使患者失去了宝贵的抢救机会,增加了下一步的救治困难甚至抢救失败。因此,对急危重症患者,应先畅通气道,进行心肺脑复苏,控制活动性的大出血,骨折固定制动等必要的处理后再转运是极其重要的。同时,要做到医疗监护运输,除运输作用外,还须配备必要的监护急救设备,才能将患者平稳安全的转运到医院救治。

搬动重伤员时,动作一定要轻柔。遇颈、腰、椎伤患者必须三人以上同时搬运,保持脊柱的轴线水平。院前急救应该重视并合理选择运用搬运方法。如四人搬抬法、侧翻搬抬法、扶持法、背负法、双人坐椅式搬抬法、持抱法,以及上担架法、上下救护车法等。

#### (一)担架转运特点

抬担架运送患者的基本要求是:尽量保持患者身体呈水平状态。优点是较舒适平稳,一般不受道路和地形限制,工具不足时可用木板、树枝、竹竿等代用品临时制作使用。缺点是速度慢,需有足够的人员,人力消耗大,而且受气候条件影响。

#### (二)汽车转运特点

优点是速度快,受气候条件影响小。缺点是在不平的路面上行驶颠簸较严重,致使途中救护受到影响,尤其有些伤员易发生晕车,出现头晕、恶心、呕吐,甚至加重病情,也增加途中监护的困难。

(三)轮船汽艇转运特点

轮船运送平稳,但速度较慢,遇风浪颠簸厉害,极易发生晕船。汽艇运输速度快,一般用作海难和防洪救灾时的运输工具。

(四)飞机转运特点

速度快、效率高、平稳、不受道路地形的影响。但随飞机高度的上升,空气中的含氧量降低,对肺部病变、肺功能不全患者不利;飞机起飞和降落时气压的变化会对开放性气胸、腹部术后的伤病员、外伤致脑脊液漏的患者不利;湿度低、气压低对气管切开的患者不利。

## 二、转运途中监护

患者进入救护车,救护人员要充分利用车上设备对患者实施生命支持与监护。

(一)一般护理

(1)根据不同的转运工具和伤情摆好患者的体位。一般患者平卧位,恶心、呕吐者应侧卧位。颅脑损伤昏迷者头偏向一侧,胸部损伤呼吸困难者取半卧位。腹部术后患者应该半卧位屈髋屈膝位,以减轻腹部张力,防止伤口裂开。下肢损伤及下肢手术者应该抬高患肢15°～20°,以减轻肿胀及术后出血。

(2)担架在行进途中,伤员头部在后,下肢在前,以利于病情观察。在上下楼梯时,注意使担架保持平衡,注意途中安全,必要时要在担架上系安全带,并注意防雨、防寒、防暑。担架在转送救护车内时,因车头的震动比车尾小,故应将伤病部位靠近车头,担架必须顶靠车厢,并加以固定,患者必须固定在担架上,以防刹车时损伤患者。有条件的急救中心应备有软式担架或气垫等专用设备。

(3)对各种原因所致的休克患者,要保持担架水平位或头部稍低位,切忌头高脚低位。

(4)若遇脊椎受伤者,应保持脊柱轴线稳定,将其身体固定在硬板担架车上搬运,观察生命体征变化,预防并发症的发生。对疑有颈椎创伤者要尽可能用颈托保护颈椎,运送时尽可能避免颠簸,不摇动伤员的身体。

(5)救护车在转弯、上下坡、停车调头时要防颠簸,以免监护及各种管道脱落、患者病情加重、发生坠落等。

(6)空运中注意呼吸道湿化,这是因为高空中温度、湿度较地面低。一般伤病员横放,休克者头朝向机尾,以免飞行中发生脑缺血。颅脑外伤致颅内压高者应该在骨片摘除减压后再空运。脑脊液漏患者会因为高空气压低而使漏出液增加,要用多层纱布加以保护,严防逆行感染。腹部外伤有腹胀应该行胃肠减压后再空运。气管插管的气囊内注气量要较地面少,因高空低压会使气囊膨胀造成气管黏膜缺血性坏死。

(二)监测和生命支持

(1)要随时观察监测患者的生命体征,以及意识状态、面色变化、出血等情况。

(2)心电监测:使用心电监护仪对患者进行持续心电监测。

(3)给氧或机械通气:应用鼻导管或面罩给氧,并注意保持气道通畅。

(4)建立或维持有效的静脉通路:输液过程中,护士要注意观察,保持输液通畅。院前急救的用药中,医师只下口头医嘱,要求护士执行三清一复核的用药原则。三清即:听清、问清、看清;一复核即:药物名称、剂量、浓度与医师复核,切忌出现用药差错。对药物的空安瓿应暂时保留,以便核对。

(5)正确实施院前急诊护理技术:院前急救护士必须熟练掌握基本的生命抢救技术,包括心肺复苏术、体外除颤术、气管切开、气管插管术、吸痰、深静脉穿刺术、导尿术等。同时,还要熟练掌握院前常见急症患者的抢救配合技术,各种常用药物应用与观察技术,各种创伤抢救与包扎技术,以及院前常用医疗仪器设备的应用技术。

(6)做好抢救、观察、监护等有关医疗文件的记录,并做好伤病员的交接班工作,以确保抢救工作的连续高效。

(7)院前无菌操作技术:在院前急救中,导尿术、伤口无菌敷料覆盖、肌内注射、静脉输液等都属无菌操作范围。无菌技术操作的首要原则就是必须在清洁的环境中进行,这在急救现场和家庭中是不容易做到的。因此在实际操作中,护士要注意维护救治治疗环境,疏散人群,减少人员走动和禁止靠近无菌治疗区谈话。进行无菌操作前,无洗手条件的,须用快速消毒剂对手进行消毒。而其他的无菌操作原则均应严格遵守。严格执行院前护理中的无菌操作原则,对防止后期患者感染、减少并发症十分重要。

(刘明亮)

# 第二章 灾害现场救援常用护理技术

## 第一节 灾害现场救援常用基本护理技术

### 一、动、静脉通路的建立

无论何种灾害事故现场，对严重外伤的患者能够迅速建立安全、高效的动静脉通路是实施各项救治方案，甚至支持生命的必要途径，作用十分重要。

目前，除短时间外周静脉输液使用头皮针之外，大部分危重症患者均使用一次性套管针进行外周静脉输液。因此，护理救援人员要明确外周静脉穿刺和置入静脉导管的操作方法及护理。在外周静脉通路建立以前要熟练掌握以下几点：

(1)一次性套管针的使用方法。

(2)进行外周静脉穿刺过程中应注意的问题。

(3)在静脉穿刺前怎样评估和选择静脉。

(4)外周静脉导管穿刺置入的步骤。

(一)外周静脉通路的建立

1. 穿刺前的准备

外周静脉穿刺前要根据治疗时间的长短选择静脉穿刺针。目前常用的有 2 种：一种是头皮针，一种是套管针。头皮针需要每天进行穿刺，而套管针可在血管内保留 3 天左右。在此仅介绍套管针在外周静脉通路建立过程中的应用。

2. 穿刺点的选择

灾害现场紧急救治输液应选择粗大的静脉血管。一般遵循从远心端到近心端的原则，先在手背行静脉穿刺，然后将穿刺点逐步移向前臂、上臂。在短期的治疗中将前臂的静脉做交替穿刺，可以不影响患者的活动，并且有利于患者的转运和后送。如果输注的药物或液体可引起组织的刺激和损伤，这时就应注意不要将手背或腕部的静脉作为穿刺点。

3. 评估穿刺部位及静脉

静脉穿刺前，应从以下几个方面评估静脉：触摸，观察，了解静脉走向。穿刺由远心端渐向近心端移动。

4. 套管针穿刺置管操作步骤

(1)穿刺前按照无菌操作规程做好一些准备工作，包括口罩、帽子、无菌物品、透明敷料、洗手等。

(2)选择和血管型号合适的套管针。

(3)穿刺置管置管的步骤：

1)将穿刺部位的体毛剃净，局部清洗干净，穿刺点用 2.5%碘酊、70%乙醇或安尔碘 2 次消毒。

2)仔细阅读产品包装说明，检查产品的有效日期。

3)打开套管针包装,去除针套,检查其完整性。

4)旋转松动外套管,以消除套管与针芯的粘连。

5)左手绷紧皮肤,右手拇指与示指握住套管针回血腔两侧,稳定穿刺手势。

6)以 15°～30°角进针,直刺静脉,进针速度要慢,以免刺破静脉后壁,同时注意观察回血。

7)见到回血后,降低穿刺角度,将穿刺针沿静脉走向推进少许,以保证外套管也在静脉内。

8)方法一:左手固定针芯,以针芯为支撑,右手将外套管全部送入静脉内(注意不要抽出针芯再送外套管,否则将导致置管失败);方法二:将针尖部推入导管内,借助针芯将导管与针芯一起送入静脉。

9)松开止血带,以左手无名指(或小指)按压导管尖端处静脉(防止溢血),抽出针芯连接肝素帽,再通过头皮针连接静脉输液管。

10)用透明敷料或一般胶布固定,调节滴速。最后记录穿刺日期、开始时间及穿刺者姓名等,并定时观察套管针留置部位及输液情况。

(4)肝素帽的使用:

1)套管针导管置入静脉后,插入肝素帽并固定。

2)固定套管针的导管及肝素帽。

3)将输液器的头皮针刺入肝素帽内完成输液治疗。

4)输液完毕,拔除输液器的头皮针,拔针前将封管液(可含肝素钠液或生理盐水)推入 2mL,以边推边退针的方法拔出头皮针,此步骤可称作封管。

5)再次输液时,常规消毒肝素帽的胶塞,可先推注 5～10mL 生理盐水冲管,再将液体接上。

6)封管液的种类及用量:生理盐水,用量为 5～10mL,停止输液后每隔 6～8 小时冲管一次;烯释肝素钠溶液,每毫升生理盐水含 10～100U 肝素,即 1 支肝素(12500U)烯释于 125～1250mL 生理盐水中,用量 2～5mL,抗凝作用可持续 12 小时以上。

(5)套管针留置期间的护理严格无菌技术操作,保持穿刺点无菌,覆盖透明敷料,保持敷料清洁干燥;固定牢固,但不宜过紧,以免引起患者不适;每次输液前及输液后检查穿刺部位及沿该静脉走向有无红、肿、热、痛,有无静脉硬化,询问患者有无不适,如果发现异常应及时拔除导管(美国静脉输液治疗学会的标准是外周静脉留置时间为 72 小时,目前中国尚无统一标准):为了减少静脉炎的发生,穿刺点局部可涂擦一些扩张血管的药物,如硝酸甘油贴剂、喜疗妥软膏等。

综上所述,在平时的一般的急诊救治过程中,作为一种抢救技术对急救有着重要的作用。但是,在灾害事故现场,伤员的伤情复杂而危重,而且伤员的数量大,常常出现批量的重伤员,再加上外伤引起的难以控制的出血等情况,建立外周静脉通路已经不能够满足灾害现场的医学救援工作。分秒必争,时间就是生命,不可能也不允许出现护理救援人员在较长的时间内还不能完成某项护理技术操作的现象。因此,对参与灾害救治的护理人员急救技术的要求必须是“稳、准、快、安全、高效”。鉴于此,建议在灾害现场根据情况直接建立中心静脉通路。

(二)中心静脉通路的建立

中心静脉系指上、下腔静脉,由于腔静脉位置深,因此,腔静脉插管需要穿刺其属支来完成。下腔静脉可通过大隐静脉切开插管或股静脉穿刺,经导丝放入导管至下腔静脉。下腔静脉的保留时间不宜过长(不超过 4～8 周),以免发生股静脉血栓、下腔静脉血栓或血栓性静脉炎。另外,腹股沟易受污染,应特别注意加强皮肤的护理。因此,下腔静脉插管不宜作为长期的输液途径。

在长期液体治疗或人工胃肠支持中,上腔静脉穿刺置管的应用最为普遍,一般可通过锁骨下静脉穿刺、颈内静脉穿刺和颈外静脉穿刺等途径。现将几种上腔静脉穿刺置管的操作方法简介如下:

1. 经锁骨下途径的锁骨下静脉穿刺置管术

该穿刺部位为锁骨下方胸壁。该处较为平坦,可以进行充分的消毒准备;穿刺导管易于固定,敷料不跨越关节,易于清洁和更换;不影响患者颈部和上肢活动,患者对敷料无不适的感觉;利于置管后护理。鉴于其具有上述优点,故在临床治疗或者灾害事故现场救治中,均较多采用。

(1)适应证与禁忌证

1)适应证:①需要进行血流动力学监测,包括测定中心静脉压、血流导向气囊导管(Swan—Gam 漂浮导管)监测等;②急救时须快速输液、输血者或须长期输液治疗者;③全胃肠外营养,或者需要输入浓度较高、有刺激性液体时;④行肺动脉插管或心导管检查、安装心脏起搏器者;⑤外周血管穿刺困难需建立静脉通路者。

2)禁忌证:有出血倾向或局部感染。

(2)物品准备消毒盘,中心静脉导管包,穿刺套管针,扩张器,生理盐水,5mL 注射器及针头,2%利多卡因、肝素。

(3)操作方法

1)患者体位:去枕仰卧、背部垫一软枕,尽可能取头低 15°,上肢垂于体侧并略外展,头转向穿刺对侧,保持锁骨略向前,以使锁肋骨间隙张开,便于进针。使静脉充盈,减少空气栓塞发生的机会。重度心力衰竭、肺水肿等患者不能平卧时,可取半坐卧位穿刺。

2)穿刺点定位:一般首选右锁骨下静脉,以防损伤胸导管。可经锁骨下及锁骨上两种进路穿刺。①锁骨下进路:取锁骨中、外 1/3 交界处,锁骨下方约 1cm 为穿刺点,针尖向内指向头部方向,向同侧胸锁关节后上缘进针 3～5cm,边进针边回抽,如未刺入静脉,可退针至皮下,针尖改指向甲状软骨下缘进针,也可取锁骨中点、锁骨下方 1cm 处,针尖指向颈静脉切迹进针,针身与胸壁平面成 15°角。此点便于操作,临床曾最早应用,但如进针过深易引起气胸,故目前除心肺复苏时临时给药外,已较少采用;②锁骨上进路:取胸锁乳突肌锁骨头外侧缘,锁骨上方约 1cm 处为穿刺点,针身与矢状面及锁骨各成 45°角,在冠状面呈水平或向前略偏呈 15°角,指向胸锁关节进针,一般进针 2～3cm 可进入静脉。此路指向锁骨下静脉与颈内静脉交界处,穿刺目标范围大,成功率常较颈内静脉穿刺高,且安全性好,可避免胸膜损伤或刺破锁骨下动脉。

3)穿刺:检查中心静脉导管是否完好,用生理盐水冲洗,排气备用。常规消毒皮肤,铺洞巾。2%利多卡因 2～4mL 局部浸润麻醉。取抽吸有生理盐水 3mL 的注射器,连接穿刺针按上述穿刺部位及方向进针,入皮下后应推注少量盐水,将可能堵塞于针内的皮屑推出,然后边缓慢进针边抽吸，至进针阻力突然减小并吸出暗红血液，则证明穿刺成功。

4)置管：沿穿刺针尾孔导入指引导丝，退出穿刺针，以扩张器沿导引导丝扩张穿刺处皮肤及皮下组织，再取腔内充满肝素生理盐水的静脉导管沿导丝插入。注意动作轻柔，如遇阻力应找原因，不可用力强插，以防损伤血管。导管插入后回血应通畅，一般插入深度不超过12～15cm，达所需深度后拔除导引导丝，于穿刺口皮肤缝针固定导管，无菌敷料包扎，外接输液装置。

2. 颈内静脉穿刺置管术

(1)患者体位：取头低20°～30°角的仰卧位，背部垫软枕，头转向穿刺对侧，放松肌肉。

(2)穿刺点定位：一般选择右侧颈内静脉6依照穿刺点与胸锁乳突肌的关系分3种进路：

1)中路：由胸锁乳突肌的锁骨头、胸骨头和锁骨组成的三角形称胸锁乳突肌三角，在其顶端处(距锁骨上缘4～5cm)进针，针身与皮面(冠状面)呈30°～40°角，与中线平行，指向同侧乳头。

2)前路：在胸锁乳突肌前缘中点(距中线约3cm)，术者用左手食、中指向内推开颈总动脉后进针，针身与皮面呈30°～45°角，针尖指向锁骨中、内1/3交界处或同侧乳头。

3)后路：在胸锁乳突肌外缘中、下1/3交界处或锁骨上4.5cm进针，针身水平位，在胸锁乳突肌深部向胸骨柄上窝方向穿刺。针尖勿向内侧过深刺入，以防损伤颈总动脉。

(3)穿刺：常规消毒皮肤，铺洞巾，局部浸润麻醉。按上述相应进针方向及角度试穿刺，进针过程中持续轻轻回抽注射器，至见回血后，沿穿刺针尾孔导入指引导丝，退出穿刺针。

(4)置管：进针点皮肤用尖刀切一小口，以扩张器沿导引导丝扩张穿刺处皮肤及皮下组织，再取腔内充满肝素生理盐水的静脉导管沿导丝插入。取出导引导丝，缝合2针固定导管，无菌敷料包扎，胶布固定。

3. 股静脉穿刺置管术

(1)患者体位取仰卧位，穿刺侧的大腿伸直，稍外旋、外展。

(2)穿刺点定位先触及腹股沟韧带和股动脉搏动处。将腹股沟韧带内、中1/3的交界外下方二指(约3cm)处，股动脉搏动点内侧约1cm处，定为穿刺点。

(3)穿刺常规消毒皮肤后，以左手示指扪及股动脉后，向内移1cm左右，即以示指、中指分开压迫股静脉，右手持穿刺针，由穿刺点向上与皮肤呈30°～45°角穿刺，边进针边抽吸，如抽得暗红色血液表示已刺入股静脉内。如未抽到回血，可继续进针，直至针尖触及骨质，再边退针边抽吸。

(4)其他抽得静脉回血后，操作同上。

4. 动脉穿刺置管术

(1)适应证与禁忌证

1)适应证：①用于抢救危重患者、休克、心搏骤停者，须经动脉注射高渗葡萄糖溶液及输血等急救药物，以提高冠状动脉灌注量及增加有效血容量；②施行某些特殊检查，如选择性动脉造影及左心造影；③危重及大手术后患者有创血压监测；④施行某些治疗，如经动脉注射抗癌药物行区域性化疗；⑤须动脉采血检验，如血气分析。

2)禁忌证：①桡动脉侧支循环试验(Allen)实验阳性，禁用桡动脉穿刺；②处于高凝状态者；③有严重出血倾向者；④正在进行抗凝治疗的患者。

(2)物品准备注射盘、无菌注射器及针头、肝素注射液。动脉穿刺插管包，内含弯盘1个、洞巾1块、纱布4块、5mL注射器1支、动脉穿刺套管针1根，另加三通开关及相关导管、无菌手套、2%利多卡因、动脉压监测仪等。

(3)操作方法

1)确定穿刺部位，常用股动脉、肱动脉、桡动脉等，以右股动脉为首选。

2)常规皮肤消毒，术者戴无菌手套，铺洞巾。

3)于动脉搏动最明显处，用两指上下固定欲穿刺的动脉，两指间隔0.5～1cm供进针。

4)右手持注射器或动脉插管套针(应先用2%利多卡因3～5mL于进针处皮肤、皮下及股动脉鞘做局部麻醉)，将穿刺针与皮肤呈30°～45°角朝向近心方向斜刺向动脉搏动点。如针尖部传来搏动感，表示已触及动脉，再快速推入少许，即可刺入动脉。若为动脉采血，可待注射器内动脉血回流至所需量即可拔针；若为动脉插管，应取出针芯；如见动脉血喷出，应立即将外套管继续推进少许，使之深入动脉内以免脱出，而后相继引入导引导丝、动脉鞘管、动脉导管等进行诊断治疗。如拔出针芯后无回血，可将外套管缓慢后退，直至有动脉血喷出；若无，则将套管退至皮下插入针芯，重新穿刺。

(三)动、静脉置管术后的护理

1. 常规护理

(1)妥善固定，防止导管脱出。严密观察插管局部有无渗血、渗液。

(2)保持导管的通畅，防止受压、扭曲和堵塞。

(3)注意严格进行无菌操作，避免合并菌血症、败血症。

(4)加强心理护理，在整个检查、治疗、监护的过程中要有专人护理，随时询问患者的感觉，帮助患者分析其原因，教给患者解决问题的办法，给予精神鼓励、心理支持和生活的全面照顾。

2. 并发症的预防及护理

(1)血栓形成：血栓形成是动静脉插管术后最常见的并发症，主要与患者的应激反应状态、血液循环的速度减慢、血容量不足和血液黏稠度增高等因素有关。其预防措施如下：

1)为减小血栓形成的概率，应选择管径适宜、管腔粗细一致、质地较柔软的导管进行插管。

2)穿刺时操作要轻柔，导管要固定牢固，减少移动，从而减轻血管壁的损伤，防止血栓形成。

3)定时用肝素溶液冲洗导管，以维护导管通畅和预防血栓形成。一般情况下在0.9%生理盐水500mL中加入肝素50～100mg，用持续冲洗器、微量泵或输液器持续缓慢滴注，进行冲洗；也可用1%肝素盐水0.5～1mL定时或根据需要在输液器莫非氏滴管加入导管或直接经导管口注入导管，在推注时，一旦遇到阻力切不可强行注入，以免引起血栓脱落，造成人为血栓栓塞。

4)尽量缩短导管留置的时间：一般不超过4天，因为最安全的留置时间应该是48～72小时，时间过长血栓发生的概率将成倍增加。

5)加强置管侧肢体的观察与护理：一方面严密观察肢体的温度、皮肤颜色、肢体的感觉以及有无肿胀和疼痛等情况，以了解肢体供血情况，有助于及早发现栓塞的迹象，迅速加以纠正。另一方面，要鼓励患者进行穿刺远端关节的活动(如股动脉穿刺者，可活动踝关节)，帮助患者按摩肢体肌肉，活动关节，以促进肢体血液循环，减少血栓形成。

(2)感染：动静脉插管术后感染的发生率也较高，感染与许多因素有关，如机体免疫功能差、用物的污染、无菌操作不严格以及置管时间过长等，均须加强护理。

(3)出血：引起出血的原因有：插管时反复血管穿刺加重了血管壁损伤、插管后常规抗凝用药、凝血功能障碍、患者护理不当致导管连接处松脱、拔管后按压血管时间过短等。针对这些原因可采取以下护理措施：

1)插管时要求技术娴熟，动作轻柔、准确，避免反复穿刺加重血管壁的损伤。

2)所有的接头都要衔接紧密，"三通"开关的位置要正确；否则，会导致快速出血。

3)拔除动脉插管后穿刺部位要立即局部按压10分钟以上，以减少局部血肿的形成。之后加压包扎，必要时用1kg沙袋压迫8小时以上。

4)插管后要严密观察出血倾向，如伤口有无渗血、牙龈有无出血，必要时进行凝血时间的监测。

(4)气胸：主要是锁骨下静脉插管时伤及胸膜腔和肺尖所致。预防的关键是熟悉局部解剖，正确操作。术后要注意观察患者呼吸，一旦出现呼吸急促或呼吸困难，应给予吸氧，并及时与医师取得联系。

## 二、输血技术应用及护理

### (一)输血的适应证

输血，包括输血液成分和血浆增量剂，可以补充血容量，改善循环，增加携氧能力，提高血浆蛋白，增进免疫力和凝血功能，在外科创伤领域中应用甚广，但有时可发生并发症。因此，必须严格掌握适应证。具体而言：

1. 大出血

出血是输血的主要适应证，特别是灾害事故现场因外伤所致内脏出血、严重创伤和手术中出血、难以控制的出血所致失血性休克或因多发伤所致活动性出血，使血容量迅速减少。一次失血量在500mL以内，可由组织间液进入循环而得到代偿，在生理上不会引起不良反应；失血500～800mL，首先考虑输入晶体液或血浆增量剂，而不是输全血或血浆；失血量超过1000mL，要及时输血；除上述制剂外，应适当输全血，有时还需补充浓缩血小板或新鲜血浆。

2. 贫血或低蛋白血症

外伤手术前如有贫血或血浆蛋白过低，应予纠正。若条件许可，血容量异常和贫血，原则上应输给浓缩红细胞；低蛋白血症可补充血浆或清蛋白液。

3. 严重感染

输血可提供抗体、补体等，以增强抗感染能力。输用浓缩粒细胞，同时应用针对性抗生素，对严重感染常可获得较好疗效。

4. 凝血异常

对凝血功能障碍的患者，手术前应输有关的血液成分，如血友病应输抗血友病球蛋白，纤维蛋白原缺少症应输冷沉淀或纤维蛋白原制剂。如无上述制品时，可输给新鲜血或血浆。

### (二)输血的指征

1. 大量失血(血容量不足)

当失血量小于全部血容量的10%时输入适当的晶体液即可,当失血量大于全部血容量的10%而小于20%时可加输适当的胶体液即可,只有当失血量超过全部血容量20%时才是输血指征。确定这个20%可以根据发生中度以上休克的标准来判断即:神志尚清、表情淡漠;口渴;肤色苍白;肢端发冷;脉搏:100～120次/分;收缩压90～70mmHg,脉压小;少尿。也就是说,通常健康成年人若一次失血量在500mL以内,机体可代偿,一般不引起不良反应,通常不需要输血;失血500～800mL,首先考虑输入晶体液或血浆增量剂;失血超过1000mL,即失血超过机体血容量的20%,应及时输血。老年、幼儿、体弱或患有其他疾病患者,失血超过10%,即应考虑输血。

2. 缺氧

(1)伴有缺氧症状的急性贫血,特别是溶血性贫血急性发作,应予输血以增加血红蛋白,提高携氧能力并补充血容量。

(2)有缺氧表现的再生障碍性贫血等因造血不良引起的贫血可以行输血治疗,无缺氧表现时不需输血,长期多次输血对此类患者不利。

(3)慢性肿瘤患者所致贫血,可给予输血以减轻缺氧症状,维持血红蛋白值在60～70g/L以上。

(三)输血的途径和方法

1. 输血的途径

输血的主要途径有两条,即静脉输血和动脉输血。

(1)静脉输血:是最简便易行和常规输血途径,通常用来输液的浅表静脉均可用作输血途径。病情紧急而静脉穿刺困难或施行大手术时,可通过静脉切开,将导管插入中心静脉,进行快速输血。输血方法一般采用间接重力滴输法,对塑料血袋加压或使用专门的加压输血器,加快输血速度。如无专门的输血器材时,可用50mL注射器,先抽好一定量的枸橼酸钠溶液(每50mL血液内需加2.5%～3.8%枸橼酸钠溶液5mL),套上粗针头,从供血者抽出所需血量,直接输给患者。

(2)动脉输血:可直接恢复心肌和中枢神经系统的供血,兴奋血管分叉部受体,升压效果明显,但进一步研究表明,中心静脉快速输血,可以收到同样效果。因此,目前此途径已很少采用。

2. 输血的方法

(1)常规输血:采用密闭式塑料血袋从静脉输入同型血,或血型相容的红细胞和血液成分。

(2)紧急输血:伤情危急时可先输给O型浓缩红细胞、代浆全血或羧甲淀粉等进行急救。输O型血时应当先试输入20～30mL,严密观察不良反应,如无异常即可缓慢输入,总量不超过400mL。

(3)加压输血:对于紧急大出血伤员,可采用多个输血通道输血、挤压血袋或加压输血器输血。选择粗针头,输血管道中(包括滤管内)不能留有空气。

(4)动脉输血:血液一般采用静脉血管输入体内,严重休克对快速大量静脉输血补液疗效不明显时,可经肱动脉、桡动脉快速输血。

(5)自体血回输:一是失血回收:将流入腹腔或胸腔的血液回收,每100mL全血添加ACD保存液25mL或2.5%～3.8%枸橼酸钠10mL,混匀、过滤,回输给伤员。回输血液不能排除细菌污染可能,遵医嘱使用抗感染药物。二是血液烯释:对体质尚佳的手术伤员,可在麻醉后从静脉采集相当于伤员血容量20%～30%的血液2～3袋,每袋300～400mL,以伤员红细胞比容不低于0.30为限。同时以采血量2倍的容量快速输入平衡液和胶体液维持正常血容量,以胶体:晶体=2:1的比例,先胶体后晶体。在手术失血量超过自身血容量20%时开始回输自体血,后采的血先回输,先采的血后回输。

(四)速度

输血速度需根据患者的具体情况来决定,成人一般调节在每分钟4～6mL,老年或心脏病患者每分钟约1mL,小儿每分钟为10滴左右;灾害现场因严重创伤或者多发伤导致的大量出血引起的休克,应快速输入所需的血量;对血容量正常的贫血,则每次输血量不可过多,以200～400mL为宜。

(五)输血不良反应及护理

1. 发热反应

发生率为2.9%,占输血总反应率的52.1%。

处理与护理:停止输血,保持静脉畅通;保留输血前后血样和输血器具,随时送检寻找治病原因;高热者给予物理降温,口服阿司匹林或安乃近,也可适量给予安定口服;寒战期注意保暖,并给予异丙嗪25mg肌内注射;严密观察患者生命体征,每15～30分钟测体温和血压1次;输血患者最好选用少白细胞的红细胞或洗涤红细胞输注,可使用白细胞滤器过滤血液,减少同种致敏,也可用紫外线(UVB)处理血液制剂,灭活白细胞,防止抗体产生;输血应严格无菌操作,使输血器具无热源物质。

2. 过敏反应

发生率为3%,占输血总反应率的42.6%。

处理与护理:轻度可不停止输血,但应严格观察,可应用抗组胺药物苯海拉明、盐酸异丙嗪、地塞米松或皮下注射1%肾上腺素0.5mL;重度应立即停止输血,保持呼吸道通畅,静脉输液畅通,有喉头水肿危及生命时,应作气管插管或气管切开;如出现休克,用升压药间羟胺20mg(可同时加用多巴胺20～40mg)溶于5%葡萄糖盐水500mL中静脉滴注,必要时行心肺功能监护;有过敏史者输血前0.5小时口服抗组胺药或使用类固醇类药物;对有抗IgA的患者需输血时,输洗涤红细胞或使用缺IgA的供血者血液或血浆。

3. 溶血反应

立即终止输血,核对血型,重做交叉配血实验;1%肾上腺素皮下注射或加入5%葡萄糖注射液10～20mL缓慢静脉注射;地塞米松10～20mg或氢化可的松200～300mg静脉滴注;碱化尿液,选用5%碳酸氢钠125～250mL静脉滴注,6～12小时后可重复应用;根据尿量、尿色选用生理盐水和葡萄糖盐水及低分子右旋糖酐静脉滴注;输入配合的新鲜同型血200～400mL(如为ABO溶血,应使用O型洗涤红细胞)或冷沉淀5～10U/kg或凝血酶原复合物或单采血小板;休克可选多巴胺200mg或多巴胺20～40mg静脉滴注;合并DIC患者,应用肝素4000U/h(1mg含125U)静脉滴注,以后改为1500U/h维持6～24小时;防止肾衰竭;记录尿量,尿量维持100mL可适当给予20%甘露醇100～250mL静脉滴注或呋塞米40～80mg静脉注射;经上述处理仍少尿或无尿者可行血液透析,严重者应尽早进行换血治疗;对症处理。

4. 输血相关性移植物抗宿主病(TA－GVHD)

根据 Kanter 的计算，第 2 代血亲供血者比第 1 代血亲供血者危险性更大，故不提倡亲属间互相输血；TA－GVHD 治疗效果极差，病死率极高，目前的治疗不能降低病死率。故以预防为主，尽可能避免输用亲属供应的血及滥用新鲜血或采用对血液进行射线照射、紫外线处理预防。

5. 输血相关急性肺损伤

发病率约为 0.02%，男女相等，与年龄、原发病无关。

处理与护理：吸氧、镇静、止痛、抗休克、纠正心衰；静脉注射阿托品，降低迷走神经紧张度，防止肺血管及冠状动脉反射性痉挛抗凝血及溶血栓治疗。轻者口服阿司匹林，重者用肝素静脉注射或静脉注射链激酶或尿激酶；采用微孔滤器（20～40μm）除去微聚物；选用成分血，如去白细胞的红细胞或洗涤红细胞；输血时不应输注林格液和静脉推注葡萄糖酸钙。

6. 输血后紫癜

发生输血后紫癜的患者，能不输血尽量不输血，如确实需要，就给予 HPA－La 阴性的血小板，进行血浆置换治疗，无血浆置换治疗条件的可选用肾上腺皮质激素治疗。

7. 高钾血症（钾中毒）

成年患者大量输血后引起的血钾暂时轻度升高或大面积肌肉损伤和无尿时才需考虑中毒问题；对症治疗；输注保存 1 周的浓缩红细胞或洗涤红细胞可降低高钾血症的发生。

8. 细菌污染性输血反应

立即停止输血，保持静脉输液畅通；仔细检查血袋中血液的颜色、澄明度、是否有气泡、溶血和凝块，取血袋剩血涂片并做细菌培养；抗休克，防治 DIC 及肾衰竭方法同溶血反应；抗感染：做到早期、足量使用广谱抗生素联合用药；血培养结果出来后，应用该细菌敏感的抗生素；血液从冰箱中取出后应在 4 小时内输完，不得在温室久置，输血前应仔细检查血袋有无破损及封口情况，如有异常禁止输注。

9. 循环负荷过重

立即停止输血，取端坐位，双下肢下垂，结扎止血带，四肢注意保暖；高压吸氧（氧气通过 30%～50%乙醇更佳）；吗啡 10mg 皮下注射或哌替啶 50mg 肌内注射，但有昏迷、休克和严重肺及支气管疾病者禁用；快速利尿，若有休克应慎用。平喘：静脉注射氨茶碱或喘定。强心：用毒毛花苷或毛花苷 C 加入 20～40mL 生理盐水缓慢静脉注射，同时密切观察心率和心律。扩张血管：硝酸甘油 0.6mg 舌下含服，1 次/5 分钟分钟，共 6 次。严重者可静脉滴注酚妥拉明 5mg，用药时密切观察血压，如血压下降，应立即停用；静脉注射地塞米松 10～20mg 降低周围血管张力，减少回心血量和解除支气管痉挛；必要时要考虑静脉穿刺或切开放血 300～500mL，以减少过多的血溶量。

10. 枸橼酸盐蓄积中毒

输注 ACD 抗凝血 100mL，应从另一侧静脉注射 10%葡萄糖酸钙 10mL；在用钙剂治疗时应严密观察血钙浓度和心电图变化，因为钙剂过量同时会造成受血者死亡；对婴儿、肝功能欠佳患者可使用浓缩红细胞或肝素化血，避免使用低温血和库存期过长的血。

### （六）输血注意事项

输血前必须仔细核对患者和供血者姓名、血型和交叉配合血单，并检查血袋是否渗漏，血液颜色有无异常。除了生理盐水外，不可向全血或浓缩红细胞内加入任何药物，以免产生药物配置禁忌或溶血。例如，加入葡萄糖液，会使输血器内剩余的红细胞发生凝集，随之发生溶血。输血过程中要严密观察患者有无不良反应,检查体温、脉搏、血压及尿的颜色等。输血完毕后,血袋应保留2小时,以便必要时进行化验复查。

## 三、创口护理

(一)清洗创口周围皮肤

创口处有毛发者,首先应剃除毛发,剃除范围要大;有油垢时,先用汽油或乙醚擦去,再用肥皂水充分清洗皮肤。协助医师行清创术,用生理盐水、3%过氧化氢溶液等冲洗伤口,根据创口状况缝合、包扎,用无菌纱布覆盖创口。

(二)根据创口情况包扎或换药

(1)创口敷料要保持清洁,四肢创口应当抬高患肢,并适当固定制动。创口内放置引流条,于术后24～48小时去除。注意观察创口的疼痛、出血、感染情况,肢体创口包扎后定时观察远端皮肤颜色、皮温、动脉搏动情况。注意创口的止痛、保暖,出现化脓及时拆除缝线,敞开创口换药。

(2)换药时严格无菌操作,凡接触创口的器械、敷料必须灭菌。多个伤员或多个创口需换药时,一般先换无菌创口或拆除缝线的创口,再换感染创口;先换浅表创口,再换有脓腔或严重感染的创口;需消毒隔离的创口应当放在最后换药。特殊感染的创口(破伤风、气性坏疽等)换药时,必须严格执行消毒隔离技术,污染敷料必须焚毁,器械单独彻底消毒。

(3)换药时应当按伤口情况准备敷料,外层敷料可用手取下,内层敷料需用无菌换药镊解开,然后用乙醇棉球,自创口周围皮肤向外消毒3～5cm,再用盐水棉球蘸洗创口,直至清洁。根据创口性质选用凡士林纱布覆盖或放置引流管、纱布引流条,外盖干纱布或加棉垫,并用胶布或绷带固定。

(4)软组织闭合性创口局部制动,抬高患肢,在受损伤的关节处可用绷带和夹板等包扎固定。早期冷敷,后期热敷。病情稳定后配合应用理疗、按摩和功能锻炼。

## 四、生命体征监测

(一)灾害条件下伤员基础生命状态监测

采取简易评估方法,通过对伤员呼吸次数、收缩压、神志昏迷状况3项生理指标的客观检查与观察,采取评分与计算积分,对伤员基本生命状态进行评估。简易创伤计分结果可以作为伤员伤势判断和确定救治先后顺序参考。创伤总积分5分以下(含5分)者一般为危重伤伤员,6～9分者一般为重伤伤员,10～11分者一般为中度伤伤员,12分者一般为轻伤伤员。

(二)灾害紧急条件下生命体征监测常用下列方法

(1)通过呼唤、轻拍、推动伤员,观察其睁眼动作、语言反应和运动反应,用手电筒照射观察瞳孔反应,综合判断意识状况。

(2)观察呼吸的频率、深度、节律、形态及有无呼吸困难和异常呼吸音。呼吸微弱者,可用少许棉花置于伤员鼻孔前,观察棉花被吹动的次数。异常呼吸伤员应当测呼吸1分钟。

(3)测量脉搏一般触摸桡动脉,检查脉搏的频率、节律和强弱变化。桡动脉触摸不到时,可迅速触摸颈动脉。

(4)常规测量血压难以施行时,可采取触摸动脉搏动法(简称触摸法)粗略判断血压,能触及桡动脉搏动时,通常收缩压>90mmHg;能触及股动脉时,通常收缩压>80mmHg;能触及颈动脉时，通常收缩压＞70mmHg。

(5)通过伤员的呼吸、脉搏、血压、皮肤温度和颜色进行循环评估。

## 五、氧疗与机械通气及护理

(1)伤员呼吸困难和缺氧时需要紧急供氧。常用的供氧方法有氧气袋供氧、氧气瓶供氧和管道式中心供氧。

(2)鼻导管给氧时，用湿棉签擦拭鼻腔，把鼻导管轻轻插入伤员一侧鼻孔，插入长度为从鼻尖到耳垂长度的2/3，为4～8cm，用胶布将鼻导管固定在鼻翼上，输氧管与鼻导管连接。鼻塞给氧时，将鼻塞放入一侧鼻前腔，但勿深塞。面罩给氧时，伤员取仰卧位，昏迷者使头后仰，将面罩气囊充气后扣在伤员口鼻部，用四头带固定并尽可能保持密封。

(3)重缺氧的伤员应当给予加压给氧。将输氧导管与简易呼吸器、麻醉机或自动人工呼吸机连接，呼吸器与伤员的气管插管连接，一般加压供氧10分钟，停止加压10分钟，交替进行，肺水肿、肺纤维化时，压力可达2·45kPa。

(4)根据伤情调节给氧流量：给氧过程中密切观察缺氧改善情况、导管有无堵塞或者脱出。严格做到防火、防油、防热、防震，随时查看氧气表，当氧气表压力接近0.5MPa时，应当立即更换氧气瓶。

(5)使用简易呼吸器或简易急救呼吸囊通气时，伤员取仰卧位，清除口腔与喉中异物，尽量将下颌上拉，使气管与口腔成一直线，急救者位于伤员头部，将伤员头后仰并托住下颌，使其朝上，用面罩盖住伤员的口鼻，并以手掌压住使面罩紧贴面部，另一只手压缩呼吸气囊将气送入伤员肺中。

6. 无创鼻(面)罩呼吸机给氧

(1)调节呼吸机参数，确定呼吸机正常工作后给伤员戴面罩，并在伤员床旁细观察呼吸机工作情况及伤员生命体征15分钟，指导伤员采用正确的呼吸方法，先做缩唇呼气，随后做闭嘴鼻吸气，做到人机配合。

(2)保持呼吸道通畅，定时给伤员翻身叩背，对痰液黏稠者，嘱多饮水或雾化吸入。

(3)选用适宜的面罩或鼻罩，随时调整头带松紧，注意观察伤员面部皮肤有无压迫、破溃。

(4)伤员进食时，根据病情可暂时停用呼吸机，改用鼻塞吸氧，同时监测生命体征及血氧饱和度，进食后30分钟再用呼吸机通气。

(5)每日用75%乙醇擦拭呼吸机表面，定时更换通气机的过滤器。伤员撤机后，管道用含氯消毒液浸泡30分钟。尽量使用一次性面罩。

7. 气管插管或气管切开呼吸机给氧

(1)监测通气量及氧浓度，一般轻、中度低氧血症给予30%～40%的氧，重度低氧血症给予50%～60%的氧，在进行吸痰操作前后，可短时间给予高浓度氧或纯氧。

(2)观察气道压力，吸气峰压增高提示呼吸道或气管导管不够通畅，气道压力降低提示管道衔接不紧、气囊漏气或充气不足。

(3)翻身时要同时移动伤员头颈部、气管导管及呼吸机管道，避免导管过度牵拉扭曲。防止气道大出血、呕吐物或由气管食管瘘引起的误吸。

(4)定时气囊放气，一般4～6小时放气一次，每次5～10分钟，放气前，要吸尽鼻腔和口腔的分泌物。

(5)呼吸机出现故障先检查电源、气源,检查各管道是否漏气、堵塞,通气管道的水平面是否低于伤员的呼吸道;检查气囊是否漏气,放气量与充气量是否相等。

(6)生理盐水口腔护理,2～3 次/天;注意观察有无口腔真菌感染、黏膜溃疡等,并给予相应的处理。气管插管导管用胶布固定,每日更换胶布,并在胶布上注明插管的深度或外露部分。

(7)持续机械通气时每周更换一次呼吸机管道,按要求定期更换或消毒呼吸机中的空气细菌过滤器、传感器和气体滤过管道等。呼吸机停止使用后必须进行彻底的清洗和消毒。

8. 气道湿化护理

气道湿化液必须保持无菌,常规用无菌蒸馏水。加湿化液和雾化液时要倒掉残留的液体,勿使呼吸机螺旋管的冷凝水回流到湿化器中,湿化液每 4 小时更换一次。管道积水杯要及时倒掉,防止流入气道。

9. 气管插管或气管切开吸痰

(1)吸痰管的外径应小于气管导管或气管切开套管内径的 1/2。调节吸引器负压,一般吸痰的负压值为 40～53kPa。

(2)先给予纯氧 2～3 分钟,气道内注入湿化液 2～5mL,胸部叩拍后,将吸痰管插入气管导管末端以下,最好能引起伤员咳嗽,但应避免剧咳。痰的位置较高时,从上往下吸;较低时,从下往上吸,边吸边旋转边退导管,禁止上下提插抽吸。每次吸痰时间不得超过 15 秒,危重伤员和痰多的伤员,吸氧与吸痰交替进行。

(3)先吸气道再吸口腔、鼻腔分泌物。

(4)一个伤员准备一套吸痰盘,口腔和气管内吸引管分开使用,尽量使用一次性吸痰管,如需多次使用,在吸痰后应当立即浸泡于消毒液中,并经灭菌处理后方可再用。吸痰用物 24 小时更换一次。

(5)吸痰时观察心律和心率变化,在吸痰过程中若出现频繁严重的心律失常、气道痉挛、发绀、烦躁不安等异常情况,应当停止吸痰,立即接呼吸机通气,并提高吸氧浓度。

10. 及时处理人机对抗

呼吸机与自主呼吸不协调的危害很大,可增加呼吸功能、加重循环负担和低氧血症,严重时可危及患者生命。

(1)表现

1)不能解释的气道高压报警或气道低压报警,或气道压力表指针摆动明显。

2)呼吸气 $CO_2$ 监测,$CO_2$ 波形可出现“箭毒”样切迹,严重时出现冰山样改变。

3)潮气量很不稳定,忽大忽小。

4)清醒患者可出现躁动,不耐受。

(2)常见原因

1)治疗早期患者不配合或插管过深。

2)治疗中出现病情变化,使患者需氧量增加,$CO_2$ 产生过多,或肺顺应性降低、气道阻力增加使呼吸功增大,或体位改变等,均可造成人机对抗。常见如咳嗽、发热、抽搐、肌肉痉挛、疼痛、烦躁、体位改变,发生气胸、肺不张、肺栓塞、支气管痉挛,心功能急性改变等。

3)患者以外的原因:最常见的是呼吸机同步性能欠佳,其次是同步功能的触发灵敏度装置故障或失灵;管道漏气所致的通气不足也可能使呼吸频率增加致呼吸拮抗。

(3)处理:呼吸机与自主呼吸协调的方法主要从以下几个方面着手。首先,脱开呼吸机(气道高压的患者慎用),并用简易呼吸器辅助通气,一方面检查呼吸机问题,另一方面感受患者的气道阻力。其次,若是患者的问题,可用物理检查、气道湿化吸痰、胸部X线检查等鉴别是否有全身异常,如发热、气道阻塞、气胸等。第三,必要时更换气道导管或套管。最后,呼吸机与自主呼吸不协调的原因去除后仍不协调或短时间内无法去除时,可采用药物处理,以减少呼吸机对抗所致的危害。药物作用的目的是抑制自主呼吸,常用镇静药与肌肉松弛剂。但要注意药物的不良反应如抑制排痰、低血压、膈肌上抬等。

11. 常见报警原因与处理

(1)气道高压报警

1)气管、支气管痉挛。常见于哮喘、过敏、缺氧、湿化不足或湿化温度过高,湿度太大,气道受物理刺激(如吸痰、更换气管套管等)。由于患者颈部移动所致的气管插管的移动也很常见。处理方法是解痉、应用支气管扩张剂等药物,针对原因,对症处理。

2)气道内黏液潴留。处理方法为充分湿化,及时吸引,加强翻身、叩背和体位引流,应用祛痰剂,配合理疗等。

3)气管套管位置不当。处理方法是校正套管位置。

4)患者肌张力增加,刺激性咳嗽或肺部出现新合并症,如肺炎、肺水肿、肺不张、张力性气胸等。处理方法为查明原因,对症处理;合理调整有关参数,如吸氧浓度、PEEP等。并发气胸者,行胸腔闭式引流。

5)气道高压报警上限设置过低。处理方法为合理设置报警上限[比吸气峰压(PIP)高1.0kPa(10cm$H_2O$)]。

(2)气道低压报警:最可能的原因为患者的脱机,如患者与呼吸机的连接管道脱落或漏气。吸气压力的低压报警通常设定在0.5~1.0kPa(5~10cm$H_2O$),低于患者的平均气道压力。如果气道压力下降,低于该值,呼吸机则报警。

(3)通气不足报警:常见原因包括机械故障、管道连接不好或人工气道漏气,患者与呼吸机脱离,氧气压力不足。处理方法为维修或更换空气压缩机,及时更换破损部件;正确连接电源;正确连接管道,保证不打折、不受压,使管道保持正确角度,及时倒掉贮水瓶的积水;氧气瓶的压力保证在30kg/$cm^2$以上;通知中心供气站,开大分流开关,使之达到所需压力。

(4)吸氧浓度报警:原因如人为设置氧浓度报警的上、下限有误,空气一氧气混合器失灵,氧电池耗尽。处理方法为正确设置报警限度、更换混合器、更换电池。

12. 并发症及处理

(1)导管堵塞:气管插管或套管完全或部分被堵塞,多由于气管分泌物干燥结痂、导管套囊脱落引起。管腔完全堵塞时患者会突然出现窒息,甚至死亡。故应加强呼吸道湿化、吸痰及套管内管的消毒,保持呼吸道通畅。一旦发现气囊脱落,应立即拔管,更换导管。

(2)脱管:常发生在气管切开的患者,原因有系带固定不紧,患者剧烈咳嗽、躁动不安或呼吸机管道牵拉过紧患者翻身时拉脱等。应密切观察患者的呼吸状态,如呼吸机低压报警、患者突然能发出声音或有窒息征象,应紧急处理,如果重新置管有困难,可行紧急气管插管。

(3)气管损伤:由于套囊压力大,压迫气管内壁引起局部黏膜缺血坏死,严重者可穿透气管壁甚至侵蚀大血管引起致命性大出血。应注意定时(一般2小时)气囊放气,最好大容量低压气囊。

(4)通气不足与通气过度:为预防通气不足,应注意观察病情,特别是肺部呼吸音和血气结果。通气过度可致呼吸性碱中毒。急性呼吸衰竭或心脏手术后患者应迅速偿还氧债,机械通气早期可使患者过度通气,但时间不宜过长。慢性呼吸衰竭患者开始应用呼吸机时通气量不宜过大,应使 $PaCO_2$ 逐渐下降。

(5)肺气压伤:由于气道压力过大引起,可引起间质性肺气肿、纵隔气肿、气胸及动静脉空气栓塞等。应避免过高的气道压力,尽量降低气道峰压。发生气胸应行胸腔闭式引流。

(6)呼吸道感染:致病菌多为革兰阴性杆菌,以铜绿假单胞菌为主。应严格无菌操作及进行环境、器械的消毒,必要时应用有效抗生素。

(7)肺不张:因气管插管过深至一侧气管或痰块阻塞支气管所致。应注意调节气管插管位置,并加强呼吸道的管理。

13. 呼吸机的撤离

(1)条件

1)导致呼吸衰竭的原发病因已去除,患者自主呼吸能力强,咳嗽反射良好。

2)$FiO_2$<40%。

3)血气分析正常。

(2)方法根据不同病情选用适当的撤机方法:

1)直接撤机:适用于原心肺功能好,支持时间短的患者。患者自主呼吸良好,且不耐受气管插管,直接撤离呼吸机,让其自主呼吸。测量潮气量>5mL/kg,RR>10 次/分,MV>0.1L/kg,咳嗽反射恢复,可拔除气管导管。必要时经面罩或鼻导管吸氧。

2)呼吸机过渡:可用 SIMV、PSV、MMV、VS 等模式过渡。

3)间接撤机:如射流给氧、"T"形管给氧等,注意监测 $SpO_2$,逐渐延长脱机时间,宜在白天进行。

(3)撤机困难的原因及处理:对脱机困难的患者,需要做较长时间的观察、摸索和调试。大部分患者最终可能获得成功;部分患者需要长期呼吸机治疗。

原因:主要为原发病因未得解除、呼吸肌疲劳和衰弱、心理障碍等。

处理:

1)尽早、尽快控制和去除原发病因。

2)采用特殊呼吸模式与功能,尽早锻炼呼吸肌力量,预防呼吸肌疲劳与衰竭。

3)加强营养支持治疗,增加呼吸肌力量。

4)帮助患者树立信心,克服心理障碍。

5)原有慢性呼吸功能不全者,尽早做腹式呼吸,增强和改善呼吸功能。

(4)停机后监护:密切观察患者的呼吸情况,一旦出现以下变化,应立即行二次插管机械辅助通气。

1)烦躁不安、发绀、呼吸频率明显加快,出现三凹征、鼻翼翕动等呼吸困难表现。

2)心脏手术后患者出现低心排量。

3)拔管后喉头水肿或痉挛导致通气困难。

4)心率增快或减慢,血压下降或突然出现心律失常。

5)$PaO_2$≤8kPa(60mmHg),$PaCO_2$≥6.7kPa(50mmHg)。停机后,患者由于长时间的气管内刺激,常有咳嗽、痰液黏稠,应加强呼吸道湿化,鼓励患者咳痰。疑有喉头水肿者可适当用地塞米松喷喉或静脉滴注。

## 六、伤员的搬运与后送监护

### (一)伤员的搬运

灾害现场的伤员搬运必须遵照及时、安全、迅速等原则,将伤员搬至安全地带,防止再次损伤。而且很多的时候,灾害现场的搬运为徒手搬运,也可用专用搬运工具或临时制作的简单搬运工具,但不要因为寻找或者长时间制作简单搬运工具而贻误搬运时机。

1. 伤员的搬运方法

(1)担架搬运法这是最常用的搬运方法,适用于病情较重、搬运路途较长伤病员。

1)担架的种类:①帆布担架:构造简单,由帆布一幅、木棒两根、横铁或横木两根、负带两根、扣带两根所组成,多为现成已制好的备用担架;②绳索担架:临时制成,用木棒或竹竿两根、横木两根,捆成长方形的担架状,然后用坚实的绳索环绕而成;③被服担架:取衣服两件或长衫大衣,将衣袖翻向内侧成两管,插入木棒两根,再将纽扣仔细扣牢即成;④板式担架:由木板、塑料板或铝合金板制成,四周有可供搬运的拉手空隙。此种担架硬度较大,适用于CPR患者及骨折伤员;⑤铲式担架:由铝合金制成的组合担架,沿担架纵轴分为左、右两部分,两部分均为铲形,使用时可将担架从伤员身体下插入,使伤员在不移动身体的情况下,置于担架上。主要用于脊柱、骨盆骨折的伤员;⑥四轮担架:由轻质铝合金带四个轮子的担架,可从现场平稳地推到救护车、救生艇或飞机等舱内进行转送,大大减少伤病员的痛苦和搬运不当的意外损伤。

2)担架搬运的动作要领:搬运时由3~4人组成一组,将患者移上担架;使患者头部向后,足部向前,后面的担架员随时观察伤病员的情况;担架员脚步行动要一致,平稳前进;向高处抬时,前面的担架员要放低,后面的担架员要抬高,使伤病员保持水平状态;向低处抬时,则相反。

(2)徒手搬运法:若现场无担架,转运路程较近、伤员病情较轻,可以采用徒手搬运法。

1)单人搬运:①侧身匍匐搬运法:根据伤员的受伤部位,采用左或右侧匍匐法。搬运时,使伤员的伤部向上,将伤员腰部置于搬运者的大腿上,并使伤员的躯干紧靠在搬运者胸前,使伤员的头部和上肢不与地面接触;②牵托法:将伤员放在油布或雨衣上,把两个对角或双袖扎在一起固定伤员身体,用绳子牵拉着匍匐前进;③扶持法:搬运者站在伤员一侧,使伤员靠近并用手臂揽住搬运者头颈,搬运者用外侧的手牵伤员的手腕,另一手扶持伤员的腰背部,扶其行走。适用于伤情较轻、能够站立行走的伤员;④抱持法:搬运者站于伤员一侧,一手托其背部,一手托其大腿,将伤员抱起。有知觉的伤员可用手抱住搬运者的颈部;⑤背负法:搬运者站在伤员前面,微弯背部,将伤员背起。此法不适用于胸部伤的伤员。若伤员卧于地上,搬运者可躺在伤员一侧,一手抓紧伤员双臂,另一手抱其腿,用力翻身,使其负于搬运者的背上,然后慢慢站起。

2)双人搬运:①椅托式搬运法:一人以左膝、另一人以右膝跪地,各用一手伸入伤员的大腿下面并互相紧握,另一手彼此交替支持伤员的背部;②拉车式搬运法:一名搬运者在伤员的头部,以两手插到其腋前,将伤员抱在怀里,另一人抬起伤员的腿部,跨在伤员两腿之间,两人同方向步调一致抬起前行;③平抬或平抱搬运法:两人并排将伤员平抱者一前一后、一左一右将伤员平抬起。注意此方法不适用于脊柱损伤者。

3)三人或多人搬运:三人可并排将伤员抱起,齐步一致向前。六人可面对面站立,将员平抱进行搬运。

2. 特殊伤员的搬运方法

(1)腹部内脏脱出的伤员:将伤员双腿屈曲,腹肌放松,防止内脏继续脱出。已脱出的内脏严禁回纳腹腔,以免加重污染,应先用大小合适的碗扣住内脏或取伤员的腰带做成略大于脱出物的环,围住脱出的内脏,然后用三角巾包扎固定。包扎后取仰卧位,屈曲下肢,并注意腹部保温,防止肠管过度胀气。

(2)昏迷伤员:使伤员侧卧或俯卧于担架上,头偏向一侧,以利于呼吸道分泌物的引流。

(3)骨盆损伤的伤员:先将骨盆用三角巾或大块包扎材料做环形包扎后,让伤员仰卧于门板或硬质担架上,膝微屈,膝下加垫。

(4)脊柱与脊髓损伤的伤员:搬运此类伤员时,应严防颈部与躯干前屈或扭转,应使脊柱保持伸直。对于颈椎伤的伤员,要有3～4人一起搬运,1人专管头部的牵引固定,保持头部与躯干成一直线,其余3人蹲在伤员的同一侧,2人托躯干,1人托下肢,一齐起立,将伤员放在硬质担架上,伤员的头部两侧用沙袋固定住。对于胸、腰椎伤的伤员,3人同在伤员的右侧,1人托住背部,1人托住腰臀部,1人抱持住伤员的两下肢,同时起立将伤员放到硬质担架上,并在腰部垫一软枕,以保持脊椎的生理弯曲。

(5)身体带有刺入物的伤员:应先包扎好伤口,妥善固定好刺入物,才可搬运。搬运途中避免震动、挤压、碰撞,以防止刺入物脱出或继续深入。刺入物外露部分较长时,应有专人负责保护刺入物。

(6)颅脑损伤的伤员:使伤员取半卧位或侧卧位,保持呼吸道的通畅,保护好暴露的脑组织,并用衣物将伤员的头部垫好,防止震动。

(7)开放性气胸的伤员:搬运封闭后的气胸伤员时,应使伤员取半坐位,以坐椅式双人搬运法或单人抱扶搬运法为宜。

3. 搬运时的注意事项

(1)搬运过程中,动作要轻巧、敏捷、步调一致,避免震动,以减少伤病员的痛苦。

(2)根据不同的伤情和环境采取不同的搬运方法,避免再次损伤和由于搬运不当造成的意外伤害。

(3)搬运过程中,应注意观察伤病员的伤势与病情变化。

### (二)伤员的后送及监护

1. 担架后送

(1)伤员在担架上一般取平卧位:胸部伤呼吸困难的伤员取半卧位;颅脑伤、颌面部伤及全麻未醒的伤员应使头转向一侧,以防舌后缩引起窒息;昏迷伤员可采取侧、俯卧位;颈椎骨折伤员应当取仰卧位,在颌下放一小枕,头部用软垫或沙袋固定两侧防止左右摇摆;胸腰椎骨折使用硬板担架,仰卧位,在胸腰部用高约10cm的小垫或衣服垫起,没有硬板担架使用软担架时,以俯卧位后送为宜。伤员使用担架后送时,应当系好伤员固定带。

(2)寒冷条件下伤员后送应当注意保暖,被褥内可置热水袋或化学产热袋,但须防止烫伤。雨季应当防止淋湿伤员,炎热条件下设法不使伤员受到日晒,防止中暑。伤员运送过程中应当做好安全工作。

(3)担架后送伤员时,应当头在后、足在前,注意观察伤员的面部表情、脸色及呼吸。抬担架行走要平稳,防止颠簸。上下坡时应当特别注意不使担架过于倾斜。运送带有输液管和各种引流管的伤员时,管道必须固定良好,保持通畅。对烦躁不安的伤员,可用布带适当约束手足,伤员在后送途中,每 2 小时翻身 1 次。

(4)将伤员抬下担架时搬运者的手臂应当从伤员身下伸到对侧,先将伤员上抬,使伤员离开担架,再移至床上,不得将伤员拖下担架,防止造成皮肤擦伤。

2. 卫生车辆后送

(1)严格按照伤员后送指征,对伤员进行后送前的逐个检查。对休克未纠正,生命体征不稳定,较大出血未止,急性呼吸困难未解除的危重伤员,一般暂缓后送,留治观察。对短期可治愈的轻伤员按规定在灾害现场救治机构留治。

(2)做好后送车辆准备,对后送伤员的汽车和列车车厢进行统一编号,规定载运伤员的人数,备好各种物资、医学急救器材、药物、护理用具和医学文件等。

(3)做好伤员上车前的治疗和护理,根据伤员的伤势和受伤部位,以及有无晕车史,遵医嘱给予止痛、止血、镇静、抗感染药物。长距离运送时,原则上不准扎止血带后送,应当尽量改为加压止血或结扎止血。夹闭某些治疗管道,妥善固定。协助伤员增减衣服、饮水、进食、解大小便等。

(4)按先重后轻的顺序组织好伤员上车。将出血、骨折、截瘫、昏迷等重伤员安排在下铺。每台车或每节车厢上可安排 1～2 名轻伤员,在途中协助医务人员观察照顾重伤员。

(5)根据伤员的伤情选择后送适宜体位。胸部伤伤员无论手术与否均取半卧位;有呼吸困难时,可在吸氧条件下采取半卧位;昏迷或有窒息危险的伤员,取平卧位,头偏向一侧;长骨骨折伤员应当将伤肢放在合适的位置,两侧固定牢靠。重伤员每 2 小时翻身一次,预防压疮。

(6)途中采用视、触、听的方法严密观察病情:察看伤员的脸色、表情、姿势、呼吸、创口、指(趾)端颜色、瞳孔;触摸伤员头部、指(趾)端温度和湿度、脉搏、绷带及包扎物松紧度、伤员敷料浸润程度、腹肌紧张度及有无压痛;听伤员有无呻吟、异常声响,对于过于安静的伤员,应当引起高度重视。

(7)运送途中需要继续观察输液的伤员,采用塑料袋装液体,注意固定和观察。加强各种管道的护理,保持通畅,经常观察引流液的性质、量和颜色,发现问题及时处理。注意伤员安全,防止坠床。

(8)到达接收地点,危重伤员优先下车进行抢救。伤员下车完毕,对车厢逐个检查,防止遗漏伤员或物品。交清伤员总数、重伤员病情和需要做紧急处理的伤员,交换担架、被服等,办理交接手续。做好车厢清洁消毒,整理更换药品、器材、被服等。

3. 卫生船后送

(1)伤员的搬运与换乘

1)搬运:危重伤员使用海军担架吊、推、拉或通过扶梯时,应用担架固定件将伤员固定好,预防二次损伤;从较深部的住舱、机舱或舱口较小的舱室将伤员搬到舱面,可用吊带吊运伤员。

2)两舰船之间伤员换乘:根据情况选用舷桥换乘、舷吊换乘、高架索传递、马尼拉索传递等方法,也可以利用救生艇、救生筏、充气船等中介工具进行乘换。

(2)协助医师进行分类检伤,登记编号,合理安排舱位。重伤员宜安排在机器震动小的船中上层舱室内，轻伤员可安排在船首、尾舱室内。根据分类标志，按先重后轻的顺序，由护士引导进入舱位，骨盆伤、脊柱伤伤员应当选择与船体纵轴方向垂直的床位。伤员上船完毕，清点人数。

(3)危重伤员体位要求

1)休克、昏迷伤员采用 25～30cm 宽的固定带将胸部、髋部、膝部固定于床上，注意松紧适宜。休克伤员抬高头胸部 10°～20°，抬高双下肢 30°。昏迷伤员去枕平卧，头偏向一侧，头与床头间横置枕头。

2)气管切开、气管插管伤员使用头颈部固定装置或头颈两侧放置沙袋枕固定。

3)手术伤员用固定带将伤员、术者身体分别固定于手术床上，形成床—伤员—术者同步摇晃。

4)胸、腹部创伤及手术后伤员取半坐位，床头靠背架抬高 30°～60°床尾抬高 15°～30°，或用床单包裹枕芯放在两膝下，将床单两端固定于床缘处，伤员下肢屈曲，必要时用床单叠至 30cm 宽将胸部固定于床的靠背架上。

(4)卫生运输船航行前遵医嘱给予止痛药、止血药或镇静药，防止休克和晕船的发生。伤员若携带输液、给氧、胸腹腔引流管等，上船前再次检查管道是否固定牢固。

(5)护理人员在船上应当尽量保持自身稳定。当船体横摇时，面向船头或船尾站立，两脚左右分开同肩宽；当船体纵摇时，面向船左右舷，两脚左右分开同肩宽。船体摇摆大时，应当取下蹲弯腰姿势，尽量使身体重心降低，或抓持固定桌椅等支撑物，两脚左右分开同肩宽，扩大身体支撑面。单腿半跪位时，非跪下肢蹬踩在舱底螺帽、钢板焊缝处着力；双膝分开跪地时，双肘或单肘支撑床面，形成多点支撑，保持身体稳定。

(6)船上护理工作注意事项

1)舰船摇摆度大、震动强时，避免口腔测体温，有条件使用电子测温表测量体温。测量脉搏时将烧伤伤员上肢抬起，采用悬空法测量脉搏。观察呼吸次数可用棉絮贴于伤员鼻翼或鼻尖上。心脏听诊时伤员取左侧卧位或身体前倾，听诊器头重压听诊区仔细倾听。

2)测量血压使用表式血压计或者电子血压计。表式血压计测量血压听诊困难时，可用触摸法，袖袋充气的同时用手触摸肱动脉，动脉搏动消失后继续充气使指针摆高 20～30mmHg，缓慢放气，出现动脉搏动时即为收缩压，仔细观察压力表指针摆动的变化大致估计舒张压。此法测量收缩压值比听诊法低 5～7mmHg。测量血压时，伤员肢体下需垫软海绵垫。

3)静脉输液采用软包装液体密闭式输液，输液管长 120cm 为宜，墨非滴管内的液平面 2.5cm 左右。穿刺进针方向宜与血管平行，不宜斜刺，持针手的第四、五指尖或持针手的小鱼际肌与伤员穿刺部位下方支撑牢靠，待船体摇摆相对平稳期，迅速进，穿刺成却后，针头继续前行一段，随后另一手拇指即刻压住穿刺点前方针体，迅速固定针头。

4)手术操作时，器械护士在腰带上增设挂钩或尼龙搭扣与手术床边固定，或设有围腰栏与手术床栏固定。穿针引线时宜采用坐位，双足支撑地面，两肘依托在手术床上，保持身体相对稳定。

(7)组织伤员离船时清点人数，伤员编组，讲明离船注意事项与要求。尽量采用多通道平行法组织伤员离船，先重后轻，设安全员保护，防止伤员落水。交接伤员的总数、重伤员的伤情、伤员随身物品、医学用品及医学文件等，同时交换担架、被服，办理交接手续。伤员离船后，各舱室进行通风消毒，补充药品、器材，整理更换被服等。

4. 空运后送(1)空运前对不同伤情的伤员进行妥善处理。

1)创伤性休克配合医师明确失血原因，切实控制失血，并充分进行抗休克治疗，血红蛋白含量保持在 70g/L 上。

2)颅脑损伤：开放性颅脑损伤应当妥善清创、止血、包扎伤口，无清创条件或需要紧急空运者，妥善包扎伤口，控制活动性出血，保持呼吸道通畅及良好的静脉通道。严重脑挫裂伤、脑水肿需要紧急空运者，配合医师做好颅腔减压术。深昏迷、痰多或有舌后坠的伤员，配合医师做气管切开，气管套管外气囊不用空气改用盐水充填。颅骨牵引(含其他骨牵引)用弹簧秤型弹力机械牵引装置。

3)颌面颈部损伤：妥善止血，固定骨折，防止血肿形成或有骨折松脱梗阻呼吸道。上、下颌骨骨折性颌间固定者，预防晕机呕吐，常规于空运前 30 分钟肌内注射药物，必要时重复使用。

4)脊柱脊髓损伤：妥善固定脊柱，颈椎骨折或脱位的伤员选用各种固定方法保持颈椎稳定。高位截瘫伴呼吸困难时做气管切开，易受压部位垫软垫或海绵圈。

5)气胸：单纯少量气胸，肺压缩不超过 30%，无呼吸困难和发绀等症状，飞行高度在 2000～2500m 以下无须特殊处理；中等以上气胸或张力性气胸，空运前应当反复胸穿抽气，或做好胸腔闭式引流，使气体减少到最低限度，或气体完全吸收，保持肺的膨胀状态；带胸腔闭式引流者，采用活瓣式引流装置，或牢固结扎或夹闭引流管。

6)腹部伤：腹腔实质脏器损伤应当可靠止血，纠正休克，保持生命体征稳定。空腔脏器伤行修补和吻合术后，应当待肠道排空后空运。常规加压包扎腹部，胃肠负压引流。结肠造口术后，应当备较大的造口袋。

7)盆骨、四肢伤：骨盆骨折应当积极控制出血，纠正休克，妥善固定导尿管。四肢骨折，以石膏托及小夹板固定为宜，避免采用管型石膏。

8)烧伤：大面积烧伤早期，积极纠正休克，建立良好的静脉通道并可靠固定，常规留置导尿管，伴呼吸道烧伤应当做气管切开。

9)血管伤：已行血管修补或吻合术者，应当用石膏托固定伤肢，做好详细记录，并备好止血带。紧急空运使用止血带控制出血者，应当醒目标明止血带的时间，并开通良好的静脉通道。

10)呼吸麻痹：呼吸麻痹的伤员应用呼吸器辅助呼吸。

11)心脏病控制心衰及心律失常，备好心电监护设备及急救药品，选择有增压密闭舱的飞机后送，飞行高度以不超过 2000～2500km 为宜。

(2)空运前 1～2 小时让伤员进少量食物，排空大、小便，对有晕车、晕机史的伤员于空运前 30～60 分钟给予药物预防。清点伤员的个人物品并妥善包装，做好标记，准备好详细的伤情报告资料。

(3)登机的顺序为先重后轻、先担架后步行伤员。一般轻伤员安置在上层担架，重伤员在中、下层担架。需要输液的安置在靠机尾和下层担架。伤员的头朝向机头方向，脚朝向机尾方向，妥善固定担架。

(4)伤病员空运途中机上护理

1)伤病观察：主要观察瞳孔、体温、脉搏、呼吸、血压、受伤部位状况等。观察意识可采用刺激的方法,如刺痛、压眶、捏胸肌等,通过精神状态、面部表情和对周围环境及刺激的反应等进行判断。噪声大时,可以借助询问牌和伤员交流。用电子血压计或表式血压计测量血压,必要时可用触摸法测量血压。检查创口包扎敷料,以及渗出物性质和量。骨折伤员观察周围固定肢体血液循环和疼痛情况,骨盆及脊柱骨折行髋"人"字石膏或石膏背心固定者,检查腹部创伤情况、有无呼吸困难及皮肤受压。

2)协助伤情处理:呕吐误吸导致急性呼吸道梗阻者,立即吸出异物或行环甲膜穿刺或气管插管,必要时行气管切开;脑疝形成者,快速静脉用药降低颅内压、吸氧,协助医师松解头部绷带或拆除切口缝线;腹腔胀气者,胃肠持续负压吸引或肛管排气;血、气胸进行性加重者,协助医师胸腔排液、排气;石膏固定伤员出现筋膜间隙综合征,应进行脱水、止痛治疗,协助医师行筋膜切开术。

3)护理操作:机上进行静脉穿刺时,尽量选择在飞行平稳时,避开关节部位,挑选走行平直血管,采取手腕与输液肢体紧贴方式进行穿刺。肌内注射可采用二次进针方法,即针尖垂直对准注射部位,绷紧皮肤,稍快进入皮下,再快速进入肌肉。

4)体位:坐位伤员尽量使其背部支撑靠背或软物,椅凳高度合适,防止双足悬空或过分屈曲;担架伤员防止骶部和四肢骨隆起部位受压或碰撞;四肢骨折及血管伤者,适当抬高患肢;伤员有晕机反应时,尽量取平卧位,头部靠软枕固定并闭目,耳塞棉花或戴耳罩、耳塞,减轻震动及声、光刺激等。

5)固定管道并保持通畅:静脉输液通道妥善固定,避免大幅度晃动,防止输入空气;导尿管堵塞时,及时用无菌生理盐水冲洗;胃肠减压管应可靠固定,保持引流通畅、有效;胸腔引流管防止受压、扭曲或脱出,对已行夹闭的普通闭式引流管,检查夹闭是否严密、可靠;腹腔引流管及各种伤口、伤道引流管,应保持管道通畅,防止管道受压、扭曲、堵塞和脱落。

6)饮水瓶尽量选择带嘴的塑料瓶;卧位伤员饮水应当用吸管或有医务人员协助,防止误吸和饮水泼洒。

7)为呕吐伤员准备纸袋或容器,所有排泄物及呕吐物均应及时用污物袋收集并结扎污物袋口,或置于盛排泄物的盆、桶内,加盖后集中存放在远离伤员的地方。

(5)接收单位组织人员、车辆,于飞机着陆前30分钟到达机场,做好接收伤员准备。飞机着陆后,办理交接手续,组织伤员离机,交接伤员的人数、危重伤员伤情和医学文书等,并交换担架、被服。

(6)伤员离机后对机舱进行彻底清扫,必要时对飞机进行消毒。机上消毒应当采取高效、快速、安全和使用方便的能杀灭化脓性细菌和厌氧芽孢菌的消毒剂。重点消毒担架、被服和机舱空气。运送传染病伤员后,机舱内使用强氧化离子水喷雾消毒,然后通风,或用40～80mL/m$^2$0.5%～1.0%过氧乙酸进行喷雾消毒,并密闭舱门30分钟。消毒后清点药材、物品,补充消耗。

(刘明亮)

## 第二节　灾害现场救援常用急救护理技术

### 一、现场心肺脑复苏

心肺复苏术是指当任何原因引起的呼吸和心搏骤停时,在体外所实施的基本急救操作方法和措施，其目的是保护脑、心脏等全身重要脏器，并尽快恢复自主呼吸和循环功能。常通过胸外按压形成暂时的人工循环，快速电除颤转复心室颤动，促使心脏恢复自主搏动，采用人工呼吸以纠正缺氧，并努力恢复自主呼吸。但是，心肺复苏成功的关键不仅是自主呼吸和心跳的恢复，更重要的是中枢神经系统功能的恢复。而从心脏停搏到细胞坏死的时间以脑细胞为最短。因此，维持脑组织的灌注成为心肺复苏重点，故将心肺复苏扩展为心肺脑复苏。现在心肺脑复苏已经成为现代急诊医学的重要组成部分，分为 3 个阶段 9 步：包括Ⅰ期基础生命支持、Ⅱ期高级生命支持和Ⅲ期延续生命支持，也称为心肺脑复苏的 3 期 9 步。

（一）基础生命支持

基础生命支持又称初级复苏或现场急救，主要目的是迅速有效地恢复生命器官（特别是心脏和脑）的血液灌注和供氧，延长机体耐受，包括判断患者的反应和 CPR 中 A、B、C 步骤：即畅通呼吸道（A），人工呼吸（B），人工循环（C）。力争在 4 分钟内进行。

1. 判断患者反应

进行基础生命支持前的判断阶段至关重要，只有经过准确的判断后，才能对患者做进一步的心肺复苏。

（1）患者有无自主呼吸：开放气道后，救护者可以用看、听、感觉同时判断呼吸。此项判断需在 3～5 秒内完成。

1）看：观察胸部有无起伏动作，或将少许棉花放在口鼻处，可清楚地观察到有无气流。

2）听：将耳朵贴近患者的口鼻附近，听有无气流呼出的声音。

3）感觉：用面部感觉有无气息。

（2）有无意识：救护者轻拍或轻摇患者的肩部，呼叫患者，如无反应即可判断为意识丧失。同时以手指在患者气管与颈侧肌肉之间触摸颈动脉。若意识丧失同时颈动脉搏动消失，即可判断为心搏骤停，应立即开始抢救，并及时呼救以取得他人帮助。

（3）有无头颈部外伤：对伤者应尽量避免移动，以防脊髓进一步损伤。

2. 患者体位

（1）复苏体位：须使患者仰卧在坚固的平（地）面上，若患者在软床上，应在身下垫硬木板或特制木垫。如要将患者翻转，须将患者的头、肩和躯干作为一个整体同步进行。双臂应置于躯干两侧。

（2）恢复体位：对无反应但已经有呼吸和循环体征的患者宜采取恢复体位。根据伤员的情况，采用何种体位最合适，应按照以下原则进行选择：

1）患者尽量取正侧位，头部侧位便于引流。

2）体位稳定。

3）避免胸部受压，以免影响呼吸。

4）侧向易检查到颈部脊髓损伤并易使伤员（患者）恢复到仰卧位。

5）应易于观察通气情况和气道护理。

6）体位本身不应造成伤员（患者）进一步损伤。特别强调，因不当转动体位可进一步加重伤员的损伤，故除非在绝对必要时才能移动患者，否则，可使有头颈部创伤或脊髓损伤的患者因不适当的搬动而造成截瘫。

3. 畅通呼吸道

舌根后坠是造成呼吸道阻塞最常见原因。舌附在下颌上，意识丧失的患者下颌肌肉松弛使舌后坠；有自主呼吸的患者，吸气时气道内呈负压，也可使舌、会厌或两者同时吸附到咽后壁，产生气道阻塞。此时将下颌上抬，舌离开咽喉部，即可打开气道。但在开放气道之前，应保持呼吸道通畅，及时清除患者口中的异物和呕吐物。救护者或第一目击者可用指套或指缠纱布清除口腔中的液体分泌物。如是固体异物，救护者可一手按压开下颌，另手示指将固体异物钩出。打开气道，通常有两种手法：

(1)仰头抬颏法：适用于无颈部创伤者。松开患者衣领、裤带，救护者一只手放在患者前额，用手掌把额头用力向后推，使头部向后仰，另一只手的示指或中指放在下颏骨处，向上抬颏，使牙关紧闭，下颏向上抬动，使下颌垂直于水平线。勿用力压迫下颌部软组织。否则有可能造成气道梗阻，避免用拇指抬下颌。

(2)托颌法：适用于颈椎受伤者。救护者把手放置在患者头部两侧，肘部支撑在患者躺的平面上，握紧下颌角，用力向上托下颌，如患者紧闭双唇，可用拇指把口唇分开。如果需要进行口对口呼吸，则将下颌持续上托，用面颊贴紧患者的鼻孔。

4. 人工呼吸

人工呼吸是用人工方法推动肺、膈肌和胸廓的活动，使气体被动进入或排出肺脏，以保证机体氧的供给和二氧化碳排出。正常人呼出气含有二氧化碳和16%～18%的氧，救护者正常吸气后，吹入患者的气道，呼出气体中的氧气足以满足患者需求。

(1)检查呼吸：检查成年人、婴儿的判断及评价时间不得超过10秒。大多数呼吸或心搏骤停患者均无呼吸，偶尔有患者出现异常或不规则呼吸，或有明显气道阻塞征的呼吸困难，这类患者开放气道后即可恢复有效呼吸。开放气道后发现无呼吸或呼吸异常，应立即实施人工通气，如果不能确定通气是否异常，也应立即进行人工通气。

(2)口对口人工呼吸：口对口呼吸是一种快捷有效的通气方法。借助救护者用力吹气将气体吹入患者气道，以维持肺泡通气和氧合作用，减轻机体缺氧和二氧化碳潴留：

1)操作方法：人工呼吸时，要确保气道通畅，救护者一手掌的小鱼际肌按住患者前额，其拇指、示指捏住患者的鼻孔，防止漏气。救护者用口唇把患者的口全罩住，呈密封状，缓慢吹气，每换气，并松开拇、示指，让患者的胸廓及肺依靠其弹性自动回缩，排出肺内的二氧化碳。具体而言即：①可选用仰头抬额法开放患者气道；②用放于前额之上的拇指、示指捏紧患者的鼻孔；③术者深吸一口后，双唇紧贴患者口部，用力吹气，使胸廓扩张；④放松捏鼻孔的手指，气体自患者肺中排出，隆起的胸廓复原；⑤重复以上步骤，吹气频率：成人14～16次/分，儿童18～20次/分，婴幼儿30～40次/分。

2)注意事项：①吹气要有足够的气量，以使胸廓抬起，但一般不超过1200mL。吹气时防止过猛过大，以免引起胃胀气；②吹气时间宜短，约占1次呼吸周期的1/3；③操作前特别要清理好患者口腔异物、义齿、呕吐物等，以免影响人工呼吸效果；遇舌后坠的患者，可用舌钳，将舌拉出口腔外；④如患者牙关紧闭，可行口对鼻人工呼吸，操作方法基本同上。对鼻孔吹气时，应将患者口唇闭紧，并且吹气时要用力，时间要长，以克服鼻腔阻力；⑤对婴幼儿，口鼻同时吹气更易施行；⑥为防止交叉感染，可用纱布单层覆盖在患者口或鼻上；⑦有条件建议使用口咽吹气管。将“S”形口咽吹气管从患者舌上方插至会咽部，使舌根引向前，同时可防止牙唇部紧闭阻塞呼吸道，又可直接面罩给氧或接简易呼吸器挤压球囊辅助呼吸。

3)有效标志：①患者胸廓有起伏；②吹气后，患者气道内有气体逸出。

(3)循环支持：通过胸外心脏按压来建立人工循环。其作用机制有以下两种说法：一种认为心脏位于脊柱和胸骨之间，按压胸骨挤压心脏排血，放松按压后，胸骨弹回原位，心脏舒张，由于心血管的特定结构，静脉血回流至心脏，形成了人工循环，谓之“心泵机制”。另一种认为当按压胸骨时，胸廓下陷，容量缩小，使胸内压增高并均匀地传至胸腔内所有大血管，由于动脉不萎陷，动脉压的升高全部用以促使动脉血由胸腔内向周围流动，而静脉血管由于静脉萎陷及静脉瓣的阻挡，压力不能传向胸腔外静脉；当放松时，胸骨由于两侧肋骨和肋软骨的支持，回复原来的位置，胸腔容量增大，胸内压减小，当胸内压低于静脉压时，静脉血回流至心脏，心室得到充盈。如此反复，可建立有效的人工循环，此谓之“胸泵机制”：

1)判断大动脉搏动应注意：①因脉搏可能缓慢、不规则或微弱而快速，可触摸颈动脉5～10秒来确定；②轻柔触摸，不可用力压迫，以免刺激颈动脉窦引起迷走神经兴奋而反射性地引起心跳停止；③为判断准确，可先后触摸双侧颈动脉，但切不可两侧同时触摸；④正确判断有无脉搏很重要，因为对有脉搏的患者进行胸外心脏按压，会引起严重的并发症；⑤如果有脉搏而无呼吸，则只需进行人工呼吸，开始2次吹气，每次1～1.5秒，以后12次/分，即每5秒吹气一次；⑥如果摸不到脉搏，则可确定心跳停止。应迅速通知医疗急救系统，并同时在开始2次吹气后，进行下一步心脏按压。

2)方法：①患者仰卧于硬板床或地上，如为软床，背部应垫木板。头后仰，解开上衣；②心前区捶击：在人工胸外按压前，予以迅速心前区捶击，可通过机械—电转换产生低能电流，而终止异位心律的折返通路，将心室颤动转为较稳定的节律，心前区捶击只能刺激有反应的心脏，对心室停顿无效，也不具有胸外按压推动血流的作用，故心前区捶击可供心搏骤停无脉者而一时又无电除颤器可供立即除颤时应用实施；③术者紧靠患者右侧，为确保按压力垂直作用于患者胸骨，术者应根据个人身高及患者位置高低，采用脚踏凳或跪式等不同体位；④取胸骨上2/3与下1/3交界点作为按压点；⑤以一手掌根部置于按压点，使手掌之长轴位于胸骨长轴上，余手指不接触胸部皮肤，另一只手压在该手上，双肘关节伸直、固定，以两肩垂直冲击力压向胸骨；⑥使用足够的力量压低胸骨3～5cm，然后突然松弛(手掌不能离开胸骨)，让胸廓自行复位。如此有节奏地反复进行，按压与放松时间大致相等，频率为100次/分。

3)注意事项：胸外心脏按压时应注意：①按压部位要准确。如部位太低，可能损伤腹部脏器或引起胃内容物反流；部位太高，可伤及大血管；手指应离开胸壁，否则可造成肋骨或肋软骨骨折、肝脾破裂、肺损伤、血气胸或心脏压塞等；③肘关节伸直，上肢呈一直线，双肩正对双手，以保证每次按压的方向与胸骨垂直。如果按压时用力方向不垂直，部分按压力丧失，影响按压效果；③为使按压有效，按压应有力而快速，节律均匀，平稳；④可根据患者体形大小增减按压幅度，按压力量以按压幅度为准；⑤每次按压后，双手放松使胸骨恢复到按压前的位置，使血液回流到胸腔，放松时双手不要离开胸壁，一方面保持双手位置固定，另一方面减少胸骨本身复位的冲击力，以免发生骨折；⑥在一次按压周期内，当按压与放松时间各为50%时，可产生有效的脑和冠状动脉灌注压；⑦当两人以上的急救人员在场时，每2分钟或每5个心肺循环后，急救人员应当轮换按压者，以防止按压者疲劳，按压质量下降。当人员轮换时不得使复苏中断时间超过5秒。

4)有效指征：①扪及大动脉搏动；②肱动脉收缩压≥60mmHg(8kPa)；③瞳孔缩小，心电图改善。

(二)高级生命支持

高级生命支持:主要是在基础生命支持的基础上应用辅助设备及特殊技术,建立和维持有效的通气和血液循环,识别及治疗心律失常,建立有效的静脉通路,改善并治疗心肺功能和原发病。

1. 药物应用

(1)用药目的:药物应用的目的主要有:

1)增加心肌血液灌注量和脑血流量。

2)减轻酸血症,使其他血管活性药物更能发挥效应。

3)增加心肌收缩力,以免发生异位心律。

(2)给药途径

1)静脉给药:为首选途径,优选上腔静脉系统。护士应在3分钟内迅速开放两条静脉通道,穿刺部位首选手肘部静脉,此处血管粗大,易于穿刺成功且不影响CPR的进行,药物到达心内路径短、发挥作用快。

2)气管内给药:一般将常用药物以常规剂量溶解于10mL注射用水中,直接注入气管导管,然后行加压呼吸,促使药物在肺内扩散和吸收。目前,肾上腺素、异丙肾上腺素、阿托品及利多卡因等由气管内给药已列为常规给药途径之一。

3)心内注射:常在开胸心内挤压的可见条件下应用。由于心内注射并发症多,效果不确切,不宜作为常规首选途径。

(3)常用药物

1)肾上腺素:通过兴奋α、β受体,使心肌收缩力加强,心率增快,并可调节冠状血流目前主张早期、大剂量、连续使用,可用较大剂量直至5～10mg静脉滴注。

2)碳酸氢钠:用以纠正酸血症,利于复苏成功,但剂量宜小,要根据血气分析结果加以调节。

3)阿托品:抑制迷走神经,加快窦房结激发冲动的速率和改善房室传导。

4)其他:如利多卡因、甘露醇、多巴胺、胺碘酮、多巴酚丁胺等,要根据具体病情选择性应用。

2. 心电图监测

尽可能迅速地进行心电监护,进一步了解心脏情况,明确引起心搏骤停的病因和心律失常的类型,以便采取相应的治疗措施,以利于复苏的进行,以提高复苏的成功率。

3. 除颤

尽管迅速恢复有效心律是复苏成功的关键一步,但由于室颤是导致心搏骤停的最致命的心律失常,故除颤的早晚也是决定能否存活的主要因素。除颤成功的可能性随着时间的流失而降低或者消失,除颤每延迟1分钟,成功率则下降7%～10%。故目前治疗室颤最为有效的方法就是用除颤器电除颤,根据《2019心肺复苏指南》使用单次点击,且点击量建议单相波形能量360J。

传统的除颤方法为,首次除颤电量为200J,如失败,可连续给予3次电击,电量分别为200J,300J,360J。3次电击未能除颤,可静脉注射利多卡因1mg/kg,间隔3.5分钟重复一次;总负荷量达3mg/kg后,将0.5mg/kg加入液体内点滴,再行电击。但新的指南认为,既往3次连续点击延缓了心肺复苏的进行,使用高压电击一次将能消除90%以上的室颤(即在点击后 5 秒内终止室颤）。开胸除颤时，电极直接放在心脏前后壁。成人使用电极板约 12cm，儿童 8cm，婴儿 4.5cm。

（三）持续生命支持

持续生命支持是在对心肺复苏评估的基础上，积极地进行脑复苏治疗，同时严密监测各系统、器官的功能，以维持复苏成果，使复苏成功率达到最大。

1. 病情评估

复苏的成功与否取决于复苏的速度、原心脏功能的状态、心跳停止时间和始终如一的抢救意志。如呼吸、心跳停止超过 10～15 分钟，深昏迷，无自主呼吸，脑干反射消失，瞳孔散大固定超过 15～30 分钟预后极差。

2. 脑复苏

即维持脑功能。进行心肺复苏的根本目的在于脑复苏，仅有心跳和呼吸而无脑功能的人称为“植物人”，实际上已无生存价值。心跳呼吸停止后 2～4 分钟，脑内葡萄糖和糖原耗尽，4～5 分钟则 ATP 耗尽，细胞膜的钠泵运转失灵，细胞内钠堆积，水分进入细胞内导致细胞肿胀。缺氧导致毛细血管通透性增加，间质水肿，肿胀和水肿导致颅内压增高，血循环发生障碍，加重缺氧，进一步出现脑组织变性、坏死。因此，衡量复苏的结果还要看脑功能恢复的情况。在急救复苏中，脑复苏越来越受到重视。脑复苏的措施有：

（1）维持血压：循环停止后将血压维持在正常或略高于正常的水平，可以促进脑循环恢复和改善周围组织灌注。血压过高可加重脑水肿，而血压过低则可加重脑及其他脏器组织缺血、缺氧。

（2）呼吸管理：需要脑复苏的患者，一般采用气管内插管或气管切开，进行人工呼吸或机械呼吸。目前认为高通气量可以导致高气道压力和内源性呼气终末正压的产生，从而导致脑静脉压和颅内压增高，而脑血管压力的增加又可以导致脑血流的减少，进一步加重脑缺血。此外高通气量治疗，由于低动脉二氧化碳分压产生额外的脑血管收缩作用，将更加减少脑血流量，进一步加重脑缺血。所以，心搏骤停后应该避免高通气治疗，只要维持正常 PH 值和动脉二氧化碳分压即可。

（3）亚低温：循环停止后中枢神经系统细胞功能的恢复尽管受许多因素影响，但是最重要的两个因素是脑循环状态和脑温。防治脑水肿、降低颅内压是脑复苏的重要措施之一。

作用机制：兴奋性氨基酸（EAA）特别是谷氨酸（Glu）是脑内最主要的兴奋性神经递质，而且是多种中枢神经系统疾病、神经元损伤和死亡的共同损害因子。脑缺血后，Glu 在突触间隙积聚，使其相应受体的闸门开放，钙离子、钠离子等大量进入神经元而造成损害。而低温可抑制 EAA 的释放，减少 EAA 的摄取，阻断钙离子、钠离子的细胞内流，从而保护脑组织。

1）降温时间：降温开始时间越早越好，复苏的早期就应严密监测脑功能并采取积极的复苏措施，最好在复苏后 5～30 分钟内进行，因此时是脑细胞损害和脑水肿的关键时刻。

2）降温深度：体温每下降 1℃，脑细胞代谢下降 6%～7%，颅内压下降 5.5%。而脑温以 28℃为最佳，颅内压可降至原来的 70%左右，一般要求在 6 小时内降到 30～32℃，24～48 小时后保持在 33～35℃。以最有效的方法是鼻咽温度降至 30℃（2～6 小时内降下来为最好），维持在 32～34℃。体表温度降到 32～34℃较合适，低于 28℃则易诱发室颤等严重心律失常。禁忌体温回升反跳。

3)降温方法:①物理降温:头部可用冰帽或冰枕降温,体表大血管处可用冰袋降温;②药物降温:即用冬眠药物进行人工冬眠。通常须二者同时使用,方可达到预期效果。

(4)药物的应用:

1)冬眠药物:用于辅助物理降温,可消除物理降温引起的寒战,解除血管痉挛,改善血流灌注。可选用固定配方如冬眠Ⅰ号(盐酸哌替啶 100mg,异丙嗪 50mg 和氯丙嗪 50mg)肌内注射或静脉滴注等。

2)脱水疗法:为防止脑水肿,在降温和维持血压平稳的基础上应尽早使用脱水剂。①高渗性脱水剂:通过提高血浆渗透压的作用使脑组织脱水,包括20%甘露醇、甘油果糖、高渗性葡萄糖、人血清蛋白和血浆等;②利尿剂:使机体脱水,大量水分子排出使脑组织脱水。常用呋塞米静脉注射。上述药物可重复或交替使用。

3)激素的应用:肾上腺素就心脏复苏而言,该药被公认为是最有效且被广泛使用的首选药物。推荐标准剂量为 1mg(0.02mg/kg)静脉注射,若初量无效,每 3～5 分钟可重复注射 1 次,直至心搏恢复。近年来文献中报道用大剂量肾上腺素(0.10～0.20mg/kg)能明显地提高心脏复苏成功率,但也有报道大剂量肾上腺素尽管能提高心脏复苏成功率,但不能提高患者的存活率以及改善中枢神经的效果。因此,不提倡大剂量肾上腺素的推广应用。主张采用 1、3、5 的所谓“中等剂量”模式,即首先 1mg 静脉注射,隔 3 分钟后无效;第二次 3mg;再无效,3 分钟后 5mg 静脉注射。当心搏恢复后,静脉持续滴入肾上腺素以提高和维持动脉压和心排血量。肾上腺皮质激素能抑制血管内凝集,降低毛细血管通透性,维持血脑屏障的完整性,增加溶酶体的稳定,使脑脊液的形成减少,从而减轻脑水肿,降低颅内压,改善微循环。还可用地塞米松,用量为 1～3mg/kg,泼尼松龙用量为 5～30mg/kg。

4)促进脑细胞代谢药物的应用:三磷酸腺苷能直接为脑细胞提供能量,恢复钠泵功能,有助于减轻脑水肿。也可与精氨酸、辅酶 A、细胞色素 C 等配合使用。

5)钙通道阻滞药:可防止和解除脑血管痉挛,改善脑血流,阻断钙内流,减轻细胞内酸中毒的脑保护作用,常用药有利多卡因和尼莫地平。研究表明:利多卡因可能对膜上电压依赖性钙通道有抑制作用,同时也可抑制缺血脑细胞钾外流及游离脂肪酸释放,阻滞钠通道,因此,脑缺血时可保持神经膜稳定。

6)巴比妥类药物:脑缺氧出现抽搐,增加氧耗,颅内压升高,可加重脑损伤。应使用镇静解痉药或肌肉松弛药。常用药有硫喷妥钠,剂量 4～5mg/kg。此外,安定、咪达唑仑、依托咪酯及羟基丁酸钠等具有镇静、解痉、降低代谢和中枢神经营养的作用。

7)碳酸氢钠:心跳呼吸停止必然导致乳酸中毒和呼吸性酸中毒,致使血 PH 明显降低,在心脏按压过程中,低灌流状态,使代谢性酸中毒进一步加剧,酸中毒使室颤阈值降低,心肌收缩力减弱,机体对心血管活性药物(如肾上腺素)反应差,只有纠正酸中毒,除颤才能成功。因此,积极合理地应用碳酸氢钠纠正酸中毒。但应用碳酸氢钠的前提是保证有效的通气。碳酸氢钠首次静脉注射量 1mmol/kg,然后根据动脉血 pH 及 BE 值,酌情追加。不合理的应用大剂量碳酸氢钠会有潜在的危险,如碱血症,使血红蛋白的氧离曲线左移,氧释放受到抑制,加重组织缺氧,尚可出现高钠、高渗状态,对脑复苏不利。

(5)高压氧的应用:高压氧一方面提高了血液和组织的氧张力,增加了脑组织中氧的弥散距离,对脑水肿时脑细胞的供氧十分有利;另一方面由于高浓度氧对血管的直接刺激引起血管收缩,血流量减少,从而使颅内压降低,改善脑循环,对受损脑组织的局部供血有利。对提高血氧含量，增加脑和脑脊液的含氧量，提高血氧弥散，使脑血管收缩，降低颅内压，改善脑缺氧和患者意识的恢复效果显著。

3. 脑复苏的结局和停止抢救

心搏骤停经心肺脑复苏治疗后，脑功能的恢复进程基本按解剖水平自下向上发展的规律，其恢复顺序大致为：心跳、呼吸、瞳孔对光反应、咳嗽反射、吞咽反射、痛觉反应、头部转动、四肢活动、听觉反应、意识恢复、共济功能和视觉恢复。脑复苏的结局对按照 GPS 分级：

GPS－1 级：脑及总体情况优良：清醒、健康、思维清晰、能从事工作和正常生活，可能有轻度神经及精神障碍。

GPS－2 级：轻度脑和总体残废：清醒、可自理生活，能在有保护的环境下参加工作，或伴有其他系统的中度功能残废，不能参加竞争性工作。

GPS－3 级：中度脑和总体残废：清醒、但有脑功能障碍，依赖旁人料理生活，轻者可自行走动，重者痴呆、瘫痪。

GPS－4 级：植物状态（或大脑死亡）；昏迷、无神志、对外界无反应，可自动睁眼或发声，无大脑反应，呈角弓反张状。

GPS－5 级：脑死亡：无呼吸、无任何反射，脑电图呈平线。

4. 脑死亡

脑死亡是指整个脑功能包括脑干功能不可逆地停止。其诊断标准为：

(1)深昏迷，对外界任何刺激无反应。

(2)无自主呼吸。

(3)无自主运动，肌肉无张力。

(4)脑干功能与脑干反射消失，体温调节紊乱。

(5)脑电图呈等电位。

(6)阿托品试验阴性。

(7)上述体征持续 24 小时，且排除低温、镇静药、镇痛药、肌肉松弛药等因素的影响。一般需观察 24～48 小时方能做出结论。脑死亡处理上有争论，面临很多来自情感、伦理和法律等方面的问题。脑死亡的标准十分严格且有分歧，但大多数医学与法律是以脑死亡为死亡标准，停止抢救。在我国，采取领导、专家、亲属三方意见一致为依据，来判定救治与否。

5. 脑功能开始好转的迹象

脑功能开始好转的迹象有：

(1)意识好转。

(2)肌张力增加。

(3)自主呼吸恢复。

(4)吞咽动作出现。

6. 加强监护

(1)循环功能监护：心搏恢复后，血流动力学常处于不稳定状态，应常规监测动脉血压、中心静脉压、尿量、心电图等。左心功能不全时还应放置漂浮导管，以监测肺动脉压、肺毛细血管嵌顿压、心排血量等。每 15 分钟测量一次心率、脉搏和血压；观察末梢循环情况，以了解循环功能情况。注意保暖，特别是足部的保暖。

(2)呼吸功能监护：自主循环恢复后，患者可有不同程度的呼吸系统功能障碍。一些患者可能仍然需要机械通气和吸氧治疗，注意湿化吸入，控制氧流量和氧度；加强呼吸管理，保持呼吸道通畅，及时清除呼吸道分泌物，及时进行呼吸机各管道的消毒；行血气监测，促进自主呼吸尽快恢复正常。对气管切开机械通气患者，要注意气管切口的护理，及时换药，防治感染，保持气道的通畅。

(3)脑功能监测：

1)自主呼吸开始出现时间：如在 20 分钟内恢复，不超过 40 分钟，预后较好。

2)脑干反射：瞳孔对光反射在 12 分钟内恢复，咳嗽、吞咽反射在 23 分钟内恢复，则脑功能恢复良好。

3)意识变化：如昏迷小于 3 天，预后佳。

4)脑电图、脑血流及颅内压的测定。

(4)肾功能监护：

1)主要是通过留置导尿管，记录每小时尿量。

2)监测：如每小时尿量少于 30mL，可试用 20%甘露醇 125mL 快速静脉滴注。若用药后 1 小时尿量仍在 30mL 以下，可再用呋塞米(呋塞米)40～200mg 静脉注射。若注射后尿量仍未增加，则提示急性肾衰竭。

3)处置：此时应严格限制入水量、防治高血钾，必要时透析治疗。

(四)复苏过程中的注意事项

(1)采取预见性的护理措施，及时防治各种并发症。

(2)操作的持续性：尽早尽快、持续彻底地进行复苏是抢救成功的关键。故无论是单人时，还是双人胸外心脏按压与人工呼吸同时进行时，均要防止前者代替后者，或只行胸部按压而不做人工呼吸，此常为 CPR 失败的原因；要检查复苏效果，不能使复苏抢救中断时间超过 5 秒。

(3)操作的灵活性：对复苏的 3 期 9 步法，在复苏过程中，要灵活运用，不可生搬硬套，必须根据实际情况，交叉进行。

(4)注意全身状况：心跳、呼吸的停止对全身各系统、各器官都产生不良影响，而全身状况又直接影响心肺复苏的效果。在复苏的过程中，特别要强调对水、电解质紊乱和酸碱平衡的监测和治疗，同时注意营养的摄入和补充。

## 二、通气

灾害现场，伤员会因各种原因导致发生呼吸道梗阻。气道阻塞后，在数分钟内伤员即会因窒息、缺氧而死亡。因此，争分夺秒地找出各种阻塞原因，畅通气道也是灾害事故现场非常重要的急救内容。

(一)气道阻塞评估

伤员发生气道阻塞后，面色及口唇因缺氧致青紫，呼吸困难，频率加快，有痰鸣，吸气时出现三凹征。有受伤史，可见头、面、颈部处有损伤。伤员表情痛苦，烦躁不安，观察可发现口腔有创伤所致的血液、血凝块、组织碎屑填塞等，脉快而弱。重型颅脑损伤者，呈深度昏迷，呼吸受阻而有鼾声。

(二)通气方法

鉴于此，灾害现场急救人员须当机立断以最简单、最迅速的方式解除梗阻，予以通气，挽救伤员生命。常用的通气方法有：

1. 手指掏出法

适用于口腔内气道阻塞。急救者用手指伸入口腔内将碎骨片、碎组织片、血凝块、泥土、分泌物等掏出来，有条件时可用吸引器吸净口腔内血液，止血。如果伤员牙关紧闭，可用两示指从口角处插入口腔内顶住上下牙齿，两拇指与示指交叉用力打开口腔，并一直延伸至上下齿之间，将伤员的口张开。若伤员有呕吐，在没有颈椎骨折的情况下，将伤员的头偏向一侧，防止呕吐物误堵塞气道进一步加重窒息。气道畅通呼吸平稳后，将舌牵出固定或使用口咽通气管、鼻咽导管放入口腔后固定，将伤员置于端坐前倾位、侧卧或俯卧位，便于咽喉部的引流。

2. 托下颌角法

适用于颅脑损伤深昏迷或舌后坠者。急救时将伤员取仰卧位，急救者用双手同时托起伤员两下颌角，一面使其头后仰，一面将下颌骨前移。闻有呼吸异常声时，迅速用手指扳开上下颌，采用掏出法取出口内异物或分泌物，待呼吸畅通后改俯卧位。

3. 人工呼吸法

适用于所有呼吸、心搏骤停而尚未做气管插管的伤员和暂时无急救设备的情况，其操作方法请参考“基础生命支持”相关内容。

4. 口咽通气管通气

口咽通气管是一种S形状的白色塑料管，它的两端开口相反。对昏迷伤员急救时，将导管的一端插入口咽部，以畅通气道。操作者一手捏鼻，另一手捏住口腔周围，以防止漏气，或以双手拇指的鱼际肌部夹闭鼻孔，双手拇指及示指封闭口周围，其余各指托起下颌骨的上行支，向导管的另一端吹气，代替口对口人工呼吸。

5. 膈下上腹部推压法(海姆立克法)

该方法是排除气道异物梗阻的首选方法。患者神志清醒时，采取站立或坐位，急救者站在伤病员背后，用双手臂从伤员腋下至胸前，一手握拳，将拇指关节朝向伤病员上腹部正中剑突下，另一手紧握此手，快速用力向上向内推压，连续4～6次。患者神志不清时，将患者平卧于地，急救者跪在伤员大腿一侧，或两腿分开跪在伤员大腿两侧，用一手掌根按于伤病员的上腹部正中剑突下，另一手直接放在这只手上，迅速向上向内用力推压4～6次。

6. 环甲膜穿刺和环甲膜切开

环甲膜穿刺和环甲膜切开是为气管切开和挽救生命赢得时间。环甲膜位于环状软骨和甲状软骨之间，紧急情况下，急救者用手指在两软骨之间做好定位，另一手用环甲膜穿刺或粗针头(最好是18号左右)直接穿刺环甲膜通气。环甲膜切开前，急救者先用一手固定患者的气管和皮肤，另一手用手术刀在环甲膜上先作1cm长的皮肤横切口，用刀尖穿过环甲膜并旋转90℃，以保证环甲膜确实打开，然后插入气管导管或其他可作通气用的导管。

## 三、止血

正常成人全身血量占体重的7%～8%。体重60kg的人，血量为4200～4800mL。若失血量≤10%(约400mL)，可能有轻度的头晕、交感神经兴奋症状或无任何反应；失血量达20%左右(约800mL)，会出现失血性休克的症状，如血压下降、脉搏细速、肢端厥冷、意识模糊等；失血量≥30%，伤员将发生严重的失血性休克，不及时抢救，可在短时间内危及伤员的生命或产生严重的并发症。因此，在保证呼吸道通畅的同时，应及时准确地进行止血。

(一)出血部位的判断

各种创伤一般都会伴有出血,可分为内出血和外出血。内出血指血液流向体腔或组织间隙;外出血指血液自创面流出。现场急救止血,主要适用于外出血,是对周围血管外伤出血的紧急止血。对于患者,除了判断有无出血外,还要判断是什么部位、什么性质的血管出血,以便采取正确有效的止血方法。

1. 动脉出血

血色鲜红,血液随心脏的收缩而大量涌出,呈喷射状,出血速度快、出血量大。

2. 静脉出血

血色暗红,血液缓缓流出,出血速度较缓慢,呈持续涌流状。

3. 毛细血管出血

血色鲜红,呈片状渗出,可自行凝固止血。若伴有较大的伤口或创面时,不及时处理,也可引起失血性休克。

夜间抢救,出血的性质不易辨别时,应从脉搏的强弱、快慢,呼吸是否浅快,意识是否清醒,皮肤温度及衣服被血液浸湿的情况来判断患者出血的程度及部位,并迅速止血。

(二)止血方法的选择

心出血部位、性质不同,危险性不同,止血方法 # 有所差别。原则上应根据出血部位及现场的具体条件选择最佳方法,使用急救包、消毒敷料、绷带等进行止血操作。在紧急情况下,现场任何清洁而合适的物品都可以临时借用作为止血用物,如手帕、毛巾、布条等。小伤口出血,只需用清水,或生理盐水冲洗干净,盖上消毒纱布、棉垫,再用绷带加压缠绕即可。静脉出血,除应用包扎止血方法外,还可压迫伤口止血。用手或其他物体在包扎伤口上方的敷料上施以压力,使血流变慢、血凝块易于形成。这种压力必须持续 5～15 分钟才可奏效。较深的部位如腋下、大腿根部可将纱布填塞进伤口再加压包扎。将受伤部位抬高也有利于静脉出血的止血。动脉出血宜先采用指压法止血,根据情况再改用其他方法如加压包扎法、填塞止血法或止血带法止血。

(三)常用止血方法

1. 指压法

顾名思义是用手指、手掌或拳头压迫伤口近心端动脉经过骨骼表面的部位,阻断血液流通,达到临时止血的目的。适用于中等或较大动脉的出血,以及较大范围的静脉和毛细血管出血。指压法止血属应急措施,因动脉有侧支循环,故效果有限,应及时根据现场情况改用其他止血方法。实施指压法止血,应正确掌握四肢等处的血管行径和体表标志。常见部位的指压点及方法:

(1)头顶部出血压:迫同侧耳屏前方颧弓根部的搏动点(颞浅动脉),将动脉压向颞骨。

(2)颜面部出血压:迫同侧下颌骨下缘、咬肌前缘的搏动点(面动脉),将动脉压向下颌骨。

(3)头颈部出血:用拇指或其他四指压迫同侧气管外侧与胸锁乳突肌前缘中点之间的强搏动点(颈总动脉),用力压向第五颈椎横突处。压迫颈总动脉止血应慎重,绝对禁止同时压迫双侧颈总动脉,以免引起脑缺氧。

(4)头后部出血:压迫同侧耳后乳突下稍后方的搏动点(枕动脉),将动脉压向乳突。

(5)肩部、腋部出血:压迫同侧锁骨上窝中部的搏动点(锁骨下动脉),将动脉压向深处的第一肋骨进行止血。

(6)上臂出血:外展上肢 90°,在腋窝中点用拇指将腋动脉压向肱骨头。

(7)前臂出血压:迫肱二头肌内侧沟中部的搏动点(肱动脉),用四指指腹将动脉压向肱骨干。

(8)手部出血:压迫手腕横纹稍上处的内、外侧搏动点(尺、桡动脉),将动脉分别压向尺骨和桡骨。

(9)大腿出血:压迫腹股沟中点稍下部的强搏动点(股动脉),可用拳头或双手拇指交叠用力将动脉压向耻骨上支。

(10)小腿出血:在腘窝中部压迫腘动脉。

(11)足部出血:压迫足背中部近脚腕处的搏动点(胫前动脉)和足跟内侧与内踝之间的搏动点(腔后动脉)。

2. 加压包扎法

体表及四肢伤出血,大多可用加压包扎和抬高肢体来达到暂时止血的目的。用急救敷料压迫创口加压包扎即可止血,若效果不满意,可再加敷料用绷带或叠成带状的三角巾加压包扎。包扎时敷料要垫厚、压力要适当、包扎范 围要大,同时抬高患肢以避免小动脉和小静脉出血。

3. 填塞止血法

将无菌敷料填入伤口内压紧,外加敷料加重压包扎。此方法应用范围较局限,仅在腋窝、肩部、大腿根部出血,用指压法或加压包扎法难以止血时使用,且在清创取出填塞物时有再次大出血的可能,应尽快行手术彻底止血。

4. 屈曲肢体加垫止血法

多用于肘或膝关节以下的出血,在无骨关节损伤时可使用。在肘窝或腘窝部放置一绷带卷,然后强屈关节,并用绷带、三角巾扎紧。此法伤员痛苦较大,有可能压迫到神经、血管,且不便于搬动伤员,不宜首选,对疑有骨折或关节损伤的伤员,不可使用。

5. 止血带止血法

适用于四肢较大动脉的出血。用加压包扎或其他方法不能有效止血而有生命危险时,可采用此方法。专用的制式止血带有橡皮止血带、卡式止血带、充气止血带等,以充气止血带的效果较好。在紧急情况下,也可用绷带、三角巾、布条等代替。使用时,要先在止血带下放好衬垫物。常用的几种止血带止血法:

(1)勒紧止血法:先在伤口上部用绷带、带状布料或三角巾折叠成带状,勒紧伤肢并扎两道。第一道作为衬垫,第二道压在第一道上适当勒紧止血。

(2)绞紧止血法:将叠成带状的三角巾,平整地绕伤肢一圈,两端向前拉紧打活结,并在一头留出一小套,以小木棒、笔杆、筷子等做绞棒,插在带圈内,提起绞棒绞紧,再将木棒一头插入活结小套内,并拉紧小套固定。

(3)橡皮止血带止血法:在肢体伤口的近心端,用棉垫、纱布或衣服、毛巾等物作为衬垫后再上止血带。以左手的拇指、示指、中指持止血带的头端,将长的尾端绕肢体一圈后压住头端,再绕肢体一圈,然后用左手示指、中指夹住尾端后将尾端从止血带下拉过,由另一缘牵出,使之成为一个活结。如需放松止血带,只需将尾端拉出即可。

(4)卡式止血带止血法:将涤纶松紧带绕肢体一圈,然后把插入式自动锁卡插进活动锁紧开关内，一只手按住活动锁紧开头，另一只手紧拉涤纶松紧带，直到不出血为止。放松时用手向后扳放松板，解开时按压开关即可。

(5)充气止血带止血法：充气止血带是根据血压计原理设计，有压力表指示压力的大小，压力均匀，效果较好。将袖带绑在伤口的近心端，充气后起到止血的作用。

止血带作为应急止血的措施之一，在使用的过程中要注意松紧度适宜。过紧会压迫损害神经或软组织，过松起不到止血作用，反而增加出血，过久(超过 5 小时)会引起肌肉坏死、厌氧菌感染，甚至危及生命。所以，止血带止血法只有在必要时，如对加压包扎后不能控制的大、中动脉伤出血，才可暂时使用。

使用止血带时应注意：

1)部位要准确，止血带应扎在伤口近心端，尽量靠近伤口。不强调“标准位置”(以往认为上肢出血应扎在上臂的上 1/3 处，下肢应扎在大腿根部)，也不受前臂和小腿的“成对骨骼”的限制。

2)压力要适当：止血带的标准压力，上肢为 33.3～40.0kPa(250～300mmHg)，下肢为 40.0～66.7kPa(300～500mmHg)，无压力表时以刚好使远端动脉搏动消失为度。

3)衬垫要垫平：止血带不能直接扎在皮肤上，应先用棉垫、三角巾、毛巾或衣服等平整地垫好，避免止血带勒伤皮肤。切忌用绳索或铁丝直接扎在皮肤上。

4)时间要缩短：上止血带的时间不能超过 5 小时(冬天时间可适当延长)，因止血带远端组织缺血、缺氧，产生大量组胺类毒素，突然松解止血带时，毒素吸收，可发生“止血带休克”或急性肾衰竭。若使用止血带已超过 5 小时，而肢体确有挽救希望，应先作深筋膜切开术引流，观察肌肉血液循环。时间过长且远端肢体已有坏死征象，应立即行截肢术。

5)标记要明显：上止血带的伤员要在手腕或胸前衣服上做明显标记，注明上止血带时间，以便后续救护人员继续处理。

6)定时要放松：应每隔 1 小时放松一次，放松时可用手压迫出血点上部血管临时止血，每次松开 2～3 分钟，再在稍高的平面扎上止血带，不可在同一平面反复缚扎。

## 四、包扎

包扎的目的是保护伤口免受再污染，固定敷料、药品和骨折位置，压迫止血及减轻疼痛。原则上，包扎之前要覆盖创面，包扎松紧要适度，使肢体处于功能位，打结时注意避开伤口。常用的包扎物品有三角巾、绷带、四头带和多头带等。

### (一)三角巾包扎

使用三角巾时，两底角打结时应为外科结(方结)，比较牢固，解开时将某一侧边和其底角拉直，即可迅速解开。三角巾的用途较多，可折叠成带状作为悬吊带或用作肢体创伤及头、眼、下颌、膝、肘、手部较小伤口的包扎；可展开或折成燕尾巾用于包扎躯干及四肢的大面积创伤；也可两块连接成燕尾式或蝴蝶式(两块三角巾顶角连接在一起)进行包扎，但展开使用时若不包紧，敷料容易松动移位。

1. 头面部伤的包扎

(1)顶部包扎法：三角巾底边反折，正中放于伤员前额，顶角经头顶垂于枕后，然后将两底角经耳上向后扎紧，压住顶角，在枕部交叉再经耳上绕到前额打结固定。最后将顶角向上反折嵌入底边内。

(2)风帽式包扎法:在顶角、底边中点各打一结,将顶角结放在额前,底边结置于枕部,然后将两底边拉紧向外反折后,绕向前面将下颌部包住,最后绕到颈后在枕部打结。

(3)面具式包扎法:三角巾顶角打结套在颌下,罩住面部及头部,将底边两端拉紧至枕后交结。在眼、鼻和口部各剪一小口。

(4)额部包扎法:将三角巾折成3、4指宽的带状巾,先在伤口上垫敷料,将带状巾中段放在敷料处,然后环绕头部打结。打结位置以不影响睡眠和不压住伤口为宜。

(5)下颌部包扎法:多作为下颌骨骨折的临时固定。三角巾折成3、4指宽的带状巾,于1/3处放于下颌处,长端经耳前向上拉到头顶部到对侧耳前与短的一端交叉,然后两端交叉环绕失部后至对侧耳前打结。

(6)眼部包扎法:

1)单眼包扎法:将三角巾叠成4指宽的带状巾,斜放在眼部,将下侧较长的一端经枕后绕到额前压住上侧较短的一端后。再环绕头部到健侧颞部,与翻下的另一端打结。

2)双眼包扎法:将4指宽的带巾中央部先盖在一侧伤眼,下端从耳下绕枕后,经对侧耳上至眉间上方压住上端继续绕头部到对侧耳前,将上端反折斜向下,盖住另一只伤眼,再绕耳下与另一端在对侧耳上打结。

2. 胸(背)部伤的包扎

(1)展开式三角巾包扎法:将三角巾顶角越过伤部,垂在背部,使三角巾底边中央正位于伤部下侧,将两端围绕躯干在背后打结。再用顶角上的小带将顶角边连接在一起。

(2)燕尾巾包扎法:将三角巾折成鱼尾状,并在底折一道边。横放于胸部,两角向上,分放于两肩上并拉后打结,再用顶角带子绕至对侧腋下打结。展开式三角巾和燕尾巾包扎背部的方法与胸部相同,只是位置相反,结打于胸前。

3. 腹部及臀部伤的包扎

(1)一般包扎法:将三角巾顶角放在腹股沟下方,取一底角绕大腿一周与顶角打结。然后,将另一底角围绕腰部与底边打结。用此法也可包扎臀部创伤。

(2)双侧臀部包扎法:多用两块三角巾连接成蝴蝶巾式包扎。将打结部放在腰骶部,底边的各一端在腹部打结,另一端则由大腿后方绕向前,与其底边打结。

4. 四肢伤的包扎

(1)上肢悬吊包扎法:将三角巾底边的一端置于健侧肩部,屈曲伤侧肘80。左右,将前臂放在三角巾上反折,使底边另一端到伤侧肩部,在背后与另一端打结,再将三角巾平用安全针固定(大悬臂带)。也可将三角巾叠成带巾,将伤肢屈肘80°用带巾悬吊两端颈后(小悬臂带)。

(2)上肢三角巾包扎法:将三角巾一底角打结后套在伤侧手上,结的余头留长些备用。另一底角沿手臂后侧拉到对侧肩上,顶角包裹伤肢适当固定,前臂屈到胸前,拉紧两底角打结。

(3)燕尾巾单肩包扎法:将三角巾折成燕尾巾,夹角朝上放在伤侧肩上,燕尾底边包绕上臂上部打结,两角(向后的一角大于向前的角并压住前角)分别经胸部和背部拉向对侧腋下打结。

(4)燕尾巾双肩包扎法:将三角巾叠成两燕尾角等大的燕尾巾,夹角朝上对准项部,燕尾披在双肩上,两燕尾角分别经左、右肩拉到腋下与燕尾底角打结。

(5)手(足)包扎法:将手(足)放在三角中上,手指(或脚趾)对准三角巾顶角,将顶角提起反折覆盖全手(足)背部,折叠手(足)两侧的三角巾使之符合手(足)的外形,然后将两底角绕腕(踝)部打结。

(6)足与小腿包扎法:把足放在三角巾的一端,足趾向着底边,提起顶角和较长的一底角包绕肢体后于膝下打结,再用短的底角包绕足部,于足踝处打结固定。

(二)绷带包扎

绷带是传统实用的制式敷料,绷带包扎是包扎技术的基础。它可随肢体的不同部位变换包扎方法,用于制动、固定敷料和夹板、加压止血、促进组织液的吸收或防止组织液流失、支撑下肢以促进静脉回流。但绷带用于下肢及腹部伤包扎时,反复缠绕会增加伤员的痛苦且费时费力,其效果也不如三角巾。若包扎较锋,敷料易于滑脱;胸腹部包扎过紧,会影响伤员的呼吸。

常用绷带有棉布、纱布、弹力绷带及石膏绷带等多种类型。宽窄和长度有多种规格。缠绕绷带时,应用左手拿绷带的头端并将其展平,右手握住绷带卷,由肢体远端向近端包扎。用力均匀,不可一圈松一圈紧。为防止绷带在肢体活动时逐渐松动滑脱,开始包扎时先环绕两圈。并将绷带头折回一角在绕第二圈时将其压住,包扎完毕后应再在同一平面环绕 2～3 圈,然后将绷带末端剪开或撕开成两股打结,或用胶布固定。绷带包扎的基本方法及适用范围为:

1. 环形包扎法

将绷带做环形缠绕,适用于各种包扎的起始和结束以及粗细相等部位如额、颈、腕及腰部伤的固定。

2. 蛇形包扎法

先将绷带以环形法缠绕数圈,然后以绷带宽度为间隔,斜行上缠,各周互不遮盖。适用于夹板固定,或需由一处迅速延伸至另一处时,或做简单固定时。

3. 螺旋形包扎法

先环形缠绕数圈,然后稍微倾斜螺旋向上缠绕。每周遮盖上一周的 1/3～1/2。适用于直径大小基本相同的部位。如上臂、手指、躯干、大腿等。

4. 螺旋反折包扎法

每圈缠绕时均将绷带向下反折,并遮盖上一周的 1/3～1/2。反折部位应位于相同部位,使之成一直线。适用于直径大小不等的部位,如前臂、小腿等。注意不可在伤口上或骨隆突处反折。

5.“8”字形包扎法在伤处上下,将绷带自下而上,再自上而下,重复做“8”字形旋转缠绕,每周遮盖上一周的 1/3～1/2,适用于直径不一致的部位或屈曲的关节部位,如肩、髋、膝等。

6. 回返式包扎法

先将绷带以环形法缠绕数圈。由助手在后部将绷带固定,反折后绷带由后部经肢体顶端或截肢残端向前,也可由助手在前部将绷带固定,再反折向后。如此反复包扎,每一来回均覆盖前一次的 1/3～1/2,直到包住整个伤处顶端,最后将绷带再环绕数圈把反折处压住固定。此法多用于包扎没有顶端的部位,如指端、头部或截肢残端。

(三)包扎的注意事项

(1)包扎伤口前,先简单清创并盖上消毒纱布,然后再行包扎,不准用手和脏物触摸伤口，不准用水冲洗伤口（化学伤除外），不准轻易取出伤口内异物，不准把脱出体腔的内脏送回。操作时小心谨慎，以免加重疼痛或导致伤口出血及污染。

（2）包扎要牢靠，松紧适宜，过紧会影响局部血液循环，过松容易使敷料脱落或移动。

（3）包扎时使伤员体位保持舒适。皮肤皱褶处与骨隆突处要用棉垫或纱布作衬垫，需要抬高肢体时，应给予适当的扶托物，包扎的肢体必须保持于功能位置。

（4）包扎方向为从远心端向近心端，以帮助静脉血液回流。包扎四肢时，应将指（趾）端外露，以便观察血液循环。

（5）绷带固定时一般将结打在肢体外侧面，严禁在伤口上、骨隆突处或易于受压的部位打结。

（6）解除绷带时，先解开固定结或取下胶布，然后以两手互相传递的方式松解。紧急时或绷带已被伤口分泌物浸透干涸时，可用剪刀剪开。

## 五、固定

固定的目的是为减少伤部活动，减轻疼痛，防止再损伤，便于伤员搬运。所有四肢骨折均应进行固定，脊柱损伤、骨盆骨折及四肢广泛软组织创伤在急救中也应相对固定。固定器材最理想的是夹板，类型有木质、金属、充气性塑料夹板和树脂做的可塑性夹板。但在紧急时应注意因地制宜，就地取材，选用竹板、树枝、木棒、镐把、枪托等代替。还可直接用伤员的健侧肢体或躯干进行临时固定。固定还需另备纱布、绷带、三角巾或毛巾、衣服等。

### （一）常见部位骨折的临时固定方法

1. 锁骨骨折固定

两侧锁骨骨折，用敷料或毛巾垫于两腋前上方，将三角巾叠成带状，两端分别绕两肩呈“8”字形，拉紧三角巾的两头在背后打结，并尽量使两肩后张。也可在背后放T字形重夹板，然后在两肩及腰部各用绷带包扎固定。一侧锁骨骨折，可用三角巾把患侧手臂悬兜在胸前，限制上肢活动即可。

2. 上臂骨折固定

用长、短两块夹板，长夹板置于上臂的后外侧，短夹板置于前内侧，然后用绷带或带状物在骨折部位上、下两端固定，再将肘关节屈曲90°，使前臂呈中立位，用三角巾将上肢悬吊固定于胸前。若无夹板，可用两块三角巾，其一将上臂呈90°悬吊于胸前，于颈后打结，其二叠成带状，环绕伤肢上臂包扎固定于胸侧（用绷带根据同样原则包扎也可取得相同效果）。

3. 前臂骨折固定

协助伤员屈肘90°，拇指在上。取两块夹板，其长度超过肘关节至腕关节的长度，分别置于前臂内、外侧，用绷带或带状三角巾在两端固定，再用三角巾将前臂悬吊于胸前，置于功能位。

4. 大腿骨折固定

把长夹板或其他代用品（长度等于腋下到足跟）放在伤肢外侧，另用一短夹板（长度自足跟到大腿根部），关节与空隙部位加棉垫，用绷带、带状三角巾或腰带等分段固定。足部用“8”字形绷带固定，使脚与小腿呈直角。

5. 小腿骨折固定

取长短相等的夹板（长度自足跟到大腿）两块，分别放在伤腿内、外侧，用绷带或带状三角巾分段固定。紧急情况若无夹板,可将伤员两下肢并紧,两脚对齐,将健侧肢体与伤肢分段用绷带固定在一起,注意在关节和两小腿之间的空隙处加棉垫以防包扎后骨折部弯曲。

6. 脊柱骨折固定

立即使伤员俯卧于硬板上,不可移动,必要时可用绷带固定伤员,胸部与腹部需垫上软枕,减轻局部组织受压程度。

(二)固定的注意事项

(1)若有伤口和出血,应先止血、包扎,然后再固定骨折部位;若有休克,应先行抗休克处理。

(2)临时骨折固定,是为了限制伤肢的活动。在处理开放性骨折时,刺出的骨折断端在未经清创时不可直接还纳伤口内,以免造成感染。

(3)夹板固定时,其长度与宽度要与骨折的肢体相适应,长度必须超过骨折上、下两个关节。固定时除骨折部位上、下两端外,还要固定上、下两个关节。

(4)夹板不可与皮肤直接接触,其间应用棉垫或其他软织物衬垫,尤其在夹板两端、骨隆突处及悬空部位应加厚衬垫,防止局部组织受压或固定不稳。

(5)固定应松紧适度、牢固可靠,以免影响血液循环。肢体骨折固定时,一定要将指(趾)端露出,以便随时观察末梢血液循环情况,如发现指(趾)端苍白、发冷、麻木、疼痛、水肿或青紫时,说明血液循环不良,应立即松开检查并重新固定。

(6)固定后应避免不必要的搬动,不可强制伤员进行各种活动。

(7)包扎动作要快、准、轻、柔、牢、细。尽量做到“五不”和“五要”:

1)“玄不”:①不用手和脏物触摸伤口;②不用消毒剂和消炎粉涂伤口;③不用水冲洗伤口(化学伤、磷烧伤除外);④不轻易取出伤口内异物;⑤不把脱出体腔的内脏送回。

2)“五要”:①快:发现、暴露、检查、包扎要快;②准:包扎部位要准确;③轻:包扎动作要轻柔;④牢:包扎要牢固;⑤细:处理伤口要仔细。

## 六、应急清创术

灾害事故场的开放性伤口一般分为清洁、污染和感染3类。严格地讲,清洁伤口是很少的;意外创伤的伤口难免有程度不同的污染,如污染严重,细菌量多且毒力强,8小时后即可变为感染伤口。头面部伤口局部血运良好,伤后12小时仍可按污染伤口行清创术。

清创术是一种外科基本手术操作。伤口初期处理的好坏,对伤口愈合、受伤部位组织的功能和形态的恢复起决定性作用,应予以重视。

(一)清创术适应证

(1)伤后6~8小时以内者。

(2)伤口污染较轻,不超过伤后12小时者。

(3)头面部伤口,一般在伤后24~48小时以内,争取清创后一期缝合。

(二)术前准备

(1)清创前须对伤员进行全面评估,如有休克,应先抢救,待休克好转后争取时间进行清创。

(2)如颅脑、胸、腹部有产重损伤,应先予处理。如四肢有开放性损伤,应注意是否同时合并骨折,摄X线片协助诊断。

(3)应用止痛和术前镇痛药物。

(4)如伤口较大,污染严重,应预防性应用抗生素。在术前 1 小时,术中、术毕分别用一定量的抗生素。

(5)注射破伤风抗毒素。轻者用 1500U,重者用 3000U。

(三)麻醉

上肢清创可用臂丛神经或腕部神经阻滞麻醉;下肢可用硬膜外麻醉;较小较浅的伤口可使用局麻;较大清创术复杂严重的则可选用全麻。

(四)清创术步骤

1. 清洗去污

分清洗皮肤和清洗伤口两步。

(1)清洗皮肤:用无菌纱布覆盖伤口,再用汽油或乙醚擦去伤口周围皮肤的油污。术者按常规方法洗手、戴手套,更换覆盖伤口的纱布,用软毛刷蘸消毒皂水刷洗皮肤,并用冷开水冲净。然后换另一只毛刷再刷洗一遍,用消毒纱布擦干皮肤。两遍刷洗共约 10 分钟。

(2)清洗伤口:去掉覆盖伤口的纱布,以生理盐水冲洗伤口,用消毒镊子或小纱布球轻轻除去伤口内的污物、血凝块和异物。

2. 清理伤口

施行麻醉,擦干皮肤,用碘酊、乙醇消毒皮肤,铺盖消毒手术巾准备手术。术者重新用乙醇或苯扎溴铵液泡手,穿手术衣,戴手套后即可清理伤口。

(1)对浅层伤口,可将伤口周围不整皮肤缘切除 0.2～0.5cm,切面止血,消除血凝块和异物,切除失活组织和明显挫伤的创缘组织(包括皮肤和皮下组织等),并随时用无菌盐水冲洗。

(2)对深层伤口,应彻底切除失活的筋膜和肌肉(肌肉切面不出血,或用镊子夹镊不收缩者,表示已坏死),但不应将有活力的肌肉切除,以免切除过多影响功能。为了处理较深部伤口,有时可适当扩大伤口和切开筋膜,清理伤口,直至本较清洁地显露血液循环较好的组织。

(3)如同时有粉碎性骨折,应尽量保留骨折片;已与骨膜游离的小骨片则应予清除。

(4)浅部贯通伤的出入口较接近者,可将伤道间的组织桥切开,变两个伤口为一个。如伤道过深,不应从入口处清理深部,而应从侧面切开处清理伤道。

(5)伤口如有活动性出血,在清创前可先用止血钳钳夹,或临时结扎止血。待清理伤口时重新结扎,除去污染线头。渗血可用温盐水纱布压迫止血,或用凝血酶等局部止血剂止血。

3. 修复伤口

清创后再次用生理盐水清洗伤口。再根据污染程度、伤口大小和深度等具体情况,决定伤口是开放还是缝合,是一期还是延期缝合。未超过 12 小时的清洁伤口可一期缝合;大而深的伤口,在一期缝合时应放置引流条;污染重的或特殊部位不能彻底清创的伤口,应延期缝合,即在清创后先于伤口内放置凡士林纱布条引流,待 4～7 天后,如伤口组织红润,无感染或水肿时,再作缝合;头、面部血运丰富,愈合力强,损伤时间虽长,只要无明显感染,仍应争取一期缝合。缝合伤口时,不应留有无效腔,张力不能太大。对重要的血管损伤应修补或吻合;对断裂的肌腱和神经干应修整缝合;显露的神经和肌腱应以皮肤覆盖;开放性关节腔损伤应彻底清洗后缝合;胸腹腔的开放性损伤应彻底清创后,放置引流管或引流条。

(五)术中注意事项

(1)伤口清洗是清创术的重要步骤,必须反复用大量生理盐水冲洗,务必使伤口清洁后再作清创术。选用局麻者,只能在清洗伤口后麻醉。

(2)清创时既要彻底切除已失去活力的组织,又要尽量爱护和保留存活的组织,这样才能避免伤口感染,促进愈合,保存功能。

(3)组织缝合必须避免张力太大,以免造成缺血或坏死。

(刘明亮)

## 第三节 抗休克裤的应用

抗休克裤利用充气加压原理研制而成,在处理失血性休克和其他原因引起的休克及制止腹内和下肢活动性出血等方面显示出独特的功效,成为院前和院内急救复苏的重要装备,近年来得到了广泛应用。

### 一、结构和原理

(一)结构

抗休克裤以 1.7m 身高为对象,用特定材料制成的中空气囊,外囊尼龙绸罩衣制成,会阴部留出空位以便安放导尿管、排便及进行妇产科护理。结合部用强力尼龙搭扣对合,裤上设充气阀门及气压表,用于充气、减压或监测囊内压。腹部和双下肢分隔成三个囊,需分别充气和监测。配有脚踏充气泵和压力监测箱,装在一个箱内,便于携带。

(二)原理

1. 增加回心血量

抗休克裤充气后产生包绕性压力,使受压部位的静脉萎陷,动脉阻力增高,可挤出 750～1000mL 的血液回流到心脏,从而增加心排血量,使血压上升,心、肺、脑等重要脏器的血流量增加,促进休克的复苏。

2. 止血

由于外加压力作用于血管,降低血管内外压力梯度,缩小血管直径及其撕裂面积。因此,使用抗休克裤后,伤病员的下消化道、肝、脾、腹膜后、子宫及下肢出血速度变得缓慢甚至停止。

3. 骨折临时固定

抗休克裤内的包绕性坚硬气柱紧贴肢体可起到制动的作用,并且充气时气囊向相反方向延伸,对骨盆骨折及下肢骨折有良好的固定及止痛作用。

### 二、适应证与禁忌证

(一)适应证

(1)收缩压低于 80mmHg 的低血容量性休克、神经源性休克、过敏性休克和感染性休克者。

(2)腹腔内出血及腹部以下活动性出血需直接加压止血者。

(3)骨盆及双下肢骨折的临时固定者。

(4)脑外科手术过程中用于防治低血压者。

（二）禁忌证

（1）充血性心力力衰竭、心源性休克，使用抗休克裤可能增加心脏负荷。

（2）患有慢性阻塞性肺病、张力性气胸、胸腔内损伤者。

（3）颅脑外伤出血者。

（4）高血压、肥胖、身材过高者。

## 三、使用方法

（1）平铺抗休克裤于双足下，上移至臀部下方。抬高臀部，向上进一步移至肋缘下。

（2）依次包裹左下肢部分、右下肢部分和腹部部分，紧闭搭扣。

（3）打开活塞，以脚踏气泵充气，测血压，血压达 100mmHg 时，停止充气。搭扣带、中断阀和计时表可预防过量充气。关闭活塞。

（4）本裤可保持充气状态 2 小时，如果必须维持更长时间，应中途交替加压和减压。

（5）放气应在建立静脉通路、手术准备已就绪时。放气过程中，若血压下降 30mmHg，停止放气，立即补充血容量。当血压维持在 100mmHg 时，继续放气。如果需要，患者可穿着抗休克裤进入手术室。

## 四、注意事项

（1）由专业人员来决定抗休克裤的使用。

（2）穿着要正确，经常监测神志、血压、脉搏、呼吸、瞳孔情况和囊内压变化。

（3）有条件时，一面穿裤打气，一面输血、输液。

（4）解除抗休克裤时加快输血、输液，以免血压骤降重陷休克。

（5）较长时间穿抗休克裤时，应适当降低气压，并适量输入 5%碳酸氢钠以防酸中毒。

（李艳）

# 第三章　急诊科常见疾病护理

## 第一节　急性创伤的急救护理

### 一、疾病知识

(一)定义

是指致伤因素作用于机体，引起组织破坏和功能障碍。

(二)病因

1. 交通伤

交通伤占创伤的首要位置。现代创伤中交通伤以高能创伤(高速行驶中所发生的交通伤)为特点。

2. 坠落伤

随着高层建筑增多，坠落伤的比重逐渐加大。

3. 机械伤

机械伤以绞伤、挤压伤为主。

4. 锐器伤

伤口深，易出现深部组织损伤，胸腹部锐器伤可导致内脏或大血管损伤，出血多。

5. 跌伤

常见于老年人，造成前臂、骨盆、脊柱压缩性骨折和髋部骨折。青壮年跌伤也可造成骨折。

(三)临床表现

(1)闭合性创伤：受伤局部疼痛、肿胀、瘀血及血肿、功能障碍。

(2)开放性创伤：局部有伤口和出血是最突出的临床表现，休克常是严重开放性创伤的主要临床表现。常有发热(38℃左右)，体温升高即应注意有无感染。

(3)严重的低氧血症。

(四)治疗方法

(1)急救。

(2)受伤肢体抬高、热敷。

(3)清创术。

### 二、用药指导

0.9%氯化钠(生理盐水)和低分子右旋糖酐：作用为扩充血容量。

(1)适应证：血容量不足者。

(2)用法与用量：遵医嘱用药，可快速输入，晶体液的输入量应≥3 倍的血容量减少者；胶体液的输入量要小于晶体液，一般等于血容量的损失量。

(3)不良反应：过量输入晶体液，可引起皮下组织水肿。

(4)注意事项:速度不宜过快,以免心血管功能改善前的血压下降。

## 三、特殊检查或特殊治疗沟通重点

X线检查:可以快速如实反映损伤范围及病理,还可以动态观察病变的发展与转归。

1. 检查方法

X线平扫,为普通扫描,是常规检查。

2. 适应证

开放性损伤。

3. 检查前注意事项

(1)对于不合作患者,如意识不清或烦躁不安的患者,给予镇静处理后方能检查。

(2)除去检查部位体表金属及高密度物品,如耳环、发夹、项链等,以免造成伪影干扰。

## 四、心理护理

(1)突发和意外的急性创伤给患者和家属造成极大的身心痛苦,医护人员应及时说明患者的病情、发展、预后以及可能出现的后果,提供抢救信息,安慰稳定患者和家属的情绪,鼓励积极配合治疗。

(2)为患者提供周到的生活照顾,做好针对性的心理护理,以满足基本生活需要和心理要求,有助于减轻焦虑和恐惧,帮助患者树立康复信心。

## 五、转科指导

(1)评估患者的病情、自理能力、合作程度及心理状态。

(2)做好急诊绿色通道的优先原则介绍,家属签署患者转运知情同意书。

(3)做好转科前的准备工作。

①立即做好术前准备:手术区备皮、抽血、交叉配血、备血、导尿及皮试、更衣等,与患者家属沟通,签手术知情同意书。

②迅速建立2～3条静脉通道:遵医嘱给予输液、输血,防治休克或纠正水、电解质紊乱,注意保暖。

③做好病情观察:生命体征和活动性出血情况。

④保障患者的安全:在术前准备的同时患者常伴有躁动及抽搐,要防止患者误吸及坠床。

⑤住院证的办理、相关资料的复印,电话通知手术室和电梯做好接收患者的充分准备。

(4)安全护送,并注意以下几点。

①备齐抢救药品、物品。

②保持呼吸道通畅,及时清理口鼻腔分泌物。

③吸氧,静脉输液通畅,管路安全固定。

④持续监测心电图、呼吸、血压、血氧饱和度。

⑤必须由1名医师、1名护士和1名护工护送。

(李艳)

## 第二节　急性颅脑损伤的急救护理

### 一、疾病知识

(一)定义

颅脑损伤是一种常见外伤,分为头皮损伤、颅骨骨折及脑损伤,三者可单独发生,也可合并存在。

(二)病因

(1)常见原因为交通事故、高处坠落、失足跌倒、工伤事故、房屋倒塌等。

(2)火器伤、爆炸性武器形成高压冲击波的冲击。

(3)偶见难产和产钳引起的婴儿颅脑损伤。

(三)临床表现

1. 意识障碍

绝大多数患者伤后即出现意识丧失,时间长短不一。意识障碍由轻到重表现为嗜睡、朦胧、浅昏迷、深昏迷。

2. 头痛、呕吐

是伤后常见症状,如果不断加剧应警惕颅内血肿。

3. 瞳孔

如果伤后一侧瞳孔立即散大,光反应消失,患者意识清醒,一般为动眼神经直接原发损伤;若双侧瞳孔大小不等且多变,表示中脑受损;若双侧瞳孔极度缩小,光反应消失,一般为脑桥损伤;如果一侧瞳孔先缩小,继而散大,光反应差,患者意识障碍加重,为典型的小脑幕切迹疝表现;若双侧瞳孔散大固定,光反应消失,多为濒危状态。

4. 生命体征

伤后出现呼吸、脉搏浅弱,节律紊乱,血压下降,一般经数分钟及十多分钟后逐渐恢复正常。如果生命体征紊乱时间延长,且无恢复迹象,表明脑干损伤严重;如果伤后生命体征已恢复正常,随后逐渐出现血压升高、呼吸和脉搏变慢,常暗示颅内有继发血肿。

(四)治疗方法

1. 非手术治疗

主要包括颅内压监护、亚低温治疗、脱水治疗、营养支持疗法、呼吸道处理、脑血管痉挛防治、常见并发症的治疗、水电解质与酸碱平衡紊乱处理、抗菌药物治疗、脑神经保护药物等。

2. 手术治疗

主要手术方式有去骨瓣减压术、开颅血肿清除术、清创术、凹陷性骨折整复术和颅骨缺损修补术。

### 二、特殊检查或特殊治疗沟通重点

CT 检查:可以快速如实反映损伤范围及病理,还可以动态观察病变的发展与转归。

(一)检查方法

CT 平扫,为普通扫描,是常规检查。

(二)检查适应证

颅脑损伤。

(三)检查前注意事项

(1)对于不合作患者,如意识不清或烦躁不安的患者,给予镇静处理后方能检查。

(2)除去检查部位体表金属及高密度物品,如耳环、发夹、项链等,以免造成伪影干扰。

## 三、用药指导

20%甘露醇注射液:组织脱水药。

(一)适应证

治疗各种原因引起的脑水肿,可降低颅内压,减轻脑水肿,防止脑疝。

(二)用法与用量

治疗脑水肿、颅内高压,按0.25~2g/kg配制为15%~25%浓度,于30~60分钟内静脉滴注。

(三)不良反应

水和电解质紊乱、排尿困难、渗透性肾病、血栓性静脉炎,甘露醇外渗可致组织水肿、皮肤坏死等。

(四)禁忌证

已确诊为急性肾小管坏死的无尿患者、严重失水者。

(五)注意事项

(1)除肠道准备用,均应静脉内给药。

(2)甘露醇遇冷易结晶,故使用前应仔细检查,如有结晶可置于热水中溶解后在使用。

(3)根据病情选择适合的浓度,避免不必要的使用高浓度和大剂量。

## 四、心理指导

(1)让患者尽快熟悉环境,消除陌生感,建立融洽的护患关系,主动详细地介绍病区情况,态度真诚、亲切、语言温柔,做到相互信任。

(2)给患者讲述颅脑外伤的发生、发展、治疗及预后,并告知手术的相关事宜,充分给予患者安慰和鼓励,耐心细致地介绍同种疾病的手术和愈合情况,消除其紧张焦虑情绪及对手术的恐慌,增强患者信心,使其在良好的心理状态下接受手术。

(3)让患者在良好的心理状态下接受手术,稳定患者亲属的畏惧情绪,让家属了解手术的必要性和目的。

## 五、转科指导

(1)评估患者的病情、自理能力、合作程度及心理状态。

(2)家属签署患者转运知情同意书。

(3)做好转科前的准备工作。

①立即做好术前准备:备皮(剃头)、抽血、备血、导尿及各种皮试、更衣等,与患者家属沟通,签手术知情同意书。

②迅速建立静脉通道:对损伤严重、昏迷深,疑有脑疝者,应迅速降低颅内压,为手术创造条件,20分钟内静脉点滴20%甘露醇250mL。

③保持呼吸道通畅：意识障碍患者取侧卧位或头部抬高 15°～30°，头偏向一侧，必要时放置口咽通气道或行气管插管。

④颅骨缺损者应注意保护缺损区，外出时可戴安全帽，手术后 3 个月可考虑行颅骨修补术。

⑤脑损伤遗留的语言、运动或智力障碍，在伤后 1～2 年内有部分恢复的可能，应制订康复计划进行废损功能训练，以改善生活自理能力以及社会适应能力。

⑥出院后 1 个月复查，如有异常变化，应及时复诊。

（李艳）

## 第三节　主动脉夹层动脉瘤的急救护理

### 一、疾病知识

（一）定义

是指主动脉腔内血液从主动脉内膜撕裂口进入主动脉中膜，形成的壁内血肿沿着主动脉长轴扩展，使中膜分离，造成主动脉真、假两腔分离的一种病理改变。

（二）病因

(1)高血压一直被认为是主动脉夹层的重要病因。

(2)主动脉粥样硬化。

(3)遗传因素和结缔组织疾病。

(4)先天性心血管疾病。

(5)怀孕。

(6)损伤。

（三）临床表现

1. 疼痛

在急性期突发前胸后背或腹部剧烈疼痛，多为撕裂样或刀割样，呈持续性，难以忍受。

2. 高血压

95%以上的患者可伴有高血压，却出现脸色惨白、尿量减少、四肢冰冷等外周灌注不良的表现。

3. 破裂症状

患者很快处于休克或临终状态。

4. 主动脉瓣关闭不全

严重时有急性左心衰的表现，如呼吸困难，咳粉红色泡沫痰等。

（四）治疗方法

保守治疗、介入治疗和外科手术治疗。

1. 非手术疗法

控制疼痛，降低血压及心室收缩速率，防止夹层进一步扩展和破裂。

2. 手术治疗

主动脉夹层腔内隔绝术，人工血管移植术。

## 二、特殊检查或特殊治疗沟通重点

CTA 检查

（一）检查目的

主动脉夹层的首选检查方法，能准确发现病变的范围及诸动脉分支的受累情况，并可发现内膜破裂口、心包和胸腔积液等继发病变。

（二）检查方法

通过造影剂在 CT 机下观察主动脉的情况。

（三）检查适应证

血管疾病。

（四）检查前注意事项

（1）询问有无禁忌证及过敏史。

（2）告知外出转送危险并家属签字。

（3）家属陪同，危重患者需专人护送。

（五）检查后注意事项

（1）检查后可正常进食。

（2）多饮水，及早将造影剂排出体外。

## 三、用药指导

硝普钠注射液：快速、短效静脉血管扩张剂。

（一）适应证

用于高血压急症，如高血压危象、高血压脑病、恶性高血压、嗜铬细胞瘤手术前后阵发性高血压等的紧急降血压，也用于外科麻醉期间进行控制性降压，用于急性心力衰竭，包括急性肺水肿。

（二）用法与用量

成人常用量静脉滴注，开始每分钟按体重 0.5μmg/kg，根据治疗反应以每分钟 0.5μg/kg 递增，逐渐调整剂量，常用剂量为每分钟按体重 3μg/kg。极量为每分钟按体重 10μg/kg。总量为按体重 3.5mg/kg。

（三）不良反应

（1）血压下降过快过剧，可出现眩晕、大汗、头痛、肌肉抽搐、神经紧张或焦虑、烦躁、胃痛、反射性心动过速或心律不齐，症状的发生与静脉滴注给药速度有关，与总量关系不大。

（2）头痛：于用药后立即发生，可为剧痛或呈持续性。

（3）低血压反应：恶心、呕吐、虚弱、出汗、苍白和虚脱。

（四）注意事项

（1）下列情况慎用：脑血管或冠状动脉供血不足；麻醉中控制性降压时，应先纠正贫血或低血容量；脑病或其他颅内压增高；肝、肾功能不全；甲状腺功能过低；肺功能不全；维生素 $B_{12}$ 缺乏。

（2）本品不可静脉注射，应缓慢点滴或使用微量输液泵。

（3）在用药期间，应经常监测血压，急性心肌梗死患者使用本品时需监测肺动脉舒张压或嵌压。

(4)药液有局部刺激性,谨防外渗。

(5)如静脉滴注已达每分钟 10μg/kg,经 10 分钟降压仍不满意,应考虑停用本品。

(6)左心衰竭伴低血压时,应用本品需同时加用心肌正性肌力药,如多巴胺或多巴酚丁胺。

## 四、心理指导

(1)患者突然发病并有剧烈的撕裂样疼痛,监护室的设备、仪器以及绝对卧床休息使患者产生极度恐惧和焦虑,而情绪的波动可使心率加快,血压升高,不利于病情稳定。

(2)创造安静、舒适的环境,做好安慰和解释工作,疼痛剧烈给予镇痛剂,烦躁不安时给镇静剂,解除紧张和疑虑,减少探视使患者生理、心理处于最佳状态,配合治疗护理。

## 五、转科指导

(1)评估患者的病情、自理能力、合作_窥心理

(2)家属签署患者转运知情同意书,做好急诊绿色通道的优先原则介绍。

(3)做好转科前的准备工作。

①立即做好术前准备:备皮、抽血、备血、导尿及各种皮试、更衣等。

②遵医嘱迅速建立静脉通道,可根据病情遵医嘱给予镇痛药。

③体位与休息:绝对卧床休息、暂停翻身,避免情绪激动,不随意搬动患者,防止夹层破裂。保证充足的睡眠,有助于控制血压。

④住院证的办理、相关资料的复印,电话通知手术室(心外科、血管科)和电梯做好接收患者的充分准备。

⑤患者转科前的健康指导,术前准备和保守治疗的注意事项。

(4)安全护送。

①备齐抢救药品、物品。

②吸氧,静脉输液通畅,管路安全固定。

③严密监测生命体征,观察意识、瞳孔。

④必须由 1 名医师、1 名护士和 1 名护工护送。

(李艳)

# 第四节　急性心肌梗死的急救护理

## 一、疾病知识

### (一)定义

心肌梗死是心肌长时间缺血导致的心肌细胞死亡。为在冠状动脉病变的基础上,发生冠状动脉血供急剧减少或中断,使相应心肌严重而持续的急性缺血导致心肌细胞死亡,可发生心律失常、休克或心力衰竭,属急性冠脉综合征(ACS)的严重类型。

### (二)病因

(1)不稳定冠脉粥样硬化斑块破溃,继而出血和血栓形成,使血管腔完全闭塞。

(2)饱餐特别是进食多量高脂饮食后,血脂增高、血黏度增高。

(3)重体力活动、情绪激动、血压剧升或用力排便。

(4)休克、脱水、出血、外科手术或者严重心律失常。

(三)临床表现

1. 先兆表现

乏力、胸部不适、烦躁、心悸、气急、心绞痛等,心绞痛发作频繁,程度重,时间长,含硝酸甘油无效。

2. 症状

(1)疼痛:最早出现的最突出症状,为心前区压榨样、憋闷感或缩窄样的疼痛,常放射至左肩、左背,可持续数小时或数天,休息和服用硝酸甘油不缓解。

(2)心律失常:24 小时内最多见,以室性心律失常最常见,室颤常为急性心肌梗死早期的主要死因。

(3)胃肠道症状:疼痛剧烈时常伴恶心、呕吐、上腹胀痛。

(4)心力衰竭:主要为急性左心衰,表现为端坐呼吸、咳嗽咳痰、烦躁等。

(5)心源性休克:为广泛心肌坏死、心排血量急剧下降所致,表现为烦躁不安、面色苍白、皮肤湿冷、大汗淋漓、意识不清甚至昏厥。

(四)治疗方法

(1)药物治疗。

(2)早期再灌注治疗:①溶栓治疗;②急诊经皮冠状动脉腔内成形术(急诊 PCI);③急诊冠状动脉搭桥术(急诊 CABG)。

## 二、用药指导

(一)拜阿司匹林

主要作用—抗血小板聚集。

1. 适应证

不稳定型心绞痛、急性心肌梗死、预防心肌梗死复发、动脉血管手术后。

2. 用法与用量

不可空腹服用,宜在饭后温水送服,整片吞服或嚼服,100mg/d。

3. 不良反应

(1)胃肠道反应,包括恶心、呕吐、腹泻。

(2)出血,可引起贫血、黑便。

(3)引起痛风发作。

4. 注意事项

(1)用药过程中注意观察有无出血倾向;

(2)遵医嘱按时按量服用药物。

(二)硝酸酯制剂

主要作用—扩张血管。

1. 适应证

冠心病、心力衰竭、高血压危象及围术期高血压。

2. 用法与用量

(1)硝酸甘油:舌下含服,0.25～0.5mg;静脉滴注,5mg 加入 5%葡萄糖或者 0.9%氯化钠中静脉滴注，开始剂量为 5μg/min，每 3～5 分钟增加 5μg/min。

(2)硝酸异山梨酯：舌下含服，5mg。

(3)单硝酸异山梨酯：口服，每次 20mg。

3. 不良反应

(1)头痛、潮红。

(2)偶有眩晕、虚弱、心悸和其他直立性低血压的表现。

(3)治疗剂量时容易引起低血压，表现为恶心、呕吐、虚弱、出汗、苍白，身体虚弱。

(4)心动过速。

4. 注意事项

(1)用药后观察患者的胸痛情况是否缓解。

(2)硝酸甘油静脉滴注应控制速度，患者和家属不可擅自调节滴数，以防低血压发生。

(3)告知患者用药后可出现面部潮红、头部胀痛、头晕、心动过速、心悸等不适，是用药后血管扩张所致，停药后症状可消除，解除患者顾虑。

(4)避光、密封阴凉处保存，硝酸甘油滴注的过程中注意避光。

(5)使用过程中严密观察患者生命体征的变化，尤其是血压。

## 三、心理护理

(1)疼痛发作时应有专人陪伴，允许患者表达内心感受，给予心理护理，鼓励患者战胜疾病的信心。

(2)向患者讲明住进 CCU 后病情的任何变化都在医护人员的严密监护下并能得到及时的治疗，最终会转危为安，以缓解患者的恐惧心理。

(3)简明扼要地解释疾病过程与治疗配合，说明不良情绪会增加心肌耗氧量而不利于病情的控制。

(4)医护人员工作应紧张有序，避免忙乱而带给患者不信任感和不安全感。

(5)将监护仪的报警声尽量调低，以免影响患者休息，增加患者的心理负担。

(6)烦躁不安者可肌内注射地西泮注射液使患者镇静。

## 四、转科指导

(1)评估患者的病情、自理能力、合作程度及心理状态。

(2)家属签署患者转运知情同意书，做好急诊绿色通道的优先原则介绍。

(3)做好转科前的准备工作，如住院证的办理、相关资料的复印，电话通知心内科 ECU 和电梯做好接收患者的充分准备。

(4)安全护送。

①备齐抢救药品、物品(心电监护仪、除颤仪)。

②吸氧，静脉输液通畅，管路安全固定。

③严密监测心电监护及时发现心率和心律的变化。

④必须由 1 名医师、1 名护士和 1 名护工护送。

## 五、出院指导

(1)根据自身情况，选择合适的运动方式(步行、体操、太极拳等)，适当进行体力活动和锻炼，可促进血液循环，恢复体力，改善心功能。活动应循序渐进，如运动过程中出现面色苍白、呼吸困难、心悸气短、脉搏增快、胸闷胸痛等不适症状，应停止活动并及时就诊。

(2)合理调整饮食，以清淡易消化为宜，多进食新鲜水果、蔬菜和高纤维食物，养成良好的饮食习惯，少食用高脂、高胆固醇食物。忌烟、酒、咖啡、浓茶、辛辣等刺激性食物。

(3)养成有规律的起居生活习惯，保持情绪稳定。避免各种诱因，建议患者家属积极参与康复指导，帮助患者正确面对疾病，树立战胜疾病的信心和勇气。

(4)保持大便通畅。过度用力排便使心脏负荷明显增加，加重心脏缺氧而容易发生意外。必要时给予药物通便。

(5)按时服药，定期检查。随身携带硝酸甘油片以备急用，如出现心绞痛发作次数增加，持续时间延长，疼痛程度加重，含服硝酸甘油片无效时，应急呼“120”救助及时就诊。

(刘明亮)

## 第五节　急性脑卒中的急救护理

### 一、疾病知识

(一)定义

是由于脑部血管突然破裂或因血管阻塞导致血液不能流入大脑而引起脑组织损伤的一组疾病，包括缺血性和出血性卒中。

(二)病因

(1)血管性危险因素。

(2)性别、年龄、种族等因素。

(3)不良生活方式，如吸烟、不健康的饮食、肥胖、缺乏适量运动、过量饮酒和高同型半胱氨酸；患者自身存在的基础疾病如高血压、糖尿病和高脂血症。

(三)临床表现

(1)一侧脸部、手臂或腿部突然感到无力麻木或突然发生口眼㖞斜、半身不遂，猝然昏仆、不省人事。

(2)意识不清、说话或理解困难，单眼或双眼视物困难。

(3)行走困难、眩晕、失去平衡或协调能力。

(4)无原因的严重头痛、昏厥等。

(四)神经功能障碍分类

根据脑动脉狭窄和闭塞后神经功能障碍的轻重和症状持续时间，分4种类型。

1. 短暂性脑缺血发作(TIA)

颈内动脉缺血表现，如突然肢体运动和感觉障碍、失语，单眼短暂失明等，少有意识障碍。椎动脉缺血表现，如眩晕、耳鸣、听力障碍、复视、步态不稳和吞咽困难等。

2. 可逆性缺血性神经功能障碍(RIND)

与TIA基本相同，但神经功能障碍持续时间超过24小时，脑部可有小的梗死灶，大部分为可逆性病变。

3. 脑卒中预兆

(1)头晕，特别是突然感到眩晕。

(2)肢体麻木,突然感到一侧面部或手脚麻木,舌麻、唇麻。

(3)暂时性吐字不清或讲话不灵。

(4)肢体无力或活动不灵。

(5)与平时不同的头痛。

(6)不明原因突然跌倒或晕倒。

(7)短暂意识丧失或个性和智力的突然变化。

(8)全身明显乏力,肢体软弱无力。

(9)恶心呕吐或血压波动。

(10)整天昏昏欲睡,处于嗜睡状态。

(11)一侧或某一侧肢体不自主地抽动。

(12)双眼突感一时看不清眼前出现的事物。

4. 完全性卒中(CS)

症状较 TIA 和 RIND 严重,不断恶化,常有意识障碍。脑部出现明显的梗死灶。

(五)治疗方法

药物治疗、溶栓治疗、手术治疗。

## 二、用药指导

(一)尿激酶

主要作用为抗血小板聚集,预防血栓形成。

1. 适应证

急性期脑血管栓塞、急性广泛性肺栓塞、冠状动脉栓塞、急性心肌梗死、视网膜动脉栓塞和髂一股静脉血栓形成者、人工心脏瓣膜手术后预防血栓形成。

2. 用法与用量

静脉滴注,尿激酶 100 万～150 万 U 溶于生理盐水 100～200mL,持续静脉滴注 30 分钟。

3. 不良反应

(1)使用剂量较大时,少数患者可能有出血现象。

(2)少数患者可出现过敏反应。

(3)发热。

4. 注意事项

(1)严密监测生命体征和神经功能变化。

(2)用药过程中注意观察有无出血倾向。

5. 禁忌证

(1)既往有颅内出血。

(2)近 3 个月内有脑梗死和心肌梗死史

(3)严重心、肝、肾功能不全和严重糖尿病患者。

(4)体检发现有活动性出血或外伤(如骨折)。

(5)已口服抗凝药 INR＞1.5,48 小时内接受过肝素治疗(APTT 超出正常范围),血小板计数低于 $100\times10^9$/L,血糖＜2.7mmol/L,血压:收缩压＞180mmHg,舒张压＞100mmHg。

(6)妊娠。

(二)拜阿司匹林

主要作用为抗血小板聚集。

1. 适应证

不稳定型心绞痛、急性心肌梗死、预防心肌梗死复发、动脉血管手术后。

2. 用法与用量

不可空腹服用,宜在饭后温水送服,整片吞服或嚼服,100mg/d。

3. 不良反应

(1)胃肠道反应:恶心、呕吐、腹泻。

(2)出血:贫血、黑便。

(3)引起痛风发作。

4. 注意事项

(1)用药过程中注意观察有无出血倾向。

(2)遵医嘱按时按量服用药物。

## 二、手术治疗

(一)颈动脉内膜切除术

适用颈内动脉颅外段严重狭窄(狭窄程度超过70%),狭窄部位在下颌骨角以下,手术可及者。颈内动脉完全性闭塞24小时以内亦可考虑手术,闭塞超过24～48小时,已发生脑软化者,不宜手术。

(二)颅外一颅内动脉吻合术

对预防TIA发作效果较好。可选用颞浅动脉一大脑中动脉吻合、枕动脉一小脑后下动脉吻合、枕动脉一大脑后动脉吻合术等。

## 四、特殊检查或特殊治疗沟通重点

(一)CT检查

是目前诊断出血性脑卒中最安全、可靠的检查手段,可直观反映血肿的形态、扩展方向、破入脑室的程度及其导致脑水肿、脑结构移位的情况。

(二)脑血管造影(MRI)

显示不同部位脑动脉狭窄、闭塞或扭曲。颈动脉起始段狭窄时,造影摄片时应将颈部包含在内。

(三)头颈部磁共振血管造影(MRA)或高分辨磁共振成像(HRMRI)

HRMRI可以显示颈动脉全程,对粥样斑块病理成分的分析更有助。

(四)颈动脉B超检查和经颅多普勒超声(TCD)探测

为无创检查,可作为诊断颈内动脉起始段和颅内动脉狭窄、闭塞的筛选手段。

## 五、心理指导

(1)积极主动地给予患者心理疏导,安慰患者,消除不良情绪刺激。

(2)与患者进行交谈,采取倾听、疏导、启发、劝解等方法,为患者提供情感支持。

(3)指导患者进行肢体的摆放到翻身、坐立、坐到站、站立平稳、步行训练等,培养患者良好的行为习惯，坚持训练、积极配合治疗，就会取得良好的康复效果。

## 六、转科指导

(1)评估患者的病情、自理能力、合作程度及心理状态。

(2)家属签署患者转运知情同意书，做好急诊绿色通道的优先原则介绍。

(3)做好转科前的准备工作，如住院证的办理、相关资料的复印，电话通知神经内科和电梯做好接收患者的充分准备。

(4)患者转科前的健康指导，术前准备和保守治疗的注意事项。

(5)安全护送

①备齐抢救药品、物品。

②吸氧，静脉输液通畅，管路安全固定。

③严密监测生命体征、观察意识、瞳孔和肢体活动等情况，做好血压及心电监护。

④必须由 1 名医师、1 名护士和 1 名护工护送。

（李艳）

# 第六节　急性呼吸衰竭的急救护理

## 一、疾病知识

### (一)定义

是指各种原因引起的肺通气和/或肺换气功能严重障碍，以致在静息状态下不能维持足够的气体交换，导致低氧血症伴(或不伴)高碳酸血症，进而引起一系列病理生理改变和相应临床表现的综合征。

### (二)病因

1. 呼吸道阻塞性病变

引起通气不足，发生缺氧和二氧化碳潴留。

2. 肺组织病变

可引起肺容量、通气量、有效弥散面积减少。

3. 肺血管疾病

肺血管栓塞、肺梗死等，使部分静脉血流入肺静脉，发生缺氧。

4. 胸廓与胸膜病变

影响胸廓活动和肺脏扩张，导致通气减少，吸入气体不匀，影响换气功能。

5. 神经、肌肉疾病

脑血管病变、脑炎、脑外伤、药物中毒等直接或间接抑制呼吸中枢；重症肌无力，损害呼吸动力引起通气不足。

### (三)分类

1. 按动脉血气分析分类

(1)Ⅰ型呼吸衰竭：缺氧无 $CO_2$ 潴留。

(2)Ⅱ型呼吸衰竭：缺氧和 $CO_2$ 潴留的程度是平行的，缺氧更为严重。

2. 按病程分类

(1)急性呼衰:是指引起通气或换气功能严重损害,如脑血管意外、药物中毒抑制呼吸中枢、呼吸肌麻痹、肺梗死、ARDS 等,如不及时抢救,会危及患者生命。

(2)慢性呼衰:多见于慢性呼吸系统疾病,如慢性阻塞性肺病、重度肺结核等,虽有缺氧,或伴 $CO_2$ 潴留,但通过机体代偿,仍能从事日常活动。

(四)临床表现

1. 呼吸困难

是呼吸衰竭最早出现的症状。

2. 发绀

是缺氧的典型症状。

3. 精神神经症状

意识淡漠、肌肉震颤或扑翼样震颤、间歇抽搐、昏睡甚至昏迷等,则提示发生肺性脑病。

4. 循环系统症状

引起肺动脉高压,诱发右心衰。

5. 治疗方法

药物治疗、氧气治疗、机械通气、抗感染治疗。

## 二、特殊检查沟通重点

(一)血气分析

静息状态吸空气时动脉血氧分压($PaO_2$)<8.0kPa(60mmHg)、动脉血二氧化碳分压($PaCO_2$)>6.7kPa(50mmHg)为Ⅱ型呼吸衰竭,单纯动脉血氧分压降低则为Ⅰ型呼吸衰竭。

(二)痰液检查

痰涂片与细菌培养的检查结果,有利于指导用药。

(三)肺功能检查

有助于判断原发疾病的种类和严重程度。

(四)胸部影像学检查

胸部 X 片、胸部 CT、磁共振。

(五)纤维支气管镜检查

明确大气道情况和病理学证据具有重要意义。

## 三、用药指导

(一)呼吸兴奋剂

主要作用为兴奋呼吸、改善通气。

1. 适应证

(1)高碳酸血症。

(2)服用安眠药抑制呼吸。

(3)睡眠呼吸暂停综合征。

(4)特发性肺泡低通气综合征。

2. 用法与用量

可皮下、肌内、静脉注射给药,成人剂量为 0.25～0.5g/次,极量为 1.25g/次,小儿剂量

75～175mg/次，可静脉滴注，5%葡萄糖500mL＋尼可刹米4～8支(0.375g/支)，20～30滴/分。

3. 不良反应

(1)面部刺激症、烦躁不安、肌肉抽搐、恶心、呕吐，大剂量时可出现多汗、恶心、血压升高、心动过速、心律失常、肌肉震颤、僵直等。

(2)中毒时可出现惊厥，继之则中枢抑制。

4. 禁忌证

(1)已应用机械通气的患者。

(2)由气道阻塞、胸廓畸形、呼吸肌无力、气胸等引起的呼吸衰竭。

(3)弥散性肺纤维化、哮喘、肺栓塞、神经肌肉功能障碍所致的呼吸衰竭。

(4)脑缺氧、脑外伤、脑水肿等诱发的惊厥发作。

5. 注意事项

(1)应在保持呼吸道通畅、减轻呼吸肌阻力的前提下使用。

(2)应用在抢救呼吸衰竭时，除针对病因外应采取综合措施，包括控制呼吸道感染、消除呼吸道阻塞、适当给氧、纠正酸碱失衡和电解质紊乱及人工呼吸机的应用。

(3)严密观察药物是否有效，有无中毒。

(4)持续应用会产生耐药现象，一般应用3～5天，或给药12小时，间歇12小时。

(5)对大脑皮质、血管运动中枢和脊髓有较弱的兴奋作用，应注意。

(二)利尿剂

主要作用为利尿。

1. 适应证

(1)水肿患者。

(2)高血压患者。

(3)肾衰竭患者。

2. 用法与用量

静脉注射，治疗急性左心衰竭时，起始40mg静脉注射，必要时每小时追加80mg。

3. 不良反应

(1)常见者与水、电解质紊乱有关，尤其是大剂量长期使用时，如直立性低血压、休克、低血钾、低氯血症、低钙血症引起的口渴、乏力、肌肉酸痛、心律失常等。

(2)少见者有过敏反应。

(3)大剂量静脉注射可有耳鸣、听力障碍等。

4. 禁忌证

孕妇及哺乳期的妇女禁用，本品可通过胎盘屏障致胎儿肾盂积水，流产和胎儿病死率升高。

5. 注意事项

(1)正确使用利尿剂，注意药物的不良反应：利尿剂最主要的不良反应是低钾血症，从而诱发心律失常和洋地黄中毒，低血钾表现为乏力、腹胀、肠鸣音减弱，心电图U波增高。

(2)服用利尿剂时要多补充含钾的食物，如鲜橙汁、西红柿、柑橘、香蕉、枣、杏、无花果、马铃薯、深色蔬菜等。

(3)口服补钾宜在饭后,以减轻胃肠道的不适。

(4)利尿剂选择的时间应该在早晨或者日间,避免夜间排尿过勤影响患者休息。

## 四、心理护理

(1)意识清醒的患者,应多与其交谈,了解患者心理动态,以耐心、细致的护理工作取得患者的信任和合作。

(2)向患者和家属解释治疗的目的、过程和手续,鼓励缓慢深呼吸,以协助患者放松,指导呼吸锻炼,教会患者有效咳嗽、叩击排痰、体位引流、缩唇呼吸法、腹式呼吸法,尽量减少外在环境和不必要的刺激。

(3)在家属的配合下,帮助患者克服不良情绪,树立战胜疾病的信心。

## 五、转科指导

(1)评估患者的病情、自理能力、合作程度及心理状态。

(2)家属签署患者转运知情同意书,做好急诊绿色通道的优先原则介绍。

(3)做好转科前的准备工作,如住院证的办理、相关资料的复印,电话通知呼吸科和电梯做好接收患者的充分准备。

(4)安全护送

①备齐抢救药品、物品(心电监护仪、除颤仪)。

②氧疗护理:持续低流量、低浓度给氧,氧流量1～2L/min,浓度在25%～29%,防止肺性脑病。

③静脉输液通畅,管路安全固定。

④严密监测心电监护波形,及时发现心率和呼吸的变化。

⑤必须由1名医师、1名护士和1名护工护送。

(刘明亮)

# 第七节　消化道大出血的急救护理

## 一、疾病知识

### (一)定义

消化道大出血是指Trcitz韧带以上的消化道,包括口腔、咽、食管、胃、十二指肠和胰胆等病变引起的出血,以及胃空肠吻合术后的空肠病变所致的出血。

### (二)病因

(1)上消化道出血的原因:通常有食管、胃及十二指肠的溃疡和黏膜糜烂导致的出血。

(2)下消化道出血的常见原因:Treitz韧带以下的消化道出血。

### (三)临床表现

1. 呕血与黑便

急性大量出血多数表现为呕血;慢性小量出血则以粪便潜血阳性表现;呕血的颜色是鲜红色。黑粪或柏油样粪便表示出血部位在上消化道。

2. 失血性周围循环衰竭

临床上可出现头昏、心悸、恶心、口渴、黑矇或昏厥,精神萎靡、烦躁不安,甚至反应迟钝、意识模糊、脉搏细数(120次/分以上)、收缩压低于80mmHg,甚至呈休克状态。

3. 贫血和血常规改变

血红蛋白测定、红细胞计数、血细胞压积可帮助估计失血的程度。

4. 氮质血症

上消化道大出血后数小时血尿素氮增高,1～2天达高峰,3～4天内降至正常。

(四)治疗方法

药物治疗、气囊压迫治疗、内镜治疗、手术治疗、介入治疗。

## 二、一般状况和生命体征沟通重点

(一)失血量的估计

对进一步处理极为重要。一般每日出血量在5mL以上,大便色不变,但隐血试验就可以为阳性,50～100mL以上出现黑粪。以呕血、便血的数量作为估计失血,可以根据血容量减少导致周围循环的改变,作出判断。

失血量少,在400mL以下,血容量轻度减少,可无自觉症状。当出现头晕、心悸、冷汗、乏力、口干等症状时,表示急性失血在400mL以上;如果有昏厥、四肢冰凉、尿少、烦躁不安时,表示出血量大,失血至少在1200mL以上;若出血仍然继续,除昏厥外,尚有气短、无尿,此时急性失血已达2000mL以上。

(二)体温

发热可能是失血性周围循环衰竭引起体温调节中枢功能障碍所致。

(三)脉搏和血压改变

是失血程度的重要指标。急性消化道出血时血容量锐减,最初的机体代偿功能是心率加快,当大量出血时,脉搏快而弱(或脉细弱),脉搏增至100～120次/分以上,失血估计为800～1600mL;脉搏细微,甚至扪不清时,失血已达1600mJ以上,休克早期血压可以代偿性升高,随着出血量增加,血压逐渐下降,可降至零,进入失血性休克状态。

## 三、判断是否继续出血

有下列表现,应认为有继续出血。

(1)反复呕血、黑粪次数及量增多,或排出暗红以至鲜红色血便。

(2)胃管抽出物有较多新鲜血。

(3)在24小时内经积极输液、输血仍不能稳定血压和脉搏,一般状况未见改善;或经过迅速输液、输血后,中心静脉压仍在下降。

(4)血红蛋白、红细胞计数与红细胞比容继续下降,网织细胞计数持续增高。

## 四、特殊检查的沟通重点

(1)X线钡剂检查仅适用于出血已停止和病情稳定的患者,其对急性消化道出血病因诊断的阳性率不高。

(2)胃镜检查一般在出血后48小时内进行,提高出血病因诊断的准确性。

(3)血管造影。

(4)放射性核素显像,是静脉注射锝－99m胶体后做腹部扫描,以探测标志物从血管外溢的证据,可起到初步的定向作用。

## 五、用药指导

### (一)血管加压素

主要作用是收缩内脏血管。

1. 适应证

食管、胃底静脉曲张破裂大出血和尿崩症的治疗。

2. 用法与用量

0.2U/min 静脉持续滴注,可逐渐增加剂量至 0.4U/min。

3. 不良反应

腹痛、血压升高、心律失常、心绞痛。

4. 注意事项

(1)用药过程中注意观察有无腹痛、心悸、胸痛。

(2)遵医嘱使用药物,滴注速度应缓慢、准确,防止药物外渗,告知患者和家属不可擅自调节滴数。

(3)严密观察患者生命体征的变化和止血效果。

### (二)生长抑素

主要作用是减少门脉及其侧支循环血流量。

1. 适应证

(1)食管、胃底静脉曲张破裂大出血。

(2)胰腺外科术后并发症的预防和治疗。

(3)胰、胆和肠瘘的辅助治疗。

(4)糖尿病酮症酸中毒的辅助治疗。

2. 用法与用量

静脉给药(静脉注射或静脉滴注)。首先缓慢静脉推注 0.25mg(用 1mL 生理盐水配制)作为负荷量,而后立即以 0.25mg/h 的速度持续静脉滴注给药。当出血停止后(一般在 12～24 小时内),继续用药 48～72 小时,以防再次出血。通常的治疗时间是 120 小时。

3. 不良反应

少数病例用药后出现恶心、呕吐、眩晕、面部潮红。

4. 注意事项

(1)用药后观察患者的呕血、黑便情况。

(2)生长抑素静脉滴注应控制速度,患者和家属不可擅自调节滴数,以防引起恶心、呕吐。

(3)在连续给药的过程中应不间断地输入,换药间隔最好不超过 3 分钟。有可能时,可通过输液泵给药。

5. 禁忌证

对本品过敏者禁用。

## 六、特殊治疗沟通重点

### (一)一般治疗

(1)卧床休息:侧卧、保持患者呼吸道通畅,避免呕血时引起窒息。

(2)观察神色和肢体皮肤是冷湿或温暖。

(3)记录血压、脉搏、出血量及每小时尿量,保持静脉通路并测定中心静脉压。

(4)大量出血者宜禁食,少量出血者可适当进流食。

(5)出血后常有发热,一般无须使用抗生素。

(二)上消化道出血的治疗

补液、输血治疗。

(1)补充血容量和纠正水、电解质、酸碱平衡失调。

(2)胃内降温:以10～14℃冰水反复灌洗胃腔而使胃降温。

(3)口服止血剂:去甲肾上腺素8mg加于冰盐水150mL分次口服,可使出血的小动脉强烈收缩而止血。

(4)抑制胃酸分泌和保护胃黏膜。

①$H_2$受体拮抗剂:甲氰咪胍有抑制胃酸提高胃内pH的作用。

②质子泵抑制剂:奥美拉唑,大量出血时可静脉注射,一次40mg。

(5)内镜治疗:包括曲张静脉套扎术、硬化剂治疗、止血夹子法、物理凝固法(内镜下对出血灶加温或冷冻、凝固出血点)。

①目的:可使局部胃壁痉挛,出血周围血管收缩,促使血液凝固达到止血目的。

②方法:高频电灼血管止血。

③药物:局部喷洒5% Monsell液(碱式硫酸铁溶液)。

(6)气囊压迫:是暂时控制出血的非手术治疗方法。

并发症:

①呼吸道阻塞和窒息。

②食管壁缺血、坏死、破裂。

③吸入性肺炎。

(7)经颈内静脉门腔分流术(TIPS):治疗胃食管静脉曲张破裂出血和腹腔积液等门脉高压并发症。

(8)手术治疗

①食管胃底静脉曲张出血:如经过输血、药物止血、三腔管、硬化剂及栓塞仍不能控制出血者,应做紧急静脉曲张结扎术。

②溃疡病出血:适用于持续出血超过48小时,24小时内输血1500mL仍不能纠正血容量,血压不稳定;保守治疗期间发生再出血者。内镜下发现有动脉活动出血等,病死率高达30%,尽早外科手术。

③肠系膜上动脉血栓形成或动脉栓塞。

(三)下消化道出血的治疗

1. 一般治疗

(1)绝对卧位休息,禁食或低渣饮食,必要时给予镇静剂。经静脉或肌内途径给予止血剂。

(2)严密观察血压、脉搏、尿量。注意腹部情况,记录黑便或便血次数、数量。

(3)定期复查血红蛋白、红细胞计数、红细胞比容、尿常规、血尿素氮、肌酐、电解质、肝功能等。

2. 手术治疗

有下列情况时可考虑剖腹探查术:

(1)活动性大出血并出现血流动力学不稳定,不允许做 TCR—BCS、动脉造影或其他检查。

(2)上述检查未发现出血部位,但出血仍在持续。

(3)反复类似的严重出血。

3. 介入治疗

在选择性血管造影显示出血部位后,可经导管行止血治疗:

(1)动脉内灌注加压素。

(2)动脉栓塞。

4. 内镜治疗

方法有激光止血、电凝止血(包括单极和多极电凝)、冷冻止血、热探头止血以及对出血病灶喷洒肾上腺素、凝血酶、立止血等。

## 七、心理指导

(1)消化道出血患者常有恐惧不安、紧张等,导致出血加重或再出血。

(2)应及时清除血迹,对患者和家属传授消化道出血相关知识,消除其恐惧和紧张心理。

## 八、转科指导

(1)评估患者的病情、自理能力、合作程度及心理状态。

(2)家属签署患者转运知情同意书,做好急诊绿色通道的优先原则介绍。

(3)做好转科前的准备工作。

①立即做好术前准备:抽血、备血、导尿及各种皮试、更衣等。

②遵医嘱迅速建立静脉通道,应用止血药物,诊断明确时可根据病情遵医嘱给予镇痛药。

③体位与休息:绝对卧床休息,避免情绪激动,防止出血加重,不随意搬动患者。

④住院证的办理、相关资料的复印,电话通知消化科和电梯做好接收患者的充分准备。

⑤患者转科前的健康指导,术前准备和保守治疗的注意事项。

(4)安全护送。

①备齐抢救药品、物品。

②保持呼吸道通畅,防止窒息。

③吸氧,静脉输液通畅,管路安全固定。

④严密监测生命体征,观察意识、瞳孔和出血情况。

⑤必须由 1 名医师、1 名护士和 1 名护工护送。

(李艳)

# 第八节　急性心力衰竭的急救护理

## 一、疾病知识

### (一)定义

心力衰竭是由于各种心脏结构及功能异常导致心室充血或射血能力低下而引起的一组临床综合征。

(二)病因

几乎所有类型的心脏、大血管疾病均可引起心力衰竭。

1. 原发性的心肌损害

冠心病心肌缺血、心肌梗死、心肌炎、心肌病等均可导致心力衰竭。

2. 心脏负荷过重

见于高血压、主动脉瘤狭窄、肺动脉高压、肺动脉瓣狭窄、心脏瓣膜关闭不全、左右心或动静脉分流性先天性心血管病,如间隔缺损、动脉导管未闭等。

3. 诱因

(1)感染:呼吸道感染是最常见、最重要的诱因。

(2)心律失常:心房颤动最为常见。

(3)血容量增加:如摄入盐过多,静脉输入液体过多、过快等。

(4)过度体力劳累或者情绪激动。

(5)治疗不当:如不恰当停用利尿药或降压药。

(6)原有心脏病加重或并发其他疾病。

(三)临床表现

1. 左心衰

表现为肺瘀血和心排血量降低。

症状:

(1)呼吸困难:活动或体力劳动后心悸、气短,夜间阵发性呼吸困难,入睡后突然胸闷气急而憋醒,被迫坐起,呼吸深快,端坐呼吸。

(2)咳嗽、咳痰和咯血:痰液呈白色泡沫状,偶有血丝。

(3)头晕、心悸、乏力、疲倦。

(4)少尿。

2. 右心衰

表现为体循环瘀血。

症状:

(1)呼吸困难:活动或体力劳动以后心悸、气短。

(2)消化道症状:腹胀、食欲缺乏、恶心、呕吐。

3. 全心衰

左心衰竭后肺动脉压力增高,使右心负荷过重,长时间后,右心衰竭也随之加重,即全心衰竭。

(四)治疗方法

强心利尿治疗。

## 二、特殊治疗沟通重点

心脏再同步化治疗

(一)目的

治疗心脏的非同步收缩。

(二)方法

通过植入三心腔起搏装置,用同步化方式刺激右房、右室和左室,恢复心脏的同步收缩。

(三)适应证

非缺血性心肌病,左室射血分数小于等于35%、窦性心律、经长期最佳药物治疗心功能Ⅲ级或非卧床Ⅳ级,心室收缩不同步(QRS间期大于等于0.12秒)的患者。

(四)术前注意事项

(1)告知手术目的、方法、必要性及注意事项。

(2)签署手术知情同意书。

(3)术前进食清淡易消化饮食,进行皮肤清洁,训练床上排便。

(五)术后注意事项

(1)术后患者平卧,术肢前臂限制活动,盐袋压迫伤口6～8小时。

(2)饮食及排便指导:术后进食清淡易消化、高蛋白、富含维生素及纤维素饮食,保持大便通畅,必要时遵医嘱使用开塞露。

(3)密切监测生命体征,重点观察心率、心律变化。

(4)使用利尿药期间,严密观察尿量,控制输液速度,加强患者皮肤护理。

(5)术后避免用力咳嗽、向术侧翻身,防止起搏电极脱位。

(6)定期复查心电图及心脏彩超,随访患者心功能恢复情况。

## 三、用药指导

(一)地高辛

主要作用为强心。

1. 适应证:

(1)用于高血压、瓣膜性心脏病、先天性心脏病等急性和慢性心功能不全者。

(2)用于控制伴有快速心室率的心房颤动、心房扑动患者的心室率及室上性心动过速。

2. 用法与用量

口服给药。目前采用维持量法给药:0.125～0.25mg,每日1次。

3. 不良反应

洋地黄中毒。

(1)各类心律失常:最常见的为室性期前收缩,多为二联律或三联律。

(2)胃肠道反应:食欲下降、恶心、呕吐。

(3)神经系统症状:头痛、倦怠、视力模糊、黄视、绿视。

4. 禁忌证

(1)任何强心苷制剂中毒。

(2)室性心动过速、心室颤动。

(3)梗阻性肥厚型心肌病。

(4)预激综合征伴心房颤动和扑动。

5. 注意事项

(1)严格按医嘱用药,预防洋地黄中毒。

(2)每次服药前要监测脉搏,若脉搏低于60次/分或节律不规则,应暂停给药。

(3)用药期间注意密切观察血压、心率、心律、心电图、电解质的变化。

(4)疑有中毒时,应做血药浓度监测。

（二）利尿剂

主要作用是利尿。

1. 适应证

(1)水肿患者。

(2)高血压患者。

(3)肾衰竭患者。

2. 用法与用量

静脉注射。治疗急性左心衰竭时，起始量为 40mg 静脉注射，必要时每小时追加 80mg。

3. 不良反应

(1)常见者与水、电解质紊乱有关，尤其是大剂量长期使用时，如直立性低血压、休克、低血钾、低氯血症、低钙血症引起的口渴、乏力、肌肉酸痛、心律失常等。

(2)少见者有过敏反应。

(3)大剂量静脉注射可有耳鸣、听力障碍等。

4. 禁忌证

孕妇及哺乳期的妇女。本品可通过胎盘屏障致胎儿肾盂积水，流产和胎儿病死率升高。

5. 注意事项

(1)正确使用利尿剂，注意药物的不良反应；利尿剂最主要的不良反应是低钾血症，从而诱发心律失常和洋地黄中毒，低血钾的反应有乏力、腹胀、肠鸣音减弱、心电图 U 波增高。

(2)服用利尿剂时要多补充含钾的食物，如鲜橙汁、西红柿、柑橘、香蕉、枣、杏、无花果、马铃薯、深色蔬菜等。

(3)口服补钾宜在饭后，以减轻胃肠道的不适。

(4)利尿剂选择的时间应该在早晨或者日间，避免夜间排尿过勤影响患者休息。

## 四、心理指导

(1)窒息感使患者极其恐惧，交感神经系统兴奋性增高，加重呼吸困难，医护人员抢救过程中必须保持镇静，动作稳、准、快，忙而不乱，给患者信任与安全感。

(2)勿在患者面前讨论病情，必要时留陪护，护士与家属密切接触，提供情感支持。

## 五、出院指导

（一）环境指导

提供一个安静、舒适、温湿度适宜的环境。保持室温在 20～24℃、湿度 50%～60%为宜。

（二）活动指导

注意劳逸结合，睡眠充足。根据心功能安排活动量，运动的时间和强度要循序渐进，以有氧运动为主，如散步、打太极拳、做操等，以心率增加 10～20 次/分为宜。

（三）饮食指导

给予低热量、低胆固醇、低动物脂肪、低盐、清淡易消化的饮食，并多食水果和富含粗纤维的食物，少食多餐，限制进水，每日限制在 1500mL 以内，鼓励患者戒烟忌酒。

（四）用药指导

必要时遵医嘱服用药物，告知患者不能自行减药或者停药。

(1)服用洋地黄药物时,注意洋地黄的毒性反应,每天服用前要测量脉搏(P<60 次/分或节律不规则时,暂停服药)。

(2)服用利尿剂时,要观察尿量,同时注意补钾,含钾多的食物有香蕉、橘子、橄榄、菠菜、海带等。

(五)心理指导

保持情绪稳定,避免焦虑、抑郁、紧张及过度兴奋,以免加重心衰。

(六)行为指导

监测体重,如果发现体重持续增加(如 2 天增加 2kg)应及时就诊。尽量少去公共场所,注意气候变化,增减衣服,防治呼吸道感染,如有不适及时就诊。

(刘明亮)

## 第九节　急性肾衰竭的急救护理

### 一、概述

急性肾衰竭是指各种原因引起的肾功能急骤、进行性减退而出现的临床综合征,主要表现为肾小球滤过明显降低所致的进行性氮质血症,以及肾小管重吸收和排泄功能低下所致的水电解质和酸碱失衡。引起急性肾衰竭的原因有以下几方面。

(一)肾前性衰竭

(1)急性血容量不足。

(2)心排血量减少。

(3)周围血管扩张。

(4)肾血管阻力增加。

(二)肾实质性衰竭

(1)急性肾小管病变。

(2)急性肾小球病变。

(3)肾血管病变。

(4)急性间质性肾炎。

(三)肾后性衰竭

(1)尿路梗阻。

(2)双侧输尿管梗阻。

### 二、病情评估

(一)症状

1. 少尿期

尿量骤减或逐渐减少。主要表现有:①高氮质血症:当受损肾单位的总和未达到 80%以上时,可不出现高氮质血症。根据血清尿素氮递增的速度将肾衰竭分为轻、中、重度。轻度每日递增<15mg,中度每日递增在 15~30mg,重度每日递增>30mg。②高钾血症:血清钾>5.5mmol/L,称高钾血症。③酸中毒、低钠血症。④神经系统表现:嗜睡、头痛、烦躁及昏迷,可能与脑水肿有关。⑤消化系统症状:恶心、呕吐、食欲缺乏等,部分患者出现急性胃黏膜损伤而引起消化道出血。⑥贫血:急性肾衰竭中晚期常伴有贫血。

2. 多尿期

每日尿量可达4000mL甚至更多,多尿期早期(3~7天以内),尽管尿量增多但肾小管功能并未恢复,血尿素氮水平可继续上升。

3. 恢复期

尿量正常,尿毒症综合征消失,随意饮食下尿素氮、肌酐值在正常范围。

(二)检查

1. 尿比重与尿渗透压

正常尿比重为1.0150~1.025,当肾小管功能受损时,重吸收能力下降,尿比重降低。正常尿渗透压为40~120m0秒m/(kg·$H_2O$),比尿比重更能反映肾脏浓缩和稀释功能。

2. 血尿素氮、肌酐

两者均为体内代谢产物,在肾功能下降50%左右时,才开始出现血浓度升高,因此不是反映肾脏早期受损的敏感指标。

3. B超

对危重患者肾脏、尿路系统器质性改变的诊断和监护具有独特价值。

4. 尿路X线检查与静脉肾盂造影

可以显示肾脏大小、位置,有无结石、占位、尿路梗阻及尿路畸形等,静脉肾盂造影还可用于判断肾脏功能状态。

5. CT和MRI

两者均有分辨率高和无创性优点,可以显示微小病灶,对肾功能不良者亦可以使用。

6. 肾穿刺活检

是获取肾脏标本的重要手段之一。大约20%的急性肾衰竭需要活检明确病因诊断。

## 三、急救护理

(一)病因治疗

积极治疗原发病是抢救成功的关键,对肾前性肾衰竭者,可给予扩容、补充血容量、控制心衰以改善肾血流和肾功能。解除尿路梗阻有利于肾后性肾衰竭的缓解。

(二)少尿期的治疗

1. 饮食

给予无盐低蛋白饮食,禁食含钾高的水果。

2. 限制入量

原则上量出为入,每日需液体量=显性失水量(包括尿、大便、呕吐物、创口渗出液)+500mL(为不显性失水减去代谢内生水)。定期检查血红蛋白、血细胞比容、血钠及有无血液浓缩现象等,每日测量体重,监测中心静脉压,以了解血容量的情况,同时密切观察颈静脉是否怒张,下肢有无水肿等情况。

3. 纠正电解质平衡失调

(1)高血钾:是少尿期致死的主要原因。高钾导致心律失常时,应立即给予10%葡萄糖酸钙20~30mL缓慢静脉注射,存在传导阻滞时应用阿托品。其次是促进钾向细胞内转移,如用5%碳酸氢钠100～200mL静脉滴注，或5%～10%葡萄糖加胰岛素静脉滴注，还可应用排钾利尿剂如呋塞米、氢氯噻嗪等。血液透析或腹膜透析的效果较好。

(2)高血镁：10%葡萄糖酸钙10mL静脉注射，必要时1～2小时后重复，透析为治疗高血镁的主要方法。

(3)代谢性酸中毒：常用碱性药物有5%碳酸氢钠、11.2%乳酸钠。

(4)利尿剂的应用：可用大剂量的呋塞米以利尿，200～1000mg/d，分4～6次，稀释于50%葡萄糖中静脉滴注。

(5)预防和控制感染：加强呼吸道和口腔护理，选用合适的抗生素，即对肾脏无毒性、不主要经肾脏排出、在透析时不被透析出。

(6)血液透析治疗：是急性肾衰竭的重要治疗方法。

(三)多尿期的治疗

1. 饮食

仍需要控制蛋白质的摄入量。

2. 出入量平衡

初期不宜大量补水，因少尿期常有水钠潴留，多尿后期可发生脱水，应适当补充，补液量应比出液量少500～1000mL，以保持水平衡。

3. 电解质监测

多尿期可发生高血钠及高血氯，应定期检查钾、钠、氯，发现异常及时调整。

(四)恢复期

此期的治疗原则是避免使用对肾脏有害的药物，不宜妊娠、手术，注意营养。

(五)急性肾衰竭紧急透析指征

(1)血钾≥7mmol/L。

(2)二氧化碳结合力≤15mmol/L。

(3)pH≤7.25。

(4)血尿素氮＞54mmol/L。

(5)血肌肝＞884μmol/L。

(6)急性肺水肿。

(刘明亮)

## 第十节　产科出血的急救护理

### 一、概述

产后出血包括胎儿娩出后至胎盘娩出前、胎盘娩出至产后2小时以及产后2～24小时3个时期，多发生在前两期。产后出血为产妇重要死亡原因之一，在我国居首位。

引起产后出血的原因很多，包括：

(一)精神过度紧张

有些产妇在分娩时精神过于紧张，导致子宫收缩力不好，是造成产后出血的主要原因。

(二)胎盘滞留

也是造成大出血的原因之一，包括胎盘剥落不全、胎盘粘连等，都可造成大出血。

(三)凝血功能障碍

产妇患有血液病、重症肝炎,必须高度注意。

## 二、病情评估

(一)症状

产后出血的主要临床表现为阴道流血过多,其临床表现亦有差异。

1. 宫缩乏力

多在分娩过程中已有宫缩乏力,延续至胎儿娩出后,但也有例外。出血特点是胎盘剥离延缓,在未剥离前阴道不流血或仅有少许流血,胎盘剥离后因子宫收缩乏力使子宫出血不止。流出的血液能凝固。未能及时止血者,产妇可出现失血性休克表现:面色苍白、心悸、出冷汗、头晕、脉细弱及血压下降。检查腹部时往往感到子宫轮廓不清,摸不到宫底,系因子宫松软无收缩缘故。有时胎盘已剥离,但子宫无力将其排出,血液积聚于宫腔内,按摩推压宫底部,可将胎盘及积血压出。

2. 软产道裂伤出血

特点是出血发生在胎儿娩出后,此点与子宫乏力所致产后出血有所不同。软产道裂伤流出的血液能自凝,若裂伤损及小动脉,血色较鲜红。

3. 凝血功能障碍

表现为血不凝,不易止血。

(二)体征

1. 出血时间

从产后数日到1个月左右;剖宫产、子宫切口感染、坏死、裂开,多则于手术后20日左右;胎盘息肉出血可在产后数周至数月。

2. 出血方式

常反复出血,或量少而淋漓不止,或突然阴道大量出血,后者多见于剖腹产术后伤口感染裂开者,大多每次出血量在500mL以上,严重者可达2000～3000mL而致血脱;并发感染时,恶露臭、秽污,有低热。妇科检查子宫大而软,宫口松,血液来自宫腔,或有胎盘组织;血液检查,出血多时血红蛋白及红细胞总数下降,呈失血性贫血表现;合并感染时白细胞总数及中性粒细胞增高;B超检查,子宫腔内有残留组织及积血,子宫复旧不佳,或子宫肌壁裂开。

3. 血、尿常规

了解感染与贫血情况。宫腔分泌物培养或涂片检查。检查了解宫腔内有无残留物、子宫切口愈合状况等。若有宫腔刮出物或切除子宫标本检查,主要与生殖道肿瘤出血相鉴别。

## 三、急救护理

(一)止血

(1)宫缩乏力性出血

①刺激子宫收缩:腹部按摩子宫是最简单有效地促使子宫收缩以减少出血的方法。出血停止后,还需间歇性均匀节律的按摩,以防子宫再度松弛出血。必要时可置一手于阴道前穹隆,顶住子宫前壁,另有一手在腹部按压子宫后壁,同时进行按摩。

②应用宫缩剂。

③无菌纱布填塞。

④结扎双侧子宫动脉上行支及髂内动脉。

以上措施均可保留子宫,保留生育功能。

⑤子宫切除是控制产科出血最有效的手段。各种止血措施无明显效果,出血未能控制,在输血、抗休克的同时,即行子宫次全或全子宫切除术。

(2)胎盘滞留或胎盘胎膜残留所致的出血:胎儿娩出后超过30分钟,虽经一般处理胎盘仍未剥离,或伴大出血者,应尽快徒手剥离胎盘。植入性胎盘不宜强行徒手剥离。出血多者,即行全子宫或次全子宫切除术。

(3)软产道损伤所致出血。

(4)凝血功能障碍所致出血,血液呈鲜红色,不凝固。

(5)子宫内翻:在全麻下试行经阴道子宫内翻复位术。

(二)防治休克

发生产后出血时,应在止血的同时,酌情输液、输血,注意保温,给予适量镇静剂等,以防休克发生。出现休克后就按失血性休克抢救。输血量及速度应根据休克的程度及失血量而定,输血前可用平衡盐、低分子右旋糖酐、葡萄糖及生理盐水以暂时维持血容量。

(三)预防感染

由于失血多,机体抵抗力下降,加之多有经阴道宫腔操作等,产妇易发生产褥感染,应积极防治。

(刘明亮)

## 第十一节 开放性骨关节损伤的急救护理

### 一、疾病知识

(一)定义

皮肤与关节囊破裂,关节腔与外界相通,多因由外向内的直接暴力造成,也可因骨折端的继发暴力穿破关节囊形成。

(二)病因

(1)直接暴力因素。

(2)继发暴力因素。

(三)临床表现

(1)疼痛和压痛。

(2)肿胀及瘀斑。

(3)功能障碍。

(四)分类

1. 单纯关节囊损伤

为外力直接穿破关节囊引起。如为锐器穿刺伤,可只有小的创口,关节面不外露。钝性暴力伤,关节囊可广泛撕裂,关节面裸露,或因韧带撕裂合并关节脱位,关节腔可有积血、积液和异物存留。

2. 合并有骨折及关节面损伤

多为钝性暴力所致，关节腔可有明显积血、积液。

3. 关节内粉碎性骨折

为较大暴力直接打击所致。损伤广泛，可合并大血管损伤。

（五）治疗方法

(1)药物治疗。

(2)清创术。

(3)手术治疗。

## 二、用药指导

头孢霉素钠：主要作用为抑制细胞壁合成而产生杀菌作用。

（一）适应证

如呼吸道感染、尿路感染、皮肤软组织感染、败血症、骨髓炎、急性心内膜炎、脑膜炎、梅毒等。

（二）用法与用量

肌内注射或静脉注射，也可关节内注入，成人，2～6g/d。儿童，每日 50～100mg/kg，分 2～4 次，以注射用水或生理盐水溶解供肌内注射；以生理盐水或 5%～10% 葡萄糖液 20～30mL 溶解，供缓慢静脉注射，稀释后可静脉滴注。关节囊闭合后仍应注入抗生素，必要时可以多次穿刺注射。

（三）不良反应

(1)可引起过敏反应，如皮疹及过敏性休克。

(2)肌内注射部位疼痛。

(3)偶有胃肠道反应，如恶心、呕吐等。

(4)肝、肾功能轻度减退，丙氨酸氨基转移酶升高。

（四）注意事项

(1)使用本品前必须先询问药物过敏史，做皮试。

(2)治疗尿路以外的感染，应与丙磺舒合用，可抑制肾小管的排泄，以提高血中药物浓度。

(3)与青霉素类或氨基苷类抗生素联合应用，可产生协同作用。但与氨基苷类联用时要注意肾功能的不良反应。

(4)不应与红霉素、卡那霉素、多黏菌素 B 及盐酸四环素、维生素 C、氨茶碱及抗组胺药等同时静脉滴注，以免效价降低或发生混浊沉淀。

（五）禁忌证

凡青霉素皮试阳性或用过青霉素而曾发生过敏的患者以及曾发生其他药物过敏和过敏体质者。

## 三、特殊检查或特殊治疗沟通重点

X 线检查：具有成像清晰、经济、简便等优点。

（一）检查方法

X 线检查必须根据受检查者的具体情况、要求和临床需要而定。

（二）检查适应证

骨关节损伤。

（三）检查前注意事项

(1)对于不合作患者，如意识不清或烦躁不安的患者，给予镇静处理后方能检查。

(2)除去检查部位体表金属及高密度物品，如耳环、发夹、项链等，以免造成伪影干扰。

(3)育龄妇女需确定自己未怀孕并告知医师，方可进行检查。

## 四、心理护理

(1)大部分患者由于是瞬间事故造成，没有任何思想准备，伤口流血，骨折处疼痛、畸形，对疾病的轻重程度心中无数，产生害怕致残心理，使躯体和心理上都存在着严重的创伤。

(2)在急救过程中不但要重视“急的疾病”，还应重视“急的心情”，运用非语言交流手段，以从容的态度、熟练的技术、整洁的仪表、稳重的姿态，给予患者信任与安慰。

(3)安慰患者，提供周到的生活照顾，满足患者心理和基本生活需求。

(4)同时应同情关心患者家属，主动与其沟通，及时提供抢救信息，力求减轻患者家属的心理负担，取得理解与支持。

## 五、转科指导

(1)评估患者的病情、自理能力、合作程度及心理状态。

(2)家属签署患者转运知情同意书。

(3)做好转科前的准备工作。

①立即做好术前准备：备皮、抽血、备血、导尿及各种皮试、更衣等，与患者家属沟通，签手术知情同意书。

②遵医嘱迅速建立静脉通道，烦躁、肢体躁动不利于抢救治疗护理的进行，除适当约束肢体外，应按医嘱应用止痛和术前镇痛药物，清创前须对伤员进行全面评估，如有休克，应先抢救，待休克好转后争取时间进行清创。

③生命体征及全身情况观察：在充分建立输液输氧通路的同时用监护仪持续监测心电图、呼吸、血压、血氧饱和度；观察患者全身情况，包括意识的改变，如烦躁、淡漠、谵忘、昏迷，以及皮肤颜色、温度、湿度、出血点及远端动脉搏动、色泽、肿胀情况等。做好详细记录，随时报告医师。

④住院证的办理、相关资料的复印，电话通知手术室和电梯做好接收患者的充分准备。

(4)安全护送。

①备齐抢救药品、物品。

②保持呼吸道通畅，及时清理口鼻腔分泌物。

③吸氧，静脉输液通畅，管路安全固定。

④持续监测心电图、呼吸、血压、血氧饱和度。

⑤必须由1名医师、1名护士和1名护工护送。

（姜秀贞）

## 第十二节　窒息的急救护理

### 一、概述

窒息是指气流进入肺脏受阻或吸入气缺氧导致呼吸停止或衰竭。引起窒息的原因很多，如喉头水肿，喉梗阻，喉、气管异物，气管、支气管痉挛，颈部外伤，大咯血，声带麻痹，喉部肿瘤，溺水，自缢等。

### 二、病情评估

气道被异物阻塞时，患者可表现为突感胸闷、张口瞪目、呼吸急促、烦躁不安、严重发绀，吸气时锁骨上窝、肋间隙和上腹部凹陷，呼吸音减弱或消失。

### 三、急救护理

（一）Heimlich 手法

1. 应用于成人

（1）抢救者站在患者的后面，用两手臂环绕患者的腰部。

（2）一手握拳，将拳的拇指一侧放在患者的胸廓下和脐上的腹部。

（3）用另一手抓住拳头，快速向上抬，压迫患者的腹部，不能用拳击和挤压，不要挤压胸阔，冲击力仅限于手，不能用双臂加压，记住："患者的生命在你的手上！"

（4）重复至异物排出。

2. 应用于婴幼儿

患儿平卧、面向上，躺在坚硬的地板或床板上，抢救者跪下或立在其足侧；或者患儿取坐位，骑坐在抢救者的两大腿上、背朝抢救者。用两手的中指和示指放在患儿胸廓下和胳上的腹部，快速向上加压压迫，但要很轻柔，重复至异物排出。

3. 自救

当异物卡喉时，切勿离开有其他人的房间，可采用成人 4 个步骤中的第 2、3、4 步骤，或稍稍弯下腰去，靠在一固定的水平物体上（如桌子边缘、扶手栏杆等），对着水平物体压迫上腹部，快速向上冲击，重复至异物排出。

（二）保持呼吸道通畅

头侧向一边，防止分泌物吸入气管，及时吸除口、鼻腔分泌物。

（1）对于颅脑、口腔、颌面部、颈部及胸部术后患者，必须保持警惕状态，以防止呼吸道梗阻。一旦出现呼吸道梗阻，开放气道是千钧一发之事。紧急气道开放方法：对有明显气道梗阻的患者，可暂用粗针或剪刀行环甲膜穿刺或切开术，以解燃眉之急。若无条件行气管插管或气管切开术，则行环甲膜切开术。

（2）对舌根后坠及喉梗阻者，可使用口咽通气管、拉舌钳以解除梗阻。

（3）对炎性喉头水肿、肺水肿者，必须勤吸痰、翻身、叩背等。

（4）如气管狭窄、下呼吸道梗阻所致的窒息，应立即施行气管插管或气管切开术。

（5）对支气管扩张咯血所致的窒息，应将患者倒立，叩背或取头低足高俯卧位卧于床缘，叩击患者背部以清除梗阻的血块，并准备好吸引器、气管插管、呼吸机等。

(三)临床观察

观察呼吸的频率、节律,监测血氧饱和度;观察辅助呼吸肌的活动情况。

(四)并发症的观察和预防

(1)密切观察呼吸情况,出现胸闷、呼吸不畅、烦躁、发绀等窒息情况时立即抢救。

(2)对有自杀倾向的患者,应及时采取劝导、心理咨询等措施,防患于未然。

(五)一般护理

(1)专人护理,注意心理护理,消除患者的恐惧情绪,适当给予镇静剂。

(2)高流量给氧,以缓解长时间的缺氧损害。

(3)备好呼吸机、吸引器、氧气、喉镜、气管插管、气管切开包等抢救物品。

(姜秀贞)

## 第十三节　昏迷的急救护理

一、概述

昏迷是完全意识丧失的一种类型,是临床上的危重症。昏迷的发生,提示患者的脑皮质功能发生了严重障碍。主要表现为完全意识丧失,随意运动消失,对外界的刺激反应迟钝或丧失,但患者还有呼吸和心搏。

昏迷可以由多种情况造成,其病因分类也因不同的角度而异。临床上将其主要分为颅内病变及颅外病变两大类。

### 二、病情评估

(一)症状

(1)轻度昏迷:患者的意识及随意运动丧失,可偶有不自主的自发动作。被动体位,对外界事物、声、光刺激无反应,可偶有不自主的自发动作及眼球转动。对强烈刺激如掐大腿内侧或压迫眶上孔可出现痛苦表情,用针划足底可有防御反射性屈曲或躲避运动,不能回答问题和执行简单的命令。各种反射及生命体征无明显改变。轻度昏迷时患者的各种反射(如吞咽反射、咳嗽反射、角膜反射及瞳孔反射等)都存在,同时呼吸、脉搏、血压大多正常。部分患者有大小便潴留或失禁。

(2)中度昏迷:患者对各种刺激均无反应,眼球无转动,各种反射减弱(这是与轻度昏迷的区别),有大小便潴留或失禁。呼吸、脉搏、血压可有改变,并可出现病理反射。

(3)重度昏迷患者肌肉松弛,无任何自主动作,可有去大脑强直现象,对外界一切刺激均无反应。角膜反射、瞳孔反射、咳嗽反射及吞咽反射均消失;各种浅深反射和病理反射消失。生命体征不稳定,大小便失禁。

(4)过度昏迷患者在深昏迷的基础上出现体温低而不稳,脑干反射功能丧失,瞳孔散大固定,自主呼吸功能丧失,需要以人工呼吸器维持,血压亦需用升压药维持,脑电图呈电静息,脑干诱发电位消失。过度昏迷是"脑死亡"的临床表现。

(二)体征

1. 脑膜刺激征

其主要表现为颈项强直、克尼格征(克氏征)和布鲁金斯征(布氏征)阳性,见于蛛网膜下隙出血、脑膜炎、脑疝。检查昏迷患者有无脑膜刺激征是急救者必须进行的操作步骤之一，但注意有时患者肌张力呈高度增强(角弓反张)时可与脑膜刺激征混淆，此外在深昏迷患者，有时脑膜刺激征可以消失。

2. 瞳孔检查

①双侧瞳孔缩小呈针尖样：常见于有机磷、吗啡、安眠药中毒和脑桥出血。

②双侧瞳孔散大见于酒精、阿托品类物质及氰化物中毒，低血糖昏迷，癫痫发作，脑室出血和晚期脑血肿以及过度昏迷。

③瞳孔时大时小见于脑水肿或早期脑疝；双侧瞳孔不等大见于脑疝。但要注意询问患者有无青光眼、白内障、眼部手术史及安装义眼等，以免造成误解和虚惊。

(3)反射检查

①脑干反射：角膜反射、下颌反射、瞳孔对光反射、掌颏反射、眼心反射等。

②浅反射：角膜反射、咽反射、腹壁反射、提睾反射和肛门反射等。

③深反射：桡骨膜反射、肱二头肌及肱三头肌反射、霍夫曼征、膝及跟腱反射。

④病理反射：巴彬斯基征、奥本海姆征、戈登征等。

## 三、急救护理

### (一)迅速清理呼吸道，保持气道通畅

(1)迅速解开患者的领口，将患者置于侧卧或头偏向一侧，用压舌板或吸引器清理口腔内阻塞物，必要时可用喉镜去除咽喉部异物。

(2)舌后坠严重的患者可去除枕头抬起患者颈部，使患者头部充分后仰，下颌前移，以保持气道通畅。

(3)应用口咽通气道，不仅能防舌后坠，同时又能有效地防止牙齿和口唇阻碍呼吸。必要时可实施气管插管或气管切开，以利痰液的清除和呼吸机使用。

(4)充分给氧，以纠正脑缺氧。呼吸道通畅是氧疗的前提和保障，在实施氧疗前和过程中，应保持呼吸道通畅，以保证氧疗的效果。浅昏迷患者可用鼻导管给氧，深昏迷患者宜先将下颌向前托起，用鼻导管给氧或面罩给氧，如果效果仍不佳，可给予口腔通气管后直接从管口给氧，或行气管插管呼吸机给氧。

(5)血氧饱和度监测：监测血氧饱和度能正确地反映机体动脉血氧合情况，可以判断是否痰阻塞呼吸道而引起组织缺氧。当血氧饱和度＜90%，应及时给患者吸痰，以减少因痰液阻塞发生低氧血症，同时避免了盲目过多操作。

### (二)建立静脉通道，维护循环功能

在血糖情况未明时，应以小瓶生理盐水迅速建立静脉通路，有条件的可以使用快速血糖仪来指导用药。对昏迷伴有高血压的患者(如高血压脑病，脑出血等)使用降压药物时，要注意不可把血压降得过低，维持在正常稍高的水平即可，收缩压维持在130～160mmHg，超过180mmHg可加重颅内高压，过低影响脑灌注不足；对有休克、心律失常等其他循环障碍情况的要及时予以纠正；对呼吸心跳骤停者要立即复苏。

### (三)迅速控制外出血，保护脊髓

昏迷多见于脑外伤，应迅速控制出血，尽量减少不必要的搬动，必须搬动时要将患者置于硬板床上，保持头部在中间位置，严禁弯曲转动患者身体和转动头部，以免造成脊髓的进

一步损伤危及生命。

（四）处理脑水肿，保护脑功能

使用脱水剂的原则是患者有正常的循环功能和肾功能，同时要注意患者水电解质平衡。常用的脱水药有20%甘露醇250mJ快速静脉点滴，合并心脏和/或肾功能不全的患者可选用速尿，脑外伤或炎症引起的脑水肿可给予地塞米松等皮质激素静脉滴注。

（五）监护，做好记录

血压每半小时测量一次，必要时随时测量。高血压常见于脑出血、高血压危象、高血压脑病和颅内高压症。低血压见于脱水、休克、昏厥、心肌梗死，镇静、安眠药中毒或深昏迷等。呼吸监测时，要注意患者呼吸的频率、节律、呼吸的气味，这样有助于疾病的诊断。另外，还应重视体温和脑功能的变化，这样有利于观察昏迷患者的病情发展，如瞳孔缩小，考虑有机磷中毒或脑桥出血；瞳孔散大、对光反射消失应考虑阿托品中毒或深昏迷的濒死状态；两侧瞳孔不等大则有脑疝发生的可能，要将观察及检查的情况及时向临床医师报告，以采取相应的治疗和护理。

（六）明确诊断，病因治疗

快速检测微量血糖，能在第一时间明确诊断，对于急性中毒昏迷的患者，应立即终止毒物吸收，切断毒源；迅速消除进入体内的毒物，根据毒物侵入人体的途径不同，采取相应的措施；及时、准确地使用解毒药或拮抗药等，对因治疗效果更好。

（七）对症治疗，加强护理

对于持续抽搐的昏迷患者，应立即控制抽搐。对于昏迷伴高热的患者，在积极进行病因治疗的同时，立即采取物理降温，尤其是脑出血昏迷患者急性期高热不退，多为中枢性发热，病情危重，应精心护理，可在头部、腋窝、腹股沟等处放置冰袋，必要时戴冰帽；或采用冰袋、50%酒精擦浴。在降温过程中严密观察病情变化，如出现面色苍白，脉搏细弱，应立即停止降温，防止大汗引起体温骤降发生虚脱。加强基础护理，注意各种导管及引流管的观察，监测引流液的量、性状及引流是否通畅等。在进行各项护理操作时，要严格遵守无菌技术操作规程，避免不必要的感染。

（姜秀贞）

## 第十四节　急腹症的急救护理

### 一、概述

急腹症是指以急性腹痛为突出表现，具有发病急、变化快、病情重等特点。一般可分为内、妇、儿和外科急腹症。引起急腹症的病因包括内、外、妇、儿等科的许多疾病，但以外科疾病最常见。

### 二、病情评估

详细询问病史，准确的身体检查，必要的辅助检查，合理地综合分析判断。

（一）病史

是诊断急腹症的重要依据之一。

(二)症状

1. 腹痛

(1)部位:一般情况腹痛起始和最明显的部位往往是病变所在的部位。疼痛的放射部位是某些疾病的特征。如胆囊炎及胆石症的疼痛可放射到肩部,胰腺炎可放射到腰背部,输尿管结石可放射到会阴部。

(2)性质:腹痛发作的特点一般可分为持续性、阵发性和持续性疼痛伴有阵发性加重三种。

(3)程度:不同病因引起的疼痛程度也有所不同,当然要注意患者对疼痛的敏感程度。

(4)腹痛时患者喜取的体位。

2. 胃肠道症状

(1)恶心、呕吐:早期为反射性,是内脏神经受到刺激所致,一般较轻。

(2)大便情况:要注意询问有无肛门排气,有无大便及性状、颜色。

(3)其他伴有症状:绞痛伴有尿频、尿急、尿痛或血尿,多考虑泌尿系感染和结石。腹痛伴有胸闷、咳嗽、血痰或伴有心律失常,应考虑胸膜、肺部炎症或心绞痛等。

3. 发热

急腹症早期,体温可正常或稍高,以后逐步升高。

(三)体格检查

急腹症患者的检查应既有重点,又不可忽视全面、系统。

1. 全身检查

(1)生命体征:体温、脉搏、呼吸、血压。

(2)意识、体位、肤色(包括出血点、皮疹)、肢端末梢循环情况。

(3)心、肺、脑、肝、肾等重要脏器的检查:对周身情况的观察在急腹症是十分重要的,可以初步判断患者病情的轻、重、缓、急。

2. 腹部检查

(1)视诊:腹部形态、腹式呼吸是否存在或减弱,有无胃肠型及蠕动波。

(2)触诊:腹痛部位、范围、程度及压痛、反跳痛。腹肌紧张的范围和程度。腹腔内腹股沟部有无肿块及位置、大小、形状、边缘、硬度、压痛和活动度。

(3)叩诊:肝浊音界缩小或消失,腹内有无移动性浊音。

(4)听诊:肠蠕动音是否减弱或亢进,有无气过水声。

(5)肛门指诊检查应作为常规内容,由此可以发现肿瘤、肠套叠等。

## 三、急救护理

(1)生命体征平稳者取半卧位。

(2)通知患者禁食、禁水,必要时行胃肠减压。

(3)建立静脉通路,根据病情抗休克、抗腹胀治疗,维持水、电解质及酸碱平衡。

(4)按医嘱给予抗感染、抑制消化酶分泌、制酸剂。

(5)临床观察

①严密观察病情,评估腹痛部位、性质、程度、有无放射及伴随症状。

A. 部位:注意有无转移性疼痛、放射性疼痛。

B. 性质:持续性疼痛多反映腹内炎症和出血,因为炎性物质及腹腔内的血液刺激腹膜所致。阵发性腹痛多为空腔脏器梗阻或痉挛所致。

C. 程度：腹痛一般可有胀痛、刺痛、烧灼样痛、刀割样痛、钻顶样痛，也有些患者开始腹痛较轻呈隐痛，随着病情的发展而腹痛逐渐变得剧烈。

D. 腹痛的放射部位：如胆囊炎及胆石症的疼痛可放射到肩部，胰腺炎可放射到腰背部，输尿管结石可放射到会阴部。

E. 注意患者喜取的体位：如脏器穿孔、破裂所致的腹膜炎，患者常采取侧卧屈曲位，厌动；胆道蛔虫、胆绞痛患者常常辗转反侧、抱腹等。

②注意胃肠道症状

A. 恶心、呕吐：如阑尾炎早期、胃十二指肠溃疡穿孔等。由于胃肠道通过障碍导致呕吐，称为逆流性呕吐，一般表现较晚、较重，如晚期肠梗阻。也有因毒素吸收刺激中枢所致，晚期出现呕吐。

B. 大便情况：注意观察有无肛门排气和大便性状及颜色。如腹痛发作后停止排气、排便，多为机械性肠梗阻。反之，若出现腹泻或便后伴里急后重，可能是肠炎或痢疾。柏油便常为上消化道出血，小儿果酱样便应考虑肠套叠。

③观察腹部体征变化，注意有无腹膜刺激征、肠鸣音、移动性浊音等。

④观察尿量，记 24 小时出入量。

⑤监测生命体征情况，定时测量体温。

⑥动态监测血常规、电解质变化。如有异常，及时通知医师进行处理。

(6)药物的观察

①对诊断不明，需继续观察的患者，严禁使用止痛剂，以免掩盖病情。

②抗生素使用过程中要注意有无药物过敏反应。

(7)对出现下列情况，应考虑急诊手术：

①腹内出血不止。

②疑有肠坏死或肠穿孔而有严重腹膜炎者。

③绞窄性或扭转性脏器梗阻。

④空腔脏器穿孔。

⑤经密切观察和积极治疗后，腹痛不缓解，腹部体征不减轻，全身情况无好转反而加重。

(8)一般护理

①未能排除肠坏死、肠穿孔等不用灌肠和服用泻药。

②心理护理应注意消除紧张、焦虑心情，稳定情绪，并做好生活护理。

（姜秀贞）

# 第十五节　宫外孕的急救护理

## 一、概述

异位妊娠是指受精卵在宫腔以外的器官着床发育，又称宫外孕。

## 二、病情评估

(一)症状

1. 停经

多数患者停经 6～8 周以后出现不规则的阴道流血，但有些患者因月经期仅过几天，误将不规则的阴道流血视为月经,也可能无停经主诉。

2. 腹痛

腹痛多发生在排大便时或增加腹压时。开始为患侧下腹剧痛,呈持续性或间歇性,疼痛为钝痛、绞痛或欲便感的肛门坠痛。出血多时可刺激腹膜产生全腹剧痛。血液达上腹刺激膈肌,则产生上腹痛及肩胛放射性疼痛。

3. 阴道流血

胚胎死亡后常有不规则阴道流血,色暗红或深褐,量少呈点滴状,一般不超过月经量,少数患者阴道流血量较多,类似月经。

4. 昏厥与休克

由于是腹腔急性内出血及剧烈腹痛,轻者出现昏厥,严重者出现失血性休克。出血量越多、出血越快,症状出现也越迅速、越严重,但与阴道流血不成正比。

5. 腹部包块

当输卵管妊娠流产或破裂后所形成的血肿时间过久,可因血液凝固,逐渐机化变硬并与周围器官(子宫、输卵管、卵巢、肠管等)发生粘连而形成包块。

(二)体征

1. 一般情况

患者呈急重病容、贫血貌,四肢湿冷,脉搏快而弱,血压下降。

2. 腹部检查

腹部有压痛及明显的反跳痛,以患侧为显著。

3. 阴道检查

宫颈有明显的举痛,变软;子宫正常大小或稍大,偏软,出血多时子宫有漂浮感;子宫直肠陷凹饱满,且有明显触痛。

## 三、急救护理

(1)大量内出血时的紧急处理:①迅速建立静脉通道,进行验血、备血,快速输液、输血。②给予吸氧。③禁食、禁水。④严密监测生命体征,注意皮肤、口唇、指甲颜色。⑤注意腹部症状和体征,注意腹部是否膨隆,有无压痛、反跳痛。⑥快速做好术前准备。

(2)手术治疗

①输卵管切除术:适用于腹腔大量出血、伴有休克的急性患者。一般施行患侧输卵管切除。输卵管间质部妊娠时,可行子宫角部切除及患侧输卵管切除,必要时切除子宫。对侧输卵管有粘连、闭锁时,可行输卵管分离术及伞端造口术。

②保守性手术:适用于要求生育的年轻妇女。由于B超、hCG及腹腔镜的应用使异位妊娠的早期诊断成为可能,为输卵管妊娠的保守性手术创造了有利条件。伞部妊娠可行挤压术排出胚胎;壶腹部妊娠可纵向切开壶腹部,取出血块和胚胎,切口不缝合,称为造口术或开窗术;峡部妊娠可切除病灶,两侧断端行端端吻合术。以上手术也可在腹腔镜下进行。

(3)积极纠正患者的休克症状,注意进出量平衡。保持静脉通道通畅,视病情及时快速地输血输液。

(4)患者应卧床休息,避免腹部压力增大,从而减少异位妊娠破裂的机会。

(5)临床观察

①密切观察患者的一般情况、生命体征，并重视患者的主诉，尤应注意阴道流血量与腹腔内出血不成比例，当阴道流血量不多时，不要误认为腹腔内出血量亦很少。

②严密观察患者的出血情况，注意有无腹痛加剧、肛门坠胀感明显等情况，以便能及时发现病情的发展，给予相应的处理。必要时做好手术准备。

(6)药物的观察

①对非手术治疗的患者，用化学药物治疗期间应用B超和β－hCG进行严密监测，并注意患者的病情变化及药物的毒性反应。若用药后14日β－hCG下降，连续3次阴性，腹痛缓解或消失，阴道流血减少或停止者为显效。

②在使用甲氨蝶呤(MTX)期间，要观察药物的毒性反应，一般恶心、呕吐等胃肠道反应较轻。胃炎、腹泻和口腔溃疡较常见。

③在使用甲氨蝶呤期间，要观察药物引起的骨髓抑制毒性反应，一般白细胞和血小板减少发生在用药后4～14天，21天恢复。

(7)并发症的观察及预防

①失血性休克：在保守患者治疗期间或手术患者术前准备中，应严密观察患者面色和血压、脉搏变化，如出现面色苍白和血压下降、脉搏细速等，应警惕失血性休克的发生，及时向医师报告，迅速做好手术准备。

②在用甲氨蝶呤治疗输卵管妊娠时，如用药后2周β－hCG不降或反而升高，症状不缓解或反而加重，或有内出血，应考虑手术治疗。

（姜秀贞）

## 第十六节　休克的急救护理

### 一、概述

休克是一种急性循环功能不全的综合征。由于各种严重的致病因素而引起急性微循环障碍，有效循环血容量减少，心排血量不足，导致普遍性细胞受损，各重要脏器衰竭。

临床上休克按病因可分为：

(一)低血容量性休克

多见于严重创伤、大出血、严重呕吐、腹泻、严重烧伤等。

(二)心源性休克

见于急性心肌梗死、严重心肌炎、心律失常等。

(三)感染性休克

多见于严重感染、体内毒性产物吸收所致等。

(四)过敏性休克

系药物或免疫血清等过敏而引起。

(五)神经源性休克

见于外伤、骨折和脊髓麻醉过深等。

(六)梗阻性休克

如心脏压塞、张力性气胸、肺栓塞等。

尽管休克的病因不同，但当休克发展到一定阶段时，都表现出相同的病理生理特征，共同特点之一是任何类型的休克都有绝对或相对有效循环血容量减少，即机体的组织细胞处于低灌注状态。初期通过血管收缩等代偿机制尚可维持动脉压接近正常，迁延至失代偿期后即出现休克综合征，最后为细胞死亡。血液分布性休克(感染性休克、过敏性休克、神经性休克)的发病机制复杂，与前述不同。以感染性休克为例，初期周围血管阻力降低，心排血量升高；后期可因顽固性低血压和/或器官系统衰竭而死亡。

## 二、病情评估

(一)共同症状和体征

(1)早期面色苍白，主诉有口渴、皮肤出冷汗，脉搏加快，脉压减小，尿量轻度减少等。

(2)中期可出现意识淡漠或躁动不安，呼吸急促，面色苍白或发绀，脉搏细弱(＞120 次/分)，收缩压下降至 70～90mmHg 以下。

(3)晚期病情进一步加重，可昏迷、点头呼吸，皮肤出现紫斑、花纹，四肢厥冷，脉搏细弱数不清，收缩压下降至 60mmHg 甚至测不到，少尿或无尿。

(二)不同类型休克的特征性表现

(1)低血容量性休克：①病史：有创伤、胃肠道出血或大量体液丢失(腹泻、呕吐)；②血压：早期正常，晚期下降；③外周静脉塌陷，脉压变小；④血流动力学改变：中心静脉压、肺毛细血管楔压和心排血量降低，外周血管阻力增加。

(2)心源性休克：①有心律失常、心肌梗死病史；②心脏疾病的症状和体征，心力衰竭时出现端坐呼吸、双肺底湿啰音及心尖部听诊有奔马律；③血流动力学改变：心排血量降低，中心静脉压和肺毛细血管楔压升高，外周血管阻力增加。

(3)感染性休克：①有发热、寒战；②早期四肢皮肤温暖，血压正常或偏高，心动过速；晚期四肢皮肤湿冷，血压下降。

(4)过敏性休克：接触某种过敏源后迅速发生呼吸困难、皮肤红肿或发绀、心动过速和低血压等。

## 三、急救护理

(1)患者病情许可，采取休克卧位(平卧或将头和脚各抬高 20°左右)，注意保暖。

(2)立即开放两条以上大口径静脉通道，同时抽血查血型和交叉配血，必要时置深静脉导管，以监测中心静脉压及快速输液。

(3)保持呼吸道通畅，给予高流量吸氧。必要时气管插管，使用人工呼吸机，维持动脉血氧分压在 85～100mmHg。

(4)根据病因给予不同的治疗

①低血容量性休克：A. 迅速补充血容量：针对有活动性出血的患者，首选平衡液，同时按晶胶体比例(2～3)∶1 输注溶液，如羧甲淀粉及成分输血等。以体液丢失为主的休克患者，开始用生理盐水，待血压回升后改用“541 溶液”(每升含氯化钠 5g、碳酸氢钠 4g、氯化钾 1g)，或用腹泻治疗液(每升含葡萄糖 8g、氯化钠 4g、醋酸钠 6.5g、氯化钾 1g)、乳酸林格液。B. 桡动脉置管监测血压的变化，维持收缩压在 90～100mmHg。C. 快速补液 30 分钟后血压仍不回升，应考虑适当应用肾上腺素、皮质激素及血管活性药物。D. 根据血电解质及血气分析结果选用补液的种类、量等。E. 对症治疗：创伤失血性休克者及时止血、包扎、固定。

上消化道出血者(食管、胃底静脉破裂出血)可用三腔两囊管压迫止血;腹泻者可适当给予止泻、解痉等药物。F. 根据医嘱正确使用止血剂。a. 立止血:1～2kU 静脉注射或肌内注射,可用于各种失血性休克。b. 血管活性药:如多巴胺 150mg 加 0.9%NS 或 5%GS35mL,2～5mL/h。c. 凝血酶:常用量为 1000U,用生理盐水稀释,每 4～6 小时口服 1 次,常用于上消化道出血。d. 去甲肾上腺素:用冰水或冰生理盐水 200mL 加去甲肾上腺素 16mg 分次口服,用于上消化道出血。G. 有手术指征者及时做好术前准备,争取尽早手术治疗。

②心源性休克:及时纠正心律失常,控制心衰,急性心脏压塞者行心包穿刺引流减压。

③感染性休克:扩容、抗感染、清除病灶。

④过敏性休克:可用肾上腺素 0.5～1mg 肌内注射。

⑤临床观察:A. 密切注意血压、脉搏、脉压变化,监测 CVP、PAWP 等血流动力学情况。B. 血氧饱和度监测,定时测血气分析。C. 积极止血,有手术指征者做好术前准备,争取尽早手术治疗。D. 留置导尿,应密切观察尿量的变化,记录每小时尿量,监测尿常规、肾功能,记录 24 小时出入量。

(6)药物的观察

①血管活性药:多巴胺用量过大或滴注过快时可出现肾衰竭、心律失常等,因此,使用中应密切监测尿量、做好心电监护,观察心率、心律的变化。

②肾上腺素:用后可有头痛、心悸、肺水肿等,用药局部可有水肿、充血、炎症等,用后应注意观察相关情况。

(7)并发症的观察和预防

①肾衰竭:留置导尿,记录 24 小时出入量,特别注意每小时尿量,预防肾衰竭。

②心功能不全:严密观察患者心率、心律的变化,根据病情及时调整输液速度和量,防止心功能不全的出现。

③肺水肿:根据患者的生命体征,合理调整输液顺序、速度,监测 CVP,预防肺水肿。

④压疮:休克患者的卧床时间长,末梢血循环差,护理中应保持皮肤干燥、防止受压,注意预防压疮的发生。

(8)一般护理:①保持静脉通道通畅,根据患者的生命体征,合理调整输液顺序、速度。②给予心理支持,消除恐惧和顾虑。

(姜秀贞)

# 第四章　健康评估

## 第一节　概　述

健康评估是一个有计划的系统地收集有关被评估者的资料，并对资料的价值进行判断的过程。这一过程不仅是形成护理诊断的基础，也是制订、实施和评价护理计划的依据。它包括被评估者生理健康状况、心理健康状况和社会健康状况三个方面。

### 一、健康评估的原则

(1)任何护理技术操作及护理措施的实施都必须从评估开始。

(2)掌握评估时机：护理评估应贯穿于患者住院的全过程，贯穿于技术操作全过程。患者入院后应及时进行全面、整体的评估，评估记录可在 24 小时内完成。每项护理技术操作前、中、后必须进行评估。评估应反映病情的动态变化。

(3)评估的对象包括患者及家属、操学者、环境、设施、用物等。

(4)选择合适的评估方法和工具：常用的评估方法有交谈法、观察法、量表评定法、体格检查法及参考辅助检查结果等。常用的评估工具有体温计、血压计、听诊器、评估量表、疼痛评估尺及专科特殊评估工具等。

(5)评估环境应安静、安全、舒适，必要时应在私密的环境下进行。

(6)评估者重视患者的主观感觉。

(7)使用患者能理解的语言。注意与患者的非语言沟通。

(8)发现护理方法不能解决的问题，及时与相关人员沟通。

(9)保证评估资料的完整、客观、真实。

(10)及时准确记录评估结果。

### 二、健康评估对护士的基本要求

护士必须具备良好的职业素质、知识及技能，它将成为护理人员能否获得准确、完整的资料，能否展开高质量系统化整体护理的先决条件。

#### (一)职业素质

护士外表整洁、态度和蔼、语调温和，有助于发展与患者的和谐关系；谦虚礼貌能获得患者的信任，使之自愿谈出原想隐瞒的敏感问题。护士应善于赞扬与鼓励，富于同情心并能体察患者的痛苦，了解其需要，促使患者与自己合作并积极提供信息。

#### (二)知识

护士需要具有多学科的广泛知识，包括人文科学、自然科学、社会科学及行为科学，具体应掌握解剖学、生理学、病理学、化学、营养学、微生物学、心理学、社会学、伦理学、预防医学、管理学、美学及专业课的基本理论。

#### (三)技能

护士需要具备多种技能，才能对患者进行有效的评估。如倾听技巧、交谈技巧、护理体检技巧等。因此，掌握对患者评估的原理与方法并在临床实践中不断学习，才能提高评估的水平。初学者在评估前必须认真考虑：患者可能会有哪些健康问题，我该用哪些技巧来进行评估。

## 三、健康评估的内容

健康评估的内容广泛，包括从如何与患者交流并建立良好的护患关系，到学习问诊的内容和方法，体格检查的内容和方法，辅助检查的内容和意义，以及如何运用诊断性推理分析、综合资料，对资料进行分组，以发现其中的意义并得出合乎逻辑的结论。

### （一）健康史的评估

主要内容有一般资料、主诉、目前的健康史、既往的健康史、目前的用药史、心理、社会背景、成长发展史及家族健康史等。其中心理评估及社会评估是健康史中不容忽视且相当重要的部分。

### （二）症状评估

个体患病后对机体功能异常的主观感觉或自身体验称为症状。研究症状发生、发展和演变以及由此而发生的患者身心两方面的反应，对形成护理诊断、指导临床护理起着主导作用。本书关于常见症状的评估将在各系统中详述。

### （三）身体评估

又称体格检查，是指评估者通过自己的感官或借助听诊器、血压计、体温表等辅助工具对被评估者进行细致观察与系统检查，找出机体正常或异常征象的评估方法，是获取护理诊断的重要手段。

### （四）心理评估

包括自我概念的评估、认知的评估、情绪和情感的评估、压力与压力应对的评估。

### （五）社会评估

包括角色与角色适应的评估、文化的评估、家庭的评估、环境的评估。目的在于确定疾病发生发展过程中，社会因素对个体健康造成的积极或消极影响，以便于采取相应的护理干预，促进其社会适应能力的发展，最终达到维系健康的目的。

### （六）辅助检查

包括心电图、影像检查和实验室检查。辅助检查的结果作为客观资料的重要组成部分，可指导护士观察、判断病情，做出护理诊断。本书中不做详细介绍。

## 四、健康评估结果的整理、分析与记录

即护理诊断的思维方法。评估的最后阶段是诊断性推理。诊断性推理牵涉到对评估过程、观察结果和临床判断的评判性思维能力。这种推理关系到做出准确和相关观察的能力，以及由此做出结论的能力。

（王骁）

## 第二节 健康评估的方法

收集资料的方法主要有四种,即交谈、观察、体格检查、阅读。

### 一、交谈

是护士与患者之间通过语言或非语言形式进行信息交流的过程。主要目的是收集有关患者以往健康状况,目前对疾病的反应及家庭社会情况的信息,取得确立护理诊断所需的各种资料,同时也是建立起良好护患关系的开始。交谈时应注意语速、语调,问题应提得简单、清楚,不要问得过急;态度和蔼,注重感情交流。交谈形式可分为正式交谈和非正式交谈。正式交谈指事先通知,且有目的、有计划的交谈。非正式交谈指护士在与患者接触中如日常护理查房、护理操作中与患者的交谈,护士从谈话中取得关于病情与心理反应等信息。

为了维持有效的交流,护士应注意以下原则与技巧:

#### (一)交流的隐私性

护士与患者交流时,要注意安排周围的环境,如关上房门或拉上帷幕,必要时请探视者暂时离开,确保谈话不会被第三者听到,同时减少不必要的社交性谈话,使时间得到有效的运用。

#### (二)交流的渐进性

会谈开始前护士应先向患者做自我介绍,说明交流的目的是采集有关患者健康的信息,以便提供全面的护理。提问应选择一般性易于回答的开放性问题,如"您感到哪儿不舒服呢?什么时候开始的?",待患者对环境适应和心情稳定后再问需要思考和回忆的问题。

#### (三)交流的通俗性

在交流的过程中,护士要使用患者易于理解的语言,避免使用有特定意义的医学术语,如隐血、里急后重等,这些难免使患者发生错误理解,影响病史资料的准确性。

#### (四)交流的启发性

交流时护士的态度要诚恳,富有同情心,对患者的回答不确切和不满意时,要耐心启发患者思考回忆。如"不着急,再想一想,能不能再确切些?"。但要避免套问和提示性诱问,如"你的大便发黑吗?","你有没有咳铁锈色痰?"等,以免患者随声附和使资料失真。

#### (五)交流的非语言性

交流时护士要注意非语言的沟通,如始终保持与患者眼睛的接触,手势,面部表情,触摸及护士与患者之间的距离。此外应适当运用沉默,合理安排交流的时间。

### 二、观察

是护士进行护理活动时应学会的技巧。护士通过视觉、听觉、嗅觉和触觉等来观察了解患者的情况。这些是最基本的、自然的检查方法,往往从与患者见面即开始,但应有一定的顺序和侧重点。如对新入院者应观察年龄、发育、营养、意识、面容、表情、体位、步态动作,以及皮肤、黏膜、分泌物的性状、五官的外形、身体的活动功能或水肿的程度等。患者在住院过程中,护士始终在进行有效的观察,以便有意识的收集或否定护理诊断的信息,观察执行护理措施的效果。

## 三、体格检查(身体评估)

护士通过望、触、叩、听、嗅等方法,了解患者的生命体征及各系统的病理改变,以便了解病情变化。

(一)体格检查的目的

体格检查是护士运用自己的感官或借助于简便的检查工具如体温计、血压计、听诊器、手电筒、叩诊锤等,客观地评估患者身体状况的方法。

体格检查一般于采集完护理病史后开始,其目的是进一步验证问诊中所获得的有临床意义的症状,发现患者存在的体征,为确认护理诊断寻找客观依据。

(二)体格检查的注意事项

(1)检查环境要安静、舒适和具有私密性,室温适宜,最好以自然光线为照明。

(2)接触患者时要关心、体贴患者。护士要仪表端庄,举止大方,态度和蔼、耐心,要具有高度的责任感和良好的医德修养。

(3)检查前先向患者说明自己的身份、检查的目的与要求,以取得患者的合作,同时尽可能当患者的面洗净双手。

(4)护士站在患者的右侧,充分暴露患者的受检部位,按一定的顺序规范、轻柔、系统、全面、细致地实施体格检查,力求检查结果准确。

(5)检查结束后应就检查结果向患者做必要的解释和说明。

(6)根据病情变化,随时复查以发现新的体征,以便补充和修改评估的结果,采取相应的临床措施。

(三)体格检查的基本方法

体格检查的基本方法包括视诊、触诊、叩诊、听诊和嗅诊。

1. 视诊

是以视觉来观察患者全身或局部状况有无异常的检查方法。是最简单最易被忽视的检查技巧,通常是身体检查的第一步且为持续的过程,从开始接触患者直至患者出院。

视诊能观察到全身一般状况和许多全身及局部的体征,如年龄、发育、营养、意识状态、面容、体位、步态、姿势等。局部视诊可了解皮肤、黏膜、舌苔、头颅、胸廓、腹形、四肢、肌肉、骨骼关节外形等。特殊观察包括大小、形态、位置、颜色、结构及活动度等。

对特殊部位如鼓膜、眼底、胃肠道等则需要用某些仪器如耳镜、检眼镜、内镜等帮助检查。

2. 触诊

触诊是通过手的感觉进行判断的一种诊断方法。触诊为身体检查的第二步,触诊可以对视诊所发现的异常部位做进一步的检查,在可能情况下视诊与触诊可以同时进行。手的感觉以指腹和掌指关节掌面皮肤最为敏感,触诊时多用这两个部位。

(1)适用范围:触诊的适应范围很广,尤以腹部应用最多,可以通过触诊得知腹部脏器的位置、大小、形状、结构、活动度、表面性状、压痛等,其他如肿块、肿胀或异常积水也可由触诊加以确定。

(2)触诊方法:触诊时,由于目的不同而施加的压力有轻有重,因而可分为浅部触诊法与深部触诊法。

1)浅部触诊法：用一手轻轻放在被检查部位，利用掌指关节和腕关节的协同动作，轻柔地进行滑动触摸，可以触及身体的深度是1～2cm。浅部触诊适用于体表浅在病变、关节、软组织、浅部动脉、静脉、神经等。

2)深部触诊法：护士用一手或两手重叠，由浅入深，逐渐加压以达深部。深部触诊主要用以察觉腹腔病变脏器情况，根据检查目的不同，可分为深部滑行触诊法、双手触诊法、深压触诊法和冲击触诊法。

3. 叩诊

叩诊是用手指叩击或以手掌拍击身体表面某部，使之振动而产生音响，根据振动和音响的特点来判断被检查部位的脏器状态有无异常。叩诊多用于确定肺尖的宽度、肺下界、胸腔积液和积气的多少、肺部病变的大小及性质、心界的大小、肝脾的边界、腹腔积液的有无及多少，以及子宫、卵巢、膀胱有无肿大等情况。

(1)叩诊方法

1)间接叩诊法：是最广泛使用的方法，最常用于胸部及腹部的检查。叩诊时，左手中指第二指节作为叩诊板紧贴于叩诊部位，其余四指及手掌略抬高勿与体表接触。右手指自然弯曲，中指指端成“叩诊锤”，利用腕关节的活动带动叩指，使其指端垂直地叩击在左手中指的“叩诊板”，叩击动作要灵活、短促、富有弹性。叩诊后右手应立即抬起，以便产生较清晰的声音。叩击力量要均匀，叩击力量的轻重应视不同的检查部位、病变组织的性质、范围大小或位置深浅等具体情况而定。

2)直接叩诊法：用右手中间三指的掌面直接拍击被检查的部位，借拍击的反响和指下的振动感来判断病变情况。这种方法适用于胸部或腹部面积较广泛的病变，如大面积肺实变、胸膜粘连或增厚，大量的胸腔积液或腹腔积液等。

3)拳状叩诊：拳状叩诊是将手握成拳状，以拳侧直接敲击检查部位；也可将一手掌平置于检查部位，再用另一只手的拳侧进行敲击。拳状叩诊多用于下背部的检查，有助于确定因发炎或疾病造成的肾脏、肝脏或胆囊的压痛。

(2)叩诊音：被叩击部位的组织或器官因致密度、弹性、含气量以及与体表间距的不同，叩击时产生不同的反响，称为叩诊音。根据音响的频率、振幅和是否有乐音的不同，在临床上可分为清音、鼓音、过清音、浊音、实音五种。

4. 听诊

是用听觉听取身体各部发出的声音而判断正常与否的一种诊断方法。是各种检查技巧的重点和难点。主要目的是借助听诊器倾听由体内肺脏、心脏、血管、胃及肠所发出的声音。

听诊方法包括如下两种：

(1)直接听诊法：就是用耳直接贴在患者的体表听诊，此法所听到的体内声音很微弱，且对病变的部位判断不准确。目前只有在某些特殊或紧急情况下才采用。

(2)间接听诊法：是用听诊器进行听诊的方法。此法方便，可在任何体位时使用，且对各种声音具有放大作用。它的使用范围很广，可用于心、肺、腹部听诊，也可听取血管音、皮下气肿音、肌束颤动音、关节活动音、骨折面摩擦音等。

5. 嗅诊

是以嗅觉判断发自患者的异常气味与疾病之间关系的检查方法。这些异常气味多来自皮肤、黏膜、呼吸道、胃肠道呕吐物、排泄物，以及脓液或血液等。常见的异常气味包括：汗液味、呕吐物、痰液味、脓液味、粪便味和尿液味等。

### 四、阅读

查阅有关健康记录和实验室报告等，包括门诊和住院的医疗病历，各种辅助检查结果，各种护理记录以及有关医学文献等。

（王晓）

## 第三节　健康史的评估

健康史在健康评估中是一个非常重要的部分，它是关于患者目前、过去健康状况及生活方式的主观资料。这些主观资料可以协助护士提出护理诊断及制订护理计划。健康史的收集即是问诊的内容。

### 一、健康史的内容

#### （一）基本资料

内容包括患者的姓名、性别、年龄、职业、民族、籍贯、婚姻状况、文化程度、宗教信仰、家庭住址及电话号码，资料来源的可靠性及收集资料的时间。

#### （二）主诉或求医的理由

主诉为患者感受最主要的疾苦或最明显的症状或体征及持续时间，也就是本次就诊最主要的理由。应用一、两句话加以概括，记录主要症状及其持续时间，如“咽痛、高热 2 天”、“活动后心悸气短 2 年，下肢水肿 2 周”。记录主诉要简明，要有显著的意向性，尽可能用患者自己的语言而不是护士对患者的诊断用语，如患“心脏病”2 年应记录为“心悸、气短”2 年。如果患者只要做例行检查或定期治疗，记录只要写“要做身体检查”、“乳癌术后，要入院化疗”即可。

#### （三）目前健康状况

主要是对患者进行进一步的了解，需详细描述患者自患病以来疾病的发生、发展和诊疗、护理的全过程，是病史的主体部分。其内容如下：

1. 发病情况

包括发病的时间、起病的缓急、有无前躯症状或诱因。

2. 主要症状的特点

包括主要症状出现的部位、性质、持续时间和程度，缓解或加剧的因素。

3. 伴随症状

指与主要症状同时或随后出现的其他症状，应问清其与主要症状之间的关系及其后来的演变。

4. 诊疗和护理经过

包括本次就诊前在何时、何地接受过哪些检查或药物、饮食、精神、心理等治疗、护理及结果。

5. 疾病对患者生活的影响

尤其是慢性病，可能对患者的生活产生影响。可通过询问患者如下问题获取有关资料：“您的疾病是否影响您目前的工作？哪些事您过去能做而现在不能做了？您的家庭生活怎样？您的社会活动情况如何？作为家长、丈夫或妻子，您的角色有何改变？”等。

(四)过去的健康状况

收集过去健康状况资料的主要目的是了解患者过去主要的健康问题、求医的经验及其对自身健康问题的态度。由这些资料常常可以发现与目前健康状况有关的线索，有助于确定今后的治疗护理计划与判断疾病的预后。过去健康状况包括下列项目：

(1)过去所患的疾病(包括传染病)。

(2)预防接种史，包括预防接种类型及接种的时间。

(3)有无外伤、手术史。

(4)有无过敏史，包括食物、药物、环境因素中已知的过敏物质，机体特殊反应及脱敏方法。

(5)居住或生活地区的主要传染病或地方病病史。

(6)既往住院情况，包括住院的原因、住院的时间、治疗及护理情况等。

(五)日常生活型态

日常生活型态包括患者的饮食习惯、活动及休息型态，睡眠型态及嗜好，可以帮助护士找出有助于患者维持及恢复健康的方法。

1. 饮食习惯

主要是了解患者每天的进食情况，包括进食的餐数及每餐进食量，患者喜好的食物及烹调方法，以及是否有偏食、吃零食的习惯，是否有饮食的限制及吞咽、咀嚼、消化上的困难等。

2. 排泄习惯

主要是了解患者每天排泄的状况，包括排泄的时间、次数及影响排泄的因素，如环境因素或情绪因素，此外还要了解患者是否有排泄习惯的改变。

3. 活动及休息型态

评估患者日常活动状态的主要目的是要了解患者自我照顾的能力，包括进食、更衣、梳洗、入厕及自由活动，最主要的是要知道完成这些事情所需被协助的程度，以利护理诊断的确立；适当的休息及睡眠可以增加舒适感，故要关注休息型态与睡眠状况，收集患者每天的睡眠时间、是否容易入睡、是否服用安眠药、夜里是否易醒等。

4. 嗜好

嗜好方面主要是了解患者是否有吸烟、喝酒、喝咖啡及浓茶的习惯。

(六)家庭史

收集家庭史的目的是要了解患者家人的一般健康状况，包括祖父母、父母、兄弟姐妹及子女，某些遗传性疾病还涉及父母双方亲属，也需问明，借此可以发现在患者家庭中是否有遗传倾向的疾病，对于患者目前及未来健康问题和需要具有深远意义。通常要询问的疾病有：血友病、白化病、糖尿病、癌症、高血压、心脏病、脑卒中、精神病、癫痫、哮喘、肾脏病、关节炎等。

(七)生长发育史

生长与发育在一个人的生命过程中是绵延不断地，在任何阶段发生的疾病，均可导致其生长发育受到阻碍。所以在收集生长发育史时，可以根据专家学者提出的生长发育理论评估患者目前的状况，借此了解疾病影响患者身心状况的程度。

(八)系统回顾

系统回顾的主要目的是通过询问,系统地收集有关患者过去和现在与身体常见疾病有关的健康状况,以了解患者以往发生的健康问题及与本次疾病之间的因果关系。

(九)心理社会背景

护士在确立患者护理诊断时,除了要了解身体状况外,对其心理社会方面也不可忽视,只有以整体化概念处理患者的健康问题,才能发挥最大的治疗护理效果。

1. 社会地位

了解患者的教育程度、职业及收入状况、医疗费来源。

2. 环境

周围环境是指患者的家庭、社区及工作场所。要了解患者处在这种环境中的感受,以便找出健康问题的原因;另外也要了解这些环境最近是否有过变化。

3. 人际关系

(1)家庭关系:了解患者在家庭中扮演的角色,以及与家庭成员之间的关系,由此可以知道患者是否拥有良好的家庭支持系统。

(2)家庭危机:询问患者家中最近是否有重大变化,因为研究表明,家庭危机或变故对患者的健康可能产生很大的影响。

4. 自我概念及自我满意程度

主要是让患者说出对自己本身的感受(有希望的？无助的?),自己觉得在家庭、工作、社会中的价值(有价值的？不重要？等)。

5. 认知能力

具体见有关章节。

6. 对过去疾病的反应

由过去对疾病的反应可以预测其未来可能出现的行为导向。护士可以问患者:"您以前患病时有什么感受？与现在的感觉有何不同？您是如何处理的?","当您患病后,是否会遵守医疗措施？什么情况下您不遵守医疗措施,如不能坚持或按时服药?"。

7. 对目前疾病的期望

护士由患者对自己疾病的期望中可以看出疾病对患者自我实现的影响程度,也可以估计患者对恢复健康所具有的动机。

8. 宗教文化背景

宗教文化会影响一个人对事物的看法及期望,护士应知道患者对健康照顾或治疗的期望,以及日常生活的习惯及禁忌,这样有助于提供有效且易于接受的医疗护理措施。

9. 对一般压力时间的反应

护士要了解患者在日常生活遭遇压力时常出现的行为反应,运用何种方法控制自己的情绪,这样有助于判断患者能否面对目前的疾病状况。

10. 社交状况

护士要了解患者的社交层面及范围,可以询问患者:"经常与哪些人在一起?","经常参加哪种性质的社交活动？频率怎样?"

(王骁)

## 第四节　生命体征的评估技术

### 一、体温的评估

(一)护理目标

安全、准确的测量患者体温,为疾病诊疗和制订护理措施提供依据。

(二)测量方法

通常有以下三种:

1. 口测法

将消毒后的体温计置于患者舌下,让其紧闭口唇,5 分钟后取出读数。正常值为 36.3～37.2℃。使用该法时应嘱患者不用口腔呼吸,以免影响测量结果。该法结果较为准确,但不能用于婴幼儿及神志不清者。

2. 肛测法

让患者取侧卧位,将肛门体温计头端涂布润滑剂后,徐徐插入肛门内达体温计长度的一半为止,5 分钟后取出读数。正常为 36.5～37.7℃。肛测法一般较口测法读数高 0.3～0.5℃。该法测值稳定,多用于婴幼儿及神志不清者。

3. 腋测法

将体温计头端置于患者腋窝深处,嘱患者用上臂将体温计夹紧,10 分钟后取出读数。使用该法时,注意腋窝处应无保暖或降温物品,并将腋窝汗液擦干,以免影响测量结果。该法简便、安全,且不易发生交叉感染,为最常用的体温测量方法。

生理情况下,体温有一定的波动。早晨体温稍低,下午稍高,在 24 小时内波动幅度一般不超过 1℃;运动或进食后体温稍高;老年人体温稍低,月经期前或怀孕期妇女体温稍高。

(三)操作重点及注意事项

(1)根据患者入院天数、年龄、病情、检查、手术、用药情况、合作程度、近期体温、体温曲线及变化等,决定测量体温的时机、频率、测量工具和部位。

(2)对入院 24 小时、手术前一天、手术(分娩)后三天,每天测体温四次。危重患者、早产儿、发热及体温不升患者需密切观察体温变化。采取降温措施 30 分钟后需重测体温。

(3)测量体温前 30 分钟避免进食、冷热饮、冷热敷、洗澡、运动、灌肠、坐浴等影响体温的因素。

(4)体温测量部位有口腔、腋窝、肛门、外耳道等。婴幼儿体温测量部位可采取颈部或腹股沟。

(5)对新生儿、老年痴呆、精神异常、意识不清、烦躁和不合学者,护士应在旁协助患者测量体温。

(6)体温与病情不相符时,必须重新测量,必要时肛温、腋温、口温三种方法对照复查。

(7)发现患者体温过高时,观察有无寒战、头痛、胸痛、皮疹、出血、关节肿痛等现象,同时注意患者的各项辅助检查,如血、尿常规、胸部 X 线片、B 超结果等。

(8)发现患者体温过低,注意观察患者有无畏寒、四肢冰冷、发绀等现象,并注意观察呼吸频率、心率有无减慢等临床表现。

(9)做好使用后体温计的消毒。

(10)及时准确记录。

(四)常见的体温异常

1. 体温过高

即发热,体温高于正常称为发热,见于感染、创伤、恶性肿瘤、脑血管意外及各种体腔内出血等。根据发热的高低将发热分为低热(37.3～38℃)、中等发热(38.1～39℃)、高热(39.1～41℃)、超高热(41℃以上)。多数发热性疾病,其体温曲线的变化具有一定的规律,称为热型。常见的热型有稽留热、弛张热、间歇热、波状热、回归热、不规则热。

2. 体温过低

体温低于正常称为体温过低,见于休克、严重营养不良、甲状腺功能低下及过久暴露于低温条件下。

## 二、脉搏的评估

(一)护理目标

准确的测量患者脉搏,了解其心血管功能及血容量变化,为疾病诊疗和制订护理措施提供依据。

(二)测量方法

检查脉搏主要用触诊,也可用脉搏计描记波形。检查时应选择浅表动脉,如桡动脉。护士以示指、中指和环指指腹平放于患者手腕桡动脉搏动处,两侧均须触诊以做对比。正常人两侧脉搏差异很小,不易察觉。某些疾病时,两侧脉搏明显不同,如缩窄性大动脉炎或无脉症。

(三)操作重点及注意事项

(1)根据患者主诉、临床表现、用药后反应等,决定测量时机、频率和观察的重点内容。

(2)协助患者取自然体位,评估测量脉搏部位的皮肤情况,选择合适的测量部位。避免在偏瘫侧、形成动静脉瘘侧肢体、术肢、脉管炎、伤口等部位测量脉搏。

(3)护士测量脉搏的力度、指法准确,避免用拇指诊脉,测 30 秒,心律失常、危重患者测 1 分钟,脉搏细弱触摸不清时,听心率 1 分钟。

(4)对于风湿性心脏病、冠心病、心肌病、甲状腺功能亢进等患者,应注意其心电图结果,如发现脉搏短绌,需两名护士同时测量,一人听心率,一人测脉率,计时 1 分钟。

(5)发现患者心动过速、过缓、间歇脉、脉搏短绌、交替脉等,观察伴随症状和体征,如观察有无心悸、头晕,并及时与医师及上级责任护士沟通,调整或制订医疗护理措施。

(6)结果准确记录在护理记录单或绘制在体温单上。

(四)脉搏评估的内容及常见的异常脉搏

1. 脉率

脉率的快慢受年龄、性别、运动和情绪等因素的影响。正常成人脉率为 60～100 次/分,平均约 72 次/分,女性稍快。儿童平均约 90 次/分,婴幼可达 130 次/分。老年人较慢,平均 55～60 次/分。各种病理情况或药物影响也可使脉率增快或减慢。此外,除注意脉率快慢外,还应观察脉率与心率是否一致。某些心律失常如心房颤动或频发期前收缩时,由于部分心脏收缩的搏出量低,不足以引起周围动脉搏动,故脉率可少于心率,称为脉搏短绌。

2. 脉律

脉搏的节律可反映心脏的节律。正常人脉律规则,有窦性心律不齐者的脉律可随呼吸改变,吸气时增快,呼气时减慢。心律失常患者有期前收缩呈二联律或三联律者可形成二联脉、三联脉;房室传导阻滞者可有脉搏脱漏,称脱落脉等。

3. 紧张度与动脉壁状态

脉搏的紧张度与血压(主要为收缩压)高低有关。检查时,常规将三指指腹扪脉后,示指用力按压使环指触不到脉搏,表示该时示指所施压力已将桡动脉血流完全阻断。由施加压力的大小及感觉的血管壁弹性状态判断脉搏紧张度。如若示指将桡动脉压紧后,虽环指触不到动脉搏动,但可触及条状动脉的存在,如硬而缺乏弹性似条索状迂曲或结节状,提示动脉硬化。

4. 强弱

脉搏的强弱与心搏出量、脉压差和外周血管阻力相关,脉搏增强且振幅大,称洪脉,是由于心搏量大、脉压大和外周阻力低所致,见于高热、甲状腺功能亢进、主动脉瓣关闭不全等。脉搏减弱而振幅低,称细脉,是由于心搏量少、脉压小和外周阻力增高所致,见于心力衰竭、主动脉瓣狭窄与休克等。

5. 脉波

运用触诊或无创性脉搏示波描记,可了解脉波变化。

(1)正常脉波:由升支(叩击波)、波峰(潮波)和降支(重搏波)三部分构成。

(2)水冲脉:脉搏骤起骤落,犹如潮水涨落,故名水冲脉。此系脉压差增大所致,常见于主动脉瓣关闭不全、甲状腺功能亢进、先心病动脉导管未闭和严重贫血。

(3)交替脉:节律规则而强弱交替的脉搏。常见于高血压性心脏病、急性心肌梗死和主动脉瓣关闭不全等。

(4)奇脉:又称吸停脉,吸气时收缩压较呼气时低 10mmHg(1mmHg=0.133kPa)以上。

(5)无脉:即脉搏消失,可见于严重休克及多发性大动脉炎,后者系由于某一部位动脉闭塞而致相应部位脉搏消失。

## 三、呼吸的评估

正常成人静息状态下,呼吸为 16～18 次/分,呼吸与脉搏之比为 1∶4。新生儿呼吸约 44 次/分,随着年龄的增长而逐渐减慢。

### (一)护理目标

准确评估患者呼吸,为疾病诊疗和制订护理措施提供依据。

### (二)操作重点及注意事项

(1)根据患者呼吸频率、节律、幅度以及呼吸困难程度等决定测量呼吸的时机、频率等。

(2)患者取自然体位,护士保持诊脉手势,观察患者胸部或腹部的起伏,测 30 秒,危重患者、呼吸困难、婴幼儿、呼吸不规则者测量 1 分钟。

(3)观察患者呼吸频率、节律、幅度、声音和类型等情况,以及体位改变对呼吸的影响。

(4)观察患者表情、口唇皮肤黏膜颜色,有无发绀及胸腹起伏情况。

(5)观察患者神志变化,有无烦躁不安、意识模糊等缺氧或二氧化碳潴留的表现。

(6)对于危重、机械通气患者,需注意血气分析的主要参数变化,能简单判断酸碱平衡。

(7)测量结果准确记录在护理记录单或绘制在体温单上。注意将测量结果与以往结果相比较,了解病情的动态变化。

(三)常见的呼吸异常

1. 呼吸过速

指呼吸频率超过 24 次/分。见于发热、疼痛、贫血、甲状腺功能亢进及心力衰竭等。一般体温升高 1℃,呼吸大约增加 4 次/分。

2. 呼吸过缓

指呼吸频率低于 12 次/分。呼吸浅慢见于麻醉剂或镇静剂过量和颅内压增高等。

3. 呼吸深度的变化

(1)呼吸浅快:见于呼吸肌麻痹、严重鼓肠、腹腔积液和肥胖等,以及肺部疾病,如肺炎、胸膜炎、胸腔积液和气胸等。

(2)呼吸深快:见于剧烈运动时、情绪激动或过度紧张时,有过度通气的现象,此时动脉血二氧化碳分压降低,引起呼吸性碱中毒,患者常感口周及肢端发麻,严重者可发生手足搐搦及呼吸暂停。当严重代谢性酸中毒时,亦出现深而慢的呼吸,见于糖尿病酮中毒和尿毒症酸中毒等,此种深长的呼吸又称之为 Kussmaul 呼吸。

4. 呼吸节律

成人静息状态下呼吸的节律基本上是均匀而整齐的。当病理状态下,往往会出现各种呼吸节律的变化。常见的呼吸节律改变有以下几种。

(1)潮式呼吸:又称 Cheyne-Stokes 呼吸。是一种由浅慢逐渐变为深快,然后再由深快转为浅慢,随之出现一段呼吸暂停后,又开始如上变化的周期性呼吸。潮式呼吸周期可长达 30 秒至 2 分钟,暂停期可持续 5～30 秒,所以要较长时间仔细观察方能了解周期性节律变化的全过程。

(2)间停呼吸:又称 Biot's 呼吸。表现为有规律呼吸几次后,突然停止一段时间,又开始呼吸,即周而复始的间停呼吸。

(3)叹息样呼吸:表现在一段正常呼吸节律中插入一次深大呼吸,并常伴有叹息声。此多为功能性改变,见于神经衰弱、精神紧张或抑郁症。

## 四、血压的评估

血压通常指动脉血压或体循环血压(Bp),是重要的生命体征。1999 年 10 月中国高血压联盟参照了 WH0/ISH 指南(1999)公布的中国高血压防治指南的新标准,血压的正常值见表 4-1。

**表 4-1 成人血压的正常值**

| 类型 | 收缩压(mmHg) | 舒张压(mmHg) |
|---|---|---|
| 理想血压 | ＜120 | ＜80 |
| 正常血压 | ＜130 | ＜85 |
| 正常高值 | ＜140 | 85～89 |

(一)护理目标

准确地测量患者血压,观察血压的动态变化,了解循环系统的功能状况,为疾病诊疗和制订护理措施提供依据。

(二)测量血压的方法

常用的测量方法有两种，即间接测压法和直接测量法。

1. 间接测量法

无创血压测定方法，又称袖带加压法，以血压计测量。常用的血压计有汞柱式、弹簧式和电子血压计。

(1)间接测量法(汞柱式)操作规程：被检者30分钟内禁烟、停止运动，避免情绪变化，在安静环境下休息5～10分钟，取仰卧或坐位。通常测右上肢血压，右上肢裸露伸直并轻度外展，肘部置于心脏同一水平，将气袖均匀紧贴皮肤缠于上臂，使其下缘在肘窝以上约3cm，袖带之中央位于肱动脉表面。护士扪及肱动脉搏动后，将听诊器胸件置于动脉搏动处。然后，向袖带内充气，一边充气一边听诊，待肱动脉搏动声消失，再升高20～30mmHg后，缓慢放气，双眼随汞柱下降，平视汞柱表面根据听诊结果读出血压值。听到动脉搏动声第一响时的血压值为收缩压，声音消失时的血压值即舒张压。收缩压与舒张压之差值为脉压，舒张压加1/3脉压为平均动脉压。

(2)操作重点及注意事项：①掌握血压测量的时机。根据患者主诉、临床表现、情绪、治疗及用药反应、环境等，决定测量的时机及频率。住院患者每周测量血压一次。高血压、危重患者密切观察血压变化，调整升压或降压药前后均需测量血压；②选择合适的测量部位。评估被测血压肢体功能、测量部位的皮肤情况；③选择合适的测量血压工具及合适的袖带：成人标准袖带宽12～13cm。手臂过于粗大或测大腿血压时，用标准袖带测值会过高，袖带应增宽至20cm。反之，手臂太细或儿童测压时用标准袖带则结果会偏低，其袖带宽度应7～8cm；④指导患者取合适的坐位或卧位；⑤被测肢体与心脏、血压计“0”点在同一水平。血压听不清或有异常时，将水银柱降至“0”点，间隔1～2分钟后重新测量；⑥发现患者血压过高，应观察有无头晕、头痛、恶心、呕吐、胸闷、心悸、肢体活动异常等伴随症状和体征。患者血压过低时，观察有无脉搏细速、心悸、头晕等伴随症状和体征，及时与医师及上级责任护士沟通，调整或制订医疗护理措施；⑦评估和测量血压时，要注意排除影响血压的因素；⑧测量结果准确记录在护理记录单或体温单上；⑨做好血压计的消毒和保养。

2. 直接测压法

为有创动脉血压的测量，即经皮穿刺将导管由周围动脉送至主动脉，导管末端接监护测压系统，自动显示血压值。本法虽然测得的血压精确且不受外周动脉收缩的影响，但为有创方式，仅适用于危重疑难病例。其操作重点及注意事项如下：

(1)评估患者病情、临床表现、手术、血容量、用药情况等，确定是否需要持续有创血压监测。

(2)评估患者动脉穿刺侧的肢体功能、穿刺部位皮肤及血流情况。避免在偏瘫侧、外伤侧、脉管炎侧或形成动静脉瘘肢体测量。

(3)选择穿刺部位：常用部位为桡动脉，不宜选择桡动脉穿刺插管时可改用股动脉。

(4)用物准备：合适的动脉穿刺针、压力连接管、压力换能器、连续冲洗系统及电子监护仪。

(5)正确校准监护仪上的“0”点，压力换能器保持与心脏同一水平，确保动脉导管的位置正确，应用肝素生理盐水持续动脉点滴(2mL/h)，防止血液凝固导致管道阻塞。

(6)患者体位变动时，应重新调试零点，以保证所得结果准确，妥善固定穿刺针与测压管，患者烦躁时给予约束。

(7)观察导管与传感器内有无回血、气泡及阻塞，在调试零点、抽血等操作过程中，防止气体进入动脉内造成栓塞。当监护仪数值或波形异常变化时，除观察病情变化外，注意压力传感器是否在零点。

(8)操作过程中严格遵守无菌原则，置管部位每天换药一次，观察局部有无红肿、疼痛等异常情况，一旦发生立即拔除导管。

(9)观察动脉插管的远端肢体及皮温情况并记录。

(10)记录：每小时一次，危重患者随时记录。

(三)常见的血压异常

1. 高血压

血压受多种因素的影响，如情绪激动、紧张、运动等。若采用标准测量方法，至少 3 次非同日血压值达到或超过 140/90mmHg，或舒张压达到标准，即可认为有高血压，如果仅收缩压达到标准则称为收缩期高血压。高血压是动脉粥样硬化和冠心病的重要危险因素，也是心力衰竭的重要原因。

2. 低血压

凡血压低于 90/60mmHg 时称低血压。见于严重病症，如休克、心肌梗死、急性心脏压塞等。低血压也可有体质的原因，若患者自述一贯血压偏低，一般无症状。

3. 双侧上肢血压差别显著

正常双侧上肢血压差别达 10mmHg、若超过此范围则属异常，见于多发性大动脉炎或先天性动脉畸形等。

4. 上下肢血压差异常

正常下肢血压高于上肢血压达 20～40mmHg，如下肢血压低于上肢应考虑主动脉缩窄，或胸腹主动脉型大动脉炎等。

5. 脉压改变

当脉压＞40mmHg，为脉压增大，见于甲状腺功能亢进、主动脉瓣关闭不全等。若脉压＜30mmHg，则为脉压减小，可见于主动脉瓣狭窄、心包积液及严重衰竭患者。

（张玲）

## 第五节 中心静脉压的评估

中心静脉压(CVP)是上、下腔静脉进入右心房处的压力。通过上、下腔静脉或右心房内置管测得，它反映右房压，是临床观察血流动力学的主要指标之一。测定 CVP 对了解有效循环血容量和右心功能及血管张力有重要意义。CVP 正常值为 0.49～1.18kPa(5～12cm$H_2O$)。

CVP 组成：右心室充盈压，静脉内壁压即静脉内血容量，静脉外壁压即静脉收缩压和张力，静脉毛细血管压力。

### 一、护理目标

观察中心静脉压的变化，了解有效血容量、心功能及血管张力的综合情况，为疾病诊疗和制订护理措施提供依据。

## 二、操作重点及注意事项

(1)评估患者病情、临床表现、手术、血容量、用药情况等,选择是否需要中心静脉压监测。

(2)常用置管部位有锁骨下静脉、颈内静脉。

(3)按照操作步骤准确测量。测量方法有简易中心静脉测压和心电监护测压。

(4)根据测量方法选择合适的用物。

(5)在操作过程中严格遵守无菌原则,观察局部皮肤有无红肿、脓性分泌物等异常情况,一旦发生立即拔除导管。

(6)中心静脉管道可用生理盐水/肝素盐水间断冲管,防止血液回流导致中心静脉管道阻塞。凝血机制障碍患者谨慎使用肝素盐水。

(7)中心静脉压的正常值为5～12cm$H_2O$。当电子监护仪上数值或波形异常变化时,注意观察患者有无咳嗽、有无腹压增高以及机械通气参数和应用血管活性药物等情况。

(8)安排患者取舒适卧位,准确记录测压数值。

## 三、中心静脉异常的临床意义

### (一)中心静脉压及血压均低

提示有效血容量不足。

### (二)中心静脉压低,血压正常

提示心收缩功能良好,血容量相对不足。

### (三)中心静脉压高,血压低

提示心功能不全(心排血量降低),而血容量相对过多。

### (四)中心静脉压高,血压正常或高

提示容量血管过度收缩,肺循环阻力增高。

### (五)中心静脉压正常,血压低

提示心功能不全(心排血量减少),容量血管收缩过度,血容量不足。

(张玲)

# 第六节　意识状态和瞳孔的评估

## 一、意识状态的评估

意识是大脑功能活动的综合表现,即对环境的知觉状态。凡能影响大脑功能活动的疾病均可引起程度不等的意识改变,称为意识障碍。根据意识障碍的程度可将其分为嗜睡、意识模糊、谵妄、昏睡以及昏迷。

### (一)护理目标

正确评估患者对周围环境和自身状态的认知和觉察能力,及时发现意识障碍,为治疗和护理提供可靠的依据。

### (二)操作重点及注意事项

判断患者意识状态多采用问诊,通过交谈了解患者的思维、反应、情感、计算及定向力等方面的情况。对较为严重者,尚应进行痛觉试验、瞳孔反射及腱反射等检查以确定患者意识

障碍的程度。

(1)掌握评估时机。患者入院时、颅脑损伤、脑血管疾病、心肺复苏前后、中毒、术后、病情变化、使用麻醉镇静类特殊药物时应随时评估。

(2)向患者/家属解释意识状态观察方法及其重要性,获得患者/家属的配合。

(3)临床上通常使用GCS记分标准评估意识障碍或昏迷程度。GCS是通过观察患者的睁眼反应、语言反应及运动反应来进行评分。记分标准见表4—2、4—3。

**表4—2　脑卒中(内科)GCS记分**

| 睁眼反应 | 计分 | 语言反应 | 计分 | 运动反应 | 计分 |
|---|---|---|---|---|---|
| 自然睁眼 | 4 | 定向力好 | 5 | 遵嘱动作 | 6 |
| 语言命令睁眼 | 3 | 语言含糊 | 4 | 疼痛定位 | 5 |
| 疼痛刺激睁眼 | 2 | 无意义语言 | 3 | 逃避疼痛 | 4 |
| 无睁眼 | 1 | 无意义声音 | 2 | 疼痛刺激屈曲 | 3 |
| | | 无语言反应 | 1 | 疼痛刺激伸直 | 2 |
| | | | | 无运动反应 | 1 |

注:≥13分为轻度脑损伤,9～12分为中度损伤,≤8分为严重损伤

**表4—3　颅脑外伤(外科)GCS记分**

| 睁眼反应 | 计分 | 言语反应 | 计分 | 运动反应 | 计分 |
|---|---|---|---|---|---|
| 自然睁眼 | 4 | 回答正确 | 5 | 按嘱动作 | 6 |
| 呼之睁眼 | 3 | 回答错误 | 4 | 刺痛定位 | 5 |
| 刺痛睁眼 | 2 | 答非所问 | 3 | 刺痛躲避 | 4 |
| 不能睁眼 | 1 | 只能发音 | 2 | 刺痛屈肢 | 3 |
| | | 不能言语 | 1 | 不能伸肢 | 2 |
| | | | | 不能运动 | 1 |

注:满分15分,最低分3分,总分越低,表明意识障碍越重,≤8分为浅昏迷,<3分为深昏迷。

(4)发现患者意识改变时,应同时观察生命体征、瞳孔大小、对光反应、眼球运动等有无改变,以评估患者的中枢神经功能。

(5)评估结果准确记录在评估单和护理记录单上。

(三)意识状态的判断

1. 意识清醒

患者认识自己及周围环境并与周围环境保持正常反应。

2. 嗜睡

呼之能应答,刺激能唤醒,醒后能正确回答问题,反应迟钝,刺激停止后很快又入睡。

3. 昏睡

比嗜睡深而又较浅昏迷浅的意识障碍,患者不能自动觉醒,但在强烈刺激下能睁眼、呻

吟、躲避，可作简短而模糊的回答，但反应时间持续很短，很快又进入昏睡状态。

4. 浅昏迷

无意识，无自主活动，对光、声刺激无反应，生理反射存在，疼痛刺激有痛苦表情、肢体退缩。

5. 深昏迷

对外界刺激无反应，各种反射消失，呼吸不规则，大小便失禁。

6. 谵妄状态

谵妄是一种以兴奋性增高为主的高级神经中枢急性活动失调状态，是在意识清晰度降低的同时，表现有定向力障碍，包括时间、地点、人物定向力及自身认识障碍，并产生大量的幻觉、错觉。

## 二、瞳孔的评估

瞳孔是虹膜中央的小孔，正常直径为 2～5mm。瞳孔缩小是由动眼神经的副交感神经纤维支配的瞳孔括约肌收缩而致，瞳孔扩大是由交感神经支配的瞳孔扩大肌收缩所致。

### （一）护理目标

正确评估患者瞳孔，了解患者中枢神经系统、中毒性疾病、眼睛疾患的情况，为治疗和护理提供可靠的依据。

### （二）操作重点及注意事项

（1）确定评估时机：眼科疾病、中枢神经系统疾病、心肺复苏后、大手术后、中毒、病情变化、使用麻醉镇静类或阿托品等特殊药物者，随时评估。

（2）询问患者有无视物模糊，有无使用影响瞳孔的药物，如吗啡、氯丙嗪、阿托品、颠茄等药物。有无白内障、人工晶体植入。

（3）告知患者/家属操作方法，指导患者配合。

（4）评估者一手拇指、示指拨开患者的上下眼睑。另一手持瞳孔测量尺，患者瞳孔与测量尺上的黑圆点数值对比，读出瞳孔的大小数值，观察对比瞳孔的形状。

（5）瞳孔对光反射：将光源移向一侧瞳孔中央并迅速移开，瞳孔感光后迅速缩小为直接对光反射灵敏。同样的方法观察另一侧的瞳孔对光反射，未被直接照射的另一侧瞳孔同时缩小为间接对光反射灵敏。

（6）发现突然意识丧失，一侧瞳孔散大，对光反射消失，伴有烦躁不安、呕吐、呼吸深慢、脉搏慢、血压高，提示有脑疝形成，需要立即降颅压处理。

（7）在护理记录单上准确记录瞳孔的大小、形状、对光反射等情况。

### （三）瞳孔评估的内容及异常情况

对瞳孔的检查应注意瞳孔的形状，大小，位置，双侧是否等圆、等大，对光放射等。

1. 瞳孔的形状

正常为圆形，双侧等大。青光眼或眼内肿瘤时可呈椭圆形；虹膜粘连时形状可不规则。

2. 瞳孔大小

引起瞳孔大小改变的因素很多，生理情况下，婴幼儿和老年人瞳孔较小，在光亮处瞳孔较小；青少年瞳孔较大，精神兴奋或在暗处瞳孔放大。病理情况下，瞳孔缩小见于虹膜炎症、中毒（有机磷类农药中毒）、药物反应（毛果芸香碱、吗啡、氯丙嗪）等；瞳孔扩大见于外伤、颈交感神经刺激、青光眼绝对期、完全失明、视神经萎缩、药物影响(阿托品、可卡因)等。双侧瞳孔散大并伴有对光反射消失为濒死状态的表现。瞳孔不等大常提示有颅内病变,如脑外伤、脑肿瘤、中枢神经梅毒、脑疝等。双侧瞳孔不等大,且变化不定,可能是中枢神经和虹膜的神经支配障碍;如瞳孔不等大且伴有对光反射减弱或消失以及神志不清,往往是中脑功能损害的表现。

3. 对光反射

是检查瞳孔功能活动的测验。需检查直接对光反射和间接对光反射。检查间接对光反射时,应以一手挡住光线以免对检查眼有照射而形成直接对光反射。瞳孔对光反射迟钝或消失,见于昏迷患者。

(张玲)

## 第七节　营养状态的评估

营养状态与食物的摄入、消化、吸收和代谢等因素密切相关,其好坏可作为鉴定健康和疾病程度的标准之一。对营养状态通常采用肥胖和消瘦进行描述。

### 一、护理目标

正确评估患者的营养状况、了解患者的健康情况,为判断治疗效果和了解病情进展提供依据。

### 二、评估方法

营养状态一般较易评价,通常根据皮肤、毛发、皮下脂肪、肌肉的发育情况结合年龄、身高和体重进行综合判断。临床常用以下客观指标来判断患者的营养状况。

(一)体重的评估

测量一定时期内体重的增减是观察营养状态最常用的方法,应于清晨、空腹、排便排尿后,着单衣裤立于体重计中心进行测量。成人的理想体重可以下列公式粗略计算:理想体重(kg)=身高(cm)-105。一般认为体重在理想体重±10%的范围内为正常;超过理想体重的10%～20%为超重,超过20%以上为肥胖;低于理想体重的10%～20%为消瘦,低于20%以上为明显消瘦,极度消瘦称恶液质。短期内的体重变化可以受水钠潴留或脱水的影响,应通过观察自身体重的前后变化,并结合病史和其他体液失衡的体征加以综合分析。体重测量的操作重点及注意事项如下:

(1)新入院、术前一天患者应常规测量体重,妊娠妇女、住院患者每周测一次体重,新生儿、腹腔积液、水肿、透析患者每日测一次体重。

(2)固定测量时间,一般在患者早餐前测量。每次用相同的磅秤,穿重量相等的衣物测量。

(3)评估患者的活动能力,能否自行下床测量体重。必要时准备磅秤到患者床旁,扶助踏上磅秤,评估患者能否站稳,防跌倒。危重患者使用卧位称重法。

(4)调校磅秤指针为"0",准确读数。

(5)测量完毕,协助患者上床休息。

(6)发现肥胖及消瘦者,应给予健康指导,过度肥胖及消瘦患者应注意患者各项辅助检查结果，同时观察其有无伴随心脑血管疾病的症状及体征。

(7)准确记录，单位用 kg 表示。

(二)体质指数

由于体重受身高影响较大，目前常用体质指数(BMI)来衡量体重是否正常。计算方法为：BMI＝体重(kg)/[身高(m)]$^2$。我国成人 BMI 正常范围为 18.5～24，BMI＜18.5 为消瘦；BMI 男性＞27，女性＞25 为肥胖。

(三)皮褶厚度测量

皮下脂肪可直接反映体内的脂肪量，与营养状态关系密切，可作为评估营养状态的参考。测量部位有肱三头肌、肩胛骨下和脐旁，以肱三头肌皮褶厚度(TSF)测量最常用。测量时患者取立位，两上肢自然下垂，护士站于其身后，以拇指和示指在肩峰至尺骨鹰嘴连线中点的上方 2cm 处捏起皮褶，捏起点两边的皮肤须对称，然后用重量压力为 10g/mm$^2$ 的皮褶尺测量，于夹住后 30 秒内读数，一般取三次测量的均值。正常范围为男性青年(13.1±6.6)mm，女性为(21.5±6.9)mm。

(四)肌肉厚度测量

肌肉厚度测量可反映骨骼肌量，最常用的是上臂肌围(UAMC)。测量方法为先用卷尺经肩峰与尺骨鹰嘴连线中点紧贴皮肤绕臂一圈，测得上臂围(UAC)，同时测量肱三头肌皮褶厚度，然后计算 UAMC。计算公式为：UAMC(mm)＝UAC(mm)－3.14×TSF(mm)。正常范围为成年男性(228～278)mm，女性为(209～255)mm。

## 三、与营养相关因素的评估

(一)进食功能的评估

1. 护理目标

及时正确评估患者的进食功能，为判断患者的营养状况提供依据。

2. 操作重点及注意事项

(1)评估患者的饮食习惯：每日用餐次数、用餐时间的长短、摄入食物的种类、量，进食是否规律。

(2)评估患者的饮食喜好：对酸甜苦辣的喜好程度，有无偏食，有无烟酒嗜好，是否进食补品，种类和量如何，服用时间。有无食物禁忌等。

(3)评估患者的食欲：观察有无影响食欲的因素，食物的色、香、味是否符合患者的个人喜好。

(4)评估患者的进食方式：是否能自行进食，是否留置鼻胃管、鼻肠管、造瘘管等。

(5)评估患者的进食能力：进食自理能力、咀嚼能力、吞咽能力。对自理能力缺陷的患者，护士应在旁协助进食。

(6)评估患者进食的安全性：有无吞咽困难、食物反流、呛咳。鼻饲患者容易发生食物反流，脑血管意外球麻痹患者易发生吞咽困难，引起误吸。

(7)评估食物的安全性：食物有无过期、变质、受污染，食物的硬软度，有无食物过敏和不耐受，有无对婴幼儿、老年人及食管狭窄患者不宜的食物。

(8)评估是否需要特殊治疗、检查饮食，指导患者掌握与疾病有关的治疗、检查、康复饮食知识，注意长期的治疗饮食对食欲的影响。

(9)评估内容记录在护理评估表及护理记录单上。

(二)消化、吸收和排泄功能的评估

1. 护理目标

正确评估患者的消化、吸收和排泄功能，为判断患者的营养状况提供依据。

2. 操作重点及注意事项

(1)评估患者巩膜、皮肤色泽，有无苍白、黄染、晦暗，有无腹腔积液、水肿、脱水、发热等。

(2)评估患者体型是否正常，是否过度肥胖或消瘦。

(3)评估患者有无恶心、呕吐，观察是否与体位、进食、药物、运动、情绪等有关系，观察呕吐的性质、量、频率、持续时间。喷射性呕吐常见于颅内压增高患者；幽门梗阻的呕吐物多为宿食，有酸臭味；低位肠梗阻者呕吐物常有粪臭味。

(4)评估患者有无呕血、便血，观察呕血、便血的量、颜色、性状、频率及持续时间，是否伴有面色苍白、心率增快、血压降低等。

(5)评估患者有无腹痛、腹胀，腹痛的部位、程度、性质、发作时间、持续时间，腹部叩诊鼓音范围有无增大，腹部触诊腹壁紧张度、抵抗感、压痛、反跳痛。

(6)评估肠蠕动的频率及程度，在脐部听诊 1 分钟。肠蠕动增强见于腹泻、肠炎、甲亢患者，肠蠕动减弱见于便秘、低血钾、胃肠功能低下的患者，肠蠕动消失见于急性腹膜炎、腹部大手术后或各种原因所致的麻痹性肠梗阻。

(7)评估患者的排尿的次数、量、颜色、性质，有无尿失禁、尿潴留，有无留置尿管、膀胱造瘘，有无尿路刺激征。

(8)评估患者每日大便次数、量、颜色、性状，是否存在便秘或腹泻及其诱发因素，是否使用影响消化吸收的药物。有无肠瘘、人工造瘘口。

(9)注意辅助检查结果，如血红蛋白、红细胞、白细胞、X 线、B 超等检查结果；⑩评估的内容记录在护理评估表和护理记录单上。

## 四、常见的异常的营养状态

(一)营养不良

由于摄食不足和(或)消耗增多引起。当体重减轻至低于正常的 10%为消瘦，极度消瘦者称为恶病质。营养不良的临床表现：皮肤黏膜干燥、弹性降低，皮下脂肪菲薄，肌肉松弛无力，指甲粗糙无光泽，毛发稀疏，肋间隙、锁骨上窝凹陷，肩胛骨和髂骨嶙峋突出。引起营养不良的常见原因包括摄食障碍、消化障碍、消耗增多等几个方面。

(二)营养过度

当超过标准体重的 20%以上者称为肥胖，亦可计算体质指数，按 WHO 的标准，BMI 男性大于 27，女性大于 25 即为肥胖症。肥胖的最常见原因为热量摄入过多、超过消耗量，亦与内分泌、遗传、生活方式、运动和精神因素有关。按其病因可将肥胖分为外源性和内源性两种。

1. 外源性肥胖

为摄入热量过多所致，表现为全身脂肪分布均匀，身体各个部位无异常改变，常有一定的遗传倾向。儿童期患者表现为生长较快，青少年患者可有外生殖器发育迟缓。

2. 内源性肥胖

主要为某些内分泌疾病所致。如肥胖性生殖无能综合征(Frohlich 综合征)、肾上腺皮质功能亢进(Cushing 综合征)、甲状腺功能低下等可引起具有一定特征的肥胖和性功能障碍。

(李艳)

# 第八节 皮肤和黏膜评估

## 一、皮肤评估

### (一)皮肤的一般评估

1. 护理目标

评估患者皮肤的清洁度、颜色、温度、湿度、弹性等状况,为预防皮肤感染及并发症的发生提供依据。

2. 操作重点及注意事项

(1)采取自然体位。室内光线充足,私密性环境,充分暴露检查部位。对儿童进行皮肤评估时,给予适当的玩具和书籍吸引,以便配合检查。

(2)观察皮肤颜色,有无发绀、苍白、发红、黄染、色素沉着,有无皮疹、丘疹、水疱、破损、伤口、出血点、瘀斑和硬结等异常情况,了解其分布特点、形态大小、范围和性质。

(3)询问患者皮肤有无瘙痒、疼痛或不适感,其持续时间及消失时间、发展顺序、加重原因、用药史等,对日常活动有无影响。

(4)评估皮肤的清洁度、湿度、温度,是否干燥或潮湿,有无污垢,有无发热或发冷。

(5)评估皮肤的弹性,用示指和拇指将手背或前臂内侧皮肤捏起,检查皮肤弹性。如皮肤皱褶平复缓慢为皮肤弹性减弱,常见于消耗性疾病、营养不良、严重脱水等患者。

(6)评估患者毛发的光泽、清洁情况,观察指甲颜色、光泽、清洁情况,有无斑点、发绀。

(7)观察眼睑、颜面有无水肿,腹部、四肢有无水肿,腹部叩诊有无移动性浊音,用手指压胫前或踝部皮肤,判断水肿的性质。

(8)用冷或温暖的物品接触手背或足背皮肤,检查皮肤的冷热感觉。偏瘫、糖尿病患者易发生感觉异常。

(9)评估受压皮肤的情况,患者活动能力、肢体活动度,有无被动体位,观察受压皮肤的颜色,有无红肿热痛、水疱、破溃,有无大小便失禁、皮肤受潮等。长期卧床、危重、大小便失禁、营养状况差、活动受限的患者易发生压疮。具体见表4－4。

(10)记录评估的阳性结果及潜在危险因素。

表4－4　压疮发生危险因素量化评估—诺顿(NORTON)评分

| 参数 | 4分 | 3分 | 2分 | 1分分数 |
|---|---|---|---|---|
| 1 身体状况 | 好 | 一般 | 不好 | 极差 |
| 2 精神状态 | 清楚 | 淡漠 | 谵妄 | 昏迷 |
| 3 行走能力 | 可走动 | 别人帮助下可行走 | 轮椅 | 卧床 |
| 4 活动能力 | 行动自如 | 轻微受限 | 非常受限 | 不能自主活动 |
| 5 失禁情况 | 无 | 偶尔失禁 | 经常尿失禁 | 大小便失禁 |

注:14分以下为中度危险,12分以下为高度危险

(二)皮温的测量

1. 护理目标

准确测量皮温值，了解断指(肢)再植、手指再造、皮瓣移植等局部血运情况，为制订治疗计划与护理措施提供可靠依据。

2. 操作重点及注意事项

(1)评估患者皮温测量部位颜色、肢体感觉和体温，有无肿胀、疼痛。

(2)评估患肢局部有无进行烤灯治疗及停用时间，局部有无敷料包扎或覆盖。有敷料包扎或覆盖的伤口者，打开敷料 30 分钟后测量。局部烤灯治疗时，停止照射 30 分钟后测量。

(3)室温要求为 20℃～32℃，准备电子皮温计、秒表。

(4)正确选择对照的皮肤部位。

(5)患者平静卧床，用笔标出患肢皮肤及健肢皮肤测量部位，操学者持皮温计探头以自然重力置被测部位，测量 5 分钟，读出皮温值，用同样方法测健侧皮温。

(6)测量时应做好“五定'定仪器、定量程、定时间、定部位、定力量。

(7)观察皮温值，正常皮温值是 33℃～35℃，皮温差 1℃～2℃。

(8)发现皮温差＞2℃～3℃时，提示有血管危象，观察局部皮肤颜色，肢体感觉，有无肿胀，有无体温过高或过低。

(9)在护理记录单上准确记录室温、测量部位、皮温值及皮温差。

(三)常见的皮肤异常

1. 颜色异常

(1)苍白：皮肤苍白可由贫血、末梢毛细血管痉挛或充盈不足所致，如寒冷、惊恐、休克、虚脱以及主动脉瓣关闭不全等。仅见肢端苍白，可能与肢体动脉痉挛或阻塞有关，如雷诺病、血栓闭塞性脉管炎等。

(2)发红：皮肤发红是由于毛细血管扩张充血、血流加速和增多以及红细胞量增多所致。在生理情况下见于运动、饮酒后；病理情况下见于发热性疾病，如肺炎球菌性肺炎、肺结核、猩红热、阿托品及一氧化碳中毒等。皮肤持久性发红见于 Cushing 综合征及真性红细胞增多症。

(3)发绀：发绀是皮肤呈青紫色，常出现于口唇、耳郭、面颊及肢端。见于还原血红蛋白增多或异常血红蛋白血症。

(4)黄染：黄染是皮肤呈黄色，主要见于黄疸。早期或轻微时出现于巩膜及软腭黏膜，较明显时始见于皮肤。常见于胆道阻塞、肝细胞损害或溶血性疾病。

(5)色素沉着：色素沉着是由于表皮基层的黑色素增多所致的部分或全身皮肤色泽加深。常见于慢性肾上腺皮质功能减退，其他如肝硬化、晚期肝癌、肢端肥大症、黑热病、疟疾以及使用某些药物如砷剂和抗肿瘤药物等亦可引起不同程度的皮肤色素沉着。

(6)色素脱失：正常皮肤均含有一定量的色素，当缺乏酪氨酸酶致体内酪氨酸不能转化为多巴而形成黑色素时，即可发生色素脱失。临床上常见的色素脱失有白癜风、白斑及白化症。

2. 湿度

皮肤的湿度与汗腺分泌功能有关，出汗多者皮肤比较湿润，出汗少者比较干燥。在气温高湿度大的环境中出汗增多是生理的调节功能。在病理情况下可发生出汗增多或无汗，具有一定的诊断价值。如风湿病、结核病和布氏杆菌病出汗较多；甲状腺功能亢进、佝偻病、脑炎后遗症亦经常伴有出汗。夜间睡后出汗称为盗汗,多见于结核病。手脚皮肤发凉而大汗淋漓称为冷汗,见于休克和虚脱患者。无汗时皮肤异常干燥,见于维生素A缺乏症、黏液性水肿、硬皮病、尿毒症和脱水等。

3. 温度

全身皮肤发热见于发热性疾病、甲状腺功能亢进;发冷见于休克、甲状腺功能减退等。局部皮肤发热见于疖、痈等炎症;肢端发冷见于雷诺病。

4. 弹性

皮肤弹性与年龄、营养状态、皮下脂肪及组织间隙所含液量有关。儿童及青年皮肤紧张富有弹性;中年以后皮肤组织逐渐松弛,弹性减弱;老年皮肤组织萎缩,皮下脂肪减少,弹性减退。弹性减弱见于长期消耗性疾病或严重脱水者。发热时血液循环加速,周围血管充盈,可使皮肤弹性增加。

5. 皮疹

皮疹多为全身性疾病的表现之一,是临床上诊断某些疾病的重要依据。皮疹的种类很多,常见于传染病、皮肤病、药物及其他物质所致的过敏反应等。其出现的规律和形态有一定的特异性。发现皮疹时应仔细观察和记录其出现与消失的时间、发展顺序、分布部位、形态、大小、颜色、压之是否褪色、平坦或隆起、有无瘙痒及脱屑等。临床上常见的皮疹有斑疹、玫瑰疹、丘疹、斑丘疹、荨麻疹。

6. 脱屑

正常皮肤表层不断角化和更新,可有皮肤脱屑,但由于数量很少,一般不易察觉。病理状态下可见大量皮肤脱屑。米糠样脱屑常见于麻疹;片状脱屑常见于猩红热;银白色鳞状脱屑见于银屑病。

7. 皮下出血

病理状态下可出现皮肤下出血,根据其直径大小及伴随情况分为以下几种:小于2mm称为瘀点,3~5mm称为紫癜,大于5mm称为瘀斑;片状出血并伴有皮肤显著隆起称为血肿。

8. 蜘蛛痣与肝掌

皮肤小动脉末端分支性扩张所形成的血管痣,形似蜘蛛,称为蜘蛛痣。多出现于上腔静脉分布的区域内,如面、颈、手背、前胸和肩部等处。其中心部直径大多在2mm以下。检查时用棉签或火柴杆压迫蜘蛛痣的中心,其辐射状小血管网即消退,去除压力后又复出现。但有的患者不形成蜘蛛痣,仅表现为毛细血管扩张。一般认为蜘蛛痣的出现与肝脏对雌激素的灭活作用减弱有关,常见于急、慢性肝炎或肝硬化。慢性肝病患者手掌大、小鱼际处常发红,加压后褪色,称为肝掌,发生机制与蜘蛛痣相同。

9. 水肿

皮下组织的细胞内及组织间隙内液体积聚过多称为水肿。水肿的检查应以视诊和触诊相结合,仅凭视诊虽可诊断明显水肿,但不易发现轻度水肿。根据水肿的轻重,可分为轻、中、重三度。

(1)轻度:仅见于眼睑、眶下软组织、胫骨前、踝部皮下组织,指压后可见组织轻度下陷,平复较快。

(2)中度:全身组织均见明显水肿,指压后可出现明显的或较深的组织下陷,平复缓慢。

(3)重度:全身组织严重水肿,身体低位皮肤紧张发亮,甚至有液体渗出。此外,胸腔、腹腔等浆膜腔内可见积液，外阴部亦可见严重水肿。

10. 皮下结节

较大的皮下结节视诊即可发现，对较小的结节则必须触诊方能查及。无论大小结1？均能触诊检查，注意其大小、硬度、部位、活动度、有无压痛等。

11. 瘢痕

瘢痕指皮肤外伤或病变愈合后结缔组织增生形成的斑块。外伤、感染及手术等均可在皮肤上遗留瘢痕，为曾患某些疾病的证据。如癫痫患者于摔伤后常出现额部与面部瘢痕。

12. 毛发

毛发的颜色、曲直与种族有关，其分布、多少与颜色可因性别与年龄而有不同，亦受遗传、营养和精神状态的影响。毛发的多少及分布变化对临床诊断有辅助意义。毛发增多见于一些内分泌疾病如Cushing综合征及长期使用肾上腺皮质激素及性激素者，女性患者除一般体毛增多外，尚可生长胡须。

## 二、黏膜的评估

### (一)口腔黏膜的评估

口腔黏膜的检查应在充分的自然光线下进行，也可用手电筒照明，正常口腔黏膜光洁呈粉红色。检查口底黏膜和舌底部，让患者舌头上翘触及硬腭。由于口底组织比较松软，有时需要用触诊法才能触及口底新生物，颌下腺导管结石也最好用触诊法检查。

1. 护理目标

通过对口腔黏膜的评估，了解患者的口腔卫生、口腔疾病及全身疾病等情况，为制订护理计划提供依据。

2. 操作重点及注意事项

(1)室内光线充足。患者的体位舒适，便于观察和评估。

(2)准备手电筒、压舌板，必要时准备开口器。

(3)评估患者的合作程度。不能合学者，需要另一位护士协助完成。

(4)评估有无口腔异味。

(5)评估患者口唇色泽、湿润度。有无苍白、发绀及口唇干燥。

(6)评估口腔黏膜是否完整，有无溃疡、出血、白斑等。

(7)评估牙龈有无出血、红肿，是否萎缩、溢脓。评估牙齿的数量是否齐全，有无义齿，有无龋齿等。

(8)评估舌面的颜色、湿润度，舌苔的厚薄、有无溃疡、肿胀及伸舌是否居中、活动自如。

(9)评估患者的自理能力及对口腔卫生与口腔疾病相关知识的了解程度。

(10)准确在护理记录单上记录观察结果。

3. 常见的异常现象

口腔黏膜出现蓝黑色色素沉着斑片多为肾上腺皮质功能减退症。如见大小不等的黏膜下出血点或瘀斑，则可能为各种出血性疾病或维生素C缺乏所引起。若在相当于第二磨牙的颊黏膜处出现帽针头大小白色斑点，称为麻疹黏膜斑，为麻疹的早期特征。此外，黏膜充血、肿胀并伴有小出血点，称为黏膜疹，多为对称性，见于猩红热、风疹和某些药物中毒。

黏膜溃疡可见于慢性复发性口疮，雪口病(鹅口疮)为白色念珠菌感染，多见于衰弱的病儿或老年患者，也可出现于长期使用广谱抗生素和抗癌药之后。

(二)会阴部、肛周皮肤黏膜的评估

1. 护理目标

通过对会阴部、肛周皮肤黏膜的评估，了解患者会阴部、肛周皮肤黏膜的情况，为制订护理措施提供依据。

2. 操作重点及注意事项

(1)室内光线充足，私密性环境。

(2)评估患者的合作程度、活动能力。

(3)评估者戴手套，先评估会阴部皮肤黏膜，再评估肛周皮肤黏膜。

(4)会阴部皮肤黏膜评估：协助患者取仰卧位，双下肢外展，暴露会阴部。

评估男性患者腹股沟有无潮湿、潮红，有无腹股沟疝；尿道口有无分泌物及污垢；阴囊有无水肿、湿疹，如有水肿的阴囊皮肤是否透亮、完整。

评估女性患者外阴部皮肤有无瘙痒、潮红、湿疹、分泌物、白斑，大小阴唇黏膜有无污垢，尿道口有无污垢及分泌物，阴道口黏膜有无破损，阴毛有无阙如，有无子宫脱垂等。

(5)肛周皮肤黏膜的评估：协助患者取侧卧位。评估肛门周围皮肤颜色有无潮湿、潮红，有无脱肛、外痔或脱出的内痔；有无肛裂，挤压肛周皮肤，观察是否有肛瘘。评估臀部皮肤有无潮湿、潮红、破损等。

(6)注意观察患者大小便情况。大小便失禁、大便次数增多的患者，会阴部及肛周的皮肤容易发生湿疹、破损、压疮。

(7)在评估过程中注意为患者保暖，检查完毕后，协助患者采取舒适的体位。

(8)准确记录评估结果。

(刘雅)

## 第九节　自理能力与日常生活能力评估

### 一、护理目标

了解患者的自理能力与日常生活能力，为准确制订护理措施提供依据。

### 二、操作重点及注意事项

(1)评估患者意识状态、视力、听力、言语、理解、合作以及四肢活动能力，有无烦躁不安、昏迷、偏瘫、失语、听力及视力下降等。

(2)评估患者的主观能动性，能否主动参与治疗及护理，能否利用现存的功能自理生活。

(3)评估患者的文化程度、生活态度、生活习俗、职业、家庭生活状况等，判断其能否获得社会支持及其程度。

(4)掌握评估的时机。可结合患者的活动，在自然状态下进行评估。

在起居时段评估床上活动、穿衣、如厕、自我料理等能力。

在进餐时段评估进食能力。

在活动时评估行走、轮椅活动能力。

根据患者的耐受情况，一次或分时段进行评估(表4—5)。

(5)评估过程中注意观察患者生命体征,有无心悸、气促、疼痛等不适症状。评估进食时注意观察患者有无吞咽困难、呛咳、误吸等症状。评估患者活动能力时,注意周围环境的安全,防止跌倒。

(6)准确记录评估结果。

**表 4—5　Barthel 指数评定量表**

| 日常活动项目 | 完全自理 | 需部分帮助 | 需极大帮助 | 完全依赖 |
|---|---|---|---|---|
| 进食 | 10 | 5 | 0 | |
| 洗澡 | 5 | 0 | 0 | |
| 修饰(洗脸、刷牙、刮脸、梳头) | 5 | 0 | 0 | |
| 穿衣(包括系鞋带等) | 10 | 5 | 0 | |
| 控制大便 | 10 | 5(偶尔失控) | 0(失禁) | |
| 控制小便 | 10 | 5(偶尔失控) | 0(失禁) | |
| 用厕(包括拭净、整理衣裤、冲水) | 10 | 5 | 0 | |
| 床椅转移 | 15 | 10 | 5 | 0 |
| 平地行走 45m | 15 | 10 | 5(需轮椅) | 0 |
| 上下楼梯 | 10 | 5 | 0 | |

注:100 分表明可以完全自理,不需要照顾;60 分以上提示可以自理;60～40 分需要帮助;40～20 分很需要照顾;20 分以下生活完全需要照顾。

(万红美)

# 第五节　心理评估

人的心理状况对生理健康的影响已越来越受到普遍重视,心理评估的主要目的是协助护士了解患者心理问题的症状和征象及发现患者的心理需求,故其检查的主观及客观资料显示患者有情绪困扰时,护士就需对患者进行完整详细的心理评估。

心理评估包括对内在和外在心理活动的评估,其目的是评估个体是如何实现整体功能平衡、如何与周围环境及他人发生联系的。

## 一、健康史

### (一)基本资料

包括患者的年龄、性别及文化背景。以年龄而言,器质性脑部疾病最常发生于年老患者,忧郁、妄想在老年人也具有高发病率;以性别而言,忧郁常发生于妇女,但是男性较易导致自杀;以文化背景而言,文化价值观可以影响患者对行为正常或异常的判断所持的观点,也可以影响家庭成员间的人际关系。

### (二)目前疾病状况

焦虑、忧郁、愤怒、攻击性、不易与他人相处及思维紊乱等症状几乎会发生于每一位有心理疾病的患者，对于这些精神方面的症状，护士可以参考下列询问方式以获取完整的资料。

1. 焦虑

护士可以询问患者“请你描述出这种感觉，是否感觉不如意，好像有糟糕的事情要发生在自己身上?”。

2. 忧郁

护士可以询问患者“你是否感到沮丧？经常有这种情况吗?”。

3. 愤怒或攻击性

严重的焦虑、挫折感、实际存在或想象的威胁因素等，易使患者愤怒及造成其失去自我控制。护士可以询问患者“你如何表达你的愤怒?”，通常患者若有攻击性的行为，表示患者对自己愤怒的情绪无法找到适当的发泄方式。

4. 不易与人相处

护士可以询问患者“你是否可以谈谈你的感觉?”。因为这类患者比较害羞，疑心重且退缩，故护士在问及患者比较隐私的问题时需特别注意，患者可能会出现焦虑情绪以致拒绝回答问题。

5. 思维紊乱

护士可以询问患者“最近你是否觉得注意力不集中?”。焦虑、忧郁、有攻击性行为或合并生理疾病的患者，会出现思考缺乏逻辑性及学习抽象概念困难等问题。

(三)过去病史

护士可以询问患者你是否曾经有过严重的情绪问题?”，“你是否曾有过自杀的企图?”，“你是否曾因心理问题而住过院?”。另外护士应考虑，体内任何器官组织功能不良也会使心智状态发生改变，故要注意是否有严重疾病、循环系统疾病、脑部肿瘤及外伤、代谢障碍、滥用药物、中毒或感染等情况发生。

(四)家庭史

护士主要应了解下列情况：

1. 心理问题

患者的家人是否曾有心理问题或与压力有关的病变，例如冠心病或消化性溃疡，由此可以了解患者家庭的状况、父母调适的能力及父母对待患者的方式。

2. 人际关系不良

患者的家人及朋友所提供的情绪支持对患者而言是很重要的，不稳定的家庭结构会使患者比较退缩、忧郁、依赖、怀疑或操纵。

3. 最近有亲人去世

亲人的去世会造成患者的悲哀反应，进而会发生睡眠、饮食、排泄、性欲及活动量的改变。

4. 儿童时期的伤害

护士要知道患者在儿童时期的整个生活状况及所发生的事情，有助于目前的心理评估。

5. 父母的攻击行为

由于父母间的攻击行为容易使孩子在日后生活中出现攻击性行为，故应了解患者父母间的关系。

6. 父母过分控制

父母若处处限制孩子，阻碍孩子学习、生活的独立，孩子在成年后就会比较依赖；若父母过分宠爱孩子，就会使孩子无法了解别人的需求及权利，导致孩子日后不易与别人相处。

7. 家人角色的改变

患者在患心理疾病后，容易导致家庭中其他成员所扮演角色的改变，护士需判断患者能否长期接受治疗，以及患者疾病对于家庭所造成的压力程度。

(五)心理社会史

护士在探讨患者的心理社会史时，要注意下列与其目前问题有关的现象，有助于确立患者问题发生的原因。

1. 价值观

在孩童时期，若感受到父母与社会间价值观有冲突时，此种冲突可以持续影响孩童到其成年，在成年时期可能会出现处理事情缺乏果断及反抗社会的行为。

2. 目标的订立

无法顺利达成目标，亦可以造成患者焦虑。

3. 压力处理方式

了解患者处理压力情境的方式及态度。通常在无法成功地处理压力事件时，常会出现焦虑或忧郁，甚至会借着烟、酒或药物等不当方法缓解之。

4. 生活型态

经常改变生活型态，容易导致焦虑；而若有社会隔离的现象，亦会造成生活的混乱。

5. 环境

要了解患者对其居住环境的感觉，是否感到舒适及稳定，另外要知道目前患者居住的环境是不是刚迁人的。

6. 性生活

了解患者对其性生活是否觉得满意以及最近是否有改变，另外要知道患者在性生活时是否需借助一些辅助方法。

7. 经济状况

主要是要知道患者是否会担心经济来源，以及出院后是否可回到原来工作岗位。

8. 日常活动型态

完整的心理评估不可疏忽患者的日常活动型态，由日常活动型态可以反映出患者情绪上的问题，一般要注意患者身体的活动、睡眠、食欲等方面。

(六)系统回顾

下列征候及症状可能与心理病变有关，故心理评估时不可忽略这些身体系统的反应。

1. 皮肤方面

长期处在压力的情境下可以造成皮肤病变，由面部表情的改变，可以推测患者可能有无价值感或罪恶感。

2. 心脏血管方面

高血压可能是长期处在压力情况下的结果，故要了解患者血压的情况。

3. 呼吸方面

哮喘可因压力过高而引起发作。

4. 肠胃方面

饮食过量是面对焦虑、愤怒或压力状况的一种调适方法，而长期处于压力状况下会使胃酸分泌过多，出现胃灼热感。此外，腹泻或便秘也是焦虑或忧郁时常会出现的症状。

5. 内分泌疾病

内分泌疾病会使患者的体形发生改变，因而可能导致患者觉得无价值感或罪恶感。

6. 女性生殖系统方面

压力、焦虑或忧郁可使女患者出现痛经、闭经或月经过多。

总之，护士由健康史中可以知道患者在过去面对压力时所使用的应对方法，亦可以知道患者是否有心理疾病的家庭史以及其本身过去是否曾患过心理疾病，另外也可以知道患者对自己的看法，患者与其周围的人相处的情况，患者独立的程度，患者所拥有的支持系统以及患者对其生活的满意程度；因此，由健康史所提供的是一种动态信息。

## 二、心智状态检查

心智状态检查的主要目的是评估患者思考及心智过程的状况，以期能确认患者的长处、能力以及干扰其心智状态的因素。

在检查时，一般先评估患者的心智功能，然后再检查患者是否有心智功能障碍的症状。

### (一)心智功能

心智是一种内在活动的过程，并不能够直接地获取资料，而是需要间接地分析外在表现、行为及通过交谈进行评估。

在进行检查时，通常可以依循下列步骤进行评估：

1. 意识状态

意识、状态检查可以了解患者对周围环境及对自身状态的识别和觉察能力。临床上导致意识状态改变的情况见表 4－6。

2. 姿势及动作

要注意患者的姿势及动作。另外要注意患者保持自身处于轻松状态的能力，以及动作是否协调。

通常焦虑的患者会出现姿势紧张、不安及烦躁；躁动型忧郁的患者会出现哭泣、来回走动及手扭动；忧郁的患者会出现无望、步态缓慢及蹒跚；精神分裂症患者会出现怪异姿势或姿势持久不变；躁动综合征的患者会出现唱歌、跳舞及比较夸张的动作；除此之外，有些患者也会有口腔及面部活动困难的情形。

表 4－6　导致意识状态改变的原因

| 分类 | 中毒性(外因性) | 全身性疾病 | 脑部病变性 |
| --- | --- | --- | --- |
| 原因 | 酒精 | 尿毒症 | 肿瘤 |
| | | 肝性昏迷 | 水肿 |
| | | 缺氧 | 脑卒中 |
| | 药物 | 二氧化碳过高 | 脑内出血 |
| | | 血钙过高 | 混乱 |

3. 服装、仪容及个人卫生

观察患者的头发、指甲、牙齿、皮肤及胡须可以了解患者的卫生习惯，同时要进行两侧对称性比较。

一般忧郁、精神分裂症及器质性脑部综合征的患者会出现仪容及个人卫生习惯改变的现象；有强迫性行为的患者会出现过度吹毛求疵的现象；顶叶脑皮质有病变的患者会出现忽略一边的现象，亦即会忽略一侧肢体的服装、仪容及个人卫生。

4. 面部表情

面部表情是评估情绪状态的重要指标。

若患者焦虑时，会出现手掌出汗及额头出汗；而帕金森症患者会有面无表情的现象。最理想的情况是在患者不知不觉中观察其面部表情，则可获得比较客观的资料。

5. 对人及事物的态度、情感及关系

需要评估患者“心胸是否开朗?”,“是否易于亲近?”,“遇事是否会有不适宜的大笑或扭动双手?”,“外表看起来是否悲伤、愤怒或异常欣快?”。

有妄想症的患者易于愤怒、仇视、怀疑或具侵略性；躁动性患者易于昂然自得及异常欣快；精神分裂症的患者会有情感之生气及不易亲近的现象；器质性脑部综合征患者出现淡漠的现象。

6. 言语

要评估患者言语方面时，可以借患者回答问题及遵照指示行事的能力而定，而由语言方面评估的结果，亦可以作为评估患者在思考过程方面的线索。

护士在评估言语方面时，要注意下列特性：

(1)量:“是否爱说话?”,“是否比较沉默?”,“是否会主动的提出意见?”,“是否仅对直接的问题做答?”。

(2)速度及节律:指语速的快、慢或支支吾吾。

(3)音量:指声音的大小。

(4)质:“言语是否流畅?”,“言语是否有音调变化?”,“言语是否咬字清晰?”,“用词时是否犹豫不决?”,“是否会用错字?”,“是否会用替换字?”,“是否会用婉转曲折的言语方式?”。

在临床上，帕金森症患者说话时只会用单言；言语困难的患者说话时会停停顿顿且会说错话，同时也无法直截了当地说话。

7. 心情

心情指患者对自己本身的感觉所作的描述，例如快乐、悲伤等。护士先要了解患者一般状态下的心情，然后再了解患者的心情是否会起伏不定。

在临床上，器质性及心理性病变患者较易发生情绪的改变。

8. 思考过程及内容

(1)思考过程:思考过程是指患者主观的想法、思考过程、理解力及解释经验的能力。要评估患者的思考过程是否具有逻辑性、相关性、组织性及一致性时，需要注意患者下列行为的表现:“谈话的语言次序是否合乎逻辑?”,“谈话的内容是否有意义?”,“是否有现实感?”,“是否有思维奔逸或意念飘忽(即联想加快，概念接连地大量涌出)?”,“是否有思维阻塞现象(即话说到一半会停顿且无法记得刚刚所说的话)?”。

(2)思考内容:在临床上，神经性病变患者常会有强迫行为、强迫观念、恐惧感及焦虑，而心理性病变则易有妄想、无现实感及人格解体。

9. 知觉

由知觉的评估，护士可以知道患者是否有错觉及幻觉。通常可以注意观察患者的下列情况:"在所处的环境中是否有安全感?","可以确认自己的问题吗?","是否有现实感?","是否有听幻觉或视幻觉?","笑起来是否有面部扭曲或不当的表情?"。

在临床上,心理性病变患者(例如精神分裂症及谵妄患者)常会出现错觉及幻觉的现象。

10. 定向力

定向力主要是针对人、时、地三方面进行评估。

在临床上,患有心理病变的患者最易在时间定向力上发生障碍。焦虑及忧郁的患者会觉得度日如年;有强迫性行为的患者会特别注意时间;器质性脑部综合征及因中毒或新陈代谢改变所造成的中枢神经系统病变患者早期的症状,亦会在时间的定向力上发生紊乱。而器质性脑部综合征或精神分裂症患者也会发生对地的定向力紊乱。其他如脑部外伤、癫痫发作或似神游的记忆缺失患者,则会出现对人的定向紊乱。

11. 注意力

注意力是指在某一时间内,人的精神活动选择性的集中指向一定对象的心理过程的能力。

(1)言谈:在评估患者的注意力时,可以先让患者说一段话,由此段话可以知道患者意识的流畅性,然后再由其回答问题及遵行指示的能力可以知道患者对外界刺激的注意程度。

(2)记数:另外的测试方法就是记数,护士可以用每秒钟一个字的速度清晰的念一串数字或几句话。通常是由最短的一组开始,然后要患者立刻重复念一次或者隔 3～5 分钟再重复念一次。在正常情形下,成人可以由前面正确地重复 5～8 个字,由后面至少可以正确地重复 4～6 个字。

(3)序列 7 或序列 3:护士可以用 7 作为一个单位,让患者由 100 开始连续减 7,称为序列 7,若患者无法以 7 作为运算单位,则可以 3 作为运算单位,让患者由 100 开始连续减 3,称为序列 3。

在日常生活中,疲倦、焦虑或药物会使正常成人的注意力无法集中。在临床上,器质性脑部综合征(例如谵妄、痴呆症等)会使记数的能力降低,心智迟钝及焦虑也会使此能力降低;而这些病变再加上忧郁及顶叶病变也会造成算术运算能力降低。

12. 记忆

记忆是贮藏于脑内的信息或经验的再现功能。它包括对事物的识记、保存和回忆三个基本过程。

(1)立即记忆:评估立即记忆的方法是让患者立即或隔 3～5 分钟后重复护士所说的话,如前所述的记数即方法之一,此法亦为学习能力的评估方法。

(2)近期记忆:评估近期记忆的方法是询问患者一天之内所发生的事情,另外也可借助给予患者一些字句,由其重复的准确性而得知患者记忆的能力;但要注意患者是否有虚说(虚构故事或答案回话的现象)的倾向。临床上的老年性痴呆症、谵妄、记忆缺失综合征、焦虑、忧郁及心智迟钝均会损伤近期记忆。

(3)远期记忆:评估远期记忆的方法是让患者述说数年前发生的事情,如患者出生的地方、患者高中学校的名称等,临床上广泛性脑皮质损伤患者会使远期记忆受损,精神分裂症则使远期记忆发生功能障碍。

13. 文字及模仿

文字及模仿主要是评估患者对词汇的理解、命名、阅读、写作及模仿图片等方面的能力。

在临床上，大脑皮质病变会造成言语困难，器质性脑部病变(例如痴呆症)及心智迟钝会使文字及模仿的能力受损，顶叶损伤则会丧失模仿的能力。

14. 高级智慧功能

高级智慧功能主要是评估患者所拥有的常识、词汇、抽象的观念、分类、判断、洞察力等方面的能力。在评估时，同时要考虑患者的教育、社会文化背景以及生活经验，以便能选用适合患者程度的测试方法。

(1)常识：常识是评估智慧的最佳目标，因为只有严重的精神病变才会导致此方面的改变。护士对评估所选用的问题应该是重复的实际事件及地理知识，例如“太阳从哪边下山?”。

(2)词汇：在词汇方面的评估方法是护士以一个名词让患者解释其意义，或者该患者以这个名词造句，词汇亦是评估智慧的最佳指标，因为只有严重的精神病才会导致此方面的改变。

(3)抽象概念：抽象概念主要评估患者抽象思维的能力，通常是以两方面来评估患者：一为解释格言的能力，另一为分类能力。

(4)判断：判断是代表整个认知的过程，其中蕴含着评估、评价及做决策的行为，若一个人能够评估一个情况并且提出合理的意见，即表示此人具有良好的判断能力。如护士可以此评估患者的判断能力如果你遗失了一本图书馆的书，你怎么办?”另外由患者对事业的安排及执行对其家庭和社会所负责任的情况，亦可以间接的评估患者的判断能力。在临床上，情绪状态紊乱、器质性脑部病变、心智迟钝及精神分裂症均可导致判断能力损伤。

(5)洞察力：洞察力是指患者洞悉其问题因果关系的能力，下列问题可以协助护士了解患者洞悉其健康状况的程度，有助于评估患者的洞察力：“你为何决定来此求医?”，通常患者所具备的洞察力会影响其对专业指导及治疗的接受性，若发现患者有明显丧失洞察力的现象时，护士还要确定患者是真正的丧失还是有意掩饰。在临床上，躁狂症及妄想症会造成洞察力的丧失。

(二)心智功能障碍

在确定心智功能障碍之前，必须先进行完整的评估。通常心智功能障碍形成的原因包括心因性和器质性。要排除器质性心智功能障碍时，护士可以借助头部X线片或CT等特殊检查，而实验室检查有助于了解患者电解质不平衡、甲状腺功能异常以及血中酒精含量过高等现象，亦可作为心智功能障碍诸原因的判断标准。

在去除器质性心智功能障碍的可能性后，若患者仍有心智功能障碍的症状时，则多为心因性所造成。

(三)心智状态检查的注意事项

检查者的年龄、种族、性别、社会层次、文化背景、外观甚至体重，均会影响其在心智功能方面评估的正确性。例如：大多数成年人均曾出现过忘记自己正在烧开水、忘记自己熟识人的名字或一下子想不起来今天是几月几日。如果这些失误是发生在老年人，则会被认为是衰老或器质性心智功能障碍。又如青少年怀孕或拒绝接受治疗者，不能断然判定他们缺乏判断力，因为这些现象以其文化环境或个人情境而言可能是适宜的。当一个人在一种强迫性、限制性或分歧性的环境中成长，会出现愤怒、怀疑或忧郁的情绪，而这些行为并不能表示他是异常的。

由于在心智功能评估的过程中可能会存在客观因素所导致的偏差，故护士在发挥本身心智功能评估及技巧时，要随时注意前述可能出现的偏差，且要随时思索自己所做的判断，以便随时修正自己的判断，才能发挥评估技巧的最大功效。

（万红美）

## 第十一节　其他健康评估

### 一、体位的评估

体位是指患者身体所处的状态。体位的改变对某些疾病的诊断具有一定的意义。常见的体位有以下几种：

（一）自主体位

身体活动自如，不受限制。见于正常人、轻症和疾病早期患者。

（二）被动体位

患者不能自己调整或变换身体的位置。见于极度衰竭或意志丧失者。

（三）强迫体位

患者为减轻痛苦，被迫采取某种特殊的体位。临床上常见的强迫体位可分为以下几种。

1. 强迫仰卧位

患者仰卧，双腿蜷曲，借以减轻腹部肌肉的紧张程度。见于急性腹膜炎等。

2. 强迫俯卧位

俯卧位可减轻脊背肌肉的紧张程度。见于脊柱疾病。

3. 强迫侧卧位

有胸膜疾病的患者多采取患侧卧位，可限制患侧胸廓活动而减轻疼痛和有利于健侧代偿呼吸。见于一侧胸膜炎和大量胸腔积液的患者。

4. 强迫坐位

亦称端坐呼吸，患者坐于床沿上，以两手置于膝盖或扶持床边。该体位便于辅助呼吸肌参与呼吸运动，加大膈肌活动度，增加肺通气量，并减少回心血量和减轻心脏负担。见于心、肺功能不全者。

5. 强迫蹲位

患者在活动过程中，因呼吸困难和心悸而停止活动并采用蹲踞位或膝胸位以缓解症状。见于先天性发绀型心脏病。

6. 强迫停立位

在步行时心前区疼痛突然发作，患者常被迫立刻站住，并以右手按抚心前部位，待症状稍缓解后，才继续行走。见于心绞痛。

7. 辗转体位

患者辗转反侧，坐卧不安。见于胆石症、胆道蛔虫症、肾绞痛等。

8. 角弓反张位

患者颈及脊背肌肉强直，出现头向后仰，胸腹前凸，背过伸，躯干呈弓形。见于破伤风及小儿脑膜炎。

（四）疾病功能体位的评估

疾病功能体位是在护理过程中为了促进患者康复，减轻痛苦，帮助患者所采取的卧位。

1. 半坐卧位的功能位置评估

（1）护理目标：保持正确的半坐卧位，有利于改善呼吸，保持腹腔引流通畅，减轻手术切口疼痛及局部出血。

（2）操作重点及注意事项

1）评估患者主诉、意识及呼吸状况、腹腔引流、腹部术后伤口以及动静脉留置管等情况，评估是否需要半坐卧位。

2）评估患者配合能力、身体移动能力、局部皮肤状况、能否自动保持或采用半坐卧位，是否需要协助。

3）评估患者的半坐卧位是否准确：观察患者上半身是否处于自然状态，双膝抬高弯曲是否自然。

床头摇高 30°～60°，也可根据患者的耐受情况调整床头高度；床脚摇高，或两膝下垫小枕使半屈，防止患者重心下滑。

询问患者对半坐卧位的感受，为让患者舒适，患者头颈部下垫一软枕，缓解颈部肌肉的紧张度，减少疲劳。用小的软枕，轮换垫腰背部，间歇性改变支撑点。

4）评估患者保持半坐卧位的能力、持续时间、能否自动翻身，并设有翻身记录。

5）评估骶尾部皮肤有无潮红或破溃及肢体血液循环情况，观察呼吸、血压有无变化，有无引流管脱落、折叠、扭曲等现象。

6）评估患者半坐卧位后是否达到医疗或护理的目的。

7）告知患者/家属保持半坐卧位的目的，指导患者维持半坐卧位的方法。

8）准确记录评估结果。

2. 端坐卧位的功能位置评估

（1）护理目标：保证患者端坐卧位的正常位置，利于改善左心衰竭、心包积液、支气管哮喘患者的呼吸状况，降低不适感。

（2）操作重点及注意事项

1）评估患者主诉、临床表现、生命体征、呼吸困难等情况，评估是否需要端坐卧位。

2）评估患者的意识状态、身体移动能力及理解合作程度，评估患者能否自动保持端坐卧位，是否需要协助。

3）评估患者的端坐卧位是否准确。

4）评估患者保持端坐卧位的能力、持续时间，观察患者能否自动翻身。

5）评估患者骶尾部皮肤有无潮红或破溃，对于活动困难、处于强迫端坐卧位的患者，臀下垫水垫、软枕或气圈。

6）评估患者端坐卧位后是否达到医疗或护理的目的，病情是否改善。

7）告知患者/家属保持端坐卧位的意义，教会患者维持端坐卧位状态的方法。

8）设有翻身记录，并准确记录于护理文书中。

3. 颅脑疾病患者的功能体位评估

（1）护理目标：保证患者在相应的功能体位，有利于改善脑水肿，减轻颅内压，达到协助治疗的目的。

(2)操作重点及注意事项

1)根据患者的临床表现、生命体征、脑室引流、颅脑术后伤口及引流情况,选择相应的头部功能位置及卧位。

2)评估患者的意识状态、配合能力、身体移动能力等,评估能否自动保持相应的头部功能位置及卧位,是否需要协助。

3)告知患者/家属保持头部特殊功能位置及卧位的意义,指导患者维持头部特殊功能位置及卧位的方法。

4)评估患者头部特殊功能位置及卧位是否满足治疗、康复和护理的需要。

5)注意观察患者的呼吸、血压、脉搏、脑压监测情况,有无痰鸣音及血压下降等。留置脑室引流的患者,注意观察引流管及伤口敷料等情况,变动体位时,注意调节相应引流管的高度,防止引流过度引起低颅压。

6)评估各种卧位保持的时间,评估受压皮肤是否完好。

7)有翻身记录,并把评估结果准确记录于护理记录中。

4. 偏瘫患者功能体位评估

(1)护理目标:保证偏瘫患者正确卧位,防止肌肉挛缩,关节僵硬,保证关节的正常功能。

(2)操作重点及注意事项

1)评估患者的临床表现、生命体征、症状体征、意识状态及理解合作程度。

2)评估患者的配合能力、身体移动能力、局部皮肤情况,能否自动保持相应的功能体位,是否需要协助。

3)告知患者/家属保持各种卧姿及肢体功能位的意义,指导患者维持各种卧位及肢体功能位的方法。

4)评估患者的各种卧姿、肢体功能位置是否正确。

5)评估患者功能体位是否正确的同时,注意观察患者的呼吸、血压、脉搏、意识等情况。

6)评估患者保持卧位及肢体功能位的能力及时间,观察受压皮肤是否完好。

7)设翻身记录卡。有关情况记录于护理记录单中。

5. 骨科疾病患者功能体位评估

(1)护理目标:保持骨科疾病患者的身体及肢体的功能体位,利于关节功能恢复。

(2)操作重点及注意事项

1)根据患者的意识状态、手术方式、牵引情况、肢体受伤的程度,以及患侧肢体的末端温度、颜色、感觉、活动度等血液循环和配合程度等,决定采取相应的功能体位。

2)向患者/家属说明保持各功能体位的重要性。

3)骨科疾病功能体位以维持牵引效果、促进骨折愈合、利于关节功能康复、保护皮肤无损伤为原则。

4)评估患者各功能体位是否正确。

5)评估患者保持功能体位的能力和持续时间。

6)注意观察患者有无呼吸、血压变化,有无引流管脱落、折叠、扭曲等现象。

7)注意观察患侧肢体肢端温度、颜色、感觉、活动度等,并注意受压部位皮肤有无压红或破溃等异常情况。

8)准确记录评估结果。

## 二、面容与表情的评估

健康人表情自然、神态安怡。患病后因病痛困扰，常出现痛苦、忧虑或疲惫的面容与表情。某些疾病发展到一定程度时，尚可出现特征性的面容与表情，对疾病的诊断具有重要价值。

（一）护理目标

通过对面容与表情的评估，了解患者疾病的缓急及危重程度，为准确制订护理计划和及时实施护理措施提供依据。

（二）评估的方法

通过视诊即可确定患者的面容和表情。

（三）常见的典型面容改变

1. 急性病容

面色潮红，兴奋不安，鼻翼翕动，口唇疱疹，表情痛苦。多见于急性感染疾病，如肺炎球菌肺炎、疟疾、流行性脑脊髓膜炎等。

2. 慢性病容

面容憔悴，面色晦暗或苍白无华，目光暗淡。见于慢性消耗性疾病，如恶性肿瘤、肝硬化、严重结核病等。

3. 贫血面容

面色苍白，唇舌色淡，表情疲惫。

4. 肝病面容

面色晦暗，额部、鼻背、双颊有褐色色素沉着。

5. 肾病面容

面色苍白，双睑、颜面水肿，舌色淡，舌缘有齿痕。

6. 甲状腺功能亢进面容

面容惊愕，眼裂增宽，眼球突出，目光炯炯，兴奋不安，烦躁易怒。

7. 黏液性水肿面容

面色苍黄，颜面水肿，睑厚面宽，目光呆滞，反应迟钝，眉毛、头发稀疏，舌色淡、肥大。见于甲状腺功能减退症。

8. 二尖瓣面容

面色晦暗，双颊紫红、口唇轻度发绀。

9. 肢端肥大症面容

头颅增大，面部变长，下颌增大、向前突出，眉弓及两颧骨隆起，唇舌肥厚，耳鼻增大。

10. 伤寒面容

表情淡漠，反应迟钝，呈无欲状态。见于肠伤寒、脑脊髓膜炎、脑炎等高热衰竭患者。

11. 苦笑面容

苦笑面容是—种病态面容，表现为牙关紧闭，面肌痉挛，呈苦笑状，冻死者由于寒冷经常出现此面容，称为苦笑面容。

12. 满月面容

用糖皮质激素者。

13. 面具面容

面具样面容指面部呆板，无表情，似面具样，为面部表情肌活动受抑制所致。多见于帕金森病、脑炎、脑血管病、脑萎缩等。

14. 病危面容

又称 Hippocrates 面容。面容瘦削，面色铅灰或苍白，目光晦暗，表情淡漠，眼眶凹陷，鼻骨高耸。见于大出血、严重休克、脱水、急性腹膜炎等。

## 三、疼痛的评估

### (一)护理目标

识别疼痛的存在、疼痛的强度、对疼痛治疗和护理的效果进行评价，为疼痛控制、诊疗和护理提供可靠的依据。

### (二)疼痛程度的评估

1. 成人疼痛的评估

正确的疼痛评估对于有效降低疼痛感是一种心理上的支持和帮助。因此，护士应该指导患者正确的表达疼痛，而不是忍受疼痛。疼痛评估的工具较多，但在国内对疼痛的评估比较被动，多以执行医嘱为主要护理措施。美国丹佛大学的 Regirka Fink 认为，对急慢性疼痛不恰当的管理能显著降低患者的自我感觉，产生消极作用，而使用有效的评估工具管理疼痛可以简化疼痛管理过程。

(1)麦吉儿疼痛问卷表(MPQ)：是一种语言表述评价法，即让患者根据自己的病情从事先设计好的疼痛描述中选择，又称疼痛形容词表。此为一种多因素疼痛调查评分方法，它的设计较为精密，用 5 种语言从轻到重表达 102 种痛觉，重点观察疼痛及其性质、特点、强度及伴随状态和疼痛治疗后所经历的各种复合因素及其相互关系。

但对患者的要求较高，表中的词类比较抽象，相对复杂，有时难以理解，并且花费时间较多，所以临床应用具有一定的局限性。

(2)视觉模拟评分尺(VAS)：即一把长度为 100mm 的标尺，一端标为无痛，另一端标为极度疼痛，两端又分别用人脸图案表示两种极端的痛感以备不识字的患者使用，应用时患者在刻度上用笔标出疼痛的程度分值，医护人员根据其程度分值做出评分。临床评定以“0～2”为“优”，“3～5”为“良”，“6～8”为“可”，＞8 分为“差”。临床治疗前后使用同样的方法，即可较为客观地做出评分，并对疼痛的治疗效果进行较为客观的评价。此法简单易行，相对比较客观，而且敏感。但此量表尺度难以掌握，个体随意性较大。

(3)0～5 描述疼痛量表(VRS－5)：

0 级 无疼痛。

1 级 轻度疼痛：可忍受，能正常生活睡眠。

2 级 中度疼痛：轻度干扰睡眠，需用止痛药。

3 级 重度疼痛：干扰睡眠，需用麻醉止痛剂。

4 级 剧烈疼痛：干扰睡眠较重、伴有其他症状。

5 级 疼痛无法忍受：严重干扰睡眠，伴有其他症状或被动体位。

此方法是加拿大 Mcgill 疼痛量表的一部分，客观存在的每个分级都有对疼痛程度的描述，也容易被医务人员和患者接受。

(4)长海痛尺：长海医院根据自己的临床经验及应用体会，归纳总结出长海痛尺。制订出的长海痛尺解决了使用视觉模拟评分尺评估时的困难和随意性过大这一突出问题；解决了单用 VRS－5 评估时精度不够的问题。

(5)Prince－Henry 评分法：此方法主要用于胸腹部大手术后的患者和气管切开插管不能讲话者，术前训练患者用手势表达疼痛的程度，从 0～4 分，分为 5 级，评分方法如下：

0 分：咳嗽时无疼痛。

1 分：咳嗽时才有疼痛发生。

2 分：深度呼吸时即有疼痛发生，安静时无疼痛。

3 分：静息状态下即有疼痛，但较轻，可以忍受。

4 分：静息状态即有剧烈疼痛，难以忍受。

此方法简便可靠，易于临床应用。

(6)0～100 评分量表(NRS101)：

此方法 0 为无痛，100 为最痛。本量表对疼痛的表述更加精确，主要用于临床科研和镇痛药研究领域。

(7)不同程度疼痛的面部表情

面容 0：表示面带笑容全无疼痛。

面容 1：极轻微疼痛。

面容 2：疼痛稍明显。

面容 3：疼痛显著。

面容 4：重度疼痛。

面容 5：最剧烈疼痛。

(8)Johnson 二成分量表：此种量表将人对疼痛的感受分成两部分，感觉辨别成分和反应成分。感觉辨别成分是指生理上的感觉以及疼痛的程度，为疼痛的“生理感觉”；反应成分是指由这种疼痛的感觉所带来的痛苦，即疼痛给你带来了多大的困扰。

(9)神经选择性电流知觉阈值测量法：此法是自动定量电生理学诊断法的电流知觉阈值及疼痛耐受阈值评价法，是检测感觉神经功能的新方法，近年备受重视。对皮肤的厚度、温度、水肿几乎没有影响，有高度再现性。

2. 早产儿和新生儿的疼痛评估

研究证实，新生儿和足月儿在出生后即具有感受疼痛的能力。新生儿个体在疼痛时会表现出一些行为，包括哭、呻吟、肢体活动及行为改变，如睡眠和食欲。

国外对新生儿的疼痛倍加关注，患者的年龄影响护士的疼痛管理。新生儿及认知障碍儿童不能进行疼痛的自我描述，疼痛只能通过行为和生理指标的改变来实现。目前广泛认同的是哭声和面部表情的改变，将两者结合对新生儿的疼痛进行评估，较为有效可靠。徐东娟等报道的国外评估工具有早产儿疼痛评分(PIPP)、新生儿疼痛评分(NIPS)、新生儿面部编码系统(NFCS)，认为 NFCS 在对于早产儿评估时较好。根据改良的 FLACC 显示改良后的 FLACC 新生儿疼痛评估工具效果优。

3. 儿童的疼痛评估

对于儿童可采用面部表情分级评分(FRS)，使用从快乐到悲伤及哭泣的 6 个不同表现的面容，简单易懂。但是对于不能准确表达疼痛的 3～6 岁的儿童，除了选择使用以上介绍的方法外，还应选择直观准确的评估方法，以便快捷得出结论。指距评分法(FSS)用于能理解多和少概念的儿童，易学，易懂，易教。张菊英等认为五指法更适合于5岁左右的儿童进行疼痛的描述，即伸出手掌，大拇指代表剧痛，小拇指代表不痛，示指代表重度痛，中指代表中度痛，无名指代表轻度痛。临床儿童患者在疼痛状态下很难耐心听取护士的详细解释，而儿童的感性认识的启蒙教育从手指开始，他们对五指熟悉易于接受。

(三)操作重点及注意事项

(1)确定评估时机：发生疼痛随时评估，镇痛措施后评估，疼痛过程中至少每30分钟评估一次。

(2)听取患者的主诉及对疼痛的自我描述。评估患者疼痛的部位、持续时间、疼痛程度及疼痛性质，是否曾使用止痛药，了解用药后的效果。

(3)观察患者疼痛的伴随症状和体征，是否有血压升高、心率加快、呼吸浅快、伴有出汗。观察患者疼痛时有无面色苍白、恶心、呕吐、被动或强迫体位、失眠等。

(4)结合患者的疼痛情况选择合适的疼痛评估方法与工具。

(5)与医师讨论选择合适的疼痛评估工具与镇痛方法。

(6)与患者共同制订舒适的目标，即以疼痛分级管理为基础，确保患者达到疼痛的控制和基本的生理活动需要。慢性疼痛或癌痛，镇痛的效果不是无痛，而是降低疼痛强度。

(7)镇痛后，使用疼痛控制效果评价法重新评估。

(8)记录疼痛评估的分级、使用何种疼痛评估工具、镇痛措施及效果，应继续观察的指标。

## 四、感官能力的评估

(一)视觉功能的评估

1. 护理目标

正确评估患者的视觉功能，保障患者的安全。

2. 操作重点及注意事项

(1)评估对象及时机：一般患者入院时评估，老年患者重点评估。

(2)观察患者有无佩戴眼镜，询问患者是否有近视、远视、散光、复视等，并了解其程度。

(3)通过色盲表的检查评估患者的色觉情况，观察有无色弱、色盲以及视野缺损，必要时做视功能专科检查。

(4)检查眼部有无充血、出血和眼部分泌物、眼睑肿胀等。

(5)询问患者眼部有无感觉异常，如眼痛、眼胀、痒、异物感、畏光、流泪和视力模糊，以及视力下降情况。

(6)评估患者是否存在幻觉。若发现患者存在幻觉，认真听取患者主诉，做好安全护理。

(7)询问患者目前的视力有无影响正常的生活，是否需要帮助。

(8)对视力功能障碍影响生活的患者，做好安全护理。

(9)对使用特殊药物的患者要注意观察色觉的异常变化。

(10)在评估表和护理记录单上记录患者的初步视觉功能情况。

(二)听觉功能评估

1. 护理目标

正确评估患者的听觉功能情况，保障患者的安全与保证有效的沟通。

2. 操作重点及注意事项

(1)评估对象及时机：一般患者入院时评估，老年患者重点评估。耳部疾患、耳部术后患者，住院期间每天评估一次；听神经瘤术前术后评估。

(2)询问患者有无听力下降，有无使用助听设备；有无耳鸣、耳聋。

(3)有听力减退者，需进行听力检查。沟通时操学者提高音量、靠近耳边，必要时使用肢体语言或书面沟通。

(4)观察患者外耳有无畸形，外耳道有无异物、流脓、分泌物，有无损伤。

(5)评估患者是否存在幻听。若发现患者存在幻听，认真听取患者主诉，做好安全护理。

(6)对听力障碍影响生活的患者，做好安全护理。

(7)在评估表和护理记录单上记录患者的初步听觉功能情况。

## 五、心理、社会问题评估

### (一)认知能力评估

1. 护理目标

了解患者的认知水平，为制订个体化护理措施提供依据。

2. 操作重点及注意事项

(1)评估对象及时机：老年人、脑发育不全、老年性痴呆、严重脑外伤后遗症、脑血管意外后遗症、脑复苏后遗症等患者需在入院时和康复训练前后进行认知能力评估。

(2)告知患者/家属认知能力评估的目的和意义以及配合方法。

(3)认知能力的评估包括对意识状态、视觉功能、听觉功能和定向力的评估。

意识状态的评估、视觉功能的评估、听觉功能的评估见本章有关节。

(4)定向力的评估主要通过一些简单的询问了解患者对于时间、地点、空间、人物的定向能力。

时间定向力：询问“现在是几点钟？今天是星期几？今年是哪一年？”。

地点定向力：询问“你现在住在什么地方？”。

空间定向力：询问“床旁桌在床的左边还是右边？呼叫器在哪儿？”。

人物定向力：询问“你叫什么名字？你知道我是谁？”。

失去定向力的人不能将自己与时间、地点联系起来，所以不能正确回答提问。一般首先丧失的是时间，然后是地点、空间，再是人物。

(5)认知能力受患者的教育水平、生活经历、文化背景、年龄、情绪、智力、社会经济状况等的影响；此外疾病、药物作用、酗酒、吸毒等可导致认知功能的暂时或永久改变，评估患者认知功能时应综合考虑以上因素的影响。

(6)在入院评估表上或护理记录单上准确记录评估结果。

### (二)情绪的评估

1. 护理目标

评估患者的情绪，消除其心理障碍，减少负性心理情绪对健康的影响。

2. 操作重点及注意事项

(1)掌握评估对象及时机。对怀孕、分娩、产后等特殊生理期，慢性病急性发作，代谢障碍，器官衰竭等患者，要加强情绪监测。

(2)情绪的评估方法主要包括交谈法、观察与测量法以及量表评定法。

交谈法：可通过与患者交谈，如“最近有什么事使你感到高兴、忧虑或沮丧。这样的情绪存在多久了？”。

观察与测量法：观察有无面色苍白、呼吸和心率加速、血压升高、出冷汗、食欲减退、体重下降等表现，评估患者情绪状况。

量表评定法：常用的量表包括汉密顿焦虑量表、ZUNG焦虑自评量表(SAS)、汉密顿抑郁量表、ZUNG抑郁自评量表(SDS)等。

(3)评估患者的情绪时，应以目前的状态为重点，可与身体评估同时进行。

(4)评估患者的情绪时，应同时收集患者的主、客观资料并进行比较。

(5)对于抑郁患者要注意自杀倾向。

(6)避免操学者的态度、观念、偏见等对评估结果的影响。

(7)在入院评估表上或护理记录单上准确记录评估结果。尽量用描述性的语言记录患者的主观资料。

### (三)家庭与居住环境评估

1. 护理目标

评估患者的家庭和居住环境，找出影响患者健康的家庭与居住环境因素，制订有针对性的护理措施。

2. 操作重点及注意事项

(1)告知患者/家属家庭与居住环境评估的目的和意义，以及配合方法。

(2)询问家庭成员基本资料，包括家庭成员的姓名、性别、年龄、教育、职业、健康史，尤其是家族遗传病史等。可通过交谈或阅读有关健康记录获取资料。

(3)询问患者家庭的人口组成和家庭居住模式，如大家庭居住、小家庭居住或独居。有无照顾成员。

(4)询问家里的决策过程，如：家里大事小事通常由谁做主？家里有麻烦时，通常由谁提出意见或解决方法？

(5)询问家庭成员所承担的正式角色与非正式角色，了解各成员的角色行为是否符合家庭的角色期待，是否存在角色适应不良。

(6)通过询问“你的家庭和睦、快乐吗？大家有想法或要求时是否直截了当地提出来？听者是否认真”，了解患者家庭内部沟通过程是否良好。

(7)通过询问家庭最主要的日常生活规范，评估患者家庭价值观。如询问：是否将成员的健康看作头等大事，如何看待吸烟、酗酒等不良生活行为。是否倡导成员间相互支持、关爱等。

(8)通过询问确定患者的家庭生活周期以及家庭任务完成情况。如询问：“能不能告诉我你结婚多长时间了？你们有孩子吗？最大的孩子多大？”。

(9)评估患者的居住环境。如家庭环境整洁度，取暖方式、通风、供水、噪声情况，是否存在安全隐患，如不安全的家具，洗手间、厕所是否防滑。

(10)了解家庭压力情况，近期有无引起家庭压力的主要事情发生，如失业、搬迁、破产；离婚、分居、丧偶；初为人夫/妻、人父/母，收养子女，退休；酗酒、赌博、吸毒；家庭成员生病、残障、性无能等。

(11)评估患者经济来源及家庭经济来源,经济状况,是否有失业、待业人员,医疗费用支付方式。

(12)在入院评估表上或护理记录单上准确记录评估结果。

## 六、安全评估

### (一)烫伤的预防

1. 护理目标

确保患者住院期间进行与热相关的治疗安全和生活安全。

2. 操作重点及注意事项

(1)评估患者的年龄、意识、自理能力、肌力、皮肤黏膜情况、有无感觉迟钝和障碍以及患者的用药情况。对于婴幼儿、高龄老人、意识/精神障碍、视力障碍、皮肤感觉障碍等患者,应特别注意防止烫伤。

(2)提供安全的病区环境和器具。热水瓶及热水开关标记应醒目,并有明确的预防烫伤指引,教会患者/家属使用调节的方法。准备沐浴时,先放凉水再以热水调至合适水温(38～45℃)。使用热水袋前,应检查热水袋有无漏水,水温是否适宜,热水袋切勿直接接触患者皮肤。

(3)协助患者进食/管饲、人工喂养新生儿或婴儿时,应先调试食物温度(以前臂掌侧试温)。

(4)早产儿、低体重儿使用温箱时,要定期检查温度计的准确性,温箱温度应保持32～34℃。

(5)进行热疗前检查热疗设备的性能与工作状态。

### (二)走失的预防

1. 护理目标

提高患者身份识别的有效性和准确性,及时识别具有现存或潜在走失危险的患者,采取有效措施。

2. 操作重点及注意事项

(1)评估患者意识、精神状态。发现患者有现存/潜在走失危险时,应及时与经治医师、护士、保安等相关人员取得联系,并加强看护;必要时报告病区护士长。

(2)告知患者/家属,患者现存或潜在的走失危险。

(3)加强对走失高危人群的识别。可在床旁设立醒目标志,为患者佩戴特殊颜色的腕带和防走失袖带,穿防走失病员衣服等。

(4)加强巡视与报告。各班护士应定期巡视病房,发现患者不在病房时,应及时追问去向,必要时按规定逐级上报。

(5)做好患者外出检查、治疗的交接班,记录患者出入科时间、去向、陪送人员姓名。

### (三)自杀的预防

1. 护理目标

有效识别患者的自杀倾向,将伤害降低到最低限度。

2. 操作重点及注意事项

(1)评估患者的年龄、意识、活动能力、心理社会状况、家庭社会支持等。及时识别自杀高危人群,包括:忧郁症、精神障碍等患者。

(2)与患者进行有效的沟通,了解其性格特征和心理状态。

(3)动态观察患者心理变化。对于病情重、起病急、年轻患不治之症、治疗效果不佳者,护士应给予特别关注,必要时请心理咨询师进行劝导。

(4)提供保护性环境。告知患者/家属不携带利器、绳索等到病房。不遗留任何医疗利器在病房,一旦发现及时收回。

(5)加强对自杀高危人群的护理。麻醉、精神类药物,应确保患者服药到口。

(四)跌倒和坠床的预防

1. 护理目标

提供安全性环境,采取有效措施,降低跌倒和坠床的风险。

2. 操作重点及注意事项

(1)评估患者年龄、意识、生活自理能力及肌力,评估病区环境和家庭、社会支持等情况。了解患者的治疗和用药。

具有跌倒和坠床危险的患者包括:

1)肢体无力、行动不便者。

2)步态不稳者。

3)身体虚弱、头晕、眩晕、贫血、血压不稳者。

4)意识/精神障碍者。

5)精神状态差、注意力无法集中、失眠者。

6)使用毒性、麻醉、精神类药物者。

7)婴幼儿、高龄、视力不佳者等。

(2)告知患者/家属评估结果,拟采取的措施以及配合要点。

(3)提供安全的环境。保持病区(室)过道通畅、地面无水渍,拖地时设置“小心地滑”提示。浴室地面铺防滑垫,在病区通道、浴室及厕所安装扶手、座椅和座厕。每日对平车、轮椅、床栏、病床的安全性能进行检查,保持其功能状态完好。尽量将床的高度设置为最低位,并固定病床脚轮的刹车。

(4)制订有效的防御措施。

(5)加强重点患者的巡视与照顾。

(6)记录患者跌倒与坠床危险评估结果,采取的护理措施及效果。具体见表4-7。

表4-7 跌倒风险评估表

| 项目 | 是 | 评分 |
|---|---|---|
| 患者因素 | | |
| 1. 摔倒史 | 15 | |
| 2. 意识不清 | 5 | |
| 3. 年龄≥65岁 | 5 | |
| 4. 判断能力障碍 | 5 | |

续表

| 项目 | 是 | 评分 |
| --- | --- | --- |
| 5. 感觉障碍(听力障碍、视力障碍、神经系统疾病) | 5 | |
| 6. 独立行走能力障碍 | 5 | |
| 7. 合作能力降低 | 5 | |
| 8. 焦虑或情绪不稳定 | 5 | |
| 9. 排泄改变(大小便失禁、尿或便急) | 5 | |
| 10. 心血管系统或呼吸系统疾病影响血液灌注及氧合 | 5 | |
| 11. 使用影响意识及血压的药物 | 5 | |
| 12. 直立性低血压伴头晕 | 5 | |
| 环境因素 | | |
| 1. 入院或进入新环境的第一周 | 5 | |
| 2. 携带治疗管道与设备(输液管\胸管\氧气管\引流等管道) | 5 | |

注:得分 15 分或以上为高风险

(李艳)

# 第五章 饮食与营养

## 第一节 医院饮食

饮食是维持机体正常生长发育和各种生理功能、促进组织修复、提高机体免疫力等生命活动的基本条件。科学合理的饮食调配不仅能够满足正常人体生理需求，维持生命与健康的需要，而且也有利于患者临床诊疗和康复，对疾病的预防和治疗起着重要作用。作为护士应该掌握与患者有关的饮食与营养方面的知识，对患者的饮食与营养能进行全面评估、判断，制订并实施正确的饮食护理计划，以促进患者的早日康复。

由于患者营养状况和疾病不同，所需的营养素也有差别，所以为适应不同患者和病情的需要，可以将医院的饮食分为基本饮食、治疗饮食及试验饮食三类。

### 一、基本饮食

基本饮食是其他饮食的基础，适用范围广，它包括普通饮食、软质饮食、半流质饮食及流质饮食四种（表5－1）。基本饮食是医院中一切膳食的基本烹调形式，其他各种膳食均由此四种基本饮食变化而来。

**表5－1 医院基本饮食**

| 饮食种类 | 适用范围 | 饮食原则 | 用 法 | 可选食物 |
|---|---|---|---|---|
| 普通饮食 | 消化功能正常；无饮食限制；体温正常；病情较轻或恢复期患者 | 营养平衡；美观可口；易消化，无刺激性的一般食物；与健康人相似 | 每日3餐，各餐按比例分配，每日总热量应达到2200～2600kcal，蛋白质70～90g | 一般食物都可采用 |
| 软质饮食 | 消化功能差；咀嚼不便者；低热；消化道术后恢复期的患者 | 营养平衡；易消化、易咀嚼；食物碎、烂、软；少油炸、少油腻、少纤维及强烈刺激性调料 | 每日进餐3～4次，每日总热量应达2200～2400kcal，蛋白质60～80g | 软饭、面条、切碎煮熟的菜、肉等 |
| 半流质饮食 | 口腔及消化道疾病；中等发热；体弱；手术后患者 | 食物呈半流质；无刺激性；易咀嚼、吞咽和消化；纤维少，营养丰富；胃肠功能紊乱者禁用含纤维素或易引起胀气的食物；痢疾患者禁用牛奶、豆浆及过甜食物 | 每日进餐5～6次，每日总热量应达1500～2000kcal，蛋白质50～70g | 肉泥、肉末、粥、面条、羹等 |
| 流质饮食 | 口腔疾病、各种大手术后；急性消化道疾病；高热；病情危重、全身衰竭患者 | 食物呈液体状，易吞咽、易消化，无刺激性；所含营养素不足，只能短暂使用；通常辅以肠外营养以补充热能和营养 | 每日进餐6～7次，每日总热量应达836～1195kcal，蛋白质40～50g | 乳类、豆浆、米汤、稀藕粉、菜汁、果汁等 |

## 二、治疗饮食

治疗饮食是指根据疾病治疗的需要，在基本饮食基础上适当调整总能量和某种营养素，从而达到辅助治疗的目的，促进患者的康复（表5—2）。

**表5—2 治疗饮食**

| 饮食种类 | 适用范围 | 饮食原则及用法 |
|---|---|---|
| 高热量饮食 | 用于热能消耗较高的患者，如甲状腺功能亢进症、结核病、大面积烧伤、高热、体重不足及产妇等 | 基本饮食的基础上加餐2次，可进食牛奶、豆浆、鸡蛋、藕粉、蛋糕、巧克力及甜食等，总热量为3000kcal/d |
| 高蛋白饮食 | 高代谢性疾病，如结核病、严重贫血、恶性肿瘤、烧伤、肾病综合征、大手术后、孕妇、乳母；低蛋白患者等 | 基本饮食的基础上增加富含蛋白质的食物，尤其是优质蛋白。供给量为1.5～20g/(d·kg)，总量不超过120g/d。总热量为2500～3000kcal/d |
| 低蛋白饮食 | 用于限制蛋白质摄入的患者，如肝性脑病、急性肾炎、尿毒症等 | 应多补充蔬菜和含糖量高的食物，以维持正常热景。成人饮食中蛋白质含量不超过40g/d，视病情可减至20～30g/d。肾功能不全者应摄入动物蛋白，忌用豆制品；肝性脑病者应以植物蛋为主 |
| 低脂饮食 | 用于肝胆胰疾病、冠心病、高脂血症、动脉硬化、肥胖症及腹泻等患者 | 饮食清淡、少油，禁用肥肉、蛋黄、动物脑等：高脂血症及动脉硬化患者不必限制植物油（椰子油除外）：脂肪含量少于50g/d，肝胆胰疾病患者少于40g/d，尤其应限制动物脂肪的摄入 |
| 低胆固醇饮食 | 用于高胆固醇血症、高脂血症、动脉硬化、高血压、冠心病等患者 | 胆固醇摄入量少于300mg/d，禁用或者少用含胆固醇高的食物，如动物内脏、脑、鱼子、蛋黄、月巴肉、动物油等 |
| 低盐饮食 | 用于急慢性肾炎、心脏病、肝硬化腹腔积液、重度高血压但水肿较轻者 | 每日食盐量少于2g，不包括食物内自然存在的氯化钠。禁用腌制食品，如咸菜、皮蛋、火腿、香肠等 |
| 无盐低钠饮食 | 适用范围同低盐饮食，但一般用于水肿较重者 | 无盐饮食除食物内自然含钠量外，不放食盐烹调，饮食中含钠量少于0.5g/d低钠饮食需控制摄入食品中自然存在的含钠量，二者均禁食腌制食品、含钠食物和药物，如油条、挂面、碳酸氢钠药物等 |
| 高纤维素饮食 | 用于便秘、肥胖症、高脂血症、糖尿病等患者 | 食物中应多含食物纤维，如韭菜、芹菜、卷心菜、粗粮、豆类、竹笋等 |
| 少渣饮食 | 用于伤寒、痢疾、腹泻、肠炎、食管胃底静脉曲张、咽喉部及消化道手术的患者 | 饮食中应少含食物纤维，不用强刺激性调味品及坚硬、带碎骨的食物：肠道疾病者少用油脂 |

## 三、试验饮食

试验饮食亦称诊断饮食，是指在特定时间内，通过对饮食内容的调整，以协助疾病的诊断和提高实验检查结果正确性的一种饮食（表5—3）。

表 5−3　试验饮食

| 饮食种类 | 适用范围 | 饮食原则及用法 |
|---|---|---|
| 隐血试验饮食 | 用于大便隐血试验的准备，以协助诊断有无消化道出血 | 试验前 3 天起禁止食用易造成隐血试验假阳性结果的食物，如肉类、肝类、动物血、含铁丰富的食物或药物、绿色蔬菜等；可进食牛奶、豆制品、土豆、白菜、米饭、面条、馒头等；第 4 天开始留取粪便作隐血试验 |
| 肌酐试验饮食 | 用于协助检查、测定肾小球的滤过功能 | 试验期为 3 天，试验期间禁食肉类、禽类、鱼类，忌饮茶和咖啡，全日主食在 300g 以内，限制蛋白质的摄入（蛋白质的供给量＜40g/d），以排除外源性肌酐的影响；蔬菜、水果、植物油不限，热量不足可添加藕粉或含糖的点心等；第 3 天测尿肌酐清除率及血肌酐含量 |
| 尿浓缩功能试验饮食（干饮食） | 用于检查肾小管的浓缩功能 | 试验期 1 天，控制全天饮食中的水分，总量 500～600mL。可进食含水分少的食物，如米饭、馒头、面包、炒鸡蛋、土豆、豆腐干等，烹调时尽量不加水或少加水；避免食用过甜、过咸或含水量高的食物蛋白质供给量为 1g/(kg·d) |
| 甲状腺$^{131}$I 试验饮食 | 用于协助测定甲状腺功能 | 试验期为 2 周，试验期间禁用含碘食物，如海带、海蜇、紫菜、海参、虾、鱼、加碘食盐等；禁用碘做局部消毒。2 周后作$^{131}$I 功能测定 |
| 胆囊造影试验饮食 | 用于需行造影检查有无胆囊、胆管、肝胆管疾病，有无结石、慢性炎症及其他疾病患者 | 造影前一天中餐进高脂肪、高蛋白饮食，使胆汁排空。通常脂肪量不低于 50g，临床上常用 50g 左右的油煎荷包蛋 2 个；造影前一晚，进无脂肪、低蛋白、高碳水化合物食物，目的是减少胆汁分泌。可选用粥、藕粉、面包、馒头、果酱、果汁等。晚餐后口服造影剂，禁食禁烟；造影当日禁早餐，第一次拍片后，观察胆囊的显影情况。如果显影良好，可让患者进食上述的高脂肪、高蛋白饮食（如油煎荷包蛋 2 个或奶油巧克力 40～50g），30 分钟后进行第二次拍片观察胆囊的收缩情况 |

（姜秀贞）

## 第二节　饮食护理

食物中含有被人体消化、吸收和利用的营养成分并有一定生理功能者称为营养素。人体需要的营养素有蛋白质、脂肪、碳水化合物、矿物质、维生素和水、膳食纤维七大类。其中蛋白质、脂肪、碳水化合物这三大营养素称为产热营养素。按照中国营养学会推荐的标准，我国成年男子每日的热能供给量为 10.0～17.5MJ，成年女子为 9.2～14.2MJ。

科学的饮食和营养与人的健康关系非常密切，合理调配饮食不但能预防疾病，提高人的生存质量，而且可以治疗某些疾病。例如对于糖尿病患者，饮食治疗就是重要的治疗手段之一。一些试验饮食可以起到辅助临床诊断的作用。因此营养对维持人的健康与治疗疾病起着重要的作用。

营养状况评估是护理评估的重要部分，如何了解一个人是否营养过剩或营养缺乏，要根据其饮食、营养状况多方面评估，才能正确评价。

## 一、营养状况的评估

(一)影响饮食和营养的因素

1. 生理因素

(1)年龄：年龄可影响个人对食物的喜好，还可影响每日所需的食物量和特殊营养素的需要。例如婴幼儿、青少年生长发育快，需要摄入足够蛋白质、各种维生素和微量元素。老年人由于新陈代谢缓慢，对热能的需要量减少，但对钙的需求却增加。

(2)身高和体重：一般情况下，体格健壮、高大的人对营养需要量较高。

(3)活动量：日常活动量大的人所需的能量及营养素一般高于活动量小的人。

(4)特殊生理状况：妊娠及哺乳期妇女营养需要量明显增加，并可有饮食习惯的改变。

2. 心理及其相关因素

(1)食欲：指个体想要并期待进食的一种心理反应。当食欲获得满足时，人体会产生愉快、满足的体验。影响食欲的因素很多，其中饥饿感是一个最基本的因素。食欲和饥饿感不同，食欲是一种想要进食的生理需求，饥饿感是身体对食物的需要所激发的一种生理反应，饥饿感可激起食欲，但有时在摄取足够的食物后仍可有食欲。

(2)感官因素：各种感观因素(包括视、听、味、嗅等)均可影响机体的饮食和营养需要。如食物的感观性质，包括食物的形状、软硬度、新鲜程度、冷热度、生熟、色、香、味等，均可影响机体对食物的选择。

(3)认知因素：个体对食物的理解、认识和分析以及具备的饮食、营养知识是影响饮食、营养需要的高级活动过程。

(4)情绪因素：不良的情绪状态(如焦虑、抑郁、痛苦与悲哀等)会使机体的食欲减退，进食量减少甚至厌食，愉快、轻松的心理状态则会促进食欲，但激情状态如过于兴奋、激动也会抑制食欲。

(5)个人喜好：个人对食物的喜好各有不同，它受味觉、对味道的偏爱、家庭文化背景、宗教传统等因素的影响。

3. 病理因素

(1)疾病影响：疾病可改变机体对饮食和营养的需要，主要表现为对能量和营养素的需要发生改变，摄取、消化、吸收、排泄障碍，进食型态异常等。

(2)食物过敏或不耐受：食物过敏常与免疫因素有关，一般是指在体外异种抗原的作用下所出现的异常组织反应。如有些患者空肠乳糖酶缺乏，引起机体对乳及乳制品不耐受，一旦食用可发生腹泻及酸性便等症状。

4. 环境因素

(1)自然环境：不同的地域和气候环境等都会影响人们对食物的选择，并可由此形成特定的饮食文化。

(2)社会环境：食物常常成为许多社交活动的辅佐物。

(3)进餐环境：进餐环境整洁、空气新鲜、无不良刺激、餐具洁净等均可促进食欲。

5. 社会文化因素

(1)饮食习惯：指个体或群体在一定生活环境中逐渐形成的、自己特定的选择食物和餐具、进餐时间和方式等的习惯。饮食习惯受文化背景、宗教信仰、地理位置、长期生活方式的影响。有些不良饮食习惯会导致疾病的发生，如有的地区人喜食腌制、烟熏食物会引起消化道肿瘤发病率的增加。

(2)经济状况：经济状况的好坏直接影响人们对食物的购买力和饮食习惯。经济状况差的，不能满足人对饮食营养的需要，严重者还会发生营养不良等问题；而经济状况好的，有可能发生营养过剩或营养不平衡。

(3)生活方式：影响着人们的饮食、营养需要和习惯。

(4)宗教信仰：不同宗教信仰的人对食物的种类、制作及进食的时间、方式等有特殊的要求。

6. 药物和饮酒

长期应用药物或饮酒，对食欲和摄食有很大影响；如大量饮酒可使食欲减退，导致营养不良。药物对饮食的影响是多方面的。有的药物可以增进食欲，如盐酸赛庚啶、胰岛素、类固醇类药物等；有的药物可以降低食欲，如甲硝唑、非甾体类抗炎药等；有的药物可以影响营养的吸收，如苯妥英钠可干扰维生素D的吸收和代谢。

(二)营养评估方法

营养评估的目的是确定患者是否有现存或潜在的营养问题。

1. 饮食营养评估

评估内容主要包括：

(1)年龄、性别及活动水平。

(2)用餐情况。

(3)食物的种类及摄入量、补品的种类及摄入量。

(4)对食物的特殊喜好、饮酒嗜好、偏食及食物过敏情况。

(5)食欲及体重变化。

(6)影响进食的因素。

(7)影响食物选择的文化与宗教信仰。

(8)经济状况。

(9)体格检查除可发现明显的体重变化之外，还可发现营养不足或过剩。

2. 人体测量

测量的内容主要包括身高、体重、皮褶厚度、围度(包括上臂围、胸围、腰围和臀围等)和握力等。

(1)体重测算。

1)标准体重(IBW)的计算公式：

男性标准体重＝身高(cm)－105

女性标准体重＝身高(cm)105－2.5

2)计算体重增加与减少的百分比：

$$体重增加与减少的百分比=\frac{标准体重-当前体重}{标准体重}\times 100\%$$

正常体重的范围是：标准体重±10%(标准体重)。增加0%～20%为过重；超过20%为肥胖；减少10%～20%为消瘦；低于20%为明显消瘦。

3)体质指数(BMI):又称体重指数,是用体重千克数除以身高平方得出的数值,是目前国际上常用的衡量人体胖瘦程度以及是否健康的一个标准。

(2)皮褶厚度:标准为男 12.5mm,女 16.5mm。

## 二、患者的饮食护理

### (一)帮助患者建立良好的饮食习惯

(1)做好健康教育。

(2)帮助患者改变不适宜的饮食习惯。

(3)为患者制订合理的饮食指导模式,使之逐步接受。

### (二)患者进食前的护理

1. 环境的准备

(1)去除不良气味及不良视觉影响。

(2)暂停非紧急的治疗、检查和护理。

(3)如有病危或呻吟的患者,可用隔帘或屏风遮蔽。

(4)如有条件可安排患者在病室餐厅共同进餐,以增加轻松、愉快的气氛。

2. 患者的准备

(1)解除那些易造成患者食欲减退的症状,如疼痛;减轻焦虑、抑郁等不良情绪。

(2)确定患者是否需要大小便,需要时,协助其去卫生间或提供便器。

(3)协助患者洗手、漱口,必要时进行口腔护理。

(4)协助患者采取舒适的进餐姿势,不便下床者,可安排坐位或半坐卧位,放置床上桌。

(5)取得患者同意,将治疗巾或餐巾围于患者胸前,以保护衣服和被服的清洁。

3. 护士的准备

(1)洗净双手,修剪指甲,衣帽整洁。

(2)核对患者及饮食单,根据饮食单上不同的饮食种类,协助配餐员分发饮食。

(3)掌握好当天当餐的特殊饮食要求,并仔细核对,防止差错。

### (三)患者进食时的护理

(1)核对患者及饮食单,并检查患者的饮食类型,避免发错饮食。

(2)督促和协助配餐员及时将热饮、热菜分发给每位患者。

(3)鼓励患者自行进食,并协助将餐具、食物放到易取处。对于特殊患者,根据情况提供协助:

1)进流质饮食者,可用吸管吸吮。

2)不能自行进食者给予喂食。

3)对双目失明者或双眼被遮盖者,除遵守上述饮食要求外,应告诉患者饮食内容,以增加患者的进食兴趣。

若患者要求自己进食,可按时钟平面图放置食物,并告知方向、食物名称,利于患者按顺序摄取,如 6 点钟放饭,12 点钟放汤,3 点钟及 9 点钟放菜等。

(4)巡视病房,观察患者进食情况,鼓励患者进食。

(5)及时处理患者进食过程中发生的特殊问题,如恶心、呕吐、呛咳和噎食。

### (四)患者进食后的护理

(1)进餐结束后,督促和协助患者洗手、漱口或做口腔护理。

(2)及时收回餐具,整理床单位。

(3)评价患者进食内容和进食量是否达到营养要求。

(4)对于未进食患者,应了解原因,并通知其责任护士以便于改变饮食或采取其他的护理措施。

(姜秀贞)

## 第三节　特殊饮食护理

对于不能正常摄食的患者,可以采取特殊方式进行营养支持,包括肠内营养和肠外营养等,以提高危重患者的救治成功率。

肠内营养(EN)是指经胃肠道提供人体所需营养素的方法。

肠外营养(PN)是指经静脉途径提供人体所需营养素的方法。可将肠外营养分为完全肠外营养(TPN)和部分肠外营养。根据置管方式,又可分为中心静脉营养和周围静脉营养。

### 一、管饲饮食

管饲饮食是指通过导管(包括鼻胃管、鼻肠管或造口导管)将营养制剂、水分及药物灌入胃肠道内,是一种既安全又经济的营养支持方法。根据导管插入的途径不同可分为口胃管(导管由口插入胃内)、鼻胃管(导管由鼻腔插入胃内)、鼻肠管(导管由鼻腔插入小肠内)。

鼻饲术是将导管经鼻腔插入胃肠道内,从管内输入流质食物、水和药物,以维持患者营养和治疗需要的技术。

#### (一)目的

对于不能自行经口进食的患者以鼻胃管供给多种营养,以满足患者对营养和治疗的需要。例如:昏迷患者;口腔疾病或口腔手术后患者,上消化道肿瘤引起吞咽困难患者;不能张口的患者,如破伤风等;其他患者,如早产儿、病情危重者、拒绝进食者等。

#### (二)评估

(1)患者的意识、病情和治疗情况。

(2)患者的心理状态与合作程度,是否愿意配合,有无鼻饲的经历。

(3)患者鼻腔黏膜有无炎症、肿胀、鼻息肉及鼻中隔偏曲。

#### (三)计划

1. 患者准备

了解鼻饲的相关知识,包括插管目的、操作中的配合方法及注意事项等;有活动义齿和佩戴眼镜者应取下,妥善保管。

2. 护士准备

护士着装整齐,洗手,修剪指甲,戴口罩。

3. 用物准备

(1)治疗车上层放治疗盘。治疗盘内备:治疗碗、胃管、镊子1把、血管钳1把、压舌板、50mL注射器、治疗巾、液体石蜡、纱布、棉签、胶布、橡皮圈、安全别针、听诊器、手电筒/弯盘、流质饮食(38℃～40℃)、温开水、治疗卡、快速手消毒液。

(2)拔管时治疗盘内放治疗碗、纱布、松节油、乙醇、弯盘、治疗巾、漱口杯(内盛温开水)、薄膜手套。

(3)治疗车下层：水桶、生活垃圾桶、医用垃圾桶。

4. 环境准备

病室整洁、安静、无异味、光线适宜，无流动探视人员。

(四)实施

见表5—4。

表5—4 鼻饲术

| 操作流程 | 流程说明 | 操作要点 |
| --- | --- | --- |
| 1. 核对解释 | 护士携用物至患者床旁，核对并解释操作的目的和配合要点 | ·通过核对解释，减轻患者的紧张心理，进行良好的配合 |
| 2. 安置体位 | 有义齿的患者取下义齿，根据患者病情，帮助患者取坐位、半坐位或仰卧位；昏迷患者头向后仰 | ·有利于减轻患者咽反射，有利于胃管插入，防止呕吐物或异物导致误吸 |
| 3. 保护床单位 | 铺治疗巾于患者颌下，弯盘置于患者口角旁，准备胶布，戴听诊器 | ·防止污染患者衣物 |
| 4. 鼻腔准备 | 观察鼻腔，选择通畅一侧，用湿棉签清洁鼻腔 | ·观察鼻腔有无疾病，如鼻中隔偏曲、鼻息肉等，选择健侧 |
| 5. 测量长度并标记 | 取出准备并检查过的胃管，测量插管长度并做好标记或者参照胃管上的刻度，一般成人由鼻到胃的距离为45～55cm | ·插入长度一般为前额发际至胸骨剑突处或由鼻尖经耳垂至胸骨剑突处的距离 |
| 6. 润滑胃管 | 将少许液体石蜡倒于纱布上，润滑胃管前端 | ·减少插管时的摩擦力 |
| 7. 开始插管 | (1)一手用纱布托住胃管，一手持镊子夹住胃管前端，沿选定侧鼻孔轻轻插入(2)胃管插入10～15cm(咽喉部)时，根据患者具体情况进行插管。清醒患者：嘱患者做吞咽动作·顺势将胃管向前推进至预定长度昏迷患者：左手将患者头托起，使下颌靠近胸骨柄，缓缓插入胃管至预定长度 | ·插管时动作轻柔，镊子尖端勿碰及患者鼻黏膜，以免造成损伤<br>·吞咽动作可帮助胃管迅速进入食管，减轻患者不适，护上应随患者的吞咽动作插管<br>·下颌靠近胸骨柄可增大咽喉通道的弧度，便于胃管顺利通过会咽部 |
| 8. 确认 | 确认胃管插入胃内的方法有：①将注射器接胃管尾端能抽取胃液；②将听诊器放于患者胃部，用注射器快速注入10mL空气，听到气过水声；③将胃管尾端置于水中无气泡逸出 | |
| 9. 固定 | 确定胃管在胃内后，将胃管用胶布在鼻翼及面颊部固定 | ·防止胃管移动或滑出 |
| 10. 灌注食物 | 先注入少量温开水，然后缓慢灌注流质饮食或者药物，再注入少量温开水 | ·每次灌注食物前均应确认胃管是否在胃内及是否通畅<br>·鼻饲液注入前应先用水温计测试温度，以38～40℃为宜<br>·每次抽吸鼻饲液后冲净胃管并反折胃管尾端，防止食物积存于胃管内变质和空气进入胃内引起腹胀 |

续表

| 操作流程 | 流程说明 | 操作要点 |
| --- | --- | --- |
| 11. 处理胃管末端 | 将胃管末端反折,用纱布包好,用橡皮筋扎紧或者用夹子夹紧,用别针固定于大单、枕旁或患者衣领处 | ·防止食物反流和脱落 |
| 12. 操作后处理 | (1)协助患者清洁口、鼻腔,整理床单位<br>(2)嘱患者维持原卧位 20～30 分钟<br>(3)清洗注射器,放入治疗盘内,用纱布盖好备用<br>(4)洗手、记录 | ·维持原卧位有助于防止呕吐<br>·鼻饲用物应每天更换消毒<br>·记录鼻饲的时间,鼻饲物的种类、量,患者反应等 |
| 拔管 |  | ·用于停止鼻饲或长期鼻饲需要更换胃管时<br>·长期鼻饲应定期更换胃管,晚间拔管,次晨再从另一侧鼻孔插入 |
| 1. 拔管前准备 | 置弯盘于患者颌下,夹紧胃管末端,轻轻揭去固定的胶布 | ·夹紧胃管,以免拔管时管内液体反流 |
| 2. 拔出胃管 | 用纱布包裹近鼻孔处的胃管,嘱患者深呼吸,在患者呼气时拔管,边拔管边用纱布擦胃管,到咽喉处快速拔出 | ·到咽喉处快速拔出,以免管内残留液体滴入气管 |
| 3. 操作后护理 | (1)将胃管放入弯盘,移出患者视线<br>(2)清洁患者口鼻、面部,擦去胶布痕迹,协助患者漱口,采取舒适卧位<br>(3)整理床单位,清洁用物<br>(4)洗手,记录 | ·避免污染床单位,减少患者的视觉刺激<br>·可用松节油等消除胶布痕迹<br>·记录拔管时间和患者反应 |

(五)注意事项

(1)操作动作要轻稳,注意食管解剖特点,在通过食管三个狭窄处(环状软骨水平处、平气管分叉处、食管通过膈肌处)时要特别小心,避免损伤食管黏膜。

(2)每次注入食物前应证实胃管是否在胃内,检查胃管是否通畅。先注入少量温开水冲管后再进行喂食,鼻饲完毕后再次注入少量温开水,防止鼻饲液残留而致凝结、变质。避免注入空气而导致腹胀。

(3)灌注的鼻饲液温度应维持在 38℃～40℃,避免过冷或过热;每次鼻饲量不超过 200mL,时间间隔不少于 2 小时;果汁与奶液分别灌注,防止产生凝块;药片应研碎溶解后再注入。

(4)长期鼻饲者应根据医嘱每天进行口腔护理,并定期更换鼻饲管,普通胃管每周更换一次,硅胶胃管每月更换一次,于晚间末次灌注食物后拔出,次日早晨再从另一侧鼻孔插入。

(5)食管胃底静脉曲张、食管梗阻的患者禁忌鼻饲。

## 二、要素饮食

要素饮食又称元素膳或单体膳,是一种人工精制、营养素齐全、以各种营养素的单体为基础、由无渣小分子物质组成的水溶性营养合成剂。

要素饮食的特点是：

(1)营养全面,体积小,质量高。

(2)不需消化即可直接被小肠吸收。

(3)成分明确,可根据需要增减某些成分,以达到治疗目的。

(4)不含或少含残渣。

(5)适用于临床治疗。

(6)不含纤维素,对肝、胆、胰及消化道黏膜刺激性小。

(7)多为干粉制剂,携带方便,易于保存。

(一)适应证与禁忌证

1. 适应证

(1)超高代谢患者,如大面积烧伤、甲状腺功能亢进。

(2)某些手术前准备或术后营养不良患者。

(3)肠炎及其他腹泻患者、消化道瘘患者、慢性胰腺功能+全及短肠综合征等消化和吸收不良的患者。

2. 禁忌证

(1)3 个月内婴儿、消化道出血患者、糖尿病患者慎用。

(2)胃切除术后应慎用,因大量使用要素饮食可引起倾倒综合征。

(二)应用方法

1. 口服法

要素饮食口感欠佳,患者比较难耐受,临床应用较少。服用时可以添加佐料以增加口感。剂量由 50mL/次逐渐增至 100mL/次,根据病情服用。

2. 分次注入

将要素饮食用注射器通过鼻胃管或造瘘口注入胃肠内,每日 4～6 次,每次 250～400mL。

3. 间歇滴注

将要素饮食倒入吊瓶内经输注管缓缓注入。每日 4～6 次,每次 400～500mL,每次输注时间为 30～60 分钟。此操作反应较小,大多数患者能耐受。

4. 连续滴注

装置与间歇滴注相同,在 12～24 小时内持续注入,也可用微量输液泵保持恒定滴速。浓度开始以 5%为宜,逐渐调到 20%～25%。速度开始以 40～60mL/h 为宜,逐渐调到 120mL/h,最多可到 150mL/h。

(三)护理要点

(1)严格执行无菌操作,所用器具均需灭菌后使用。

(2)由临床医师、责任护士和营养师共同协商,根据患者的具体病情决定每一种要素饮食的具体营养成分、浓度、用量、滴入速度。原则上由低、少、慢开始,逐渐增加,待患者耐受以后再稳定配餐标准、用量及速度。

(3)已配制好的溶液应存放于 4℃以下冰箱内,24 小时内用完,防止时间过长而变质。

(4)口服温度为 37℃左右,鼻饲及经造瘘口注入时的温度宜为 41℃～42℃。

(5)输注前后都应用温开水冲净管腔,以防食物积滞而腐败变质。

(6)输注过程中应注意观察患者,如发现患者恶心、呕吐、腹胀、腹泻等症状时应立即查明原因,重新调整温度、速度和量,反应严重者可暂停滴入。

(7)定期检查血糖、尿糖、血尿素氮、电解质、肝功能等指标,观察尿量、大便次数及性状,并记录体重,做好营养评估。长期使用者应补充维生素和矿物质。

(8)停用时需逐渐减量,以防止低血糖反应出现。

## 三、胃肠外营养

胃肠外营养(PN)是指通过胃肠外途径供给机体能量及营养素,以满足机体代谢需要的营养支持疗法。胃肠外营养的发展是现代医学的重要进步,是通过周围静脉或中心静脉输入能量及各种营养素的一种营养支持方法,它与一般临床上常用的静脉补液有根本的区别,静脉输液除了供给液体外,只能供给一小部分热能和部分电解质,而胃肠外营养可以按照患者的需要输入患者所需的全部营养物质,包括热能、氨基酸、脂肪、各种维生素、电解质和微量元素。胃肠外营养不受患者食欲和消化功能的影响,在患者不能进食,没有消化酶的参与情况下,仍能使患者得到其所需的全部营养物质,是抢救重危患者的有效措施之一。

在具体实施中可分为部分肠外营养(PPN)和全胃肠外营养(TPN)两种,部分肠外营养主要是经肠营养摄入不足的一种补充,全胃肠外营养亦称全静脉营养,其提供的热能和营养素可满足生长和代谢的需要,如处理得好可长期使用达数年。

### (一)适应证和禁忌证

1. 适应证

(1)超高代谢患者,如大面积烧伤、创伤。

(2)不能或不宜经消化道进食的患者,如肠道广泛炎症性疾病、坏死性胰腺炎。

(3)消化道需要休息或消化、吸收不良的患者,如严重胃肠水肿、吸收不良综合征。

(4)补充治疗,如晚期的肝、肾衰竭,需保证营养需要的患者,肠梗阻患者术前的营养支持。

(5)恶性肿瘤患者接受化疗、放疗期间和接受骨髓移植的患者。

2. 禁忌证

(1)肝肾功能不良,转氨酶显著增高或 BUN 明显增高超过正常值 2 倍以上。

(2)严重代谢性酸中毒未纠正前。

(3)循环衰竭未扩容纠正前。

(4)患儿有重度缺氧、严重感染败血症、高胆红素血症(血总胆红素＞204μmol/L)以及血小板明显减少(＜50000/dL)时静脉营养中禁用脂肪乳,只用葡萄糖和氨基酸供能。

### (二)应用方法

1. 营养液输入途径

可以经周围静脉或中心静脉置管供给。

(1)周围静脉营养:适用于应用时间短、部分营养支持或中心静脉置管困难的患者。疗程一般不超过 15 天。

(2)中心静脉营养:适用于长期、全量补充营养的患者。常选择锁骨下静脉置管。

2. 输注原则

根据患者的病情、年龄及耐受情况调节滴速和浓度。

(1)速度:开始缓慢,逐渐加快滴速。一般成年人速度为 60mL/h,次日 80mL/h,第三天为 100mL/h,且输注速度均匀。

(2)浓度:先低再逐渐增加。

(3)用量:先少,再逐渐增加。至停用前 2～3 天逐渐减量,不可骤停,以免出现低血糖反应。

(三)护理要点

1. 肠外营养护理

应达到三个目标:

(1)患者无感染,无代谢和水、电解质平衡紊乱发生。

(2)能良好耐受肠外营养。

(3)肠外营养输注系统安全、通畅。

2. 营养液配制及静脉穿刺操作

必须严格遵守无菌操作原则。

3. 营养液尽量现配现用

如暂不输注需在 4℃的冰箱内保存,保存时间不超过 24 小时。

4. 导管护理

(1)保持导管插入皮肤处干燥,并观察有无红肿,每日或隔日更换敷料一次,每周做一次细菌培养。

(2)静脉导管与滴注导管接头应牢固连接,并用无菌敷料包裹,防止导管脱落与污染。

(3)全胃肠外营养输液导管,不宜作抽血、输血、输血浆、输血小板、监测中心静脉压等,并应防止回血,避免堵塞导管。

(4)每次滴注结束时,应在静脉导管内推注肝素封管,防止导管内残余血液凝固而堵塞管腔。

5. 滴注过程的观察与护理

(1)保持滴注速度恒定,不可突然大幅度改变滴入速度或突然换用无糖溶液,以免发生低血糖,并注意有无异性蛋白输入引起过敏反应。一般用输液泵来管理营养液。

(2)肠外营养液含糖量高,开始滴注速度宜慢,为 40～60mL/h,逐渐加快速度,一般在几小时或一天内达到目标速率,防止发生高血糖症。

(3)经常巡视液体滴入情况,防止导管扭曲、堵塞。液体不可滴空,防止空气栓塞。

(4)如发现患者出现寒战、高热或恶心、心悸、出汗、胸闷等症状时,应及时查明原因,报告医师,给予相应处理。

6. 监测

(1)观察患者有无脱水、水肿、发热、黄疸等情况。

(2)定期检查血糖、尿糖、电解质、血气分析、肝肾功能等项目,以便根据体内代谢变化及时调整营养液配方,防止并发症。

(3)定期做好营养状况的评估,如体重、血清蛋白、转铁蛋白、氮平衡等。

(4)评估患者胃肠道功能的恢复情况,如病情允许,可少量多次给予进食,刺激胃肠道尽早恢复功能,逐步由肠外营养转向肠内营养

(四)常见并发症的预防及护理

1. 技术并发症

在中心静脉置管时,若操作不慎,可引起气胸、血胸、神经损伤、导管扭曲或折断等。操作人员应严格遵守无菌操作规程,掌握熟练的操作技术,插管时动作轻稳,滴注过程中加强观察,发现并及时处理异常情况。

2. 代谢并发症

营养液输注的浓度、速度不当或突然停用等,可引起糖代谢紊乱、电解质失衡、肝功能损害。护士应每日记录出入液量,进行实验室检测,遵医嘱定期抽血检查等。观察患者体内代谢情况,根据化验结果随时调整营养配方。

3. 感染并发症

无菌操作不严格,导管长期留置可引起局部或全身感染,严重时可引起败血症。护士应严格遵守无菌操作,注意观察穿刺局部或全身情况,患者持续发高热,应寻找病因,如怀疑为静脉导管引起,或找不到其他病因,均应拔除导管,并将导管末端剪去一段,送做细菌培养及药敏试验,同时全身应用抗生素,周围静脉补充适量液体。

(姜秀贞)

## 第四节　出入液量的记录

正常人每天的液体摄入量与排出量保持动态平衡。当患者休克、大面积烧伤、大手术后或患有心脏病、肾脏病、肝硬化腹腔积液等疾病时,常需记录昼夜摄入和排出液量,以作为了解病情、协助诊断、决定治疗方案的重要依据。

### 一、记录的内容

(一)摄入量

摄入量包括每天的饮水量、隐藏于食物中的水分、输液量和输血量等。出患者进食或饮水时,应使用已测量过容量的容器,以便准确记录。凡固体食物除记录固体单位数量外,还需要换算出食物的含水量(表5—4、表5—5)。

表5—4　医院常用食物含水量

| 食物 | 单位 | 重量/g | 含水量/mL | 食物 | 单位 | 重量/g | 含水量/mL |
|---|---|---|---|---|---|---|---|
| 米饭 | 1中碗 | 100 | 240 | 藕粉 | 1大碗 | 50 | 210 |
| 大米粥 | 1大碗 | 50 | 400 | 鸭蛋 | 1个 | 100 | 72 |
| 大米粥 | 1小碗 | 25 | 200 | 馄饨 | 1大碗 | 100 | 350 |
| 面条 | 1中碗 | 100 | 250 | 牛奶 | 1大杯 | 250 | 217 |
| 馒头 | 1个 | 50 | 25 | 豆浆 | 1大杯 | 250 | 230 |
| 花卷 | 1个 | 50 | 25 | 蒸鸡蛋 | 1大碗 | 60 | 260 |
| 烧饼 | 1个 | 50 | 20 | 牛肉 |  | 100 | 69 |
| 油饼 | 1个 | 100 | 25 | 猪肉 |  | 100 | 29 |

续表

| 食物 | 单位 | 重量/g | 含水量/mL | 食物 | 单位 | 重量/g | 含水量/mL |
|---|---|---|---|---|---|---|---|
| 豆沙包 | 1个 | 50 | 34 | 羊肉 | | 100 | 59 |
| 菜包 | 1个 | 150 | 80 | 青菜 | | 100 | 92 |
| 水饺 | 1个 | 10 | 25 | 大白菜 | | 100 | 96 |
| 蛋糕 | 1个 | 50 | 25 | 冬瓜 | | 100 | 97 |
| 饼干 | 1个 | 7 | 2 | 豆腐 | | 100 | 90 |
| 煮鸡蛋 | 1个 | 40 | 30 | 带鱼 | | 100 | 50 |

**表 5—5 各种水果含水量**

| 水果 | 重量/g | 含水量/mL | 水果 | 重量/g | 含水量/mL |
|---|---|---|---|---|---|
| 西瓜 | 100 | 79 | 葡萄 | 100 | 65 |
| 甜瓜 | 100 | 66 | 桃 | 100 | 82 |
| 西红柿 | 100 | 90 | 杏 | 100 | 80 |
| 萝卜 | 100 | 73 | 柿子 | 100 | 60 |
| 李子 | 100 | 68 | 香蕉 | 100 | 60 |
| 樱桃 | 100 | 67 | 橘子 | 100 | 54 |
| 黄瓜 | 100 | 83 | 菠萝 | 100 | 86 |
| 苹果 | 100 | 68 | 柚子 | 100 | 85 |
| 梨 | 100 | 71 | 广柑 | 100 | 88 |

#### (二)排出量

排出量主要为尿量,其次包括大便量、呕吐量、咯血量、痰量、出血量、各种引流液量及创面渗出液量等。除大便在体温单上记录次数外,液体以“mL”为单位记录。为了准确记录尿量,对昏迷患者或需密切观察尿量和尿比重的患者,最好留置导尿管,也可用容器测量;对于难以收集的排出量,可以根据定量液体浸湿棉织物的状况进行估算。

### 二、记录方法

#### (一)眉栏填写

蓝(黑)钢笔填写出入液量记录单的眉栏项目,如床号、姓名、日期。

#### (二)出入液量记录

晨 7 时到晚 19 时用蓝(黑)笔记录,晚 19 时到次晨 7 时用红笔记录。记录均以“mL”为单位。记录同一时间的摄入量和排出量,在同一横格上开始记录;对于不同时间的摄入量和排出量,各自另起一行记录。

#### (三)出入液量的总结

每晚 19 时作 12 小时小结一次,用蓝(黑)色墨水笔在 19 时记录的下面一格上下各划一横线，将12小时小结的液体出入量记录在划好的格子上；次晨7时做24小时总结。用红色墨水笔在次晨7时记录的下面一格上下各划一横线，将24小时总结的液体出入量记录在划好的格子上，并将24小时总出入液量用蓝钢笔填写在体温单的相应栏目内。

(四)记录应及时、准确、真实、完整

患者不需要继续记录出入液量，患者出院或死亡后，一般记录单不保存。但若出入液量与患者病情变化同时记录在特别护理记录单上的部分，则随病历存档保存。

(姜秀贞)

# 第六章　临床心理护理方法

随着现代医学模式的转变，心理护理已成为整体护理中不可缺少的重要组成部分。心理护理作为一门实践性很强的应用学科，已得到普遍认可并广泛应用于临床护理实践中。因此，护理人员掌握一定的心理护理方法和技术，对提高护理效果是非常必要的。

## 第一节　概　述

### 一、临床心理护理的原则

#### （一）交往原则

心理护理是以良好的人际关系与人际交往为基础的，通过交往可以协调关系，满足需要，增进感情。护理人员在交往中要起主导作用。

#### （二）服务性原则

心理护理同其他医疗工作一样具有服务性，护理人员应以服务的观点为患者提供技术服务和生活服务，以满足患者的生理和心理需要，保持良好心理状态。

#### （三）针对性原则

心理护理没有统一的模式，护理人员应当根据每个患者在疾病的不同阶段所出现的不同心理状态，分别有针对性地采取各种对策。护理人员在与患者交往中，要善于观察、启发患者自述，必要时还可以使用心理测验等手段，及时掌握患者的病情和心理状态。

#### （四）启迪性原则

护理人员在给患者进行心理护理时，应用相关学科的知识，向患者进行健康教育，给患者以启迪，以改变其认知水平，消除他们对疾病的错误观念、错误认识，使他们对待疾病和治疗的态度由被动转为主动。

#### （五）自我护理的原则

自我护理是一种为了自己的生存、健康及舒适所进行的自我实践活动，包括维持健康、自我诊断、自我用药、自我预防、参加保健工作等。良好的自我护理是心理健康的表现，有助于维持患者的自尊、自信和满足其心理需求。因此，护理人员应启发、帮助和指导患者尽可能地进行自我护理。临床护理工作中，能够坚持自我护理的患者，比被动依赖医护人员的患者恢复得要快。

### 二、心理护理的程序

护理程序是以促进和恢复护理对象的健康为目标所进行的一系列有计划性、有目的的护理活动，是一个综合的动态的具有决策和反馈功能的过程。运用护理程序，护理人员可以对护理对象进行主动、全面的心理护理，使其达到最佳心理状态。心理护理的程序由心理护理评估、心理护理诊断、心理护理计划制订、心理护理计划实施和心理护理效果评价五个步骤组成。

（一）心理护理评估

心理护理评估是心理护理程序的第一个步骤，是对患者心理活动状态及个性心理特征的测定和掌握。通过与患者及其家属、亲友、病友等相关人员的交谈和询问，采用观察法、会谈法和心理测验法了解患者的人格特征、成长经历、工作、生活等各方面的情况，找出患者存在或潜在的心理问题。心理评估的质量直接关系到心理护理的成败，高质量的心理护理评估能正确反应患者的心理状态，有针对性地找出问题、制订计划、消除不利因素、加速康复，反之就不能取得好的效果。对患者进行心理评估的内容主要有：

(1)一般情况：如姓名、性别、年龄、出生地、文化程度、职业、婚姻状况、个人习惯、入院诊断等。

(2)精神状态：如意识状态、定向力、仪表和行为、情绪状态等。

(3)对健康问题的理解。

(4)应对能力和社会交往的活动能力。

(5)个性类型。

(6)价值观和信仰。

（二）心理护理诊断

经过有效的心理护理评估后就要确立心理护理诊断，提出护理目标。心理护理诊断是制订心理护理计划的依据。人是一个具有自然属性和社会属性的统一体，只有与其外界环境保持动态的平衡，才能维持身心健康。当一个人患病时，疾病就是一种不良的刺激，轻者可使患者感到挫败，重者可导致严重的心理应激反应，使患者的情绪发生波动。由于所患疾病的病种、病情轻重程度的不同，个体对疾病抵抗能力，以及个性、文化背景、价值观念不同，患者所产生的心理问题也就千差万别。但是，患者对疾病必然有共同的心理反应和心理活动表现，如焦虑、抑郁、恐惧、孤独感、否认等。心理护理诊断步骤如下：

1. 确定患者心理反应的性质

是以焦虑为主，还是以忧郁或恐惧为主；同时确定患者的心理问题是现存的，还是潜在的。

2. 确定患者心理反应的强度

如术前患者的心理反应以焦虑为主，应确定焦虑属于轻度、中度还是重度。

3. 确定引起患者心理反应的原因

引起心理问题的原因很复杂，与疾病的种类与预后、患者的个性特征、社会阶层、患者对疾病的认知和态度等密切相关，如缺乏对疾病的正确认识、担心疾病对生命影响、担心疾病对工作家庭生活的影响和经济负担都可能引起患者的焦虑。

4. 确定恰当的护理诊断

目前心理护理诊断的理论尚不完善，诊断名词尚有一定的争议。一般护士可以从北美护理诊断协会(NANDA)所公布的社会心理方面的护理诊断中选择恰当的护理诊断。在选择护理诊断时，护士应该了解每一条诊断的确切定义及诊断依据，以作出恰当的护理诊断。

5. 确定问题的先后顺序

一个患者身上可能同时存在几种不同的心理问题或心理障碍。因此，护理诊断要按照心理问题的轻重缓急，以一定的先后顺序排列，先解决重要的心理问题，然后再解决次要的心理问题。

（三）心理护理计划制订

心理护理计划制订是针对心理护理诊断提出的护理问题制订具体的心理护理措施，是护士对患者实施心理护理的行动指南，护士可以按照心理护理计划规定的内容有条不紊地进行心理护理工作。制订心理护理计划的步骤如下：

1. 明确心理护理的目标

心理护理目标是针对护理诊断提出的，是期望护理对象在接受护理活动后达到的健康状态或行为的改变。护理计划就是要针对每个护理诊断采取措施解决问题，达到预期的短期目标和长期目标。

2. 采取有效的心理护理措施

护理措施是护理人员协助护理对象实现护理目标的具体方法和手段，目的是改变与护理诊断有关的心理病理因素。明确了心理护理的目标，护士需拟订符合实际的、患者能够做到的护理措施，以达到预期的护理效果。

3. 将心理护理计划成文

制订出切实可行的心理护理计划文书。

（四）心理护理效果评价

心理护理效果评价就是对已经实施的各种心理护理措施是否有效地解决了患者的心理问题做出客观的估计，找出原计划及计划实施中存在的不足，及时修正计划，调整实施方法，如原制订的计划在效果评价中无效，则应重新制订计划。

1. 评价方法

(1)主观评定法（观察法、会谈法）：指护士通过与患者及其家属沟通交流、护理体检及观察患者的临床表现等方式获取患者生理、心理和社会等方面资料，对患者的心理健康状态进行评估。此方法便捷但主观片面，对心理问题的定性、定量较难确定。

(2)客观评定法（心理测量法）：指护士借助心理测量的方法来评定患者的心理健康状态，具有客观、量化和全面等优点，是保证心理护理科学性、有效性的前提。如采用汉密顿焦虑量表对患者实施心理护理措施前后的焦虑程度进行评估。

2. 评价内容

护士是实施心理护理的主体，患者是客体，心理护理效果评价应包括护士评估和患者评价两方面。

(1)护士评价

1)形式评价：评价患者心理问题评估是否准确，心理护理诊断、心理护理计划、心理护理措施是否正确，预期目标是否切合实际。

2)过程评价：评价心理护理措施执行情况，实施过程中护理措施是否适当，医护协作是否良好，护理资源是否足够。

3)效果评价：以预期护理目标为参照标准评估患者的主观体验和患者身心康复的客观指标。

(2)患者评价

1)让患者自己评估心理护理目标有无实现，心理问题是否得到解决或改善。

2)满意度评定：通过患者个别交谈、集体座谈及问卷调查等方法对护理工作的满意程度进行评估，以满意度来评估心理护理效果。

（张芳芳）

# 第二节 支持性心理治疗

## 一、支持性心理治疗的概念

支持性心理治也称一般性心理治疗，是治疗者与患者在建立良好关系的基础上，运用解释、鼓励、保证、指导等各种支持方法，发挥患者的潜在资源和能力，帮助治疗对象度过危机、应付困境，以较有效的方式去处理所面对的困难或挫折。支持性心理治疗的目的不是帮助患者了解自己潜在的心理因素或动机，而在于支持协助患者去适应现实环境，故称支持性心理治疗。支持性心理治疗是临床最常用的心理治疗方法之一，操作简单，无须特殊设备，容易掌握和应用。

## 二、支持性心理治疗的基本理论

人的一生要应对许许多多的应激事件，如亲人亡故、患病、失恋、离婚、高考落榜、经济状况恶化、人际关系紧张等。个体在面对应激事件时，如果应对适当可以给个体以振奋，增强活力，促使个体更好地适应社会；如果应对失当或应对能力不足将给个体带来痛苦和烦恼，引起社会适应不良和躯体不良反应，使机体由功能性变化逐渐发展到器质性病理变化，最终引起疾病。当个体适应不良时就需要外界提供帮助，如理解、同情、关心、鼓励和支持，以缓解痛苦，激发斗志，平衡心理，顺利度过难关。支持疗法就是采用不同的治疗技术和手段，给个体以不同形式的支持，以满足心理需求，改善情绪，帮助适应所面临的各种应激事件。

## 三、支持疗法的主要方法

### (一)耐心倾听

心理治疗的首要技巧就是能耐心地倾听患者的述说，充分了解病情，这也是和患者建立良好关系的基础。治疗者一方面要保持客观的立场，同时要能以“同理心”的心态听取并理解患者的处境。治疗者能让患者倾诉内心的痛苦与烦恼，具有情感的“宣泄作用”。倾诉之后，也就是患者把自己的情绪变成语言叙述出来，自己对事情往往有了全面的认识，更能比较客观地、理性地看待事情，情绪自然也能平静许多。

### (二)解释指导

这是支持性心理治疗最基本的方法。这种方法主要是向治疗对象说明道理，讲清问题的原因、性质、程度、处理方案及预后等，从而帮助他们解除顾虑，缓解或消除紧张、焦虑情绪，树立信心，积极主动地配合治疗。

### (三)安慰鼓励

当治疗对象由于某种原因而情绪低落、自责自卑，甚至悲观绝望、对生活丧失信心时，可以不失时机地给予鼓励安慰，矫正其对人生价值的认识，帮助他们振作精神，增强信心，增强应付各种危机的能力，以便更好地适应社会。

### (四)支持保证

许多治疗对象往往将自身的问题看得过分严重，有时甚至怀疑自己患了绝症，心理极度失衡。对这种情况，治疗者应以充分的事实为依据，用充满信心的态度和坚定的语气，向他们提出适度的保证，以消除其紧张与焦虑情绪，客观对待自身问题。

### (五)教育疏导

心理治疗的本身就含有教育的意义，某些心理问题常常是由于治疗对象的无知或偏见引起的。如对手淫、梦遗等现象的错误认识而出现恐惧、内疚、紧张、焦虑，久而久之形成神经症。对此，治疗者应及时进行心理卫生知识的宣传教育，矫正其认知，消除顾虑，培养良好的生活习惯，这样可使问题迎刃而解。

### 四、支持疗法的适应证

支持疗法并不局限于有明显心理障碍者，对日常生活中所遇到的各种不愉快事件、社会方方面面的困惑等，都可以通过支持性心理治疗得到解决，如突然遭受亲人意外亡故、婚姻破裂、事业受挫、自然灾害等严重的紧张性应激事件者、个性脆弱或心理发育未成熟者、环境适应能力较差者、各种严重精神障碍恢复期者等。

（张芳芳）

## 第三节　精神分析治疗

### 一、精神分析疗法的概念

精神分析疗法指的是建立在精神分析理论基础上的心理治疗方法，聚焦于对来访者的无意识心理过程进行分析，探讨这些无意识因素是如何影响来访者目前的关系、行为模式和心理状态的，帮助来访者更好地应对当下的生活。精神分析疗法在19世纪末20世纪初由奥地利精神病医师弗洛伊德(1856～1939)创设的。

### 二、精神分析疗法的基本理论

#### (一)心理结构理论

弗洛伊德将人的心理活动分为意识、前意识、潜意识三个层次，并形象地比喻为漂浮在大海上的一座冰山。

1. 意识

是人们当前能够注意到并正在进行的那一部分心理活动，如感知觉、思维、情绪等，以及能够感知的内、外界的各种刺激。它相当于冰山在海平面以上的部分。

2. 前意识

是人们当前未注意到，但经提醒或集中精力回忆能够进入意识领域的心理活动。它是介于意识和潜意识之间的过渡部分，担负着“稽查者”的任务。它相当于紧靠海平面下的部分，随着海浪的起伏时隐时现。

3. 潜意识

又称无意识，是指不能被个体觉察的那一部分心理活动。其内容主要是不符合社会伦理道德的各种本能的冲动和被压抑的原始欲望。它相当于冰山处于海平面以下的部分。

人们的心理活动在意识、前意识和潜意识之间保持着一种动态平衡。潜意识中的各种本能冲动或欲望一直都在积极活动之中，并力争在意识的行为中得以表现。但因其是客观现实、道德理智所不能容许的欲望和观念，所以当其出现时就会在意识中唤起焦虑、羞耻感和罪恶感等，引起心理、生理或行为的异常变化。

#### (二)人格结构理论

弗洛伊德认为人格结构由本我、自我、超我三部分组成。

1. 本我

是与生俱来的代表人们原始生物性的本能部分，存在于潜意识的深处，其活动纯粹由生物冲动（饥、渴、睡眠等）所驱使，按“快乐原则”行事。

2. 自我

是随着个体成长，与外部客观存在逐渐接触而形成的部分。自我主要是寻求本我的冲动、欲望等在不违反超我的情况下为本我服务。它遵循的是“现实原则”。

3. 超我

超我是社会道德和价值观内化的表现，由良心和自我理想组成，是伦理道德的维护者。超我一旦形成，就会要求自我按社会可接受的方式去行事，其遵循的是“道德原则”。

在人格结构中，“自我”是在“本我”和“超我”之间起协调作用，使两者保持平衡。一旦“本我”和“超我”之间的矛盾冲突达到“自我”不能调节的程度时，就会以某种病理形式表现出来，导致病态行为和精神障碍。

（三）性心理发展理论

弗洛伊德认为人的性本能是心理活动的能量来源之一，在个体心理发展的每一个阶段都起着重要作用，并根据性本能在个性心理发展阶段的不同作用，将个性心理发展分为5个时期（见表6—1）。

**表6—1　弗洛伊德的性心理发展时期表**

| 性心理发展期 | 年龄 | 主要表现 |
|---|---|---|
| 口腔期 | 0～1岁 | 主要从口腔部位的刺激中获得快感 |
| 肛门期 | 1～3岁 | 主要从自主控制和排泄大小便中获得快感 |
| 性器期 | 3～6岁 | 主要从对性器官的刺激中得到快乐，喜欢触摸性器官，注意两性间差别 |
| 潜伏期 | 6～12岁 | 兴趣从自身转向外界，从丰富多彩的学习、游戏、交友活动中获得快乐 |
| 两性期 | 12岁以后 | 性需求转向异性，开始有性意识、家庭意识，进入成熟的两性性爱阶段 |

每个时期的经历，尤其是前三个时期的经历，会直接影响着人格的形成。在这三个时期，如果对个体行为过分限制，会导致个体在需求上未能获得满足，而产生发展迟滞现象，称固着作用。在口腔期，儿童的吸吮活动得不到满足，长大后易形成“口腔期人格”，在行为上表现贪吃、酗酒、吸烟、咬指甲，以及一些与咬有关的象征性行为，如：挖苦、讥笑、讽刺、荒唐等；在肛门期，大小便卫生习惯的养成是个关键，若管制过严，则形成肛门期固着，成人后形成“肛门期人格”，生理上有便秘现象，行为表现上有吝啬、小气、整洁以及至善主义倾向；在性器期，男孩会出现“恋母”情结，即喜欢自己的母亲而嫉妒父亲，他以父亲而自居，模仿父亲的种种行为，形成男性的性别行为，若不能以正常的自居方式去解决矛盾，成人后便会发生各种性变态。因此，儿童的早年环境、早期经历对其成年后的人格起着至关重要的作用。许多成人的变态心理、心理冲突都可追溯到童年期的创伤性经历和压抑的情结。

## 三、精神分析疗法的主要方法

精神分析疗法是在心理动力理论的指导下，通过自由联想、释梦等方式，挖掘压抑在治疗对象潜意识中的症结，经疏导后使治疗对象重新认识自己，从而改变原有的行为方式，达到治疗目的。

（一）自由联想

弗洛伊德认为，浮现在脑海中的任何东西都不是无缘无故的，都是有一定因果关系的，借此可挖掘出潜意识中的症结所在。此疗法要求治疗者毫无选择、不予修饰地说出头脑中的一切事物，不论其如何微不足道、荒诞不经、有伤大雅，都要如实报告出来。治疗者则将治疗对象所报告的材料加以分析，找出压抑在潜意识内的致病症结和矛盾冲突，并带到意识领域，使患者对此有所领悟，从而重新构建现实性的健康心理。

治疗时治疗对象取舒适的体位，如半躺或靠在沙发椅上，使其完全放松。治疗者坐于治疗对象的斜后方，避免目光的直接接触，以减轻治疗对象的紧张情绪，有利于其任意想象、体验、回忆及思考。在治疗过程中，治疗者应注意倾听治疗对象的每一句话，并尽可能少干扰治疗对象的思维，杜绝意外干扰等。

（二）释梦

弗洛伊德认为梦境内容与三个因素有关：

（1）睡眠时躯体受到的刺激，如房间太热，则梦到家中失火。

（2）日间活动的延续，如看恐怖电影后做的噩梦。

（3）潜意识内容的反映。

当人睡眠时前意识的控制减弱，潜意识的欲望乘机向外表现，由于自我防御仍处于一定的状态，所以这些欲望必须通过凝缩、置换、象征、投射、变形和再修饰等乔装后才可以进入意识成为梦象。因此，以潜意识内容所形成的梦具有“显梦”与“潜意”两部分，前者指梦境中所显示的内容，后者指这些梦境内容所代表的潜意识含义。“潜意”的含义梦者是不知道的，需经过治疗者的分析和解释才能了解。治疗者对梦的解释和分析就是要把显梦的重重化装层层揭开，由显梦寻求其潜意，以期发现这些象征的真谛。

（三）移情

在治疗过程中，治疗对象往往会把治疗者当成是过去心理冲突中的某一对象，将自己的情感活动转移或宣泄到治疗者身上，这种现象称为移情。移情有正性的、友爱的，也有负性的、敌对的，但移情都不是真实的情景。如对父母具有潜意识怨恨的治疗对象，可能对治疗者渐渐产生怨恨，将治疗者当成了其父母的替身。当治疗对象出现移情时，便有机会重新“经历”往日的情感和潜意识冲突。此时，治疗者可以通过对移情关系的解释，帮助治疗对象反省自己，并最终解决潜意识冲突。

（四）解释

就是治疗者根据心理分析的理论及个人经验，对已获得的患者的感受、想法和行为等资料进整理、分析，把它的无意识意义或者根源联结起来，用通俗易懂的语言讲述给患者，帮助患者探索自己、认识自己、改变自己，以比较成熟的态度及行为去面对生活。一般而言，只有在无意识题材将浮现在意识层面，且因此得以被患者察觉时，治疗师才能给予解释。解释的内容中被患者理解和接受才会产生治疗作用。

## 四、精神分析疗法的适应证

该疗法多应用于各类神经症患者和心身疾病的某些症状等。

（张芳芳）

# 第四节 行为疗法

## 一、行为疗法的概念

行为疗法是根据行为主义的理论，对个体进行训练，达到矫正不良行为的一类治疗方法。行为主义理论由美国心理学家华生(1878～1958)于1913年创立，并在心理学发展史上占有重要地位，被誉为现代心理学的第二势力。

## 二、行为疗法的基本理论

行为主义理论的核心要点是人的行为都是在后天环境中通过学习获得的。主要有三种学习方式：

### (一)经典条件反射

俄罗斯生理学家巴甫洛夫通过实验证明，非条件反射与无关刺激反复多次结合，可使无关刺激和反应之间建立联系形成条件反射。形成的条件反射如果长期得不到强化，又会逐渐消退。如狗进食时分泌唾液，这是非条件反射，铃声是无关刺激。每当进食前都给以铃声，多次反复后，狗就学会对铃声产生反应，即听见铃声不出现食物，狗也会分泌唾液，这样铃声作为“条件”刺激引起了条件反射。如果给铃声不给食物，随着次数的增加，已形成的条件反射就会逐渐消退，即唾液分泌逐渐减少以至停止。

### (二)操作性条件反射

操作性条件反射是由美国心理学家斯金纳提出的。他通过著名的“斯金纳箱”实验证明，行为的结果是奖励性的，则该行为的发生频率倾向增加，称正强化；反之，则该行为的发生频率倾向减少，称负强化。实验是将一只饥饿小鼠放人一个有特殊装置的箱内，它在里面乱跑乱碰、自由探索，偶尔一次因碰到装置的杠杆而获得了食物。此后小鼠按压杠杆的频率越来越多，即学会了压杠杆来获取食物的行为。此行为的学习属操作性条件反射。

### (三)观察学习

班杜拉在其著名的玩偶实验中证明，人类不仅能通过经典条件反射、操作性条件反射学习新的行为，而且能通过观察、模仿他人而学习新的行为。其实验是让两组儿童分别观察成人的两种行为：与玩偶安静相处或攻击玩偶。结果观看成人攻击玩偶组的儿童大多出现了攻击行为，并准确地模仿了大人的攻击行为，而另一组儿童则很少出现攻击行为。班都拉认为人类的大量行为来自观察学习，所以“近朱者赤，近墨者黑”，树立良好的榜样是形成和改善人们行为的有效手段。

行为主义学派认为，人类不良行为(偏离正常的或变态的行为)与正常行为一样，都是通过学习得来的。因此，应用学习原理通过再学习可达到对不良行为进行矫正治疗的目的。

## 三、行为疗法的主要方法

### (一)系统脱敏法

该方法是将导致不良行为的直接因素，按一定的治疗程序与患者接触，使不良行为在这种条件下逐渐减弱，直至消除。具体程序如下：

1. 建立反应等级

首先，评定主观不适单位（SUD），即对某一刺激源的不适程度。例如，患者对某一事件产生情绪极度恐慌或焦虑时评为最高级别，心情平静没有恐怖或焦虑时评为最低级别。两者之间不同的情绪状态，按其主观不适程度可评为最高级别与最低级别之间的相应级别。其次，设计不适层次表，即按SUD由小到大的顺序排列成表。

2. 放松训练

在一个安静、光线柔和、舒适的房间，让患者坐靠在沙发或靠背椅子上，双臂放在扶手上，呈随意舒适状态，并按一定指令进行肌肉松弛训练。

3. 脱敏治疗

在完成以上治疗程序后，即进入系统脱敏治疗。系统脱敏疗法要求患者在完全松弛的状态下进行，并按以下步骤进行：

（1）想象脱敏：让患者在肌肉松弛的状态下，从最低级别开始，想象引起主观不适的情境，并用手指示意主观不适单位。如果在想象不适情境时，肌肉可保持松弛并且没有不适感觉，就进入高一级别的想象。如果在想象时出现了不适感觉则应尽量忍耐，不允许有回避或停止行为产生，并同时进行肌肉放松训练予以对抗，直至完成最高级别想象。

（2）实地脱敏：想象脱敏结束后，进行实地脱敏。两者过程相同，不同的是前者以想象进行脱敏，后者是以真实的情境进行脱敏。

（二）冲击疗法

又称满灌疗法、快速脱敏疗法。该方法是让患者直接接触最高级别的不适情境，并坚持到主观不适感觉消失。该疗法与系统脱敏法相比，系统脱敏疗效好，治愈程序设计合理，但方法复杂，且疗程较长；而冲击疗法只要患者合作，可在几天、几周内取得满意的疗效。

冲击疗法按以下程序进行：

（1）确定明确的治疗目标。与患者详细面谈，找出引起其主观不适的刺激源。

（2）向患者讲明治疗的方法、目的、意义和注意事项，树立其战胜疾病的信心。

（3）每次治疗结束，要布置家庭作业，谈自己的感受及存在的问题，以利于下次有针对性的治疗。

（4）学会肌肉松弛训练方法，必要时在实施治疗期间使用。

（三）厌恶疗法

该疗法是运用惩罚性的刺激，以达到不良行为减少或消除的目的。临床上常用的惩罚性刺激有：

1. 电击厌恶疗法

将患者的习惯性不良行为与一定强度的电击结合在一起，一旦这一行为在想象中出现或表现出来就给予电击。如露阴癖患者头脑中出现暴露阴部的观念或出现露阴行为时，就电击患者，重复多次后，可减轻或消除这种性变态行为。

2. 药物厌恶疗法

当患者出现不良行为或欲望时，给予催吐药物，使其产生呕吐反应，从而使不良行为或欲望逐渐消失。如酗酒者，当其饮酒的欲望出现时，立即皮下注射阿扑吗啡，半个小时后让患者闻酒味或饮酒一杯，使其产生呕吐反应，如此每日1次或隔日1次，连续10～30次后，就形成了对酒的呕吐反射，从而达到戒酒的目的。由于厌恶疗法是一种惩罚性的治疗手段，因此临床运用应在严格控制下进行，并取得患者的同意。

(四)强化疗法

又称操作性行为疗法，是应用各种强化手段以增加某些适应性行为，减弱或消除某些不良行为的心理治疗方法。如 Kolenberg 曾应用代币强化技术矫正人们乱扔垃圾的不良行为。他对公园里的游人乱扔垃圾的情况进行了 8 天的观察，结果是游园者将垃圾扔进箱子的次数为 723 人次。然后用代币强化技术进行干预，对前来扔垃圾的游人发给一张证券，游人可持一定数量的证券在公园指定的商店里换取汽水之类的东西。结果游人将垃圾全部扔进了垃圾箱。常用的强化技术有：行为塑造技术；代币强化技术；消退技术；渐隐技术；内隐强化技术等。

(五)放松法

又称松弛训练，是指通过一定的肌肉松弛训练程序，有意识地控制自己的心理生理活动，降低唤醒水平，改善心理功能的紊乱状态，达到治疗疾病的作用。经过放松训练之后，一般都会感到头脑清醒、心情平静、精力充沛。长期坚持可改善个体的记忆力、提高学习能力、稳定情绪、改善认知功能、陶冶情操、改善个性弱点、消除心理行为障碍，以保持心理和躯体健康。

(六)生物反馈疗法

生物反馈疗法是利用现代电子仪器，使通常人们不能察觉的内脏生理功能(如血压、心率、脉搏、生物电活动等)以个体能察觉到的信号显示出来，以帮助个体自我控制和调节活动，从而达到治疗的目的。大量的临床实验表明，皮层下中枢(边缘系统、下丘脑)，既有调节情绪也有调节内脏功能的作用，而具有意识活动的大脑皮质与皮层下中枢有着丰富的神经连接。因此，通过一定的训练，使情绪及内脏活动置于意识控制之下，可以建立新的适应性行为，达到治疗目的。常用的治疗仪器有：肌电生物反馈仪；皮肤电反馈仪；皮肤温度反馈仪；脑电生物反馈；胃酸反馈仪；心率、血压反馈仪等。生物反馈治疗每周 2 次，每次在进餐后 30 分钟进行，5 周为一疗程。

### 四、行为疗法的适应证

行为疗法的适应证广泛，主要有：神经症，如强迫症、恐惧症、焦虑症等；成瘾，如药瘾、毒瘾、酒依赖等；人格障碍的适应不良性行为，如反社会行为、怪癖行为等；儿童或成人的各种不良行为，如遗尿、口吃、赌博、吸烟等；心身疾病，如高血压病、冠状动脉粥样硬化性心脏病、哮喘病、偏头痛及神经性厌食等。

(张芳芳)

## 第五节　认知疗法

### 一、认知疗法的概念

认知疗法又称认知性心理治疗，是建立在认知理论基础上的以改变或重建患者认知为目标的一类心理治疗方法。认知理论是由美国心理学家奈瑟在对许多学者的研究结果进行了总结，于 1967 年撰写出《认知心理学》一书，从而明确了认知心理学作为一种学说的诞生。认知理论是当今心理学研究的主流之一。治疗的重点是认知上的修正，故称为认知治疗。

## 二、认知疗法的基本理论

认知理论认为，人是对信息进行处理的加工者，是一种具有丰富的内在资源，并能利用这些资源与周围环境发生相互作用的、积极的有机体。因各种刺激所引起的反应，首先通过认知过程对信息进行选择、评价和解释，然后再进一步影响人的外部反应。由此，认知理论提出了 S－OR 公式。公式中的 S 代表现实世界中可以起刺激作用的所有成分，如事件、情境、人际关系以及自己的行为等。C 代表个体对 S 的选择、评价和解释所产生的观点、信念、动机等。R 代表个体的情绪、行为等反应。该理论认为引起反应 R 的直接原因不是刺激 S，而是 S>R 之间存在的 C。外界的各种信息通过感官传递到大脑，并与大脑中贮藏的原有经验、个人的人格结构结合，通过选择、整合、判断、推理等过程，从而对这些信息做出评价与解释，最后得出结论。通过这一过程，个体可以对他人、自己以及周围世界的各种事物做出评价和解释，并从中产生各种观念，正是这些认知观念决定了个体的情绪和行为反应。由于认知模式、认知结构的差异，使一些个体在认知过程中采取歪曲的、不合理的、消极的思维方式和个体所原有的错误经验，从而产生了非逻辑的、非理性的认知观念，导致了情绪困扰和行为障碍。认知疗法的核心就是应用各种方法，对这一过程中所产生的错误认知观念加以改变，从而达到治疗目的。

## 三、认知疗法的主要方法

认知疗法包括：理性情绪疗法、贝克认知疗法、自我指导训练疗法等。

### （一）理性情绪疗法

由认知治疗家艾利斯于 20 世纪 50 年代创立。其理论核心是 ABC 理论：A(activating)代表刺激性事件（诱发事件）；B(belief)代表个体对这一事件的解释和评价；C(consequence)代表继事件后出现的情绪反应和行为结果。人们往往错误地把情绪不良的原因归咎于 A，而忽略了起直接作用的 B。当个体按照不合理的、非理性的观念去行动时，就会产生不良情绪；控制和矫正了非理性的观念就会使不良的情绪消失。

理性情绪疗法的治疗步骤：

1. 诊断阶段

以理解、关注、尊重、同情的态度与患者交谈，努力帮助患者建立自信心，与患者建立良好的工作关系，探索患者所关心的问题，确定其非理性信念、不适当的情绪反应和行为方式。

2. 领悟阶段

协助患者认识其不适当的情绪反应及行为模式出现的原因，指出这些情绪反应及行为模式应由患者本人负责，由患者的非理性信念所致。

3. 沟通阶段

针对患者的非理性信念，使其认识到非理性信念是不现实的、无根据的、不合逻辑的，由非理性信念所产生的情绪反应、行为模式也是不适当的，使其分清理性与非理性信念的界限，以理性信念取代非理性信念。

4. 再教育阶段

帮助患者摆脱原有的不合理信念及思维方式，同时探索与症状有关的其他不合理信念，与这些信念进行辩论，使其在治疗中学习到的合理思维方式得到强化。摒弃那些非理性信念，以理性信念面对现实生活。

在合理情绪疗法的整个治疗程序中，与非理性信念的辩论方法是治疗的主要方法。因辩论一词的英文字头是 D(disputing)，治疗效果一词英文字头是 E(effects)，加入这两个字母，合理情绪疗法的整个治疗模式就成了 ABCDE 了。

（二）贝克认知疗法

由美国著名的认知治疗家贝克(A. T. Beck)于 20 世纪 70 年代创立的。贝克认为，情绪障碍是由认知歪曲而导致的，可以通过认知转变技术来改变患者的认知方式，从而取得疗效。

在建立良好的医患关系和取得患者信任的基础上进行治疗，其步骤如下：

1. 明确问题

治疗者明确告知患者认知疗法的原理、方法以及采用认知疗法的理由，帮助患者建立自助的态度，积极参与治疗过程，保证与治疗者的全面合作，同时把患者引到某个特定的问题范围内，要求患者集中注意那些具体的问题和可以观察到的事实，并对其进行体验和反省，识别表层和深层的错误观念所在。

2. 检验错误观念

这是认知疗法的核心，设计严格的检验方法，对于表层错误观念多通过具体的情境进行检验，而深层错误观念往往表现为一些抽象的与自我概念有关的命题，需要使用一些逻辑水平更高，更抽象的盘问和想象技术进行检验。

3. 配合行为矫正技术

认知理论认为，认知过程决定情绪、行为的产生，同时情绪、行为的改变也可以引起认知的改变。认知和情绪、行为的这种相互作用关系在患者身上常常表现一种恶性循环。因此在认知治疗中，治疗者常常通过行为矫正技术来改变不合理的认知观念，只是这种技术不是仅仅针对行为本身，而是时刻把它同患者的认知过程联系起来，并努力在两者之间建立起一种良性循环的过程。

4. 巩固新观念

就是以布置家庭作业的方式给患者提出某些相应的任务，使新建立的观念不断得以强化。

（三）自我指导训练

自我指导训练是一种认知、行为结合的治疗方法，用于对抗适应不良性认知。不良认知常引起情绪障碍，如抑郁、焦虑等。此时可有意识地采用另一种思想去对抗、辩论，即教会患者进行自我说服。例如，焦虑患者若在心跳加快时产生“我将发生心脏病”想法，此时就可训练患者重复“心跳加快是应激正常反应”的想法，这就是一种自我指导训练。治疗者要帮助患者弄清问题，指出不正确的想法及其对其情绪、行为的影响，帮助患者找到另一种更适当的说明。

## 四、认知疗法的适应证

该疗法主要适用于：抑郁障碍、焦虑障碍、进食障碍、睡眠障碍、人格障碍、性功能障碍、自杀及自杀企图、强迫症、成瘾问题、心身疾病、各种社会冲突、各种不良行为等。

（张芳芳）

# 第七章　水、电解质、酸碱失衡患者的护理

## 第一节　水、钠失衡

机体失液时，水和钠可同时丢失。按失水和失钠的比例不同，缺水可分为：

1. 高渗性缺水

失水多于失钠，血清钠高于 150mmol/L，细胞外液渗透压增高。绝大多数因为原发病而直接引起，故又称原发性缺水。

2. 低渗性缺水

失钠多于失水，血清钠低于 135mmol/L，细胞外液渗透压降低。绝大多数患者是失水后处理不当间接引起，故又称继发性缺水或慢性缺水。

3. 等渗性缺水

水和钠成比例地丧失，血钠在正常范围，细胞外液渗透压保持正常。等渗性缺水是患者短时间内大量失液所致，故又称急性缺水，是外科临床上最为常见的缺水类型。

### 一、病因

(一)高渗性缺水

1. 水分摄入不足

如长期禁食、上消化道梗阻、昏迷而未补充液体。

2. 排出过多

高热、呼吸增快、气管切开术后以及大量应用渗透性利尿剂。

(二)低渗性缺水

1. 主要因体液持续丢失引起

如反复呕吐、腹泻、肠瘘，或大面积烧伤、创面慢性渗液。

2. 治疗失当

失液后，摄入大量非电解质，细胞外液稀释引起。

(三)等渗性缺水

因急性体液丢失引起：如大出血，大面积烧伤，早期、急性腹膜炎，大量呕吐和急性肠梗阻等引起。

### 二、护理评估

(一)健康史

1. 详细了解患者的原发病因。

2. 观察患者引起水钠代谢失调的因素是否继续存在：如体温过高、呕吐、腹泻和使用利尿剂等。

3.. 评估患者缺水的严重程度及失水、失钠后处理是否合理。

(二)身体状况

1. 高渗性缺水

以缺水为主,随着缺水程度的不同,患者临床表现各异。

2. 低渗性缺水

以缺钠为主,较早出现周围循环衰竭,但无口渴;尿量早期正常或有所增多,后期尿量减少,尿比重低;缺水征象明显;根据按血清钠浓度分为轻、中、重度。

3. 等渗性缺水

早期以丢失细胞外液为主,血容量减少明显;如未及时治疗,可出现渗透压增高。临床上既有口渴、尿少等缺水征象;又有恶心、乏力、头昏等缺钠症状。

(三)心理—社会状况

体液失衡多以疾病的并发症出现,因而常有原发疾病所致的心理与社会反应。

(四)辅助检查

1. 高渗性缺水

重>1.025。

2. 等渗性缺水

血清钠>150mmol/L,血浆渗透压>310mmol/L;尿量减少,尿比重>1.025。

3. 低渗性缺水

血清钠<135mmol/L,血浆渗透压<280mmol/L;尿钠减少,尿比重<1.010。

## 三、护理诊断及合作性问题

(一)焦虑

与担心原发病及预后有关。

(二)体液不足

与水分摄入不足或丢失过多有关。

(三)心排血量不足

与血容量下降有关。

(四)潜在并发症

如休克、脑水肿、肺水肿(多见于低渗性脱水)。

## 四、护理措施

(一)一般护理

根据原发病情况,注意指导患者休息和活动,避免意外受伤;对禁食者加强口腔护理,能进食者加强营养。

(二)治疗配合

1. 治疗原则

任何类型缺水,都应积极治疗原发病,并合理补液。

(1)高渗性缺水:轻度患者饮水即可。不能饮水或中度以上患者,应首先静脉输注5%葡萄糖溶液。

(2)低渗性缺水:轻度缺水患者饮含盐饮料即可。不能饮水或中度缺水患者静脉输注等渗盐水;重度缺水患者可先输入少量高渗盐水(3%～5%氯化钠溶液 200～300mL),以迅速提高细胞外液渗透压。

(3)等渗性缺水:轻度缺水患者可饮含盐饮料。不能饮水或中度缺水患者,应首先静脉输注等渗盐水或平衡盐溶液。

2. 输液量计算

输液总量、种类和补液方法,遵医嘱执行:

(1)补液总量的组成:生理需要量,成人每天可补水分约 2000～2500mL,氯化钠 5～9g,氯化钾 2～3g,葡萄糖需 100～150g 以上。累积丧失量,是指从发病到就诊时累计损失的体液总量,可根据脱水或缺钠程度估计。额外损失量,是指治疗过程中继续丢失量:如体腔引流液量、发热估计丢失的水分。

(2)补液总量的计算:第 1 个 24 小时补液量=生理需要量+1/2 已经丧失量;第二个 24 小时补液量=生理需要量+1/2 已经丧失量+前 24 小时额外损失量;第 1 个 24 小时补液是治疗的关键,通常可大体纠正体液失衡或使病情好转。次日已经丧失量应根据病情变化酌情减免,额外损失量按实际情况给予。

(3)补液种类:原则上"缺什么、补什么"补给。

3. 补液原则及方法

补充液体时,应注意以下原则:

(1)先盐后糖,但高渗性缺水例外。

(2)先晶体后胶体,先输入晶体液有利于维持血浆晶体渗透压,扩充血容量。

(3)先快后慢,迅速改善缺水、缺钠状态,病情缓解后,应减慢滴速,以防心肺负担加重。

(4)液种交替,避免长时间输注单一液体所造成新的失衡。

(5)尿畅补钾,一般要求尿量在 40mL/h 以上,方可补钾。

(三)病情观察

平衡盐溶液包括乳酸钠林格溶液、碳酸氢钠等渗盐水,因为氯离子浓度更接近生理正常值,临床上常代替等渗盐水使用。其中乳酸钠林格溶液不宜用于休克和肝功能不全的患者,以免加剧乳酸根离子的蓄积和肝内转化的负担。

1. 观察并记录生命体体征、意识状况。

2. 补充体液时,应监测体循环是否负荷过重。若出现颈静脉扩张,呼吸困难,中心静脉压和肺动脉压上升,心动过速等现象,应及时处理。

3. 动态监测血液各项指标,了解体液失衡状况及症状发展变化:如体重、出入量、尿量及尿比重的变化、低血压、脉率增快、皮肤弹性降低、体温增高和虚弱等,以作为补液的依据。

4. 观察有无并发症和其他合并症的发生:有无高血糖征象(如口渴、多饮、多尿、尿糖和疲倦等尿量每小时不足 30mL 时,可能会有休克、发热、肾衰竭发生,应立刻报告医师。

(四)心理护理

对患者出现的焦虑、恐惧等各种心理变化表示理解,告知患者和家属,当体液平衡得到纠正时,即可恢复正常,帮助患者缓解压力,减轻其恐惧、焦虑心理,增强患者战胜疾病的信心。

(五)健康指导

1. 高度关注和重视导致体液失衡的原发疾病、其诱因:如频繁呕吐及腹泻、体温过高者，应尽早就诊处理，预防体液失衡。

2. 对特殊行业或工作环境（如高温环境、高强度体育活动者），出汗较多的，要增强预防意识，及时补充水分及部分含盐饮料等。

（姜秀贞）

## 第二节　血钾失衡

钾离子是细胞内液中的主要阳离子，细胞内钾含量约占机体总量97%以上，细胞外含量低于3%，正常血清钾离子浓度为3.5～5.5mmol/L。正常人每天需要约40mmol的钾，主要经食物摄入，80%以上经肾排出。醛固酮对肾起着储钠排钾的作用。葡萄糖合成糖原时，钾可移入细胞内；在酸中毒及细胞膜受损等情况下，钾离子可移出细胞。由于细胞外液钾离子浓度变动范围较小，钾离子在维持神经、肌肉应激性和心肌的收缩与传导上，有至关重要的作用。血钾微小变化，即会改变细胞内外钾离子的电场，影响细胞的正常功能，从而导致细胞正常代谢活动的明显障碍，甚至危及生命。血钾与细胞外液的渗透压关系甚小，血钾浓度变化与体内钾总量不一定呈平行关系。临床上根据血钾高低，将其分为低钾血症和高钾血症，以前者更为常见。

### 一、低钾血症

血清钾离子浓度低于3.5mmol/L称低钾血症。

（一）病因

凡是引起血清钾丢失或减少的情况，均可引起低钾血症。病因主要有3类：

1. 钾摄入不足

(1)昏迷、吞咽困难、厌食、极端偏食、术后长期不能进食。

(2)营养不良。

(3)行胃肠内外营养时，补钾不足。

2. 钾丢失过多

(1)呕吐、腹泻、胃肠减压，消化道外瘘、急性肾衰竭的多尿期等。

(2)长期使用排钾性利尿剂与肾上腺皮质激素。

(3)糖尿病性酸中毒。

3. 钾由细胞外向细胞内转移过多(分布异常)

(1)碱中毒及大量碳酸氢钠输入。

(2)全静脉高营养疗法时补钾不足。

(3)静脉输注胰岛素和葡萄糖，使钾过多转移至细胞内。

（二）护理评估

1. 健康史

(1)了解有无钾摄入过少、丢失过多以及细胞外钾内移的因素。

(2)了解患者身体一般情况、有无糖尿病、心脏病、肾功能不全等病史。

2. 身体状况

低钾血症主要引起神经、肌肉应激性降低及心肌应激性增强。主要临床表现如下：

(1)一般情况：感觉不适、疲倦、昏睡、软弱无力等。

(2)意识状况：易受刺激，急躁不安，嗜睡，抑郁等。

(3)神经肌肉兴奋性减低：反射减弱，肌肉由乏力至弛缓性麻痹(软瘫)。

(4)消化道反应：恶心、厌食，肠鸣音减弱，腹胀气，肠麻痹及绞痛、便秘等。

(5)泌尿系统表现：尿量增加，夜尿多或出现尿潴留等。

(6)呼吸系统与循环系统表现：呼吸浅，心率减慢；心房节律障碍，室性期前收缩，脉搏细弱，心律不齐，严重者心搏停止。

3. 心理—社会状况

低钾血症者乏力、翻身困难、甚至软瘫，常引起患者及其家属的担忧、恐惧。严重缺钾时，患者症状改善较慢，可出现烦躁情绪。

4. 辅助检查

(1)血液检查：血清 $K^+$ 浓度低于 3.5mmol/L，pH 升高，且常伴有代谢性碱中毒。

(2)尿液检查：尿比重下降。

(3)心电图改变：ST 段降低，T 波倒置或变平，QT 间期延长，U 波出现。

(三)护理诊断及合作性问题

1. 活动无耐力

与肌力减弱有关。

2. 有受伤的危险

与意识恍惚、肌乏力有关。

3. 潜在并发症

如心律失常、心搏骤停。

(四)护理措施

1. 一般护理

根据病情采取合适的体位，协助乏力甚至软瘫的患者变换体位，改善舒适度、防止压疮形成；病情允许者，循序渐进下床活动。加强陪护，避免发生意外损伤。

2. 治疗配合

首先应控制病因(如止吐、止泻)，防止钾的继续丢失。在病情允许时，尽早恢复患者饮食。轻度缺钾，可口服补钾。重度缺钾时，应静脉补钾。静脉给药时，需注意以下原则：

(1)尿少不补钾：尿量在 30～40mL/h 以上方可补钾。

(2)剂量不宜过大：补钾量应限制在每天 80～100mmol，即氯化钾 6～8g。

(3)浓度不宜过高：一般不宜超过 0.3%，即 1000mL 液体中 10%氯化钾不超过 3 支。

(4)补钾速度不宜过快：若补钾速度太快，血钾在短时间内急速增高，可引起心搏骤停。一般输液速度限在 60 滴/分。

(5)严禁直接静脉推注钾，以免导致心搏骤停。

(6)必须大剂量静脉滴注钾时，需用心电监视器监护，如心电图出现高钾血症的变化，应立即采取相应的措施。

3. 病情观察

监测生命体征，重点观察原发病状况和尿量；严密监测血钾水平及心电阁的改变。

4. 心理护理

注意与患者加强沟通，了解患者的心理感受，对有焦虑情绪的患者应鼓励和解释疏导，增强患者的治疗信心。

5. 健康指导

(1)对于禁食者或近期有呕吐、腹泻、引流者，应指导患者补钾，保证钾的正常摄入。

(2)能进食的患者尽量口服补钾，10%氯化钾溶液口感较差，鼓励患者克服。静脉补钾时，告知患者及其家属，应防止自行调快滴速。

## 二、高钾血症

血清钾离子浓度超过5.5mmol/L者，称高钾血症。

### (一)病因

凡是引起血清钾增多的疾病或情况，均可引起高钾血症。病因大致有以下3类：

1. 钾摄入过多(大多为医源性)

(1)输入过多的钾，或静脉滴注的速度过快。

(2)输入储存超过3天的红细胞，或输入大量的库存血。

2. 钾排泄减少

(1)少尿，如细胞外液减少，肾功能不全，尤其是急性肾衰竭少尿期。

(2)醛固酮分泌减少。

3. 钾自细胞内释放至细胞外液中过多

(1)大量细胞破裂：如挤压伤、大面积烧伤和药物中毒等。

(2)严重酸中毒：因细胞本身的缓冲作用，可导致高钾血症。

### (二)护理评估

1. 健康史

(1)了解有无钾摄入过多、排出障碍以及细胞内钾外移的因素。

(2)了解患者身体一般情况、有无糖尿病、心脏病、肾功能不全等病史。

2. 身体状况

(1)神经肌肉兴奋性变化：轻度高钾血症，兴奋性可一过性增高，患者可有手足感觉异常、疼痛、肌肉轻度抽搐；重度高钾血症，兴奋性减低，患者常出现肢体软弱无力，严重者出现软瘫，出现吞咽和呼吸困难、腱反射消失。中枢神经系统影响可表现为烦躁不安、神志淡漠、昏厥和昏迷。

(2)循环系统：高血钾对心肌有抑制作用，可出现心搏徐缓、心律不齐，甚至心搏骤停。早期血压升高、后期血压下降等。

(3)消化道：出现恶心、呕吐、小肠绞痛和腹泻等。

(4)继发酸中毒：高钾血症患者细胞外钾内移，细胞内 $H^+$ 外移，导致酸中毒。

3. 心理—社会状况

高钾血症患者症状出现急、且症状突出，患者常有焦虑和恐慌情绪出现。

4. 辅助检查

(1)血液检查：血清钾离子浓度＞5.5mmol/L，pH降低伴代谢性酸中毒。

(2)尿液检查：尿中钾含量增加。

(3)心电图检查：出现高而尖的T波，PR间距延长，P波幅下降或消失，QRS波变宽，呈正弦波，ST 段下降。

（三）护理诊断及合作性问题

1. 有受伤的危险　与肌无力和神志不清有关。

2. 心排血量减少　与心肌抑制有关。

3. 潜在并发症如心律失常、心搏骤停。

（四）护理措施

1. 一般护理

(1)饮食：禁食含钾食物，避免高纤维素和刺激胃蠕动加快的食物，如产气及含香料的食物。

(2)体位：根据病情采取合适体位；注意定时协助患者翻身，改善舒适度、防止压疮形成；情况允许可下床活动，加强陪护，避免发生意外损伤。

2. 治疗配合

严重高钾血症可致患者心跳突然停止，应积极治疗。处理原则包括以下：

(1)尽快处理原发疾病和改善肾功能。

(2)控制钾的摄入：禁食含钾食物、禁用含钾药物、禁输库存血等。

(3)对抗心律失常：一旦出现心律失常，遵医嘱缓慢静脉滴注 10%葡萄糖酸钙溶液 20mL，必要时可重复，拮抗钾对心肌的抑制作用。

(4)降低血清钾浓度：主要通过促进钾排出体外或临时将钾离子向细胞内转移等方法实现：①将钾暂时转入细胞内：A. 静脉滴注 5%碳酸氢钠液，以碱化细胞外液，促进 $K^+$ 向细胞内转移，同时也有促进肾脏排钾的作用；B. 用 25%葡萄糖溶液 100～200mL，每 5g 糖加入胰岛素 1U，静脉滴注。必要时，3～4 小时重复给药；②加速钾的排出：A. 口服阳离子交换树脂，每天 4 次，每次 15g，促使钾从消化道排出；不能口服者，可用 10%葡萄糖酸钙溶液 200mL，保留灌肠；B. 肾衰竭者应尽早采用透析疗法。

3. 病情观察

重点监测生命体征，观察原发病情变化、尿量等；监测血清钾水平及心电图的改变。

4. 心理护理

加强沟通，减轻患者焦虑情绪，缓解心理压力，从而增强患者的治疗信心。

5. 健康指导

(1)向患者及其家属宣传有关本病的相关知识。

(2)重点交代高钾血症对心脏的影响，增强对患者的观察及防护。

（姜秀贞）

## 第三节　酸碱失衡

在病理情况下，机体产酸、产碱异常，超过机体的调节能力，则可发生酸碱代谢失衡。酸碱代谢失衡基本类型，可分为代谢性酸中毒、代谢性碱中毒、呼吸性酸中毒和呼吸性碱中毒。一旦酸碱失衡，机体调节总是首先通过缓冲，系统维持[$HCO_3^-$]/[$H_2CO_3$]比例为 20：1，才能维持 pH 的稳定。[$HCO_3^-$]、[$H_2CO_3$]两者中先出现异常的是原发性改变，经机体代偿调节后发生异常的为继发性改变；凡是[$HCO_3^-$]为原发性改变者，则属于代谢性酸碱失衡；反之，如果是[$HCO_3^-$]为原发性改变者，则属于呼吸性酸碱失衡。

## 一、代谢性酸中毒

### (一)病因病理

代谢性酸中毒是外科临床最常见的酸碱平衡失调。其病理特点是体液中[$HCO_3^-$]原发性减少，经缓冲系统调节后，[$H_2CO_3$]将继发性减少。凡机体代偿性调节前，任何原因导致[$HCO_3^-$]原发性减少的酸碱失衡，称代谢性酸中毒。常见致病因素有：

1. 产酸过多

如休克、心脏停搏、严重感染时乳酸堆积；长时间饥饿、高热、糖尿病时酮体积聚等。

2. 排酸减少

肾功能不全致使酸性物质排泄障碍。

3. 碱丢失过多

如严重腹泻、肠瘘等。

4. 高钾血症

细胞内液中向细胞外转移，致使酸中毒。

### (二)护理评估

1. 健康史

了解有无引起代谢性酸中毒的原因存在，如腹泻、肠梗阻、肠瘘；是否存在肾功能障碍而导致酸性代谢产物排出障碍；既往身体状况；是否存在其他体液失衡因素；代谢失衡后处理情况如何。

2. 身体状况

(1)呼吸系统：呼吸加深、加快；糖尿病、严重饥饿等所致酸中毒，因酮体牛成过多，患者呼气中可出现酮味(即烂苹果气味)。

(2)循环系统：心肌抑制、血管扩张，表现为心率快、心音弱、血压偏低、颜面潮红、口唇樱桃红色；休克患者常因皮肤缺氧而发绀。

(3)中枢神经系统：以抑制性症状为主，可有表情淡漠、乏力，有头痛、头晕症状。严重时，可出现嗜睡，甚至昏迷。

3. 心理—社会状况

代谢性酸中毒对呼吸、循环功能等产生明显影响，患者及其家属焦虑、紧张情绪明显。

4. 辅助检查

主要通过血电解质、血气分析等动态监测，协助评估病情状况。

### (三)护理诊断及合作性问题

1. 焦虑

与病情加重、担心预后有关。

2. 活动无耐力

与代谢性酸中毒后疲乏、肌力减弱有关。

3. 低效型呼吸形态

与呼吸节律异常有关。

4. 潜在并发症

如意识障碍、高钾血症。

(四)护理措施

1. 一般护理

(1)饮食:加强指导,避免酸性饮食摄入过多。

(2)体位:根据病情选择体位,患者因精神萎靡、乏力,需要协助更换体位,改善舒适度、防止压疮;意识障碍者,要全面加强生活护理,避免发生意外损伤。

2. 治疗配合

(1)控制原发病:积极治疗原发疾病。

(2)纠正酸中毒:轻度代谢性酸中毒,可经机体自行纠正,或者补液纠正缺水后纠正,不必补充碱性药。血[$HCO_3$]>18mmol/L 者,只需治疗病因即可。重度代谢性酸中毒,则需补充碱性液,对于血浆[$HCO_3^-$]<10mmol/L 的重症患者,应快速补给碱性液;血浆[$HCO_3^-$]在 10~18mmol/L 者,也应酌情补碱。临床上首选 5%$NaHCO_3$ 溶液,输入时不宜过快,以免发生手足抽搐、神志改变或其他不良反应。

3. 病情观察

严密监测生命体征;注意心律、心率、心音、呼吸频率、深度、呼吸音等,如有异常,应及时汇报医师处理;动态监测血清电解质、血气分析等;观察原发病病情的变化。

4. 健康指导

(1)呕吐、腹泻、肠梗阻、肠瘘等患者应尽早治疗,避免代谢性酸中毒等并发症的发生;糖尿病者注意控制好血糖,均衡饮食,预防酮症酸中毒。

(2)关注患者肺、肾等重要器官功能,维护酸碱平衡的正常调节功能。

## 二、代谢性碱中毒

(一)病因

疾病导致[$HCO_3^-$]原发性增多引起的酸碱失衡,称代谢性碱中毒。常见病因有以下:

1. 失酸过多

如长期胃肠减压、瘢痕性幽门梗阻后严重呕吐等。

2. 摄碱过多

常见于静脉输碱过量。

3. 低钾血症

细胞外液中 $H^+$ 向细胞内转移,致使碱中毒。

(二)病理特征与身体状况

代谢性碱中毒患者的病理及身体状况特点如下:

(1)当[$HCO_3^-$]增高,机体通过缓冲系统及肺的调节,减少 $CO_2$ 的排出,从而引起 $H_2CO_3$ 浓度继发性升高。患者表现为呼吸浅慢,甚至出现阵发性呼吸骤停。

(2)碱中毒时,血红蛋白氧离曲线左移,氧与血红蛋白的结合不易分离,可致组织缺氧。中枢神经系统缺氧,可出现头昏、嗜睡、精神错乱和昏迷等。

(3)电解质紊乱:细胞外液碱性增强,可引起细胞内 $H^+$ 外移和 $K^+$ 内移,导致低钾血症;同时血清中游离的 $Ca^{2+}$ 减少,常导致低钙血症。患者可出现肌张力增加,反射亢进,肌肉强直和手足抽搐等表现。

（三）治疗配合

通过病史及电解质、血气分析等动态监测，可以明确诊断。主要治疗原则与护理要点有以下两点：

1. 积极治疗原发病。

2. 遵医嘱给予药物治疗。

对于丧失胃液所致的碱中毒患者，补给等渗盐水和（或）葡萄糖盐水，以恢复细胞外液和补充 $Cl^-$，纠正低氯性碱中毒；重症患者需补给 0.1mmol/L 的盐酸溶液或氯化铵溶液，迅速中和过多的 $HCO_3^-$；有抽搐者可静脉注射10％葡萄糖酸钙溶液。

## 三、呼吸性酸中毒

呼吸性酸中毒是指肺泡通气功能减弱，不能充分排出体内的 $CO_2$，以致体内 $CO_2$ 蓄积，致使血液的 $PaCO_2$ 增高，引起高碳酸血症。

（一）病因

任何因通气、换气功能降低，促使 $CO_2$ 在体内蓄积的疾病或情况，均可引起本病。常见的有以下几种：

1. 呼吸中枢抑制

如颅脑外伤、麻醉过深、吗啡类药物中毒等。

2. 呼吸道梗阻

如支气管痉挛，喉痉挛，呼吸机使用不当，气道异物阻塞等。

3. 胸部疾患

如肺水肿、血气胸、严重肺气肿等。

4. 胸廓活动受限

严重胸壁损伤，呼吸肌麻痹，高位脊髓压迫等，导致呼吸功能障碍。

（二）病理特征与身体状况

呼吸性酸中毒患者的病理及身心状况特点主要有以下两种。

1. $[H_2CO_3]$ 原发性升高，可因缓冲系统的调节作用而出现 $[HCO_3^-]$ 继发性升高。

2. 患者身体状况常表现为：①头痛、嗜睡、定向力丧失、昏迷等中枢神经系统的症状；②哮喘、呼吸困难等呼吸系统表现；③酸中毒和组织缺氧等表现。

（三）治疗配合

1. 及时配合治疗，消除病因，改善呼吸道通气，并给予吸氧。

2. 严重酸中毒，可遵医嘱静脉滴注碳酸氢钠，以提高 pH。

## 四、呼吸性碱中毒

呼吸性碱中毒是指肺泡通气过度，体内生成的 $CO_2$ 排出过多，以致血液 $PaCO_2$ 降低，引起低碳酸血症。

（一）病因

凡因通气过度，使体内 $CO_2$ 丢失过多的疾病或情况，均可导致本病发生。病因主要有癔症、颅脑外伤、水杨酸中毒、脓毒症、高热以及人工辅助呼吸持续时间过长、呼吸过频、过深等。

（二）病理特征与身体状况

1. 病理特点

血液的 $PaCO_2$ 降低，引起[$H_2CO_3$]原发性下降。

2. 身体状况特征

患者既有原发病症状如呼吸节律改变，又有碱中毒表现。可出现手足麻木、肌肉震颤、手足抽搐等神经肌肉兴奋性增高的表现；也可有眩晕、感觉异常及意识障碍等中枢神经系统受累的表现。

（三）治疗配合

1. 配合治疗原发性疾病。

2. 改善症状。必要时，用纸袋罩住口鼻进行呼吸，以增加呼吸道无效腔，提高血 $PaCO_2$；也可给予含 5%$CO_2$ 的氧气吸入。

3. 若是神经性障碍或阿司匹林中毒，应定时检查血气情况，并适当调整呼吸频率及潮气量。

（姜秀贞）

# 第八章　常见临床微生物标本采集与送检

## 第一节　标本采集原则

### 一、遵照医嘱采集

采集、送检各种标本时均应按医嘱执行。医师填写检验申请单要求字迹清楚，目的明确，申请人签全名。若护士对申请单有疑问时，应及时与医师核实，确认无误后方可执行。

### 二、严格执行查对制度

采集标本前应认真查对医嘱，核对检验单的项目、患者的姓名、床号、住院号等，确认无误后方可进行。采集完毕和送检前应再次查对。查对是保证标本采集准确无误的重要环节之一。

### 三、采集前做好准备

#### （一）护士

应明确标本采集的相关事宜，采集前应修剪指甲，洗手，戴口罩、帽子、手套，必要时穿隔离衣。

#### （二）患者

了解采集的目的、方法和注意事项，能配合护士完成标本采集。

#### （三）物品

根据检验目的准备好物品，选择适当的检验容器，在检验单附联上，注明科别、床号、住院号、姓名、检验项目、标本采集的日期和时间，贴于容器外。

### 四、正确采集标本

(1)发现感染应及时采集微生物标本做病原学检查，接受抗菌药物治疗住院患者微生物检验样本送检率不低于30%。

(2)应在抗菌药物使用之前采集标本。已用抗菌药物者需至少停用抗菌药物1周后采集，如不能停用抗菌药，应于血药浓度最低时或下次抗菌药应用前采集。

(3)采用专用无菌容器收集标本。容器须灭菌处理，防止渗漏，但不得使用消毒剂。标本中不可添加防腐剂。

(4)标本采集时应严格无菌操作，减少或避免机体正常菌群及其他杂菌污染。培养基应足量，无混浊、变质，以确保检验结果的准确性。

### 五、及时送检标本

(1)采样后应立即送检，最好在2小时内。如不能及时送检，应将标本置于适当的储存环境待送，但存放一般不能超过24小时。床旁接种可提高病原菌检出率。

(2)以棉拭子采集的标本如咽拭子、肛拭子或伤口拭子，宜插入运送培养基送检。

(3)送检标本应注明姓名、床号、标本来源、检验目的和标本采集具体时间，使细菌室能准确及时接种相应的培养基和适宜的培养环境，提高阳性检出率。

（李艳）

# 第二节 血培养标本采集

## 一、目的

检测血液中的病原体,协助诊断,合理用药。

## 二、标本送检指征

患者出现以下临床表现,或同时具备以下几种临床表现时应采集血培养。

(1)发热(≥38℃)或低温(≤36℃)。

(2)寒战、昏迷、多器官衰竭、血压降低、呼吸加快。

(3)白细胞增多(>$10\times10^9$/L,特别有“核左移”时)。

(4)粒细胞减少(成熟的多形核白细胞<$1\times10^9$/L)。

(5)血小板减少。

(6)皮肤、黏膜出血。

(7)几种特殊情况:

1)可疑新生儿脓毒症时,除发热或低温外,很少培养出细菌,应增加尿液和脑脊液培养。

2)老年菌血症患者可能不发热或低体温,如伴有身体不适、肌痛或中风,可能是感染性心内膜炎,也应采取血培养。

## 三、采集方法

### (一)准备用物

选择合适的血液培养基,检查培养基质量及容器完好性,在容器外贴检验单附联,注明科别、姓名、床号、性别、检验目的、送检日期。根据不同检验目的,计算所需采血量。

### (二)核对解释

携用物至患者床旁,认真核对患者并做好解释,取得合作。

### (三)选择静脉

协助患者取合适体位,一般选用肘正中静脉、头静脉或贵要静脉,嘱患者握拳,使静脉充盈。

### (四)消毒皮肤

在穿刺点上方6cm处扎止血带,常规消毒皮肤。

(1)用一根1%～2%碘酊棉签从穿刺点螺旋向外画圈进行消毒,范围直径不应小于5cm,作用30秒,75%乙醇脱碘2次。

(2)碘伏棉签消毒皮肤2次,作用60秒。对碘过敏的患者只能用75%乙醇消毒,消毒60秒。

### (五)再次核对

### (六)静脉采血

按静脉注射法将针头刺入静脉,抽取所需血量,采血量成人5～10mL,婴幼儿1～5mL。采血完毕,松止血带,嘱患者松拳,迅速拔出针头,用无菌干棉签按压局部1～2分钟。

### (七)注入容器

培养瓶去除铝盖中心部,常规消毒瓶塞,更换针头后将血液注入瓶内,轻轻摇匀,但不可剧震以防溶血。如果同时做需氧和厌氧培养，应先将标本接种到厌氧瓶中，然后再注入需氧瓶，严格防止将空气注入厌氧瓶中。

(八)整理记录

按医疗废物处理条例处置用物，整理床单位，再次核对。洗手，记录。

(九)及时送检

将血标本连同化验单及时送检。

## 四、注意事项

(1)防止皮肤寄生菌或环境微生物引起的污染是血培养的关键问题，采血前严格执行消毒程序是十分重要的。

(2)对已经使用抗菌药物，而又不能停药者，应在下次用药前采血。切忌不要在静脉滴注抗菌药物的静脉处采取血标本，也不能从静脉导管及动脉插管中取血。

(3)每例至少采血两次，间隔 0.5～1 小时，以利于提高阳性率和区分感染菌与污染菌。

(4)疑为细菌性心内膜炎及布鲁菌病的患者，以肘动脉或股动脉采血为宜，除在发热期采血外，并要多次采血(3～4 次/24 小时)和增加采血量(可增至 10mL)。

(5)采血后立即送检，如不能立即送检可置室温，而不能置冰箱。

(李艳)

# 第三节　痰培养标本采集

## 一、目的

用于检查痰液中的致病菌，为抗生素的选择提供依据。

## 二、标本送检指征

(1)咳嗽、咳痰：痰液可为脓性、血性、铁锈色或红棕色胶冻样痰。

(2)咯血：肺结核患者常痰中带血。

(3)呼吸困难。

(4)发热。

(5)胸痛：当炎症病变累及壁层胸膜时，会发生胸痛。

肺部感染的患者有 25%～50%可能发生菌血症，应同时做血培养。

## 三、采集方法

(一)准备用物

选择无菌痰盒，检查容器完好性，在容器外贴检验单附联，注明科别、姓名、床号、性别、检验目的、送检日期。

(二)核对解释

携用物至患者床旁，认真核对患者并做好解释，告知采集的目的和配合的方法，取得合作。

(三)收集标本

(1)能自行咳痰者，清晨起床后先用漱口液漱口，再用清水漱口，以除去口腔内大量杂菌。深呼吸数次后用力咳出肺深部的脓痰，置于无菌痰盒内送检。

(2)痰量极少者可用45℃3%～10%氯化钠溶液约25mL雾化。对于咯痰量少的幼儿，可轻轻压迫胸骨上部的气管，当其咯痰后用无菌棉棒采集标本。

(3)咳嗽无力或昏迷患者，可用吸痰管经鼻腔或口腔经气管腔内吸引痰液至无菌集痰试管中送检。

(4)气管切开者可以深入气管套管内取痰。

(5)可用支气管镜直接在病灶部位采集高浓度的病原菌。

(6)用无菌导管经鼻腔插入气管镜内，缓慢注入无菌蒸馏水5mL，取出导管，留取患者在3小时内咳出的痰液，放入无菌容器中送检。

(7)胃内采痰法。无自觉症状的结核患者，有时可把痰误咽入胃内，因而可采用胃内容物做结核菌培养，其阳性结果比咯痰高10%左右，该方法于晨起空腹时，把灭菌的胃管，从鼻腔送入胃内，用20mL注射器抽取胃液。

(四)操作后处理

协助患者舒适卧位，洗手，记录痰液的外观和性质，将痰标本连同化验单及时送检。用物按常规消毒处理。

## 四、注意事项

(1)痰标本的采集以晨痰为准，此时患者痰量较多且含菌量也多。

(3)标本采集后立即送检，若不能及时送检者，可暂存2～8℃冰箱，以免杂菌生长。

（李艳）

# 第四节　尿培养标本采集

## 一、目的

做细菌培养或细菌敏感试验，以了解病情，协助疾病的诊断和治疗。

## 二、标本送检指征

(1)有典型的尿路感染症状。

(2)肉眼脓尿或血尿。

(3)尿常规检查表现为白细胞和(或)亚硝酸盐阳性。

(4)不明原因的发热，无其他局部症状。

(5)留置导尿管的患者出现发热。

(6)膀胱排空功能受损。

(7)泌尿系统疾病手术前。

## 三、采集方法

(一)准备用物

选择无菌标本试管，检查容器完好性，在容器外贴检验单附联，注明科别、姓名、床号、性别、检验目的、送检日期。

(二)核对解释

携用物至患者床旁，认真核对患者并做好解释，告知采集的目的和配合的方法，取得合作,屏风或床帘遮挡。

(三)收集标本

1. 清洁中段尿标本

嘱咐患者睡前少饮水,清晨起床后用肥皂水或0.1%的高锰酸钾溶液冲洗外阴,女性应用手分开大阴唇,男性应翻上包皮,按导尿术消毒外阴。不间断排尿,将前段尿排去,用试管夹夹持试管于酒精灯火焰上消毒试管口,接取中段尿约10mL于无菌试管中,再次于酒精灯火焰上消毒试管口和盖子后盖紧试管,熄灭酒精灯,将标本立即送检。该方法简单、易行,是最常用的尿培养标本收集方法,但很容易受到会阴部细菌污染,应由医护人员采集或在医护人员指导下由患者正确留取。

2. 耻骨上膀胱穿刺

用常规消毒方法消毒穿刺部位,使用无菌注射器直接从耻骨上经皮穿入膀胱吸取尿液,是评估膀胱内细菌感染的"金标准"方法,但有一定的痛苦,患者难以接受。主要用于厌氧菌培养或留取标本困难的婴儿尿标本的采集。

3. 留置导尿者采集法

拔去闭式引流的集尿袋,弃去导尿管前段尿液,留无污染的膀胱内尿液10mL送检。不可从集尿袋下端留取标本。

4. 导尿术留取

按导尿术消毒方法对会阴部进行清洗消毒后,用无菌导尿管直接经尿道插入膀胱,获取膀胱尿液。可减少尿液标本的污染,准确地反映膀胱感染情况。但有可能将下尿道的细菌引入膀胱,导致继发感染,一般不提倡使用。

(四)操作后处理

协助患者舒适卧位,洗手,记录尿液的外观和性质,将尿培养标本连同化验单及时送检。用物按常规消毒处理。

## 四、注意事项

(1)采集标本以晨起第一次尿液为佳。疑为尿道炎时可将最初3～4mL尿液收集在灭菌容器内。该尿中即使有少数细菌,如反复检查为同一细菌,也应考虑为病原菌。

(2)导尿虽然可以减少污染,但是多次重复导尿可以造成逆行性感染,因此近年来大多采用清洁中段尿。若细菌培养结果为两种或两种以上细菌,需考虑污染可能,建议重新留取标本送检。

(3)采集标本后,若不能在1小时内送检,暂放4℃冰箱,但不能超过8小时。若尿液标本在室温下放置超过2小时,即使接种培养结果阳性,也不能作为诊断依据,应重新留取标本送检。

(4)尿液中不得加入防腐剂、消毒剂否则影响阳性检出率。

(李艳)

# 第五节　其他常见培养标本采集

## 一、粪便培养标本采集

(一)目标

检查粪便中的致病菌,以了解病情,协助疾病的诊断和治疗。

(二)标本送检指征

(1)急性腹泻:大便次数明显增多,腹痛,里急后重,往往伴有发热,大便性状为黏液便或脓血便。

(2)慢性腹泻:大便次数多,多为稀便,伴有全身乏力等症状。

(3)无痛性大量水样便或米泔样稀便。

(4)先吐后泻:恶心、呕吐、腹痛、腹泻。有集体发病史,多为细菌性食物中毒所致。

(5)抗生素治疗后腹泻:常发生于长期抗生素治疗后,糊状便,排便次数增加。

(6)高热惊厥:通常为中毒性痢疾,多见于婴幼儿和小儿。

(三)采集方法

1. 准备用物

选择消毒便盆,检查容器完好性,在容器外贴检验单附联,注明科别、姓名、床号、性别、检验目的、送检日期。

2. 核对解释

携用物至患者床旁,认真核对患者并做好解释,告知采集的目的和配合的方法,取得合作,屏风或床帘遮挡。

3. 排空膀胱

以免排便时混入尿液,影响检验结果。

4. 收集标本

(1)自然排便采集法:自然排便于消毒便盆内,用无菌棉签选取粪便中央部分或带脓血、黏液粪便 2～5g,液体粪便取絮状物 1～2mL,盛于一次性无菌培养瓶内,盖紧瓶塞,于室温 1 小时内送检。

(2)直肠拭子法:如不易获得粪便时或排便困难的患者及幼儿,可用经无菌甘油水或无菌生理盐水湿润的肛拭子插入肛门 6～7cm(幼儿 2～3cm)处,轻轻朝一个方向旋转擦取直肠表面黏液后取出,将棉签置于无菌培养瓶内或置培养基中,塞紧瓶塞,于室温 1 小时内送检。

5. 操作后处理

协助患者舒适卧位,洗手,记录粪便的形状、颜色、气味等,将粪便培养标本连同化验单及时送检。用物按常规消毒处理。

(四)注意事项

(1)标本要采集新鲜的,陈旧标本影响阳性检出率。腹部痉挛患者在发病 6 小时内采集到的血便或液状便的效果最好。腹泻患者应在急性期 3 天以内采集标本,这样可以提高检出率。

(2)若要分离阿米巴原虫,标本要立即送检并注意保温。

(3)粪便中含有许多杂菌,但也应该在标本采集过程中注意无菌操作,防止污染。切忌粪尿混合。

## 二、鼻、咽拭子标本采集

### (一)目的

取鼻部或咽部及扁桃体上的分泌物做细菌培养或病毒分离,以协助诊断、治疗。

### (二)标本送检指征

(1)病毒性普通感冒伴有明显咽痛时,怀疑为咽部链球菌感染,应做细菌培养。

(2)细菌性咽-扁桃体炎:明显咽痛、畏寒、发热,体温可达39℃以上。

(3)上呼吸道感染易并发鼻窦炎、中耳炎、气管-支气管炎,需送相应部位分泌物或痰液进行细菌培养。

(4)用于诊断金黄色葡萄球菌暴发时的鼻带菌者。

### (三)采集方法

1. 准备用物

选择适当容器,检查容器完好性,在容器外贴检验单附联,注明科别、姓名、床号、性别、检验目的、送检日期。

2. 核对解释

携用物至患者床旁,认真核对患者并做好解释,告知采集的目的和配合的方法,取得合作。

3. 采集标本

(1)鼻拭子嘱患者头部保持不动,将拭子轻轻转动缓缓深入鼻孔至颚部5cm左右,转动四五次,轻轻旋转取出拭子,置采样管折断手柄,使拭子浸泡至采样液中,旋紧管盖。

(2)咽拭子嘱患者清水漱口后,发"啊"声,暴露咽喉部,立即用压舌板压住患者舌前2/3,用拭子将咽后壁及双侧扁桃体或腭垂的后侧反复擦拭数次,避免触及舌部。化脓性扁桃体炎、口腔念珠菌病时,直接用棉拭子在病灶部位擦拭。轻轻旋转取出拭子,置采样管折断手柄,使拭子浸泡至采样液中,旋紧管盖。

4. 操作后处理

协助患者舒适卧位,洗手,记录,将鼻、咽拭子标本连同化验单及时送检。用物按常规消毒处理。

### (四)注意事项

(1)棉拭子应避免触及舌、口腔黏膜和唾液,防止污染标本,影响检验结果。

(2)采集标本前数小时不可用消毒药物漱口或接触病灶局部。

(3)做真菌培养时应在口腔溃疡面上采取。

(4)咽拭子采集避免饭后2小时内采集,防止发生呕吐。

## 三、骨髓培养标本采集

### (一)目的

提高感染性疾病的诊断阳性率。

（二）标本送检指征

（1）发热（≥38℃）或低温（≤36<℃）。

（2）寒战、昏迷、多器官衰竭、血压降低、呼吸加快。

（3）白细胞增多（$>10\times10^9/L$，特别有“核左移”时）。

（4）粒细胞减少（成熟的多形核白细胞$<1\times10^9/L$）。

（5）血小板减少。

（6）皮肤、黏膜出血。

骨髓培养与血液培养的送检指征是基本一致的，临床常规血液感染有指征时以抽取血培养为主。但当骨髓炎时或长期使用抗菌药物患者，抽取骨髓培养阳性率会远高于血培养。

（三）采集方法

1. 准备用物

选择无菌注射器及骨髓培养基，检查容器完好性，在容器外贴检验单附联，注明科别、姓名、床号、性别、检验目的、送检日期。

2. 核对解释

携用物至患者床旁，认真核对患者并做好解释，告知采集的目的和配合的方法，取得合作。

3. 采集标本

（1）选择部位患者侧卧，选取髂前上棘或髂后上棘。

（2）消毒皮肤：常规消毒穿刺部位，碘伏棉签消毒皮肤 2 次，作用 60 秒。

（3）再次核对。

（4）抽取骨髓：无菌注射器抽取肝素 0.2mL 作为抗凝剂，再采取骨髓 2mL，注入到含有 5mL 骨髓培养基的培养瓶中。

4. 整理记录

按医疗废物处理条例处置用物，整理床单位，再次核对。洗手，记录，及时送检。

（四）注意事项

（1）骨髓内含有大量的单核巨噬细胞系统的细胞，因而骨髓培养对伤寒患者的诊断较血培养准确。

（2）用于怀疑细菌性骨髓炎患者。

## 四、脑脊液培养标本采集

（一）目的

检测脑脊液中致病菌，为神经系统疾病诊断、治疗及预后判断提供依据。

（二）标本送检指征

（1）成人发热、头痛、恶心、呕吐、颈强直和反射增强等症状，怀疑为脑膜炎的患者。

（2）儿童因儿童和新生儿的临床表现不明确，因此对于婴儿不明原因发热，应怀疑为脑膜炎，采取脑脊液。做脑脊液培养的患者，建议同时做血培养。

（三）采集方法

脑脊液标本由临床医师采集，采集前患者尽量减少活动，最好静卧 15 分钟后再进行采集。

1. 准备用物

选择无菌腰穿包及脑脊液培养基，检查容器完好性，在容器外贴检。

2. 核对解释

携用物至患者床旁，认真核对患者并做好解释，告知采集的目的和配合的方法，消除患者紧张和恐惧心理，取得合作。采集前检查患者有无颅内压增高症状和体征，并做眼底检查。

3. 采集标本

(1)选择部位脑脊液一般选择腰椎穿刺采集。

(2)消毒皮肤常规消毒穿刺部位(面积要大于无菌洞巾的圆洞)，碘伏棉球消毒皮肤2次，作用60秒。

(3)收集标本以无菌方法进行腰椎穿刺，先测脑压，然后收集脑脊液(检测细菌1mL，真菌2mL，抗酸杆菌2mL，病毒1mL)盛于无菌试管或小瓶中。

4. 严密观察

嘱患者去枕平卧2～4小时，严密观察病情变化。

5. 整理记录

按医疗废物条例处置用物，整理床单位，再次核对。洗手，记录，立即送检。

(四)注意事项

(1)采集标本后立即送检，因脑膜炎奈瑟菌离体后迅速自溶，肺炎链球菌及流感嗜血杆菌也易死亡。

(2)疑为上述细菌感染时，应注意保温，不可置冰箱或低温保存。

## 五、胆汁标本采集

(一)目的

检测胆汁中的致病菌，为胆道感染疾病的诊断、治疗提供依据。

(二)标本送检指征

(1)腹痛：具有上腹部或右上腹部持续性腹痛伴阵发性加重，并向右肩部放射，有时出现剧烈胆绞痛或上腹部疼痛。

(2)黄疸：90%左右急性重症胆管炎患者伴有不同程度的黄疸。

(3)墨菲征阳性：右上腹压痛、肌紧张、胆囊区深吸气时有触痛。

(4)伴随症状：常有恶心、呕吐和发热，尿少且黄。

(5)中毒或休克：约有90%急性重症胆管炎患者表现为弛张高热，伴有寒战，少数严重病例体温不高，而在早期即发生感染性休克。

(6)怀疑为急性胆囊炎、急性重症胆管炎者。

(三)采集方法

1. 准备用物

选择无菌导管、穿刺包和培养基，检查容器完好性，在容器外贴检验单附联，注明科别、姓名、床号、性别、检验目的、送检日期。

2. 核对解释

携用物至患者床旁，认真核对患者并做好解释，告知采集的目的和配合的方法，消除患者紧张和恐惧心理，取得合作。

3. 收集标本

(1)十二指肠引流法在无菌操作下，将十二指肠导管吞咽至十二指肠乳头部(距齿 65～70cm)时，收集 A 液(来自胆总管，为橙黄或金黄色)，随之注入 25%硫酸镁溶液 40mL，经 1～2 分钟后再采取 B 液(来自胆囊，为棕黄绿色)，随后收取 C 液(来自肝胆管，为柠檬色)，一般认为 B 液做细菌培养意义较大。

(2)胆囊穿刺法胆囊造影术时，可同时采取胆汁。

(3)手术采取法由胆总管、胆囊直接穿刺采取胆汁。

4. 整理记录

按医疗废物条例处置用物，整理床单位，再次核对。洗手，记录，立即送检。

(四)注意事项

采集标本后应立即送检，否则置于 4℃冰箱内。采集时需小心，避免被唾液、十二指肠液细菌污染。

## 六、各种穿刺液标本采集

穿刺液包括胸腔积液、腹腔积液、心包液、关节液、鞘膜液。

(一)目的

检测穿刺液中的致病菌，为穿刺部位或相应器官疾病的诊断、治疗提供依据。

(二)标本送检指征

(1)伴有胸痛及发热，临床怀疑为下列疾病：结核性胸膜炎、细菌性肺炎引起的胸膜炎、肺部真菌感染引起的胸腔积液。

(2)腹痛、呕吐、腹部压痛、肌紧张、肠鸣音减弱或消失。怀疑腹腔结核菌、细菌等感染导致麻痹性肠梗阻。

(3)心包有大量渗液时，可因液体压迫左肺底部而在左下肩部出现浊音及支气管呼吸音等肺实变体征。

(4)关节肿胀，关节周围肌肉发生保护性痉挛。

(三)采集方法

由临床医师行穿刺术抽取。

1. 准备用物

选择无菌注射器，无菌穿刺包、无菌抗凝剂试管及培养基，检查容器完好性，在容器外贴检验单附联，注明科别、姓名、床号、性别、检验目的、送检日期。

2. 核对解释

携用物至患者床旁，认真核对患者并做好解释，告知采集的目的和配合的方法，消除患者紧张和恐惧心理，取得合作。

3. 采集标本

(1)选择部位根据疾病选择相应的穿刺部位。

(2)消毒皮肤常规消毒穿刺部位(面积要大于无菌洞巾的圆洞)，碘伏棉球消毒皮肤 2 次，作用 60 秒。

(3)收集标本以无菌方法进行穿刺，胸腹腔积液可收集 5～10mL，心包液、关节液收集 2

～5mL，置于无菌含抗凝剂的试管或小瓶中，充分混匀后，立即送检。抗凝剂10％乙二胺四乙酸二钠盐，标本与抗凝剂之比10∶1。

4. 严密观察

严密观察穿刺部位病情变化。

5. 整理记录

按医疗废物条例处置用物，整理床单位，再次核对。洗手，记录，立即送检。

（四）注意事项

(1)标本采集应在患者用药之前或停止用药1～2天后进行。

(2)不能立即送检可置4℃冰箱保存。

(3)疑为淋病性关节炎患者的关节液，采集后立即送检或床旁培养为佳。

(4)不能用棉拭子浸蘸标本送检。

## 七、化脓和创伤标本采集

（一）目的

取局部感染和创伤部位的分泌物做细菌培养，以协助诊断、治疗。

（二）标本送检指征

1. 局部症状

红、肿、热、痛和功能障碍是化脓性感染的5个典型特征。但随病程迟早、病变范围、位置深浅，5个症状不一定全部表现。病变范围小或位置较深时，局部症状可不明显。

2. 全身症状

轻重不一。感染较重者常有发热、头痛、全身不适、乏力、食欲减退等，一般均有白细胞计数增加和核左移。病程较长时，可有水和电解质紊乱，血浆蛋白减少，肝糖原大量消耗，可出现营养不良、贫血、水肿等症状。全身性感染严重的患者可发生感染性休克。

3. 送检

疑为下列疾病时需送检：

(1)组织的急性化脓性炎症：如疖、痈、急性蜂窝织炎、丹毒等。

(2)化脓性疾病：如甲沟炎、化脓性关节炎、化脓性骨髓炎、气性坏疽、细菌性结膜炎、鼻窦炎、化脓性扁桃体炎、急性化脓性中耳炎、急性化脓性乳突炎、急性乳腺炎、急性胆囊炎、急性梗阻性化脓性胆管炎、心包炎、结核性腹膜炎。

(3)脓肿：扁桃体脓肿、咽部脓肿、咽旁脓肿、脑脓肿、肺脓肿、肝脓肿、脓胸、腹腔脓肿、肾皮质化脓性感染、肾周围炎和肾周脓肿、直肠肛管周围脓肿。

(4)创伤感染：术后切口感染、导管感染、脐带残端感染。

（三）采集方法

1. 准备用物

选择无菌注射器，无菌棉拭子、无菌试管及培养基，检查容器完好性，在容器外贴检验单附联，注明科别、姓名、床号、性别、检验目的、送检日期。

2. 核对解释

携用物至患者床旁，认真核对患者并做好解释，告知采集的目的和配合的方法，取得合作。

3. 收集标本

(1)开放性感染和已溃破的化脓灶:先用灭菌生理盐水冲洗表面的污染菌和表面渗液。用灭菌拭子采取脓液及病灶深部的分泌物。注意尽量取化脓组织与正常组织交界处的脓汁,因为脓汁中心的细菌大部分已死亡,交接处的活菌较多,会提高阳性率。对于慢性感染,因污染严重,很难分离到致病菌,可取感染部位下的组织,研磨成组织匀浆接种于培养基。

(2)闭锁性脓肿:一般采用穿刺或手术引流的方法采取。采集前先用 2.5% 的碘酊和 75% 的乙醇消毒周围皮肤。

4. 整理记录

按医疗废物条例处置用物,整理床单位,再次核对。洗手,记录,立即送检。

(四)注意事项

(1)闭锁性脓肿用碘酒和乙醇消毒皮肤后,用灭菌注射器穿刺抽取全部脓液送检,疑为厌氧菌感染时,排去针管内空气将针头插入灭菌橡胶塞内送检。

(2)伤口处若有脓液及渗出物要用无菌棉签深入各种窦道中擦拭,用小刀刮取,穿刺抽吸或手术切除获得深处伤口标本。

(3)当创伤出血时,敷有药物在 2 小时以内及烧伤在 12 小时内均不应采集标本,此时获得阳性结果机会甚少。

(4)采集标本注意观察脓汁及分泌物性状、色泽、气味等。可为培养鉴定提供依据。

(5)烧伤创面由于部位不同,细菌种类也不尽相同,要用灭菌棉拭子采集多个部位的炎症区送检。

## 八、生殖道标本采集

(一)目的

检测生殖系统及泌尿系统分泌物中的致病菌,为生殖系统、泌尿系统和会阴部皮肤疾病诊断、治疗提供依据。

(二)标本送检指征

1. 皮肤黏膜损害

原发损害可有斑疹、丘疹、结节、水疱、囊肿、糜烂、溃疡等。继发损害由原发损害演变而来,有萎缩或瘢痕等,患者可出现疼痛或瘙痒症状。

2. 生殖系统表现

(1)尿痛:指在排尿或排尿后膀胱区或尿道疼痛。

(2)尿频、尿急:由尿道病变刺激所致。

(3)尿道或阴道分泌物增多及性状异常:尿道口瘙痒及脓性分泌物流出。

(4)会阴部疼痛及阴囊疼痛。

(5)性功能障碍。

(6)阴道分泌物增多。

3. 疑为下列疾病时需送检

标本前庭大腺脓肿、外阴阴道念珠菌病、细菌性阴道病、急性子宫颈炎、急性盆腔炎、急性尿道炎、急性膀胱炎、羊膜腔感染、产褥期感染。

(三)采集方法

1. 准备用物

选择无菌棉拭子、无菌试管及培养基，检查容器完好性，在容器外贴检验单附联，注明科别、姓名、床号、性别、检验目的、送检日期。

2. 核对解释

携用物至患者床旁，认真核对患者并做好解释，告知采集的目的和配合的方法，取得合作，屏风或床帘遮挡。

3. 收集标本

(1)尿道分泌物

1)男性：清洗尿道口，用灭菌纱布或棉球擦拭，采取从尿道口溢出的脓性分泌物或用无菌男性拭子插入尿道内 2～4cm 取出分泌物。如无脓液溢出，可从阴茎的腹面向龟头方向按摩，促使分泌物溢出。

2)女性：清洗尿道口，用灭菌纱布或棉球擦拭，然后从阴道内诊压迫尿道，或从尿道的后面向前按摩，使分泌物溢出。无肉眼可见的脓液，可用灭菌拭子轻轻深入前尿道内，旋转拭子，采集标本。

(2)巴氏腺、尿道旁腺清洗或局部消毒，然后压迫腺体，使分泌物溢出。

(3)阴道分泌物用窥器扩张阴道，用灭菌女性拭子采取阴道口内 4cm 内侧壁或后穹隆处分泌物培养或涂片镜检。

(4)宫颈分泌物用窥器扩张阴道，先用无菌棉球擦取宫颈口分泌物；用女性拭子插入宫颈管 2cm 采取分泌物，转动并停留 10～20 秒，让拭子充分吸附分泌物，或用去针头的注射器吸取分泌物，置入灭菌试管内送检。

(5)宫颈内容物羊膜腔感染时可经腹壁羊膜腔穿刺抽取羊水或经子宫颈插管抽取羊水进行病原体检测。

(6)前列腺按摩液用前列腺按摩法采集前列腺液。

(7)精液受检者应在 5 天以上未排精，清洗尿道口，采用手淫法或体外排精法，射精于灭菌容器内送检。

(8)溃疡分泌物先用生理盐水清洗患处，用灭菌棉拭子取其边缘或其基底部的分泌物，置灭菌试管内送检。

(9)组织标本将组织研磨成细菌匀浆接种液体培养基。

4. 整理记录

按医疗废物条例处置用物，整理床单位，再次核对。洗手，记录，立即送检。

## 九、眼分泌物标本采集

### (一)目的

检测眼部分泌物中的致病菌，为眼部感染疾病的诊断治疗提供依据。

### (二)标本送检指征

结膜、角膜等外眼部器官的感染：脓性分泌物或红肿。

### (三)采集方法

1. 准备用物

选择无菌棉拭子、无菌试管及培养基，检查容器完好性，在容器外贴检验单附联，注明科别、姓名、床号、性别、检验目的、送检日期。

2. 核对解释

携用物至患者床旁，认真核对患者并做好解释，告知采集的目的和配合的方法，取得合作。

3. 收集标本

(1)一般细菌，以无菌棉拭子采集眼分泌物，尤其脓性分泌物。

(2)沙眼衣原体，首先擦去眼结膜上面的分泌物，然后用无菌小刀刮取穹窿部及眼结膜上皮细胞，用链霉素处理后备用。

(3)对于刚治疗或药物冲洗过的患者最好 12～24 小时后采集标本。

(4)对于泪囊炎患者可稍加挤压后以无菌棉拭子采集标本。

4. 整理记录

按医疗废物条例处置用物，整理床单位，再次核对。洗手，记录，立即送检。

(四)注意事项

(1)标本应尽可能在感染早期和未用抗生素前留取。采集眼部标本时注意安全，以上标本留取后均应注明标本来源，如左眼或右眼；结膜或角膜等(采集结膜标本时最好同时采集对侧未感染结膜做比较)。

(2)标本采集后应立即送检，如不能即刻送检，如应置 4℃冰箱保存，超过 24 小时不可使用。

(3)怀疑淋球菌感染时，应在患者床边留取标本后直接种于相关培养基，并立即置孵箱培养。

(4)因棉花拭子含有脂肪酸，竹签含有树脂和甲醛可抑制细菌生长，故不适于细菌学标本的采集，建议使用塑料杆或铝杆的藻酸盐或聚酯人造纤维拭子。

(李艳)

# 第九章　循环系统疾病患者的护理

## 第一节　循环系统疾病常见症状的护理

### 一、概述

循环系统由心脏、血管和调节血液循环的神经体液组成。其主要功能是为全身各器官组织运输血液，通过血液将氧、营养物质和激素等供给组织，并将组织产生的代谢废物运走，以保证人体新陈代谢的正常进行，维持生命活动。此外，循环系统还具有内分泌功能。

（一）循环系统的结构功能与疾病的关系

1．心脏

（1）心脏有左、右心房和左、右心室4个心腔。左、右心房之间为房间隔，左、右心室之间为室间隔。左心房、左心室之间的瓣膜称为二尖瓣，右心房、右心室之间的瓣膜称为三尖瓣，两侧瓣膜均有腱索与心室乳头肌相连。位于左心室与主动脉之间的瓣膜称为主动脉瓣，右心室与肺动脉之间的瓣膜称为肺动脉瓣。心壁可分为3层：心内膜、心肌层、心外膜。心外膜与心包壁层之间形成心包腔。

（2）心脏的传导系统：心脏传导系统由特殊心肌细胞构成，包括窦房结、结间束、房室结、希氏束、左右束支及其分支和浦肯野纤维。

（3）心脏的血液供应：心脏的血液供应来自左、右冠状动脉，灌流主要在心脏舒张期。

2．血管

血管分动脉、毛细血管和静脉3类。血管对维持和调节心功能具有重要的作用。

3．调节循环系统的神经－体液

调节循环系统的神经：主要包括交感神经和副交感神经。调节循环系统的体液因素：如肾素－血管紧张素－醛固酮系统、血管内皮因子、某些激素和代谢产物等。肾素－血管紧张素－醛固酮系统是调节钠钾平衡、血容量和血压的重要因素。

（二）心血管病的分类

1．按病因分类

根据致病因素可将心血管病分为先天性和后天性两类。先天性心血管病为心脏、大血管在胚胎期发育异常所致，如动脉导管未闭、房间隔缺损、室间隔缺损、法洛四联征等。后天性心血管病为出生后心脏、大血管受外界因素或机体内在因素作用而致病，如冠状动脉粥样硬化性心脏病、风湿性心脏瓣膜病、原发性高血压、肺源性心脏病、感染性心内膜炎、甲状腺功能亢进性心脏病、贫血性心脏病、心血管神经症等。

2．按病理解剖分类

不同病因的心血管病可同时或分别引起心内膜、心肌、心包或大血管具有特征性的病理解剖变化。因此按病理解剖可分为心内膜病（心内膜炎、心瓣膜狭窄或关闭不全等）、心肌病（心肌炎症、肥厚、缺血、坏死等）、心包疾病（心包炎症、积液、缩窄等）、大血管疾病（动脉粥样硬化、夹层分离、血栓形成或栓塞、血管炎症等)。

3. 按病理生理分类

按不同心血管病引起的病理生理变化可分为心力衰竭、心律失常、心源性休克、心脏压塞等。

在诊断心血管病时,需将病因、病理解剖和病理生理分类诊断先后列出。例如,诊断风湿性心脏瓣膜病时要列出:风湿性心脏瓣膜病(病因)、二尖瓣狭窄伴关闭不全(病理解剖)、心房颤动、心功能Ⅳ级(病理生理)。

## 二、循环系统疾病常见症状的护理

循环系统疾病的常见症状和体征有心源性水肿、心源性呼吸困难、心前区疼痛和心悸等。

### (一)心源性水肿

心源性水肿指由于心功能不全引起体循环静脉淤血,致使机体组织间隙有过多的液体积聚。最常见的原因为右心衰竭或全心衰竭,也可见于渗液性心包炎或缩窄性心包炎。其发生机制主要是:①有效循环血量不足,肾血流量低,继发性醛固酮分泌增多,水钠潴留;②体循环静脉压高,组织液回吸收减少;③淤血性肝硬化导致蛋白质合成减少,胃肠道淤血导致食欲下降及消化吸收功能下降,继发低蛋白血症,血浆胶体渗透压下降。心源性水肿的特点是下垂性、凹陷性水肿,常见于卧床患者的腰骶部,非卧床患者的足踝部、胫前。重者可延及全身,甚至出现胸腔积液、腹腔积液。

1. 护理评估

(1)健康史:询问患者水肿出现的时间、部位、程度、发展速度、饮食、饮水情况,每日进食量、食物类型,蛋白质及钠盐摄入量,24 小时出入水量;导致水肿的原因或诱发因素,尿量明显减少者要评估有无急性肺水肿、高钾血症等症状。

(2)身体状况:评估水肿的部位、范围、程度,是否为凹陷性水肿;水肿部位皮肤的完整性;体重、腹围、生命体征等,有无胸腔积液征、腹腔积液征;体位与水肿的关系,对患者日常自理能力的影响。患者还可伴有尿量减少,近期体重增加等。

(3)辅助检查:血浆清蛋白和血电解质检查,评估有无低蛋白血症及电解质紊乱。

(4)心理一社会状况:了解患者对自身疾病的认识,有无情绪变化,是否因水肿引起形象改变和躯体不适而心情烦躁;是否因为病情长期反复发作而丧失信心,甚至出现悲观绝望等心理反应。

2. 护理诊断

(1)体液过多与右心衰竭致体循环淤血有关。

(2)有皮肤完整性受损的危险与皮肤水肿、血液循环变慢或躯体活动受限有关。

(3)潜在并发症:电解质紊乱等。

3. 护理目标

患者水肿减轻或消退,皮肤无破损及感染发生。

4. 护理措施

(1)一般护理:①体位:严重水肿患者应卧床休息,若无呼吸困难可抬高下肢,伴有胸腔积液或腹腔积液的患者宜采取半卧位;②饮食护理:向患者讲解饮食和水肿的关系,给予低盐、高蛋白、易消化饮食，一般每日食盐量在 5g 以下，入水量限制在 1500mL 以内。少食腌或熏制食品、罐头食品、干果、海产品等含钠量高的食物。应用强效利尿剂时，钠盐摄入量的限制可适量放宽。

(2)病情观察：准确记录 24 小时出入液量，若患者尿量＜30mL/h，应报告医师。每日晨着同一服装、空腹、排尿后用同一体重秤测量体重。有腹腔积液每日测量腹围。

(3)对症护理：保持患者被褥干燥、平整，衣服宽松、舒适。保持皮肤清洁。定时翻身，防止局部皮肤长期受压，必要时使用气垫床。护理操作时动作要轻巧，特别是使用便盆时防止用力推、拉，以免擦伤患者皮肤。定时观察水肿部位及其他受压部位皮肤情况，发现压疮及时处理。

(4)用药护理：袢利尿剂和噻嗪类利尿剂最主要的不良反应是低钾血症，从而诱发心律失常或洋地黄中毒，故应监测血钾。患者出现低钾血症时常表现为乏力、腹胀、肠鸣音减弱、心电图 U 波增高等。服用排钾利尿剂时多补充含钾丰富的食物，如鲜橙汁、西红柿汁、柑橘、香蕉、枣、杏、无花果、马铃薯、深色蔬菜等，必要时遵医嘱补充钾盐。口服补钾宜在饭后，以减轻胃肠道不适；外周静脉补钾时每 500mL 液体中 KCl 含量不宜超过 1.5g。噻嗪类的其他不良反应有胃部不适、呕吐、腹泻、高血糖、高尿酸血症等。氨苯蝶啶的不良反应有胃肠道反应、嗜睡、乏力、皮疹，长期用药可产生高钾血症，尤其是伴肾功能减退时，少尿或无尿者应慎用。螺内酯的不良反应有嗜睡、运动失调、男性乳房发育、面部多毛等，肾功能不全及高钾血症者禁用。另外，非紧急情况下，利尿剂的应用时间选择早晨或日间为宜，避免夜间排尿过频而影响患者的休息。

(5)心理护理：与患者建立良好的护患关系，鼓励患者说出自己的思想顾虑，并给予心理疏导，保持患者情绪稳定。

5. 护理评价

患者水肿是否减轻或消退；皮肤有无压疮及感染发生。

### (二)心源性呼吸困难

心源性呼吸困难指各种心血管疾病引起的呼吸困难。最常见的病因是左心衰竭引起的肺淤血，也见于右心衰竭、心包积液、心脏压塞呼吸困难按程度不同，常表现为：①劳力性呼吸困难；②夜间阵发性呼吸困难；③端坐呼吸。

1. 护理评估

(1)病史：评估呼吸困难发生的急缓、时间、特点、严重程度，能否平卧，夜间有无憋醒，何种方法可使呼吸困难减轻，是否有咳嗽、咳痰、乏力等伴随症状，痰液的性状和量。对日常生活和活动耐力的影响，小便是否正常，患者是否有精神紧张、焦虑不安甚至悲观绝望。

(2)身体评估：包括呼吸频率、节律、深度，脉搏、血压、意识状况、体位、面容与表情、皮肤黏膜有无发绀。双肺是否可闻及湿啰音或哮鸣音，啰音的分布是否可随体位而改变。心脏有无扩大，心率、心律、心音的改变，有无奔马律。

(3)实验室及其他检查：评估血氧饱和度和血气分析结果，判断患者缺氧程度及酸碱平衡状况。胸部 X 线检查有助于判断肺淤血、肺水肿或肺部感染的严重程度，有无胸腔积液或心包积液。

(4)心理一社会状况：患者呼吸困难与心理反应密切相关。精神紧张、愤怒、焦虑或挫败感等可致呼吸中枢兴奋，加重呼吸困难。反之，严重呼吸困难可使患者产生紧张不安、恐惧等心理反应和濒死感。

2. 护理诊断

(1)气体交换受损:与肺淤血、肺水肿或伴肺部感染有关。

(2)活动无耐力:与组织供氧不足有关。

(3)焦虑:与呼吸费力、濒死感有关。

3. 护理目标

患者呼吸困难减轻或消失;发绀减轻,肺部湿啰音减少或消失;活动时无明显不适。

4. 护理措施

(1)一般护理

①休息与体位:患者有明显呼吸困难时应卧床休息,以减轻心脏负荷,利于心功能恢复。劳力性呼吸困难者,应减少活动量,以不引起症状为度。对夜间阵发性呼吸困难者,应给予高枕卧位或半卧位,加强夜间巡视。对端坐呼吸者,可使用床上小桌,让患者伏桌休息,必要时双腿下垂。注意患者体位的舒适与安全,可用枕或软垫支托肩、臂、骶、膝部,以避免受压,必要时加用床栏防止坠床。患者应衣着宽松,盖被轻软,以减轻憋闷感。保持排便通畅,避免排便时过度用力。

②活动:床上进行主动或被动的肢体活动,以保持肌张力,预防下肢静脉血栓形成。在活动耐力可及的范围内,鼓励患者尽可能生活自理。

病情观察:密切观察呼吸困难有无改善,发绀是否减轻,听诊肺部湿啰音是否减少,监测 $SaO_2$、血气分析结果是否正常等。若病情加重或血氧饱和度降低至 94%以下,立即报告医师。

对症护理:对于有低氧血症者,需纠正缺氧。氧疗方法包括鼻导管吸氧(氧流量一般为 2～4I/min)、面罩吸氧、无创正压通气吸氧等。

用药护理:控制输液速度和总量:患者 24 小时内输液总量控制在 1500mL 内为宜;输液速度 20～30 滴/min。

心理护理:呼吸困难患者常因影响日常生活及睡眠而心情烦躁、痛苦、焦虑。应与家属一起安慰鼓励患者,帮助树立战胜疾病的信心,稳定患者情绪,以降低交感神经兴奋性,有利于减轻呼吸困难。

5. 护理评价

患者呼吸困难减轻或消失,夜间能平卧入睡,发绀消失,肺部无啰音,血氧饱和度和血气分析恢复正常。

能根据自身耐受能力完成活动计划,诉活动耐力增加,活动时无明显不适且心率、血压正常。

(三)心前区疼痛

多种循环系统疾病可导致胸痛。常见病因包括各种类型的心绞痛、急性心肌梗死、梗阻性肥厚型心肌病、急性主动脉夹层、急性心包炎、心血管神经症等。

1. 护理评估

(1)病史:评估胸痛的部位、程度,有无明显的诱因,持续时间和缓解方式,有无伴随症状及并发症。目前用药名称、剂量、时间、方法及其疗效,是否呈进行性加重。饮食、睡眠及日常活动有无影响,有无糖尿病及其他相关心血管疾病,如心肌病、高血压、冠心病等,有无家族史。

(2)身体评估:心律、心率、血压的变化,意识状况、体位、皮肤是否潮湿,注意有无各类心律失常。

(3)实验室及其他检查:评估心电图及血清心肌坏死标志物变化,有无脏器功能的损害及危险因素的存在。

(4)心理一社会状况:精神紧张、愤怒、焦虑可致交感神经兴奋,心肌耗氧量增加,疼痛加重。反之,严重胸痛可使患者产生紧张不安、恐惧等心理反应和濒死感。

2. 护理诊断

(1)疼痛与心肌缺血或夹层血管撕裂有关。

(2)潜在并发症:心肌梗死、心源性休克、猝死的可能。

(3)焦虑与疼痛剧烈、濒死感有关。

3. 护理目标

患者心前区疼痛减轻或消失。

4. 护理措施

(1)一般护理:卧床休息,给氧,建立静脉通道。

(2)病情观察:行心电监护,评估患者生命体征。配合医师完成各种必要的辅助检查:心电图、超声心动图、CTA 等,了解患者心前区疼痛的原因。严密观察患者病情变化:疼痛的性质、部位、时间,生命体征及心电图变化。备好急救药物和抢救设备,及时发现并发症的发生,采取相应的抢救措施。

(3)对症护理:根据胸痛原因分别给予止痛措施:心绞痛予硝酸甘油含服,主动脉夹层控制血压,疼痛剧烈者予吗啡或哌替啶注射。

(4)用药护理:使用硝酸甘油注意低血压和头痛;使用吗啡和哌替啶后注意观察呼吸,防止呼吸抑制。

(5)心理护理:医务人员工作应紧张有序,避免忙乱而带给患者不信任感和不安全感。安慰患者,缓解患者紧张不安情绪。保持环境安静,减少各种不良刺激。

5. 护理评价

患者心前区疼痛消失。

(四)心悸

心悸是一种自觉心脏跳动的不适感。常见的病因有心律失常,如心动过速、心动过缓、期前收缩、心房扑动或颤动等;心脏搏动增强,如各种器质性心血管病(如二尖瓣、主动脉瓣关闭不全等)及全身性疾病(如甲亢、贫血);心血管神经症。此外,生理性因素如健康人剧烈运动、精神紧张或情绪激动、过量吸烟、饮酒、饮浓茶或咖啡,应用某些药物如肾上腺素、阿托品、氨茶碱等可引起心率加快、心肌收缩力增强而致心悸。心悸严重程度并不一定与病情成正比。初次、突发的心律失常,心悸多较明显;慢性心律失常者,因逐渐适应可无明显心悸;紧张、焦虑及注意力集中时心悸易出现。心悸一般无危险性,但少数由严重心律失常所致者可发生猝死,因此需要对其原因和潜在危险性作出判断。

(张芳芳)

# 第二节 心力衰竭的护理

## 一、护理评估

### （一）健康史

询问患者发病情况，既往病史，既往是否有心脏方面的疾病，询问是否存在感染、心律失常等诱因。了解患者是否存在呼吸困难，呼吸困难的程度，是否有咳嗽、咳痰咯血、疲倦乏力等症状，是否存在水肿、肝大等体征。

### （二）身体状况

1. 慢性心力衰竭

（1）左心衰竭以肺淤血和心排血量降低表现为主。

①症状

A. 呼吸困难：程度不同的呼吸困难是左心衰竭最主要的症状。可表现为劳力性呼吸困难、端坐呼吸、夜间阵发性呼吸困难和急性肺水肿。劳力性呼吸困难指运动后出现呼吸困难，通常是左心衰竭最早出现的症状。随着病情加重，引起呼吸困难的运动量越来越小。端坐呼吸指患者不能平卧，需高枕卧位、半卧位甚至端坐才能呼吸，多因肺淤血达到了一定程度所致。夜间阵发性呼吸困难指患者入睡后突然因憋气而惊醒，被迫坐位，重者可伴有哮鸣音，称为“心源性哮喘”。多数患者端坐休息后可缓解。其发病机制目前认为与夜间迷走神经兴奋性增强、小支气管收缩，睡眠时横隔上抬，平卧回心血量增加而导致的。急性肺水肿是左心衰所致的呼吸困难最严重的一种形式。

B. 咳嗽、咳痰和咯血：咳嗽、咳痰是肺泡和支气管黏膜淤血所致。开始常于夜间发生，坐位或立位时可减轻或消失。白色浆液性泡沫状痰为其特点，偶可见痰中带血丝。急性左心衰时呈粉红色泡沫痰。

C. 疲倦、乏力、运动耐量减低、头晕、心悸：主要是由于心排血量降低，器官、组织血液灌注不足及代偿性心率加快所致。

D. 尿量变化及肾功能损害：早期患者可出现夜尿增多；随着病情的进展，心排血量减少，肾血流灌注不足，可出现肾前性少尿及血尿素氮、肌酐水平升高。

②体征

A. 呼吸系统：肺部湿啰音是左心衰竭的主要体征，以双肺底部多见，严重者可满肺闻及湿啰音。呼吸浅促，患者被迫取半坐卧位或端坐位。

B. 心血管系统：除基础心脏病的体征外，患者一般均有心尖搏动左下移；心率加快、舒张期奔马律；肺动脉瓣听诊区第二心音亢进等。脉搏加快，出现交替脉；脉压减少，甚至血压下降。

（2）右心衰竭以体静脉瘀血表现为主。

①症状：A. 消化道症状：胃肠道及肝淤血引起腹胀、食欲缺乏、恶心、呕吐等，是右心衰最常见的症状。B. 呼吸困难：继发于左心衰的右心衰本已存在呼吸困难。单纯性右心衰多见于先天性心脏病或肺源性心脏病，两者也均有明显的呼吸困难。

②体征：A. 水肿：其特征开始于身体低垂部位的水肿，呈对称性、凹陷性，重者可延及全

身。可伴有胸腔积液,以双侧多见,若为单侧则以右侧更多见。B. 颈静脉征:颈静脉充盈、怒张是右心衰的主要体征,肝—颈静脉反流征阳性则更具特征性。C. 肝脏体征:肝脏常因淤血而肿大,伴压痛。严重者可致心源性肝硬化。D. 心脏体征:除基础心脏病的相应体征外,右心衰时可因右心室显著扩大而出现三尖瓣关闭不全的反流性杂音。

(3)全心衰竭临床常见的是先有左心衰,而后出现右心衰,此时患者同时出现肺淤血及体循环静脉淤血的表现。但由于右心排血量减少,肺淤血缓解,呼吸困难反而有所减轻。

(4)心功能的评估

①心功能分级:美国纽约心脏病协会(NYHA)于 1928 年提出并一直沿用至今,是按诱发心力衰竭症状的活动程度将心功能分为 4 级。

②心力衰竭分期:由美国心脏病学会及美国心脏学会(ACC/AHA)于 2001 年提出,是以心衰相关的危险因素、心脏的器质性及功能性改变、心衰的症状等为依据将心衰分为两个阶段和 4 个等级。

③6 分钟步行试验(6MWT):临床上,用此方法评估患者的运动耐力和心脏储备功能、心衰的治疗效果评价及预后估计。方法为:让患者在平直走廊里尽可能快地行走,测定其 6 分钟的步行距离,以此为依据将心衰划分为轻、中、重 3 个等级:426～550m 为轻度心衰;150～425m 为中度心衰;＜150m 为重度心衰。

2. 急性心力衰竭

急性心力衰竭指心衰的症状和体征急性发作或急性加重的一种临床综合征。临床上以急性左心衰竭较为常见,多表现为急性肺水肿或心源性休克。

突发严重呼吸困难,呼吸频率可达 30～40 次/分,端坐呼吸,咳粉红色泡沫痰,烦躁不安、恐惧。面色灰白或发绀,大汗,皮肤湿冷。肺水肿早期血压可一过性升高,如不能及时纠正,血压可持续下降直至休克。听诊两肺满布湿啰音和哮鸣音,心率快,心尖部可闻及舒张期奔马律,肺动脉瓣第二心音亢进。

(三)辅助检查

1. 血液检查

血浆 B 型利钠肽(BNP)和氨基末端 B 型利钠肽前体(NT－proBNP)测定,有助于心衰的诊断与鉴别诊断,判断心衰严重程度、疗效及预后。

2. X 线检查

心影大小及外形,心脏扩大的程度可间接反映心功能状态。有无肺淤血及其程度直接反映左心功能状态。

3. 超声心动图

能更准确地提供各心腔大小变化及心瓣膜结构及功能情况。以收缩末及舒张末的容量差计算左室射血分数(LVEP 值),可反映心脏收缩功能;超声多普勒可显示心动周期中舒张早期与舒张晚期(心房收缩)心室充盈速度最大值之比(E/A),是临床上最实用的判断舒张功能的方法,正常人 E/A 值不应小于 1.2,舒张功能不全时 E/A 值降低。

4. 有创性血流动力学监测

对急性重症心衰患者必要时采用漂浮导管在床边进行,测定各部位的压力及血液含氧量。

5. 放射性核素检查

放射性核素心血池显影有助于判断心室腔大小，计算 EF 值及左心室最大充盈速率，反映心脏收缩及舒张功能。

（四）心理—社会状况

慢性心衰患者常常因疾病反复发作，影响生活质量而容易产生悲观、失望的心理。急性心衰患者极度呼吸困难致窒息感会造成恐惧心理；同时烦躁、恐惧会使交感神经系统兴奋性增高，使呼吸困难加重。

## 二、护理诊断

（一）气体交换受损

与左心衰竭致肺淤血有关。

（二）体伩过多

与右心衰竭致体静脉淤血、水钠潴留、低蛋白血症有关。

（三）活动无耐力

与心排血量下降有关。

（四）潜在并发症

洋地黄中毒、猝死、皮肤完整性受损、营养失调等。

（五）恐惧

与急性左心衰时极度呼吸困难引起的濒死感有关。

## 三、护理目标

(1)患者呼吸困难明显改善，发绀消失，肺部啰音减少或消失，血气分析指标基本恢复正常。

(2)水肿、腹腔积液减轻或消失，能叙述并执行低盐饮食计划。

(3)能说出限制最大活动量的指征，遵循活动计划，主诉活动耐力增加。

(4)能叙述洋地黄中毒的表现，潜在并发症得到及时发现并得到治疗或未出现。

(5)患者恐惧感消失，精神状态良好。

## 四、护理措施

（一）慢性心衰护理措施

1. 一般护理

(1)体位和活动：可根据心功能分级安排活动量。心功能Ⅰ级：不限制一般体力活动，适当参加体育锻炼，但应避免剧烈运动；心功能Ⅱ级：适当限制体力活动，增加午睡时间，不影响轻体力劳动或家务劳动；心功能Ⅲ级：严格限制一般的体力活动，以卧床休息为主，但应鼓励患者日常生活自理或在协助下自理；功能Ⅳ级：绝对卧床休息，日常生活由他人照顾。

可根据患者不同症状采取不同的体位：伴有明显呼吸困难者，给予高枕卧位或半卧位；伴有胸腔积液或腹腔积液者，采取半卧位。长期卧床的患者，易发生深静脉血栓、肌肉萎缩、坠积性肺炎、压疮等，应定期翻身叩背，定时活动肢体防止血栓形成。在病情稳定后，鼓励患者从床边小坐开始逐渐增加活动量。

(2)饮食护理：低盐清淡易消化饮食，少量多餐，限制钠盐摄入，每天食盐量在 5g 以下。

2. 病情观察

观察呼吸困难的程度、皮肤发绀情况、肺部啰音变化、水肿程度、血气分析和血氧饱和度等。准确记录24小时液体出入量，有腹腔积液者应每日测量腹围和体重。若呼吸困难加重、不能平卧、出现恶性心律失常或血氧饱和度下降至90%以下，立即协助医师处理。

3. 对症护理

下肢明显水肿者，可适度抬高下肢，减少回心血量。低盐饮食，每天食盐摄入量<5g为宜，限制腌制或熏制食品，监测24小时出入量，控制液体入量。在使用排钾利尿剂时，食物中多补充含钾丰富的食物，如橙汁、西红柿、柑橘、香蕉等。注意保护皮肤，操作时避免拖拽，防止皮肤破损。保持床单清洁、柔软、平整，严重者可使用气垫床。

4. 用药护理

(1)血管紧张素转换酶抑制剂(ACEI)：ACEI类药物的不良反应有干咳、低血压、肾功能一过性恶化、高血钾和血管性水肿。因此在用药期间需监测血压，避免体位的突然改变，监测血钾水平和肾功能。若患者出现不能耐受的咳嗽或血管神经性水肿应停止用药。

(2)β－受体阻滞剂：其禁忌证有支气管哮喘、严重心动过缓、二度及二度以上房室传导阻滞、严重周围血管病和重度急性心衰。主要不良反应有液体潴留(可表现为体重增加)和心衰恶化、心动过缓和低血压等，应注意监测心率和血压，当患者心率低于50次/mm或低血压时，应停止用药并及时报告医师。

(3)洋地黄类制剂

①观察洋地黄中毒表现：洋地黄中毒主要表现在3个方面：一是心血管系统，最主要的反应是各类心律失常，最常见者为室性期前收缩，多呈二联律或三联律，其他如房性期前收缩、心房颤动、房室传导阻滞等。二是胃肠道反应，如食欲下降、恶心、呕吐。三是神经系统症状，如头痛、倦怠、视力模糊、黄视、绿视等。

②洋地黄中毒的处理：a. 立即停用洋地黄。b. 低血钾者可口服或静脉补钾，停用排钾利尿剂。c. 纠正心律失常：快速性心律失常可用利多卡因或苯妥英钠，一般禁用电复律，因易致心室颤动；有传导阻滞及缓慢性心律失常者可用阿托品静脉注射或安置临时心脏起搏器。

③应用洋地黄时的注意事项：a. 因洋地黄用量个体差异很大，老年人、心肌缺血缺氧、重度心力衰竭、低钾低镁血症、肾功能减退等情况对洋地黄较敏感，使用时应严密观察患者用药后的反应。b. 与奎尼丁、胺碘酮、维拉帕米、阿司匹林等药物合用，可增加中毒机会，在给药前应询问有无上述药物及洋地黄用药史。c. 必要时监测血清的地高辛浓度。d. 严格按时按医嘱给药，口服地高辛期间若患者脉搏低于60次/分或节律不规则应暂停给药，报告医师。用毛花苷丙时务必稀释后缓慢(10～15分钟)静脉注射，并同时监测心率、心律及心电图变化。

5. 心理护理

为患者创造安静、舒适的住院环境，空气流通，限制探视。引导患者正确认识疾病，树立战胜疾病的信心，提高对疾病的自我管理能力，积极配合医护人员的治疗和护理；鼓励患者表达内心感受，及时排解负面情绪，指导家属给予患者必要的情感支持和生活照顾。

6. 健康教育

(1)生活指导：教育患者和家属认真对待可能导致心衰的疾病的治疗，对心衰高危阶段的A期即应强调积极干预各种高危因素，包括控制血压、血糖、血脂异常，积极治疗原发病。

生活中避免可增加心力衰竭危险的行为，如吸烟、饮酒。避免各种诱发因素，如感染(尤其是呼吸道感染)、过度劳累、情绪激动、输液过快过多等。如需妊娠的患者，应在医师指导下决定是否可以妊娠与自然分娩。

(2)疾病知识指导：饮食宜低盐、清淡、易消化、富营养，每餐不宜过饱。指导患者根据心功能状态进行体力活动锻炼。教育家属给予患者积极的支持，帮助树立战胜疾病的信心，保持情绪稳定，积极配合治疗。教会患者和家属认识心衰的症状，一旦发生，立即就诊。告知患者及家属药物的名称、剂量、用法、作用与不良反应。指导患者每天测量体重，定期随访。当发现体重增加或症状恶化应及时就诊。

(二)急性左心衰竭 1. 一般护理

协助患者取坐位，双腿下垂，以减少静脉回流，减轻心脏负荷。患者常烦躁不安，需注意安全，谨防跌倒受伤。

2. 病情观察

连续心电监护，严密观察患者血压是否回升并稳定，肺部啰音是否减少或消失，呼吸困难是否缓解，血氧饱和度、痰液颜色、皮肤发绀情况。准确记录出入量。观察有无电解质紊乱。

3. 对症护理

给予高流量(6～8L/min)鼻导管吸氧，湿化瓶中加入20%～30%的乙醇湿化，使肺泡内泡沫的表面张力降低既而破裂，以利于改善肺泡通气。通过氧疗将血氧饱和度维持在95%以上。

4. 用药护理

(1)使用吗啡时老年患者应减量或改为肌内注射。观察患者有无呼吸抑制或心动过缓、血压下降等不良反应。呼吸衰竭、昏迷、严重休克者禁用。

(2)硝普钠见光易分解，应现配现用，避光滴注；注意观察血压，根据血压逐步增加剂量。因含有氰化物，用药时间不应连续超过24小时。

5. 心理护理

恐惧或焦虑可导致交感神经系统兴奋性增高，使呼吸困难加重。医护人员为患者营造安静、舒适的住院环境。在抢救时必须保持镇静、操作熟练、忙而不乱，使患者产生信任与安全感。

6. 健康教育

向患者及家属介绍急性心力衰竭的病因，指导其继续针对基本病因和诱因进行治疗。在静脉输液前应主动向医护人员说明病情，便于在输液时控制输液量及速度。

## 五、护理评价

(1)患者呼吸困难减轻或消失，发绀消失，肺部啰音减少或消失，血气分析指标基本恢复正常。

(2)能说出低盐饮食的重要性和服用利尿剂的注意事项，水肿、腹腔积液减轻或消失。

(3)疲乏、气急、虚弱感消失，活动时无不适感，活动耐力增加。

(4)未发生洋地黄中毒，潜在并发症得到及时发现并得到治疗或未出现。

(5)患者恐惧感消失，精神状态良好。

(张芳芳)

# 第三节 高血压的护理

## 一、护理评估

### (一)健康史

询问患者有无高血压家族史;饮食口味是否偏重;有无烟酒嗜好;了解患者的个性特征、职业、人际关系,是否从事脑力劳动,或从事精神高度紧张的工作,或长期在噪声环境中工作;有无肥胖、高血脂、心脏病、肾脏疾病、糖尿病等病史;既往血压水平及用药情况。

### (二)身体状况

本病通常起病缓慢,早期常无症状,可于例行体检时发现血压升高,少数患者则在发生心、脑、肾等重要器官损害等并发症后才被发现。

1. 症状

常见症状有头痛、头晕、疲劳、心悸、耳鸣等,但不一定与血压水平成正比。可因过度疲劳、情绪激动或精神紧张、失眠等加剧,休息后多可缓解。

2. 体征

高血压时体征一般较少,除血压升高外,心脏听诊可闻及主动脉瓣区第二心音亢进及收缩期杂音或收缩早期喀喇音。长期高血压可有左室肥厚并可闻及第四心音。

3. 并发症

是导致高血压患者致残甚至致死的主要原因。

(1)脑血管并发症:最常见,包括各种出血性或缺血性脑卒中、高血压脑病等。

(2)心脏并发症:①高血压性心脏病:与持续左心室后负荷增加有关,主要表现为活动后心悸气促;心尖搏动呈抬举样等,随着病情的进展,可导致心力衰竭、心律失常等。②急性左心衰竭:多在持续高血压的基础上,因某些诱因诱发,典型表现为急性肺水肿。③冠心病:为高血压继发和(或)加重冠状动脉粥样硬化的结果,主要表现为心绞痛、心肌梗死。

(3)肾脏并发症:高血压肾病及慢性肾衰竭。早期主要表现为夜尿量增加、轻度蛋白尿、镜下血尿或管型尿等,控制不良者可发展成为慢性肾衰竭。

(4)其他:①眼底改变及视力、视野异常。②鼻出血。③主动脉夹层。

4. 高血压急症和亚急症

高血压急症指原发性或继发性高血压患者,在某些诱因作用下,血压突然和显著升高(一般超过 180/120mmHg),同时伴有进行性心、脑、肾等重要靶器官功能不全的表现。高血压急症包括高血压脑病、颅内出血(脑出血和蛛网膜下隙出血)、脑梗死、急性左心衰竭、急性冠状动脉综合征、主动脉夹层动脉瘤、子痫等。虽然血压水平的高低与急性靶器官损害的程度并非成正比,但如不能及时控制血压,将对脏器功能产生严重影响,甚至危及生命。

高血压亚急症指血压显著升高但不伴靶器官损害。患者可以有血压明显升高引起的症状,如头痛、胸闷、鼻出血和烦躁不安等。

5. 心血管危险分层

高血压是影响心血管事件发生和预后的独立危险因素,但并非唯一决定因素。因此,需要结合其他危险因素对患者进行心血管风险的评估并分层。心血管风险分层根据血压水平、心血管危险因素、靶器官损害、伴临床疾患,分为低危、中危、高危和很高危 4 个层次。

用于分层的心血管危险因素包括：年龄与性别（男＞55 岁，女性＞65 岁）、超体重、高血压、血糖异常（餐后 2 小时血糖 7.8～11.0mmol/L 或空腹血糖异常 6.1～6.9mmol/L）、血脂异常（胆固醇≥5.7mmol/L 或低密度脂蛋白胆固醇＞3.3mmol/L 或高密度脂蛋白胆固醇＜1.0mmol/L）、吸烟及早发心血管病史等，靶器官损害包括左心室肥厚、颈动脉内膜增厚或斑块、肾功能损害（血肌酐：男性＞133μmol/L、女性＞124μmol/L；蛋白尿＞300mg/24 小时）伴临床疾患包括高血压脑血管病、心脏疾病、肾脏疾病、糖尿病等并发症。

（三）辅助检查

1. 常规检查

尿常规、血糖、血脂、血清电解质、肾功能、胸部 X 线片及心电图等。必要时进行超声心动图、眼底检查等。这些检查有助于发现相关的危险因素和高血压对靶器官的损害情况。

2. 特殊检查

为进一步了解高血压患者病理生理状况和靶器官结构与功能变化，可选择进行如动态血压监测（ABPM）、踝臂血压指数、颈动脉内膜中层厚度检查等。

（四）心理一社会状况

原发性高血压好发于中老年人，并发症多而严重，常需终身服药。中年人是家庭生活的支柱，面临着快节奏工作、教育子女、赡养老人的多重压力，一旦确诊，往往给患者带来较大的精神压力，导致紧张、焦虑、烦躁、忧郁等情绪变化，老年人可出现孤独、恐惧、失眠等反应。

## 二、护理诊断

（一）疼痛

头痛与血压升尚有关。

（二）有受伤的危险

与头晕、视力模糊、意识改变或发生直立性低血压有关。

（三）焦虑

与血压控制不满意、已发生并发症有关。

（四）知识缺乏

缺乏疾病预防、保健知识和高血压用药知识。

（五）潜在并发症

高血压急症。

## 三、护理目标

（1）患者血压控制在合适的范围，头痛减轻或缓解。

（2）无意外发生。

（3）能向医护人员倾诉感受，焦虑减轻，情绪平稳。

（4）能说出高血压的危害及预防保健知识。

（5）并发症得到有效预防和治疗。

## 四、护理措施

（一）一般护理

1. 休息与活动

血压较高、症状明显者应卧床休息，保证充足的睡眠时间，休息时抬高床头，改变体位时动作要慢。保持病室安静，减少环境中的声、光刺激，尽量减少探视。护士操作应相对集中，动作轻巧，防止过多干扰患者。病情稳定时可适当运动。

2. 饮食护理

给予患者低盐、低脂饮食，每天食盐量以不超过 6g 为宜，膳食中脂肪量应控制在总热量的 25%以下；应多吃新鲜蔬菜水果，多饮牛奶可补充钙盐和钾盐；限制饮酒。

（二）病情观察

定期测量血压并作好记录：观察患者血压改变，注意了解患者有无头痛、头晕、心悸、失眠、恶心、呕吐等症状。密切观察并发症的征象：患者神志、呼吸、视力、肢体活动及感觉等变化，及时发现高血压急症。

（三）高血压急症的护理

患者绝对卧床休息，抬高床头，避免一切不良刺激和不必要的活动，协助生活护理。保持呼吸道通畅，吸氧。遵医嘱行心电、血压监测。迅速建立静脉通路，遵医嘱尽早应用降压药物，用药过程注意监测血压变化，避免出现血压骤降，特别是应用硝普钠和硝酸甘油时，应严格遵医嘱控制滴速，密切观察药物的不良反应。病情稳定者，应及时对患者进行指导，告知患者不良情绪可诱发高血压急症，避免情绪激动，保持情绪稳定，必要时使用镇静剂。指导其按医嘱用降压药物，不可擅自增减药量，更不可突然停服，以免血压突然急剧升高。同时指导其尽量避免过劳和寒冷刺激。定期监测血压，一旦发现血压急剧升高、剧烈头痛、呕吐、大汗、视力模糊、面色及神志改变、肢体运动障碍等症状，应立即就诊。

（四）药物护理

1. 用药注意事项

遵医嘱应用降压药物，不可随意增减药量、漏服、补服上次剂量或突然停药，以防血压过低或突然引发血压迅速升高；告知患者降压药可引起直立性低血压，服药时间可选在安静休息时，服药后继续休息一段时间再活动，起床或改变体位时动作不宜过快；避免用过热的水洗澡或蒸汽浴；不宜大量饮酒；站立时间不宜过长，发生头晕时采取下肢抬高位平卧，以促进下肢血液回流。

2. 常用降压药物的不良反应

噻嗪类利尿剂主要不良反应是血钾减低、尿酸升高，长期应用者应定期监测血钾，并适量补钾；痛风者禁用，对高尿酸血症及明显肾功能不全者慎用，后者如需使用利尿剂，应使用袢利尿剂，如呋塞米等。袢利尿剂主要不良反应是血钾减低。

保钾利尿剂和醛固酮受体拮抗剂主要不良反应是血钾升高，醛固酮受体拮抗剂还可引起男性乳房发育。β—受体阻滞剂主要不良反应是支气管痉挛和心功能抑制，哮喘、心功能不全者慎用。二氢吡啶类主要不良反应是踝部水肿、头痛、潮红，非二氢吡啶类主要不良反应是房室传导阻滞和心功能抑制。血管紧张素转换酶抑制剂主要不良反应为咳嗽、血钾升高、血管性水肿。血管紧张素Ⅱ受体拮抗剂主要不良反应为血钾升高。

（五）心理护理

长期紧张、焦虑、抑郁等负性情绪会使血压升高，加重病情，护士应告知患者避免情绪激动、紧张等不良刺激，指导患者使用放松技术进行自我调节，如心理训练、音乐治疗、缓慢呼吸等，协助患者保持心态平和。

（六）健康教育

1. 疾病知识指导

让患者了解自己的病情，包括高血压水平、危险因素及同时存在的临床疾患等，告知患者高血压的风险和有效治疗的益处。戒烟、不过量饮酒。指导患者调整心态，学会自我心理调节，避免情绪激动。对患者家属进行疾病知识指导，提高其配合度。

2. 饮食指导

限制钠盐摄入，保持清淡饮食，每天钠盐摄入量应低于6g，减少味精、酱油等含钠盐调味品的使用量；减少咸菜、香肠等含钠较高的加工食品摄入；合理膳食，控制体重，减少脂肪摄入，少吃或不吃肥肉和动物内脏；补充适量蛋白质，多吃蔬菜、水果，增加钾盐摄入。

3. 运动指导

指导患者根据年龄和血压水平选择适宜的运动方式，如步行、慢跑、游泳、太极拳、气功等；运动强度、时间和频度以不出现不适反应为度，避免竞技性和力量型运动。

4. 用药指导

(1)强调长期药物治疗的重要性，用降压药物使血压降至理想水平后，应继续服用维持量，以保持血压相对稳定，对无症状者更应强调。

(2)告知有关降压药的名称、剂量、用法、作用及不良反应，并提供书面材料。

(3)嘱患者必须遵医嘱按时按量服药。

(4)不能擅自突然停药，如果突然停药，可导致血压突然升高，冠心病患者突然停用β—受体阻滞剂可诱发心绞痛、心肌梗死等。

5. 病情监测指导

教会患者和家属正确的家庭血压监测方法，每次就诊携带记录，供医师调整药量或选择用药参考。指导患者定期随访，以便及时调整治疗方案，有效控制血压。患者的随访时间依据心血管风险分层，低危或中危者，每1～3个月随诊1次；高危者，至少每个月随诊1次。

### 五、护理评价

头痛是否减轻或缓解；是否有意外发生；能否倾诉焦虑的感受；焦虑是否减轻或缓解；是否认识高血压危害，能否学会健康饮食、合理运动；能否遵医嘱用药；并发症是否得到有效的预防和治疗。

（李雪华）

## 第四节　冠状动脉硬化性心脏病的护理

### 一、概述

冠状动脉粥样硬化性心脏病指冠状动脉发生粥样硬化引起管腔狭窄或阻塞，导致心肌缺血缺氧或坏死而引起的心脏病，简称冠心病(CHD)，也称为缺血性心脏病。冠状动脉粥样硬化性心脏病是动脉粥样硬化导致器官病变的最常见类型，也是严重危害人民健康的常见病。多发生在40岁以后，男性多于女性，脑力劳动者多见，其死亡人数已位居世界第二位。

引起冠心病的危险因素分为不可控制的危险因素和可以控制的危险因素两部分。

(一)不可控制的危险因素

1. 年龄

多见于40岁以上人群,49岁以后进展较快,近年来,发病率有年轻化趋势。

2. 性别

男性多见,男女比例约为2∶1,女性在绝经期之后的发病率与男性接近。

3. 家族史

有高血压、糖尿病、冠心病家族史者,发病率明显增多。

(二)可以控制的危险因素

1. 血脂异常

总胆固醇、三酰甘油、低密度脂蛋白或极低密度脂蛋白增高,高密度脂蛋白减低,均易患本病。

2. 高血压

与冠心病关系密切。有高血压者患病的可能性要比血压正常者高3~4倍。

3. 吸烟

吸烟者本病的发病率和病死率较不吸烟者要高2~6倍,且与每天吸烟量成正比。

4. 糖尿病

糖尿病多伴有高脂血症、凝血因子Ⅷ及血小板活性增高,动脉粥样硬化发病率明显增高,比无糖尿病者高两倍。

5. 职业

从事体力活动少、脑力活动紧张、经常有紧迫感的工作较易患本病。

6. 肥胖

体重超过标准体重的20%者,尤其是短期内体重迅速增加者易患本病。

以上易患因素中,高血脂、高血压、糖尿病、吸烟等被认为是冠心病主要的危险因素。本病各种主要因素最终都损伤动脉内膜,而粥样硬化病变的形成是动脉对内皮、内膜损伤作出的炎症一纤维增生性反应的结果。

1979年WHO曾将冠心病分为以下5型:隐匿型或无症状型冠心病、心绞痛、心肌梗死、缺血性心肌病和猝死。近年趋向于根据发病特点和治疗原则不同分为两大类:慢性冠脉病(CAD)或慢性缺血综合征(CIS)和急性冠状动脉综合征(ACS)。前者包括稳定型心绞痛、缺血性心肌病和隐匿性冠心病等;后者包括不稳定型心绞痛(UA)、非ST段抬高心肌梗死(NSTEMI)及ST段抬高心肌梗死(STEMI),这3种病症都是由于其不稳定的粥样斑块破裂、局部血栓形成导致管腔急性闭塞,导致了急性心肌梗死的发生,因此治疗上强调尽早实施经皮介入或溶栓再灌注治疗。

本节将重点讨论"心绞痛"和"心肌梗死"两种类型。

## 二、心绞痛患者的护理

心绞痛是由于冠状动脉供血不足,导致心肌急剧的,暂时的缺血、缺氧所产生的以发作性胸痛或胸部不适为主要表现的临床综合征。

(一)护理评估

1. 健康史

主要评估有无心绞痛的危险因素,如肥胖、高血压、糖尿病、高脂血症等,以及有无过度疲劳、屏气用力动作、用力排便、受凉感冒、饱食、吸烟等诱发因素。

2．身体状况

(1)症状：以发作性胸痛为主要临床表现，疼痛的特点为：

①部位：主要在胸骨体中段或上段之后可波及心前区，有手掌大小范围，甚至横贯前胸，界限不很清楚。常放射至左肩、左臂内侧达无名指和小指，或至颈、咽或下颌部。

②性质：典型的胸痛呈压迫性或紧缩性、发闷，也可有烧灼感，但不尖锐，偶伴濒死的恐惧感觉。发作时，患者往往被迫停止正在进行的活动，直至症状缓解

③诱因：常由体力劳动或情绪激动(如愤怒、焦急、过度兴奋等)所激发，饱食、寒冷、阴雨天气、吸烟、心动过速、休克等也可诱发。

④持续时间：呈阵发性，轻者1～5min，重者可达10～15分钟，很少超过30分钟。

⑤缓解方式：一般在停止原来诱发症状的活动后即可缓解；舌下含服硝酸甘油后1～3分钟内缓解。

(2)体征：平时一般无异常体征。心绞痛发作时可见面色苍白、表情焦虑、皮肤发冷或出汗、血压升高、心率增快，有时出现第四或第三心音奔马律。可有一过性心尖部收缩期杂音，是乳头肌缺血以致功能失调引起二尖瓣关闭不全所致。第二心音可有逆分裂或出现交替脉。

(二)护理诊断

1．疼痛

胸痛与心肌缺血、缺氧有关。

2．活动无耐力

与心肌氧的供需失调有关。

3．知识缺乏

缺乏控制诱发因素及预防心绞痛发作的知识。

4．潜在并发症

急性心肌梗死。

(三)护理目标

(1)患者疼痛得到缓解。

(2)活动耐力提高，能做适量运动。

(3)知晓常见诱发因素及主要预防措施。

(4)知晓急性心肌梗死先兆及主要表现，一旦发生能及时就诊。

(四)护理措施

1．一般护理

(1)休息和运动：保持适当的体力劳动，以不引起心绞痛为度，一般不需卧床休息。疼痛发作时应立即停止活动，卧床休息，协助患者采取舒适的体位，解开衣领，安慰患者，减轻其紧张不安感，尤其是不稳定型心绞痛者更应卧床休息。缓解期应根据患者的活动能力制订合理的活动计划，以提高患者的活动耐力，最大活动量以不发生心绞痛为度。但应避免竞赛活动和屏气用力动作：推、拉、抬、举、用力排便等；并防止精神过度紧张和长时间工作。

(2)饮食：饮食原则为低热量、低盐、低脂、高维生素、易消化饮食；①控制总热量的摄入：热量应控制在2000kcal左右，主食每日不超过500g，避免过饱，少食甜食，晚餐宜少；②低脂

饮食:限制动物脂肪、蛋黄及动物内脏的摄入,其标准是把食物中胆固醇的含量控制在300mg/d以内(一个鸡蛋含胆固醇200～300mg)。少食动物脂肪,常食植物油(豆油、菜油、玉米油等),因为动物脂肪中含较多的饱和脂肪酸,过多食用会使血中胆固醇升高,而植物油含有较多的不饱和脂肪酸,有降低血中胆固醇、防止动脉粥样硬化形成和发展的作用;③低盐饮食:通常以不超过4g/d为宜,若心功能不全,则应更少;④限制含糖食物的摄入:少吃含糖高的糕点、糖果,少饮含糖的饮料,主食要粗细搭配,以免热量过剩,体重增加;⑤一日三餐要有规律,避免暴饮暴食,戒烟限酒。多吃新鲜蔬菜、水果以增加维生素的摄取并防止便秘的发生。

(3)保持大便通畅:由于便秘时患者用力排便可增加心肌耗氧量,诱发心绞痛,因此,应指导患者养成按时排便的习惯,增加食物中纤维素的含量,多饮水,增加活动,以防发生便秘。

2. 病情观察

心绞痛发作时应观察胸痛的部位、性质、有无放射、疼痛程度、持续时间、缓解方式,询问发生前有无诱因存在。严密监测血压、心率、心律变化、脉搏、体温、心电图变化及有无面色改变、大汗、恶心呕吐等。观察有无心律失常、急性心肌梗死等并发症的发生。

3. 药物护理

(1)随身携带硝酸甘油,定期更换,防过期失效。

(2)对于规律性发作的劳累性心绞痛,可预防性用药,在外出就餐、排便等活动前含服硝酸甘油。

(3)含服硝酸甘油后1～2min开始起作用,若5分钟无效,可再含服1片,发作频繁或含服效果差的患者,静脉滴注硝酸甘油。如疼痛持续15～30分钟仍未好转,应警惕心肌梗死的发生。

(4)静脉滴注硝酸甘油时,应监测患者血压、心率的变化,注意滴速的调节,防止低血压的发生,部分患者用药后可出现头痛、头昏、心动过速、颜面潮红、心悸等不适,应告知患者,解除顾虑。

(5)含服硝酸甘油后最好平卧,必要时吸氧。

(6)青光眼及低血压时忌用。

4. 心理护理

心绞痛发作时患者常感到焦虑,而焦虑能增强交感神经兴奋性,增加心肌需氧量,加重心绞痛。因此患者心绞痛发作时应专人守护,给予心理安慰以便稳定患者情绪,针对患者的顾虑原因耐心向其解释病情,引导、平息焦虑情绪;在精神、生活方面给予帮助,针对患者存在的诱因制订教育计划,帮助患者建立良好的生活方式;必要时可遵医嘱给予镇静剂。

5. 介入治疗的护理

(1)术前护理

①心理护理:由于患者受到疾病困扰,同时对本操作技术还存在疑虑和恐惧心理,因此,要耐心向患者及家属介绍实施本操作的目的、操作过程、注意事项,减轻或消除恐惧紧张心理。签署知情同意书。

②术前准备:术前指导患者进行呼吸、闭气、咳嗽训练以便于患者术中配合;询问患者有无过敏史,做好药物过敏试验,如碘过敏试验、泛影葡胺试验。根据身高、体重选择导管的型

号，禁食、禁水4小时，测血压，记录12导联心电图，检查股动脉及手足动脉的搏动情况，准备好抢救器械及药品，以备配合医师及时抢救。

③术前口服抗血小板聚集药物：A. 择期PTCA者术前晚饭后开始口服肠溶阿司匹林和氯吡格雷；B. 对于行急诊PCI或术前6小时内给药者，遵医嘱服用负荷剂量的氯吡格雷。

④对于已经服用华法林的患者，术前应停用3天，并使INR＜1.8。

⑤拟行桡动脉穿刺者，术前行Allen试验，即同时按压桡、尺动脉，嘱患者连续屈伸五指至掌面苍白时松开尺侧，如10秒内掌面颜色恢复正常，提示尺动脉功能好，可行桡动脉介入治疗。非手术侧上肢留置静脉套管针。

⑥有肾损害者，为了减少造影剂的肾毒性作用，应适当补液和利尿，作好紧急血透的准备。

(2)术中配合

①陪伴患者，与患者交谈，以分散其注意力，减轻其紧张焦虑。告知患者如术中有心悸、胸闷等不适，立即通知医师。

②监测生命体征：密切监测患者的血压、呼吸、周围循环状况及神志表情变化等，重点监测导管定位、造影、球囊扩张时心电图和血压的变化，发现异常及时报告医师并采取有效措施。

③观察造影剂反应：即便术前已做碘过敏试验，少数患者仍可有轻微反应，如全身灼热感、眩晕、恶心、呕吐、皮肤发痒、荨麻疹等。症状多暂时性，可自行消失。

(3)术后护理

①严密观察病情变化：进行24小时持续心电图监护，观察体温、脉搏、呼吸、血压、心率及心律的变化，患者如有胸闷、胸痛等不适，要及时报告医师，并作好护理记录。观察尿量的变化，嘱患者多饮水，以促进造影剂从肾脏排出。

②穿刺点止血护理：经股动脉穿刺冠状动脉造影术后，可即刻拔除鞘管，常规压迫穿刺点30分钟后，若穿刺点无活动性出血，可行加压包扎并制动，再沙袋加压4～6小时，穿刺侧肢体制动24小时后拆除弹力绷带自由活动。接受PCI治疗的患者因在术中追加了肝素，需在拔除鞘管之前常规监测活化部分凝血激酶时间(APTT)，APTT降低到正常值的1.5～2.0倍范围内，可拔除鞘管；局部压迫穿刺部位30分钟后，如穿刺点无活动性出血，再行加压包扎并制动，用1kg砂袋压迫穿刺点6～8小时，12小时后可在床上轻微活动术侧肢体，24小时后如无出血等并发症可下床活动，并逐渐增加活动量。目前有专用的桡动脉压迫装置进行止血，术后术侧肢体无须制动，痛苦相对小，但具体压迫时间、充气量、放气时间、放气量等尚未统一。经桡动脉穿刺者除急诊外，不强调严格卧床休息，但仍需注意病情观察。

③术后鼓励患者多饮水，促进造影剂从肾脏排出；指导患者合理饮食，少食多餐，避免过饱；保持大便通畅；卧床期间加强生活护理。

④预防感染：保持穿刺部位清洁干燥，常规应用抗生素3～5天，预防感染。

⑤抗凝治疗的护理：严格抗凝治疗，术后常规给予低分子肝素皮下注射，抗凝过程中定时测定出血时间、凝血时间，注意观察有无出血倾向，如伤口渗血、牙龈出血、鼻出血、血尿、血便、呕血等，出现异常及时报告医师。

⑥术后并发症的观察与护理

A. 腰酸、腹胀：多由于术后要求平卧、术肢长时间制动所致。向患者解释原因，活动后会自行消失，严重者可给予热敷、按摩腰背部以减轻不适感。

B. 穿刺血管损伤的并发症：a. 预防和处理局部出血或血肿：经股动脉穿刺者，患者咳嗽及需用力排便时压紧穿刺点。经桡动脉穿刺者注意观察术区加压包扎是否有效，松紧度是否得当，监测桡动脉搏动情况。对于局部血肿及淤血者，出血停止后可用50%硫酸镁湿热敷或理疗。b. 腹膜后出血或血肿：常表现为低血压、贫血貌、血细胞比容降低＞5%，腹股沟区疼痛、张力高和压痛等，一旦确诊应立即输血和压迫止血等处理，必要时行外科修补止血。c. 假性动脉瘤和动－静脉瘘：多在鞘管拔除后1～3天内形成，前者表现为穿刺部位出现搏动性肿块和收缩期杂音，后者表现为局部连续性杂音，一旦确诊应立即局部加压包扎，如不能愈合可行外科修补术。d. 穿刺血管血栓形成或栓塞：多见于股动脉穿刺者。若术后动脉止血压迫或包扎过紧，可使动静脉血流严重受阻而形成血栓，要注意检查包扎的松紧度。术后应注意观察双下肢足背动脉搏动情况、皮肤颜色、温度、感觉改变及下床活动后肢体有无疼痛或跛行等，发现异常及时告知医师。穿刺静脉血栓形成或栓塞可引起致命性肺栓塞，术后应观察患者有无咳嗽、呼吸困难、咯血或胸痛，需积极给予抗凝或溶栓治疗。e. 骨筋膜室综合征：见于桡动脉穿刺者，为严重并发症，较少发生。当前臂血肿快速进展引起骨筋膜室压力增高压迫桡尺动脉，引发手部缺血、坏死。一旦出现应尽早行手术治疗。

C. 尿潴留：因患者卧床不习惯床上小便而引起。护理措施：a. 术前训练床上排便；b. 做好心理疏导，解除床上排便时的紧张心理；c. 诱导排尿，如用温水冲洗会阴部，热敷、按摩膀胱并适当加压，以上措施均无效时可行导尿术。

D. 低血压：为伤口局部加压后引发血管迷走反射所致，少数为硝酸甘油滴速过快引起。表现为血压下降、心率减慢、恶心、呕吐、出冷汗，甚至心跳停止；应注意观察低血压反应，一旦发生则立即报告医师。

E. 造影剂反应：极少数患者注入造影剂后出现皮疹等过敏反应，使用地塞米松后可缓解。肾损害及严重过敏反应少见。术后可经静脉或口服补液，在手术后4～6小时内使尿量达到1000～2000mL，可起到清除造影剂和补充容量的双重作用。

F. 心肌梗死：术后可因病变处血栓形成、斑块脱落导致局部或远端血管急性闭塞引起心肌缺血、梗死，故术后应观察患者有无胸闷、胸痛症状，并监测心电图。

G. 出院指导：PTCA术后半年内约30%的患者发生再狭窄，药物洗脱支架植入后半年内再狭窄率低于10%，其中局部血栓形成和栓塞是重要原因。为预防狭窄，强调患者需终身服用阿司匹林，支架植入者还需联合应用氯吡格雷等。植入支架数目越多越要坚持抗凝治疗。嘱患者定期门诊随访，定期监测出、凝血时间等。

6. 健康教育

(1)告诉患者应摄入低热量、低盐、低脂、高维生素、高纤维素饮食，保持大便通畅，戒烟限酒，避免饮过量咖啡、浓茶、可乐等饮料。肥胖者控制体重，适当参加体力劳动和身体锻炼。

(2)指导患者避免诱发心绞痛的因素及发作时应采取的方法。学会识别急性心肌梗死的先兆症状，如心绞痛发作频繁、程度加重、持续时间延长、服用硝酸甘油后疼痛持续15分钟不缓解，应立即就诊。

(3)坚持按医嘱服药，自我监测药物不良反应。外出时随身携带硝酸甘油以应急，在家中，硝酸甘油应放在易取之处，用后放回原处，家人也应知道药物的位置，以便需要时能及时

找到。此外，硝酸甘油见光易分解，应放在棕色瓶中，6个月更换一次，以防药物受潮、变质而失效

(4)定期进行心电图、血糖、血脂检查，积极治疗高血压、糖尿病、高脂血症。

(5)注意保暖、避免寒冷刺激。患者洗澡时应告诉家属，且不宜在饱餐或饥饿时进行，水温勿过冷过热，时间不宜过长，门不要上锁，以防发生意外。

(五)护理评价

1. 患者疼痛是否减轻或消失。

2. 活动耐力是否增加。

3. 能否准确说出发病的诱发因素及预防措施。

4. 是否发生并发症。

## 三、心肌梗死患者的护理

心肌梗死(MI)是心肌缺血性坏死，为在冠状动脉病变的基础上，发生冠状动脉血供急剧减少或中断，使相应的心肌严重而持久地急性缺血导致心肌坏死。临床表现为持续而剧烈的胸痛、特征性心电图动态演变、心肌酶增高，可发生心律失常、心力衰竭或心源性休克。属冠心病的严重类型。

本病患者男性多于女性，男∶女为(1～5)∶1。多发生于40岁以后，冬、春两季发病率较高，北方较南方多。

(一)护理评估

1. 健康史

主要评估有无心肌梗死的危险因素，如肥胖、高血压、糖尿病、高脂血症等，以及有无过度疲劳、屏气用力动作、用力排便、受凉感冒、饱食、吸烟等诱发因素。此次胸痛发作的特点，并与以往心绞痛发作相比较，尤其是其剧烈程度、部位、持续时间，有无发热、恶心、呕吐、腹痛等伴随症状，是否有心律失常、休克、心力衰竭等表现。

2. 身体状况

(1)先兆：大多数患者在发病前数日至数周有乏力、胸部不适，活动时心悸、气急、烦躁、心绞痛等前驱症状，其中最常见且明显的是以往无心绞痛者新发生心绞痛或原有心绞痛加重，表现在发作频繁、程度加重、持续时间延长、硝酸甘油疗效差、诱发因素不明显等。

(2)主要症状

①疼痛：最先出现和最突出的症状，疼痛部位和性质与心绞痛相似，但诱因多不明显，常发生于安静时，程度更剧烈，呈难以忍受的压榨、窒息或烧灼样，持续时间较长，可达数小时或更长，休息和含服硝酸甘油多不能缓解。患者常烦躁不安、出汗、恐惧或有濒死感。部分患者疼痛可向上腹部、下颌和颈部、背部放射而被误诊为其他疾病。少数患者无疼痛，一开始就表现为休克或急性心力衰竭。

②全身症状：有发热、心动过速、白细胞增高和红细胞沉降率增快等，由坏死物质被吸收所引起。发热时体温可升至38℃左右，很少超过39℃，持续约1周。

③胃肠道症状：疼痛剧烈时常伴有频繁的恶心、呕吐和上腹胀痛，与迷走神经受坏死心肌刺激和心排血量降低组织灌注不足等有关。肠胀气也不少见，重症者可发生呃逆。

④心律失常：见于75%～95%的患者，多发生在起病1～2周内，尤以24h内最常见6各

种心律失常中以室性心律失常最多，尤其是室性期前收缩，如室性期前收缩频发(每分钟5次以上)、成对出现或呈短阵室性心动过速、多源性室性期前收缩或RonT现象，常为心室颤动的先兆。室颤是急性心肌梗死早期，特别是入院前主要的死因。前壁心肌梗死如发生房室传导阻滞表明梗死范围广泛，情况严重。

⑤低血压和休克：疼痛期中血压下降常见，未必是休克。休克多在起病后数小时至1周内发生，见于约20%患者，主要是心源性休克，为心肌广泛坏死，心排血量急剧下降所致。休克的主要表现为疼痛缓解而收缩压仍低于80mmHg，有烦躁不安、面色苍白、皮肤湿冷、脉细而快、大汗淋漓、尿量减少、神志迟钝，甚至昏厥。

⑥心力衰竭：主要是急性左心衰竭，可在起病最初几天内发生，或在疼痛、休克好转阶段出现，为梗死后心脏收缩力明显减弱或不协调所致。患者表现为呼吸困难、咳嗽、发绀、烦躁等症状，严重者可出现肺水肿，随后可发生颈静脉怒张、肝大、水肿等右心衰竭的表现。

(3)体征

①心脏体征：心脏浊音界可正常，也可轻度至中度增大；心率可增快或减慢；心尖部第一心音减弱，可出现第四或第三心音奔马律，部分患者在心前区可闻及收缩期杂音或喀喇音，为二尖瓣乳头肌功能失调或断裂所致，也有部分患者发病后2～3天出现心包摩擦音。

②血压：除极早期血压可增高外，几乎所有患者都有血压降低。起病前有高血压者，血压可降至正常；起病前无高血压者，血压可降至正常以下，且可能不再恢复到起病前的水平。

③其他：可有心律失常、休克或心力衰竭有关的其他体征。

(4)并发症

①乳头肌功能失调或断裂：发病率可高达50%。二尖瓣乳头肌因缺血、坏死等使收缩功能发生障碍，造成不同程度的二尖瓣脱垂并关闭不全，心尖区出现收缩中晚期喀喇音和吹风样收缩期杂音，第一心音可不减弱，可引起心力衰竭。轻者可以恢复，重者可严重损害左心功能致使发生急性左心功能不全，最终导致死亡。

②心脏破裂：少见，是严重的、常为致命的并发症，常在起病1周内出现，多为心室游离壁破裂，造成心包积血引起急性心脏压塞而猝死。

③栓塞：发病率1%～6%，见于起病后两周，如为左心室附壁血栓脱落所致，则引起脑、肾、脾或四肢等动脉栓塞。由下肢静脉血栓形成部分脱落所致，则产生肺动脉栓塞。

④心室壁瘤：或称室壁瘤，主要见于左心室，发生率为5%～20%。体格检查可见左侧心界扩大，心脏搏动范围较广，可有收缩期杂音。心电图ST段持续抬高。X线透视、摄影、超声心动图、放射性核素心脏血池显像以及左心室造影可见局部心缘突出，搏动减弱或有反常搏动6后期可导致左心功能不全、心律失常、栓塞等。

⑤心肌梗死后综合征：发生率为10%。于心肌梗死后数周至数月内出现，可反复发生，表现为心包炎、胸膜炎或肺炎，有发热、胸痛等症状，可能为机体对坏死物质的过敏反应。

3. 辅助检查

(1)心电图：急性心肌梗死患者心电图可出现特征性和动态性改变。

①特征性改变：ST段抬高性心肌梗死者其心电图表现特点为：A. ST段抬高呈弓背向上型，在面向坏死区周围心肌损伤区的导联上出现。B. 宽而深的Q波(病理性Q波为心肌梗死最具特征性的表现)，在面向透壁心肌坏死区的导联上出现。C. T波倒置，在面向损伤区周围心肌缺血区的导联上出现。在背向心肌梗死区的导联则出现相反的改变，即R波增

高、ST 段压低和 T 波直立并增高。

非 ST 段抬高性心肌梗死者心电图有两种类型：A. 无病理性 Q 波，有普遍性 ST 段压低 ≥0.1mV，但 aVR 导联 ST 段抬高，或有对称性 T 波倒置，为心内膜下心肌梗死所致。B. 无病理性 Q 波，也无 ST 段改变，仅有 T 波倒置改变。

②动态性改变：ST 段抬高性心肌梗死可出现以下改变：A. 起病数小时内，可无异常或出现异常高大、双支不对称的 T 波。B. 数小时后，ST 段明显抬高，弓背向上，与直立的 T 波形成单相曲线；数小时至 2 天内出现病理性 Q 波，同时 R 波减低，为急性期改变。Q 波 70%～80%永久存在。C. 如早期不进行治疗干预，ST 段抬高持续数日至两周左右，逐渐回到基线水平，T 波则变为平坦或倒置，为亚急性期改变。D. 数周至数月后，T 波呈 V 形倒置，两支对称，波谷尖锐，为慢性期改变。T 波倒置可永久存在，也可在数月至数年内逐渐恢复。

非 ST 段抬高性心肌梗死：A. 先是 ST 段压低，继而 T 波倒置加深呈对称型，但始终不出现 Q 波。ST 段和 T 波的改变持续数日或数周后恢复。B。T 波改变在 1～6 月内恢复。C. 定位诊断：有 Q 波心肌梗死的定位可根据出现特征改变的导联数来判断。

(2)实验室检查

①血液检查：起病 24～48 小时后白细胞可增至(10～20)×$10^9$/L，中性粒细胞增多，嗜酸性粒细胞减少或消失；红细胞沉降率增快；C－反应蛋白(CRP)增高均可持续 1～3 周。起病数小时至两日内血中游离脂肪酸增高。

②血清心肌酶：其中血清肌酸激酶(CK)及其同工酶 CK－MB 可在起病后 6 小时内升高，24 小时达高峰，3～4 天恢复正常，CK－MB 增高的程度较能准确地反映梗死的范围，其高峰出现的时间是否提前有助于判断溶栓治疗是否成功；谷草转氨酶(GOT)在起病 6～12 小时内升高，24～48 小时达高峰，3～6 天恢复正常；乳酸脱氢酶(LDH)起病后 8～10 小时升高，2～3 天达到高峰，1～2 周后恢复正常。

此外，尚有血清肌钙蛋白及肌红蛋白增高的现象，这些心肌结构蛋白含量的增高是诊断心肌梗死的敏感指标。

(3)影像学检查

①放射性核素检查：利用坏死心肌细胞中的钙离子能结合放射性$^{99m}$Tc－焦磷酸盐或坏死心肌细胞的肌凝蛋白可与其特异抗体结合的特点，静脉注射$^{99m}$Tc－焦磷酸盐或$^{111}$In－抗肌凝蛋白单克隆抗体，进行“热点”扫描或照相；利用坏死心肌血供断绝和瘢痕组织中无血管以至$^{201}$Tl 或$^{99m}$Tc－MIBI 不能进入细胞的特点，静脉注射这种反射性核素进行“冷点”扫描或照相，均可显示心肌梗死的部位和范围。

②超声心动图检查：二维和多普勒超声心动图检查能发现区域性心室壁运动异常，并能可靠地确定梗死部位、范围、左室或右室功能降低程度。

4. 心理－社会状况

心肌梗死患者除了有压榨性疼痛的特点外，还有胃肠道及全身症状，甚至出现心衰及休克表现，随着心功能及日常生活能力日趋下降，严重影响患者的工作和生活，常出现焦虑、悲观、失望情绪和抑郁、孤独心理，也给家庭带来巨大的精神压力和经济负担。

(二)护理诊断

1. 疼痛

与心肌缺血坏死有关。

2. 活动无耐力

与心肌氧的供需失调有关。

3. 恐惧

与剧烈疼痛产生濒死感、处于监护病房的陌生环境有关。

4. 有便秘的危险

与进食少、活动少、不习惯床上排便有关。

5. 潜在并发症

猝死、心力衰竭。

(三)护理目标

(1)患者主诉疼痛程度减轻或消失。

(2)主诉活动耐力增强,活动后无不适反应。

(3)能认识恐惧的来源,恐惧感消失。

(4)能描述预防便秘的措施,不发生便秘。

(5)致命性心律失常能被及时发现和处理,不发生猝死,能自觉避免诱发心力衰竭的因素,不发生心力衰竭。

(四)护理措施

1. 一般护理

(1)休息与活动:发作时应立即卧床休息。急性期卧床休息12h,保持环境安静,限制探视,减少干扰,进食、排便、洗漱、翻身等活动由护士协助完成,告诉患者及家属这样做的目的是减少心肌耗氧量,防止病情加重。如无并发病,24小时床上肢体活动,之后可开始由床上坐起,逐渐过渡到坐在床边和椅子上,每次20分钟,每天3～5次。第3天房内走动,第4～5天逐渐增加活动量,以不感到疲劳为限。有并发症者可适当延长卧床时间6在活动中,应注意询问患者的感受,观察患者的反应。若患者主诉乏力、头晕、呼吸困难、恶心、心前区疼痛时,应立即停止活动,卧床休息。两次活动间应安排充分的休息时间,若患者夜间睡眠不好,则次日白天的活动应适当减少。

(2)饮示指导:第1天可进流质饮食,随后用半流质,2～3天后改为软食,宜进低盐、低脂、低胆固醇、高维生素、低热量、易消化食物,多吃蔬菜、水果,少量多餐,不宜过饱。禁烟、酒。避免浓茶、咖啡及过冷、过热、辛辣刺激性食物。超重者应控制总热量,有高血压、糖尿病者应进食低脂、低胆固醇及低糖饮食。有心功能不全者,适当限制钠盐。生活规律,避免暴饮暴食。

(3)保持大便通畅:保持大便通畅,进食高纤维饮食,多饮水,定时排便,增加运动等。急性心肌梗死患者由于卧床休息、进食少、使用吗啡等药物易引起便秘,而排便用力易诱发心力衰竭、肺梗死甚至心脏骤停。因此,对此类患者必须加强排便护理,保持大便通畅。了解患者日常的排便习惯、排便次数及形态,指导患者养成每日定时排便的习惯,多吃蔬菜、水果等粗纤维,或服用蜂蜜水;每日行腹部环形按摩,促进排便;也可每日常规给缓泻剂,必要时给予甘油灌肠。

2. 病情观察

观察患者疼痛的部位、性质、程度、持续时间及伴随症状,用药的效果及不良反应。进入

CCU，严密监测心电图、血压、呼吸、神志、出入量、末梢循环等情况 3～5 天，有条件还可进行血流动力学监测。定期抽血监测血清心肌酶的变化。及时发现心律失常、休克、心力衰竭等并发症的早期症状。备好各种急救药品和设备。

3. 对症护理

疼痛可使交感神经兴奋，心肌缺氧加重，促使梗死范围扩大，易发生休克和严重心律失常，因此应及早采取有效的止痛措施。遵医嘱给予哌替啶或吗啡止痛，定时给予硝酸甘油或硝酸异山梨醇酯，注意及时询问患者疼痛的变化情况。应用吗啡止痛时注意呼吸功能的抑制，并密切观察血压、脉搏的变化。给予 2～4L/min 持续氧气吸入，一般采用鼻导管或双腔氧气管法，根据血氧饱和度监测调整氧流量静脉滴注或用微量泵注射硝酸甘油时，严格控制速度，并注意观察血压、心率变化。

4. 药物护理

心肌梗死发生不足 6 小时的患者，可遵医嘱给予溶栓治疗。护士应做好以下工作：溶栓前询问患者有无活动性出血、消化性溃疡、脑血管病、近期手术、外伤史、严重肝肾功能不全等溶栓禁忌证，检查血小板、出凝血时间和血型，配血；准确、迅速配制并输注溶栓药物；注意观察用药后有无寒战、发热、皮疹等过敏反应，用药期间注意观察患者是否发生皮肤、黏膜及内脏出血，出血严重时，停止治疗并紧急处理。用药后询问胸痛有无缓解，监测心肌酶、心电图及出凝血时间，以判断溶栓效果。胸痛消失、ST 段回降、CPK 峰值前移和出现再灌注心律失常是溶栓成功的指征。

5. 心理护理

心肌梗死的发生不仅使患者产生焦虑、抑郁、恐惧等负性心理反应，还会对整个家庭造成严重的影响，往往导致整个家庭处于危机状态，使家庭应对能力降低，不能发挥正常家庭功能 6 因此，当患者胸痛剧烈时，应尽量保证有一名护理人员陪伴在患者身边，避免只忙于抢救而忽略患者的感受，要允许患者表达出对死亡的恐惧，接受患者的行为反应，如呻吟、易激怒等，加强患者的心理护理，稳定患者情绪，针对患者焦虑的原因耐心向其解释病情及对其实施抢救措施的目的，引导、平息焦虑的情绪；用亲切耐心的态度和语言回答患者提出的问题。在精神、生活方面给予帮助；针对患者存在的诱因制订教育计划，帮助患者建立良好的生活方式。

6. 健康教育

(1)疾病知识指导：除“心绞痛”发作指导外，应加强冠心病二级预防指导，即对已有冠心病及心肌梗死病史者还应再次预防梗死及其他心血管事件。二级预防包括以 A,B,C,D,E 为符号的 5 项基本原则：

A. aspirin(阿司匹林)抗血小板聚集；anti－anginal therapy(抗心绞痛治疗，如硝酸类制剂)。

B. beta－blocker(β－受体阻滞剂)预防心律失常，减轻心脏负荷等；blood pressure control(控制好血压)。

C. cholesterol lowing(控制血脂水平)；cigarette quitting(戒烟)。

D. dietcontrol(控制饮食)；diabetes treatment(治疗糖尿病)。

E. exercise(鼓励有计划的、适当的运动锻炼)，education(普及有关冠心病知识的教育，包括患者及家属)。

(2)康复指导:加强运动康复教育,向患者解释合理活动的意义,与患者一起制订个体化的运动处方。对生命体征平稳、无明显心绞痛、安静时心率低于110次/分,无严重心律失常、心力衰竭和心源性休克者,可开展康复训练。康复训练应分阶段循序渐进,逐步增加活动量,提倡小量、重复、多次运动。活动内容包括个人卫生、家务劳动、健康娱乐、步行活动等,避免剧烈运动、竞技性活动及长时间运动。经过2～4个月的活动锻炼后,酌情恢复部分或轻工作,以后部分患者可恢复全天工作,但对重体力劳动、驾驶员、高空作业及其他精神紧张、工作量过大的工种应予以更换。

(3)用药指导与病情监测:强调药物治疗的必要性和不遵医行为的严重危害,提高用药依从性。告知药物的用法、作用及不良反应,教会患者测量血压、脉搏,告知患者随访电话以便及时提供指导。若患者胸痛发作频繁、程度加重、时间较长、服用硝酸酯制剂疗效较差时,应及时就医。

(五)护理评价

1. 患者疼痛症状是否消失。
2. 是否能参与制订并遵循活动计划,活动耐力增强。
3. 恐惧感是否消退。
4. 大便是否通畅。
5. 是否发生并发症。

(张芳芳)

# 第十章　消化系统疾病患者的护理

## 第一节　消化系统常见症状及体征的护理

### 一、概述

消化系统由消化管、消化腺以及腹膜、肠系膜、网膜等脏器组成。消化管包括口腔、咽、食管、胃、小肠和大肠等部分，消化腺包括唾液腺、胃腺、肠腺、肝脏和胰腺等。消化系统的主要功能是摄取和消化食物、吸收营养和排泄废物。

（一）食管

食管是连接咽和胃的通道，全长约 25cm。食管的功能是把食物和唾液等运送到胃内。食管壁由黏膜、黏膜下层和肌层组成，没有浆膜层，故食管病变易扩散至纵隔。

（二）胃

胃分为贲门部、胃底、胃体和幽门部 4 部分。上端与食管相接处为贲门，下端与十二指肠相接处为幽门。胃壁由黏膜层、黏膜下层、肌层和浆膜层组成。胃的主要功能为暂时储存食物，通过胃蠕动将食物与胃液充分混合，以利形成食糜，并促使胃内容物进入十二指肠。幽门括约肌的功能是控制胃内容物进入十二指肠的速度，并阻止十二指肠内容物反流入胃。

（三）小肠

由十二指肠、空肠和回肠构成。十二指肠始于幽门，全长约 25cm，呈 C 形弯曲并包绕胰头。十二指肠分为球部、降部、横部、升部共 4 段。球部是消化性溃疡好发处，升部与空肠连接，连接处被屈氏韧带（Treitz’s、ligament）固定，此处为上、下消化道的分界处。空肠长约 2.4m，回肠长约 3.6m，其间无明显分界。小肠的主要功能是消化和吸收。

（四）大肠

包括盲肠及阑尾、结肠、直肠 3 部分，全长约 1.5m。大肠的主要功能是吸收水分和盐类，并为消化后的食物残渣提供暂时的储存场所。

（五）肝胆

肝是人体内最大的腺体器官，由门静脉和肝动脉双重供血，血流量约为 1500mL/min，占心排血量的 1/4。肝脏的主要功能有：

1. 物质代谢，肝功能减退时可出现低清蛋白血症和凝血酶原时间延长。

2. 解毒作用。

3. 生成胆汁。

胆道系统开始于肝细胞间的毛细胆管，毛细胆管集合成小叶间胆管，然后汇合成左右肝管自肝门出肝。左右肝管出肝后汇合成肝总管，并与胆囊管汇合成胆总管，开口于十二指肠乳头。胆汁经由胆道系统运输和排泄至十二指肠，胆囊的作用是浓缩胆汁和调节胆流。

（六）胰

胰腺为腹膜后器官，腺体狭长，分头、体、尾 3 部分。胰腺具有外分泌和内分泌两种功能。胰的外分泌结构为腺泡细胞和小的导管管壁细胞，分泌胰液。胰液中含有多种消化酶，消化食物中的淀粉、脂肪和蛋白质。当胰液分泌不足时，食物中的脂肪和蛋白质吸收受到影响。若因梗阻等因素导致胰液不能正常进入消化道，使各种消化酶逸出胰管，引起自身消化，导致胰腺炎。

胰的内分泌结构为散在胰腺组织中的胰岛。胰岛中重要的细胞及其功能有：

(一)α细胞

分泌胰高血糖素，其主要作用是促进糖原分解和葡萄糖异生，使血糖升高。

(二)β细胞

分泌胰岛素。胰岛素分泌不足时，血糖浓度升高，当超过肾糖阈时，大量的糖从尿中排出，发生糖尿病。

## 二、消化系统常见症状体征的护理

消化系统疾病常见的症状和体征有恶心、呕吐、腹痛、腹泻、黄疸等。

(一)恶心、呕吐

恶心与呕吐是消化系统常见症状。恶心是上腹部不适，紧迫欲吐的感觉，常为呕吐的前驱症状，也可单独出现；呕吐是通过胃的强烈收缩迫使胃或小肠内容物经食管、口腔排出的现象。

导致恶心与呕吐发生的原因有：①胃十二指肠疾病：如急性和慢性胃炎、消化性溃疡、幽门梗阻等；②肝胆胰疾病：见于急性肝炎、肝硬化、胰腺炎或急性和慢性胆囊炎等；③肠道疾病：如肠梗阻、急性阑尾炎、腹性过敏性紫癜等；④神经性呕吐：如功能性消化不良、神经性厌食等。

1. 护理评估

(1)健康史：恶心与呕吐发生的时间、频率、原因或诱因，与进食的关系；呕吐的特点及呕吐物的性状、量；呕吐伴随的症状，如是否伴有腹痛、腹泻、发热、头痛、眩晕等。患者的精神状态，有无疲乏无力，有无焦虑、抑郁，呕吐是否与精神因素有关。

(2)身体评估

①全身情况：生命体征、神志、营养状况，有无脱水表现。

②腹部检查：腹部外形，有无膨隆或凹陷；有无胃形、肠形及蠕动波；有无腹壁静脉显露及其分布与血流方向。肠鸣音是否正常。腹壁紧张度，有无腹肌紧张、压痛、反跳痛，其部位、程度；肝脾是否肿大，其大小、硬度和表面情况；有无腹块，有无振水音、移动性浊音。

(3)辅助检查：血、尿、粪常规，呕吐量大者作血液生化检查，了解电解质、酸碱平衡有关指标。必要时作呕吐物毒物分析或细菌培养等检查。也可根据病情选择性地作肝、肾功能检测，X线、超声波、内镜等检查。

(4)心理－社会状况：患者因长期、频繁或剧烈呕吐常出现紧张、焦虑、恐惧等，不良心理反应又可使症状加重。

2. 护理诊断

(1)有体液不足的危险与剧烈、频繁呕吐有关。

(2)营养失调低于机体需要量：与长期反复呕吐，食物摄入量不足有关。，

(3)焦虑与长期、频繁或剧烈呕吐有关。

(4)潜在并发症低钾血症、代谢性碱中毒、吸入性肺炎、窒息等。

3. 护理目标

(1)体液保持平衡。

(2)恶心、呕吐缓解或消失。

(3)无营养不良及并发症发生。

4. 护理措施

(1)一般护理

①生活护理:鼓励患者休息,环境安静、清洁。协助患者采取适宜的体位。轻者取坐位,病情重、全身衰弱或意识障碍者,取侧卧位或仰卧位,头偏向一侧,以防吸入性肺炎和窒息发生。症状缓解后逐渐增加活动量。

②饮食护理:呕吐停止后可给予清淡、易消化饮食,少量多餐。频繁、剧烈呕吐或严重水和电解质紊乱者,遵医嘱暂禁食,静脉补液,以维持患者的营养及水、电解质、酸碱平衡。

(2)病情观察:观察呕吐的时间、方式和呕吐的次数、呕吐物的量及性状,有无呛咳及窒息表现。观察有无水、电解质及酸碱紊乱。分析实验室检查结果。记录每日液体出入量。必要时留标本送检。

(3)对症护理:指导患者进行缓慢的深呼吸,减少进入胃内的气体;遵医嘱给予镇静药地西泮,解痉药阿托品或山莨菪碱,止吐剂甲氧氯普胺或多潘立酮等;呕吐后将患者口鼻腔内的呕吐物清理干净,让患者用温开水或生理盐水漱口,进行口腔护理时避免刺激舌根部、咽及上颚等部位,及时更换污染的床单、衣被,开窗通风。

(4)心理护理:告诉患者焦虑、抑郁等情绪会降低自身对恶心、呕吐的耐受力,帮助其调整身心状态,配合治疗。患者在出现呕吐时,要安慰、帮助患者。指导患者通过深呼吸、冥想、转移注意力等放松技术,缓解负面情绪,减少呕吐的发生。

5. 护理评价

(1)体液是否保持平衡。

(2)恶心、呕吐是否得到了缓解或消失。

(3)营养状况是否得到了改善。

(二)腹痛

腹痛是临床常见的症状,可表现为不同性质的疼痛或腹部不适感。多数由腹腔器官疾病所引起,但腹腔外疾病及全身性疾病也可引起。病变的性质可分为器质性和功能性。在临床上常按起病急缓、病程长短分为急性腹痛和慢性腹痛。

1. 急性腹痛多见以下情况

(1)腹腔脏器急性炎症,如急性胃肠炎、急性胰腺炎、急性胆囊炎、急性阑尾炎等。

(2)空腔脏器阻塞或扩张,如肠梗阻、肠套叠、胆结石、胆道蛔虫等。

(3)脏器扭转或破裂,如肠扭转、卵巢囊肿蒂扭转、肝脾破裂、异位妊娠破裂等。

(4)腹膜急性炎症,如胃肠急性穿孔、胆囊破裂等。

(5)腹腔内血管阻塞,如肠系膜动脉栓塞、门静脉血栓形成等。

(6)胸腔脏器病变致牵涉性痛,如肺梗死、心绞痛、急性心肌梗死等。

(7)全身性疾病,如腹型过敏性紫癜等。

2. 慢性腹痛多见于以下情况

(1)腹腔脏器慢性炎症,如慢性胃炎、慢性胆囊炎、慢性胰腺炎、结核性腹膜炎、溃疡性结肠炎等。

(2)空腔脏器的张力变化,如胃肠痉挛等。

(3)胃、十二指肠溃疡。

(4)脏器包膜的牵张,如肝炎、肝淤血、肝脓肿、肝癌等。

(5)胃肠神经功能紊乱。

(6)中毒与代谢障碍如慢性尿毒症、铅中毒等。

3. 护理评估

(1)健康史:腹痛发生的原因或诱因,起病急骤或缓慢、持续时间,腹痛的部位、性质和程度;腹痛与进食、活动、体位等因素的关系;腹痛发生的伴随症状,如有无恶心、呕吐、腹泻、呕血、便血、血尿、发热等;有无缓解的方法;有无精神紧张、焦虑不安等心理反应。

(2)身体评估

①全身情况:生命体征、神志、神态、体位、营养状况,以及有关疾病的相应体征,如腹痛伴黄疸者提示与胰腺、胆系疾病有关;腹痛伴有休克者可能与腹腔脏器破裂、急性胃肠穿孔、急性出血性坏死性胰腺炎、急性心肌梗死、肺炎等有关。

②腹部体检:见恶心、呕吐症状体检。

(3)辅助检查:可作血、尿、粪常规检查,粪便隐血试验,血、尿淀粉酶测定,血糖和血酮检查、肝肾功能,腹部X线、超声、CT等检查。

(4)心理一社会状况:急性腹痛因起病急,疼痛剧烈,尤其是病因未明时,患者易产生恐惧心理;慢性腹痛因持续时间长或反复出现而影响学习、工作、生活,患者易产生焦虑、烦躁、悲观等心理。

4. 护理诊断

(1)疼痛:腹痛与腹腔脏器或腹外脏器炎症、缺血、梗阻、溃疡、肿瘤或功能性疾病等有关。

(2)焦虑与剧烈腹痛、反复或持续腹痛不易缓解有关。

3. 护理目标

(1)疼痛减轻或消失。

(2)情绪稳定,焦虑减轻或消失。

5. 护理措施

(1)一般护理

①生活护理:急性剧烈腹痛患者应卧床休息,加强巡视,随时了解和满足患者所需,做好生活护理。协助患者取适当体位,以减轻疼痛感并有利于休息,从而减少疲劳感和体力消耗。对躁动不安者应采取防护措施,以防坠床等意外发生。

②饮食护理:急性腹痛患者应暂禁食,遵医嘱补液维持生理需要,以防水电解质紊乱。慢性者应合理安排饮食,宜进食营养丰富、容易吸收、无刺激性的食物。

(2)病情观察:观察腹痛的性质、部位、程度、发作的时间、持续的时间及伴随症状,如果腹痛呈进行性加重或性质改变,应警惕某些并发症发生。观察生命体征的变化,如有异常要考虑腹部病变是否加重。病情恶化时应立即报告医师,及时配合抢救。

(3)对症护理:指导或教会患者分散注意力及行为疗法的方法,如深呼吸、音乐疗法等,以减轻疼痛。根据不同病因和腹痛部位,遵医嘱选择针疗穴位,以减轻疼痛。除急腹症外,对疼痛局部可用热水袋进行热敷，以解除痉挛达到止痛效果。对疼痛剧烈难以忍受者，遵医嘱使用镇痛药，并注意镇痛效果和药物不良反应；急性腹痛诊断未明时，不宜使用镇痛药，以免掩盖症状，延误病情；尽量少用麻醉性镇痛药，确需使用，疼痛缓解或消失应及时停药，以减少对药物的耐受性和依赖性。

(4)心理护理：患者可能因疼痛而产生焦虑等不良情绪，应主动和患者交流，尽量满足其需求，减轻患者的压力，使患者情绪稳定，有助于缓解疼痛。

6. 护理评价

(1)疼痛是否减轻或消失。

(2)情绪是否稳定，焦虑有无减轻或消失。

(三)腹泻

腹泻是指排便次数多于平日习惯的频率，粪质稀薄。根据起病缓急、病程长短，可分为急性腹泻和慢性腹泻。急性者起病急，病程在3周内；慢性者起病缓慢，病程超过两个月。

急性腹泻常见于：①细菌、病毒、真菌等感染所引起的肠炎，溃疡性结肠炎急性发作等各种肠道疾病。②急性中毒，如食用发芽的马铃薯、有毒的蘑菇、河豚、鱼胆等。③变态反应，如鱼、虾过敏所致的过敏性肠炎。④药物，如泻药、拟胆碱药、高渗性药。

慢性腹泻可见于：①胃源性因素，如胃大部切除术后、慢性萎缩性胃炎等。②肠源性因素，如慢性菌痢、肠结核、慢性阿米巴痢疾、溃疡性结肠炎、肠道恶性肿瘤等。③胰源性因素，如慢性胰腺炎、胰腺癌等。④肝胆因素，如肝硬化、阻塞性黄疸等。⑤内分泌代谢因素，如甲状腺功能亢进症、糖尿病等。⑥其他：某些药物(如利血平、消胆胺、某些抗肿瘤药、抗生素等)可导致慢性腹泻。

1. 护理评估

(1)健康史：腹泻发生的时间、起病原因或诱因、病程长短；粪便的性状、气味和颜色，排便的次数和量；有无腹痛及疼痛的部位，有无里急后重、恶心、呕吐、发热等伴随症状；有无口渴、疲乏无力等提示失水的表现；有无精神紧张、焦虑不安等心理因素。

(2)身体评估

①急性严重腹泻时，注意观察患者的生命体征、神志、尿量、皮肤弹性等。慢性腹泻时应注意患者的营养状况，有无消瘦、贫血的体征。

②腹部体检：见恶心、呕吐症状体检。

③肛周皮肤：有无因排便频繁及粪便刺激，引起肛周皮肤糜烂。

(3)辅助检查：大便常规检查，必要时作细菌学检查。严重腹泻者检查血清电解质及酸碱平衡指标，慢性者选择性地作X线钡剂胃肠摄影、超声及纤维结肠镜等检查。

(4)心理－社会状况：急性腹泻常因起病急，粪便性状改变明显，加之患者没有心理准备，易产生紧张不安心理；慢性者因经久不愈，担忧预后，易产生抑郁、焦虑等。

2. 护理诊断

(1)腹泻与肠道疾病或全身性疾病有关。

(2)有体液不足的危险与严重腹泻引起的失水有关。

3. 护理目标

(1)排便次数减少，粪便性状恢复正常。

(2)营养状况得到有效改善。

(3)肛周皮肤完好无损。

4. 护理措施

(1)一般护理

①生活护理:轻症、慢性腹泻患者在保证休息的前提下适当活动,功能性腹泻者应鼓励其加强锻炼,以促进神经功能的恢复。急重症者应卧床休息,温水擦洗肛周,保持局部清洁干燥,涂无菌凡士林或抗生素软膏,防止肛周皮肤受损。

②饮食护理:急性轻症者可进少量流质或半流质饮食,好转后逐步过渡到普通软食;严重者遵医嘱暂禁食,静脉维持营养。慢性者宜进营养丰富、纤维素少、低脂肪、易消化饮食,忌食生冷及刺激性食物。

(2)病情观察:观察大便的次数、量及性状;急性严重腹泻时,应观察患者的生命体征、神志、尿量和皮肤弹性等,以判断有无水电解质紊乱的发生。注意患者有无消瘦、贫血的体征,及肛周皮肤有无糜烂。

(3)对症护理:应用止泻药物时,应观察治疗效果,如腹泻得到控制应及时停药。应用解痉止痛剂如阿托品时,注意药物不良反应如口干、视力模糊、心率加快等不良反应。

(4)心理护理:慢性腹泻疗效不明显时,患者可能产生焦虑、烦躁情绪,应及时对患者做心理疏导,解除患者顾虑,使患者保持心情舒畅,积极配合治疗。

5. 护理评价

(1)排便次数是否减少,粪便性状是否恢复正常。

(2)营养状况是否得到有效改善。

(3)肛周皮肤是否完好无损。

(张芳芳)

## 第二节　胃炎的护理

胃炎是指各种病因引起的胃黏膜炎症,常伴有上皮损伤和细胞再生,是最常见的消化系统疾病之一。临床按发病缓急和病程长短,可分为急性胃炎和慢性胃炎。

### 一、急性胃炎患者的护理

急性胃炎是多种病因引起的胃黏膜急性炎症。临床上急性发病,是最常见的消化系统疾病之一。按病理可分为急性单纯性胃炎、急性糜烂出血性胃炎和特殊原因引起的急性胃炎,如急性腐蚀性胃炎、急性化脓性胃炎等。临床上以急性糜烂出血性胃炎最多见。本节重点阐述急性糜烂出血性胃炎。

#### (一)护理评估

1. 健康史

询问患者是否进食生冷或过冷过热食物,是否饮咖啡、浓茶、酒精,是否服用某些药物如非甾体类消炎药、抗肿瘤药物等,了解患者腹痛、呕血、黑便情况,评估患者是否有大出血状况。

2. 身体状况

多数急性起病,但病因不同而表现不一,轻者可无明显症状,或仅出现上腹不适、饱胀、恶心、呕吐等。

(1)急性糜烂出血性胃炎：多以突然呕血和(或)黑便为首发症状，是上消化道出血常见的病因之一，占上消化道出血原因的10%～30%，仅次于消化性溃疡。大量出血可引起昏厥或休克，伴贫血，体检可有上腹不同程度的压痛。

(2)服用NSAID引起的急性胃炎：多数患者症状轻微，如上腹不适或隐痛，或无明显症状，或被原发病症状所掩盖。

3. 辅助检查

(1)胃镜检查：应在出血后24～48h内进行。可见弥散分布的多发性糜烂、出血灶和浅表性溃疡为特征的急性胃黏膜病损。

(2)实验室检查：血白细胞总数增加，中性粒细胞增多，粪便隐血试验阳性。

4. 心理－社会状况

患者常因起病急，突然出现上腹痛、恶心、呕吐，甚至消化道出血而产生紧张、焦虑等心理，而患者的不良情绪反应，又加重了病情，不利于疾病康复。

(二)护理诊断

1. 疼痛

腹痛与胃黏膜的急性炎症病变有关。

2. 营养失调

低于机体需要量与消化不良、少量持续出血有关。

3. 知识缺乏缺乏

有关本病的病因及防治知识。

4. 潜在并发症

上消化道出血。

(三)护理目标

1. 腹痛

缓解或消失。

2. 恶心、呕吐

缓解或消失。

3. 无并发症发生

一旦出现上消化道出血能及时发现并配合抢救治疗。

(四)护理措施

1. 一般护理

(1)休息与活动：轻症患者注意休息，减少活动；重者保持环境安静、舒适，卧床休息，以减少胃肠蠕动，有助于腹痛的减轻或缓解。

(2)饮食护理：轻症者可进流质或少渣、温凉、半流饮食，少量多餐；少量胃出血者，可给予牛奶、米汤等流质以中和胃酸，有助于止血和胃黏膜修复；呕吐剧烈、大量出血，或伴有明显腹泻，应暂禁食，遵医嘱静脉维持营养及纠正水、电解质和酸碱平衡紊乱，病情缓解后逐步恢复正常饮食。

2. 病情观察

(1)观察患者有无上腹痛、饱胀不适、恶心、呕吐及食欲减退等消化不良的表现。

(2)密切观察上消化道出血的征象，如有无呕血或黑便等，同时监测粪便隐血检查，以便及时发现病情变化。

(3)评估患者对疾病的认识程度,了解患者对疾病病因、治疗及护理的认识,帮助患者寻找并及时去除发病因素,控制病情的进展。

3. 对症护理

(1)腹痛:指导患者使用非药物方法缓解疼痛,如局部热疗、转移注意力、深呼吸、针灸等。但急腹症不能热敷。急性腹痛诊断未明时,最好给予禁食,必要时进行胃肠减压。如上述方法疼痛不能缓解,可遵医嘱合理应用药物镇痛,严禁随意使用止痛药物。

(2)恶心、呕吐:呕吐时将患者头偏向一侧或取坐位,预防误吸。剧烈呕吐时暂禁食,遵医嘱补充水分和电解质,必要时应用止吐剂。呕吐后及时清理呕吐物,协助漱口,更换清洁床单,开窗通风。

4. 用药护理

遵医嘱给予抑制胃酸分泌药、胃黏膜保护药、解痉和镇吐药,并注意药物的不良反应。对呕吐剧烈伴腹泻或胃出血量大者,应迅速建立静脉通道,遵医嘱输液、补充电解质、纠正酸碱紊乱,并调整好输液的速度,必要时测定血型、配血、输血,以恢复有效循环血容量。

5. 心理护理

做好患者的心理疏导,解除其精神紧张,稳定情绪,有利于增强患者对疼痛的耐受性。并强调保持轻松愉快情绪对疾病康复的重要性,减少对患者的不良刺激。树立患者治疗信心,鼓励其积极配合治疗。

6. 健康教育

(1)疾病知识指导:向患者及家属介绍疾病的基本知识,帮助他们掌握本病的防治知识和自我护理方法。

(2)饮食指导:注意规律,忌过饥、过饱,避免进过冷、过热、过硬、过粗糙、辛辣等刺激性食物及调味品,忌服浓茶、浓咖啡、烈性酒等。

(3)用药指导:根据患者的病因、具体情况进行指导,如避免使用对胃黏膜有刺激的药物,必须使用时应在医师指导下使用。

(五)护理评价

(1)患者腹痛是否减轻或缓解。

(2)患者呕吐或呕血、腹泻等是否减轻或缓解。

(3)患者情绪是否稳定。

## 二、慢性胃炎患者的护理

慢性胃炎是由各种病因引起的胃黏膜慢性炎症。以幽门螺旋杆菌感染引起的胃黏膜慢性炎症最常见。根据病理组织学改变和病变在胃的分布部位,将慢性胃炎分成萎缩性、非萎缩性和特殊类型 3 大类。

(一)护理评估

1. 健康史

询问患者的饮食生活习惯,是否有饮浓茶、咖啡、酒等饮品,询问患者是否有服用非甾体类消炎药的服药史。了解患者有哪些症状。

2. 身体状况

慢性胃炎病程迁延，进程缓慢，缺乏特异性症状。

(1)症状：多数患者常无症状。若有症状主要表现为非特征性的消化不良，如上腹不适，餐后较明显，无规律的上腹隐痛、食欲缺乏、嗳气、反酸、恶心和呕吐等。自身免疫性胃炎可出现厌食、贫血、消瘦、舌炎、腹泻等症状。少数可发生上消化道出血。

(2)体征：多无明显体征，部分上腹部可出现轻微压痛。病程长。可出现消瘦、贫血等。

3. 辅助检查

(1)胃液分析：非萎缩性胃炎时胃酸多正常，自身免疫性胃炎时胃酸缺乏。

(2)血清学检查：自身免疫性胃炎时血清胃泌素水平常升高，抗壁细胞抗体、抗内因子抗体或抗胃泌素抗体可呈阳性，维生素 $B_{12}$ 浓度明显降低。

(3)胃镜及胃黏膜活组织检查：是诊断慢性胃炎的可靠方法。①非萎缩性胃炎病变黏膜表现为充血性水肿、黏液分泌增多，可有局限性糜烂和出血点；活检可见黏膜浅层慢性炎症细胞浸润，腺体多正常；②萎缩性胃炎胃黏膜可呈灰白色，黏膜皱襞变细或平坦，黏膜层变薄，可透见黏膜下树枝状或网状紫蓝色血管纹。活组织检查示腺体减少，伴不同程度的慢性炎症细胞浸润，可见肠腺化生、假性幽门腺化生及异型增生等。

(4)幽门螺杆菌检查：阳性提示炎症的活动性。

4. 心理－社会状况

因本病的病程迁延，病情反复发作，症状时轻时重，治疗效果欠佳，尤其是少数患者因贫血、消瘦，常怀疑自己患癌症而产生紧张、不安、焦虑等心理反应。

(二)护理诊断

1. 疼痛

腹痛与胃黏膜炎性病变有关。

2. 营养失调

低于机体需要量与食欲缺乏、厌食、消化吸收不良等有关。

3. 焦虑

与病程迁延、病情反复、担心癌变等有关。

(三)护理目标

1. 腹痛缓解或消失。

2. 食欲增加，能合理摄取营养，体重增加。

3. 能正确面对疾病、保持稳定和乐观的心态。

(四)护理措施

1. 一般护理

(1)休息与活动：轻症者可适当活动，避免过度劳累，生活有规律；急性发作时或伴有上消化道出血者卧床休息，并注意环境安静、舒适。

(2)饮食护理：以高热量、高蛋白、高维生素、清淡、易消化为原则。注意饮食卫生，宜少量多餐，定时定量、细嚼慢咽、忌暴饮暴食及餐后从事重体力劳动。

2. 病情观察

观察疼痛的部位、性质、程度及其变化，观察呕吐物的性状与量，对长期慢性腹痛者应监测体重及大便隐血试验，定期作胃镜检查，及时发现病情变化。

3. 对症护理

对腹胀和腹痛患者，注意腹部保暖，避免腹部受凉，也可用热水袋局部热敷，腹部轻轻按摩；腹痛较重应遵医嘱给予解痉、制酸药物以缓解疼痛。

4. 用药护理

遵医嘱使用药物，并注意观察药物的疗效和不良反应。硫糖铝在餐前 1 小时与睡前服用最好，胃动力药如多潘立酮、西沙必利等应在餐前服用，不宜与阿托品、山莨菪碱等解痉药合用。用抗胆碱药时，应注意口干、心率加快、胃排空延缓等不良反应。枸橼酸铋钾应在餐前 30 分钟服用，不得与牛奶同时服用，服药过程可使齿、舌变黑，宜用吸管吸入，部分患者服药后出现便秘和大便呈黑色。用阿莫西林时，应询问患者有无青霉素过敏史。甲硝唑可引起恶心、呕吐等胃肠道反应，应在餐后半小时服用，并可遵医嘱加用甲氧氯普胺。

5. 心理护理

向患者及家属介绍治疗有效的病例，说明本病经过正规治疗后病情是可逆转的，即使是中度以上的不典型增生，经严密随访完全能够早期发现癌变，若及时手术仍能获得满意的疗效，使患者树立治疗信心，配合治疗，消除忧虑、恐惧心理。

6. 健康指导

(1)疾病知识指导：帮助患者认识本病的病因，避免诱因，不随意使用对胃黏膜有刺激的各种药物。

(2)日常生活指导：生活要有规律，保持心情愉快，防止过度劳累。注意饮食卫生，戒烟忌酒，忌暴饮暴食，合理饮食。

(3)用药指导：告之患者按医嘱正确用药，坚持治疗，向患者介绍有关药物的作用、不良反应及其防范措施。

(4)定期复查：对胃黏膜萎缩严重伴肠腺上皮化生及重度异型增生者，告之定期到医院检查，以便早期发现癌变，及时手术治疗。

(五)护理评价

(1)疼痛是否减轻、缓解或消失。

(2)患者营养状况是否改善。

(3)情绪是否稳定。

（张芳芳）

## 第三节　消化性溃疡的护理

消化性溃疡(PU)指胃肠道黏膜在某种情况下被胃酸、胃蛋白酶消化而造成的溃疡。主要指发生于胃和十二指肠的慢性溃疡，即胃溃疡(GU)和十二指肠溃疡(DU)。GU 好发部位是胃小弯，DU 好发部位是十二指肠球部，本病是全球性多发病，全世界约有 10%的人一生中患过此病。临床上 DU 较 GU 多见。男性发病率远远高于女性。DU 多发于青壮年，GU 的发病年龄一般较 DU 约迟 10 年。我国南方的患病率较北方高，城市高于农村。秋冬和冬春之交是本病的多发季节。

### 一、护理评估

(一)健康史

询问患者是否有服用非甾体类消炎药病史，是否吸烟，了解患者的症状，评估患者腹痛的部分、持续时间、诱因、加重缓解的因素等。

(二)身体状况

1. 症状

少数人可无症状,或以出血、穿孔等并发症为首发症状,其发作常与不良精神刺激、情绪波动、饮食失调等有关。

(1)腹痛:上腹痛是本病的主要症状。

(2)伴随症状:除上腹痛外,还可出现反酸、胃灼热感、上腹饱胀、恶心、呕吐、食欲减退等消化不良症状。

2. 体征

溃疡活动期可出现上腹部固定而局限的轻压痛,DU 压痛点常偏右。缓解期则无明显体征。病程长者可能消瘦、体重下降。

3. 并发症

(1)上消化道出血:消化性溃疡最常见的并发症。DU 出血更易发生。在消化道出血的各种病因中,消化性溃疡出血占首位。轻者仅表现为黑便,重者可出现周围循环衰竭,甚至低血容量性休克。

(2)穿孔:溃疡病灶向深部发展穿透浆膜层所致。可有急性穿孔和慢性穿孔,急性穿孔是本病最严重的并发症,常发生于饮食过饱和饭后剧烈运动,表现为上腹突然剧痛并迅速向全腹弥散的持续性腹痛,弥散性腹部压痛、反跳痛、肌紧张,肝浊音消失。慢性穿孔为溃疡穿透并与邻近器官、组织粘连,使胃肠内容物不流入腹腔,又称为穿透性溃疡,表现为疼痛规律发生改变,呈顽固而持久的疼痛并向背部放射

(3)幽门梗阻:上腹部饱胀不适或呕吐,上腹部饱胀以餐后为甚,呕吐后可以减轻,呕吐物量多,内含发酵宿食。若为溃疡周围炎性水肿、痉挛所致,为暂时性梗阻,内科治疗有效。溃疡处瘢痕形成并收缩所致者,内科治疗无效,多需外科手术或内镜下扩张治疗。

(4)癌变的 GU 可发生癌变,DU 极少癌变。

(三)辅助检查

1. 胃液分析

DU 胃酸分泌增高,GU 胃酸分泌正常或低于正常。

2. X 线钡餐检查

适用于对胃镜检查有禁忌或不愿接受胃镜检查者。

3. 胃镜及黏膜活组织检查

确诊消化性溃疡首选的检查方法。

4. 粪便隐血试验

溃疡活动期可为阳性,如胃溃疡患者持续性阳性提示癌变的可能。

5. 幽门螺杆菌检测。

消化性溃疡的常规检测项目。

(四)心理—社会状况

消化性溃疡好发于青壮年,心理反应可随患者的个性特点和行为方式不同而异,有情绪不稳、坐立不安、心神不宁、易激动或过度兴奋,也可有自负、焦虑、易抑制,出现并发症时则产生紧张、恐惧等心理反应。

## 二、护理诊断

(一)疼痛

腹痛与胃酸刺激溃疡面或胃酸作用于溃疡引起化学性炎症有关。

(二)营养失调

低于机体需要量与疼痛或饱胀不适致摄入量减少及消化吸收障碍有关。

(三)焦虑

与疾病反复发作,病程迁延等有关。

(四)潜在并发症

出血、穿孔、幽门梗阻、癌变。

## 三、护理目标

(1)能避免导致和加重疼痛的因素,疼痛减轻或消失。

(2)食欲改善,营养状况得到改善。

(3)情绪稳定,焦虑减轻或消失。

(4)并发症能得到有效预防或减少。

## 四、护理措施

(一)一般护理

1. 休息与活动

溃疡活动期或粪便隐血试验阳性的患者应卧床休息,症状较轻的患者可边工作边治疗,注意劳逸结合。

2. 饮食护理

合理饮食可避免或减轻疼痛,改善营养状况,促进康复。

(1)少食多餐:急性活动期应少食多餐,每天5～6餐,以脱脂牛奶、稀饭、面条等偏碱性食物为宜。牛奶宜安排在两餐之间饮用,牛奶中的钙质吸收有刺激胃酸分泌的作用,故不宜多饮。

(2)适量摄取脂肪:脂肪到达十二指肠时虽能刺激小肠黏膜分泌肠抑胃泌素,抑制胃酸分泌,但同时又可引起胃排空延缓,胃窦扩张,致胃酸分泌增多,故脂肪摄取应适量。

(3)饮食禁忌:忌食辛辣、过冷、油炸、浓茶等刺激性食物及饮料,戒烟酒。

(4)营养监测:定期测量体重、监测血清清蛋白和血红蛋白等营养指标。

(二)病情观察

重点观察呕吐物及粪便性状,以尽早发现出血、幽门梗阻;观察腹痛的性质、部位及腹痛波及范围,有无腹膜刺激征等穿孔迹象;注意患者全身状态及治疗反应的变化,以尽早发现癌变的可能性。

(三)对症护理

1. 上消化道出血

及时通知医师,安置患者平卧位,头偏向一侧;迅速建立静脉通道,作好输液、输血准备;呕血后立即清除血迹和呕吐物,安慰患者,消除患者紧张心理,必要时遵医嘱给镇静剂;密切观察病情变化,遵医嘱用药,无效者尽快作好术前准备。

2. 急性穿孔

应立即卧床，禁食及胃肠减压；迅速建立静脉通道，输液、备血；作好术前准备。

3. 幽门梗阻

轻症可进流质饮食，重症需禁食、静脉补液、胃肠减压、准确记录液体出入量，并定期复查血电解质；内科治疗无效者，作好术前准备。

4. 癌变

定期复查，应作好术前准备。

(四)用药护理

1. $H_2$ 受体拮抗剂

药物应在餐前服用，也可 1 天的剂量在睡前顿服。若需同时服用抗酸药，则两药应间隔 1 小时以上。若静脉给药应注意控制速度，速度过快可引起低血压和心律失常。西咪替丁不良反应较多，影响肝、肾功能和血常规，用药期间注意监测肝、肾功能和血常规。雷尼替丁和法莫替丁不良反应较少。

2. 质子泵抑制剂

一般每日用药 1 次，空腹服，或每日两次，早晚各服用 1 次。奥美拉唑不良反应较少，但有头晕等不适，因此，初次应用时应减少活动。兰索拉唑的主要不良反应包括荨麻疹、皮疹、头痛、口苦、肝功能异常等。泮托拉唑的不良反应较少，偶可引起头痛和腹泻。不良反应较重时应立即停药。

3. 抗酸药

如氢氧化铝凝胶等，应在餐后 1 小时和睡前服用。服用片剂时应嚼服，乳剂给药前应充分摇匀。抗酸药应避免与奶制品同时服用，因两者相互作用可形成络合物。抗酸剂还不宜与酸性食物、饮料同服。长期大量服用氢氧化铝凝胶能阻碍磷的吸收，引起磷缺乏症，还可引起便秘、代谢性碱中毒与钠潴留。镁制剂易引起腹泻，用药期间要加强观察。

4. 胃黏膜保护剂

因硫糖铝在酸性环境下有效，所以应在餐前 1 小时给药，全身不良反应少，可引起便秘。胶体铋剂在酸性环境下起作用，故在餐前 1 小时服用，除有舌苔和粪便变黑外很少有其他不良反应。长期服用会造成铋在体内大量堆积引起神经毒性，故不宜长期应用。米索前列醇的常见不良反应是腹泻，可引起子宫收缩，故孕妇禁服。

5. 抗胆碱能药

不宜用于胃溃疡，不良反应有心率加快、口干、瞳孔散大、汗闭、尿潴留等。幽门梗阻、近期溃疡出血、青光眼、前列腺肥大者忌用。

(五)心理护理

不良的心理因素可诱发和加重病情，消化性溃疡的患者因疼痛刺激或并发出血，易产生紧张、焦虑等不良情绪，使胃黏膜保护因素减弱，损害因素增加，病情加重，故应为患者创造安静、舒适的环境，减少不良刺激；同时多与患者交谈，使患者了解本病的诱发因素、疾病过程和治疗效果，增强治疗信心，克服焦虑、紧张心理。

(六)健康指导

1. 疾病知识指导

向患者及家属介绍疾病基本知识、导致溃疡复发与加重的诱因。

2. 生活指导

指导患者保持乐观的情绪、规律的生活，合理安排生活和工作，保证充足的睡眠和休息；指导患者建立合理的饮食习惯和结构，忌暴饮暴食，避免摄入刺激性食物，戒烟、戒酒。

3. 用药指导

遵医嘱用药，告知药物的不良反应，指导患者坚持治疗，不可随意停药，禁用或慎用对胃黏膜有损害的药物，如阿司匹林、吲哚美辛和糖皮质激素等。

4. 定期复查

对有长期慢性胃溃疡病史、年龄在 45 岁以上，尤其是男性患者，经严格内科治疗 4～6 周症状无好转、粪便隐血试验持续阳性者，应警惕癌变，需进一步检查和定期随访；及时识别并发症征象，若上腹部疼痛节律发生改变或加剧、出现呕血或黑便时，应立即就诊。

## 五、护理评价

(1)疼痛有无减轻或消失。

(2)食欲有无改善，体重是否增加，营养状况是否得到改善。

(3)情绪是否稳定，能否保持良好的心理状态。

(4)并发症是否得到有效预防，减少或未发生并发症。

（李艳）

# 第四节　肝硬化的护理

## 一、护理评估

### (一)健康史

询问患者既往是否有病毒性肝炎病史，是否有长期饮酒病史，询问患者以往的腹胀、恶心、食欲缺乏等症状是否加重，是否出现腹腔积液、血便等，询问是否定期进行检查，检查结果如何。

### (二)身体状况

肝硬化往往起病缓慢，症状隐匿。可潜伏 3～5 年或更长时间，临床上根据患者肝脏功能的代偿状况将肝硬化分为肝功能代偿期和肝功能失代偿期。

1. 代偿期

早期症状轻，患者以乏力、食欲缺乏为主要症状，可伴有低热、恶心、厌油腻、腹胀、腹泻及上腹不适等症状。症状常与劳累有关，休息和治疗后可缓解。患者营养状况一般或者消瘦，肝脏可轻度肿大，质中等度硬，伴轻度压痛。脾脏也可有轻、中度肿大。肝功能正常或轻度异常。

2. 失代偿期

失代偿期主要表现为肝功能减退和门静脉高压所致的症状和体征。

(1)肝功能减退的临床表现

①全身症状与体征：一般状况和营养状况均较差，消瘦、乏力、精神不振，可有不规则低热、面色灰暗黝黑(肝病面容)、皮肤干枯粗糙、水肿、口腔炎症及溃疡、夜盲等症，部分患者出

现与病情活动或感染有关的不规则发热症状。

②消化道症状：食欲缺乏是最常见的症状，甚至厌食，食后饱胀不适，有时伴恶心、呕吐、腹泻。若肝细胞有进行性或广泛性坏死时可出现黄疸。

③出血倾向和贫血：患者常可发生鼻衄、牙龈出血、皮肤紫癜和胃肠出血，女性出现月经过多等。症状的产生与肝脏合成凝血因子减少、纤溶酶增加、脾功能亢进和毛细血管脆性增加导致的凝血障碍有关。患者常出现不同程度的贫血，贫血症状与营养不良、肠道吸收障碍、消化道慢性失血及脾功能亢进有关。

④内分泌失调：由于肝功能减退，对雌激素、醛固酮和抗利尿激素的灭活减少，患者体内的雌激素和醛固酮、抗利尿激素的水平增高。雌激素水平的增高可通过负反馈作用，致雄激素和肾上腺糖皮质激素分泌减少。可出现下述症状或体征：A. 肝掌和蜘蛛痣。B. 男性患者有性欲减退、睾丸萎缩、乳房发育和女性阴毛分布等；女性出现月经失调、停经、不孕和乳房萎缩等，发生原因与雌、雄激素比例失调有关。C. 糖耐量降低及糖尿病症状，发生原因与肝及外周靶细胞发生胰岛素抵抗有关。D. 水肿及腹腔积液，由于体内醛固酮、抗利尿激素的增多引起。E. 皮肤色素沉着，好发于颜面部及其他暴露部位，与肾上腺皮质激素减少有关。

(2)门静脉高压的表现

①侧支循环的建立与开放：门静脉高压时，来自消化器官和脾脏的回心血受阻，使门、腔静脉交通支扩张、血流量增加，建立起侧支循环。临床上重要的侧支循环有：A. 食管下段和胃底静脉曲张；B. 腹壁静脉曲张；C. 痔静脉曲张，痔核形成。

②脾大：门静脉高压可致脾脏淤血性肿大，多为轻、中度肿大，部分可达脐下。后期可出现脾功能亢进，表现为红细胞、白细胞和血小板均减少。

③腹腔积液：是失代偿期最显著的表现。腹腔积液出现前，患者常有腹胀，以进餐后明显。

大量腹腔积液时，患者腹部膨隆，皮肤紧绷发亮，并因膈肌上移，出现呼吸困难、心悸。部分患者可出现胸腔积液。腹腔积液形成的主要因素有：A. 门静脉高压：其一可导致腹腔脏器毛细血管床静水压增高，组织间液回流减少而漏入腹腔；其二导致肝静脉回流受阻，使肝淋巴液生成增多，超过胸导管引流的能力而渗入腹腔。B. 低蛋白血症：使血浆胶体渗透压降低，血管内液外渗至组织间隙。C. 内分泌失调所致的抗利尿激素增多引起钠水潴留。D. 有效循环量不足导致肾血流量减少，肾小球滤过率降低，排钠和排尿量减少。

(3)肝脏情况：早期肝大，表面尚平滑，质中等度硬；晚期肝脏缩小，可呈结节状，表面不光滑，质地坚硬，一般无压痛。但当肝细胞进行性坏死或并发炎症时可有压痛、叩击痛。

(4)并发症

①上消化道出血：上消化道出血为最常见的并发症。多由于食管下段与胃底静脉曲张破裂导致，引起突然大量呕血、伴黑便，常导致出血性休克或诱发肝性脑病，病死率高。部分出血为并发急性胃黏膜糜烂或消化性溃疡导致。

②感染：因门腔静脉侧支循环开放以及低蛋白血症和白细胞减少导致的机体抵抗力下降，增加了细菌入侵繁殖的机会，常并发感染，如肺炎、胆道感染、大肠埃希菌性败血症、自发性腹膜炎等。

③肝性脑病：这是晚期肝硬化最严重的并发症和最常见的死亡原因。

④原发性肝癌:原发性肝癌大部分在肝硬化基础上发生。患者短期内肝脏迅速增大、持续性肝区疼痛、腹腔积液多呈血性、不明原因的发热,应警惕癌变的可能,需作进一步检查。

⑤肝肾综合征:由于大量腹腔积液致有效循环血量减少,肾血管收缩、肾血流量减少、肾小球滤过量下降引起。表现为少尿、无尿、稀释性低钠血症、低尿钠和氮质血症等,肾脏本身无器质性改变,故又称为功能性肾衰竭。上消化道出血、休克、大量的腹腔积液和强烈利尿、内毒素血症和电解质、酸碱平衡紊乱等与并发症的发生密切相关。

⑥电解质和酸碱平衡紊乱:常见的有:A. 低钠血症:与长期摄入不足、长期利尿和大量放腹腔积液使钠丢失增多以及水钠潴留所致的稀释性低钠血症有关;B. 低钾低氯血症与代谢性碱中毒:与进食少、呕吐、腹泻、长期使用利尿剂或葡萄糖制剂、继发性醛固酮分泌增多等有关。

(三)辅助检查

1. 实验室检查

(1)血、尿常规:失代偿期时可有不同程度贫血,脾功能亢进时全血细胞计数减少;尿内可有蛋白、红细胞;黄疸时尿中检测胆红素阳性,尿胆原增加。

(2)肝功能检查:代偿期肝功能正常或轻度异常,失代偿期则多有异常。重症患者血清胆红素增高,胆固醇脂低于正常。转氨酶轻、中度增高,以丙氨酸氨基转移酶(ALT)显著,肝细胞广泛大量坏死时则可能有天门冬氨酸氨基转移酶(AST)升高,AST 活力大于 ALT。血清总蛋白正常、降低或增高,血清清蛋白降低,球蛋白却增高,清蛋白/球蛋白(A/G)的比值降低或倒置。凝血酶原时间有不同程度的延长。在血清蛋白电泳中,清蛋白减少,$\gamma$ 球蛋白增多。

(3)免疫功能检查:血清 IgG,IgA,IgM 增高,以 IgG 最显著;T 淋巴细胞数常低于正常;可出现抗核抗体、抗平滑肌抗体等非特异性自身抗体;病毒性肝炎患者的病毒标志物呈阳性反应。

(4)腹腔积液检查:一般应为漏出液,若患者发生癌变、自发性腹膜炎等并发症时,腹腔积液性质可发生改变。

2. 影像检查

食管 X 线吞钡检查可见食管下段虫蚀样或蚯蚓样充盈缺损,胃底静脉曲张时可见菊花样充盈缺损。B 超、CT、核磁共振(MRI)检查可显示肝、脾形态改变,门静脉、脾静脉内径增宽及腹腔积液征象。

3. 内镜检查

上消化道内镜可观察食管、胃底静脉有无曲张及其程度和范围,明确上消化出血的原因和部位,还可同时进行止血治疗;腹腔镜检查可直接观察肝脾情况。

4. 肝组织病理学检查

若见假小叶形成,可确诊为肝硬化。

(四)心理—社会状况

肝硬化为慢性经过,随着病情发展加重,患者逐渐丧失工作能力,长期治疗影响家庭生活、经济负担沉重,均可使患者及其照顾者出现各种心理问题和应对行为的不足。评估时应注意患者的心理状态,有无个性、行为的改变,有无焦虑、抑郁、易怒、悲观等情绪。并发肝性脑病时,患者可出现嗜睡、兴奋、昼夜颠倒等神经精神症状,应注意鉴别。评估患者及家属对疾病的认识程度及态度、家庭经济情况。

## 二、护理诊断

(一)活动无耐力

与肝功能减退、大量腹腔积液有关。

(二)营养失调

低于机体需要量与肝功能减退、门静脉高压引起食欲减退、消化和吸收障碍有关。

(三)体液过多

与肝功能减退、门静脉高压引起钠水潴留有关。

(四)焦虑

与担心疾病预后、经济负担等有关。

(五)有皮肤完整性受损的危险

与营养不良、水肿、皮肤瘙痒、长期卧床有关。

(六)潜在并发症

上消化道出血、肝性脑病、感染、肝肾综合征。

## 三、护理目标

(1)能遵循休息和活动计划,活动耐力有所增加。

(2)患者能描述营养不良的原因,遵循饮食计划,保证各种营养物质的摄入。

(3)腹腔积液和水肿有所减轻,身体舒适度增加。

(4)焦虑、恐惧情绪得到缓解。

(5)无皮肤破损或感染,瘙痒等不适感减轻或消失。

(6)无并发症发生。

## 四、护理措施

(一)一般护理

1. 休息与活动

肝功能代偿期患者可参加轻体力工作,减少活动量;肝功能失代偿期或有并发症者,须卧床休息,病室环境要安静、舒适;大量腹腔积液患者可采取半卧位、坐位或取其自觉舒适的体位,使膈肌下降,以利于减轻呼吸困难;肢体水肿者,可抬高下肢,以利静脉回流,减轻水肿。并告知患者休息有利于保证肝、肾血流量,避免加重肝脏负担,促进肝功能的恢复;卧床休息时使用床栏,防止坠床。

2. 饮食护理

既保证饮食中的营养供给又必须遵守必要的饮食限制是改善肝功能、延缓肝硬化病情进展的基本措施。以高热量、高蛋白质、高维生素、易消化的食物为原则,少食多餐,并根据病情变化及时调整。严禁饮酒,避免进食刺激性强,粗纤维多和较硬的食物。

3. 皮肤护理

(1)选择宽松合适、柔软舒适的衣裤,以免衣物过紧影响肢体血液循环。

(2)协助患者勤修剪指甲,告知勿搔抓皮肤以免破损感染。

(3)每日温水擦身,动作宜轻柔,避免用力擦拭致破损或皮下出血,尤其是水肿部位。指导患者避免使用碱性香皂与沐浴液，并使用性质温和的护肤乳液，以减轻皮肤干燥及瘙痒症状。

(4)长期卧床患者协助床上翻身，预防压疮的发生。

(5)阴囊水肿明显时，可使用软垫或托带托起阴囊，以利于水肿消退和防止摩擦破损。

(二)病情观察

观察腹腔积液和皮下水肿的消长情况，准确记录出入液量，测量腹围及体重，在患者有进食量不足、呕吐、腹泻时，或遵医嘱使用利尿剂及放腹腔积液后更应加强观察。监测血常规、大便隐血、肝功能、电解质及血氨等的变化，尤其在使用利尿剂、抽腹腔积液后和出现吐泻时应密切观察电解质的改变，防止肝性脑病、功能性肾衰竭的发生。

(三)对症护理

上消化道出血护理。

(四)药物护理

使用利尿剂时应注意监测神志、体重、尿量及电解质，利尿治疗以每天减轻体重不超过0.5kg为宜，以免诱发肝性脑病、肝肾综合征；使用排钾利尿剂者应注意补钾；观察腹腔积液，渐消退者可将利尿剂逐渐减量。

(五)心理护理

护士应加强与患者的沟通，鼓励患者说出其内心的感受和忧虑，与患者一起讨论可能面对的问题，在精神上给予患者安慰和支持；指导患者家属在情感上关心支持患者，减轻患者精神压力；对表现出严重焦虑和抑郁的患者，应加强巡视并及时干预，以免发生意外。

(六)健康教育

1. 疾病知识指导

向患者讲解与肝硬化预后的相关知识，使之掌握自我护理的方法，学会自我观察病情变化，要求患者及家属掌握各种并发症的诱因及其主要表现，出现异常及时就诊。

2. 生活指导

指导患者合理安排生活起居，注意休息，生活规律，保证充足的休息与睡眠，保持平和心情，防止郁怒伤肝。失代偿期更应多卧床休息，避免疲劳；指导患者学会自我观察大小便的色、质、量，学会自测并动态地观察体重、腹围、尿量；保持大便通畅，切忌怒责；便秘时可按医嘱服用乳果糖等调节排便；指导患者学会自我调摄，防止上呼吸道、胃肠道、皮肤等各类感染。

3. 用药指导

指导患者了解常用的对肝脏有毒的药物，用药应遵医嘱，不能随意服用或更改剂量，以免加重肝脏损害，避免使用镇静安眠药。

## 五、护理评价

(1)能否按计划进行活动和休息，活动耐力是否增加。

(2)患者能否选择符合饮食计划的食物，保证营养的摄入。

(3)腹腔积液和水肿引起的不适是否减轻。

(4)情绪是否稳定，紧张、恐惧感有无消失。

(5)皮肤有无破损及感染，瘙痒症状是否减轻。

(6)是否有并发症发生。

(张芳芳)

# 第十一章　呼吸内科疾病患者的护理

## 第一节　呼吸系统疾病常见症状体征及护理

呼吸系统由鼻、咽、喉、气管、支气管、肺泡、胸膜、胸廓及膈构成。呼吸系统最重要的功能是进行气体交换，并具有防御、代谢及神经内分泌功能。近年来，由于环境和人口老龄化等因素的影响，支气管肺癌和支气管哮喘的发病率明显升高，慢性阻塞性肺疾病发病率居高不下，肺结核虽然得到一定程度的控制，但我国仍属于高发地区，因此，护士掌握呼吸系统疾病的防治和护理知识，对缓解患者病情，提高生活质量具有重要意义。呼吸系统疾病常见症状和体征有咳嗽与咳痰、咯血、胸痛和肺源性呼吸困难等。

### 一、咳嗽与咳痰

咳嗽是机体清除呼吸道内异物和分泌物的保护性动作，是呼吸系统疾病最常见的症状。咳痰是借助支气管黏膜纤毛运动、肌肉收缩和咳嗽动作排出痰液的动作。咳嗽无痰或痰量较少者，称为干性咳嗽；伴有咳痰的咳嗽，称湿性咳嗽。

(一)护理评估

1. 致病因素

(1)呼吸系统疾病：呼吸系统感染是最常见的病因，如支气管炎、肺炎、支气管哮喘、肺结核、肺癌和胸膜炎等。

(2)循环系统疾病：引起左心衰竭的心脏病也可引起咳嗽、咳痰。

(3)其他：理化因素(吸烟、刺激性气体、冷空气等)、过敏因素、异物、胸部创伤等。

2. 身体状况

(1)咳嗽的性质

①干咳或刺激性咳嗽多见于急慢性咽喉炎、急性支气管炎初期、气管受压、支气管异物、支气管肿瘤等。

②湿性咳嗽常见于慢性支气管炎、支气管扩张症、肺炎及空洞型肺结核等。

(2)咳嗽的时间

1)突然发作的咳嗽，多见于吸入刺激性气体或异物压迫气管、支气管，以咳嗽为主的支气管哮喘。

2)长期慢性咳嗽，多见于慢性呼吸系统疾病，如慢性支气管炎、肺结核等。

3)夜间或晨起时咳嗽加剧，多见于慢性支气管炎、支气管扩张症、肺脓肿及慢性纤维空洞型肺结核；左心衰竭常于夜间出现阵发性咳嗽。

(3)咳嗽的音色

1)咳嗽声音嘶哑或声音低微，见于声带炎症、喉癌等。

2)犬吠样咳嗽，见于会厌、喉部疾病或气管受压。

3)金属音调咳嗽，见于支气管管腔狭窄或受压，如支气管肺癌、纵隔肿瘤。

(4)痰液的性状:可分为黏液性、浆液性、脓性及血性等。

(5)痰液的量:痰量少时仅数毫升,大量痰液指 24 小时痰量超过 100mL;若痰量突然减少而体温升高,提示支气管引流不畅。

(6)痰液的颜色

1)铁锈色痰见于肺炎球菌肺炎。

2)粉红色泡沫痰提示急性肺水肿。

3)大量黄脓痰见于肺脓肿或支气管扩张。

4)巧克力色痰见于肺阿米巴病。

5)红棕色胶冻样痰见于肺炎克雷伯杆菌感染。

6)灰黄色痰见于肺吸虫病。

(7)伴随症状:有无发热、胸痛、呼吸困难、咯血等表现。

3. 心理社会状况

频繁、剧烈的咳嗽,尤其是夜间咳嗽或大量咳痰者,常出现失眠、烦躁不安、焦虑及抑郁等;痰中带血时患者可出现紧张,甚至恐惧。

4. 实验室及其他检查

当呼吸道感染时,血液检查可见白细胞计数和中性粒细胞比值增加;若有过敏性因素或寄生虫感染可见嗜酸性粒细胞增多;痰涂片或细菌培养检查可判断致病菌类型;血气分析监测有无 $PaO_2$ 下降和 $PaCO_2$ 升高;肺功能测定肺的通气换气功能;胸部 X 线检查可了解肺部病变情况。

(二)护理诊断/问题

清理呼吸道无效与呼吸道分泌物增多、痰液黏稠,患者疲乏、胸痛、意识障碍、咳嗽无效有关。

(三)护理措施

1. 一般护理

(1)环境与体位:为患者提供安静、整洁、空气流通的环境,保持温度(18～20℃)和相对湿度(50%～60%),尽可能让患者取高枕卧位或舒适坐位,保证患者充分休息。

(2)饮食护理:给予高蛋白、高维生素、足够热量饮食,忌食油腻、辛辣食物,以免刺激呼吸道而加重咳嗽。保证每日饮水量在 1500mL 以上,以利于呼吸道黏膜的修复,利于痰液稀释和排出。

2. 病情观察

密切观察咳嗽、咳痰的性质及伴随症状,详细记录痰液的颜色、量、性状。正确收集痰标本,及时送检。

3. 排痰护理

(1)指导患者有效咳嗽:适用于神志清醒、主动配合的患者。患者取坐位或立位,先进行 5～6 次深而慢的呼吸,然后于深吸气末屏住呼吸 3～5 秒,继而连续咳嗽数次将痰液咳到咽部附近,再迅速用力将痰液咳出;或取坐位,两腿上放一枕头,顶住腹部,咳嗽时身体前倾,头颈屈曲,张口咳嗽将痰液咳出;亦可取俯卧屈膝位,有利于膈肌、腹肌收缩,增加腹压。

(2)湿化气道:适用于痰液黏稠、排痰困难者。常用超声雾化吸入法和蒸汽吸入法。临床上常在湿化液中加入药物,如祛痰药、抗生素、平喘药等,达到祛痰、抗感染、平喘的作用。

但长期雾化吸入可能因湿化过度、干稠分泌物膨胀阻塞支气管，雾滴刺激气道引起呼吸道继发感染。雾化剂适宜温度为35℃～37℃，雾化时间以10～20分钟为宜。

(3)胸部叩击

1)适应证：适用于长期卧床、久病体弱、排痰无力者。

2)禁忌证：禁用于未经引流的气胸、咯血、肺水肿、肋骨骨折、有病理性骨折史等患者。

3)方法：患者取侧卧位，叩击者双手5指并拢、向掌心微弯曲呈空心拳状，以手腕力量从肺底开始自下而上、由外向内迅速而有节律地叩击胸壁，震动气道，每侧肺部叩击1～3分钟，120～180次/分，叩击时发出一种空而深的拍击音表明手法正确。同时鼓励患者咳嗽，以促进痰液排出。

4)注意事项：胸部叩击力量要适中，以患者不感到疼痛为宜，每次叩击时间为5～15分钟，应安排在餐后2小时至餐前30分钟进行，以防治疗中发生呕吐；操作时应密切观察患者的反应；宜用单层薄布保护胸壁，避免直接接触皮肤引起皮肤发红；操作时避开乳房、心脏、骨突部位及纽扣等。

(4)体位引流：适用于有大量痰液且排出不畅、呼吸功能尚好者。禁用于呼吸衰竭、近1～2周曾有大咯血史、严重心血管疾病或年老体衰不能耐受者。

(5)机械吸痰：适用于意识不清、痰液黏稠无力咳出。可经口、鼻腔、气管插管或气管切开行负压吸痰，注意负压不宜太大，以免损伤呼吸道黏膜。每次吸痰时间不超过15秒，两次吸痰间隔时间＞3分钟；在吸痰前、中、后适当提高吸氧的浓度，避免吸痰引起低氧血症。

4. 用药护理

遵医嘱给予抗生素、祛痰、镇咳药，掌握药物的用法与用量和不良反应。切勿自行服用强效镇咳药。

## 二、咯血

咯血是指咽喉及以下呼吸道或肺组织出血，血液经咳嗽由口腔咯出。

(一)护理评估

1. 致病因素

(1)呼吸系统疾病：常见咯血原因有肺结核、支气管扩张、肺癌、肺炎等，其中肺结核是引起咯血的最常见原因。

(2)其他系统疾病：如风湿性二尖瓣狭窄、肺梗死、左心衰竭、血液病、急性传染病等。

2. 身体状况

(1)咯血程度：咯血量的多少与受损血管的性质和数量有关，而与病变严重程度不完全一致。根据咯血量将咯血分为痰中带血、少量咯血（＜100mL/d)、中等量咯血(100～500mL/d)和大量咯血(＞500mL/d，或1次＞300mL)。痰中带血常见于肺结核、肺癌。咯鲜血，特别是24小时达300mL以上，多见于支气管扩张症。

(2)伴随症状：伴发热见于肺结核、肺炎、肺脓肿等；伴胸痛常见于肺炎、肺结核、支气管肺癌、肺梗死等；伴皮肤黏膜出血常见于血液病、钩端螺旋体病、风湿病等；伴脓痰见于支气管扩张症、肺脓肿等；伴杵状指常见于支气管扩张、肺脓肿及支气管肺癌等。

(3)窒息表现：大咯血时出现咯血不畅、情绪紧张、面色灰暗、胸闷气促、喉部有痰鸣音等为窒息先兆，应予警惕。若出现表情恐怖、张口瞪目、两手乱抓、抽搐、大汗淋漓、唇指发绀或神志突然丧失，为窒息表现。如不及时抢救可因心跳、呼吸停止而死亡。

3. 心理社会状况

患者咯血时，多数会紧张、烦躁，若大咯血或并发窒息，患者及家属可能产生极度恐惧心理。

4. 辅助检查

根据需要选择血常规、痰液检查、胸部X线检查、动脉血气分析、纤维支气管镜检查等，以利于明确病因。

(二)护理诊断/问题

1. 有窒息的危险

与大咯血引起气道阻塞有关。

2. 组织完整性受损

与各种原因引起的血管壁受损或破裂有关。

3. 恐惧

与突然大咯血或反复咯血有关。

(三)护理措施

1. 一般护理

(1)休息与体位：保持病室安静，避免与患者不必要的交谈，以减少肺活动度。小量咯血者应静卧休息；大量咯血者绝对卧床休息，减少翻动。协助病变部位明确的患者取患侧卧位，以利于健侧肺通气。对病变部位不明者，取平卧位，头偏向一侧，以防发生窒息。

(2)饮食护理：大咯血者应暂禁食；小量咯血者宜进少量温凉流质饮食，避免饮用浓茶、咖啡、酒等刺激性饮品。多饮水，多食富含纤维素食物，以保持大便通畅，防止排便时增加腹压而加重咯血。

2. 病情观察

密切观察患者咯血量、性质、颜色及出血速度，定时监测呼吸、脉搏、血压、心率、瞳孔及意识变化。一旦发现患者出现胸闷、气促、呼吸困难、烦躁不安、发绀等窒息征象，立即报告医师并协助抢救。

3. 用药护理

遵医嘱使用止血药，注意观察疗效及不良反应。小量至中等量咯血者选用促凝血药，如氨甲苯酸、氨甲环酸(心肌梗死者慎用)等；大量咯血者宜选用垂体后叶素，用药过程中要控制输液速度，观察有无恶心、排便感、面色苍白、心悸、腹痛及腹泻等不良反应，高血压、冠心病、妊娠等禁用。

4. 心理护理

咯血患者常精神紧张，尤其当咯出较多新鲜血液时会产生恐惧心理，易加重出血。护士应守护并安慰，咯血后应及时清理被污染的环境和用物，以减少对患者的不良刺激。

5. 窒息的护理

(1)窒息的预防

1)对大咯血及意识不清者，宜取患侧卧位，以充分发挥健侧呼吸功能。告诉患者身体放松，防止声门痉挛或屏气，以免诱发喉头痉挛，血液排出不畅形成血块导致窒息。

2)充分吸氧，保持呼吸道通畅，密切观察病情，并备好抢救物品，如吸痰器、气管插管、气管镜、鼻导管及气管切开用具等。

3)禁用呼吸抑制药、中枢镇咳药,以免抑制呼吸中枢而发生窒息。

4)观察窒息先兆,一经发现,立即报告医师并配合抢救。

(2)窒息的处理

1)体位:立即置患者于头低足高45°俯卧位或倒立位,轻叩背部,使气管内淤血排出。

2)通畅气道:迅速用鼻导管经口或鼻腔盲插抽吸,气管插管或气管镜直视吸引,必要时可进行气管插管或用气管镜在直视下清除口腔、鼻腔内血凝块。

3)恢复呼吸:血块清除后,若患者自主呼吸仍未恢复,应行人工呼吸,给予高流量吸氧,如呼吸表浅,遵医嘱应用呼吸兴奋药。

4)呼吸恢复后护理:患者呼吸恢复后仍需严密观察病情变化,监测血气分析和凝血机制,预防再窒息的发生。

## 三、胸痛

胸痛是指由脏器或胸壁组织病变引起的胸部疼痛。

(一)护理评估

1. 致病因素

导致胸痛的呼吸系统疾病主要有胸膜炎、自发性气胸、肺炎、支气管肺癌、胸膜肿瘤等。其他因素如胸壁疾病、心血管疾病、纵隔疾病等。

2. 身体状况

(1)胸痛的特点:胸壁病变所致的胸痛,疼痛固定于病变部位,且局部有压痛;胸膜炎所致的胸痛,以腋下明显,呈尖锐刺痛或隐痛、钝痛,且可因咳嗽和深呼吸而加剧;自发性气胸的胸痛在剧咳或劳累中突然发生且较剧烈;肋间神经痛沿肋间神经条带状分布,呈刀割样、触电样或灼痛;冠心病的胸痛位于胸骨后和心前区或剑突下,呈压榨样痛或濒死感,可向左肩和左臂内侧放射,可达环指和小指;食管病变引起的胸痛多在胸骨后,呈烧灼痛。

(2)伴随症状

1)胸痛伴有咳嗽、咯血、呼吸困难者提示肺部疾病,如肺炎、肺结核、支气管肺癌、肺梗死、气胸及渗出性胸膜炎等。

2)伴大汗、血压下降,多见于心肌梗死、夹层动脉瘤等。

3. 心理社会状况

胸痛发作时常使患者产生烦躁、焦虑,甚至恐惧心理。

4. 辅助检查

血常规、痰液、胸腔积液检查和胸部X线检查、心电图、心脏彩超及CT检查等,可协助胸痛的病因诊断。

(二)护理诊断/问题

疼痛胸痛与病变累及肋骨、胸骨或胸膜及肋间神经等有关。

(三)护理措施

1. 一般护理

协助患者采取舒适的体位,如半卧位、坐位,以防止疼痛加重。胸膜炎、肺炎患者多采取患侧卧位,以减少胸部活动度,缓解疼痛,并有利于健侧肺呼吸。

2. 病情观察

严密观察胸痛发作的时间、部位、性质、程度、诱因及缓解因素。

3. 疼痛护理

(1)指导患者在咳嗽、深呼吸或活动时用手按压疼痛部位制动，减轻疼痛。

(2)因胸部活动引起剧烈疼痛者，可在呼气末用15cm宽的胶布固定患侧胸廓(胶布长度超过前后正中线)，以降低呼吸幅度，达到缓解疼痛的目的。

(3)局部冷湿敷或肋间神经封闭疗法止痛。

(4)对胸痛剧烈或持续者，如癌症引起的胸痛，可采用肋间神经封闭法止痛或遵医嘱应用麻醉性镇静药，观察药物疗效及不良反应。

(5)指导患者采用局部按摩、穴位按压、听音乐等方法，放松心情，转移患者的注意力，使疼痛减轻。

## 四、肺源性呼吸困难

肺源性呼吸困难是指由于呼吸系统疾病引起通气、换气功能障碍，发生缺氧和(或)二氧化碳潴留。患者主观感觉空气不足、呼吸费力，客观检查有呼吸频率、节律及深度异常，严重时出现鼻翼翕动、张口耸肩或端坐呼吸。

### (一)护理评估

1. 致病因素

肺源性呼吸困难按呼吸周期分为以下3种类型：

(1)吸气性呼吸困难：是喉、气管、支气管管腔狭窄或不完全阻塞所致。多见于喉头水肿、痉挛，气管炎症、异物、肿瘤或受压等。

(2)呼气性呼吸困难：是由肺组织弹性减弱及小气道痉挛狭窄所致，多见于支气管哮喘、慢性阻塞性肺气肿等。

(3)混合性呼吸困难：是由于广泛性肺部病变使呼吸面积减少所致，常见于重症肺炎、肺结核、大量胸腔积液或气胸等。

2. 身体状况

(1)临床类型

1)吸气性呼吸困难：由喉头水肿、气管炎症、异物等上呼吸道狭窄阻塞引起。其特点为吸气费力，吸气时间延长。重者出现“三凹征”，即胸骨上窝、锁骨上窝、肋间隙凹陷，常伴干咳及高调哮鸣音。

2)呼气性呼吸困难：由广泛肺部病变或肺组织受压等引起。其特点为呼气费力明显，呼气时间延长，常伴有哮鸣音。

3)混合性呼吸困难：吸气与呼气均感费力，呼吸浅而快，常伴呼吸音减弱或消失。

(2)呼吸困难的分度：按呼吸困难与活动的关系分为轻、中、重3度。

1)轻度：仅在重体力活动时出现呼吸困难。

2)中度：轻微体力活动(如走路、日常活动等)即出现呼吸困难。

3)重度：即使于安静休息状态下也出现呼吸困难。

(3)呼吸频率、节律、深度的改变：酸中毒引起的呼吸困难，呼吸深而快，称酸中毒大呼吸；慢性阻塞性肺气肿引起的呼吸困难为进行性加重；肺不张、大量胸腔积液时呼吸困难常突然发生；颅脑疾病引起的呼吸困难呼吸深而慢；血液病引起的呼吸困难常呼吸浅而快。

(4)伴随症状：呼吸困难伴一侧胸痛者常见于肺炎、急性渗出性胸膜炎及支气管肺癌等；呼吸困难伴发热者多见于肺炎、肺结核、胸膜炎、急性心包炎等；呼吸困难伴意识障碍者多见于休克型肺炎、肺性脑病、脑出血、尿毒症等。

3. 心理社会状况

呼吸困难加重时，患者可出现失眠、焦虑、紧张、烦躁不安，甚至恐惧等心理。随着生活和工作能力的丧失，可产生悲观、沮丧情绪。

4. 辅助检查

血气分析有助于检测低氧血症和二氧化碳潴留的程度；肺功能测定可判断肺功能障碍的程度和类型；胸部X线检查，有助于病因诊断。

(二)护理诊断/问题

1. 气体交换受损

与呼吸道痉挛、呼吸面积减少所致的肺通气或换气功能障碍有关。

2. 活动无耐力

与呼吸功能障碍导致机体缺氧有关。

(三)护理措施

1. 一般护理

(1)环境与体位：保持病室空气流通，温湿度适宜，协助患者采取身体前倾坐位或半卧位，必要时提供跨床小桌，以便患者伏案休息，减轻体力消耗。

(2)休息与活动：根据患者呼吸困难程度制订活动计划，合理安排休息与活动。呼吸困难轻者可适当活动，有计划地增加活动量；呼吸困难严重者应尽量减少活动和不必要的谈话，以减少耗氧量。

(3)饮食护理：提供营养丰富、足够热量的饮食。

(4)氧疗护理：氧气疗法是纠正缺氧、缓解呼吸困难的最有效的方法。吸氧可提高动脉血氧分压，恢复脏器功能，提高机体的活动耐力。根据病情及血气分析结果选择给氧方式，单纯严重缺氧可用面罩给氧；缺氧伴二氧化碳潴留者，可用鼻导管或鼻塞法给氧。

2. 病情观察

密切观察患者呼吸困难的变化，呼吸频率、节律、深度及动脉血气分析结果。

3. 用药护理

遵医嘱合理使用抗生素、支气管扩张药、祛痰药及呼吸兴奋药，密切观察药物的疗效和不良反应。

4. 保持呼吸道通畅

气道分泌物多者，采取相应措施协助患者充分排出。张口呼吸者应每日清洁口腔2～3次，并补充因呼吸丢失的水分。

5. 心理护理

对患者进行心理疏导，增加巡视次数，进行必要的解释，以缓解其紧张情绪。患者焦虑时设法分散其注意力，指导患者做深而慢的呼吸，以缓解症状。

（张芳芳）

## 第二节　慢性阻塞性肺疾病

慢性阻塞性肺疾病(COPD)是一种以不完全可逆性气流受限为特征,呈进行性发展的肺部疾病。COPD是呼吸系统疾病中的常见病和多发病,由于其患者数多,病死率高,社会经济负担重,已成为一个重要的公共卫生问题。在世界范围内,COPD的病死率居所有死因的第四位。根据世界银行/世界卫生组织发表的研究,至2020年COPD将成为世界疾病经济负担的第五位。在我国,COPD同样是严重危害人民群体健康的重要慢性呼吸系统疾病,1992年对我国北部及中部地区农村102230名成人调查显示,COPD约占15岁以上人群的3%,近年来对我国7个地区20245名成年人进行调查,COPD的患病率占40岁以上人群的8.2%,患病率之高是十分惊人的。

COPD与慢性支气管炎及肺气肿密切相关。慢性支气管炎(简称慢支)是指气管、支气管黏膜及其周围组织的慢性、非特异性炎症。如患者每年咳嗽、咳痰达3个月以上,连续两年或以上,并排除其他已知原因的慢性咳嗽,即可诊断为慢性支气管炎。阻塞性肺气肿(简称肺气肿)是指肺部终末细支气管远端气腔出现异常持久的扩张,并伴有肺泡壁和细支气管的破坏而无明显肺纤维化。当慢性支气管炎和(或)肺气肿患者肺功能检查出现气流受限并且不能完全可逆时,可视为COPD。如患者只有慢性支气管炎和(或)肺气肿,而无气流受限,则不能视为COPD,而视为COPD的高危期。支气管哮喘也具有气流受限。但支气管哮喘是一种特殊的气道炎症性疾病,其气流受限具有可逆性,它不属于COPD。

### 一、护理评估

#### (一)病因及发病机制

确切的病因不清,可能与下列因素有关:

1. 吸烟

吸烟是最危险的因素。国内外的研究均证明吸烟与慢支的发生有密切关系,吸烟者慢性支气管炎的患病率比不吸烟者高2～8倍,吸烟时间越长,量越大,COPD患病率越高。烟草中的多种有害化学成分,可损伤气道上皮细胞使巨噬细胞吞噬功能降低和纤毛运动减退;黏液分泌增加,使气道净化能力减弱。支气管黏膜充血水肿、黏液积聚,而易引起感染。慢性炎症及吸烟刺激黏膜下感受器,引起支气管平滑肌收缩,气流受限。烟草、烟雾还可使氧自由基增多,诱导中性粒细胞释放蛋白酶,抑制抗蛋白酶系统,使肺弹力纤维受到破坏,诱发肺气肿形成。

2. 职业性粉尘和化学物质

职业性粉尘及化学物质,如烟雾、过敏源、工业废气及室内污染空气等,浓度过大或接触时间过长,均可导致与吸烟无关的COPD。

3. 空气污染

大气污染中的有害气体(如二氧化硫、二氧化氮、氯气等)可损伤气道黏膜,并有细胞毒作用,使纤毛清除功能下降,黏液分泌增多,为细菌感染创造条件。

4. 感染

感染是COPD发生发展的重要因素之一。长期、反复感染可破坏气道正常的防御功能,损伤细支气管和肺泡。主要病毒为流感病毒、鼻病毒和呼吸道合胞病毒等；细菌感染以肺炎链球菌、流感嗜血杆菌、卡他莫拉菌及葡萄球菌为多见，支原体感染也是重要因素之一。

5. 蛋白酶—抗蛋白酶失衡

蛋白酶对组织有损伤和破坏作用；抗蛋白酶对弹性蛋白酶等多种蛋白酶有抑制功能。在正常情况下，弹性蛋白酶与其抑制因子处于平衡状态。其中 $\alpha_1$－抗胰蛋白酶（$\alpha_1$－AT）是活性扱强的一种。蛋白酶增多和抗蛋白酶不足均可导致组织结构破坏产生肺气肿。

6. 其他

机体内在因素如呼吸道防御功能及免疫功能降低、自主神经功能失调、营养、气温的突变等都可能参与 COPD 的发生、发展。

（二）病理生理

COPD 的病理改变主要为慢性支气管炎和肺气肿的病理改变。COPD 对呼吸功能的影响，早期病变仅局限于细小气道，表现为闭合容积增大。病变侵入大气道时，肺通气功能明显障碍；随肺气肿的日益加重，大量肺泡周围的毛细血管受膨胀的肺泡挤压而退化，使毛细血管大量减少，肺泡间的血流量减少，导致通气与血流比例失调，使换气功能障碍。由通气和换气功能障碍引起缺氧和二氧化碳潴留，进而发展为呼吸衰竭。

（三）健康史

询问患者是否存在引起慢支的各种因素如感染、吸烟、大气污染、职业性粉尘和有害气体的长期吸入、过敏等；是否有呼吸道防御功能及免疫功能降低、自主神经功能失调等。

（四）身体状况

1. 主要症状

（1）慢性咳嗽：晨间起床时咳嗽明显，白天较轻，睡眠时有阵咳或排痰。随病程发展可终身不愈。

（2）咳痰：一般为白色黏液或浆液性泡沫痰，偶可带血丝，清晨排痰较多。急性发作伴有细菌感染时，痰量增多，可有脓性痰。

（3）气短或呼吸困难：早期仅在体力劳动或上楼等活动时出现，随着病情发展逐渐加重，日常活动甚至休息时也感到气短。是 COPD 的标志性症状。

（4）喘息和胸闷：重度患者或急性加重时出现喘息，甚至静息状态下也感气促。

（5）其他：晚期患者有体重下降，食欲减退等全身症状。

2. 护理体检

早期可无异常，随疾病进展慢性支气管炎病例可闻及干啰音或少量湿啰音。有喘息症状者可在小范围内出现轻度哮鸣音。肺气肿早期体征不明显，随疾病进展出现桶状胸，呼吸活动减弱，触觉语颤减弱或消失；叩诊呈过清音，心浊音界缩小或不易叩出，肺下界和肝浊音界下移，听诊心音遥远，两肺呼吸音普遍减弱，呼气延长，并发感染时，可闻及湿啰音。

3. COPD 严重程度分级

根据第 1 秒用力呼气容积占用力肺活量的百分比（$FEV_1/FVC\%$）、第 1 秒用力呼气容积占预计值百分比（FEK％预计值）和症状对 COPD 的严重程度做出分级。

Ⅰ级：轻度，$FEV_1/FVC<70\%$、$FEV_1\geq 80\%$预计值，有或无慢性咳嗽、咳痰症状。

Ⅱ级：中度，$FEV_1/FVC<70\%$、$50\%$预计值$\leq FEV_1<80\%$预计值，有或无慢性咳嗽、咳痰痒状。

Ⅲ级：重度，$FEV_1/FVC<70\%$、$30\%$预计值$\leq FEV_1<50\%$预计值，有或无慢性咳嗽、咳痰症状。

Ⅳ级：极重度，$FEV_1/FVC<70\%$、$FEV_1<30\%$预计值或$FEV_1<50\%$预计值，伴慢性呼吸衰竭。

4. COPD 病程分期

COPD 按病程可分为急性加重期和稳定期，前者指在短期内咳嗽、咳痰、气短和（或）喘息加重、脓痰增多，可伴发热等症状；稳定期指咳嗽、咳痰、气短症状稳定或轻微。

5. 并发症

COPD 可并发慢性呼吸衰竭、自发性气胸、慢性肺源性心脏病。

（五）实验室及其他检查

1. 肺功能检查

肺功能检查是判断气流受限的主要客观指标，对 COPD 诊断、严重程度评价、疾病进展、预后及治疗反应等有重要意义。第 1 秒用力呼气容积（$FEV_1$）占用力肺活最（FVC）的百分比（$FEV_1/FVC\%$）是评价气流受限的敏感指标。第 1 秒用力呼气容积（$FEV_1$）占预计值百分比（$FEV_1\%$预计值），是评估 COPD 严重程度的良好指标。当$FEV_1/FVC<70\%$及$FEV_1<80\%$预计值者，可确定为不能完全可逆的气流受限。$FEV_1$ 的逐渐减少，大致提示肺部疾病的严重程度和疾病进展的阶段。

肺气肿呼吸功能检查示残气量增加，残气量占肺总量的百分比增大，最大通气量低于预计值的 80%；第 1 秒时间肺活量常低于 60%；残气量占肺总量的百分比增大，往往超过 40%；对阻塞性肺气肿的诊断有重要意义。

2. 胸部 X 线检查

早期胸部 X 线片可无变化，可逐渐出现肺纹理增粗、紊乱等非特异性改变，肺气肿的典型 X 线表现为胸廓前后径增大，肋间隙增宽，肋骨平行，膈低平。两肺透亮度增加，肺血管纹理减少或有肺大疱征象。X 线检查对 COPD 诊断特异性不高。

3. 动脉血气分析

早期无异常，随病情进展可出现低氧血症、高碳酸血症、酸碱平衡失调等，用于判断呼吸衰竭的类型。

4. 其他

COPD 合并细菌感染时，血白细胞计数增高，核左移。痰培养可能检出病原菌。

（六）心理、社会评估

COPD 由于病程长、反复发作，每况愈下，给患者带来较重的精神和经济负担，病现焦虑、悲观、沮丧等心理反应，甚至对治疗丧失信心。病情一旦发展到影响工作和会导致患者心理压力增加，生活方式发生改变，也会影响到工作，甚至因无法工作孤独。

## 二、主要护理诊断及医护合作性问题

（一）气体交换受损

气体交换受损与气道阻塞、通气不足、呼吸肌疲劳、分泌物过多和肺泡呼吸有关。

（二）清理呼吸道无效

清理呼吸道无效与分泌物增多而黏稠、气道湿度减低和无效咳嗽有关。

(三)低效性呼吸型态

低效性呼吸型态与气道阻塞、膈肌变平以及能量不足有关。

(四)活动无耐力

活动无耐力与疲劳、呼吸困难、氧供与氧耗失衡有关。

(五)营养失调,低于机体需要量

营养失调,低于机体需要里,与食欲降低、摄入减少、腹胀、呼吸困难、痰液增多关。

(六)焦虑

焦虑与健康状况的改变、病情危重、经济状况有关。

## 三、护理目标

患者痰能咳出,喘息缓解;活动耐力增强;营养得到改善;焦虑减轻。

## 四、护理措施

(一)一般护理

1. 休息和活动

患者采取舒适的体位,晚期患者宜采取身体前倾位,使辅助呼吸肌参与呼吸。发热、咳喘时应卧床休息,视病情安排适当的活动量,活动以不感到疲劳、不加重症状为宜。室内保持合适的温湿度,冬季注意保暖,避免直接吸入冷空气。

2. 饮食护理

呼吸功的增加可使热量和蛋白质消耗增多,导致营养不良。应制订出高热、高蛋白、高维生素的饮食计划。正餐进食量不足时,应安排少量多餐,避免餐前和进餐时过多饮水。餐后避免平卧,有利于消化。为减少呼吸困难,保存能量,患者饭前至少休息30分钟。每日正餐应安排在患者最饥饿、休息最好的时间。指导患者采用缩唇呼吸和腹式呼吸减轻呼吸困难。为促进食欲,提供给患者舒适的就餐环境和喜爱的食物,餐前及咳痰后漱口,保持口腔清洁;腹胀的患者应进软食,细嚼慢咽。避免进食产气的食物,如汽水、啤酒、豆类、马铃薯和胡萝卜等;避免易引起便秘的食物,如油煎食物、干果、坚果等。如果患者通过进食不能吸收足够的营养,可应用管喂饮食或全胃肠外营养。

(二)病情观察

观察咳嗽、咳痰的情况,痰液的颜色、量及性状,咳痰是否顺畅;呼吸困难的程度,能否平卧,与活动的关系,有无进行性加重;患者的营养状况、肺部体征及有无慢性呼吸衰竭、自发性气胸、慢性肺源性心脏病等并发症产生。监测动脉血气分析和水、电解质、酸碱平衡情况。

(三)氧疗的护理

呼吸困难伴低氧血症者,遵医嘱给予氧疗。一般采用鼻导管持续低流量吸氧,氧流量1～2L/min。对COPD慢性呼吸衰竭者提倡进行长期家庭氧疗(LTOT)。LTOT为持续低流量吸氧它能改变疾病的自然病程,改善生活质量。LTOT是指一昼夜吸入低浓度氧15小时以上,并持续较长时间,使 $PaO_2 \geqslant 60mmHg(7.99kPa)$,或 $SaO_2$ 升至90%的一种氧疗方法。LTOT指征:

(1) $PaO_2 \leqslant 55mmHg(7.33kPa)$ 或 $SaO_2 \leqslant 88\%$,有或没有高碳酸血症。

(2) $PaO_2$ 55～60mmHg(7.99～7.33kPa)或 $SaO_2 < 88\%$,并有肺动脉高压、心力衰竭所致的水肿或红细胞增多症(血细胞比容>0.55)。

LTOT 对血流动力学、运动耐力、肺生理和精神状态均会产生有益的影响，从而提高 COPD 患者的生活质量和生存率。

COPD 患者因长期二氧化碳潴留，主要靠缺氧刺激呼吸中枢，如果吸入高浓度的氧，反而会导致呼吸频率和幅度降低，引起二氧化碳潴留。而持续低流量吸氧维持 $PaO_2 \geq$ 60mmHg(7.99kPa)，既能改善组织缺氧，也可防止因缺氧状态解除而抑制呼吸中枢。护理人员应密切注意患者吸氧后的变化，如观察患者的意识状态、呼吸的频率及幅度、有无窒息或呼吸停止和动脉血气复查结果。氧疗有效指标：患者呼吸困难减轻、呼吸频率减慢、发绀减轻、心率减慢、活动耐力增加。

(四)用药护理

1. 稳定期治疗用药

(1)支气管舒张药：短期应用以缓解症状，长期规律应用预防和减轻症状。常选用和肾上腺素受体激动剂、抗胆碱药、氨茶碱或其缓(控)释片。

(2)祛痰药：对痰不易咳出者可选用盐酸氨溴索或羧甲司坦。

2. 急性加重期的治疗用药

使用支气管舒张药及对低氧血症者进行吸氧外，应根据病原菌类型及药物敏感情况合理选用抗生素治疗。如给予β内酰胺类/β内酰胺酶抑制剂；第二代头孢菌素、大环内酯类或喹诺酮类。如出现持续气道阻塞，可使用糖皮质激素。

3. 遵医嘱用药

遵医嘱应用抗生素，支气管舒张药，祛痰药物，注意观察疗效及不良反应。

(五)呼吸功能锻炼

COPD 患者需要增加呼吸频率来代偿呼吸困难，这种代偿多数是依赖于辅助呼吸肌参与呼吸，即胸式呼吸，而非腹式呼吸。然而胸式呼吸的有效性要低于腹式呼吸，患者容易疲劳。因此，护理人员应指导患者进行缩唇呼气、腹式呼吸、膈肌起搏(体外膈神经电刺激)、吸气阻力器等呼吸锻炼，以加强胸、膈呼吸肌肌力和耐力，改善呼吸功能。

1. 缩唇呼吸

缩唇呼吸的技巧是通过缩唇形成的微弱阻力来延长呼气时间，增加气道压力，延缓气道塌陷。患者闭嘴经鼻吸气，然后通过缩唇(吹口哨样)缓慢呼气，同时收缩腹部。吸气与呼气时间比为 1∶2 或 1∶3。缩唇大小程度与呼气流量，以能使距口唇 15～20cm 处，与口唇等高点水平的蜡烛火焰随气流倾斜又不至于熄灭为宜。

2. 膈式或腹式呼吸

患者可取立位、平卧位或半卧位，两手分别放于前胸部和上腹部。用鼻缓慢吸气时，膈肌最大程度下降，腹肌松弛，腹部凸出，手感到腹部向上抬起。呼气时用口呼出，腹肌收缩，膈肌松弛，膈肌随腹腔内压增加而上抬，推动肺部气体排出，手感到腹部下降。

另外，可以在腹部放置小枕头、杂志或书锻炼腹式呼吸。如果吸气时，物体上升，证明是腹式呼吸。缩唇呼吸和腹式呼吸每日训练 3～4 次，每次重复 8～10 次。腹式呼吸需要增加能量消耗，因此指导患者只能在疾病恢复期如出院前进行训练。

(六)心理护理

COPD 患者因长期患病，社会活动减少、经济收入降低等方面发生的变化，容易形成焦虑和压抑的心理状态，失去自信，躲避生活。也可由于经济原因，患者可能无法按医嘱常规使用某些药物，只能在病情加重时应用。医护人员应详细 r 解患者及其家庭对疾病的态度，关心体贴患者，了解患者心理、性格、生活方式等方面发生的变化，与患者和家属共同制订和实施康复计划，定期进行呼吸肌功能锻炼、合理用药等，减轻症状，增强患者战胜疾病的信心；对表现焦虑的患者，教会患者缓解焦虑的方法，如听轻音乐、下棋、做游戏等娱乐活动，以分散注意力，减轻焦虑。

（七）健康指导

1. 疾病知识指导

使患者了解 COPD 的相关知识，识别和消除使疾病恶化的因素，戒烟是预防 COPD 的重要且简单易行的措施，应劝导患者戒烟；避免粉尘和刺激性气体的吸入；避免和呼吸道感染患者接触，在呼吸道传染病流行期间，尽量避免去人群密集的公共场所。指导患者要根据气候变化，及时增减衣物，避免受凉感冒。学会识别感染或病情加重的早期症状，尽早就医。

2. 康复锻炼

使患者理解康复锻炼的意义，充分发挥患者进行康复的主观能动性，制订个体化的锻炼计划，选择空气新鲜、安静的环境，进行步行、慢跑、气功等体育锻炼。在潮湿、大风、严寒气候时，避免室外活动。教会患者和家属依据呼吸困难与活动之间的关系，判断呼吸困难的严重程度，以便合理的安排工作和生活。

3. 家庭氧疗

对实施家庭氧疗的患者，护理人员应指导患者和家属做到以下几点：

(1)了解氧疗的目的、必要性及注意事项；注意安全，供氧装置周围严禁烟火，防止氧气燃烧爆炸；吸氧鼻导管需每日更换，以防堵塞，防止感染；氧疗装置定期更换、清洁、消毒。

(2)告诉患者和家属宜采取低流量（氧流量 1～2L/min 或氧浓度 25%～29%）吸氧，且每日吸氧的时间不宜少于 10～15 小时，因夜间睡眠时，部分患者低氧血症更为明显，故夜间吸氧不宜间断；监测氧流量，防止随意调高氧流贵。

4. 心理指导

引导患者适应慢性病并以积极的心态对待疾病，培养生活乐趣，如听音乐、培养养花种草等爱好，以分散注意力，减少孤独感，缓解焦虑、紧张的精神状态。

## 五、护理评价

氧分压和二氧化碳分压维持在正常范围内；能坚持药物治疗；能演示缩唇呼吸和腹式呼吸技术；呼吸困难发作时能采取正确体位，使用节能法；清除过多痰液，保持呼吸道通畅；使用控制咳嗽方法；增加体液摄入；减少症状恶化；根据身高和年龄维持正常体重；减少急诊就诊和入院的次数。

（张芳芳）

# 第三节　急性呼吸道感染

急性呼吸道感染是具有一定传染性的呼吸系统疾病，本病重点要求同学了解其发病的常见诱因，能识别出急性上呼吸道感染和急性气管－支气管炎的临床表现；能找出主要的护理诊断及医护合作性问题并能采取有效的护理措施对患者进行护理。

急性呼吸道感染通常包括急性上呼吸道感染和急性气管—支气管炎。急性上呼吸道感染是鼻腔、咽或喉部急性炎症的总称。常见病原体为病毒，仅有少数由细菌引起。本病全年皆可发病，但冬春季节多发，具有一定的传染性，有时引起严重的并发症，应积极防治。急性气管—支气管炎是指感染、物理、化学、过敏等因素引起的气管支气管黏膜的急性炎症。可由急性上呼吸道感染蔓延而来。多见于寒冷季节或气候多变时。或气候突变时多发。

## 一、护理评估

（一）病因及发病机制

1. 急性上呼吸道感染

急性上呼吸道感染约有70%～80%由病毒引起。其中主要包括流感病毒、副流感病毒、呼吸道合胞病毒、腺病毒、鼻病毒等。由于感染病毒类型较多，又无交叉免疫，人体产生的免疫力较弱且短暂，同时在健康人群中有病毒携带者，故一个人可有多次发病。细菌感染占20%～30%，可直接或继病毒感染之后发生，以溶血性链球菌最为多见，其次为流感嗜血杆菌、肺炎球菌和葡萄球菌等。偶见革兰阴性杆菌。当全身或呼吸道局部防御功能降低时，尤其是年老体弱或有慢性呼吸道疾病者更易患病，原先存在于上呼吸道或外界侵入的病毒和细菌迅速繁殖，引起本病。通过含有病毒的飞沫或被污染的用具传播，引起发病。

2. 急性气管—支气管炎

(1)感染：由病毒、细菌直接感染，或急性上呼吸道病毒（如腺病毒、流感病毒）、细菌（如流感嗜血杆菌、肺炎链球菌）感染迁延而来，也可在病毒感染后继发细菌感染。亦可为衣原体和支原体感染。

(2)物理、化学性因素：过冷空气、粉尘、刺激性气体或烟雾的吸入使气管—支气管黏膜受到急性刺激和损伤，引起本病。

(3)变态反应：花粉、有机粉尘、真菌孢子等的吸入以及对细菌蛋白质过敏等，均可引起气管—支气管的变态反应。寄生虫（如钩虫、蛔虫的幼虫）移行至肺，也可致病。

（二）健康史

有无受凉、淋雨、过度疲劳等使机体抵抗力降低等情况，应注意询问本次起病情况，既往健康情况，有无呼吸道慢性疾病史等。

（三）身体状况

1. 急性上呼吸道感染

急性上呼吸道感染主要症状和体征个体差异大，根据病因不同可有不同类型，各型症状、体征之间无明显界定，也可互相转化。

(1)普通感冒：又称急性鼻炎或上呼吸道卡他，以鼻咽部卡他症状为主要表现，俗称“伤风”。成人多为鼻病毒所致，起病较急，初期有咽干、咽痒或咽痛，同时或数小时后有打喷嚏、鼻塞、流清水样鼻涕，2～3日后分泌物变稠，伴咽鼓管炎可引起听力减退，伴流泪、味觉迟钝、声嘶、少量咳嗽、低热不适、轻度畏寒和头痛。检查可见鼻腔黏膜充血、水肿、有分泌物，咽部轻度充血。如无并发症，一般经5～7日痊愈。

流行性感冒（简称流感）则由流感病毒引起，起病急，鼻咽部症状较轻，但全身症状较重，伴高热、全身酸痛和眼结膜炎症状。而且常有较大或大范围的流行。

流行性感冒应及早应用抗流感病毒药物：起病1～2天内应用抗流感病毒药物治疗，才能取得最佳疗效。目前抗流感病毒药物包括离子通道 M2 阻滞剂和神经氨酸酶抑制剂两类。离子通道 $M_2$ 阻滞剂：包括金刚烷胺和金刚乙胺，主要对甲型流感病毒有效。金刚烷胺类药物是治疗甲型流感的首选药物，有效率达 70%～90%。金刚烷胺的不良反应有神经质、焦虑、注意力不集中和轻微头痛等中枢神经系统不良反应，一般在用药后儿小时出现，金刚乙胺的毒不良反应较小。胃肠道反应主要为恶心和呕吐，停药后可迅速消失。肾功能不全的患者需要调整金刚烷胺的剂量，对于老年人或肾功能不全者需要密切监测不良反应。神经氨酸酶抑制剂：奥司他韦（商品名达菲），作用机制是通过干扰病毒神经氨酸酶保守的唾液酸结合位点，从而抑制病毒的复制，对 A（包括 H5N1）和 B 不同亚型流感病毒均有效。奥司他韦成人每次口服 75mg，每天 2 次，连服 5 天，但须在症状出现 2 天内开始用药。奥司他韦不良反应少，一般为恶心、呕吐等消化道症状，也有腹痛、头痛、头晕、失眠、咳嗽、乏力等不良反应的报道。

（2）病毒性咽炎和喉炎：临床特征为咽部发痒、不适和灼热感、声嘶、讲话困难、咳嗽、咳嗽时咽喉疼痛，无痰或痰呈黏液性，有发热和乏力，伴有咽下疼痛时，常提示有链球菌感染，体检发现咽部明显充血和水肿、局部淋巴结肿大且触痛，提示流感病毒和腺病毒感染，腺病毒咽炎可伴有眼结合膜炎。

（3）疱疹性咽峡炎：主要由柯萨奇病毒 A 引起，夏季好发。有明显咽痛、常伴有发热，病程约 1 周。体检可见咽充血，软腭、腭垂、咽和扁桃体表面有灰白色疱疹及浅表溃疡，周围有红晕。多见儿童，偶见于成人。

（4）咽结膜热：常为柯萨奇病毒、腺病毒等引起。夏季好发，游泳传播为主，儿童多见。表现为发热、咽痛、畏光、流泪、咽及结膜明显充血。病程约 4～6 日。

（5）细菌性咽扁桃体炎多由溶血性链球菌感染所致，其次为流感嗜血杆菌、肺炎球菌、葡萄球菌等引起。起病急，咽痛明显、伴畏寒、发热，体温超过 39℃。检查可见咽部明显充血，扁桃体充血肿大，其表面有黄色点状渗出物，颌下淋巴结肿大伴压痛，肺部无异常体征。

本病如不及时治疗可并发急性鼻窦炎、中耳炎、急性气管支气管炎。部分患者可继发病毒性心肌炎、肾炎、风湿热等。

2. 急性气管－支气管炎

急性气管－支气管炎起病较急，常先有急性上呼吸道感染的症状，继之出现干咳或少量黏液性痰，随后可转为黏液脓性或脓性痰液，痰量增多，咳嗽加剧，偶可痰中带血。全身症状一般较轻，可有发热，38℃左右，多于 3～5 日后消退。咳嗽、咳痰为最常见的症状，常为阵发性咳嗽，咳嗽、咳痰可延续 2～3 周才消失，如迁延不愈，则可演变为慢性支气管炎。呼吸音常正常或增粗，两肺可听到散在干、湿性啰音。

（四）实验室及其他检查

1. 血常规

病毒感染者白细胞正常或偏低，淋巴细胞比例升高；细菌感染者白细胞计数和中性粒细胞增高，可有核左移现象。

2. 病原学检查

可做病毒分离和病毒抗原的血清学检查，确定病毒类型，以区别病毒和细菌感染。细菌培养及药物敏感试验，可判断细菌类型，并可指导临床用药。

3. X 线检查

胸部 X 线多无异常改变。

## 二、主要护理诊断及医护合作性问题

(一)舒适的改变

鼻塞、流涕、咽痛、头痛与病毒和(或)细菌感染有关。

(二)潜在并发症

鼻窦炎、中耳炎、心肌炎、肾炎、风湿性关节炎。

## 三、护理目标

患者躯体不适缓解,日常生活不受影响;体温恢复正常;呼吸道通畅;睡眠改善;无并发症发生或并发症被及时控制。

## 四、护理措施

(一)一般护理

注意隔离患者,减少探视,避免交叉感染。患者咳嗽或打喷嚏时应避免对着他人。患者使用的餐具、痰盂等用具应按规定消毒,或用一次性器具,回收后焚烧弃去。多饮水,补充足够的热量,给予清淡易消化、高热 * 、丰富维生素、富含营养的食物。避免刺激性食物,戒烟、酒。患者以休息为主,特别是在发热期间。部分患者往往因剧烈咳嗽而影响正常的睡眠,可给患者提供容易入睡的休息环境,保持病室适宜温度、湿度和空气流通。保证周围环境安静,关闭门窗。指导患者运用促进睡眠的方式,如睡前泡脚、听音乐等。必要时可遵医嘱给予镇咳、祛痰或镇静药物。

(二)病情观察

关注疾病流行情况、鼻咽部发生的症状、体征及血常规和胸部 X 线片改变。注意并发症,如耳痛、耳鸣、听力减退、外耳道流脓等提示中耳炎;如头痛剧烈、发热、伴脓涕、鼻窦有压痛等提示鼻窦炎;如在恢复期出现胸闷、心悸、眼睑水肿、腰酸和关节痛等提示心肌炎、肾炎或风湿性关节炎,应及时就诊。

(三)对症护理

1. 高热护理

体温超过 37.5℃,应每 4 小时测体温 1 次,观察体温过高的早期症状和体征,体温突然升高或骤降时,应随时测量和记录,并及时报告医师。体温>39℃时,要采取物理降温。降温效果不好可遵照医嘱选用适当的解热剂进行降温。患者出汗后应及时处理,保持皮肤的清洁和干燥,并注意保暖。鼓励多饮水。

2. 保持呼吸道通畅

清除气管、支气管内分泌物,减少痰液在气管、支气管内的聚积。指导患者采取舒适的体位进行有效咳嗽。观察咳痰情况,如痰液较多且黏稠,可嘱患者多饮水,或遵照医嘱给予雾化吸入治疗,以湿润气道、利于痰液排出。

(四)用药护理

1. 对症治疗

选用抗感冒复合剂或中成药减轻发热、头痛,减少鼻、咽充血和分泌物,如对乙酰氨基酚(扑热息痛)、银翘解毒片等。干咳者可选用右美沙芬、喷托维林(咳必清)等;咳嗽有痰可选用复方氯化铵合剂、溴己新(必嗽平),或雾化祛痰。咽痛者可含服喉片或草珊瑚片等。气喘者可用平喘药，如特布他林、氨茶碱等。

2. 抗病毒药物

早期应用抗病毒药有一定疗效，可选用利巴韦林、奥司他韦、金刚烷胺、吗啉胍和抗病毒中成药等。

3. 抗菌药物

如有细菌感染，最好根据药物敏感试验选择有效抗菌药物治疗，常可选用大环内酯类、青霉素类、氟喹诺酮类及头孢菌素类。

根据医嘱选用药物，告知患者药物的作用、可能发生的不良反应和服药的注意事项，如按时服药；应用抗生素者，注意观察有无迟发过敏反应发生；对于应用解热镇痛药者注意避免大量出汗引起虚脱等。发现异常及时就诊等。

（五）心理护理

急性呼吸道感染预后良好，多数患者于1周内康复，仅少数患者可因咳嗽迁延不愈而发展为慢性支气管炎，患者一般无明显心理负担。但如果咳嗽较剧烈，加之伴有发热，可能会影响患者的休息、睡眠，进而影响工作和学习，个别患者产生急于缓解咳嗽等症状的焦虑情绪。护理人员应与患者进行耐心、细致的沟通，通过对病情的客观评价，解除患者的心理顾虑，建立治疗疾病的信心。

（六）健康指导

1. 疾病知识指导

帮助患者和家属掌握急性呼吸道感染的诱发因素及本病的相关知识，避免受凉、过度疲劳，注意保暖；外出时可戴口罩，避免寒冷空气对气管、支气管的刺激。积极预防和治疗上呼吸道感染，症状改变或加重时应及时就诊。

2. 生活指导

平时应加强耐寒锻炼，增强体质，提高机体免疫力。有规律生活，避免过度劳累。室内空气保持新鲜、阳光充足。少去人群密集的公共场所。戒烟、酒。

### 五、护理评价

患者舒适度改善；睡眠质量提高；未发生并发症或发生后被及时控制。

（张芳芳）

## 第四节 支气管扩张

支气管扩张是指直径大于2mm的支气管由于管壁的肌肉和弹性组织破坏引起的慢性异常扩张。临床特点为慢性咳嗽、咳大量脓性痰和（或）反复咯血。患者常有童年麻疹、百日咳或支气管肺炎等病史。随着人民生活条件的改善，麻疹、百日咳疫苗的预防接种，以及抗生素的应用，本病发病率已明显降低。

### 一、病因及发病机制

（一）支气管—肺组织感染和支气管阻塞

是支气管扩张的主要病因。感染和阻塞症状相互影响，促使支气管扩张的发生和发展。其中婴幼儿期支气管—肺组织感染是最常见的病因，如婴幼儿麻疹、百日咳、支气管肺炎等。

由于儿童支气管较细，易阻塞，且管壁薄弱，反复感染破坏支气管壁各层结构，尤其是平滑肌和弹性纤维的破坏削弱了对管壁的支撑作用。支气管炎使支气管黏膜充血、水肿、分泌物阻塞管腔，导致引流不畅而加重感染。支气管内膜结核、肿瘤、异物引起管腔狭窄、阻塞，也是导致支气管扩张的原因之一。由于左下叶支气管细长，且受心脏血管压迫引流不畅，容易发生感染，故支气管扩张左下叶比右下叶多见。肺结核引起的支气管扩张多发生在上叶。

(二)支气管先天性发育缺陷和遗传因素

此类支气管扩张较少见，如巨大气管－支气管症、Kartagener 综合征(支气管扩张、鼻窦炎和内脏转位)、肺囊性纤维化、先天性丙种球蛋白缺乏症等。

(三)全身性疾病

目前已发现类风湿关节炎、克罗恩病、溃疡性结肠炎、系统性红斑狼疮、支气管哮喘等疾病可同时伴有支气管扩张；有些不明原因的支气管扩张患者，其体液免疫和(或)细胞免疫功能有不同程度的异常，提示支气管扩张可能与机体免疫功能失调有关。

## 二、临床表现

(一)症状

1. 慢性咳嗽、大量脓痰

痰量与体位变化有关。晨起或夜间卧床改变体位时，咳嗽加剧、痰量增多。痰量多少可估计病情严重程度。感染急性发作时，痰量明显增多，每日可达数百毫升，外观呈黄绿色脓性痰，痰液静置后出现分层的特征：上层为泡沫；中层为脓性黏液；下层为坏死组织沉淀物。合并厌氧菌感染时痰有臭味。

2. 反复咯血

50％～70％的患者有程度不等的反复咯血，咯血量与病情严重程度和病变范围不完全一致。大最咯血最主要的危险是窒息，应紧急处理。部分发生于上叶的支气管扩张，引流较好，痰量不多或无痰，以反复咯血为唯一症状，称为“干性支气管扩张”。

3. 反复肺部感染

其特点是同一肺段反复发生肺炎并迁延不愈。

4. 慢性感染中毒症状

反复感染者可出现发热、乏力、食欲减退、消瘦、贫血等，儿童可影响发育。

(二)体征

早期或干性支气管扩张多无明显体征，病变重或继发感染时在下胸部、背部常可闻及局限性、固定性湿啰音，有时可闻及哮鸣音；部分慢性患者伴有杵状指(趾)。

## 三、辅助检查

(一)胸部 X 线检查

早期无异常或仅见患侧肺纹理增多、增粗现象 3 典型表现是轨道征和卷发样阴影，感染时阴影内出现液平面。

(二)胸部 CT 检查

管壁增厚的柱状扩张或成串成簇的囊状改变。

(三)纤维支气管镜检查

有助于发现患者出血的部位，鉴别腔内异物、肿瘤或其他支气管阻塞原因。

## 四、诊断要点

根据患者有慢性咳嗽、大量脓痰、反复咯血的典型临床特征，以及肺部闻及固定而局限性的湿啰音，结合儿童时期有诱发支气管扩张的呼吸道病史，一般可作出初步临床诊断。胸部影像学检查和纤维支气管镜检查可进一步明确诊断。

## 五、治疗要点

治疗原则是保持呼吸道引流通畅，控制感染，处理咯血，必要时手术治疗。

### (一)保持呼吸道通畅

#### 1. 药物治疗

祛痰药及支气管舒张药具有稀释痰液、促进排痰作用。

#### 2. 体位引流

对痰多且黏稠者作用尤其重要。

#### 3. 经纤维支气管镜吸痰

若体位引流排痰效果不理想，可经纤维支气管镜吸痰及生理盐水冲洗痰液，也可局部注入抗生素。

### (二)控制感染

是支气管扩张急性感染期的主要治疗措施。应根据症状、体征、痰液性状，必要时参考细菌培养及药物敏感试验结果选用抗菌药物。

### (三)手术治疗

对反复呼吸道急性感染或大咯血，病变局限在一叶或一侧肺组织，经药物治疗无效，全身状况良好的患者，可考虑手术切除病变肺段或肺叶。

## 六、常用护理诊断

### (一)清理呼吸道无效

咳嗽、大量脓痰、肺部湿啰音与痰液黏稠和无效咳嗽有关。

### (二)有窒息的危险

与痰多、痰液黏稠或大咯血造成气道阻塞有关。

### (三)营养失调

乏力、消瘦、贫血、发育迟缓与反复感染导致机体消耗增加以及患者食欲缺乏、营养物质摄入不足有关。

### (四)恐惧

精神紧张、面色苍白、出冷汗与突然或反复大咯血有关。

## 七、护理措施

### (一)一般护理

#### 1. 休息与环境

急性感染或咯血时应卧床休息，大咯血患者需绝对卧床，取患侧卧位。病室内保持空气流通，维持适宜的温、湿度，注意保暖。

#### 2. 饮食护理

提供高热量、高蛋白、高维生素饮食，发热患者给予高热量流质或半流质饮食，避免冰冷、油腻、辛辣食物诱发咳嗽。鼓励患者多饮水,每天1500mL以上,以稀释痰液。指导患者在咳痰后及进食前后用清水或漱口液漱口,保持口腔清洁,促进食欲。

(二)病情观察

观察痰液量、颜色、性质、气味和与体位的关系,记录24小时痰液排出量;定期测量生命体征,记录咯血量,观察咯血的颜色、性质及量;病情严重者需观察有无窒息前症状,发现窒息先兆,立即向医师汇报并配合处理。

(三)对症护理

1. 促进排痰

(1)指导有效咳嗽和正确的排痰方法。

(2)采取体位引流者需依据病变部位选择引流体位,使病肺居上,引流支气管开口向下,利于痰液流出。一般于饭前1小时进行。引流时可配合胸部叩击,提高引流效果。

(3)必要时遵医嘱选用祛痰剂或$\beta_2$受体激动剂喷雾吸入,扩张支气管、促进排痰。

2. 预防窒息

(1)痰液排除困难者,鼓励多饮水或雾化吸入,协助患者翻身、叩背或体位引流,以促进痰液排除,减少窒息发生的危险。

(2)密切观察患者的表情、神志、生命体征,观察并记录痰液的颜色、量与性质,及时发现和判断患者有无发生窒息的可能。如患者突然出现烦躁不安、神志不清,面色苍白或发绀、出冷汗、呼吸急促、咽喉部明显的痰鸣音,应警惕窒息的发生,并及时通知医师。

(3)对意识障碍、年老体弱、咳嗽咳痰无力、咽喉部明显的痰鸣音、神志不清者、突然大量呕吐物涌出等高危患者,立即做好抢救准备,如迅速备好吸引器、气管插管或气管切开等用物,积极配合抢救工作。

(四)心理护理

病程较长,咳嗽、咳痰、咯血反复发作或逐渐加重时,患者易产生焦虑、沮丧情绪。护士应多与其交谈,讲明支气管扩张反复发作的原因及治疗进展,帮助患者树立战胜疾病的信心,缓解焦虑不安情绪。咯血时医护人员应陪伴、安慰患者,帮助情绪稳定,避免因情绪波动加重出血。

(五)健康教育

1. 疾病知识指导

帮助患者及家属了解疾病发生、发展与治疗、护理过程。与其共同制订长期防治计划。宣传防治百日咳、麻疹、支气管肺炎、肺结核等呼吸道感染的重要性;及时治疗上呼吸道慢性病灶;避免受凉,预防感冒;戒烟、减少刺激性气体吸入,防止病情恶化。

2. 生活指导

讲明加强营养对机体康复的作用,使患者能主动摄取必须的营养素,以增强机体抗病能力。鼓励患者参加体育锻炼,建立良好的生活习惯,劳逸结合,以维护心、肺功能状态。

3. 用药指导

向患者介绍常用药物的用法和注意事项,观察疗效及不良反应。指导患者及家属学习和掌握有效咳嗽、胸部叩击、雾化吸入和体位引流的方法,以利于长期坚持,控制病情的发展;了解抗生素的作用、用法和不良反应。

4. 自我监测指导

定期复查。嘱患者按医嘱服药，教患者学会观察药物的不良反应。教会患者识别病情变化的征象，观察痰液量、颜色、性质、气味和与体位的关系，并记录 24 小时痰液排出量。如有咯血，窒息先兆，立即前往医院就诊。

（张芳芳）

## 第四节　支气管哮喘

支气管哮喘是一种慢性气管炎症性疾病，其支气管壁存在以肥大细胞、嗜酸细胞和 T 淋巴细胞为主的炎性细胞浸润，可经治疗缓解或自然缓解。本病多发于青少年，儿童多于成人，城市多于农村。近年的流行病学显示，哮喘的发病率或病死率均有所增加，我国哮喘发病率为 1%～2%。支气管哮喘的病因较为复杂，大多在遗传因素的基础上，受到体内外多种因素激发而发病，并反复发作。

### 一、临床表现

（一）症状和体征

典型的支气管哮喘，发作前多有鼻痒、打喷嚏、流涕、咳嗽、胸闷等先兆症状，进而出现呼气性的呼吸困难伴喘鸣，患者被迫呈端坐呼吸，咳嗽、咳痰。发作持续几十分钟至数小时后自行或经治疗缓解。此为速发性哮喘反应。迟发性哮喘反应时，患者气管呈持续高反应性状态，上述表现更为明显，较难控制。

少数患者可出现哮喘重度或危重度发作，表现为重度呼气性呼吸困难、焦虑，烦躁、端坐呼吸、大汗淋漓、嗜睡或意识模糊，经应用一般支气管扩张药物不能缓解。此类患者不及时救治，可危及生命。

（二）辅助检查

1. 血液检查

嗜酸性粒细胞、血清总免疫球蛋白 E(IgE)及特异性免疫球蛋白 E 均可增高。

2. 胸部 X 线检查

哮喘发作期由于肺脏充气过度，肺部透亮度增高，合并感染时可见肺纹理增多及炎症阴影。

3. 肺功能检查

哮喘发作期有关呼气流速的各项指标，如第 1 秒用力呼气容积(FEV)、最大呼气流速峰值(PEF)等均降低。

### 二、治疗原则

本病的防治原则是去除病因，控制发作和预防发作。控制发作应根据患者发作的轻重程度，抓住解痉、抗感染两个主要环节，迅速控制症状。

（一）解痉

哮喘轻、中度发作时，常用氨茶碱稀释后静脉注射或加入液体中静脉滴注。根据病情吸入或口服 $\beta_2$—受体激动剂。常用的 $\beta_2$—受体激动剂气雾吸入剂有沙丁胺醇等。

哮喘重度发作时，应及早静脉给予足量氨茶碱及琥珀酸氢化可的松或甲泼尼龙琥珀酸钠,待病情得到控制后再逐渐减量,改为口服泼尼松龙,或根据病情吸入糖皮质激素,应注意不宜骤然停药,以免复发。

(二)抗感染

肺部感染的患者,应根据细菌培养及药敏结果选择应用有效抗生素。

(三)稳定内环境

及时纠正水、电解质及酸碱失衡。

(四)保证气管通畅

痰多而黏稠不易咳出或有严重缺氧及二氧化碳潴留者,应及时行气管插管吸出痰液,必要时行机械通气。

## 三、护理

(一)一般护理

(1)将患者安置在清洁、安静、空气新鲜、阳光充足的房间,避免接触过敏源,如花粉、皮毛、油烟等。护理操作时防止灰尘飞扬。喷洒灭蚊蝇剂或某些消毒剂时要转移患者。

(2)患者哮喘发作呼吸困难时应给予适宜的靠背架或过床桌,让患者伏桌而坐,以帮助呼吸,减少疲劳。

(3)给予营养丰富的易消化的饮食,多食蔬菜、水果,多饮水。同时注意保持大便通畅,减少因用力排便所致的疲劳。严禁食用与患者发病有关的食物,如鱼、虾、蟹等,并协助患者寻找过敏源。

(4)危重期患者应保持皮肤清洁干燥,定时翻身,防止压疮发生。因大剂量使用糖皮质激素,应做好口腔护理,防止发生口腔炎。

(5)哮喘重度发作时,由于大汗淋漓,呼吸困难甚至有窒息感,所以患者极度紧张、烦躁、疲倦。要耐心安慰患者,及时满足患者需求,缓解紧张情绪。

(二)观察要点

1. 观察哮喘发作先兆

如患者主诉有鼻、咽、眼部发痒及咳嗽、流鼻涕等黏膜过敏症状时,应及时报告医师采取措施,减轻发作症状,尽快控制病情。

2. 观察药物毒不良反应

氨茶碱 0.25g 加入 25%～50%葡萄糖注射液 20mL 中静脉推注,时间至少要在 5 分钟以上,因浓度过高或推注过快可使心肌过度兴奋而产生心悸、惊厥、血压骤降等严重反应。使用时要现配现用,静脉滴注时,不宜和维生素 C、促皮质激素、去甲肾上腺素、四环素类等配伍。糖皮质激素类药物久用可引起钠潴留、血钾降低、消化道溃疡病、高血压、糖尿病、骨质疏松、停药反跳等,须加强观察。

3. 根据患者缺氧情况调整氧流量

一般为 3～5L/min。保持气体充分湿化,氧气湿化瓶每日更换、消毒,防止医源性感染。

4. 观察痰液黏稠度

哮喘发作患者由于过度通气,出汗过多,因而身体丢失水分增多,致使痰液黏稠形成痰栓,阻塞小支气管,导致呼吸不畅,感染难以控制。应通过静脉补液和饮水补足水分和电解质。

5. 严密观察有无并发症

如自发性气胸、肺不张、脱水、酸碱失衡、电解质紊乱、呼吸衰竭、肺性脑病等并发症。监测动脉血气、生化指标，如发现异常需及时对症处理。

6. 注意呼吸频率、深浅幅度和节律

重度发作患者喘鸣音减弱乃至消失，呼吸变浅，神志改变，常提示病情危急，应及时处理。

（三）家庭护理

1. 增强体质，积极防治感染

平时注意增加营养，根据病情做适量体力活动，如散步、做简易操、打太极拳等，以提高机体免疫力。当感染发生时应及时就诊。

2. 注意防寒避暑

寒冷可引起支气管痉挛，分泌物增加，同时感冒易致支气管及肺部感染。因此，冬季应适当提高居室温度，秋季进行耐寒锻炼防治感冒，夏季避免大汗，防止痰液过稠不易咳出。

3. 尽量避免接触过敏源

患者应戒烟，尽量避免到人员众多、空气污浊的公共场所。保持居室空气清新，室内可安装空气净化器。

4. 防止呼吸肌疲劳

坚持进行呼吸锻炼。

5. 稳定情绪

一旦哮喘发作，应控制情绪，保持镇静，及时吸入支气管扩张气雾剂。

6. 家庭氧疗

又称缓解期氧疗，对于患者的病情控制，存活期的延长和生活质量的提高有着重要意义。家庭氧疗时应注意氧流量的调节，严禁烟火，防止火灾。

7. 缓解期处理

哮喘缓解期的防治非常重要，对于防止哮喘发作及恶化，维持正常肺功能，提高生活质量，保持正常活动量等均具有重要意义。哮喘缓解期患者，应坚持吸入糖皮质激素，可有效控制哮喘发作，吸入色甘酸钠和口服酮替酚亦有一定的预防哮喘发作的作用。

（张芳芳）

## 第六节　肺结核患者的护理

肺结核是结核分枝杆菌引起的慢性呼吸道传染性疾病，结核分枝杆菌可累及全身多个器官，但以肺部最为常见。结核病是全球流行的传染性疾病之一，在全球所有传染性疾病中，结核病仍是成年人的首要死亡原因。20 世纪 60 年代起，化疗已成功控制结核病。20 世纪 80 年代中期以来，随着环境污染和艾滋病的传播，结核病出现全球恶化趋势。WHO 于 1993 年宣布结核病处于“全球紧急状态”，以提醒公众加深对结核病的认识。

我国结核病总的疫情虽有明显下降，但流行形势仍十分严峻。结核病呈现“三高一低”，即高发病率、高耐药率、高病死率及年递减率低。我国 2000 年统计结果显示，活动性肺结核患者约 500 万，占世界结核患者总数的 1/4，每年因结核病死亡的人数约 13 万，是我国十大死亡病因之一。因此,在我国结核病仍然是一个严重的公共卫生问题,结核病的防治工作任重而道远。

## 一、护理评估

(一)致病因素

1. 结核分枝杆菌

属于分枝抗酸杆菌。结核分枝杆菌为需氧菌,生长缓慢、对外界抵抗力较强,在阴冷潮湿环境下能生存5个月以上。但在阳光下暴晒2小时、病房常用紫外线灯消毒30分钟、70%乙醇接触2分钟、1.5%煤酚皂(来苏儿液)接触2~12小时或煮沸5分钟均可被杀灭。将痰吐在纸上直接焚烧是最简易的灭菌方法。

2. 结核病在人群中的传播

(1)传染源:主要是痰涂片阳性且未经治疗的肺结核患者。

(2)传播途径:飞沫传播是肺结核最主要的传播途径。开放性肺结核患者通过咳嗽、喷嚏、大笑、大声谈话等方式将带菌的飞沫排到空气中,或随地吐痰,痰菌随尘土飞扬,使人吸入引起肺内感染。其次,饮用含结核杆菌的牛奶,经消化道传染是次要途径,国内少见,但牧区仍要重视,严格消毒制度。

(3)易感人群:婴幼儿、老年人、糖尿病患者、艾滋病患者及使用特殊药物等免疫功能低下的人群。

(4)影响传染性的因素:传染性的大小取决于患者排出结核分枝杆菌量的多少、空间含结核分枝杆菌微滴的密度及通风情况、接触的密切程度和时间长短以及个体免疫力的状况。

(二)身体状况

1. 症状

(1)结核中毒症状:发热最为常见,多表现为长期午后低热、盗汗,伴乏力、食欲减退。

(2)呼吸系统症状

1)咳嗽、咳痰:是肺结核最常见症状。早期为干咳或者仅有少量黏液痰,伴继发感染时,痰呈黏液脓性或脓性。

2)咯血:近50%患者可发生不同程度的咯血。炎性病灶的毛细血管扩张,通透性增加可引起痰中带血,小血管损伤或结核空洞内血管瘤破裂,则可致中等量以上咯血、大咯血,甚至发生失血性休克。

3)胸痛:结核病变波及胸膜可引起胸痛,并随呼吸及咳嗽加重。

4)呼吸困难:多见于慢性重症结核或大量胸腔积液患者。

2. 体征

早期无明显体征。当病变范围较大,空洞形成时,可出现相应的肺实变征象。成年人肺结核好发于肺尖,在肩胛区或锁骨上下区听诊有细湿啰音,对肺结核的诊断具有重要意义。

3. 结核病的临床分类

(1)原发性肺结核(Ⅰ型):多见于儿童或者边远地区的成年人。症状多轻微类似感冒,病灶多位于肺通气较大部位,并引起淋巴管炎和淋巴结炎。肺内原发病灶、引流的淋巴管炎和肿大的肺门淋巴结统称原发综合征,呈哑铃型阴影。

(2)血行弥散型肺结核(Ⅱ型):小儿多见,起病急、全身中毒症状重。包括急性粟粒型肺结核，半数以上合并结核性脑膜炎；继发性或慢性血行弥散型肺结核，起病慢，中毒症状轻。

(3)继发性肺结核(Ⅲ型)：是成年人中最常见的肺结核类型，病程长，易反复。包括浸润型肺结核、干酪型肺结核、空洞型肺结核、结核球、纤维空洞型肺结核。

(4)结核性胸膜炎：包括结核性干性胸膜炎、结核性渗出性胸膜炎。

(5)其他肺外结核：按部位和脏器命名，如骨关节结核、肾结核、肠结核等。

(6)菌阴肺结核：为 3 次痰涂片及 1 次菌培养阴性的肺结核。

(三)心理社会状况

由于患者对肺结核病缺乏正确认识，担心疾病会影响生活、工作，会出现焦虑；结核患者住院需隔离治疗，患者常常会感到孤独；加之疾病病程长，需长期服药，效果不明显时，会引起悲观厌世情绪；当症状加重时，患者即会出现紧张、恐惧的心理。

(四)实验室及其他检查

1. 痰结核菌检查

是确诊肺结核最可靠的方法，痰菌阳性说明病灶为开放的，有传染性。

2. 胸部 X 线检查

不仅可早期发现肺结核，还可了解病灶的范围、性质、进展情况及治疗的效果，对治疗方案很有帮助。肺结核常见 X 线表现有纤维化的硬结病灶，呈斑点、条索或结节状，边缘清晰，密度较高；浸润性病灶，呈云雾状阴影，边缘模糊，密度较低；干酪样病灶表现为密度较高，浓淡不一，可有环形边界透光区的空洞。

3. 结核分枝杆菌素(简称结素)试验

用于检出结核分枝杆菌的感染，而非检出结核病。目前临床广泛应用的是结核分枝杆菌素的纯蛋白衍生物(PPD)试验。

(1)方法：在左前臂屈侧皮内注射 0.1mL(5U)PPD，48～72 小时后观察反应。

(2)结果判定：以局部硬结直径为依据，＜5mm 为阴性反应(－)；5～9mm 为弱阳性反应(＋)；10～19mm 为阳性反应(＋＋)；≥20mm 或局部出现水疱、坏死为强阳性(＋＋＋)。

(3)意义：阳性反应仅表示曾有结核感染，并不一定患病。若呈强阳性，常提示体内有活动性结核灶。结核菌素试验阴性反应，除提示没有结核分枝杆菌感染外，还可见于以下情况：结核分枝杆菌感染早期(4～8 周内)；免疫力下降者如应用糖皮质激素、严重肺结核、HIV 感染者或老年人等。

结核菌素试验主要测定是否有过结核分枝杆菌的感染，或用于测定卡介苗接种前后是否成功，对婴幼儿的诊断价值大于成年人，应正确评估其在临床中的地位。

4. 其他检查

活动性肺结核血沉常增快，可作为观察病情变化和判断疗效的参考指标。纤维支气管镜检查对于支气管结核的诊断具有重要价值。

## 二、治疗要点

(一)化学治疗是目前治疗结核病最有效的方法

1. 治疗的原则

早期、联合、适量、规律、全程。

2. 常用抗结核药物

理想的抗结核药物应具有杀菌、灭菌和较强的抑菌作用，不良反应小，价廉，使用方便，药源充足；药物经使用后能在血液中达到有效浓度，并能渗入到脑脊液内，疗效快而持久。常用抗结核药物的剂量和主要不良反应（表 11—1）。

**表 11—1　常用抗结核药物的剂量及不良反应**

| 药名（缩写） | 每日剂量（g） | 间歇疗法剂量（g/d） | 主要不良反应 |
|---|---|---|---|
| 异烟肼（H，INH） | 0.3 | 0.6～0.8 | 周围神经炎、偶有肝损害 |
| 利福平（R，REP） | 0.45～0.6 | 0.6～0.9 | 肝损害、变态反应 |
| 链霉素（S，SM） | 0.75～1.0 | 0.75～1.0 | 听力障碍、眩晕、肾损害 |
| 吡嗪酰胺（Z，PZA） | 1.5～2.0 | 2～3 | 胃肠道不适、肝损害、高尿酸血症、关节痛 |
| 乙胺丁醇（E，EMB） | 0.75～1.0 | 1.5～2.0 | 视神经炎 |
| 对氨水杨酸钠（P，PAS） | 8～12 | 10～12 | 胃肠道反应、变态反应、肝损害 |

3. 治疗方案

常采用间歇用药、短程化疗，选择药物时可选用杀菌作用较强的异烟肼及利福平，疗程 6～9 个月；也可根据病情选择联合用药和疗程。

（二）对症治疗

1. 毒性症状

在有效抗结核治疗 1～2 周内多可消失，无须特殊处理。有高热或大量胸腔积液者，可在使用抗结核药物同时，加用糖皮质激素（如泼尼松龙），通常使用中小剂量，疗程在 1 个月以内。

2. 咯血

少量咯血患者，以休息、止咳等对症治疗为主。中等或大量咯血时，应严格卧床休息，应用止血药物如垂体后叶素。药物治疗无效或咯血不止时可考虑经支气管镜局部止血。

（三）手术治疗

适用于化学治疗无效且多重耐药的厚壁空洞、大块干酪灶、结核性脓胸、支气管胸膜瘘和大咯血保守治疗无效者。

## 三、护理诊断/问题

1. 营养失调，低于机体需要量

与机体消耗增加、食欲减退有关。

2. 有孤独的危险

与呼吸道隔离有关。

3. 潜在并发症

大咯血、窒息。

4. 知识缺乏

缺乏配合结核病药物治疗和消毒隔离的知识。

## 四、护理措施

（一）一般护理

1. 休息与活动

保持病室环境安静、整洁、舒适，保证充足的睡眠和休息。恢复期可适当增加户外活动

(如散步、打太极拳、做保健操等),加强体质锻炼,以增强机体免疫功能。

2. 饮食护理

肺结核是一种慢性消耗性疾病,宜给予高蛋白、高热量、富含维生素的易消化饮食。蛋白质可以鱼、肉、蛋、牛奶、豆制品等作为主要的来源。鼓励患者多饮水,每日不少于1500~2000mL,以保持机体代谢的需要和促进毒素的排泄。大咯血者暂禁食,小量咯血者宜进少量温凉的流质饮食,保持大便通畅,避免用力排便时腹压增高而引起再次咯血。

(二)病情观察

注意观察患者结核毒性症状,监测生命体征等方面的变化,注意咯血的量、颜色、性质及出血的速度,观察有无咯血先兆的发生。

(三)咯血护理

(1)少量咯血者应静卧休息,大量咯血者需要绝对卧床休息。协助患者取患侧卧位,以减少患侧的活动度,防止病灶扩散至健侧,同时也有利于健侧肺的通气功能。

(2)咯血时不要屏气,将血轻轻咯出,以免诱发喉头痉挛,造成呼吸道阻塞、窒息。

(3)大量咯血患者可使用垂体后叶素,可收缩小动脉,减少肺血流量,减轻咯血。静脉滴注时速度不宜过快,以免引起恶心、便意、心悸、面色苍白等不良反应。冠心病、高血压病患者及孕妇忌用。

(四)药物护理

(1)向患者及其家属介绍抗结核药物的治疗知识,并强调按医嘱坚持规律、合理化疗的重要性。

(2)督促患者严格按医嘱服药,提高服药的依从性。嘱患者一旦出现药物不良反应,不可擅自停药,应及时与医师沟通,按医嘱进行调整。

(五)心理护理

肺结核导致的躯体不适及它的传染性,常使患者感到悲观、孤独无助,甚至不配合治疗。医护人员应向患者介绍疾病的有关知识,解释呼吸道隔离的必要性,告知肺结核病是可防可治的,只有坚持合理、全程治疗才可以完全康复,令患者树立治疗信心。指导患者家属关心爱护患者,减轻患者的心理压力。

## 五、健康指导

(一)疾病预防指导

1. 控制传染源

及早发现患者并登记管理,及时给予合理治疗和良好护理,是预防结核病疫情的关键。

2. 切断传播途径

注意个人卫生,严禁随地吐痰,以防止飞沫传播。餐具煮沸消毒,同桌共餐时使用公筷,以预防传染。衣物、被褥、书籍在烈日下暴晒6小时以上。

3. 保护易感人群

给未受过结核分枝杆菌感染的人群接种卡介苗,使人体对结核分枝杆菌产生获得性免疫力。对易发病的高危人群,可应用预防性化学治疗。

(二)疾病知识指导

定期复查胸部X线片和肝、肾功能,及时调整治疗方案。

(三)用药指导

强调坚持规律、全程、合理用药的重要性,取得患者与家属的配合。

(四)疾病监测指导

嘱患者保持乐观的心态,戒除悲观情绪;合理安排休息,避免劳累;加强锻炼,增加抵抗疾病的能力;做好坚持服药的心理准备,树立信心。

(张芳芳)

## 第七节　慢性肺源性心脏病患者的护理

慢性肺源性心脏病(简称慢性肺心病)是由于支气管、肺、胸廓或肺血管的慢性病变引起肺动脉高压,右心负荷加重,导致右心室肥厚、扩大,甚至发生右心衰竭的心脏病。慢性肺心病是我国呼吸系统的常见病、多发病,随着年龄增长患病率增高,急性发作以冬春季多见,常见诱因为急性呼吸道感染。

### 一、护理评估

(一)致病因素

1. 病因

(1)支气管、肺疾病:以慢性阻塞性肺疾病(COPD)最常见,占80%~90%,其次如支气管哮喘、支气管扩张、重症肺结核、肺纤维化等。

(2)胸廓运动受限:脊椎后凸或侧弯、脊柱结核、广泛胸膜粘连所致的胸廓和脊柱畸形。

(3)肺血管病变:肺小动脉炎、慢性血栓栓塞性肺动脉高压,或原因不明的肺动脉高压征。

2. 发病机制

(1)肺动脉高压的形成:是慢性肺心病发病的关键环节。缺氧、二氧化碳潴留和呼吸性酸中毒导致肺血管收缩、痉挛,其中缺氧是形成肺动脉高压的重要因素;肺血管解剖结构的变化,引起肺循环血流动力学障碍以及血容量增多和血液黏稠度增高均可引起肺动脉高压。

(2)心力衰竭:肺动脉高压早期,右心室为克服肺动脉高压的阻力而代偿性肥厚,随着病情进展,肺动脉压持续升高,超过右心室的代偿能力,右心室急性扩张,最后右心失代偿而导致右心衰竭。此外,缺氧、高碳酸血症、相对血容量增多等因素,可以引起右心室肥厚,也可以引起左心室肥厚,甚至导致左心衰竭。

(二)身体状况

1. 肺、心功能代偿期

(1)症状:咳嗽、咳痰、气急,活动后可有心悸、呼吸困难、乏力和活动能力下降,急性感染时上述症状加重。

(2)体征:可有不同程度的发绀和肺气肿体征,以及肺动脉高压和右室肥厚的体征。

2. 肺、心功能失代偿期

(1)呼吸衰竭:是肺功能不全的晚期表现。

症状:呼吸困难加重,夜间尤甚;肺性脑病表现为表情淡漠、睡眠倒错、神志恍惚、谵妄等,是肺心病死亡的首要原因。

体征：发绀明显，球结膜充血、水肿，严重时可有颅内压增高的表现。还可出现皮肤潮红、多汗等周围血管扩张表现。

(2)右心衰竭

症状：气促明显、心悸、恶心、呕吐、腹胀、食欲缺乏。

体征：发绀明显、颈静脉怒张、肝大、肝颈静脉回流征阳性、下肢水肿、心率增快，心律失常，三尖瓣区收缩期吹风样杂音，甚至闻及舒张期奔马律，少数患者出现全心衰竭。

(3)并发症：肺性脑病、水电解质紊乱及酸碱失衡、心律失常、上消化道出血、休克及弥散性血管内凝血(DIC)等。

(三)心理社会状况

由于病情反复，患者极易出现焦虑、抑郁的心理；家属对患者的关心和支持不足，长期治疗造成家庭的经济困难，导致患者悲观、失望。

(四)实验室及其他检查

1. 血液检查

由于缺氧红细胞和血红蛋白可增高，合并感染时，白细胞总数和中性粒细胞比值增高。

2. 血气分析

对指导肺心病急性发作期的治疗有重要意义，用以判断低氧血症、高碳酸血症、酸碱平衡失调等。

3. X 线检查

可见原有肺、胸基础疾病的 X 线征象，还有肺动脉高压和右心室肥大征象，如右下肺动脉干扩张、肺动脉段凸出。

4. 心电图

可有肺型 P 波、顺钟向转位、电轴右偏、右心室肥大表现。

## 二、治疗要点

肺心病的治疗原则是治肺为本，治心为辅。

(一)肺、心功能失代偿期的治疗

1. 呼吸衰竭的治疗

(1)控制感染：积极控制感染是治疗的关键，可根据痰培养及药物敏感试验选择抗生素。

(2)保持呼吸道通畅：合理给氧(通常采用低浓度、低流量、持续吸氧)，纠正二氧化碳潴留，使用祛痰平喘药物，翻身、叩背、雾化吸入等。

2. 心力衰竭的治疗

(1)强心药：由于缺氧，患者对洋地黄类药物的敏感性增高，易发生毒性反应，应选择剂量小(常规剂量的 1/2 或者 2/3 量)，作用快、排泄快的药物，如毒毛花苷 K0.125mg 或毛花苷 C0.2～0.4mg。

(2)利尿药：利尿药可减少血容量、减轻右心负荷、消除水肿，以缓慢、小剂量、间歇为用药原则，以免大量利尿引起血液浓缩、痰液黏稠，加重气道阻塞及引起低钾血症。

(3)血管扩张药：可降低肺动脉高压，减轻心脏前、后负荷，改善心功能。

3. 并发症的治疗

(1)合并肺性脑病的，慎用镇静药，以免导致呼吸抑制。

(2)对酸碱失衡、电解质紊乱的,及时监测并给予纠正。

(3)控制心律失常,尤其是房性心动过速。

(二)肺、心功能代偿期的治疗

采用中西医结合的综合治疗,增强免疫力,去除诱因,减少急性发作,使肺、心功能得以最大程度的恢复。

## 三、护理诊断/问题

1. 气体交换受损

与通气/血流比例失衡所致的通气/换气功能障碍有关。

2. 清理呼吸道无效

与分泌物增多、痰液黏稠及咳嗽无效有关。

3. 活动无耐力

与缺氧所致的心、肺功能减退有关。

4. 体液过多

与体循环淤血、肾血流量减少引起的水钠潴留有关。

5. 营养失调,低于机体需要量

与咳嗽、呼吸困难引起的消耗增加、体循环淤血引起的食欲减退有关。

6. 潜在并发症

肺性脑病、酸碱失衡及电解质紊乱。

## 四、护理措施

(一)一般护理

1. 休息与体位

提供安静、舒适、空气清新的环境,保持适宜的温湿度;协助患者采取舒适体位,如坐位或半卧位,以减少氧耗,心、肺功能失代偿患者应卧床休息。

2. 饮食护理

给予高热量、高蛋白、高维生素、高纤维素、易消化的清淡饮食;防止腹胀、便秘,以免加重呼吸困难;避免高糖食物,以免加重痰液黏稠;如患者出现水肿、尿少时,应限制水、钠摄入,遵医嘱应用利尿药,准确记录24小时出入流量,定期测体重,注意观察水肿消长情况。

3. 氧疗护理

根据病情及血气分析决定给氧方式,通常采用低流量(1～2L/min)、低浓度(25%～29%)、持续吸氧(15小时/天以上),以防止因缺氧完全纠正后,使外周化学感受器失去低氧的刺激而抑制自主呼吸,加重缺氧和二氧化碳潴留。

(二)病情观察

密切观察患者有无发绀、呼吸困难等呼吸衰竭的表现;有无胸闷、心悸、颈静脉怒张、肝大、腹胀、下肢水肿等右心衰竭表现;密切观察患者有无头痛、烦躁不安、神志改变、睡眠倒错等肺性脑病的表现。

(三)用药护理

1. 强心药

使用洋地黄类药物时,询问有无洋地黄用药史,遵医嘱准确用药,注意观察药物毒性反应。每次给药前应纠正缺氧、测心率、用药后了解不良反应，如：有无恶心、呕吐等消化道反应或黄视、绿视等神经系统症状。

2. 利尿药

应用利尿药后易出现低钾、低氯性碱中毒，避免过度脱水，以免引起血液浓缩、痰液黏稠不易排出，使用排钾利尿药时遵医嘱补钾。

3. 血管扩张药

使用时易出现心率加快、血压下降，应注意观察和预防，避免直立性低血压导致昏厥的发生。

4. 镇静药、麻醉药

对二氧化碳潴留、呼吸道分泌物多的重症患者，应慎用，以避免抑制呼吸中枢而出现肺性脑病。

(四)心理护理

对患者进行适当的心理疏导，减轻心理压力，使患者认识到充分的休息、良好的心态对心肺功能恢复的重要意义。

## 五、健康指导

(一)疾病知识指导

(1)向患者和家属介绍疾病发生、发展过程及去除病因和诱因的重要性，积极治疗原发病。

(2)鼓励患者戒烟，避免吸入尘埃、刺激性气体，注意保暖，预防上呼吸道感染。

(3)指导患者适当休息，摄取足够营养。

(二)用药指导

指导患者遵医嘱用药和注意观察药物的不良反应，坚持家庭氧疗和定期随访。

(三)康复指导

指导患者坚持呼吸功能锻炼和全身运动锻炼，如缩唇呼吸法和腹式呼吸法的训练，有计划做有氧运动等。

（张芳芳）

# 第十二章 神经内科常见疾病的护理及康复护理

## 第一节 脑梗死

脑梗死，又称缺血性脑卒中，是指由于脑供血障碍引起脑缺血、缺氧，使局部脑组织发生不可逆性损害，导致脑组织缺血、缺氧性坏死。临床常按发病机制，将脑梗死分为脑血栓形成、脑栓塞、脑分水岭梗死、脑腔隙性梗死等。下面重点介绍脑血栓形成和脑栓塞。

### 一、脑血栓形成

脑血栓形成是脑梗死中最常见的类型，是指由于脑动脉粥样硬化等原因导致动脉管腔狭窄、闭塞或血栓形成，引起急性脑血流中断，脑组织缺血、缺氧、软化、坏死；又称为动脉粥样硬化血栓形成性脑梗死。

#### （一）病因和发病机制

最常见的病因是动脉粥样硬化，其次为高血压、糖尿病、高血脂等。血黏度增高、血液高凝状态也可以是脑血栓形成的原因。

神经细胞在完全缺血、缺氧后十几秒即出现电位变化，随后大脑皮质、小脑、延髓的生物电活动也相继消失。脑动脉血流中断持续5分钟，神经细胞就会发生不可逆性损害，出现脑梗死。急性脑梗死病灶由缺血中心区及其周围的缺血半暗带组成。其中，缺血中心区由于严重缺血、细胞能量衰竭而发生不可逆性损害；缺血半暗带由于局部脑组织还存在大动脉残留血液和(或)侧支循环，缺血程度较轻，仅功能缺损，具有可逆性，故在治疗和神经功能恢复上具有重要作用。

#### （二）临床表现

好发于中老年人。多数患者有脑血管病的危险因素，如冠心病、高血压、糖尿病、血脂异常等。部分患者有前驱症状，如肢体麻木、头痛、眩晕、TIA反复发作等。多在安静状态下或睡眠中起病，如晨起时发现半身不遂。症状和体征多在数小时至1～2天达高峰。患者一般意识清楚，但当发生基底动脉血栓或大面积脑梗死时，病情严重，可出现意识障碍，甚至有脑疝形成，最终导致死亡。

临床症状复杂多样，取决于病变部位、血栓形成速度及大小、侧支循环状况等，可表现为运动障碍、感觉障碍、语言障碍、视觉障碍等。

1. 颈内动脉系统受累

可出现三偏征（对侧偏瘫、偏身感觉障碍、同向性偏盲），优势半球受累可有失语，非优势半球病变可有体像障碍；还可出现中枢性面舌瘫、尿潴留或尿失禁。

2. 椎－基底动脉系统受累

常出现眩晕、眼球震颤、复视、交叉性瘫痪、构音障碍、吞咽困难、共济失调等，还可出现延髓背外侧综合征、闭锁综合征等各种临床综合征。如基底动脉主干严重闭塞导致脑桥广泛梗死，可表现为四肢瘫、双侧瞳孔缩小、意识障碍、高热，常迅速死亡。

(三)实验室及其他检查

头颅CT:发病24小时内图像多无改变,24小时后梗死区出现低密度灶。对超早期缺血性病变、脑干、小脑梗死及小灶梗死显示不佳。

头颅MRI:发病数小时后,即可显示$T_1$低信号、$T_2$长信号的病变区域。与CT相比,还可以发现脑干、小脑梗死及小灶梗死。功能性MRI[弥散加权成像(DWI)及灌注加权成像(PWI)]可更早发现梗死灶,为超早期溶栓治疗提供了科学依据。目前认为弥散－灌注不匹配区域为半暗带。

脑血管造影(DSA)、磁共振血管成像(MRA)、CT血管成像(CTA)、血管彩超及经颅多普勒超声等检查,有助于发现血管狭窄、闭塞、痉挛的情况。

血液化验、心电图及经食道超声心动图等常规检查,有助于发现病因和危险因素。

脑脊液检查一般正常。大面积脑梗死时,脑脊液压力可升高,细胞数和蛋白可增加;出血性梗死时可见红细胞。目前由于头颅CT等手段的广泛应用,脑脊液已不再作为脑卒中的常规检查。

(四)诊断要点

中老年患者,有动脉粥样硬化等危险因素,病前可有反复的TIA发作;安静状态下起病,出现局灶性神经功能缺损,数小时至1～2天内达高峰;头颅CT在24～48小时内出现低密度灶;一般意识清楚,脑脊液正常。

(五)治疗要点

1. 急性期治疗

重视超早期(发病6小时以内)和急性期的处理,溶解血栓和脑保护治疗最为关键。但出血性脑梗死时,禁忌溶栓、抗凝、抗血小板治疗。

(1)一般治疗

①早期卧床休息,保证营养供给,保持呼吸道通畅,维持水、电解质平衡,防治肺炎、尿路感染、压疮、深静脉血栓、上消化道出血等并发症。

②调控血压:急性期患者会出现不同程度的血压升高,处理取决于血压升高的程度和患者的整体状况。但血压过低对脑梗死不利,会加重脑缺血。因此,当收缩压低于24kPa(180mmHg)或舒张压低于14.67kPa(110mmHg)时,可不需降压治疗,以下情况应当平稳降压:收缩压大于29.33kPa(220mmHg)或舒张压大于16kPa(120mmHg),梗死后出血,合并心肌缺血、心衰、肾衰竭和高血压脑病等。

(2)超早期溶栓:目的是通过溶栓使闭塞的动脉恢复血液供应,挽救缺血半暗带的脑组织,防止发生不可逆性损伤。治疗的时机是影响疗效的关键,多在发病6小时内进行,并应严格掌握禁忌证:

①有明显出血倾向者。

②近期有脑出血、心肌梗死、大型手术病史者。

③血压高于24/14.67kPa(180/110mmHg)。

④有严重的心、肝、肾功能障碍者。溶栓的并发症可能有梗死后出血、身体其他部位出血、溶栓后再灌注损伤、脑组织水肿、溶栓后再闭塞。美国FDA及欧洲国家均已批准缺血性脑卒中发病3小时内应用重组组织型纤溶酶原激活剂(rt－PA)静脉溶栓治疗,不仅显著减少患者死亡及严重残疾的危险性,而且还大大改善了生存者的生活质量。我国采用尿激酶

(UK)对发病 6 小时内,脑 CT 无明显低密度改变且意识清楚的急性脑卒中患者进行静脉溶栓治疗是比较安全、有效的。现有资料不支持临床采用链激酶溶栓治疗。动脉溶栓较静脉溶栓治疗有较高的血管再通率,但其优点被耽误的时间所抵消。

(3)抗血小板、抗凝治疗:阻止血栓的进展,防止脑卒中复发,改善患者预后。主要应用阿司匹林 50～150mg/d,或氯吡格雷(波立维)75mg/d。

(4)降纤治疗:降解血中纤维蛋白原,增强纤溶系统活性,抑制血栓形成。主要药物有巴曲酶、降纤酶、安克洛酶和蚓激酶。

(5)抗凝治疗:急性期抗凝治疗虽已广泛应用多年,但一直存在争议。常用普通肝素及低分子肝素等。

(6)脑保护剂:胞二磷胆碱、钙拮抗剂、自由基清除剂、亚低温治疗等。

(7)脱水降颅压:大面积脑梗死时,脑水肿严重,颅内压会明显升高,应进行脱水降颅压治疗。常用药物有甘露醇、速尿、甘油果糖,方法参见脑出血治疗。

(8)中医中药:可以降低血小板聚集、抗凝、改善脑血流、降低血黏度、保护神经。常用药物有丹参、三七、川芎、葛根素及银杏叶制剂等,还可以针灸治疗。

(9)介入治疗:包括颅内外血管经皮腔内血管成形术及血管内支架置入术等。

2. 恢复期治疗

(1)康复治疗:患者意识清楚、生命体征平稳、病情不再进展 48 小时后,即可进行系统康复治疗。包括运动、语言、认知、心理、职业与社会康复等内容。

(2)二级预防:积极寻找并去除脑血管病的危险因素,适当应用抗血小板聚集药物,降低脑卒中复发的危险性。

### (六)主要护理措施

1. 加强基础护理

保持环境安静、舒适。加强巡视,及时满足日常生活需求。指导和协助患者洗漱、进食、如厕或使用便器、更衣及沐浴等,更衣时注意先穿患侧、先脱健侧。做好皮肤护理,帮助患者每 2 小时翻身一次,瘫痪一侧受压时间间隔应更短,保持床单位整洁,防止压疮和泌尿系感染。做好口腔护理,防止肺部感染。

2. 饮食护理

根据患者具体情况,给予低盐、低脂、糖尿病饮食。吞咽困难、饮水呛咳者,进食前应注意休息。稀薄液体容易导致误吸,故可给予软食、糊状的黏稠食物,放在舌根处喂食。为预防食管反流,进食后应保持坐立位半小时以上。有营养障碍者,必要时可给予鼻饲。

3. 药物护理

使用溶栓、抗凝药物时应严格注意药物剂量,监测凝血功能,注意有无出血倾向等不良反应;口服阿司匹林患者应注意有无黑便情况;应用甘露醇时警惕肾脏损害;使用血管扩张药尤其是尼莫地平时,监测血压变化。同时,应积极治疗原发病,如冠心病、高血压、糖尿病等,尤其要重视对 TIA 的处理。

4. 康复护理

康复应与治疗并进,目标是减轻脑卒中引起的功能缺损,提高患者的生活质量。在急性期,康复主要是抑制异常的原始反射活动,重建正常运动模式,其次才是加强肌肉力量的训练。

(1)指导体位正确摆放:上肢应注意肩外展、肘伸直、腕背伸、手指伸展;下肢应注意用沙袋抵住大腿外侧以免髋外展、外旋,膝关节稍屈曲,足背屈与小腿成直角。可交替采用患侧卧位、健侧卧位、仰卧位。

(2)保持关节处于功能位置,加强关节被动和主动活动,防止关节挛缩变形而影响正常功能。注意先活动大关节,后活动小关节,在无疼痛状况下,应进行关节最大活动范围的运动。

(3)指导患者床上翻身、移动、桥式运动的技巧,训练患者的平衡和协调能力,以及进行自理活动和患肢锻炼的方法,并教会家属如何配合协助患者。

(4)康复过程中要注意因人而异、循序渐进的原则,逐渐增加肢体活动量,并预防废用综合征和误用综合征。

5. 安全护理

为患者提供安全的环境,床边要有护栏;走廊、厕所要装扶手;地面要保持平整干燥,防湿、防滑,去除门槛或其他障碍物。呼叫器应放于床头患者随手可及处;穿着防滑的软橡胶底鞋;护士行走时不要在其身旁擦过或在其面前穿过,同时避免突然呼唤患者,以免分散其注意力;步态不稳者,可选用三角手杖等合适的辅助工具,并保证有人陪伴,防止受伤。夜间起床时要注意三个半分钟,即“平躺半分钟、床上静坐半分钟、双腿下垂床沿静坐半分钟”,再下床活动。

6. 心理护理

脑血栓形成的患者,因偏瘫致生活不能自理、病情恢复较慢、后遗症较多等问题,常易产生自卑、消极、急躁等心理。护士应主动关心和了解患者的感受,鼓励患者做力所能及的事情,并组织病友之间进行交流,使之积极配合治疗和康复。

(七)预后

脑血栓形成的急性期病死率为5%～15%,存活者中致残率约为50%。影响预后的最主要因素是神经功能缺损程度,其他还包括年龄、病因等。

## 二、脑栓塞

脑栓塞是指血液中的各种栓子,随血液流入脑动脉而阻塞血管,引起相应供血区脑组织缺血坏死,导致局灶性神经功能缺损。

(一)病因和发病机制

脑栓塞按栓子来源分为三类:

1. 心源性栓子

为脑栓塞最常见病因,约占95%。引起脑栓塞的心脏疾病有房颤、风湿性心脏病、心肌梗死、心肌病、感染性心内膜炎、先天性心脏病、心脏手术等,其中房颤是引起心源性脑栓塞最常见的原因。

2. 非心源性栓子

可见于主动脉弓和颅外动脉的粥样硬化斑块及附壁血栓的脱落,还可见脂肪滴、空气、寄生虫卵、肿瘤细胞等栓子或脓栓。

(二)临床表现

任何年龄均可发病,风湿性心脏病、先天性心脏病等以中、青年为主,冠心病及大动脉病变以老年为主。一般无明显诱因,也很少有前驱症状。脑栓塞是起病速度最快的脑卒中类型,症状常在数秒或数分钟内达高峰,多为完全性卒中。起病后多数患者有意识障碍,但持续时间常较短。临床症状取决于栓塞部位、大小及侧支循环的建立情况,表现为局灶性神经功能缺损(参见本节"脑血栓形成"部分)。发生在颈内动脉系统的脑栓塞约占80%。脑栓塞发生出血性梗死的机会较脑血栓形成多见。

(三)实验室及其他检查

头颅CT、MRI:可显示脑栓塞的部位和范围(参见本节"脑血栓形成"部分)。

常规进行超声心动图、心电图、胸部X线片等检查,以确定栓子来源。

脑血管造影、MRA、CTA、血管彩超、经颅多普勒超声等检查,有助于发现颅内外动脉的狭窄程度和动脉斑块。

脑脊液检查:压力正常或升高,蛋白质常升高。感染性栓塞时白细胞增加;出血性栓塞时可见红细胞。

(四)诊断要点

任何年龄均可发病,以青壮年较多见;病前有房颤、风湿性心脏病、动脉粥样硬化等病史;突发偏瘫、失语等局灶性神经功能缺损症状,数秒或数分钟内症状达高峰;头颅CT、MRI等有助于明确诊断。

(五)治疗要点

1. 脑部病变的治疗

与脑血栓形成的治疗大致相同。尤其主张抗凝、抗血小板聚集治疗,防止形成新的血栓,预防复发。但出血性梗死、感染性栓塞时,应禁用溶栓、抗血小板、抗凝治疗。

2. 原发病治疗

目的是根除栓子来源,防止复发。如心源性脑栓塞容易再发,急性期应卧床休息数周,避免活动,并积极治疗房颤等原发心脏疾病。感染性栓塞时应积极应用抗生素。脂肪栓塞时可用5%碳酸氢钠等脂溶剂。

(六)主要护理措施

参见本节"脑血栓形成"部分。

(七)预后

脑栓塞急性期病死率为5%~15%,多死于严重脑水肿引起的脑疝、肺部感染和心衰。栓子来源不能消除者容易复发,复发者病死率更高。

(张芳芳)

## 第二节　短暂性脑缺血发作

短暂性脑缺血发作(TIA)是指历时短暂、经常反复发作的脑局部供血障碍,导致供血区局限性神经功能缺失症状,每次发作持续数分钟至1小时,不超过24小时即可完全恢复。被公认为缺血性脑血管病最重要的危险因素,近期频繁发作的TIA是脑梗死的特级警报,4%~8%完全性卒中患者发生于TIA之后。

### 一、临床表现

TIA的好发年龄为50~70岁,65岁以上的患者占25.3%,男性患者多于女性患者。临床表现是发病突然，无先兆，迅速出现局限性神经功能或视网膜功能障碍，一般无意识障碍，历时 5～20 分钟，可反复发作，但一般在 24 小时内完全恢复，每次发作的症状相对比较恒定，无后遗症。常有高血压、糖尿病、心脏病和高脂血症病史。

TIA 可累及颈内动脉系统或椎－基底动脉系统，亦可同时累及数根血管，产生不同的症状。

（一）颈内动脉系统

TIA 常出现对侧肢体单瘫，轻偏瘫，偏身感觉障碍，单眼视力障碍，或者是动作迟缓、无力、笨拙。特征性症状为眼动脉交叉瘫（病变侧单眼一过性黑矇或失明、对侧偏瘫及感觉障碍）和 Horner 征交叉瘫（病变侧 Horner 征、对侧偏瘫）；主侧半球受累可出现失语症。

（二）椎－基底动脉系统

TIA 常见的如眩晕，一侧或两侧视力障碍，平衡及协调运动障碍、恶心呕吐等。特征性症状可出现猝倒发作：表现为患者转头或仰头时，下肢突然失去张力而跌倒，无意识丧失，常可很快自行站起；也可出现精神症状，最常见的是一过性遗忘症（TGA）：发作时出现短时间记忆丧失，患者对此有自知力，持续数分钟至数十分钟，发作时对时间、地点定向障碍，但谈话、书写和计算能力保持；双眼视力障碍发作，暂时性皮质盲。可能出现的症状有吞咽障碍、构音不清、一侧或双侧面瘫、口周麻木或交叉性感觉障碍；眼外肌麻痹和复视等。

颈动脉系统 TIA 比椎－基底动脉 TIA 更易发展为完全性卒中，且反复发作，尤其是短期内反复发作，危险性更大。

实验室检查可以发现与脑血管病有关的危险因素。神经影像学检查通常没有异常发现。部分患者的全脑血管造影可以发现颈动脉或椎动脉狭窄。

## 二、诊断与鉴别诊断

TIA 的诊断主要依靠病史，反复出现刻板的神经功能缺失表现，且症状和体征在 24 小时内完全恢复，应考虑本病。一般应与部分性癫痫、昏厥、血管性头痛、周期性麻痹等鉴别。诊断 TIA 主要是寻找病因，老年人常规行血糖、血脂、TCD 等检查。对青年人进行血沉、风湿、抗磷脂抗体等检查排除自身免疫性疾病；用酶联免疫吸附试验（ELISA）监测血液中囊虫抗体排除脑囊虫病；用血清钩体显凝试验和补体结合试验排除螺旋体病；对某些 TIA 发作频繁的青年患者，有必要行脑血管造影以明确有无 Moyamoya 病等其他血管性疾病。常需要与以下疾病鉴别：部分性癫痫、梅尼埃病、心脏疾病等。

## 三、治疗

TIA 的治疗应注重个体化，特别对非动脉粥样硬化所致的 TIA 者，应针对不同病因，采用不同措施。未经治疗的 TIA 以后发生脑梗死的可能性为 5%～7%，比无 TIA 的人群高 16 倍。

治疗的目的是消除病因、减少及预防复发、保护脑功能。

（一）病因治疗

对有明确病因者应尽可能针对病因治疗，如 CT 或 MRI 显示有与症状相一致的梗死灶或出血者，应分别按脑梗死或脑出血处理。对于首次动脉粥样硬化所致 TIA 发作患者，即应及时识别危险因素，采取措施加以干预。对颈动脉有明显动脉粥样硬化斑，狭窄（>70%）或血栓形成，影响了脑内血供并有反复 TIA 者，可行颈动脉内膜剥离术、血栓内膜切除术、颅内外动脉吻合术或血管内介入治疗等。TIA 的危险因素包括高血压、糖尿病、高脂血症、心脏疾患、吸烟、过度饮酒、服用避孕药及遗传家族史等。

(二)预防性药物治疗

1. 抗血小板聚集药

TIA 一经确诊,应立即服用抗血小板聚集药,可避免 TIA 发生,减少 TIA 复发。最常选用的代表药物有以下几种:

(1)阿司匹林的主要作用机制是使环氧化酶乙酰化,抑制环氧化酶活性,从而阻断血栓素的合成。目前,国际推荐阿司匹林的最适剂量为 25～325mg/d,分 2～4 次服用。我国采用 25～75mg/d 的长期、小剂量疗法。阿司匹林口服后吸收迅速(8～30 分钟),血药浓度多数在 20 分钟内达高峰,且半衰期短(3～5 小时),因此,TIA 一经确诊,应立即服用阿司匹林。如果患者无明显不良反应,可长期口服或与其他抗血小板药交替服用。主要不良反应为胃肠毒性,轻者恶心、上腹部疼痛,重者胃肠出血,其强弱与剂量有关。对于服用阿司匹林期间 TIA 再发,或因胃肠道反应不能耐受者,可选用其他抗血小板药。

(2)噻氯匹啶:通过激活腺苷酸环化酶,抑制血小板膜糖蛋白Ⅱb～Ⅲ纤维蛋白结合,增加前列环素生成等多种途径抑制血小板聚集性。一般口服后 24～48 小时发挥作用,5～8d 达高峰,停药后其抗血小板作用仍可持续 5～7 天。常用剂量为 125～250mg,1 次/天。噻氯匹啶的抗血小板作用无性别差异性,因此,对于女性患者,服阿司匹林治疗失败者,椎一基底动脉 TIA,伴高血压及糖尿病者,可应用噻氯匹啶。由于该药与阿司匹林的作用环节不同,故两者可以联合应用,特别是 TIA 后的 1～2 天,可以更好的发挥阿司匹林作用迅速的优势。最常见的不良反应为腹泻,最严重的不良反应为粒细胞减少,大多数发生在最初 3 个月内,故需要每 2 周做血细胞学分类计数检查。

(3)氯吡格雷:化学结构及作用机制与噻氯匹啶相似,但不良反应较轻,特别是没有严重的骨髓毒性。因此,可作为阿司匹林的另一替代药物,尤其适用于阿司匹林不能耐受者。常用的剂量为 75mg,1 次/天。

(4)其他抗血小板药如双嘧达莫、银杏叶制剂、丹参等在临床上均可采用。

2. 抗凝治疗

对于 TIA 发作频繁或抗血小板治疗无效患者,可采用抗凝药物。低分子肝素是肝素的降解产物,相对分子质量为 4000～5000,抗血栓特异性强,皮下注射生物利用度可达 95%,半衰期为 200～300 分钟,为普通肝素的 2～4 倍。而其出血、血小板减少、骨质疏松等危险性均小于普通肝素。用法为腹部皮下注射 5000U,每日 1 或 2 次,连续 10～14 天。但是亦应经常检测出、凝血时间,注意出血倾向。对伴有心房颤动的 TIA 患者,应选择华法林(苄丙酮香豆素钠)口服,2～4mg/d。抗凝治疗的确切疗效还有待进一步评估。

3. 改善脑循环

首先去除引起脑血流量下降的病因,如调整血压、改善心功能、补充血容量等。右旋糖酐一40 既有扩容作用,又能降低血液黏稠度、改善微循环。剂量为每日 250～500mL,静脉滴注,10～14 天为 1 个疗程。其他常用药物有钙离子拮抗药、培他啶、烟酸、罂粟碱等。

4. 脑保护治疗

对频繁发作的 TIA,神经影像学检查显示有缺血或脑梗死病灶者,可给予钙离子拮抗药,如尼莫地平、西比林等脑保护治疗。

5. 外科治疗

(1)颈动脉内膜切除术：对高度颈动脉狭窄(血管狭窄 70%～99%)的 TIA 患者，动脉内膜切除术为最佳适应证。对狭窄 50%～69%者，其手术疗效不及严重狭窄者，该手术对狭窄<50%的患者无效。

(2)颈动脉血管内支架术：主要适应于动脉粥样硬化所致狭窄率>70%者，其危险性低于内膜切除术，主要并发症为栓子脱落所致脑栓塞。

(3)对椎－基底动脉显著狭窄，经内科治疗无效者，可行椎动脉－颈总动脉吻合或行血管内支架术。

## 四、预后

未经治疗或治疗无效的病例，约 1/3 发展为脑梗死，1/3 继续发作，1/3 可自行缓解。

## 五、护理

(一)护理评估

1. 病因及发病机制

TIA 病因尚不完全清楚。基础病因是动脉粥样硬化，这种反复发作主要是供应脑部的大动脉痉挛、缺血，小动脉发生微栓塞所致；也可能由于血流动力学的改变、血液成分的异常等引起局部脑缺血症状。治疗上以祛除病因、减少和预防复发、保护脑功能为主，对由明确的颈部血管动脉硬化斑块引起明显狭窄或闭塞者可选用手术治疗。

2. 健康史

了解发病的诱因、症状及持续时间。一般 TIA 多发于 50～70 岁中老年人，男性较多。突然起病，迅速出现局限性神经功能缺失的症状与体征，数分钟达到高峰，持续数分钟或十余分钟缓解，不遗留后遗症；可反复发作，每次发作症状相似。

3. 身体评估

(1)了解分型与临床表现：临床上常将 TIA 分为颈内动脉系统和椎－基底动脉系统两大类。

颈内动脉系统 TIA：持续时间短，发作频率少，较易发；生脑梗死。常见症状有对侧单肢无力

或轻度偏瘫，感觉异常或减退、病变侧单眼一过性黑矇是颈内动脉分支眼动脉缺血的特征性症状，优势半球受累可出现失语症。

椎－基底动脉系统 TIA：持续时间长，发作频率多，进展至脑梗死机会少。常见症状有阵发性眩晕、平衡障碍，一般不伴耳鸣。其特征性症状为跌倒发作和短暂性全面性遗忘症。还可出现复视、眼震、构音障碍、共济失调、吞咽困难等。

(2)了解既往史和用药情况：既往是否有原发性高血压、心脏病、高脂血症和糖尿病病史，并且了解用药情况，血压血糖控制情况。

(3)了解患者的饮食习惯和家族史：了解患者是否长期摄入高胆固醇饮食，是否偏食、嗜食，是否吸烟、饮酒，了解其长辈及家属有无脑血管病的患病情况。

4. 实验室及其他检查

数字减影血管造影(DSA)可见颈内动脉粥样硬化斑块、狭窄等；彩色经颅多普勒(TCI)脑血流检查可显示血管狭窄、动脉粥样硬化斑块。

5. 心理、社会评估

突然发病引起患者的恐惧、焦虑。

(二)主要护理诊断及医护合作性问题

1. 知识缺乏

缺乏本病防治知识。

2. 有受伤的危险

与突发眩晕、平衡失调及一过性失明等有关。

3. 潜在并发症

脑卒中。

(三)护理目标

能够对疾病的病因和诱发因素有一定的了解，积极治疗相关疾病，患者的焦虑有所减轻。

(四)护理措施

1. 祛除危险因素

帮助患者寻找和祛除自身的危险因素，积极治疗原发病，让患者了解肥胖、吸烟、酗酒、饮食结构不合理与本病的关系，改变不良生活方式，养成良好的生活习惯，防止发生高血压和动脉粥样硬化，从而预防 TIA 的发生。

2. 饮食护理

让患者了解高盐、低钙、高肉类、高动物脂肪饮食以及吸烟、酗酒等与本病的关系；指导患者进食低脂、低胆固醇、低盐、低糖、充足蛋白质和丰富维生素饮食，戒除烟酒，忌刺激性及辛辣食物，避免暴饮暴食。

3. 用药护理

TIA 治疗目的是消除病因、减少及预防复发、保护脑功能，对短时间内反复发作者，应采取有效治疗，防止脑梗死发生。病因明确者应针对病因进行治疗。目前对短暂性脑缺血发作的治疗性和预防性用药主要是抗血小板聚集药和抗凝药物两大类。抗血小板聚集药可减少微栓子及 TIA 复发。常见药物有阿司匹林和噻氯匹定；而抗凝治疗适用于发作次数多，症状较重，持续时间长，且每次发作症状逐渐加重，又无明显禁忌证的患者，常见药物有肝素和华法林。还可给予钙拮抗剂、脑保护治疗和中医中药。抗凝治疗首选肝素。

按医嘱服药，在用抗凝药治疗时，应密切观察有无出血倾向。抗血小板聚集药如阿司匹林宜饭后服，以防胃肠道刺激，并注意观察有无上消化道出血征象。详细告知药物的作用机制、不良反应及用药注意事项，并注意观察药物的疗效情况。

4. 健康指导

(1)疾病知识指导：详细告知患者本病的病因、常见症状、预防及治疗知识。帮助患者消除恐惧心理，同时强调本病的危害性。

(2)适当运动：坚持适当的体育锻炼和运动，注意劳逸结合。鼓励患者坚持慢跑、快走、打太极拳、练气功等，促进心血管功能，改善脑血液循环。对频繁发作的患者应尽量减少独处时间，避免发生意外。

(3)用药指导：嘱患者按医嘱服药，不要随意更改药物及停药；告知患者药物的作用、不良反应及用药注意事项。如发现 TIA 反复发作，症状加重，应及时就医。

(4)保持心情愉快,情绪稳定,避免精神紧张和过度疲劳。

5. 心理护理

帮助患者了解本病治疗和预后的关系,消除患者的紧张、恐惧心理,保持乐观心态,积极配合治疗,并自觉改变不良生活方式,建立良好生活习惯。

(五)护理评价

患者对疾病相关知识有了一定的认识,知道如何服用药物和自我监测病情,学会积极地配合治疗,患者的焦虑减轻或消失,有效地预防了并发症的发生。

(李雪华)

## 第三节　帕金森病

帕金森病旧称震颤麻痹,是发生于中年以上的中枢神经系统慢性进行性变性疾病,病因至今不明。多缓慢起病,逐渐加重。病变主要在黑质和纹状体。其他疾病累及锥体外系统也可引起同样的临床表现者,则称为震颤麻痹综合征或帕金森综合征。由 James Parkinson (1817 年)首先描述。65 岁以上人群患病率为 1000/10 万,随年龄增高,男性稍多于女性。

### 一、临床表现

(一)震颤

肢体和头面部不自主抖动,这种抖动在精神紧张时和安静时尤为明显,病情严重时抖动呈持续性,只有在睡眠后消失。

(二)肌肉僵直,肌张力增高

表现手指伸直,掌指关节屈曲,拇指内收,腕关节伸直,头前倾,躯干俯屈,髋关节和膝关节屈曲等特殊姿势。

(三)运动障碍

运动减少,动作缓慢,写字越写越小,精细动作不能完成,开步困难,慌张步态,走路前冲,呈碎步,面部缺乏表情。

(四)其他症状

多汗、便秘,油脂脸,直立性低血压,精神抑郁症状等,部分患者伴有智力减退。

### 二、体格检查

(一)震颤

检查可发现静止性、姿势性震颤,手部可有搓丸样动作。

(二)肌强直

患肢肌张力增高,可因均匀的阻力而出现“铅管样强直”,如伴有震颤则似齿轮样转动,称为“齿轮样强直”。四肢躯干颈部和面部肌肉受累出现僵直,患者出现特殊姿态。

(三)运动障碍

平衡反射、姿势反射和翻正反射等障碍以及肌强直导致的一系列运动障碍,写字过小症以及慌张步态等。

(四)自主神经系统体征

仅限于震颤一侧的大量出汗和皮脂腺分泌增加等体征,食管、胃及小肠的功能障碍导致吞咽困难和食管反流，以及顽固性便秘等。

## 三、辅助检查

### (一)MRI

唯一的改变为在 $T_2$ 相上呈低信号的红核和黑质网状带间的间隔变窄。

### (二)正电子发射计算机断层扫描(PET)

可检出纹状体摄取功能下降，其中又以壳核明显，尾状核相对较轻，即使症状仅见于单侧的患者也可查出双侧纹状体摄功能降低。尚无明确症状的患者，PET 若检出纹状体的摄取功能轻度下降或处于正常下界，以后均发病。

## 四、诊断

### (一)诊断思维

(1)帕金森病实验室检查及影像学检查多无特殊异常，临床诊断主要依赖发病年龄、典型临床症状及治疗性诊断(即应用左旋多巴有效)。

(2)帕金森病诊断明确后，还须进行 UPDRS 评分及分级，来评判帕金森病的严重程度并指导下步治疗。

### (二)鉴别诊断

1. 脑炎后帕金森综合征

通常所说的昏睡性脑炎所致帕金森综合征，已近 70 年未见报道，因此该脑炎所致脑炎后帕金森综合征也随之消失。近年报道病毒性脑炎患者可有帕金森样症状，但本病有明显感染症状，可伴有颅神经麻痹、肢体瘫痪、抽搐、昏迷等神经系统损害的症状，脑脊液可有细胞数轻－中度增高、蛋白增高、糖减低等。病情缓解后其帕金森样症状随之缓解，可与帕金森病鉴别。

2. 肝豆状核变性

隐性遗传性疾病、约 1/3 有家族史，青少年发病、可有肢体肌张力增高、震颤、面具样脸、扭转痉挛等锥体外系症状。具有肝脏损害，角膜 K－F 环及血清铜蓝蛋白降低等特征性表现。可与帕金森病鉴别。

3. 特发性震颤

属显性遗传病，表现为头、下颌、肢体不自主震颤，震颤频率可高可低，高频率者甚似甲状腺功能亢进，低频者甚似帕金森震颤。本病无运动减少、肌张力增高及姿势反射障碍，并于饮酒后消失，普萘洛尔治疗有效等，可与原发性帕金森病鉴别。

4. 进行性核上性麻痹

本病也多发于中老年，临床症状可有肌强直、震颤等锥体外系症状。但本病有突出的眼球凝视障碍、肌强直以躯干为重、肢体肌肉受累轻而较好的保持了肢体的灵活性、颈部伸肌张力增高致颈项过伸与帕金森病颈项屈曲显然不同，均可与帕金森病鉴别。

5. Shy－Drager 综合征

临床常有锥体外系症状，但因有突出的自主神经症状，如：昏厥、直立性低血压、性功能及膀胱功能障碍，左旋多巴制剂治疗无效等，可与帕金森病鉴别。

6. 药物性帕金森综合征

过量服用利血平、氯丙嗪、氟哌啶醇及其他抗抑郁药物均可引起锥体外系症状，因有明显的服药史，并于停药后减轻可资鉴别。

7. 良性震颤

指没有脑器质性病变的生理性震颤（肉眼不易觉察）和功能性震颤。功能性震颤包括：

(1)生理性震颤加强（肉眼可见）：多呈姿势性震颤，与肾上腺素能的调节反应增强有关；也见于某些内分泌疾病，如嗜铬细胞瘤、低血糖、甲状腺功能亢进。

(2)可卡因和乙醇中毒以及一些药物的不良反应；癔症性震颤，多有心因性诱因，分散注意力可缓解震颤。

(3)其他：情绪紧张时和做精细动作时出现的震颤。良性震颤临床上无肌强直、运动减少和姿势异常等帕金森病的特征性表现。

## 五、治疗

### （一）一般治疗

因本病的临床表现为震颤、强直、运动障碍、便秘和生活不能自理，故家属及医务人员应鼓励 PD 早期患者多做主动运动，尽量继续工作，培养业余爱好，多吃蔬菜水果或蜂蜜，防止摔跤，避免刺激性食物和烟酒。对晚期卧床患者，应勤翻身，多在床上做被动运动，以防发生关节固定、压疮及坠积性肺炎。

### （二）药物治疗

PD 宜首选内科治疗，多数患者可通过内科药物治疗缓解症状。

各种药物治疗虽能使患者的症状在一定时期内获得一定程度的好转，但皆不能阻止本病的自然发展。药物治疗必须长期坚持，而长期服药则药效减退和不良反应难以避免。虽然有相当一部分患者通过药物治疗可获得症状改善，但即使目前认为效果较好的左旋多巴或复方多巴，也有 15%左右患者根本无效。用于治疗本病的药物种类繁多，现今最常用者仍为抗胆碱能药和多巴胺替代疗法。

1. 抗胆碱能药物

该类药物最早用于 Parkinson 病的治疗，常用者为苯海索 2mg，每日 3 次口服，可酌情增加；东莨菪碱 0.2mg，每日 3～4 次口服；苯甲托品 2～4mg，每日 1～3 次口服等。因苯甲托品对周围副交感神经的阻滞作用，不良反应多，应用越来越少。

2. 多巴胺替代疗法

此类药物主要补充多巴胺的不足，使乙酰胆碱－多巴胺系统重获平衡而改善症状。最早使用的是左旋多巴，但其可刺激外周多巴胺受体，引起多方面的外周不良反应，如恶心、呕吐、厌食等消化道症状和血压降低、心率失常等心血管症状。目前不主张单用左旋多巴治疗，用它与苄丝肼或甲基多巴肼的复合制剂。常用的药物有美多芭、息宁或帕金宁。

(1)美多芭：是左旋多巴和苄丝肼 4∶1 配方的混合剂。对病变早期的患者，开始剂量可用 62.5mg，日服 3 次。如患者开始治疗时症状显著，则开始剂量可为 125mg，每日 3 次；如效果不满意，可在第 2 周每日增加 125mg，第 3 周每日再增加 125mg。如果患者的情况仍不满意，则应每隔 1 周每日再增加 125mg。如果美多芭的日剂量＞1000mg，需再增加剂量只能每月增加 1 次。该药明显减少了左旋多巴的外周不良反应，但却不能改善其中枢不良反应。

(2)息宁：是左旋多巴和甲基多巴肼 10∶1 的复合物，开始剂量可用 125mg，日服 2 次，以后根据病情逐渐加量。其加药的原则和上述美多芭的加药原则是一致的。帕金宁是左旋多巴和甲基多巴肼 10∶1 的复合物的控释片，它可使左旋多巴血浓度更稳定并达 4～6 小时以上，有利于减少左旋多巴的剂末现象、开始现象和剂量高峰多动现象。但是，控释片也有一些缺陷，如起效慢，并且由于在体内释放缓慢，有可能在体内产生蓄积作用，反而有时出现异动症的现象，改用美多芭后消失。

3. 多巴胺受体激动剂

多巴胺受体激动剂能直接激动多巴胺能神经细胞突触受体，刺激多巴胺释放。

(1)溴隐亭：最常用，对震颤疗效好，对运动减少和强直均不及左旋多巴，常用剂量维持量为每日 15～40mg。

(2)协良行：患者使用时应逐步增加剂量，以达到不出现或少出现不良反应的目的。一般来讲，增加到每日 0.3mg 是比较理想的剂量，但对于个别早期的患者，可能并不需要增加到这个剂量，那么可以在你认为合适的剂量长期服用而不再增加。如果效果不理想，还可以根据病情的需要及对药物的耐受情况，每隔 5 天增加 0.025mg 或 0.05mg。

(3)泰舒达：使用剂量是每日 100～200mg。可以从小剂量每日 50mg 开始，可逐渐增加剂量。在帕金森病的早期，可以单独使用泰舒达治疗帕金森病，剂量最大可增加至每日 150mg。如果和左旋多巴合并使用，剂量可以维持在每日 50～150mg 左右。一般每使用 250mg 左旋多巴，可考虑合并使用泰舒达 50mg 左右。

(三)外科手术治疗

1. 立体定向手术治疗

立体定向手术包括脑内核团毁损、慢性电刺激和神经组织移植。

(1)脑内核团毁损

①第一次手术适应证：长期服药治疗无效或药物治疗不良反应严重者；疾病进行性缓慢发展已超过 3 年以上；年龄在 70 岁以下；工作能力和生活能力受到明显限制(按 Hoehn 和 Yahr 分级为Ⅱ～Ⅳ级)；术后短期复发，同侧靶点再手术。

②第二次对侧靶点毁损手术适应证：第一次手术效果好，术后震颤僵直基本消失，无任何并发症者；手术近期疗效满意并保持在 12 个月以上；年龄在 70 岁以下；两次手术间隔时间要 1 年；目前无明显自主神经功能紊乱症状或严重精神症状，病情仍维持在Ⅱ～Ⅳ级。

禁忌证：症状很轻，仍在工作者；年老体弱；出现严重关节挛缩或有明显精神障碍；严重的心、肝、肾功能不全，高血压脑动脉硬化者或有其他手术禁忌者。

(2)脑深部慢性电刺激(DBS)：目前 DBS 最常用的神经核团为丘脑腹中间核(VIM)，丘脑底核(STN)和苍白球腹后部(PVP)。

慢性刺激术控制震颤的效果优于丘脑腹外侧核毁损术，后者发生并发症也常影响手术的成功。通过改变刺激参数可减少不必要的不良反应，远期疗效可靠。该法尚可用于非帕金森性震颤，如多发硬化和创伤后震颤。

丘脑底核(STN)也是刺激术时选用的靶点。有学者(1994 年)报道应用此方法观察治疗一例运动不能的 PD 患者。靶点定位方法为脑室造影，并参照立体定向脑图谱，同时根据慢性电极刺激和电生理记录进行调整。发现神经元活动自发增多的区域位于 AC－PC 平面下 2～4mm，AC－PC 线中点旁 10mm。对该处进行 130Hz 刺激，可立即缓解运动不能症状(主要在对侧肢体)，但不诱发半身舞蹈症等运动障碍。上述观察表明，对 STN 进行慢性电刺激可用于治疗运动严重障碍的PD患者。

2. 脑细胞移植和基因治疗

帕金森病脑细胞移植术和基因治疗已在动物实验上取得很大成功，但最近临床研究显示，胚胎脑移植只能轻微改善60岁以下患者的症状，并且50%的患者在手术后出现不随意运动的不良反应，因此，目前此手术还不宜普遍采用。基因治疗还停留在实验阶段。

## 六、护理

### （一）护理评估

1. 健康史评估

（1）询问患者职业，农民的发病率较高，主要是他们与杀虫剂、除草剂接触有关。

（2）评估患者家族中有无患此病的人，PD与家族遗传有关，患者的家族发病率为7.5%～94.5%。

（3）评估患者居住、生活、工作的环境，农业环境中神经毒物（杀虫剂、除草剂），工业环境中暴露重金属等是PD的重要危险因素。

2. 临床观察评估

帕金森病常为50岁以上的中老年人发病，发病年龄平均为55岁，男性稍多，起病缓慢，进行性发展，首发症状多为动作不灵活与震颤，随着病程的发展，可逐渐出现下列症状和体征。

（1）震颤：常为首发症状，多由一侧上肢远端（手指）开始，逐渐扩展到同侧下肢及对侧肢体，下颌、口唇、舌及头部通常最后受累，典型表现是静止性震颤，拇指与屈曲的示指间呈“搓丸样”动作，安静或休息时出现或明显，随意运动时减轻或停止，紧张时加剧，入睡后消失。

（2）肌强直：肌强直表现为屈肌和伸肌同时受累，被动运动关节时始终保持增高的阻力，类似弯曲软铅管的感觉，故称“铅管样强直”；部分患者因伴有震颤，检查时可感到在均匀掌的阻力中出现断续停顿，如同转动齿轮感，称为“齿轮样强直”，是由于肌强直与静止性震颤叠加所致。

（3）运动迟缓：表现为随意动作减少，包括行动困难和运动迟缓，并因肌张力增高，姿势反射障碍而表现一系列特征性运动症状，如起床、翻身、步行、方向变换等运动迟缓；面部表情肌活动减少，常常双眼凝视，瞬目运动减少，呈现“面具”脸；手指做精细动作如扣钮、系鞋带等困难；书写时字越写越小，呈现“写字过小征”。

（4）姿势步态异常：站立时呈屈曲体姿，步态障碍甚为突出，患者自坐位、卧位起立困难，迈步后即以极小的步伐向前冲去，越走越快，不能及时停步或转弯，称慌张步态。

（5）其他症状：反复轻敲眉弓上缘可诱发眨眼不止。口、咽、腭肌运动障碍，讲话缓慢，语音低沉、单调，流涎，严重时可有吞咽困难。还有顽固性便秘、直立性低血压等；睡眠障碍；部分患者疾病晚期可出现认知功能减退、抑郁和视幻觉等，但常不严重。

3. 诊断性检查评估

（1）头颅CT：CT可显示脑部不同程度的脑萎缩表现。

（2）生化检测：采用高效液相色谱（HPLC）可检测到脑脊液和尿中HVA含量降低。

（3）基因检测：DNA印迹技术、PCRJDNA序列分析等在少数家族性PD患者可能会发现基因突变。

(4)功能显像检测:采用PET或SPECT与特定的放射性核素检测,可发现PD患者脑内DAT功能显著降低,且疾病早期即可发现,D2型DA受体(D2R)活性在疾病早期超敏、后期低敏,以及DA递质合成减少,对PD的早期诊断、鉴别诊断及病情进展监测均有一定的价值。

(二)护理问题

1. 运动障碍

帕金森病患者由于其基底核或黑质发生病变,以致负责运动的锥体外束发生功能障碍,患者运动的随意肌失去了协调与控制,产生运动障碍并随之带来一定的意外伤害。

(1)跌倒:震颤、关节僵硬、动作迟缓,协调功能障碍常是患者摔倒的原因。

(2)误吸:舌头、唇、颈部肌肉和眼睑亦有明显的震颤及吞咽困难。

2. 营养摄取不足

患者常因手、头不自主的震颤,进食时动作太慢,常常无法独立吃完一顿饭,以致未能摄取日常所需热量,因此,约有70%的患者有体重减轻的现象。

3. 便秘

由于药物的不良反应、缺乏运动、胃肠道中缺乏唾液(因吞咽能力丧失,唾液由口角流出),液体摄入不足及肛门括约肌无力,所以大多数患者有便秘。

4. 尿潴留

吞咽功能障碍以致水分摄取不足,贮存在膀胱的尿液不足200~300mL则不会有排尿的冲动感;排尿括约肌无力引起尿潴留。

5. 精神障碍

疾病使患者运动障碍。协调功能不良、顺口角流唾液,而且又无法进行日常生活的活动,因此患者会有心情抑郁、产生敌意、罪恶感或无助感等情绪反应。由于外观的改变,有些患者还会发生因自我形象的改变而造成与社会隔离的问题。

(三)护理目标

(1)患者未发生跌倒或跌倒次数减少。

(2)患者有足够的营养;患者进食水时不发生呛咳。

(3)患者排便能维持正常。

(4)患者能维持部分自我照顾的能力。

(5)患者及家属的焦虑症状减轻。

(四)护理措施

1. 安全护理

(1)安全配备,由于患者行动不便,在病房楼梯两旁、楼道、门把附近的墙上,增设沙发或木制的扶手,以增加患者开、关门的安全性;配置牢固且高度适中的座厕、沙发或椅。以利于患者坐下或站起,并在厕所、浴室增设可供扶持之物,使患者排便及穿脱衣服方便;应给患者配置助行器辅助设备;呼叫器置于患者床旁,日常生活用品放在患者伸手可及处。

(2)定时巡视,主动了解患者的需要,既要指导和鼓励患者增强自我照顾能力,做力所能及的事情,又要适当协助患者洗漱、进食、沐浴、如厕等。

(3)防止患者自伤患者动作笨拙。常有失误。应谨防其进食时烫伤。端碗持筷困难者尽量选择不易打碎的不锈钢餐具,避免使用玻璃和陶瓷制品。

2. 饮食护理

(1)增加饮食中的热量、蛋白质的含量及容易咀嚼的食物;吃饭少量多餐。定时监测体重变化;在饮食中增加纤维与液体的摄取,以预防便秘。

(2)进食时,营造愉快的气氛,因患者吞咽困难及无法控制唾液,所以有的患者喜欢单独进食;应将食物事先切成小块或磨研,并给予粗大把手的叉子或汤匙,使患者易于把持;给予患者充分的进食时间,若进食中食物冷却了,应予以温热。

(3)吞咽障碍严重者,吞咽可能极为困难,在进食或饮水时有呛咳的危险,而造成吸入性肺炎,故不要勉强进食,可改为鼻饲喂养。

3. 保持排便畅通

给患者摄取足够的营养与水分,并教导患者解便与排尿时,吸气后闭气,利用增加腹压的方法解便与排尿。另外,依患者的习惯,在进食后半小时应试着坐于马桶上排便。

4. 运动护理

告之患者运动锻炼的目的在于防止和推迟关节僵直和肢体挛缩,与患者和家属共同制订锻炼计划,以克服运动障碍的不良影响。

(1)尽量参与各种形式的活动,如散步、太极拳、床边体操等。注意保持身体和各关节的活动强度与最大活动范围。

(2)对于已出现某些功能障碍或坐起已感到困难的患者,要有目的有计划地锻炼。告诉患者知难而退或由他人包办只会加速功能衰退。如患者感到坐立位变化有困难,应每天做完一般运动后,反复练习起坐动作。

(3)必须指导患者注意姿势,以预防畸形。应小心观察头与颈部是否有弯曲的倾向。正确姿势有助于头、颈直立。躺于床上时,不应垫枕头,且患者应定期俯卧。

(4)本病常使患者起步困难和步行时突然僵住,因此嘱患者步行时思想要放松。尽量跨大步伐;向前走时脚要抬高,双臂摆动,目视前方而不要注视地面;转弯时,不要碎步移动,否则会失去平衡;护士和家属在协助患者行走时,不要强行拖着患者走;当患者感到脚黏在地上时,可告诉患者先向后退一步,再往前走,这样会比直接向前容易。

(5)过度震颤者让他坐在有扶手的椅子上,手抓着椅臂,可以稍加控制震颤。

(6)晚期患者出现显著的运动障碍时。要帮助患者活动关节,按摩四肢肌肉,注意动作轻柔,勿给患者造成疼痛。

(7)鼓励患者尽量试着独立完成日常生活的活动,自己安排娱乐活动,培养兴趣。

(8)让患者穿轻便宽松的衣服,可减少流汗与活动的束缚。

5. 合并抑郁症的护理

帕金森病患者的抑郁与帕金森疾病程度呈正相关。即患者的运动障碍愈重对其神经心理的影响愈严重。在护理患者时要教会患者一些心理调适技巧:重视自己的优点和成就;尽量维持过去的兴趣和爱好,积极参加文体活动,寻找业余爱好;向医师、护士及家人倾诉内心想法,疏泄郁闷,获得安慰和同情。

6. 睡眠异常的护理

(1)创造良好的睡眠环境:建议 PD 患者要有舒适的睡眠环境,如室温和光线适宜;床褥不宜太软,以免翻身困难;为运动过缓和僵直较重的患者提供方便上下床的设施;卧室内放尿壶及便器,有利于患者夜间如厕等。避免在有限的睡眠时间内实施影响患者睡眠的医疗护理操作。必须进行的治疗和护理操作应穿插于患者的自然觉醒时，以减少被动觉醒次数。

(2)睡眠卫生教育：指导患者养成良好的睡眠习惯和方式。建立比较规律的活动和休息时间表。

(3)睡眠行为干预

①刺激控制疗法：只在有睡意时才上床；床及卧室只用于睡眠，不能在床上阅读、看电视或工作；若上床15～20分钟不能入睡，则应考虑换别的房间，仅在又有睡意时才上床(目的是重建卧室与睡眠间的关系)；无论夜间睡多久，清晨应准时起床；白天不打瞌睡。

②睡眠限制疗法：教导患者缩短在床上的时间及实际的睡眠时间，直到允许躺在床上的时间与期望维持的有效睡眠时间一样长。当睡眠效率超过90%时，允许增加15～20分钟卧床时间。睡眠效率低于80%，应减少15～20分钟卧床时间。睡眠效率80%～90%，则保持卧床时间不变。最终，通过周期性调整卧床时间直至达到适度的睡眠时间。

③依据睡眠障碍的不同类型和药物的半衰期遵医嘱有的放矢地选择镇静催眠药物。并主动告知患者及家属使用镇静催眠药的原则，即最小剂量、间断、短期用药，注意停药反弹、规律停药等。

7. 治疗指导

药物不良反应的观察。

(1)遵医嘱准时给药，预防或减少"开关"现象、剂末现象、异动症的发生。

(2)药物治疗初起可出现胃肠不适，表现为恶心、呕吐等，有些患者可出现幻觉。但这些不良反应可以通过逐步增加剂量或降低剂量的办法得到克服。特别值得指出的是，有一部分患者过分担心药物的不良反应，表现为尽量推迟使用治疗帕金森病的药物，或过分地减少药物的服用量，这不仅对疾病的症状改善没有好处，长期如此将导致患者的心、肺、消化系统等出现严重问题。

(3)精神症状：服用安坦、金刚烷胺药物后，患者易出现幻觉，当患者表述一些离谱事时。护士应考虑到是服药引起的幻觉，立即报告医师，遵医嘱给予停药或减药，以防其发生意外。

8. 功能神经外科手术治疗护理

(1)手术方法：外科治疗方法目前主要有神经核团细胞毁损手术与脑深部电刺激器埋置手术两种方式。原理是抑制了脑细胞的异常活动，达到改善症状的目的。

(2)手术适应证：诊断明确的原发性帕金森病患者都是手术治疗的适合人群，尤其是对左旋多巴(美多芭或息宁)长期服用以后疗效减退，出现了"开关"波动现象、异动症和"剂末"恶化效应的患者。

(3)手术并发症：因手术靶点的不同，会有不同的并发症。苍白球腹后部(PVP)切开术可能出现偏盲或视野缺损，丘脑腹外侧核(VIM)毁损术可出现感觉异常如嘴唇、指尖麻木等，丘脑底核(STN)毁损术可引起偏瘫。

(4)手术前护理

①术前教育：相关知识教育。

②术前准备：术前一天头颅备皮；对术中术后应用的抗生素遵医嘱做好皮试；嘱患者晚12:00后开始禁食水药；嘱患者清洁个人卫生，并在术前晨起为患者换好干净衣服。

③术前30分钟给予患者术前哌替啶25mg肌内注射；并将一片美多芭备好交至接手术者以便术后备用。

④患者离病房后为其备好麻醉床、无菌小巾、一次性吸痰管、心电监护。

(5)手术后护理

①交接患者:术中是否顺利、有无特殊情况发生、术后意识状态、伤口的引流情况等。

②安置患者于麻醉床上,头枕于无菌小巾上,取平卧位,嘱患者卧床2天,减少活动,以防诱发颅内出血;嘱患者禁食、水、药6小时后逐渐改为流食、半流食、普通饮食。

③术后治疗效果观察:原有症状改善情况并记录。

④术后并发症的观察:术后患者会出现脑功能障碍、脑水肿、颅内感染、颅内出血等合并症。因此术后严密观察患者神志、瞳孔变化,有无高热、头疼、恶心、呕吐等症状;有无偏盲、视野变窄及感知觉异常;观察患者伤口有无出血及分泌物等。

⑤心电监测、颅脑监测24小时,低流量吸氧6小时。

9. 给予患者及家属心理的支持

对于心情抑郁的患者,应鼓励其说出对别人依赖感的感受。对于怀有敌意、罪恶感或无助感的患者,应给予帮助与支持,提供良好的照顾。寻找患者有兴趣的活动,鼓励患者参与。

10. 健康教育

(1)指导术后服药(参见本章节治疗中所述),针对手术的患者,要让患者认识到手术虽然改善运动障碍,但体内多巴胺缺乏客观存在,仍需继续服药。

(2)指导日常生活中的运动训练告知患者运动锻炼的目的在于防止和推迟关节僵直和肢体挛缩,与患者和家属共同制订锻炼计划,以克服运动障碍的不良影响:

①关节活动度的训练:脊柱、肩、肘、腕、指、髋、膝、踝及趾等各部位都应进行活动度训练。对于脊柱,主要进行前屈后伸、左右侧屈及旋转运动。

②肌力训练:上肢可进行哑铃操或徒手训练,下肢股四头肌的力量和膝关节控制能力密切相关,可进行蹲马步或反复起坐练习;腰背肌可进行仰卧位的桥式运动或俯卧位的燕式运动;腹肌力量较差行仰卧起坐训练。

③姿势转换训练:必须指导患者注意姿势,以预防畸形。应小心观察头与颈部是否有弯曲的倾向。正确姿势有助于头、颈直立。躺于床上时,不应垫枕头,且患者应定期俯卧,注意翻身、卧位转为坐位、坐位转为站位训练。

④重心转移和平衡训练:训练坐位平衡时可让患者重心在两臀间交替转移。也可训练重心的前后移动;训练站立平衡时双足分开5~10cm。让患者从前后方或侧方取物。待稳定后便可突然施加推或拉外力。最好能诱发患者完成迈步反射。

⑤步行步态训练:对于下肢起步困难者,最初可用脚踢患者的足跟部向前,用膝盖推挤患者腘窝使之迈出第一步,以后可在患者足前地上放一矮小障碍物,提醒患者迈过时方能起步,抬腿低可进行抬高腿练习,步距短的患者行走时予以提醒;步频快则应给予节律提示,对于上下肢动作不协调的患者,一开始嘱患者做一些站立相的两臂摆动,幅度可较大;还可站于患者身后,两人左、右手分别共握一根体操棒,然后喊口令一起往前走。手的摆动频率由治疗师通过体操棒传给患者。

⑥让患者穿轻便宽松的衣服。可减少流汗与活动的束缚。

(李雪华)

# 第四节 癫 痫

癫痫是一组由大脑神经元异常放电引起的以短暂中枢神经系统功能失常为特征的慢性脑部疾病。临床表现为突然发生、反复发作的运动、感觉、意识、自主神经、精神等异常。我国癫痫发病率为1%。左右,患病率为0.5%~1%。

## 一、病因及发病机制

按病因分为原发性癫痫和继发性癫痫。

### (一)原发性癫痫

又称特发性癫痫。是指病因未明,未能确定脑内有器质性病变者,可能与遗传因素有关。

### (二)继发性癫痫

又称症状性癫痫。占大多数,由脑内器质性病变和代谢疾病所致,包括脑部先天性疾病、颅脑外伤、颅内感染、脑血管病、颅内肿瘤、脑缺氧、儿童期的高热惊厥、药物或食物中毒、尿毒症、肝性脑病等。此外,睡眠不足、月经期、疲劳、饥饿、饮酒、情感冲动是常见的激发癫痫发作的诱因。

## 二、癫痫发作的分类

癫痫有多种发作形式,1981年国际抗癫痫联盟根据临床和脑电图特点将癫痫发作分为3类。

### (一)部分性发作

由局部起始。

1. 单纯性

无意识障碍,可分为运动、体感或特殊感觉、自主神经和精神症状。

2. 复杂性

有意识障碍。

3. 部分性发作继发泛化

由部分起始扩散为全面性强直－阵挛发作。

### (二)全面性发作

双侧对称性发作,有意识障碍,包括失神、肌阵挛、强直、强直－阵挛、阵挛、失张力发作。

### (三)不能分类的癫痫发作

## 三、临床表现

癫痫发作形式多样,但均具有短暂性、刻板性、间歇性、反复发作的特征。

### (一)部分性发作

1. 单纯部分性发作

癫痫发作的起始部位常提示嫌痫病灶在对侧脑部,发作时间较短,一般不超过1分钟,不伴意识障碍,以发作性一侧肢体、局部肌肉感觉障碍或节律性抽搐为特征,或表现为简单的五官幻觉。如果抽搐自一处开始后,按大脑皮质运动区的分布顺序扩散,如自一侧拇指沿手指、腕部、肘部、肩部扩展，称为 Jackson 癫痫，亦称为部分运动性发作。

2. 复杂部分性发作

伴有意识障碍，以精神症状及自动症为特征。患者可有吸吮、咀嚼、流涎、摸索等无意识动作，或机械的继续其发作前正在进行的活动，如行走、奔跑或进餐等。有时有精神运动性兴奋，如无理吵闹、唱歌、脱衣裸体等，发作一般持续数分钟至数小时不等，事后对其行为不能记忆。

（二）全面性发作

1. 失神发作

又称小发作。主要见于儿童或青年。特点为突然、短暂的意识障碍，表现为动作中断，手持物体掉落，两眼凝视，呆立不动，呼之不应等，但无抽动，不跌倒。发作后仍继续原来的工作，一日可发作数次不等，一次发作持续 3～15 秒，对发作无记忆。

2. 全面性强直－阵挛发作

又称大发作。此类发作最常见，发作前可先有瞬间疲乏、麻木、恐惧等感觉或出现无意识动作等先兆，其发作经过可分为 3 期。

(1)强直期：突发意识丧失，尖叫一声跌倒在地，全身骨骼肌持续收缩，头部后仰，上眼睑抬起，眼球上翻，上肢屈肘，下肢伸直，牙关紧闭，呼吸暂停，口唇青紫，瞳孔散大及对光反射消失。常持续 10～20 秒转入阵挛期。

(2)阵挛期：肌肉出现一张一弛的节律性抽动，频率逐渐减慢，最后一次在强烈痉挛之后，抽搐突然停止，进入惊厥后期。此期患者可有口吐白沫，小便失禁，历时 1～3 分钟。

(3)惊厥后期：阵挛停止，进入昏睡状态。此时呼吸首先恢复，意识逐渐清醒。醒后有全身酸痛和疲乏感，对整个发作过程全无记忆。发作全过程 5～10 分钟。

（三）癫痫持续状态

癫痫持续状态是指一次癫痫发作持续 30 分钟以上，或连续多次发作，发作间期意识和神经功能未恢复至正常水平。多由于突然停用抗癫痫药或因饮酒、合并感染而诱发。常伴有高热、脱水、酸中毒。如不及时治疗，继而发生心、肝、肾多脏器衰竭而死亡。

## 四、辅助检查

（一）血液检查

血液一般检查、血糖、血寄生虫（如血吸虫、囊虫）等检查，了解有无贫血、低血糖、寄生虫等。

（二）影像学检查

通过 CT、MRI 检查发现脑部器质性病变、占位性病变、脑萎缩等。

（三）脑电图检查

对诊断有重要价值，且有助于分型、术前定位及预后估计。约半数以上癫痫患者，在发作间歇期亦可出现各种痫样放电，如棘波、尖波、棘－慢波等病理波。

## 五、诊断要点

诊断程序应首先确定是否为癫痫，然后判定癫痫的类型和病因。

（一）病史

提供的发作过程和表现符合各种癫痫的表现形式。

(二)继发性癫痫

可发现阳性体征。

(三)有关实验室及其他检查

如脑电图、CT、MRI等,可供参考。

## 六、治疗要点

治疗原则是病因治疗,对症处理,减少发作次数。

(一)病因治疗

有明确病因的,如寄生虫、低血糖、低血钙、脑部肿瘤等应分别尽可能彻底治疗。

(二)发作时的治疗

应立即将患者就地平放,解开衣领、衣扣,头侧向一侧保持呼吸道通畅,及时给氧。尽快地将压舌板或纱布、手帕、小布卷等置于患者口腔的一侧上下磨牙之间,以防咬伤舌头及颊部。对抽搐肢体不可用力按压,以免造成骨折、肌肉撕裂及关节脱位。为预防再次发作,可选用地西泮、苯妥英钠、异戊巴比妥钠等药物。

(三)抗癫痫药物治疗原则

(1)从单一用药开始,剂量由小到大,逐步增加。

(2)一种药物增加到最大且已到有效血药浓度而仍不能控制发作者再加用第2种药物。

(3)以药物治疗,控制发作2～3年,脑电图随访活动消失者可以开始逐渐减量,不能突然停药。

(四)根据癫痫发作类型选择药物

全面强直一阵挛发作选用卡马西平、苯妥英钠、苯巴比妥;部分性发作,选用卡马西平或苯妥英钠、苯巴比妥;失神发作(小发作),选用乙琥胺、丙戊酸钠、氯硝西泮;复杂部分性发作选用卡马西平、苯妥英钠。

(五)癫痫持续状态的治疗

1. 迅速控制抽搐

(1)地西泮10～20mg缓慢静脉注射,如15分钟后复发可重复注射。

(2)其他药物,如异戊巴比妥钠、苯妥英钠、水合氯醛等。

2. 其他处理

保持呼吸道通畅,吸氧,吸取痰液,必要时气管切开;高热时采取物理降温,及时纠正酸碱失衡和电解质紊乱;发生脑水肿时要及时用甘露醇和呋塞米降颅内压,预防或治疗感染等。

## 七、护理评估

(一)健康史

评估基本病因、诱发因素、患者首次发作的时间、年龄、发作时的表现、诱因、发作频率及诊治经过等。

(二)身体状况

重点评估癫痫发作的类型,持续时间、严重程度及发作频率,发作时有无抽搐、意识障碍等,有无癫痫持续状态发生。

（三）心理及社会因素

某些癫痫类型发作有碍自身形象，严重挫伤患者的自尊心，反复发作时影响正常的工作与生活，评估患者发作后有无焦虑、担心、害怕、对生活缺乏自信等心理反应。评估患者有无避免发作诱因及安全用药等方面的知识。

（四）辅助检查

脑电图检查有助于本病的分型、估计预后和定位。头颅CT、MRI及脑血管造影等有助于发现病因。

## 八、护理诊断及合作性问题

（一）有受伤的危险

与癫痫发作时意识突然丧失或判断力受损有关。

（二）有窒息的危险

与癫痫发作时喉痉挛、气道分泌物增多有关。

（三）知识缺乏

缺乏疾病预防保健的知识。

## 九、护理目标

(1)患者能在发作时将受伤的危险性减少到最低限度或不受伤。

(2)发作时保持呼吸道通畅，未发生窒息情况。

(3)能说出癫痫的预防保健知识，了解安全用药方面的知识。

## 十、护理措施

（一）一般护理

保持环境安静，避免过度疲劳、便秘、睡眠不足、情感冲动及强光刺激等；适当参加体力和脑力活动，做力所能及的工作，间歇期可下床活动，出现先兆即刻卧床休息；给予清淡饮食，避免过饱，戒烟、酒。

（二）避免受伤

(1)发现发作先兆时，迅速将患者就地平放，避免摔伤，松解领扣和腰带，摘下眼镜、义齿，将手边柔软物垫在患者头下，移去身边的危险物。

(2)用牙垫或厚纱布塞在上下磨牙之间，以防咬伤舌头及颊部；抽搐发作时，不可用力按压肢体，以免造成骨折、肌肉撕裂及关节脱位。

(3)发作后患者可有短期的意识模糊，禁用口腔测量体温，防止患者咬断体温计而损伤舌头、口腔黏膜等。

（三）保持呼吸通畅

发作时将患者的头放低且偏向一侧，使涎液和呼吸道分泌物由口角流出，床边备吸引器，及时吸痰，以保持呼吸道通畅。发作时不可喂水、喂食物，以免发生呛咳、窒息。观察呼吸情况，有无呼吸困难、心率加快、表情恐怖、两手乱抓等窒息表现，出现窒息立即取头低位，拍打背部，吸取痰液及口腔分泌物，吸氧，必要时可行气管插管甚至气管切开。

（四）病情观察

发作过程中应严密观察生命征及神志、瞳孔变化，注意发作过程有无心率加快、血压升高、呼吸减慢、瞳孔散大等；记录发作时间与频率；发作停止后意识恢复的时间；患者有无头痛、疲乏及肌肉酸痛等表现。

(五)用药护理

根据癫痫发作的类型遵医嘱用药，注意观察用药疗效和不良反应。

1. 用药注意事项

药物治疗原则为从单一小剂量开始，尽量避免联合用药；坚持长期服药，切忌癫痫发作控制后自行停药，或不规则服药。

2. 药物不良反应的观察和处理

多数抗癫痫药物有胃肠道反应，宜分次餐后口服，如卡马西平有导致中性粒细胞减少、骨髓抑制的不良反应。因此，应告之患者及家属，出现异常及时就医。对血液、肝、肾功能有损害的药物，服药前应做血、尿常规和肾功能检查，服药期间定期做血常规和生化检查，以防出现毒、不良反应。

(六)癫痫持续状态的护理

(1)专人守护，加床栏以保护患者免受外伤。

(2)立即按医嘱缓慢静脉注射地西泮 10～20mg，速度不超过每分钟 2mg，必要时可在15～30 分钟内重复给药，也可用地西泮 100～200mg 溶于 5%葡萄糖液或生理盐水中缓慢静脉滴注，用药中密切观察患者呼吸、心率、血压的变化。

(3)严密观察病情变化，做好生命体征、意识、瞳孔等方面的观察，及时发现并处理高热、周围循环障碍、脑水肿等严重并发症。

(4)注意保持呼吸道通畅和口腔清洁，防止继发感染，给予吸氧，备好气管插管、气管切开器械。保持病房环境安静，避免外界的各种刺激。

(七)心理护理

向患者解释所患癫痫的类型、临床特征及可能的诱发因素，帮助患者正确面对现实，对待自己的疾病。鼓励患者说出害怕及担忧的心理感受，给予同情和理解，指导患者进行自我调节，克服自卑心理，树立自信、自尊的良好心理状态。告知疾病相关知识、预后的正确信息和药物治疗知识，帮助患者掌握自我护理的方法，尽量减少发作次数。鼓励家属向患者表达不嫌弃、亲切关怀的情感，解除患者的精神负担。指导患者承担力所能及的社会工作，在自我实现中体会到自身的价值，从而提高自信心和自尊感。

## 十一、护理评价

(1)发作时能否得到有效的保护，有无骨折、肌肉拉伤、碰伤、跌伤等情况的发生。

(2)有无呼吸困难、发绀等窒息表现。

(3)是否了解本病知识，能否掌握自我护理方法，是否能尽量避免诱因和减少发作次数。

## 十二、健康指导

(1)介绍本病的基本知识及发作时的家庭急救护理方法。

(2)保持良好的生活规律，避免过度疲劳、便秘、睡眠不足和情感冲动等诱发因素。保持良好的饮食习惯，食物应清淡且富含营养，避免辛、辣、咸，不宜进食过饱，戒除烟、酒。

(3)适当参加力所能及的社会工作，多参加有益的社会活动。禁止从事带有危险的活动，如游泳、驾驶等，以免发作时危及生命。

(4)遵医嘱按时服药，定期复查血常规、肝、肾功能和生化检查。外出时随身携带病情诊疗卡，注明姓名、地址、病史、联系电话等，以备发作时及时了解及联系。

（李雪华）

## 第五节　重症肌无力

重症肌无力(MG)是乙酰胆碱受体抗体(AChR－Ah)介导的，细胞免疫依赖及补体参与的神经－肌肉接头处(NMJ)专递障碍的自身免疫性疾病。病变主要累及神经－肌肉接头突触后膜上的乙酰胆碱受体。MG在我国南方发病率较高，任何年龄均可发病，常见于20～40岁，女性多于男性。发病诱因多为感染、精神创伤、过度疲劳、妊娠、分娩等。起病隐袭，多数患者眼外肌最先受累，受累肌肉呈病态疲劳，多于下午或傍晚劳累后加重，早晨或经休息后可减轻，呈现规律的“晨轻暮重”波动性变化。病情缓慢进行性发展逐渐累及其他脑神经支配的肌群，如面肌、延髓肌。颈肌及四肢近端肌群也常受累。呼吸肌受累可有咳嗽无力、呼吸困难等表现，重者可出现呼吸肌麻痹而窒息死亡。

### 一、专科护理

#### (一)护理要点

此病具有晨轻暮重、休息后症状减轻的特点，应指导患者充分休息，避免疲劳。宜选择清晨、休息后或肌无力症状较轻时进行活动。进餐前充分休息或服药后进餐。密切观察病情，观察患者是否有重症肌无力危象发生，密切观察呼吸型态，防止呼吸肌麻痹而窒息，备好抢救物品，随时准备抢救。有躯体移动障碍的患者，注意肢体功能位的正确摆放，防止压疮。

#### (二)主要护理问题

1. 有发生肌无力危象的危险

与病变累及延髓不能正常呼吸有关。

2. 生活自理缺陷

与眼外肌麻痹、眼睑下垂或四肢无力、运动障碍有关。

3. 有误吸的危险

与病变侵犯咽、喉部肌肉造成饮水呛咳有关。

4. 知识缺乏　缺乏疾病相关知识。

#### (三)护理措施

1. 严密监测肌无力危象，及时配合抢救与护理　重症肌无力危象指呼吸肌受累时出现咳嗽无力甚至呼吸困难，需用呼吸机辅助通气，是致死的主要原因。重症肌无力危象分为三种类型：

(1)肌无力危象：最常见的危象，疾病本身发展所致，多由于抗胆碱酯酶药量不足。如注射依酚氯铵或新斯的明后症状减轻则可诊断。

(2)胆碱能危象：较为少见，由于抗胆碱酯酶药物过量引起，患者肌无力加重，并且出现明显胆碱酯酶抑制剂的不良反应如肌束颤动及毒蕈碱样反应。可静脉注射依酚氯铵2mg，如症状加重则应立即停用抗胆碱酯酶药物，待药物排除后可重新调整剂量。

(3)反拗危象：由于对抗胆碱酯酶药物不敏感而出现严重的呼吸困难、腾喜龙试验无反应，此时应停止抗胆碱酯酶药，对作气管插管或切开的患者可采用大剂量类固醇激素治疗，待运动终板功能恢复后再重新调整抗胆碱酯酶药物剂量。

2. 一般护理措施

(1)休息与活动：指导患者充分休息，避免疲劳。活动宜选择清晨、休息后或肌无力症状较轻时进行，自我调节活动量，以省力和不感疲劳为原则。

(2)饮食护理：给予高热量、高蛋白、高维生素、富含钾、钙的软食或半流食，避免干硬和粗糙食物。进食时尽量取坐位，进餐前充分休息，或服药 15～30 分钟后产生药效时进餐。给患者充足的进食时间，指导患者少量多餐，细嚼慢咽。

(3)生活护理：肌无力症状明显时，应协助做好洗漱、进食、个人卫生等生活护理，保持口腔清洁，防止外伤和感染等并发症。

3. 用药护理

监测药物的疗效及不良反应，抗胆碱酯酶药物宜自小剂量开始，用药间隔时间尽可能延长，必须按时服用，有吞咽困难者应在餐前 30 分钟口服，处于感染或月经前期常需增加药量。应用皮质类固醇激素应观察并发症。应用免疫抑制剂应监测血常规，注意肝、肾功能变化。

4. 心理护理

重症肌无力症状影响着患者的正常生活，此病的病程长且易复发，患者往往精神负担重，易出现悲观、恐惧的情绪，影响治疗效果。护理人员对患者做好心理护理，可以增强患者战胜疾病的信心。耐心解释病情，详细告诉本病的病因、临床过程.、治疗效果，让患者了解只要配合治疗，避免诱因，预后较好。此外，也应告知患者家属给予情感支持，使患者保持良好心态，以有助于其早日康复。

5. 康复护理

(1)有严重语言障碍的患者给予语言康复训练，鼓励患者多与他人交流，并为其准备纸、笔、画板等交流工具，指导患者采用文字形式和肢体语言表达自己的需求。

(2)有躯体移动障碍的患者，注意保持肢体功能位的正确摆放，避免由于痉挛产生的异常姿势影响患者的生活质量，注意体位变换、床上运动训练(Bobath 握手、桥式运动、关节被动运动)、坐位训练、站立训练、步行训练，平衡共济训练等。

## 二、健康指导

(一)疾病知识指导

1. 概念

重症肌无力是乙酰胆碱受体抗体介导、细胞免疫依赖及补体参与的神经—肌肉接头处传递障碍的自身免疫性疾病。

2. 病因

本病是一种与胸腺异常有关的自身免疫性疾病，但可能与某些遗传因素也有关。

3. 主要症状

(1)多数患者眼外肌最先受累表现为眼睑下垂、斜视和复视。重症肌无力眼外肌表现。

(2)面肌受累时皱纹减少、表情动作无力。

(3)延髓肌受累时出现吞咽困难、进食时间延长、饮水呛咳、构音不清、咳嗽无力、呼吸困难。

(4)颈肌及四肢近端肌群受累时表现为屈颈抬头无力、四肢乏力。受累肌肉呈病态疲劳，呈规律的“晨轻暮重”波动性变化。

4. 临床分型

(1)成人型

①Ⅰ眼肌型(15%～20%)：病变仅限于眼外肌，出现上睑下垂和复视。

②$Ⅱ_A$ 轻度全身型(30%)：可累及眼、面、四肢肌肉，生活多可自理，无明显咽喉肌受累。

$Ⅱ_B$ 中度全身型(25%)：四肢肌群受累明显，除伴有眼外肌麻痹外，还有较明显的咽喉肌无力症状，如说话含糊不清、吞咽困难、饮水呛咳、咀嚼无力，但呼吸肌受累不明显。

③Ⅲ急性重症型(15%)：急性起病，常在数周内累及延髓肌、肢带肌、躯干肌和呼吸肌，肌无力严重，有重症肌无力危象，需做气管切开，病死率较高。

④Ⅳ迟发重症型(10%)：病程达 2 年以上，常由Ⅰ、$Ⅱ_A$、$Ⅱ_B$ 型发展而来，症状同Ⅲ，常合并胸腺瘤，预后较差。

⑤Ⅴ肌萎缩型：少数患者肌无力伴肌萎缩。

(2)儿童型

①新生儿型：母亲患 MG，约有 10%可将 AChR 抗体 IgG 经胎盘传给新生婴儿。患儿出生后即哭声低、吸吮无力、肌张力低、动作减少。经治疗多在 1 周至 3 个月缓解。

②先天性肌无力综合征：出生后短期内出现持续的眼外肌麻痹，常有阳性家族史，但其母亲未患 MG。

③少年型：多在 10 岁后发病，常表现为单纯眼外肌麻痹，部分伴吞咽困难及四肢无力。

5. 诱因

多为感染、精神创伤、过度疲劳、妊娠、分娩等，这些因素也可使病情加重甚至诱发重症肌无力危象。

6. 常用检查项目

血、尿和脑脊液检查，重复神经电刺激、单纤维肌电图、AChR 抗体滴度检测、胸腺 CT、MRI 检查、甲状腺功能检查。

7. 治疗

(1)胸腺治疗：胸腺切除可解除患者自身免疫的始动抗原，适用于伴有胸腺肥大和高 AChR 抗体效价者；伴胸腺瘤的各型重症肌无力患者；年轻女性全身型 MG 患者；对抗胆碱酯酶药治疗反应不满意者。约 70%的患者术后症状缓解或治愈。年龄较大或其他原因不适于做胸腺切除者也可胸腺放射治疗。

(2)药物治疗：常用药物有胆碱酯酶抑制剂、肾上腺皮质激素和免疫抑制剂。肾上腺皮质激素可抑制自身免疫反应，减少 AChR 抗体的生成，改善神经－肌肉接头的传递功能。

(3)血浆置换：起效快，但疗效持续时间短，随抗体水平增高而症状复发且不良反应大，仅适用于危象和难治性重症肌无力。

(4)免疫球蛋白：大剂量静脉注射免疫球蛋白，可作为辅助治疗缓解病情。

8. 预后

重症肌无力患者一般预后良好，但危象的病死率较高，特别是 1～2 年内，易发生肌无力危象。

（二）饮食指导

1. 进食高蛋白、高维生素、高热量、富含钾、钙的软食或半流食，避免干硬或粗糖食物。

2. 进餐时尽量取坐位，进餐前充分休息或在服药后15～30分钟后产生药效时进餐；进餐过程中如感到疲劳，可适当休息后再继续进食，要分次少量慢咽。

3. 在安静的环境下进餐，减少环境中影响患者进食的不利因素，如交谈、电视声响等，不要催促和打扰患者进食。

（三）用药指导

（1）本病病程长，需长期服药治疗，要严格遵医嘱服药，不可自行增减药量。避免因服药不当而诱发肌无力危象和胆碱能危象。

（2）抗胆碱酯酶药物小剂量服用，逐步加量，以维持日常生活起居为宜。常用药物为溴吡斯的明、新斯的明。必须按时服用，应在餐前30分钟口服。密切观察有无恶心、呕吐、腹痛、腹泻、出汗、流涎等不良反应。

（3）肾上腺皮质激素：临床多采用大剂量递减疗法，症状改善后维持用量，逐渐减量。长期服用糖皮质激素，要注意有无消化道出血、骨质疏松、股骨头坏死等并发症，必要时服用抑酸剂、胃黏膜保护剂。

（4）本病应禁忌服用氨基苷类抗生素（庆大霉素、链霉素、卡那霉素，阿米卡星等），奎宁、普鲁卡因胺、普萘洛尔、氯丙嗪，以及各种肌肉松弛剂（氨酯胆碱、氯化琥珀胆碱）、镇静剂等，以免使肌无力加剧或诱发危象。

（5）免疫球蛋白不良反应：有头痛、感冒样症状，1～2天内症状即可缓解。

（四）日常生活指导

1. 生活规律

养成良好的作息习惯，按时睡眠，不要熬夜，注意劳逸结合，眼肌型重症肌无力的患者要注意眼睛的休息，不要用眼过度，少看电视。

2. 增强营养

注意合理调整饮食，增加高蛋白、高脂肪的食物，加强营养，增强身体的抵抗能力。

3. 注意锻炼

散步、打太极拳或其他的健身操等对重症肌无力患者增强身体免疫力有一定的帮助，患者可以根据自己的病情选择合适的锻炼方法，但不可操之过急。

4. 预防感冒

患者本身抵抗力差，常因感冒诱发或加重病情，因此生活中注意预防感冒，做好保暖措施，避免加重病情。

（五）管道维护

气管插管的护理：

（1）固定导管，检查其深度。保持气管插管下端在气管分叉上1～2cm，插管过深导致一侧肺不张，插管过浅易使导管脱出。选择适当牙垫，以利于固定和吸痰。

（2）保持人工气道通畅、湿润，气道内定时滴注湿化液、加强气道冲洗、雾化吸入及吸痰。

（3）吸痰时注意痰的颜色、量、性质及气味，发现异常及时通知医师，并给予相应处理。

（4）吸痰时严格执行无菌操作，使用一次性吸痰管，吸痰顺序为气管内－口腔－鼻腔，每个部位更换一次吸痰管。每次吸痰时间不能超过 15 秒。

(5)监测气囊压力,放气囊前先吸引口腔及咽部的分泌物,每 4～6 小时将气囊放气 5 分钟。

(6)保证充足的液体入量,每日 2500～3000mL,更换体位时,避免气管插管过度牵拉、扭曲。

(7)拔管前应指导患者进行有效的咳嗽训练。

(8)拔出气管插管后应密切观察病情变化,注意呼吸频率、节律、深浅度,保持呼吸道通畅。

(六)康复指导

患者进行康复训练时应遵循由少到多、由易到难、由简单到复杂原则,循序渐进。

(七)预防复发

(1)严格遵医嘱服药。

(2)避免各种诱因的发生。

(3)防止并发症

①预防误吸或窒息:掌握正确的进食方法,当咽喉、软腭和舌部肌群受累出现吞咽困难、饮水呛咳时,不能强行服药和进食,以免导致窒息或吸入性肺炎。

②预防营养失调:家属应了解患者的吞咽情况和进食能力,记录每天进食量;发现患者摄入明显减少、体重减轻或消瘦、精神不振、皮肤弹性减退等营养低下表现时,应及时就诊。

③预防危象:遵医嘱正确服用抗胆碱酯酶药,避免漏服、自行停药和更改药量,防止因用药不足或过量导致危象发生。

(4)育龄妇女应避免妊娠、人工流产,防止诱发危象。

(5)如出现下列症状时应立即就诊。

①上呼吸道感染症状:如寒战、发烧、咳嗽、虚弱加重。

②肌无力复发现象:如呼吸困难、无法将痰液咳出、吞咽困难等。

③药物过量征象:如肌肉虚弱、腹部绞痛、严重腹泻。

## 三、循证护理

重症肌无力作为一种慢性疾病,病程长且易反复发作,对患者生活、工作、学习均可造成不同程度的影响。护理工作在重症肌无力患者的治疗过程中发挥着重要的作用。狄薇、罗媛玲的研究结果显示,加强对患者密切观察及有效护理是保证治疗成功的关键,应在工作中对重症肌无力的常见症状及相应护理措施进行总结,针对重症肌无力的症状,采取具有针对性的护理措施。刘川的研究结果显示,护理工作在重症肌无力患者的治疗过程中发挥着重要的作用,护理人员除了对患者进行心理护理,及时疏导患者焦躁、恐惧的心理状态,帮助患者增强信心外,还在患者治疗期间对各种临床症状进行观察、护理,监督患者合理用药,提醒患者日常注意事项,这些对防止并发症及疾病复发、提高患者的治疗效果有积极作用。张婷的研究结果显示,胸腺异常是重症肌无力特征性改变。胸腺扩大切除术是治疗重症肌无力的首选方法,其疗效可达 81.8%～91.5%,重症肌无力患者进行以胸腺切除为主的综合治疗,术后病情均有不同程度的缓解,效果满意。

(李雪华)

## 第六节 三叉神经痛

三叉神经痛是指三叉神经分布范围内反复发作短暂性剧烈疼痛，分为原发性及继发性两种。前者病因未明，可能是某些致病因素使三叉神经脱髓鞘而产生异位冲动或伪突触传递，近年来由于显微血管减压术的开展，多数认为主要原因是邻近血管压迫三叉神经根所致。继发性三叉神经痛常见原因有鼻咽癌颅底转移、中颅窝脑膜瘤、听神经瘤、半月节肿瘤、动脉瘤压迫、颅底骨折、脑膜炎、颅底蛛网膜炎、三叉神经节带状疱疹病毒感染等。

### 一、病因和发病机制

近年来由于显微血管减压术的开展，认为三叉神经痛的病因是邻近血管压迫了三叉神经根所致，绝大部分为小脑上动脉从三叉神经根的上方或内上方压迫了神经根，少数为小脑前下动脉从三叉神经根的下方压迫了神经根。血管对神经的压迫，使神经纤维挤压在一起，逐渐使其发生脱髓鞘改变，从而引起相邻纤维之间的短路现象，轻微的刺激即可形成一系列的冲动通过短路传入中枢，引起一阵阵剧烈的疼痛。

多发生于40岁以上，女略多于男，多为单侧发病。突发闪电样、刀割样、钻顶样、烧灼样剧痛，严格限三叉神经感觉支配区内，伴有面部抽搐，又称“痛性抽搐”，每次发作持续数秒钟至1～2分钟即骤然停止，间歇期无任何疼痛。在疲劳或紧张时发作较频。

### 二、治疗原则

三叉神经痛，无论原发性或继发性，在未明确病因或难以查出病因的情况下均可用药物治疗或封闭治疗，以缓解症状，倘若一旦确诊病因，应针对病因治疗，除非因高龄、身患严重疾患等因素难以接受者或病因去除治疗后仍疼痛发作，可继续采用药物治疗或封闭疗法。若服药不良反应大者亦可先选择封闭疗法。

### 三、治疗

#### (一)药物治疗

三叉神经痛的药物治疗，主要用于患者发病初期或症状较轻者，经过一段时间的药物治疗，部分患者可达到完全治愈或症状得到缓解，表现在发作程度减轻、发作次数减少。

目前应用最广泛的、最有效的药物是抗癫痫药。在用药方面应根据患者的具体情况进行具体分析，各药可单独使用，亦可互相联合应用。在采用药物治疗过程中，应特别注意各种药物不良反应，联合应用。在采用药物治疗过程中，应特别注意各种药物不良反应，进行必要的检测，以免发生不良反应。

1. 痛痉宁

痛痉宁亦称卡马西平、痛可宁等。该药对三叉神经脊束核及丘脑中央内侧核部位的突触传导有显著的抑制作用。用药达到有效治疗量后多数患者于24小时内发作性疼痛即消失或明显减轻，文献报道，卡马西平可使70%以上的患者完全止痛，20%患者疼痛缓解，此药需长期服用才能维持疗效，多数停药后疼痛再现。不少患者服药后疗效有时会逐渐下降，需加大剂量。此药不能根治三叉神经痛，复发者再次服用仍有效。

用法与用量：口服开始时一次0.1～0.2g，每日1～2次，然后逐日增加0.1g。每日最大剂量不超过1.6g，取得疗效后，可逐日逐次地减量，维持在最小有效量。如最大剂量应用2

周后疼痛仍不消失或减轻时，则应停止服用，改用其他药物或治疗方法。

不良反应有眩晕、嗜睡、步态不稳、恶心，数天后消失，偶有白细胞减少、皮疹，可停药。

2. 苯妥英钠

苯妥英钠为一种抗癫痫药，在未开始应用卡马西平之前，该药曾被认为是治疗三叉神经痛的首选药物，本药疗效不如卡马西平，止痛效果不完全，长期使用止痛效果减弱，因此，目前已列为第二位选用药物。

本品主要通过增高周围神经对电刺激的兴奋阈值及抑制脑干三叉神经脊髓束的突触间传导而起作用。其疗效仅次于卡马西平，文献报道有效率为88%～96%，但需长期用药，停药后易复发。

用法与用量：成人开始时每次0.1g，每日3次口服。如用药后疼痛不见缓解，可加大剂量到每日0.2g，每日3次，但最大剂量不超过0.8g/d。取得疗效后再逐渐递减剂量，以最小量维持。肌内注射或静脉注射：一次0.125～0.25g，每日总貫不超过0.5g。临用时用等渗盐水溶解后方可使用。

不良反应为长期脤用该药或剂量过大，可出现头痛、头晕、嗜睡、共济失调以及神经性震颤等。一般减量或停药后可自行恢复。本品对胃有刺激性，易引起厌食、恶心、呕吐及上腹痛等症状。饭后服用可减轻上述症状。长期服用可出现黏膜溃疡，多见于口腔及生殖器，并可引起牙龈增生，同时服用钙盐及抗过敏药可减轻。苯妥英钠并可引起白细胞减少、视力减退等症状。大剂量静脉注射，可引起心肌收缩力减弱、血管扩张、血压下降，严重时可引起心脏传导阻滞，心脏骤停。

3. 氯硝安定

本品为抗癫痫药物，对三叉神经痛也有一定疗效。服药4～12天，血浆药浓度达到稳定水平，为30～60μg/mL，口服氯硝基安定后，30～60分钟作用逐渐显著，维持6～8小时，一般在最初2周内可达最大效应，其效果次于卡马西平和苯妥英钠。

用法与用量：氯硝安定药效强，开始1mg/d，分3次服，即可产生治疗效果，而后每3日调整药量0.5～1mg，直至达到满意的治疗效果，至维持剂量为3～12mg/d。最大剂量为20mg/d。

不良反应有嗜睡、行为障碍、共济失调、眩晕、言语不清、肌张力低下等，对肝肾功能也有一定的损害，有明显肝脏疾病的禁用。

4. 山莨菪碱

山莨菪碱为从我国特产茄科植物山莨菪中提取的一种生物碱，其作用与阿托品相似，可使平滑肌松弛，解除血管痉挛（尤其是微血管），同时具有镇痛作用。本药对治疗三叉神经痛有一定疗效，近期效果满意，据文献报道有效率为76.1%～78.4%，止痛时间一般为2～6个月，个别达5年之久。

用法与用量：口服：每次5～10mg，每日3次，或每次20～30mg，每日1次。肌内注射：每次10mg，每日2～3次，待疼痛减轻或疼痛发作次数减少后改为每次10mg，每日一次。

不良反应有口干、面红、轻度扩瞳、排尿困难、视近物模糊及心率增快等反应。以上反应多在1～3小时内消失，长期用药不会蓄积中毒。有青光眼和心脏病患者忌用，

5. 巴氯芬

巴氯芬化学名[β—(β—氯苯基)γ—氨基丁酸]是抑制性神经递质γ氨基丁酸的类似物，

临床实验研究表明本品能缓解三叉神经痛。用法：巴氯芬开始每次 10mg，每日 3 次，隔日增加每日 10mg，直到治疗的第 2 周结束时，将用量递增至每日 60～80mg，每日平均维持量：单用者为 50～60mg，与卡马西平或苯妥英钠合用者为 30～40mg。文献报道，治疗三叉神经痛的近期疗效，巴氯芬与卡马西平几乎相同，但远期疗效不如卡马西平，巴氯芬与卡马西平或苯妥英钠均具有协同作用，且比卡马西平更安全，这一特点使巴氯芬在治疗三叉神经痛方面颇受欢迎。

6. 麻黄碱

本品可以兴奋脑啡肽系统，因而具有镇痛作用，其镇痛程度为吗啡的 1/12～1/7。用法：每次 30mg，肌内注射，每日 2 次。甲亢、高血压、动脉硬化、心绞痛等患者禁用。

7. 硫酸镁

本品在眶上孔或眶下孔注射可治疗三叉神经痛。

8. 维生素

文献报道，用大剂量维生素 $B_{12}$，对治疗叉神经痛确有较好疗效，方法：维生素 $B_{12}$ 4000μg 加维生素 $B_1$ 200mg 加 2%普鲁卡因 4mL 对准扳机点作深浅上下左右四点式注药，对放射的始端作深层肌下进药，放射的终点作浅层四点式进药，药量可根据疼痛轻重适量进入。但由于药物作用扳机点可能变位，治疗时可酌情根据变位更换进药部位。

9. 哌咪清（匹莫齐特）

文献报道，用其他药物治疗无效的顽固性三叉神经痛患者本品有效，且其疗效明显优于卡马西平。开始剂量为每日 4mg，逐渐增加至每日 12～14mg，分 2 次服用。副反应以锥体外系反应较常见，亦可有口干、无力、失眠等。

10. 维生素 $B_1$

在神经组织蛋白合成过程中起辅酶作用，参与胆碱代谢，其止痛效果差，只能作为辅助药物。用法与用量：

(1)肌内注射 1mg/d，每日 1 次，10 天后改为 2～3 次/周，持续 3 周为一个疗程。

(2)三叉神经分支注射：根据疼痛部位可作眶上神经、眶下神经、上颌神经和下颌神经注射。剂量 500～1000μg/次，每周 2～3 次。

(3)穴位注射：每次 25～100μg，每周 2～3 次。常用颊车、下关、四白及阿是穴等。

11. 激素　原发性三叉神经痛和继发性三叉神经痛的病例，其病理改变在光镜和电镜下都表现为三叉神经后根有脱髓鞘改变。在临床治疗中发现，许多用卡马西平、苯妥英钠等治疗无效的患者，改用强的松龙、地塞米松等治疗有效。这种激素治疗的原理与治疗脱髓鞘疾病相同，利用激素的免疫抑制作用达到治疗三叉神经痛的目的。由于各学者报告的病例少，只是对一部分卡马西平、苯妥英钠治疗无效者应用有效，其长期效果和机制有待进一步观察。剂量与用量：

(1)强的松龙（泼尼松龙、去氧可的松），5mg/次，每日 3 次。

(2)地塞米松（氟美松），0.75mg/次，每日 3 次。注射剂：5mg/支，5mg/次，每日一次，肌肉或静脉注射。

（二）神经封闭法

神经封闭法主要包括三叉神经半月节及其周围支酒精封闭术和半月节射频热凝法，其原理是通过酒精的化学作用或热凝的物理作用于三叉神经纤维，使其发生坏变，从而阻断神经传导达到止痛目的。

1. 三叉神经酒精封闭法

封闭用酒精一般在浓度 80%左右(因封闭前注入局麻,故常用 98%浓度)。

(1)眶上神经封闭:适用于三叉神经第 1 支痛。方法为:患者取坐或卧位,位于眶上缘中内 1/3 交界处触及切迹,皮肤消毒及局麻后,用短细针头自切迹刺入皮肤直达骨面,找到骨孔后刺入,待患者出现放射痛时,先注入 2%利多卡因 0.5～1mL,待眶上神经分布区针感消失,再缓慢注入酒精 0.5mL 左右。

(2)眶下神经封闭:在眶下孔封闭三叉神经上颌支的眶下神经。适用于三叉神经第 2 支痛(主要疼痛局限在鼻旁、下眼睑、上唇等部位)。方法为:患者取坐或卧位,位于距眶下缘约 1cm,距鼻中线 3cm,触及眶下孔,该孔走向与矢状面成 40°～45°角,长约 1cm,故穿刺时针头由眶下孔作 40°～45°角向外上、后进针,深度不超过 1cm,患者出现放射痛时,以下操作同眶上神经封闭。

(3)后上齿槽神经封闭:在上颌结节的后上齿槽孔处进行,适用于三叉神经第二支痛(痛区局限在上臼齿及其外侧黏膜者)。方法为:患者取坐或卧位,头转向健侧,穿刺点在颧弓下缘与齿槽嵴成角处,即相当于过眼眶外缘的垂线与颧骨下缘相交点,局部消毒后,先用左手指将附近皮肤向下前方拉紧,继之以 4～5cm 长穿刺针自穿刺点稍向后上方刺入直达齿槽嵴的后侧骨面,然后紧贴骨面缓慢深入 2cm 左右,即达后上齿槽孔处,先注入 2%利多卡因,后再注入酒精。

(4)颏神经封闭:在下颌骨的颏孔处进行,适用于三叉神经第三支痛(主要局限在颏部、下唇)。方法为:在下颌骨上、下缘间之中点相当于咬肌前缘和颏正中线之间中点找到颏孔,然后自后上方并与皮肤成 45°角向前下进针刺入骨面,插入颏孔,以下操作同眶上神经封闭。

(5)上颌神经封闭:用于三叉神经第二支痛(痛区广泛及眶下神经封闭失效者),上领神经主干自圆孔穿出颅腔至翼腭窝。方法常用侧入法:穿刺点位于眼眶外缘至耳道间连线中点下方,穿刺针自该点垂直刺入深约 4cm,触及翼突板,继之退针 2cm 左右稍改向前方 15°角重新刺入,滑过翼板前缘,再深入 0.5cm 即入翼胯窝内,患者有放射痛时,回抽无血后,先注入 2%利多卡因,待上颌部感觉麻后,注入酒精 1mL。

(6)下颌神经封闭,用于三叉神经第 3 支痛(痛区广泛及眶下神经封闭失效者)。下颌神经主干自卵圆孔穿出。方法常用侧入法,穿刺点同上颌神经穿刺点,垂直进针达翼突板后,退针 2cm 再改向上后方 15°角进针,患者出现放射痛后,注药同上颌神经封闭。

(7)半月神经节封闭:用于三叉神经 2、3 支痛或 1、2、3 支痛,方法常用前入法:穿刺点在口角上方及外侧约 3cm 处,自该点进针,方向后、上、内即正面看应对准向前直视的瞳孔,从侧面看朝颧弓中点,约进针 5cm 处达颅底触及试探,当刺入卵圆孔时,患者即出现放射痛(下颌区),则再推进 0.5cm,上颌部亦出现剧痛即确入半月节内。回抽无血、无脑脊液,先注入 2%利多卡因 0.5mL 同侧面部麻木后,再缓慢注入酒精 0.5mL。

以上酒精封闭法的治疗效果差异较大,短者数月,长者可达数年。复发者可重复封闭,但难以根治。

2. 三叉神经半月节射频热凝法

该法首先由 Sweat(1974)提出,它通过穿刺半月节插入电极后用电刺激确定电极位置,从而有选择地用射频温控定量灶性破坏法,达到止痛目的。方法为:

(1)半月节穿刺:同半月节封闭术。

(2)电刺激:穿入成功后,插入电极通入 0.2～0.3V,用 50～75w/s 的方波电流,这时患者感觉有刺激区的蚁行感。

(3)射频温探破坏:电刺激准确定位后,打开射频发生器,产生射频电场,此时为进一步了解电极位置,可将温度控制在 42℃～44℃之间,这种电流可造成可逆性损伤并刺激产生疼痛,一旦电极位置无误,则可将温度增高,每次 5℃,增高至 60℃～80℃,每次 30～60 秒,在破坏第 1 支时,则稍缓慢加热并检查角膜反射。此方法有效率为 85%左右,但仍复发而不能根治。

3. 三叉神经痛的 γ 刀放射疗法

1991 年,有学者利用 MRI 定位像输入 HP－9000 计算机,使用 Gamma plan 进行定位和定量计算,选择三叉神经感觉根进脑干区为靶点照射,达到缓解症状目的,其疗效尚不明确。

## 四、护理

### (一)护理评估

1. 健康史评估

(1)原发性三叉神经痛是一种病因尚不明确的疾病。但三叉神经痛可继发于脑桥、小脑脚占位病变压迫三叉神经以及多发硬化等所致。因此,应询问患者是否患有多发硬化,检查有无占位性病变,每次面部疼痛有无诱因。

(2)评估患者年龄:此病多发生于中老年人。40 岁以上起病者占 70%～80%,女略多于男比例为 3∶1。

2. 临床观察与评估

(1)评估疼痛的部位、性质、程度、时间。通常疼痛无预兆,大多数人单侧,开始和停止都很突然,间歇期可完全正常。发作表现为电击样、针刺样、刀割样或撕裂样的剧烈疼痛,每次数秒至 2 分钟。疼痛以面颊、上下颌及舌部最为明显;口角、鼻翼、颊部和舌部为敏感区。轻触即可诱发,称为扳机点;当碰及触发点如洗脸、刷牙时疼痛发作。或当因咀嚼、呵欠和讲话等引起疼痛。以致患者不敢做这些动作。表现为面色憔悴、精神抑郁和情绪低落。

(2)严重者伴有面部肌肉的反复性抽搐、口角牵向患侧,称为痛性抽搐。并可伴有面部发红、皮温增高、结膜充血和流泪等。严重者可昼夜发作,夜不成眠或睡后痛醒。

(3)病程可呈周期性。每次发作期可为数日、数周或数月不等;缓解期亦可数日至数年不等。病程愈长,发作愈频繁愈重。神经系统检查一般无阳性体征。

(4)心理评估:使用焦虑量表评估患者的焦虑程度。

### (二)患者问题

1. 疼痛

主要由于三叉神经受损引起面颊、上下颌及舌疼痛。

2. 焦虑

与疼痛反复、频繁发作有关。

### (三)护理目标

(1)患者自感疼痛减轻或缓解。

(2)患者述舒适感增加，焦虑症状减轻。

(四)护理措施

1. 治疗护理

(1)药物治疗：原发性三叉神经痛首选卡马西平治疗，其不良反应为头晕、嗜睡、口干、恶心、皮疹、再生障碍性贫血、肝功能损害、智力和体力衰弱等。护理者必须注意观察，每1～2个月复查肝功和血常规。偶有皮疹、肝功能损害和白细胞减少，需停药；也可按医师建议单独或联合使用苯妥英钠、氯硝西泮、巴氯芬、野木瓜等治疗。

(2)封闭治疗：三叉神经封闭是注射药物于三叉神经分支或三叉神经半月节上，阻断其传导，导致面部感觉丧失，获得一段时间的止痛效果。注射药物有无水乙醇、甘油等。封闭术的止痛效果往往不够满意，远期疗效较差，还有可能引起角膜溃疡、失明、颅神经损害、动脉损伤等并发症。且对三叉神经第一支疼痛不适用，但对全身状况差不能耐受手术的患者、鉴别诊断以及为手术创造条件的过渡性治疗仍有一定的价值。

(3)经皮选择性半月神经节射频电凝治疗：在X线监视下或经CT导向将射频电极针经皮插入半月神经节，通电加热至65℃～75℃维持1分钟，可选择性地破坏节后无髓鞘的传导痛温觉的Aβ和C细纤维，保留有髓鞘的传导触觉的Aα和粗纤维，疗效可达90%以上，但有面部感觉异常、角膜炎、咀嚼无力、复视和带状疱疹等并发症。长期随访复发率为21%～28%，但重复应用仍有效，本方法尤其适用于年老体弱不适合手术治疗的患者、手术治疗后复发者以及不愿意接受手术治疗的患者。

射频电凝治疗后并发症的观察护理：观察患者的恶心、呕吐反应，随时处理污物，遵医嘱补液补钾；询问患者有无局部皮肤感觉减退，观察其是否有同侧角膜反射迟钝、咀嚼无力、面部异样不适感觉。并注意给患者进餐软食，洗脸水温要适宜。如有术中穿刺方向偏内、偏深误伤视神经引起视力减退、复视等并发症，应积极遵医嘱给予治疗并防止患者活动摔伤、碰伤。

(4)外科治疗

①三叉神经周围支切除及抽除术：两者手术较简单，因神经再生而容易复发，故有效时间短，目前较少采用，仅限于第一支疼痛者姑息使用。

②三叉神经感觉根切断术：经枕下入路三叉神经感觉根切断术，三叉神经痛均适用此种入路，手术操作较复杂，危险性大，术后反应较多，但常可发现病因，可很好保护运动根及保留部分面部和角膜触觉，复发率低，至今仍广泛使用。

③三叉神经脊束切断术：此手术危险性太大，术后并发症严重，现很少采用。

④微血管减压术：已知有85%～96%的三叉神经痛患者是由于三叉神经根存在血管压迫所致，用手术方法将压迫神经的血管从三叉神经根部移开，疼痛则会消失，这就是微血管减压术，因为微血管减压术是针对三叉神经痛的主要病因进行治疗，去除血管对神经的压迫后，约90%的患者疼痛可以完全消失，面部感觉完全保留，而达到彻底根治的目的，微血管减压术可以保留三叉神经功能，运用显微外科技术进行手术，减小了手术创伤，很少遗留永久性神经功能障碍，术中手术探查可以发现引起三叉神经痛的少见病因，如影像学未发现的小肿瘤、蛛网膜增厚及粘连等，因而成为原发性三叉神经痛的首选手术治疗方法。

三叉神经微血管减压术的手术适应证：正规药物治疗一段时间后，药物效果不明显或疗效明显减退的患者；药物过敏或严重不良反应不能耐受；疼痛严重，影响工作、生活和休息者。

微血管减压术治疗三叉神经痛的临床有效率为90%～98%，影响其疗效的因素很多，其中压迫血管的类型、神经受压的程度及减压方式的不同对其临床治疗和预后的判断有着重要的意义。微血管减压术治疗三叉神经痛也存在5%～10%的复发率，不同术者和手术方法的不同差异很大。研究表明，患者的性别、年龄、疼痛的支数，疼痛部位、病程、近期疗效及压迫血管的类型可能与复发存在一定的联系。导致三叉神经痛术后复发的主要原因有：

①病程大于8年。

②静脉为压迫因素。

③术后无即刻症状消失者。三叉神经痛复发最多见于术后2年内，2年后复发率明显降低。

2. 心理支持

由于本病为突然发作的反复的阵发性剧痛，易出现精神抑郁和情绪低落等表现，护士应关心、理解、体谅患者，帮助其减轻心理压力，增强战胜疾病的信心。

3. 健康教育

指导患者生活有规律，合理休息、娱乐；鼓励患者运用指导式想象、听音乐、阅读报刊等分散注意力，消除紧张情绪。

（李雪华）

## 第七节 偏头痛

偏头痛是一类发作性且常为单侧的搏动性头痛。发病率各家报告不一，Solomon 描述约6%的男性，18%的女性患有偏头痛，男女之比为1∶3；Wilkinson 的数字为约10%的英国人口患有偏头痛，Saper 报告在美国约有2300万人患有偏头痛，其中男性占6%，女性占17%。偏头痛多开始于青春期或成年早期，约25%的患者于10岁以前发病，55%的患者发生在20岁以前，90%以上的患者发生于40岁以前。在美国，偏头痛造成的社会经济负担为10亿～17亿美元。在我国也有大量患者因偏头痛而影响工作、学习和生活。多数患者有家庭史。

### 一、病因与发病机制

偏头痛的确切病因及发病机制仍处于讨论之中。很多因素可诱发、加重或缓解偏头痛的发作。通过物理或化学的方法，学者们也提出了一些学说。

#### （一）激发或加重因素

对于某些个体而言，很多外部或内部环境的变化可激发或加重偏头痛发作。

1. 激素变化

口服避孕药可增加偏头痛发作的频度；月经是偏头痛常见的触发或加重因素（“周期性头痛”）；妊娠、性交可触发偏头痛发作（“性交性头痛”）。

2. 某些药物

某些易感个体服用心痛定、消心痛或硝酸甘油后可出现典型的偏头痛发作。

3. 天气变化

特别是天气转热、多云或天气潮湿。

4. 某些食物添加剂和饮料

最常见者是酒精性饮料，如某些红葡萄酒；奶制品，奶酪，特别是硬奶酪；咖啡：含亚硝酸盐的食物，如汤、热狗；某些水果，如柑橘类水果；巧克力（“巧克力性头痛”）；某些蔬菜；酵母；人工甜食；发酵的腌制品如泡菜；味精。

5. 运动

头部的微小运动可诱发偏头痛发作或使之加重，有些患者因惧怕乘车引起偏头痛发作而不敢乘车；踢足球的人以头顶球可诱发头痛（“足球运动员偏头痛”）；爬楼梯上楼可出现偏头痛。

6. 睡眠过多或过少，

7. 一顿饭漏吃或延后。

8. 抽烟或置身于烟中。

9. 闪光、灯光过强。

10. 紧张、生气、情绪低落、哭泣（“哭泣性头痛”）：很多女性逛商场或到人多的场合可致偏头痛发作。

在激发因素中，剂量、联合作用及个体差异尚应考虑。如对于敏感个体，吃一片橘子可能不致引起头痛，而吃数枚橘子则可引起头痛。有些情况下，吃数枚橘子也不引起头痛发作，但如同时有月经的影响，这种联合作用就可引起偏头痛发作。有的个体在商场中待一会儿即出现发作，而有的个体仅于商场中久待才出现偏头痛发作。

偏头痛尚有很多改善因素，有人于偏头痛发作时静躺片刻，即可使头痛缓解。有人于光线较暗淡的房间闭目而使头痛缓解。有人于头痛发作时喜以双手压迫双颞侧，以期使头痛缓解，有人通过冷水洗头使头痛得以缓解。妇女绝经后及妊娠3个月后偏头痛趋于缓解。

（二）有关发病机制的几个学说

1. 血管活性物质

在所有血管活性物质中，5－HT学说是学者们提及最多的一个。人们发现偏头痛发作期血小板中5－HT浓度下降，而尿中5－HT代谢物5－HT羟吲哚乙酸增加。脑干中5－HT能神经元及去甲肾上腺素能神经元可调节颅内血管舒缩。很多5－HT受体拮抗剂治疗偏头痛有效。以利血压耗竭5－HT可加速偏头痛发生。

2. 三叉神经血管脑膜反应

曾通过刺激啮齿动物的三叉神经，可使其脑膜产生炎性反应，而治疗偏头痛药物麦角胺，双氢麦角胺、Sumatriptan（舒马普坦）等可阻止这种神经源性炎症。在偏头痛患者体内可检测到由三叉神经所释放的降钙素基因相关肽（CGRP），而降钙素基因相关肽为强烈的血管扩张剂。双氢麦角胺、Sumatriptan既能缓解头痛，又能降低降钙素基因相关肽含量。因此，偏头痛的疼痛是由神经血管性炎症产生的无菌性脑膜炎。Wilkinson认为三叉神经分布于涉痛区域，偏头痛可能就是一种神经源性炎症。Solomon在复习儿童偏头痛的研究文献后指出，儿童眼肌瘫痪型偏头痛的复视源于海绵窦内颈内动脉的肿胀伴第Ⅲ对脑神经的损害。另一种解释是小脑上动脉和大脑后动脉肿胀造成的第Ⅲ对脑神经的损害，也可能为神经的炎症。

3. 内源性疼痛控制系统障碍

中脑水管周围及第四脑室室底灰质含有大量与镇痛有关的内源性阿片肽类物质，如脑啡肽、β一内啡呔等。正常情况下，这些物质通过对疼痛传入的调节而起镇痛作用。虽然报告的结果不一，但多数报告显示偏头痛患者脑脊液或血浆中内啡肽或其类似物降低，提示偏头痛患者存在内源性疼痛控制系统障碍。这种障碍导致患者疼痛阈值降低，对疼痛感受性增强，易于发生疼痛。鲑钙紧张素治疗偏头痛的同时可引起患者血浆β一内啡肽水平升高。

4. 自主功能障碍

自主功能障碍很早即引起了学者们的重视。瞬时心率变异及心血管反射研究显示，偏头痛患者存在交感功能低下。24小时动态心率变异研究提示，偏头痛患者存在交感、副交感功能平衡障碍。也有学者报道偏头痛患者存在瞳孔直径不均，提示这部分患者存在自主功能异常。有人认为在偏头痛患者中的猝死现象可能与自主功能障碍有关。

5. 偏头痛的家族聚集性及基因研究

偏头痛患者具有肯定的家族聚集性倾向。遗传因素最明显，研究较多的是家族性偏瘫型偏头痛及基底型偏头痛。有先兆偏头痛比无先兆偏头痛具有更高的家族聚集性。有先兆偏头痛和偏瘫发作可在同一个体交替出现，并可同时出现于家族中，基于此，学者们认为家族性偏瘫型偏头痛和非复杂性偏头痛可能具有相同的病理生理和病因。Baloh等报告了数个家族，其家族中多个成员出现偏头痛性质的头痛，并有眩晕发作或原发性眼震，有的晚年继发进行性周围性前庭功能丧失，有的家族成员发病年龄趋于一致，如均于25岁前出现症状发作。

有报告，偏瘫型偏头痛家族基因缺陷与19号染色体标志点有关，但也有发现提示有的偏瘫型偏头痛家族与19号染色体无关，提示家族性偏瘫型偏头痛存在基因的变异。与19号染色体有关的家族性偏瘫型偏头痛患者出现发作性意识障碍的频度较高，这提示在各种与19号染色体有关的偏头痛发作的外部诱发阈值较低是由遗传决定的。Ophoff报告34例与19号染色体有关的家族性偏瘫型偏头痛家族，在电压闸门性钙通道$\alpha_1$亚单位基因代码功能区域存在4种不同的错义突变。

有一种伴有发作间期眼震的家族性发作性共济失调，其特征是共济失调。眩晕伴以发作间期眼震，为显性遗传性神经功能障碍，这类患者约有50%出现无先兆偏头痛，临床症状与家族性偏瘫型偏头痛有重叠，二者亦均与基底型偏头痛的典型状态有关，且均可有原发性眼震及进行性共济失调。Ophoff报告了2例伴有发作间期眼震的家族性共济失调家族，存在19号染色体电压依赖性钙通道基因的突变，这与在家族性偏瘫型偏头痛所探测到的一样。所不同的是其阅读框架被打断，并产生一种截断的$\alpha_1$亚单位，这导致正常情况下可在小脑内大量表达的钙通道密度的减少，由此可能解释其发作性及进行性加重的共济失调。同样的错义突变如何导致家族性偏瘫型偏头痛中的偏瘫发作尚不明。

Baloh报告了三个伴有双侧前庭病变的家族性偏头痛家族。家族中多个成员经历偏头痛性头痛、眩晕发作（数分钟），晚年继发前庭功能丧失，晚期，当眩晕发作停止，由于双侧前庭功能丧失导致平衡障碍及走路摆动。

6. 血管痉挛学说

颅外血管扩张可伴有典型的偏头痛性头痛发作。偏头痛患者是否存在颅内血管的痉挛尚有争议。以往认为偏头痛的视觉先兆是由血管痉挛引起的，现在有确切的证据表明，这种先兆是由于皮层神经元活动由枕叶向额叶的扩布抑制（3mm/min）造成的。血管痉挛更像是视网膜性偏头痛的始动原因，一些患者经历短暂的单眼失明，于发作期检查，可发现视网膜动脉的痉挛。另外，这些患者对抗血管痉挛剂有反应。与偏头痛相关的听力丧失和/或眩晕可基于内听动脉耳蜗和/或前庭分支的血管痉挛来解释。血管痉挛可导致内淋巴管或囊的缺血性损害，引起淋巴液循环损害，并最终发展成为水肿。经颅多普勒(TCD)脑血流速度测定发现，不论是在偏头痛发作期还是发作间期，均存在血流速度的加快，提示这部分患者颅内血管紧张度升高。

7. 离子通道障碍

很多偏头痛综合征所共有的临床特征与遗传性离子通道障碍有关。偏头痛患者内耳存在局部细胞外钾的积聚。当钙进入神经元时钾退出。因为内耳的离子通道在维持富含钾的内淋巴和神经元兴奋功能方面是至关重要的，脑和内耳离子通道的缺陷可导致可逆性毛细胞除极及听觉和前庭症状。偏头痛中的头痛则是继发现象，这是细胞外钾浓度增加的结果。偏头痛综合征的很多诱发因素，包括紧张、月经，可能是激素对有缺陷的钙通道影响的结果。

8. 其他学说

有人发现偏头痛于发作期存在血小板自发聚集和黏度增加。另有人发现偏头痛患者存在 $TXA_2$、$PGI_2$ 平衡障碍、P 物质及神经激肽的改变。

## 二、临床表现

### (一)偏头痛发作

Saper 在描述偏头痛发作时将其分为 5 期来叙述。需要指出的是，这 5 期并非每次发作所必备的，有的患者可能只表现其中的数期，大多数患者的发作表现为两期或两期以上，有的仅表现其中的一期。另一方面，每期特征可以存在很大不同，同一个体的发作也可不同。

1. 前驱期

60%的偏头痛患者在头痛开始前数小时至数天出现前驱症状。前驱症状并非先兆，不论是有先兆偏头痛还是无先兆偏头痛均可出现前驱症状。可表现为精神、心理改变，如精神抑郁、疲乏无力、懒散、昏昏欲睡，也可情绪激动。易激惹、焦虑、心烦或欣快感等。尚可表现为自主神经症状，如面色苍白、发冷、厌食或明显的饥饿感、口渴、尿少、尿频、排尿费力、打哈欠、颈项发硬、恶心、肠蠕动增加、腹痛、腹泻、心悸、气短、心率加快，对气味过度敏感等，不同患者前驱症状具有很大的差异，但每例患者每次发作的前驱症状具有相对稳定性。这些前驱症状可在前驱期出现，也可于头痛发作中、甚至持续到头痛发作后成为后续症状。

2. 先兆

约有 20%的偏头痛患者出现先兆症状，先兆多为局灶性神经症状，偶为全面性神经功能障碍。典型的先兆应符合下列 4 条特征中的 3 条，即：重复出现，逐渐发展、持续时间不多于 1 小时，并跟随出现头痛。大多数病例先兆持续 5～20 分钟。极少数情况下先兆可突然发作，也有的患者于头痛期间出现先兆性症状，尚有伴迁延性先兆的偏头痛，其先兆不仅始于头痛之前，尚可持续到头痛后数小时至 7 天。

先兆可为视觉性的、运动性的、感觉性的，也可表现为脑干或小脑性功能障碍。最常见的先兆为视觉性先兆，约占先兆的 90%。如闪电、暗点、单眼黑矇、双眼黑矇、视物变形、视野外空白等。闪光可为锯齿样或闪电样闪光、城垛样闪光。视网膜动脉型偏头痛患者眼底可见视网膜水肿，偶可见樱红色黄斑。仅次于视觉现象的常见先兆为麻痹。典型的是影响一侧手和面部，也可出现偏瘫。如果优势半球受累，可出现失语。数十分钟后出现对侧或同侧头痛，多在儿童期发病。这称为偏瘫型偏头痛。偏瘫型偏头痛患者的局灶性体征可持续7天以上，甚至在影像学上发现脑梗死。偏头痛伴迁延性先兆和偏头痛性偏瘫以前曾被划入"复杂性偏头痛"。偏头痛反复发作后出现眼球运动障碍称为眼肌瘫痪型偏头痛。多为动眼神经麻痹所致，其次为滑车神经和展神经麻痹。多有无先兆偏头痛病史，反复发作者麻痹可经久不愈。如果先兆涉及脑干或小脑，则这种状况被称为基底型偏头痛，又称基底动脉型偏头痛。可出现头昏、眩晕、耳鸣、听力障碍、共济失调、复视，视觉症状包括闪光、暗点、黑矇、视野缺损、视物变形。双侧损害可出现意识抑制，后者尤见于儿童。尚可出现感觉迟钝，偏侧感觉障碍等。

偏头痛先兆可不伴头痛出现，称为偏头痛等位症。多见于儿童偏头痛。有时见于中年以后，先兆可为偏头痛发作的主要临床表现而头痛很轻或无头痛。也可与头痛发作交替出现，可表现为闪光、暗点、腹痛、腹泻、恶心、呕吐、复发性眩晕、偏瘫、偏身麻木及精神心理改变。如儿童良性发作性眩晕，前庭性美尼尔氏病、成人良性复发性眩晕。有跟踪研究显示，为数不少的以往诊断为美尼尔氏病的患者，其症状大多数与偏头痛有关。有报告描述了一组成人良性复发性眩晕患者，年龄在7～55岁，晨起发病症状表现为反复发作的头晕、恶心、呕吐及大汗，持续数分钟至4天不等。发作开始及末期表现为位置性眩晕，发作期间无听觉症状。发作间期几乎所有患者均无症状，这些患者眩晕发作与偏头痛有着几个共同的特征，包括可因酒精、睡眠不足、情绪紧张造成及加重，女性多发，常见于经期。

3. 头痛

头痛可出现于围绕头或颈部的任何部位，可位颞侧、额部、眶部。多为单侧痛，也可为双侧痛，甚至发展为全头痛，其中单侧痛者约占2/3。头痛性质往往为搏动性痛，但也有的患者描述为钻痛。疼痛程度往往为中、重度痛，甚至难以忍受。往往是晨起后发病，逐渐发展，达高峰后逐渐缓解。也有的患者于下午或晚上起病，成人头痛大多历时4小时至3天，而儿童头痛多历时2小时至2天。尚有持续时间更长者，可持续数周。有人将发作持续3天以上的偏头痛称为偏头痛持续状态。

头痛期间不少患者伴随出现恶心、呕吐、视物不清、畏光、畏声等，喜独居。恶心为最常见伴随症状，达一半以上，且常为中、重度恶心。恶心可先于头痛发作，也可于头痛发作中或发作后出现。近一半的患者出现呕吐，有些患者的经验是呕吐后发作即明显缓解。其他自主功能障碍也可出现，如尿频、排尿障碍、鼻塞、心悸、高血压、低血压、甚至可出现心律失常。发作累及脑干或小脑者可出现眩晕、共济失调、复视、听力下降、耳鸣、意识障碍。

4. 头痛终末期

此期为头痛开始减轻至最终停止这一阶段。

5. 后续症状期

为数不少的患者于头痛缓解后出现一系列后续症状。表现怠倦、困钝、昏昏欲睡。有的感到精疲力竭、饥饿感或厌食、多尿、头皮压痛、肌肉酸痛。也可出现精神心理改变，如烦躁、易怒、心境高涨或情绪低落、少语、少动等。

(二)儿童偏头痛

儿童偏头痛是儿童期头痛的常见类型，儿童偏头痛与成人偏头痛在一些方面有所不同。性别方面，发生于青春期以前的偏头痛，男女患者比例大致相等，而成人期偏头痛，女性比例大大增加，约为男性的3倍。

儿童偏头痛的诱发及加重因素有很多与成人偏头痛一致，如劳累和情绪紧张可诱发或加重头痛，为数不少的儿童可因运动而诱发头痛，儿童偏头痛患者可有睡眠障碍，而上呼吸道感染及其他发热性疾病在儿童比成人更易使头痛加重。

在症状方面，儿童偏头痛与成人偏头痛亦有区别。儿童偏头痛持续时间常较成人短。偏瘫型偏头痛多在儿童期发病，成年期停止，偏瘫发作可从一侧到另一侧，这种类型的偏头痛常较难控制。反复的偏瘫发作可造成永久性神经功能缺损，并可出现病理征，也可造成认知障碍。基底动脉型偏头痛，在儿童也比成人常见，表现闪光、暗点、视物模糊、视野缺损，也可出现脑干、小脑及耳症状，如眩晕、耳鸣、耳聋、眼球震颤。在儿童出现意识恍惚者比成人多，尚可出现跌倒发作。有些偏头痛儿童尚可仅出现反复发作性眩晕，而无头痛发作。一个平时表现完全正常的儿童可突然恐惧、大叫、面色苍白、大汗、步态蹒跚、眩晕、旋转感，并出现眼球震颤，数分钟后可完全缓解，恢复如常，称之为儿童良性发作性眩晕，属于一种偏头痛等位症。这种眩晕发作典型地始于4岁以前，可每日数次发作，其后发作次数逐渐减少，多数于7～8岁以后不再发作。与成人不同，儿童偏头痛的前驱症状常为腹痛，有时可无偏头痛发作而代之以腹痛、恶心、呕吐、腹泻，称为腹型偏头痛等位症。在偏头痛的伴随症状中，儿童偏头痛出现呕吐较成人更加常见。

儿童偏头痛的预后较成人偏头痛好。6年后约有一半儿童不再经历偏头痛，约1/3的偏头痛得到改善。而始于青春期以后的成人偏头痛常持续几十年。

## 三、诊断与鉴别诊断

偏头痛的诊断应根据详细的病史做出，特别是头痛的性质及相关的症状非常重要。如头痛的部位、性质、持续时间、疼痛严重程度、伴随症状及体征、既往发作的病史、诱发或加重因素等。

对于偏头痛患者应进行细致的一般内科查体及神经科检查，以除外症状与偏头痛有重叠、类似或同时存在的情况。诊断偏头痛虽然没有特异性的实验室指标，但有时给予患者必要的实验室检查非常重要，如血、尿、脑脊液及影像学检查，以排除器质性病变。特别是中年或老年期出现的头痛，更应排除器质性病变。当出现严重的先兆或先兆时间延长时，有学者建议行颅脑CT或MRI检查。也有学者提议当偏头痛发作每月超过2次时，应警惕偏头痛的原因。

国际头痛协会(IHS)头痛分类委员会于1962年制订了一套头痛分类和诊断标准，这个旧的分类与诊断标准在世界范围内应用了20余年，至今我国尚有部分学术专著仍在沿用或参考这个分类。1988年国际头痛协会头痛分类委员会制订了新的关于头痛、脑神经痛及面部痛的分类和诊断标准。目前临床及科研多采用这个标准。本标准将头痛分为13个主要类型，包括了总数129个头痛亚型。其中常见的头痛类型为偏头痛、紧张型头痛、丛集性头痛和慢性发作性偏头痛，而偏头痛又被分为七个亚型。这七个亚型中，最主要的两个亚型是无先兆偏头痛和有先兆偏头痛，其中最常见的是无先兆偏头痛。

国际头痛协会的诊断标准为偏头痛的诊断提供了一个可靠的、可量化的诊断标准，对于临床和科研的意义是显而易见的，有学者特别提到其对于临床试验及流行病学调查有重要意义，但临床上有时遇到患者并不能完全符合这个标准，对这种情况学者们建议随访及复查，以确定诊断。

由于国际头痛协会的诊断标准掌握起来比较复杂，为了便于临床应用，国际上一些知名的学者一直在探讨一种简单化的诊断标准。其中 Solomon 介绍了一套简单标准，符合这个标准的患者 99%符合国际头痛协会关于无先兆偏头痛的诊断标准。这套标准较易掌握，供参考：

具备下列 4 条特征中的任何 2 条，即可诊断无先兆偏头痛：

1. 疼痛位于单侧。
2. 搏动性痛。
3. 恶心。
4. 畏光或畏声。

另有 2 条符加说明：

1. 首次发作者不应诊断。
2. 应无器质性疾病的证据。

在临床工作中尚能遇到患者有时表现为紧张型头痛，有时表现为偏头痛性质的头痛，为此有学者查阅了国际上一些临床研究文献后得到的答案是，紧张型头痛和偏头痛并非是截然分开的，其临床上确实存在着重叠，故有学者提出二者可能是一个连续的统一体，有时遇到有先兆偏头痛患者可表现为无先兆偏头痛，同样，学者们认为二型之间既可能有不同的病理生理，又可能是一个连续的统一体。

偏头痛应与下列疼痛相鉴别：

(一)紧张型头痛

又称肌收缩型头痛。其临床特点是：头痛部位较弥散，可位于前额、双颞、顶、枕及颈部。头痛性质常呈钝痛，头部压迫感、紧箍感，患者常述犹如戴着一个帽子。头痛常呈持续性，可时轻时重。多有头皮、颈部压痛点，按摩头颈部可使头痛缓解，多有额、颈部肌肉紧张。多少伴有恶心、呕吐。

(二)丛集性头痛

又称组胺性头痛，Horton 综合征，表现为一系列密集的、短暂的、严重的单侧钻痛。与偏头痛不同，头痛部位多局限并固定于一侧眶部、球后和额颞部。发病时间常在夜间，并使患者痛醒。发病时间固定，起病突然而无先兆，开始可为一侧鼻部烧灼感或球后压迫感，继之出现特定部位的疼痛，常疼痛难忍，并出现面部潮红，结膜充血、流泪、流涕、鼻塞。为数不少的患者出现 Horner 征，可出现畏光，不伴恶心、呕吐。诱因可为发作群集期饮酒、兴奋或服用扩血管药引起。发病年龄常较偏头痛晚，平均 25 岁，男女之比约 4：1，罕见家族史。治疗包括：非甾体类消炎止痛剂；激素治疗；睾丸素治疗；吸氧疗法(国外介绍为 100%氧，8～10L/min，共 10～15 分钟，仅供参考)；麦角胺咖啡因或双氢麦角碱睡前应用，对夜间头痛特别有效，碳酸锂疗效尚有争议，但多数介绍其有效，但中毒剂量有时与治疗剂量很接近，曾有老年患者(精神患者)服一片致昏迷者，建议有条件者监测血锂水平，不良反应有胃肠道症状、肾功能改变、内分泌改变、震颤、眼球震颤、抽搐等；其他药物尚有钙通道阻滞剂 sumatriptan 等。

(三)痛性眼肌麻痹

又称 Tolosa－Hunt 综合征。是一种以头痛和眼肌麻痹为特征，涉及特发性眼眶和海绵窦的炎性疾病。病因可为颅内颈内动脉的非特异性炎症，也可能涉及海绵窦。常表现为球后及眶周的顽固性胀痛、刺痛，数天或数周后出现复视，并可有第Ⅲ、Ⅳ、Ⅵ脑神经受累表现，间隔数月数年后复发，需行血管造影以排除颈内动脉瘤。皮质类固醇治疗有效。

(四)颅内占位所致头痛

占位早期，头痛可为间断性或晨起为重，但随着病情的发展，多成为持续性头痛，进行性加重，可出现颅内高压的症状与体征，如头痛、恶心、呕吐、视盘水肿，并可出现局灶症状与体征，如精神改变。偏瘫、失语、偏身感觉障碍、抽搐、偏盲、共济失调、眼球震颤等，典型者鉴别不难。但需注意，也有表现为十几年的偏头痛，最后被确诊为巨大血管瘤者。

## 四、防治

(一)一般原则

偏头痛的治疗策略包括两个方面：对症治疗及预防性治疗。对症治疗的目的在于消除、抑制或减轻疼痛及伴随症状。预防性治疗用来减少头痛发作的频度及减轻头痛严重性。对偏头痛患者是单用对症治疗还是同时采取对症治疗及预防性治疗，要具体分析。一般来说，如果头痛发作频度较小，疼痛程度较轻，持续时间较短，可考虑单纯选用对症治疗。如果头痛发作频度较大，疼痛程度较重，持续时间较长，对工作、学习、生活影响较明显，则在给予对症治疗的同时，给予适当的预防性治疗，总之，既要考虑到疼痛对患者的影响，又要考虑到药物不良反应对患者的影响，有时还要参考患者个人的意见。Saper 的建议是每周发作 2 次以下者单独给予药物性对症治疗，而发作频繁者应给予预防性治疗。

不论是对症治疗还是预防性治疗均包括两个方面，即药物干预及非药物干预。

非药物干预方面，强调患者自助。嘱患者详细记录前驱症状、头痛发作与持续时间及伴随症状，找出头痛诱发及缓解的因素，并尽可能避免。如避免某些食物，保持规律的作息时间、规律饮食。不论是在工作日，还是周末抑或假期，坚持这些方案对于减轻头痛发作非常重要，接受这些建议对 30%患者有帮助。另有人倡导有规律的锻炼，如长跑等，可能有效地减少头痛发作。认知和行为治疗，如生物反馈治疗等，已被证明有效，另有患者于头痛时进行痛点压迫，于凉爽、安静、暗淡的环境中独处，或以冰块冷敷均有一定效果。

(二)药物对症治疗

偏头痛对症治疗可选用非特异性药物治疗，包括简单的止痛药，非甾体类消炎药及麻醉剂。对于轻、中度头痛，简单的镇痛药及非甾体类消炎药常可缓解头痛的发作。常用的药物有脑清片、扑热息痛、阿斯匹林、萘普生、吲哚美辛、布洛芬、颅痛定等。麻醉药的应用是严格限制的，Saper 提议主要用于严重发作，其他治疗不能缓解，或对偏头痛特异性治疗有禁忌或不能忍受的情况下应用。偏头痛特异性 5－HT 受体拮抗剂主要用于中、重度偏头痛。偏头痛特异性 5－HT 受体拮抗剂结合简单的止痛剂，大多数头痛可得到有效的治疗。

5－HT 受体拮抗剂治疗偏头痛的疗效是肯定的。麦角胺咖啡因既能抑制去甲肾上腺素的再摄取，又能拮抗其与β－肾上腺素受体的结合，于先兆期或头痛开始后服用 1 片，常可使头痛发作终止或减轻。如效不显，于数小时后加服 1 片，每日不超过 4 片，每周用量不超过 10 片。该药缺点是不良反应较多，并且有成瘾性，有时剂量会越来越大。常见不良反应为消化道症状、心血管症状，如恶心、呕吐、胸闷、气短等。孕妇、心肌缺血、高血压、肝肾疾病等忌用。

麦角碱衍生物酒石酸麦角胺，Sumatriptan 和二氢麦角胺为偏头痛特异性药物，均为 5

—HT 受体拮抗剂。这些药物作用于中枢神经系统和三叉神经中受体介导的神经通路，通过阻断神经源性炎症而起到抗偏头痛作用。

酒石酸麦角胺主要用于中、重度偏头痛，特别是当简单的镇痛治疗效果不足或不能耐受时。其有多项作用：既是 5—$HT_{1A}$、5—$HT_{1B}$、5—$HT_{1D}$ 和 5—$HT_{1F}$ 受体拮抗剂，又是 α—肾上腺素受体拮抗剂，通过刺激动脉平滑肌细胞 5—HT 受体而产生血管收缩作用；它可收缩静脉容量性血管、抑制交感神经末端去甲肾上腺素再摄取。作为 5—$HT_1$ 受体拮抗剂，它可抑制三叉神经血管系统神经源性炎症，其抗偏头痛活性中最基础的机制可能在此，而非其血管收缩作用。其对中枢神经递质的作用对缓解偏头痛发作亦是重要的。给药途径有口服、舌下及直肠给药。生物利用度与给药途径关系密切，口服及舌下含化吸收不稳定，直肠给药起效快，吸收可靠。为了减少过多应用导致麦角胺依赖性或反跳性头痛，一般每周应用不超过 2 次，应避免大剂量连续用药。

Saper 总结酒石酸麦角胺在下列情况下慎用或禁用：年龄 55～60 岁（相对禁忌）；妊振或哺乳；心动过缓（中至重度）；心室疾病（中至重度）；胶原—肌肉病；心肌炎；冠心病，包括血管痉挛性心绞痛；高血压（中至重度）；肝、肾损害（中至重度）；感染或高热/败血症；消化性溃疡性疾病；周围血管病；严重瘙痒。另外，该药可加重偏头痛造成的恶心、呕吐。

sumatriptan 亦适用于中、重度偏头痛发作。作用于神经血管系统和中枢神经系统，通过抑制或减轻神经源性炎症而发挥作用。曾有人称 sumatriptan 为偏头痛治疗的里程碑。皮下用药 2 小时，约 80％的急性偏头痛有效。尽管 24～48 小时内 40％的患者重新出现头痛，这时给予第 2 剂仍可达到同样的有效率。口服制剂的疗效稍低于皮下给药，起效亦稍慢，通常在 4 小时内起效。皮下用药后 4 小时给予口吸制剂不能预防再出现头痛，但对皮下用药后 24 小时内出现的头痛有效。

sumatriptan 具有良好的耐受性，其不良反应通常较轻和短暂，持续时间常在 45 分钟以内。包括注射部位的疼痛、耳鸣、面红、烧灼感、热感、头昏、体重增加、颈痛及发音困难。少数患者于首剂时出现非心源性胸部压迫感，仅有很少患者于后续用药时再出现这些症状。罕见引起与其相关的心肌缺血。

Saper 总结应用 sumatriptan 注意事项及禁忌证为：年龄超过 55～60 岁（相对禁忌证），妊娠或哺乳；缺血性心肌病（心绞痛、心肌梗死病史、记录到的无症状性缺血）；不稳定型心绞痛；高血压（未控制基底型或偏瘫型偏头痛；未识别的冠心病（绝经期妇女，男性＞40 岁，心脏病危险因素如高血压、高脂血症、肥胖、糖尿病、严重吸烟及强阳性家族史）；肝肾功能损害（重度同时应用单胺氧化酶抑制剂或单胺氧化酶抑制剂治疗终止后 2 周内；同时应用含麦角胺或麦角类制剂（24 小时内），首次剂量可能需要在医师监护下应用。

酒石酸二氢麦角胺的效果超过酒石酸表角胺。大多数患者起效迅速，在中、重度发作特别有用，也可用于难治性偏头痛。与酒石酸麦角胺有共同的机制，但其动脉血管收缩作用较弱，有选择性收缩静脉血管的特性，可静脉注射、肌内注射及鼻腔吸入。静脉注射途径给药起效迅速。肌内注射生物利用度达 100％，鼻腔吸入的绝对生物利用度 40％，应用酒石酸二氢麦角胺后再出现头痛的频率较其他现有的抗偏头痛剂小，这可能与其半衰期长有关。

酒石酸二氢麦角胺较酒石酸麦角胺具有较好的耐受性、恶心和呕吐的发生率及程度非常低，静脉注射最高，肌内注射及鼻吸入给药低。极少成瘾和引起反跳性头痛。通常的不良反应包括胸痛、轻度肌痛、短暂的血压上升。不应给予有血管痉挛反应倾向的患者，包括已知的周围性动脉疾病，冠状动脉疾病（特别是不稳定性心绞痛或血管痉挛性心绞痛）或未控制的高血压。注意事项和禁忌证同酒石酸麦角胺。

（三）药物预防性治疗

偏头痛的预防性治疗应个体化，特别是剂量的个体化。可根据患者体重，一般身体情况、既往用药体验等选择初始剂量，逐渐加量，如无明显不良反应，可连续用药 2～3 天，无效时再接用其他药物。

1. 抗组织胺药物

苯噻啶为一有效的偏头痛预防性药物。可每日 2 次，每次 0.5mg 起，逐渐加量，一般可增加至每日 3 次，每次 1.0mg，最大量不超过 6mg/d。不良反应为嗜睡、头昏、体重增加等。

2. 钙通道拮抗剂

氟桂利嗪，每晚 1 次，每次 5～10mg，不良反应有嗜睡、锥体外系反应、体重增加、抑郁等。

3. β一受体阻滞剂

普萘洛尔，开始剂量 3 次/天，10mg/次，逐渐增加至 60mg/d，也有介绍 120mg/d，心率＜60 次/分钟者停用。哮喘、严重房室传导阻滞者禁用。

4. 抗抑郁剂

阿密替林每日 3 次，25mg/次，逐渐加量。可有嗜睡等不良反应，加量后不良反应明显。氟西汀（我国商品名百优解）20mg/片，每晨 1 片，饭后服，该药初始剂量及有效剂量相同，服用方便，不良反应有睡眠障碍、胃肠道症状等，常较轻。

5. 其他

非甾体类抗炎药，如萘普生；抗惊厥药，如卡马西平、丙戊酸钠等；舒必剂、泰必利；中医中药 C 辨证施治、辨经施治、成方加减、中成药）等皆可试用。

（四）关于特殊类型偏头痛

与偏头痛相关的先兆是否需要治疗及如何治疗，目前尚无定论。通常先兆为自限性的、短暂的，大多数患者于治疗尚未发挥作用时可自行缓解。如果患者经历复发性、严重的、明显的先兆，考虑舌下含化尼非地平，但头痛有可能加重，且疗效亦不肯定。给予 sumatriptan 及酒石酸麦角胺的疗效亦尚处观察之中。

（五）关于难治性、严重偏头痛性头痛

这类头痛主要涉及偏头痛持续状态，头痛常不能为一般的门诊治疗所缓解。患者除持续的进展性头痛外尚有一系列生理及情感症状，如恶心、呕吐、腹泻、脱水、抑郁、绝望，甚至自杀倾向。用药过度及反跳性依赖、戒断症状常促发这些障碍。这类患者常需收入急症室观察或住院，以纠正患者存在的生理障碍，如脱水等；排除伴随偏头痛出现的严重的神经内科或内科疾病；治疗纠正药物依赖；预防患者于家中自杀等。应注意患者的生命体征，可做心电图检查。药物可选用酒石酸二氢麦角胺、sumatriptan、鸦片类及止吐药，必要时亦可谨慎给予氯丙嗪等。可选用非肠道途径给药，如静脉或肌内注射给药。一旦发作控制，可逐渐加入预防性药物治疗。

（六）关于妊娠妇女的治疗

Schulman 建议给予地美罗注射剂或片剂，并应限制剂里。还可应用泼尼松龙，其不易穿过胎盘，在妊娠早期不损害胎儿，但不宜应用太频。如欲怀孕，最好尽最大可能不用预防性药物并避免应用麦角类制剂。

（七）关于儿童偏头痛

儿童偏头痛用药的选择与成人有很多重叠，如止痛药物、钙离子通道拮抗剂、抗组织胺药物等，但也有人质疑酒石酸麦角胺药物的疗效。如能确诊，重要的是对儿童及其家长进行安慰，使其对本病有一个全面的认识，以缓解由此带来的焦虑，对治疗当属有益。

## 五、护理

（一）护理评估

1. 健康史

(1)了解头痛的部位、性质和程度：询问是全头疼还是局部头疼；是搏动性头疼还是胀痛、钻痛；是轻微痛、剧烈痛还是无法忍受的疼痛。偏头痛常描述为双侧颞部的搏动性疼痛。

(2)头疼的规律：询问头疼发病的急缓，是持续性还是发作性，起始与持续时间，发作频率，激发或缓解的因素，与季节、气候、体位、饮食、情绪、睡眠、疲劳等的关系。

(3)有无先兆及伴发症状：如头晕、恶心、呕吐、面色苍白、潮红、视物不清、闪光、畏光、复视、耳鸣、失语、偏瘫、嗜睡、发热、昏厥等。典型偏头疼发作常有视觉先兆和伴有恶心、呕吐、畏光。

(4)既往史与心理社会状况，询问患者的情绪、睡眠、职业情况以及服药史，了解头疼对日常生活、工作和社交的影响，患者是否因长期反复头疼而出现恐惧、忧郁或焦虑心理。大部分偏头疼患者有家族史。

2. 身体状况

检查意识是否清楚，瞳孔是否等大等圆、对光反射是否灵敏；体温、脉搏、呼吸、血压是否正常；面部表情是否痛苦，精神状态怎样；眼睑是否下垂、有无脑膜刺激征。

3. 主要护理问题及相关因素

(1)偏头痛：与发作性神经血管功能障碍有关。

(2)焦虑：与偏头疼长期、反复发作有关。

(3)睡眠形态紊乱：与头疼长期反复发作和（或）焦虑等情绪改变有关。

（二）护理措施

1. 避免诱因

告知患者可能诱发或加重头疼的因素，如情绪紧张、进食某些食物、饮酒、月经来潮、用力性动作等；保持环境安静、舒适、光线柔和。

2. 指导减轻头疼的方法

如指导患者缓慢深呼吸，听音乐、练气功、生物反馈治疗，引导式想象，冷、热敷以及理疗、按摩、指压止痛法等。

3. 用药护理

告知止痛药物的作用与不良反应，让患者了解药物依赖性或成瘾性的特点，如大量使用止痛剂，滥用麦角胺咖啡因可致药物依赖。指导患者遵医嘱正确服药。

（李雪华）

# 第八节 面神经炎

面神经炎又称 Bell 麻痹，系面神经在茎乳孔以上面神经管内段的急性非化脓性炎症。

## 一、病因

病因不明，一般认为面部受冷风吹袭、病毒感染、自主神经功能紊乱造成面神经的营养微血管痉挛，引起局部组织缺血、缺氧所致。近年来也有认为可能是一种免疫反应。膝状神经节综合征则系带状疱疹病毒感染，使膝状神经节及面神经发生炎症所致。

## 二、临床表现

无年龄和性别差异，多为单侧，偶见双侧，多为格林一巴利综合征。发病与季节无关，通常急性起病，数小时至 3 天达到高峰。病前 1～3 天患侧乳突区可有疼痛。同侧额纹消失，眼裂增大，闭眼时，眼睑闭合不全，眼球向外上方转动并露出白色巩膜，称 Bell 现象。病侧鼻唇沟变浅，口角下垂。不能作噘嘴和吹口哨动作，鼓腮时病侧口角漏气，食物常滞留于齿颊之间。

若病变波及鼓索神经，尚可有同侧舌前 2/3 味觉减退或消失。镫骨肌支以上部位受累时，出现同侧听觉过敏。膝状神经节受累时除面瘫、味觉障碍和听觉过敏外，还有同侧唾液、泪腺分泌障碍，耳内及耳后疼痛，外耳道及耳郭部位带状疱疹，称膝状神经节综合征，一般预后良好，通常于起病 1～2 周后开始恢复，2～3 个月内痊愈。发病时伴有乳突疼痛、老年、患有糖尿病和动脉硬化者预后差。可遗有面肌痉挛或面肌抽搐。可根据肌电图检查及面神经传导功能测定判断面神经受损的程度和预后。

## 三、诊断与鉴别诊断

根据急性起病的周围性面瘫即可诊断。但需与以下疾病鉴别：

格林一巴利综合征：可有周围面瘫，多为双侧性，并伴有对称性肢体瘫痪和脑脊液蛋白一细胞分离。

中耳炎迷路炎乳突炎等并发的耳源性面神经麻痹，以及腮腺炎肿瘤下颌化脓性淋巴结炎等所致者多有原发病的特殊症状及病史。

颅后窝肿瘤或脑膜炎引起的周围性面瘫：起病较慢，且有原发病及其他脑神经受损表现。

## 四、治疗

(一)急性期治疗

以改善局部血液循环，消除面神经的炎症和水肿为主。如系带状疱疹所致的 Hunt 综合征，可口服阿昔洛韦 5mg/(kg・d)，每日 3 次，连服 7～10 天。

1. 皮质类固醇激素

泼尼松龙(20～30mg)每日 1 次，口服，连续 7～10 天。

2. 改善微循环，减轻水肿

706 羧甲淀粉(羟乙基淀粉)或低分子右旋糖酐 250～500mL，静脉滴注每日 1 次，连续 7～10 天，亦可加用脱水利尿药。

3. 神经营养代谢药物的应用

维生素 $B_1$ 50～100mg，维生素 $B_{12}$ 500μg，胞磷胆碱 250mg，辅酶 $Q_{10}$ 5～10mg 等，肌内注射，每日 1 次。

4. 理疗

茎乳孔附近超短波透热疗法，红外线照射。

(二)恢复期治疗

以促进神经功能恢复为主。

(1)口服维生素 $B_1$、维生素 $B_{12}$ 各 1 至 2 片，每日 3 次；地巴唑 10～20mg，每日 3 次。亦可用加兰他敏 2.5～5mg，肌内注射，每日 1 次。

(2)中药，针灸，理疗。

(3)采用眼罩，滴眼药水，涂眼药膏等方法保护暴露的角膜。

(4)病后 2 年仍不恢复者，可考虑行神经移植治疗。

## 五、护理

(一)一般护理

(1)病后两周内应注意休息，减少外出。

(2)本病一般预后良好，约 80%患者可在 3～6 周内痊愈，因此应向患者说明病情，使其积极配合治疗，解除心理压力，尤其年轻患者，应保持健康心态。

(3)给予易消化、高热能的半流饮食，保证机体足够营养代谢，增加身体抵抗力。

(二)观察要点

面神经炎是神经科常见病之一，在护理观察中主要注意以下两方面的鉴别：

1. 分清面瘫属中枢性还是周围性瘫痪

中枢性面瘫系由对侧皮质延髓束受损引起的，故只产生对侧下部面肌瘫痪，表现为鼻唇沟浅、口角下坠、露齿、鼓腮、吹口哨时出现肌肉瘫痪，而皱额、闭眼仍正常或稍差。哭笑等情感运动时，面肌仍能收缩。周围性面瘫所有表情肌均瘫痪，不论随意或情感活动，肌肉均无收缩。

2. 正确判断患病一侧

面肌挛缩时病侧鼻唇沟加深，眼裂缩小，易误认健侧为病侧。如让患者露齿时可见挛缩侧面肌不收缩，而健侧面肌收缩正常。

(三)保护暴露的角膜及防止结膜炎

由于患者不能闭眼，因此必须注意眼的清洁卫生。

(1)外出必须戴眼罩，避免尘沙进入眼内。

(2)每日抗生素眼药水滴眼，入睡前用眼药膏，以防止角膜炎或暴露性角结膜炎。

(3)擦拭眼泪的正确方法是向上，以防止加重外翻。

(4)注意用眼卫生，养成良好习惯，不能用脏手、脏手帕擦泪。

(四)保持口腔清洁防止牙周炎

由于患侧面肌瘫痪，进食时食物残渣常停留于患侧颊齿间，故应注意口腔卫生。

(1)经常漱口，必要时使用消毒漱口液。

(2)正确使用刷牙方法，应采用“短横法或竖转动法”两种方法，以去除菌斑及食物残片。

(3)牙齿的邻面与间隙容易堆积菌斑而发生牙周炎，可用牙线紧贴牙齿颈部，然后在邻面作上下移动，每个牙齿4～6次，直至刮净。

(4)牙龈乳头萎缩和齿间空隙大的情况下可用牙签沿着牙龈的形态线平行插入，不宜垂直插入，以免影响美观和功能。

(五)家庭护理

1. 注意面部保暖

夏天避免在窗下睡觉，冬天迎风乘车要戴口罩，在野外作业时注意面部及耳后的保护。耳后及病侧面部给予温热敷。

2. 平时加强身体锻炼

增强抗风寒侵袭的能力，积极治疗其他炎性疾病。

3. 瘫痪面肌锻炼

因面肌瘫痪后常松弛无力，患者自己可对着镜用手掌贴于瘫痪的面肌上做环形按摩，每日3～4次，每次15分钟，以促进血液循环，并可减轻患者面肌受健侧的过度牵拉。当神经功能开始恢复时，鼓励患者练习病侧的各单个面肌的随意运动，以促进瘫痪肌的早日康复。

(李雪华)

## 第九节　周围神经系统疾病的护理

周围神经系统是指位于脊髓和脑干的软膜外的所有神经结构，即从脊髓腹侧和背侧发出的脊神经根组成的脊神经，以及从脑干腹外侧发出的脑神经，但不包括嗅神经和视神经，它们是中枢神经系统的特殊延伸。周围神经系统分为脊神经、脑神经和自主神经。在神经活动的过程中，周围神经使感受器、中枢神经系统及各效应器联系起来，保证机体内各器官的活动统一、协调，也使机体与外界环境间保持相对平衡。周围神经疾病是指原发于周围神经系统结构或功能损害的疾病。常见的有特发性面神经麻痹、急性炎症性脱髓鞘性多发性神经病等。

### 一、特发性面神经麻痹患者的护理

特发性面神经麻痹是指茎乳突孔内急性非化脓性神经损害引起的周围性面瘫，又称Bell麻痹或面神经炎。

(一)专科护理

1. 护理要点

指导患者饮食宜清淡，富有营养、易消化半流质或软质饮食。加强口腔护理及眼部护理，尽早开始面肌的康复训练，对外表形象较在意的患者，给予正确引导，减轻心理负担，鼓励患者树立战胜疾病信心，指导患者自我形象修饰的方法。

2. 主要护理问题

(1)自我形象紊乱：与面神经麻痹所致口角歪斜有关。

(2)慢性疼痛：与面神经病变累及膝状神经节有关。

3. 护理措施

(1)一般护理

①休息与活动:保证患者充分休息,指导患者建立规律的作息时间,睡眠差者,采用睡眠辅助方法,如背部按摩、热水泡脚等,提供安静舒适的睡眠环境,做好心理护理,消除顾虑,以利于睡眠。

②饮食护理:发病初期,患者进食时,食物很容易潴留在瘫痪侧的颊部,因此,应指导患者从健侧进食。味觉与咀嚼功能的减退直接影响到患者的食欲,鼓励患者选择富有营养,易消化半流质或软食,饮食宜清淡,避免干硬、粗糙的食物,多食水果、蔬菜。忌辛辣生冷刺激食物。疾病恢复期应指导患者进食时将食物放在患侧颊部,细嚼慢咽,促进患侧肌群被动锻炼。

③生活护理:做好口腔护理,保持口腔清洁;眼睑不能闭合者予以眼罩、眼镜遮挡及滴眼药等保护,患者外出时可戴口罩、系围巾,或使用其他改善自身形象的恰当修饰。

(2)用药护理:指导患者了解常用药物的用法、用量、不良反应及注意事项等。应用抗病毒药物如注射用更昔洛韦、阿昔洛韦时,应指导患者摄入充足水分,加快药物代谢,降低药物毒性。

(3)心理护理:患者于患病初期多出现情绪变化,产生焦虑、恐惧、忧郁的心理,情绪紧张易激动,担心留下后遗症而悲观绝望,观察患者有无心理异常的表现,鼓励患者表达对面部形象改变的自身感受和对疾病预后担心的真实想法,给予正面引导,以解除患者的心理压力。

(4)康复护理

①早期康复干预:加强面肌的主动和被动运动,指导患者对患侧面部及耳后部位给予湿热敷,温度适中,避免烫伤,然后进行局部按摩以促进局部血液循环,减轻患侧面肌的过度牵拉。指导患者使用手掌根部自患侧口角向上方螺旋式按摩面部,每日 3 次,每次 5~10 分钟,促进血液循环。

②恢复期功能训练:当神经功能开始恢复后,鼓励患者练习瘫痪侧的面部肌群随意运动,如皱眉、闭眼、吹口哨等,训练可按节奏进行,每天 2 次,避免肌肉萎缩。

(二)健康指导

1. 疾病知识指导

(1)概念:特发性面神经麻痹主要是面神经非细菌性非化脓性炎症,是一种常见病、多发病,多因局部受风吹或着凉而起病,通常认为是局部营养神经的血管因受风寒而发生痉挛,导致面神经组织缺血、水肿或受压而致病。

(2)病因:面神经炎病因尚未完全阐明。目前认为是由于骨性面神经管只能容纳面神经通过,所以面神经一旦缺血、水肿必然导致神经受压。病毒感染、自主神经功能不稳等均可导致局部营养村经的血管痉挛,神经缺血、水肿而出现面肌瘫痪。

(3)主要症状:常在 20~50 岁的青壮年中发病,单侧患病为多见,病初可有麻痹侧耳后或下颌角后疼痛。临床表现以一侧面部表情肌突然瘫痪,同侧前额皱纹消失,眼裂扩大,鼻唇沟变浅,面部被牵向健侧为主要特征。脑血管疾病所致的中枢性面瘫表现为病灶对侧眼裂以下的面瘫,二者应注意鉴别。

(4)常用检查项目:面神经传导检查对早期(起病后 5~7 日完全瘫痪者的预后判断具有指导意义。如患侧诱发的肌电动作电位 M 波波幅为对侧正常的 30%或以上者,则有望在 2 月内完全恢复。<30%者,其预后多伴有并发症(如面肌痉挛)。

(5)治疗:治疗原则为改善面部血液循环,减轻面神经水肿缓解神经受压,促进神经功能恢复:

①药物治疗,常用药物有皮质类固醇、B族维生素、阿昔洛韦等。

②理疗:超短波速热疗法、红外线照射或局部热敷。

③康复治疗:恢复期可行碘离子透入疗法、针刺或电针治疗等。

(6)预后

①不完全性面瘫可于起病后1~3周开始恢复,1~2月内痊愈,年轻患者预后较好:老年患者发病时伴乳突区疼痛,合并糖尿病、高血压、动脉硬化等预后较差。

②完全性面瘫病后1周内检查面神经传导速度可判定预后。病后10天面神经出现失神经电位通常需3个月恢复。早期治疗对提高疗效起关键作用。

2. 饮食指导

指导患者进食营养丰富的半流食或普食,进食时食物放在患侧颊部,细嚼慢咽,促进患侧肌群被动锻炼,由于咀嚼不便,唇颊之间易积食。病情较轻者,进食后及时漱口,清除口腔内侧滞留的食物;病情较重者,进食后做好口腔护理。鼓励患者每日饮水量在2000mL以上,有利于药物代谢后由肾脏排泄。

3. 自常生活指导

确保患者充分休息,为患者提供安全、舒适、整洁的病房,保证患者有充足的睡眠时间,减少用眼,减少光源刺激,如电视、计算机、紫外线等;外出时戴墨镜保护,同时滴一些有润滑、抗感染、营养作用的眼药水,睡觉时可戴眼罩;注意面部保暖,出汗应及时擦干。用温水洗脸、刷牙,不接触冷风,睡眠时勿靠近窗边,外出时戴口罩,避免直接吹风。

4. 自我按摩及训练指导

(1)自我按摩:按健侧肌运动方向按摩患侧,按摩手法应柔软、适度、持续、稳重,每天早晚各1次为宜。

(2)表情动作训练:进行皱眉、闭眼、吹口哨、鼓腮、示齿等运动,训练时可按节奏进行,每天训练3次以上。

5. 预防复发

避免去人多、空气污浊的场所。注意气候温、凉、湿、热变化。预防面瘫复发最好的办法是平时要注意保持良好的心情及充足的睡眠,并适当进行体育运动,增强机体免疫力。此外,还应注意睡眠时避免吹风。

(三)循证护理

特发性面神经麻痹常规药物治疗能减轻炎性反应,而良好的心理活动能够提高神经系统的调节能力,使大脑皮质处于兴奋状态,将神经系统的调节能力达到最佳水平,以促进运动功能的恢复。有学者认为不同层次人员对自身的形象要求不同,护理从事公众性强的工作的患者,如演员、教师等人群,应着重帮助患者在心理上战胜自己。护理人员极有必要提高心理护理技巧,尝试对医疗无法解决的问题用护理方法来弥补,使生理上的缺陷尽可能少地影响患者的生活和工作,使不同层次的患者人群生活和工作愿望得到尽可能地展现。有学者研究表明运用健康信念模式教育在面瘫患者的护理中具有重要的意义。通过对患者进行健康信念模式教育,使患者认识到健康行为的益处和障碍,改变不良的心理负性情绪,使健康教育达到“知、信、行”,从而树立战胜疾病的信心,促进疾病的早日康复。

## 二、急性炎症性脱髓鞘性多发性神经病患者的护理

急性炎症性脱髓鞘性多发性神经病(AIDP),又称吉兰－巴雷综合征(GBS),为急性或亚急性起病的大多可恢复的多发性脊神经根(可伴脑神经)受累的一组疾病。主要病理改变为周围神经广泛炎症性节段性脱髓鞘和小血管周围淋巴细胞及巨噬细胞的炎性反应。病前可有非特异性病毒感染或疫苗接种史,部分患者病前有空肠弯曲菌感染史。

(一)专科护理

1. 护理要点

呼吸麻痹是GBS危及生命的主要症状,应密切观察患者的呼吸型态,及时采取急救措施,防止患者因呼吸肌麻痹而窒息死亡。给予高热量、高蛋白、高维生素、易消化的流质饮食,有进食障碍及排尿障碍患者给予鼻饲及导尿。加强生活护理及皮肤护理,注意肢体良肢位的摆放,早期协助患者进行康复训练。

2. 主要护理问题

(1)低效型呼吸型态:与呼吸肌麻痹有关。

(2)躯体活动障碍:与四肢肌肉进行性瘫痪有关。

(3)吞咽障碍:与脑神经受损所致延髓麻痹、咀嚼肌无力等因素有关。

(4)恐惧:与呼吸困难、濒死感或害怕气管切开等因素有关。

3. 护理措施

(1)首要护理措施

①严密观察患者的呼吸频率、深度、型态及胸廓起伏变化;有无胸闷、发绀、烦躁、出汗、摇头等症状,特别是患者发病的第1周是病情进展的高峰期,患者极易出现呼吸肌麻痹而致的呼吸困难,甚至呼吸骤停。严密观察呼吸困难的程度,把握气管插管、气管切开指征。

②保持呼吸道通畅及通气功能的良好状态:头偏向一侧,定时翻身、叩背、吸痰,给予雾化吸入抗生素、化痰药物,体位引流,以利于呼吸道分泌物及时排出,预防肺不张及肺部感染。根据患者缺氧状态给予鼻导管或面罩吸氧;抬高床头、半坐位,及时发现患者缺氧症状,配合医师进行急救处理。准备好气管插管、气管切开的用物。配合医师气管插管、气管切开,必要时转入ICU使用呼吸机辅助通气;急重症患者做好重症监护护理。

(2)一般护理措施

①休息与活动:急性期卧床休息,保持肢体功能位,恢复期指导患者进行肢体功能训练。

②饮食护理:延髓麻痹不能吞咽进食者应给予鼻饲管置管,予以高蛋白、高维生素、高热量且易消化的流质食物,保证机体足够的营养供给。进食时和进食后30分钟抬高床头,防止食物反流引起窒息。

③生活护理:帮助患者取舒适体位,向患者及家属说明翻身及肢体运动的重要性,每2小时翻身一次,保持床单位整洁干燥;每日口腔护理2～3次,并行温水全身擦拭,保持皮肤清洁,促进肢体血液循环。

(3)用药护理:按医嘱正确给药,注意药物的作用、不良反应。如使用丙种球蛋白时,应讲解药物应用的计算方法[0.4g/(kg·d)],在应用前签署知情同意书。药物昂贵,避免渗漏以及不必要的浪费。镇静安眠类药物可产生呼吸抑制,不能轻易使用,以免掩盖或加重病情。

(4)心理护理:本病起病急,进展快,恢复期较长,患者常产生焦虑、恐惧心理及急躁情绪,而长期的情绪低落不利于康复。应及时了解患者的心理状况,主动关心患者,耐心倾听患者的感受,帮助分析、解释病情,告知本病经积极治疗和康复锻炼大多预后良好,使患者增强自信心,去除烦恼,积极配合治疗。

(5)康复护理

①防止瘫痪肢体废用:在患病早期保持患肢良肢位;防止肩关节、髋关节外展、足下垂等痉挛姿势的发生。在恢复期做好患肢的被动、主动功能训练,步态训练,以利于肢体功能恢复。

②预防压疮:使用预防压疮的工具如气垫床、气圈、软垫、减压贴等,以减轻受压部位的压力;保持床单位、患者皮肤的清洁干燥,定时擦浴、翻身,防止局部皮肤因汗浸、受压时间过长而引起压疮。

(二)健康指导

1. 疾病知识指导

(1)概念:急性炎症性脱髓鞘性多发性神经病是一种自身免疫介导的周围神经病,常累及脑神经。

(2)病因:确切病因尚不明确,一般认为本病属一种迟发型自身免疫性疾病,病理及发病机制类似于T细胞介导的实验性变态反应性神经病,病原体的某些组分与周围神经髓鞘的某些组分相似,机体免疫系统发生错误识别,产生自身免疫性T细胞与自身抗体,并针对周围神经组分发生免疫应答,引起周围神经髓鞘脱失。

(3)主要症状

①运动障碍:急性或亚急性起病,四肢对称性无力,多从双下肢开始,逐渐向上发展,出现弛缓性瘫痪,于数日至2周达到高峰。病情危重者在1～2日内迅速加重,出现四肢对称性弛缓性瘫痪。严重者可累及呼吸肌,出现呼吸肌麻痹,甚至死亡。

②感觉障碍:肢体远端感觉异常或手套、袜子型感觉缺失。

③脑神经损害:双侧周围性面瘫多见。

④自主神经症状:多汗、皮肤潮红、手足肿胀及营养障碍。

⑤神经反射异常:深反射减弱或消失。

⑥心理社会表现:由于起病急,肌力减退逐渐加重,甚至出现呼吸困难等严重症状,患者常出现焦虑、恐惧、精神抑郁。

⑦并发症:窒息、肺部感染、心力衰竭等。

(4)常用检查项目

①脑脊液检查:特征性表现为蛋白－细胞分离即蛋白含量增高而细胞数目正常。1～2周后蛋白质开始升高,4～6周后可达峰值。

②肌电图:最初改变是运动单位动作电位降低,发病2～5周可见纤颤电位或正相波。神经传导速度检查早期可仅有F波或H反射延迟或消失,F波异常提示神经近端或神经根损害,对GBS诊断有重要意义;晚期可见神经传导速度(NCV)减慢,运动潜伏期延长,波幅正常或轻度异常,提示脱髓鞘改变,轴索受损波幅明显减低。

③腓脑神经活检:可作为GBS辅助诊断方法。活检可见炎症细胞浸润及神经脱髓鞘。

(5)治疗

①血浆置换。

②药物治疗:常用药物有免疫球蛋白、皮质类固醇、抗生素等。

③辅助呼吸。

④对症治疗和防治并发症。

(6)预后:本病具有自限性,预后较好。瘫痪多在3周后开始恢复,多数患者2个月至1年内恢复正常,约10%患者遗留较严重的后遗症。60岁以上,病情进展迅速并需要辅助呼吸以及运动神经波幅降低者预后不良。

2. 饮食指导

(1)急性期:指导患者进食高热量、高蛋白、高维生素、易消化的软食,多食新鲜蔬菜、水果,补充足够的水分;延髓麻痹不能进食者、气管切开者给予鼻饲流食,维持水、电解质平衡。

(2)恢复期:指导患者合理进食,改变不良的饮食习惯,如少食油炸、烧烤、膨化食品等,多食新鲜蔬菜、水果,避免粗糙、干硬、辛辣等刺激性食物。

3. 用药指导

及时向患者及家属进行用药宣教,耐心讲解药物的作用机制,如神经生长因子可以促进神经组织损伤后突触的神经纤维长出侧芽,提高神经递质的生物活性,具有使轴索、髓鞘再生的作用。而早期使用免疫球蛋白则可中和IgG抗体,阻断抗体介导的免疫损害作用,促进神经再生。用药后应密切观察药物疗效及不良反应。

4. 日常生活指导

(1)指导患者及家属掌握本病相关知识及自我护理方法,鼓励患者保持心情愉快和情绪稳定,增强体质和机体抵抗力,避免淋雨、受凉、疲劳和创伤等诱因。

(2)加强肢体功能锻炼,肢体被动和主动运动均应保持关节的最大活动度,运动过程中专人陪护,防止跌倒、受伤。

5. 康复指导

(1)运动疗法:运动疗法是周围神经损伤的重要康复疗法,有明显瘫痪的患者应保持患肢功能位,采用人力或器械进行患肢被动运动和按摩,其主要作用是保持关节活动度,防止关节挛缩变形,保持肌肉的长度和肌张力、改善局部循环,防止肌肉萎缩,按摩的手法要轻,长期强力按摩有加重肌萎缩的危险。

(2)物理疗法:包括温热疗法、激光疗法、水疗及电疗法,均可促进局部循环,促进细胞生长,缩短瘫痪病程作用。

(3)作业疗法:经上述康复治疗大多病例可明显恢复,如仍留有明显的运动障碍,可采用作业疗法,治疗中不断增加训练的难度和时间,以增强肌肉的灵活性和耐力,缩短康复时间。

6. 预防复发

(1)加强营养,增强体质和机体抵抗力,避免淋雨、受凉、疲劳和创伤,防止复发。

(2)当患者出现胃区不适、腹痛、柏油样大便、肢体肿胀疼痛及咳嗽、咳痰、发热、外伤等情况立即就诊。

(3)遵医嘱正确服用药物。

(三)循证护理

吉兰—巴雷综合征是神经内科较为常见的一种疾病,呼吸肌麻痹是该病患者的主要死因。研究表明对出现面瘫、延髓部症状及自主神经功能障碍的吉兰—巴雷综合征患者应提前做好呼吸机治疗的准备。了解预测呼吸机治疗因素有助于医护人员观察病情、提高对危重患者的重视程度。护理过程中密切关注病情进展，重视呼吸道管理，保持呼吸道通畅是本病护理的关键。在救治患者生命的同时，还应考虑患者预后，对四肢瘫痪的患者早日实施康复训练，预防肌肉萎缩，使患者早日回归社会。

（姜秀贞）

## 第十节　脑卒中康复治疗与护理

### 一、概述

脑卒中康复指采取一切措施预防残疾的发生和减轻残疾的影响，以使脑卒中患者重返社会。脑卒中康复是一种全面康复，应尽早开始，急性期就可介入康复治疗。在发病早期，临床治疗以挽救患者生命为主要目的，康复治疗应以不影响患者的临床救治为前提。最佳康复时机是发病 3 个月内，康复介入越早越好。

### 二、康复治疗的目标

通过以物理疗法、作业疗法、言语治疗为主的综合康复措施，抑制患者异常的、原始的反射活动，重建正常运动模式，改善协调运动和精细运动；最大限度地促进患者功能障碍的改善，充分发挥残余功能；防治并发症，减少后遗症；帮助患者调整心理状态；帮助患者学习使用辅助器具，指导其正常的家居生活，争取达到生活自理，回归家庭，回归社会。

### 三、适应证与禁忌证

（一）适应证

（1）一般在患者生命体征稳定、神经功能缺损症状不再发展后 24 小时开始康复治疗。只要生命体征稳定，即使患者处于昏迷状态，定时翻身、正确体位摆放及关节的被动运动等被动性、预防性的康复护理也必须尽早开始。由于蛛网膜下隙出血（未行手术治疗）和脑栓塞患者近期再发的可能性较大，应注意密切观察，1 个月左右方可谨慎开始康复训练。对于脑栓塞患者，康复训练前如已查明栓子来源并给予了相应的处理，应向患者及其家属交代相关事项，包括可能发生的意外情况后，再开始康复训练比较稳妥。

（2）有明显的持续性神经功能缺损，如运动功能障碍、言语交流障碍、大小便控制障碍、认知功能障碍、吞咽障碍等。

（3）无严重的认知功能、言语功能障碍和严重的精神障碍，伴有精神科疾病的患者应处于精神疾病的稳定期，能够执行口头语言或肢体语言的指令，且可以记忆所学习的康复训练内容。

（4）有一定体力，能够进行康复性活动，每天可完成不少于 3 小时的主动性康复训练。

（5）既往没有进行过康复治疗的非急性期脑卒中患者，仍然可以接受进一步的康复处理，但是其康复效果远不如急性期早期康复的效果好。

（二）禁忌证

（1）病情过于严重或在进行性加重中，如深度昏迷、颅压过高、严重的精神障碍、血压过高、神经病学症状仍在进行发展中等。

（2）伴有严重的合并症，如严重的感染（吸入性肺炎等）、糖尿病酮症、急性心肌梗死等。

(3)存在严重的系统性并发症,如失代偿性心功能不全、心绞痛、急性肾功能不全、风湿病活动期、严重的精神病等。

## 四、基本原则

正确地实施脑卒中康复治疗有 5 个基本原则:

(1)把握适应证,及早开始康复治疗。

(2)以评定为基础,康复治疗贯穿始终。

(3)采取小组式的工作方式。

(4)综合各种康复措施进行全面的康复治疗,循序渐进。

(5)强调患者及家属主动参与和配合。

## 五、脑卒中分期康复治疗与护理

### (一)急性期康复

急性期是患者康复的关键阶段,直接影响患者后期的康复训练效果和生活质量。脑卒中急性期持续时间一般为 2～4 周,此期应积极处理原发病和并发症。目前学术界主张,只要神志清楚、生命体征平稳、神经病学症状不再进展后 48 小时,在不影响患者抢救的前提下,康复训练几乎可与药物治疗同步进行,除蛛网膜下隙出血、严重脑出血可稍延长外,康复训练应于病后 1 周内进行。其实,无论是出血性脑卒中还是缺血性脑卒中,患者的正确体位摆放应该从患者患病后就开始实施了。

急性期康复的目的主要是预防失用性并发症,使患者尽快从床上的被动活动过渡到主动活动,尽早开始床上生活自理,同时为恢复期功能训练做好准备。康复护理具体措施如下:

1. 环境护理

(1)病区设施符合无障碍设计:各通道和门等具有适合轮椅活动的空间,地面防滑;浴室应有洗澡凳,墙上安置扶手,淋浴旁安装单手拧毛巾器;便器以坐式为宜,坐便器周围或坐便器上有扶手以方便和保护患者。

(2)病床:使用活动床栏,防止患者坠床;床的位置要保证患者的瘫痪侧对向房门,有利于探视、查房、陪伴及护理操作在患者的瘫痪侧,床头柜、电视机等应安置在患侧,以引起患者重视,促使其将头转向偏瘫侧,从早期开始注意强化对患侧的刺激,避免或减轻单侧忽略。

2. 运动康复护理

(1)体位:床上正确体位的摆放。

(2)体位变换:一般每 1～2 小时一次,包括被动、主动向健侧和患侧翻身以及被动、主动向健侧和患侧横向移动。

(3)被动运动:关节被动运动,有利于改善血液循环,促进静脉、淋巴回流,预防压疮和静脉血栓形成,保证关节足够的活动范围,防止关节挛缩和变形,增加患肢对运动及感觉的记忆,促进患肢的功能恢复。

(4)床上训练:早期床上训练是脑卒中康复的重要内容。急性期的主动训练是在床上进行的,要尽快使患者从被动活动过渡到主动康复训练程序上来,并希望患者独立完成各种床上的早期训练后能独立完成从仰卧位到床边坐位的转移。

1)桥式运动:可提高骨盆及下肢的控制能力。

2)上肢自助运动:患者仰卧,双手交叉,患手拇指置于健侧拇指之上(Bobath 握手),利用健手带动患手向前上方上举过头,每日数次,每次 10～20 个。这项训练可有效地保护肩关节,预防患侧上肢关节和软组织损伤,培养患者恢复身体的对称性运动模式,抑制健侧上肢的代偿动作,抑制痉挛,诱发肩胛带肌肉的主动活动及上肢的分离运动,缓解肩痛和上肢水肿。

3)下肢自助运动:患者仰卧,将健足置于患足下方,辅助患者利用健侧下肢抬高患侧下肢,尽量抬高,然后再返回床面,每日反复数次。每日可进行治疗师一对一训练一两次,鼓励患者在陪护人员保护下自行复习当日训练动作。

3. 作业治疗护理

早期开始病房 ADL 练习,如洗漱、穿衣、转移、二便训练等,逐步提高日常生活活动能力。

4. 预防并发症

预防肺炎、压疮、深静脉血栓、肩关节半脱位、臂丛神经损伤等。

5. 常见功能障碍康复护理

如吞咽障碍、认知功能障碍、情绪障碍(主要是卒中后抑郁)、言语功能障碍等详见第五章相应内容。

6. 健康教育及指导

对家属进行脑卒中及其护理和康复知识的健康教育与培训指导。

(二)恢复期的康复

一般而言,在缺血性脑卒中发病 1～2 周后、出血性脑卒中发病 2 周到 1 个月后进入恢复期。进入恢复期的时间视病情而定,言语和认知功能的恢复可能需要 1～2 年。发病后 1～3 个月是康复治疗和功能恢复的最佳时期。脑卒中功能康复恢复期一般为 1 年,此期为病情稳定、功能开始恢复的时期。

恢复期的康复目标包括改善步态,恢复步行能力;增强肢体协调性和精细运动能力,提高和恢复日常生活活动能力;适时应用辅助器具,以补偿患肢的功能;重视心理、社会及家庭环境改造,使患者重返社会。主动性康复训练应遵循瘫痪恢复的规律,先从躯干、肩胛带和骨盆带开始,按坐位、站位和步行以及肢体近端至远端的顺序进行。一般在一天内交替进行多种训练,可以有所偏重。此期要应用各种偏瘫康复技术促进功能的恢复。关于患侧肢体训练,在软瘫期要设法促进肌张力和主动运动的出现,在出现明显痉挛后要降低痉挛,促进分离运动的恢复,改善运动的速度、精细程度、耐力等,并要注意非瘫痪侧肌力的维持和强化。具体康复措施如下:

1. 运动康复护理

(1)牵伸患侧躯干肌:患者仰卧,屈髋、屈膝内旋,训练者一手下压患膝,一手下压患肩,使患侧的躯干肌得到缓慢而持续的牵伸。

(2)上肢功能训练:

1)肩胛带负重训练:肩胛带负重训练能提高肩胛带的控制能力,缓解上肢痉挛。患者取坐位,上肢外展、外旋,肘伸展,手指伸展支撑于床上,将重心逐渐移向患侧,维持一段时间后返回中立位,反复进行数次。

2)肩关节运动训练:肩关节运动训练可预防肩痛、肩关节半脱位、肩关节挛缩,促进运动功能恢复,如肩关节屈曲,即上肢缓慢上、下运动;肩关节外展,即上肢缓慢横向外展。

3)肘关节运动训练:目的是诱发分离运动,促进肘关节的自主屈伸功能,提高自理能力。嘱患者上举上臂,然后屈肘用手触摸自己的头或触摸对侧肩,反复进行数次。在肘关节屈伸能力提高后,让患者在任意角度停留并保持数秒以训练空间控制能力。

4)前臂运动训练:前臂运动训练指前臂的旋前、旋后训练。训练者握住患侧手腕,使患侧手掌面向患者,再向相反的方向旋转,使手背面向患者;还可用健手协助患手进行翻转扑克牌训练。

5)腕关节运动训练:训练者一手固定腕关节,一手扶持手掌部诱导或辅助患者做腕背伸、前屈、旋转动作。

6)指关节运动训练:训练者诱导并训练患者进行掌指、指间关节的主动活动,进行拇指的内收、外展活动,手指的屈伸、对指活动。

(3)下肢功能训练

1)髋、膝屈伸控制训练:患者仰卧,患腿屈曲,训练者一手控制患足保持踝背屈外翻位,另一手控制患膝,令患者主动屈曲或伸展髋、膝关节。若完成有困难,可协助进行,以后逐渐加大自主运动范围,最后让患者在任意角度停留以训练控制能力。

2)髋关节内收(旋)、外展(旋)控制训练:患者仰卧,双下肢屈髋、屈膝,双膝平行并拢,双足踏床面。先把双膝分开呈外旋位,然后嘱患者主动合拢双膝。训练者可对健腿施加阻力,阻止其内收、内旋,通过联合反应来诱发患腿的内收、内旋,必要时给予帮助,随患者控制能力的提高可逐渐施加阻力。

3)屈髋、屈膝训练:患者仰卧,屈膝并将患肢放到床下,在伸髋屈膝的体位下,训练者一手将患足置于背屈外翻位,让患者抬腿至床上,然后再把腿放下去,反复进行。如果患者能够完成这个动作,则起床时将不需要用健腿帮助患腿,可为以后步行打下良好的基础。

4)屈膝训练:患者俯卧,训练者一手握住患足踝部辅助屈膝,另一手按压患侧臀部,以防臀部做代偿动作。患者在屈膝的基础上可练习伸髋动作,这项训练可预防划圈步态的产生。

5)主动踝背屈训练:患者仰卧,患腿屈髋屈膝,保持中立位,患足踏住床面。训练者一手握住患足踝部,自足跟外侧向后、向下加压,另一手抬起足趾使之背屈并保持足外翻。诱发踝背屈的方法有用冰刺激足的外侧缘,用毛刷轻叩足背外侧,用毛刷刷足趾尖和趾背。有些患者不需强刺激,只用手指搔抓其足趾或向上轻弹外侧足趾即可诱发出反应。

(4)站立床训练:在坐位平衡训练之前就可进行站立床训练,目的是预防直立性低血压,防治尖足、内翻。通过下肢负重,还可加强下肢肌肉。有些治疗师主张在软瘫期就将患者固定在起立床上,在不同的角度上让患者逐步获得直立的感觉刺激。

(5)翻身训练:向健侧翻身或向患侧翻身训练。

(6)起坐训练:可进行从健侧坐起或从患侧坐起训练,其中从患侧坐起可牵拉患侧躯干,有助于减轻躯干肌痉挛。

(7)坐站训练:坐站训练常在达到坐位平衡后开始,重点是掌握重心转移,要求患腿负重,体重平均分配。

(8)平衡训练:包括坐位平衡训练和站立平衡训练。

(9)步行训练:当患者能够达到自动态站位平衡,患肢持重达体重的一半以上时就可进行步行功能的训练。近年来,提倡利用部分减重支持装置提早进行步行训练,认为这在步行能力和行走速度恢复方面均能取得较好效果。对多数患者而言，不宜过早使用拐杖，以免影响患侧训练，但年老体弱、平衡功能差及预测步行能力差者可练习持杖步行，以免拖延步行能力恢复的时间。在步行训练前，先练习步行的准备动作，如双腿交替前后迈步、重心转移、原地踏步。部分患者需先训练平行杠内或扶持步行，再训练独立步行。做到独立步行后，进一步练习上下楼梯、走直线、跨越障碍物、上斜坡、绕圈走、转换方向走及实际生活环境下的实用步行训练。

(10)上下楼梯训练：上下楼梯是日常生活中的重要活动。可视患侧下肢的控制能力练习两脚交替上台阶或两脚上同一台阶。原则为上台阶时健腿先上，患腿后上；下台阶时患腿先下，健腿后下。当患者熟练掌握后，可训练一足一阶，直到患者能独立上下楼梯。

2. 作业治疗护理

针对偏瘫患者的功能障碍程度，选择适当的作业治疗训练。一般在患者能保持坐位姿势后开始，目的是使患者在作业活动的各个方面都能达到独立，提高生活质量。

(1)日常生活活动能力的训练：包括穿脱衣裤鞋袜、洗澡、进食、转移、如厕等。

(2)手的灵活性、协调性和精细动作的训练：练习抓握木钉、水杯、药瓶以改善腕关节的功能；进行橡皮泥作业、捡拾小物品、拧螺丝、下象棋、下跳棋、打字、编织、刺绣、拼图、剪纸等，训练手的协调性和精细功能。

(3)认知功能的作业治疗：有认知功能障碍的患者需进行针对认知功能的训练，如记忆力、表达力、理解力、计算力等的训练。

3. 物理治疗和针灸治疗

功能性电刺激、生物反馈及针灸治疗等对增加感觉输入、促进功能恢复与运动控制等有一定的作用。

4. 强制性运动疗法(CIMT)

该方法通过限制健侧上肢来达到强制使用和强化训练患肢的目的。其基本原则是通过强制装置限制健侧上肢的使用，强制患者在日常生活中使用患侧上肢，并短期集中强化、重复训练患肢，同时注重把训练内容转移到日常生活中去。该方法的目标是提高瘫痪肢体的灵活性，提高患者在日常生活中的运动功能。

5. 运动再学习(MRP)

是20世纪80年代由澳大利亚物理治疗师Janet H. Carr和Roberta R Shepherd提出的物理治疗方法，主要用于中枢性偏瘫的运动功能训练。他们应用肌电图、步态分析仪、平衡功能测定仪等现代手段研究和分析正常和异常运动，得出更为客观的结论，并以此为依据发展出了新的评价和训练方法。其训练原则是：要进行具体的而不是抽象的联系；训练多样化，反复进行；随时随地将训练内容应用于日常生活中；首先进行离心性收缩的肌肉训练，特别提倡在患肢不负重的情况下练习。

6. 药物治疗

康复期间，用药种类不宜太多，只用最必要的药，根据具体情况如基础疾患、原发疾患、合并症、并发症等决定用药。

7. 其他

住院时间方面，早期综合医院的住院强化康复应短于1个月，以后可转入康复医院、社区医院继续进行住院康复治疗，或接受每周2～5次的社区康复和家庭康复。

（三）后遗症期

此期患者不同程度地留下各种后遗症，如痉挛、肌力减退、挛缩畸形、共济失调、姿势异常甚至呈软瘫状态。此期治疗的目的是进行维持性训练和利用残余功能，防止功能退化，尽可能改善患者的环境条件，争取最大限度的生活自理，同时还要进行职业康复训练，使患者尽可能回归社会；继续诱导各部位随意、分离运动，抑制痉挛，提高站立和步行能力。具体措施有：

1. 功能训练

继续进行维持性功能训练，以防功能退化。

2. 辅具使用

正确使用矫形器及辅具，以补偿丧失的功能，如利用下肢矫形器矫正足下垂和足内翻，利用拐杖或助形器帮助行走，利用轮椅进行转移等。对患侧功能恢复无望或恢复差的患者，应充分发挥其健侧的代偿功能，必要时可使用辅助器具。

3. 环境指导

对家庭和所处的社会环境进行必要的改造，如尽量住平房或低层楼房，去掉门槛，将台阶改成坡道，以便行走和轮椅通过。在厕所、浴室安装扶手，地面不要太光滑或太粗糙。

4. 其他

应重视职业、社会和心理康复。

（四）健康教育

脑卒中康复的目的是帮助患者达到最大限度恢复，这需要患者及其家属，甚至社会一起努力，才能取得最好的康复效果。康复是治疗的一部分，早期康复对患者的恢复非常重要，但对许多患者来说，康复是一个长期的过程。

1. 认识影响康复的因素

脑卒中患者因具体情况不同，其预后也各不相同。由于干预措施不同，对有功能障碍的患者来说，功能结局又有较大差异。影响功能结局的因素有：

(1)年龄：研究表明年龄≥75 岁的患者受损功能的恢复不如年轻患者。

(2)病变部位与严重程度：病变部位越重要、范围越大、持续时间越长，则功能结局越差。

(3)并发症与继发性功能损害：并发心脏病对患者预后有影响；继发于原发病的吞咽困难、失语、智力减退、感觉障碍、二便失禁、抑郁等，都会影响功能恢复的速度，使得生活质量下降。

(4)康复治疗：科学规范的康复治疗可以促进卒中患者的功能恢复，早期康复治疗不仅可以预防并发症的发生，加速恢复，缩短住院日，其效果也较非早期康复者好。

(5)家庭与社会的参与：在恢复过程中，家庭成员的积极配合和社会相关因素的参与，都会对其功能结局产生积极的影响。

2. 指导患者及其家人

(1)要对脑卒中的病情有所了解，了解脑卒中发病的一些基本诱因、症状，即使发病也能在最短的时间内给予救助。

(2)应了解脑卒中的一些常见危险因素，如高血压、糖尿病、心脏病、高脂血症等，定期体检，预防和控制危险因素。

(3)改变一些不合理的生活和饮食习习惯，如吸烟、饮酒、喜食肥甘厚味、过度疲劳、情绪激动等。

(4)对脑卒中患者，应注意防止其再次发病，因脑卒中患者再次发病率可达 40%以上。

(5)对在康复过程中的患者要做好个人护理，坚持康复训练，预防压疮，防止烫伤、跌倒，保持大小便通畅等，并保持良好的心态。

### 六、脑卒中康复的预后

一般情况下，脑卒中恢复常在发病后数天开始，1～3 个月达最大限度，3 个月后恢复变慢，3～6 个月达平台期，但仍有一定程度的恢复。某些患者的恢复可持续 1 年以上，一般不超过 2 年，因此康复训练应早期介入，争取在发病后 3 个月内采取最佳康复措施。一般下肢较上肢恢复快，肩比手恢复要好，拇指恢复最慢。据报道，经适时、科学的康复治疗，90%的患者能恢复步行能力，生活达到自理，30%能恢复工作，约 1/3 的患者手功能可恢复到实用手状态。一般在 4～6 周内手指不能活动的，最终很可能成为失用手。影响脑卒中康复预后的主要因素如下：

(一)脑卒中损伤的部位和面积

皮质损伤比深部损伤恢复要好；外囊损伤比内囊损伤恢复要好；损伤面积越小恢复越好。

(二)年龄

高龄患者康复预后差，因年龄越大，产生继发合并症的机会也越大。

(三)病情

有认知功能障碍和本体感觉障碍者预后差，且昏迷时间越长恢复越差。

(四)康复治疗时间的早晚

有研究发现，脑卒中后 2 周内开始进行康复治疗的患者比康复治疗开始较晚的患者恢复快。

(五)患者的主观情况

患者的康复欲望和社会支持对功能的恢复有直接影响。

(六)其他

如合并感觉障碍、视野缺损等，也会影响功能恢复。

（孙婧）

## 第十一节　脑卒中并发症—运动功能障碍的康复护理

### 一、概述

(一)概念

运动功能障碍是指患者的肌肉控制、移动能力或活动水平完全丧失或受限，常常涉及患者单侧或双侧的面部、上肢及下肢。脑卒中可对大脑神经系统的很多区域造成损伤，可能导致多种功能障碍形式，其中最常见的是运动功能障碍。全世界每年大约有 67%脑卒中生存者遗留运动功能障碍。我国脑卒中患者中约 1/2 存在不同程度的运动功能障碍。研究表明，卒中后的 1～3 个月，运动功能存在自发恢复的可能。运动功能障碍使患者日常生活活动能力受到严重的影响，他们大多生活不能自理。

（二）发生机制

脑卒中导致的偏瘫是指同侧上、下肢体的瘫痪，为一侧锥体束损害所致，并常伴有锥体外系损害。病变部位可在大脑运动皮层、皮层下白质、内囊、脑干和脊髓。偏瘫是最常见的瘫痪形式，它属于上运动神经元的损伤。上运动神经元损伤导致正常姿势反射机制的紊乱，由痉挛取代了正常的姿势张力，过度的联合收缩取代了正常的交互神经支配，为数不多的静态的、固定的、异常的姿势模式取代了正常的体位反射、平衡反应和其他保护性反应的协调活动等，这些表现实际是种系发生上较为原始的、不正常的姿势反射模式的释放。

## 二、临床表现

脑卒中的运动功能障碍由锥体系统受损引起，多表现为一侧肢体不同程度的瘫痪或无力，即偏瘫，可分为 3 个时期：弛缓期、痉挛期和恢复期。

（一）弛缓期

弛缓期又称初期或者软瘫期，表现为瘫痪侧肢体肌张力低下，反射减低或消失，无自主运动。持续时间一般为 2 周，重症者可达 4 周，相当于 Brunnstrom1～2 期。

（二）痉挛期

此期瘫痪侧肢体肌张力增高，甚至痉挛，反射亢进，出现异常的姿势反射和异常的运动模式。常见的痉挛模式以上肢屈肌亢进和下肢伸肌亢进为特点。常见异常姿势反射和运动模式有：

1. 联合反应

是指患者用力使身体的一部分肌肉收缩时，可以诱发其他部位的肌肉收缩。对偏瘫患者而言，即使患侧完全不能产生随意运动，但当健侧肌肉用力收缩时，其影响亦可波及对侧而引起患侧肌肉的收缩。这种反应是与随意运动不同的姿势反射，表现为肌肉活动失去自主控制。它是伴随痉挛的出现而出现的，并且痉挛的程度越高，联合反应就越强，越持久，而在软瘫期则不存在联合反应。

2. 共同运动

是指偏瘫患者期望完成某项患肢活动时引发的一种随意活动。其运动的模式是定型的，表现为在同一时间点、以同样的努力试图进行某项活动时，参与活动的肌肉及肌肉反应的强度都是相同的、不能选择的。也就是说，从由意志诱发这一点来看，其是随意的，但从运动模式不能随意改变这一点来看，其又是不随意的。因此，共同运动亦可称为“半随意运动”。例如在同一时间点，偏瘫患者欲抬上臂或欲用手触摸嘴时，均会出现屈肌共同运动模式（包括肩胛骨上提、后缩，肩关节外展、外旋，肘关节屈曲，前臂旋后，腕关节屈曲，拇指屈曲内收，指关节屈曲）中相同的某一关节运动或几个关节运动的组合。共同运动是脊髓水平的原始粗大运动，是脊髓中支配屈肌的神经元和支配伸肌的神经元之间的交互抑制关系失衡的表现。

3. 紧张性反射

主要包括紧张性迷路反射、紧张性颈反射、紧张性腰反射等。这些反射在人体发育过程中建立并不断完善，以维持身体的整体平衡和局部平衡。在正常人生活中，这些反射时时处处都在发挥着作用，但因其是自动地、协调地相互整合，一般不为我们所察觉。在病理情况下，这些反射就会以夸张的形式出现而使我们注意到其存在。

(1)紧张性迷路反射(TLR)：是由头在空间的位置改变而触发的。正常情况下，仰卧位时全身伸肌张力增高，头后仰，脊柱伸展，肩关节回缩，四肢伸展，呈现出完全的伸展模式，而在俯卧位时，则表现为全身屈肌张力增加，此时若患者有严重的伸肌痉挛，可能只表现为伸肌张力的降低。由于该反射是由头在空间的相对位置所触发的，因此不同体位对偏瘫患者的影响也不同。

1)患者仰卧位时，伸肌痉挛加重，下肢尤为显著，肩胛骨前伸更困难。在急性期，若持续在仰卧位护理患者，患者伸肌痉挛就会加重，尤以下肢和肩胛骨为甚，故应尽量避免采取仰卧位。患者翻身时总是先抬头、伸颈，伸肌张力会有所增加，进而妨碍翻身动作的进行。相反，如果患者翻身时屈颈，也会因整个身体屈曲，肌张力增高而妨碍运动的进行。

2)长期乘轮椅的患者，大多头和躯干处于屈曲状态。患者抬头看物时，常会由于下肢伸肌张力增高，髓关节伸展，不能有效地坐在椅子上而滑下来。

3)在站位时，患者努力伸颈才能保持下肢伸展，躯体直立。这种姿势使膝关节屈曲困难，表现为踝关节不能背屈而妨碍行走时摆动相的始动。

4)伸肘时，当患者抬手臂试图伸展肘关节时，由于头向后仰，伸肌模式加强，因此运动更加费力、笨拙。

(2)对称性紧张性颈反射(STNR)：是由颈部关节和肌肉受到牵拉所引起的本体感受性反射。该反射和紧张性迷路反射一起奠定了婴儿正常发育中爬行位的基础。在成人阶段，这些反射互相作用以维持身体的平衡和头部的正常位置，具体表现为当颈部伸展时，手臂的伸肌和腿部的屈肌张力增高；当颈部屈曲时，上肢屈肌张力增加，下肢伸肌张力增加。在偏瘫时，这个反射的影响有：

1)若患者经常处在半卧位，则头和躯干屈曲，患腿伸肌张力增加，患臂屈肌张力增加。若使患者坐到轮椅上，也会出现同样的痉挛模式，而这是一种非常错误的体位，偏瘫患者应尽量避免采取半卧位。

2)当患者从卧位向坐位转换时，必须抬头，此时髋关节伸肌张力就会增高，使得该活动难以进行。

3)颈部屈曲的患者，步行时眼睛盯视地面，使腿部伸肌张力增高。在站位相时，膝关节过伸，足跖屈，髋关节后突。进入摆动相时，患者伸肌不能放松，髋、膝关节无法屈曲，因而不能形成正常的步态，导致行走困难。用这种姿势步行还会使手臂更加屈曲。

4)当患者进行由床到椅的转移运动时，其头抬起，颈伸展，又使上肢伸展，下肢屈曲，下肢不能负重，可导致患者跌落到地板上。

5)当患者从地板上站起时，需先取跪位。此时若抬头，患腿就会屈曲，从而不能支撑起身体。

(3)非对称性紧张性颈反射(ATNR)：是由于颈部关节和肌肉的本体感受器受到刺激所引起，可影响肢体的肌张力和姿势，表现为当头向一侧旋转时，面向侧肢体伸肌张力增加，而另一侧肢体屈肌张力增加。在正常情况下，该反射是婴儿伸手抓物时视觉固定的基础，它也是正常婴儿翻身的必要条件。偏瘫患者由于高级中枢受到破坏，这些紧张性反射就释放出来，表现为：

1)在卧位和坐位时，若头转向患侧，则患侧肢体变得更加僵硬、伸直；当把头转向健侧时，则患臂屈曲加重。这种情况如发生在严重痉挛的病例，表现会更加突出。

2)当患者欲伸展患臂时，头就会向患侧强烈旋转以加强肘关节的伸展，如果不转动头部，上肢就难以伸展。一般情况下，偏瘫患者患臂以屈肌痉挛为主。由于非对称性紧张性颈反射的作用，当头向患侧旋转时，患手触头或面部会更加困难，甚至完全做不到。而当康复护理人员帮助患者完成这个动作时，会感到阻力很大。

3)下肢伸肌张力增高的患者，当其站立时，如头向患侧旋转，会强化下肢过高的肌张力，并妨碍正常的平衡反应。

4. 其他异常反射

(1)阳性支撑反射：是脚掌或脚趾的皮肤外感受器(压觉)及脚趾受压后足部骨间肌受到牵拉，本体感受器受到刺激时机体所产生的反应，即突然压迫足底的刺激可引起肢体所有伸肌紧张，同时拮抗肌收缩以稳定各关节便于负重。因此，阳性支撑反射以屈肌和伸肌的同时收缩为其特征。在这个反应中，拮抗肌的功能集群完全不同于原来运动的功能集群，拮抗肌不但不放松反而收缩，结果通过共同性收缩导致了关节固定。在正常发育中，该反射是婴儿站立和行走的前提。正常支撑反应允许有一定活动度的中等程度共同收缩以维持平衡。行走或上下楼梯时，髋、膝关节都可呈现出一定程度的共同性收缩。偏瘫患者因该反射从较高级中枢的控制下释放出来，而表现出一系列过度的、不适宜的收缩状态。

1)偏瘫患者行走时，患足足趾先着地，该反射即刻发挥作用，整个肢体的伸肌张力增加，呈完全的伸肌模式，下肢僵硬如柱，膝关节过伸。在负重时，足跟不能着地；行走时则髋、膝关节不能放松、屈曲进入摆动相；在站位相开始时，由于足跖屈，不能将重心转移到患腿。

2)在进行康复治疗时，治疗师往往握住患者脚趾进行被动运动以促使患侧踝关节背屈，而这实际上增加了跖屈肌的张力，致使最终无法达到预期目的。

(2)对侧性伸肌反射：是受高级中枢整合调节的脊髓反射。正常人一条腿屈曲时就会引起另一条腿伸肌张力增加。在正常发育过程中，这种反射的存在是患儿爬行和行走的前提。在偏瘫时可以看到该反射的影响：

1)当患者从坐位站起时，由于患腿负重差，体重主要落在健腿上，健腿主动伸展，患腿则反射性地屈曲，不利于患腿负重和站位平衡。

2)患者在运动练习时，可以用患腿独立站立，甚至在负重的情况下可以主动屈伸膝关节。而在行走时，健腿屈曲向前跨出，患腿则呈完全的伸肌模式，使身体维持平衡困难，继之患腿迈出时僵硬而费力。

(3)抓握反射：是对手掌面或手指掌侧的触觉刺激和本体感受性刺激而引起的一种病理反应，表现为手指屈曲内收。正常情况下，只在婴儿出生时可见到该反射，当可随意抓握时逐渐消失。偏瘫时该反射从高级中枢的整合作用中释放出来，具体表现为：

1)在患者手中放置任何物品都会增加腕、指屈肌群的张力，同时引起肘关节屈曲，出现屈肌共同运动。以往的做法常常是试图在患者手中放一纱布卷或硬夹板来减轻手指屈肌痉挛和挛缩，这些方法实际上都通过诱发抓握反射而增加了屈肌的痉挛。物品越硬，抓握反射越强。

2)对于手功能部分恢复的患者，开始功能训练时若以捏橡皮球或橡皮圈为主，同样可刺激屈肌张力增加。

3)患者进行上肢功能训练时，总是试图用健手握住患手进行伸臂练习，此时，若健手触碰患手掌面，也可刺激抓握反射的复现，使手指屈曲、内收，妨碍运动。因此，应正确掌握双手交叉伸臂训练的方法。

4)手指能主动伸展的患者，遇到物体时可以产生抓握反射使物体不致脱落。但欲使手指放松放下物体，则可能有困难，这并不是手指伸肌张力降低所致，而是一种抓握反射的表现。

(4)阴性支撑反射：较少见，与阳性支撑反射相反，表现为足底的感觉刺激引起下肢伸肌弛缓、足离地，严重影响患者站立和步行，可见于大脑中动脉起始部、主干闭塞引起的广泛性脑损害、重度瘫痪。

5. 异常肌张力

常见于在脑损伤后最初的 1～2 周内，即脊髓休克期(软瘫期)。一般而言，大量脑出血患者软瘫期较长。张力过高是指被动活动时感到的阻力增加。张力增高可影响运动速度和流畅性，甚至使运动难以产生。肌群之间肌张力不同可产生异常姿势。上运动神经元损伤患者的患侧诸肌均伴有不同程度的肌张力增高(痉挛)。痉挛的程度受很多因素的影响，因而常呈一定的波动性。影响痉挛程度的因素有头部躯体姿势、体位、情绪(精神紧张)、用力程度、疲劳、疼痛不适、膀胱充盈、压疮、安定等药物、温度、生理状况等。

6. 痉挛模式与特定姿势

(1)典型的痉挛模式：痉挛是上运动神经元损伤的特征之一，脑卒中偏瘫患者的患侧诸肌均有不同程度的痉挛，因此患者的姿势和运动都是僵硬而典型的。上肢表现为典型的屈肌模式或称屈肌优势，下肢表现为典型的伸肌模式或称伸肌优势，其中，下肢长期处于屈曲位的患者可表现为屈肌模式。充分了解偏瘫患者的典型痉挛模式，如表 12－1 所示，对患者的评价和治疗是非常重要的。

**表 12－1　典型的痉挛模式**

| 部位 | 表　现 |
| --- | --- |
| 头部 | 头部旋转，向患侧屈曲使面朝健侧 |
| 上肢 | 肩胛骨后缩，肩带下降；肩关节内收、内旋；肘关节屈曲伴前臂旋后(某些病例前臂旋前)；腕关节屈曲并向尺侧偏斜；手指屈曲、内收，拇指屈曲、内收 |
| 躯干 | 向患侧侧屈并旋后 |
| 下肢 | 患侧骨盆旋后、上提，髋关节伸展、内收、内旋，膝关节伸展，足跖屈、内翻 |
| 足趾 | 屈曲、内收(偶有拇趾伸展，表现出明显的 Babinski 征) |

注：上肢表现的是典型的屈肌模式；下肢表现的是典型的伸肌模式。

(2)被动摆放时的特定姿势：若将正常人的肢体摆放于某一位置，该肢体会不知不觉地立即做出反应，调节肌张力，活跃有关肌群，达到并保持要求的位置。护理人员会觉得摆放该肢体很容易，活动流畅、稳定、准确。而对于偏瘫患者，由于其患侧失去了正常的肌张力与肌群的选择性运动，当护理人员活动其患侧的任何一部分时，患者都会有沉重的感觉，活动笨拙，达到并保持要求的位置困难，并伴有一些不需要的活动或姿势。如果患者有一定的自主运动，则需非常费力地以粗大的共同运动模式保持该姿势或体位。

(3)主动活动时的特定姿势：指在被动摆放位置时患者所表现出的特定姿势在其主动活动时仍可见到。当患者试图抬起患臂前伸时，需屈肩、伸肘、伸指。但由于选择性运动未能导出或导出不完善，在肩关节屈曲的同时，肩带上提、后缩，肘关节不能伸展甚至屈曲加重，手指也呈屈曲内收状，表现为屈肌共同运动模式。在行走时，患者在摆动相不能选择性屈伸膝关节，而无法顺利地迈步。在摆动相开始时，患腿髋关节屈曲，由于伸肌共同运动模式明显，膝关节不能屈曲，足跖屈内翻，或由于屈肌共同运动模式未打破，膝关节屈曲，足内翻；在摆动相结束时，膝关节需伸展，此时又诱发了伸肌共同运动模式，患足跖屈，使足跟不能着地，患腿在站立相时不能负重。

（三）恢复期

此期肢体肌力逐渐增加，多数肌肉活动为选择性的，能自主活动，不受肢体共同运动影响，肢体肌肉痉挛消失，分离运动平稳，协调性良好，但速度较慢。

## 三、评定

运动功能评估主要是对运动模式、肌张力、肌肉协调能力进行评估，目前常用的有Brunnstrom偏瘫功能评定法、简化Fugl－Meyer评定法、上田敏偏瘫功能评定法等。

（一）Brunnstrom偏瘫功能评定法

Brunnstrom偏瘫功能评定法根据脑卒中恢复过程中的变化将手、上肢及下肢运动功能分为6个阶段或等级，是评价脑卒中偏瘫肢体运动功能时最常用的方法之一。应用该评估法能精细观察肢体完全瘫痪之后，先出现共同运动，之后又分解成单独运动的恢复过程。这6级反映了偏瘫的发生、发展和恢复的过程，但其只是一种定性或半定量的评估方法（表12－2）。

**表12－2 Brunnstrom偏瘫功能恢复过程六阶段及功能评定标准表**

| 级别 | 上肢 | 手 | 下肢 |
|---|---|---|---|
| Ⅰ | 无随意运动 | 无随意运动 | 无随意运动 |
| Ⅱ | 开始出现痉挛，肢体协同动作或一些成分开始作为联合反应而出现 | 能开始粗的抓握，有最小限度的屈指动作 | 出现痉挛，有最小限度的随意运动 |
| Ⅲ | 痉挛加剧，可随意引起共同运动并有一定的关节运动 | 能全指屈曲，钩状抓握，但不能伸展，有时候可由反射引起 | ①随意引起共同运动或其成分；②坐位和立位时，髋、膝、踝关节可屈曲 |
| Ⅳ | 痉挛开始减弱，出现一些脱离共同运动模式的动作：①手能置于腰后部旋转；②上肢前屈90°（肘关节伸展位）；③屈肘90°，前臂能旋前旋后 | 拇指能侧方抓握及带动松开，手指能部分随意地、小范围地伸展 | 开始脱离共同运动的动作：①坐位，足跟触地，踝关节能背屈；②坐位，足跟触地，屈膝大于90°时可将足部向后滑动 |
| Ⅴ | 痉挛减弱，基本脱离共同运动，出现分离运动的动作：①上肢外展90°（肘关节伸展位，前臂旋前）；②上肢前平举及上举过头（肘关节伸展位）；伸直肩前屈30°；90°前臂旋前和旋后；③肘关节伸展位，前臂能旋前旋后 | ①用手掌抓握，能握圆柱状及球形物，但不熟练；②能随意全指伸开，但范围大小不等 | 从共同运动到分离运动的动作：①立位、髋关节伸展位能屈膝；②立位、膝关节伸直位，足稍向前踏出，踝关节能背屈 |
| Ⅵ | 痉挛基本消失，协调运动正常或 | ①能进行各种抓握；②能进行全范围的伸指；③可进行单个指活动，但比健侧稍差 | 协调运动大致正常：①立位、伸膝情况下髋关节能外展超过骨盆上提的范围；②坐位，髋关节可交替地内、外旋，并伴有踝关节内、外翻 |

（二）简化 Fugl－Meyer 评定法

Fugl－Meyer 评定法是由 Fugl－Meyer 等在 Brunnstrom 评定法的基础上制订的综合躯体功能的定量评定法，其内容包括上肢、下肢、平衡、四肢感觉功能和关节活动度的评测，科学性较强，因此有关科研多采用此法。而简化 Fugl－Meyer 评定法是一种只评定上、下肢运动功能的简化评定形式，具有省时简便的优点。简化 Fugl－Meyer 运动功能评定中各单项评分充分完成为 2 分，不能完成为 0 分，部分完成为 1 分。其中上肢 33 项，下肢 17 项，上、下肢满分为 100 分。可以根据最后的评分对脑血管意外患者的运动功能障碍严重程度进行评定（表 12－3）。

**表 12－3　简化 Fugl－Meyer 运动功能评定表**

| 测试项目 | 0 分 | 1 分 | 2 分 |
|---|---|---|---|
| 上肢 | | | |
| 坐位 | | | |
| 1. 有无反射活动 | | | |
| 肱二头肌 | 不引起反射活动 | | 能引起反射活动 |
| 肱三头肌 | 同上 | | 同上 |
| 2. 屈肌协同运动 | | | |
| 肩上提 | 完全不能进行 | 部分完成 | 无停顿地充分完成 |
| 肩后缩 | 同上 | 同上 | 同上 |
| 肩外展≥90° | 同上 | 同上 | 同上 |
| 肩外旋 | 同上 | 同上 | 同上 |
| 肘屈曲 | 同上 | 同上 | 同上 |
| 前臂旋后 | 同上 | 同上 | 同上 |
| 3. 伸肌协同运动 | | | |
| 肩内收、内旋 | 同上 | 同上 | 同上 |
| 肘伸展 | 同上 | 同上 | 同上 |
| 前臂旋前 | 同上 | 同上 | 同上 |
| 4. 伴有协同运动的活动 | | | |
| 手触腰椎 | 没有明显活动 | 手仅可向后越过髂前上棘 | 顺利完成 |
| 肩关节屈曲 90°，肘关节伸直 | 开始时手臂立即外展或肘关节屈曲 | 在接近规定位置时肩关节外展或肘关节屈曲 | 能顺利充分完成 |
| 肩 0°，肘屈 90°，前臂旋前、旋后 | 不能屈肘或前臂不能旋前 | 肩、肘位正确，基本上能旋前、旋后 | 顺利完成 |
| 5. 脱离协同运动的活动 | | | |
| 肩关节外展 90°，肘伸直，前臂旋前 | 开始时肘关节屈曲，前臂偏离方向，不能旋前 | 可部分完成此动作或活动时肘关节屈曲或前臂不能旋前 | 顺利完成 |

续表

| 测试项目 | 0分 | 1分 | 2分 |
| --- | --- | --- | --- |
| 肩关节前屈举臂过头，肘伸直，前臂中立位 | 开始时肘关节屈曲或肩关节发生外展 | 肩屈曲时肘关节屈曲，肩关节外展 | 顺利完成 |
| 肩屈曲30°～90°，肘伸直，前臂旋前旋后 | 前臂旋前、旋后完全不能进行或肩肘位不正确 | 肩、肘位置正确，基本上能完成旋前、旋后 | 顺利完成 |
| 6. 反射亢进 | | | |
| 检查肱二头肌、肱三头肌和指屈肌三种反射 | 至少两个反射明显亢进时 | 1个反射明显亢进或至少2个反射活跃 | 活跃反射在1个，且无反射亢进 |
| 7. 腕稳定性 | | | |
| 肩0°，肘屈曲90°时，腕背屈 | 不能背屈腕关节达15° | 可完成腕背屈，但不能抗拒阻力 | 施加轻微阻力仍可保持腕背屈 |
| 肩0°，肘屈曲90°时，腕屈伸 | 不能随意屈伸 | 不能在全关节范围内主动活动腕关节 | 能平滑地、不停顿地进行 |
| 8. 肘伸直，肩前屈30°时 | | | |
| 腕背屈 | 不能背屈腕关节达15° | 可完成腕背屈，但不能抗拒阻力 | 施加轻微阻力仍可保持腕背屈 |
| 腕屈伸 | 不能随意屈伸 | 不能在全关节范围内主动活动腕关节 | 能平滑地、不停顿地进行 |
| 腕环形运动 | 不能进行 | 活动费力或不完全 | 正常完成 |
| 9. 手指 | | | |
| 集团屈曲 | 不能屈曲 | 能屈曲但不充分 | 能完全主动屈曲 |
| 集团伸展 | 不能伸展 | 能放松主动屈曲的手指 | 能完全主动伸展 |
| 钩状抓握 | 不能保持要求位置 | 握力微弱 | 能够抵抗相当大的阻力 |
| 侧捏 | 不能进行 | 能用拇指捏住一张纸，但不能抵抗拉力 | 可牢牢捏住纸 |
| 对捏（拇示指夹住一支铅笔） | 完全不能 | 捏力微弱 | 能够抵抗相当大的阻力 |
| 圆柱状抓握 | 不能保持要求位置 | 握力微弱 | 能够抵抗相当大的阻力 |
| 球形抓握 | 不能保持要求位置 | 握力微弱 | 能够抵抗相当大的阻力 |
| 10. 协调能力与速度（手指指鼻试验连续5次） | | | |
| 震颤 | 明显震颤 | 轻度震颤 | 无震颤 |

续表

| 测试项目 | 0分 | 1分 | 2分 |
| --- | --- | --- | --- |
| 辨距障碍 | 明显的或不规则的辨距障碍 | 轻度的或规则的辨距障碍 | 无辨距障碍 |
| 速度 | 较健侧长6秒 | 较健侧长2～5秒 | 两侧差别<2秒 |
| 下肢 | | | |
| 仰卧位 | | | |
| 1. 有无反射活动 | | | |
| 跟腱反射 | 无反射活动 | | 有反射活动 |
| 膝腱反射 | 无反射活动 | | 有反射活动 |
| 2. 屈肌协同运动 | | | |
| 髋关节屈曲 | 不能进行 | 部分进行 | 充分进行 |
| 膝关节屈曲 | 同上 | 同上 | 同上 |
| 踝关节背曲 | 同上 | 同上 | 同上 |
| 3. 伸肌协同运动 | | | |
| 髋关节伸展 | 没有运动 | 微弱运动 | 几乎与对恻相同 |
| 髋关节内收 | 同上 | 同上 | 同上 |
| 膝关节伸展 | 同上 | 同上 | 同上 |
| 踝关节跖曲 | 同上 | 同上 | 同上 |
| 坐位 | | | |
| 4. 伴有协同运动的活动 | | | |
| 膝关节屈曲 | 无主动运动 | 膝关节能从微伸位屈曲，但屈曲<90° | 能自如运动 |
| 踝关节背屈站位 | 不能主动背屈 | 主动背屈不完全 | 正常背屈 |
| 5. 脱离协同运动的活动 | | | |
| 膝关节屈曲 | 在髋关节伸展位时不能屈膝 | 髋关节0°时膝关节能屈曲，但<90°，或进行的同时髋关节屈曲 | 能自如运动 |
| 踝关节背屈仰卧 | 不能主动活动 | 能部分背屈 | 能充分背屈 |
| 6. 反射亢进 | | | |
| 查跟腱、膝和膝屈肌三种反射 | 两三个反射明显 | 1个反射亢进或至少2个反射活跃 | 活跃反射≤1个，且无反射亢进 |
| 7. 协调能力和速度（跟一膝一胫试验，快速连续做5次） | | | |
| 震颤 | 明显震颤 | 轻度震颤 | 无震颤 |

续表

| 测试项目 | 0分 | 1分 | 2分 |
|---|---|---|---|
| 辨距障碍 | 明显不规则的辨距障碍 | 轻度规则的辨距障碍 | 无辨距障碍 |
| 速度 | 较健侧长6秒 | 较健侧长2～5秒 | 比健侧长2秒 |

注：结果＜50分为Ⅰ级，患肢严重运动障碍；50～84分为Ⅱ级，患肢明显运动障碍；85～95分为Ⅲ级，患肢中度运动障碍；96～99分为Ⅳ级，患肢轻度运动障碍。

(三)上田敏偏瘫功能评定法

日本上田敏等认为，Brunnstrom评定法从完全偏瘫至完全恢复仅分为6级，这是不够的，因此他们在Brunnstrom评定法的基础上，将偏瘫功能评定分为12级，并进行了肢位、姿势、检查种类和检查动作的标准化判定。

## 四、处理原则

运动功能障碍的康复应尽早介入，根据患者的实际情况制订相应的计划，并循序渐进地进行，应与知觉障碍、语言障碍、认知障碍及精神行为障碍的康复同时进行。

(一)弛缓期

脑卒中发病的最初几天应以抢救和治疗为主，当患者生命体征稳定后，即应介入早期康复治疗。一旦病情稳定就应进入床上运动训练阶段，按照人体运动发育的规律，由简到繁、由易到难进行训练。此期康复治疗的原则是防治并发症，如压疮、感染、肩手综合征、废用综合征、误用综合征等。主要措施包括：保持正确的体位，进行正确的体位变换、关节被动运动等。

(二)痉挛期

痉挛期通常在软瘫期2～3周后开始，此期治疗重点应放在抗痉挛处理上，康复治疗主要是抑制痉挛和异常运动模式，诱发分离运动，促进正常运动模式的形成，同时改善和促进偏瘫肢体的运动功能，提高患者日常生活能力。

(三)恢复期

绝大多数患者发病后6个月左右神经功能已恢复至最高水平而不再进一步改善，但其言语和认知功能在发病后1～2年内还会有不同程度的恢复。此期的康复目标是依靠补偿、代偿、替代等方法来改善残疾的后果，争取做到最大限度的日常生活自理。

## 五、康复护理

(一)常见护理诊断/问题

1. 躯体活动障碍

与脑卒中致肢体运动功能障碍有关。

2. 有受伤的危险

与脑卒中致肢体运动功能障碍有关。

3. 自理能力下降

与肢体运动功能障碍有关。

4. 潜在并发症

包括压疮、痉挛、再次出血、肺部感染、深静脉血栓形成、误用综合征、废用综合征等。

(二)康复护理措施

1. 弛缓期康复护理

(1)良肢位摆放:良肢位是指为防止或对抗痉挛姿势的出现,保护肩关节、防止半脱位,防止骨盆后倾和髋关节外展、外旋,早期诱发分离运动而设计的一种治疗体位。早期注意保持床上的正确体位,有助于预防或减轻上述典型痉挛姿势以及并发症的出现和加重,同时为后期康复训练做好准备。若病情允许,应鼓励患者尽早采取坐位,并尽可能在坐位下进食与进行作业活动。患者采取床上坐位时,如果躯干难以自主保持端正,则必须要给予足够的支撑。

(2)体位变换:为了预防压疮和肺部感染,尽早使患者学会向两侧翻身。另外由于仰卧位强化伸肌优势,健侧卧位强化患侧屈肌优势,患侧卧位强化患侧伸肌优势,故不断变换体位可使肢体的伸屈肌张力达到平衡,预防痉挛模式出现。一般 2 小时变换体位一次并进行叩背。根据患者体重及病情不同,可采用被动体位变换或主动体位变换。

(3)肢体被动运动:主要目的是预防关节活动受限引起压疮、肌肉萎缩、关节挛缩、关节疼痛及心肺系统、泌尿系统、消化系统等并发症的发生,同时促进肢体血液循环和增强感觉输入,为后续的主动运动做好准备。对患肢所有的关节都进行全范围的关节被动运动训练,先从健侧开始,然后参照健侧关节活动范围再做患侧。一般从大关节到小关节循序渐进,动作要轻柔缓慢。重点进行肩关节外旋、外展和屈曲,肘关节伸展,腕和手指伸展,髋关节外展和伸展,膝关节伸展,足背屈和外翻。每天进行两三次,直到主动运动恢复。鼓励患者进行上肢和下肢的被动运动。

2. 痉挛期康复护理

(1)肢体主动运动诱发训练

1)双手交叉上举训练:患者仰卧,双手手指交叉,患手拇指置于健手拇指之上(Bobath 握手),用健侧上肢带动患侧上肢在胸前伸肘上举,然后屈肘,双手返回置于胸前,如此反复进行。上举过程中,要保证肩胛骨前伸,肘关节伸直,患者可将其上肢上举过头。

2)双手交叉摆动训练:在完成上一项训练的基础上,进行上举后向左、右两侧的摆动训练。摆动的速度不宜过快,但幅度应逐渐加大,并伴随躯干的转移。

3)分离运动及控制能力训练:患者仰卧,康复护理人员支撑患侧上肢于前屈 90°,让患者上抬肩部使手伸向天花板并保持一定的时间,或使患侧上肢随康复护理人员的手在一定范围内活动,并让患者用患手触摸自己的前额、另一侧肩部等部位。

4)桥式运动:进行翻身训练的同时,必须加强患者伸髋屈膝肌的练习,可有效防止站位时因髋关节不能充分伸展而出现的臀部后突所形成的偏瘫步态。

①双桥式运动:患者仰卧位,上肢放于体侧,双腿屈曲,足踏床,然后将臀部主动抬起,并保持骨盆成水平位,维持一段时间后慢慢地放下。

②单桥式运动:在患者较容易地完成双桥式运动后,让患者悬空健腿,仅患腿屈曲,足踏床抬臀。

③动态桥式运动:为了获得下肢内收、外展的控制能力,患者仰卧屈膝,双足踏住床面,双膝平行并拢,健腿保持不动,患腿做交替的、幅度较小的内收和外展动作,并学会控制动作

的幅度和速度，然后患腿保持中立位，健腿做内收、外展练习。

5)屈曲分离训练：患者仰卧，上肢置于体侧。康复护理人员屈曲其髋关节和膝关节，一手将患足保持在背屈位，足底支撑于床面；另一手扶持患侧膝关节，维持髋关节呈内收位，在患足不离开床面的情况下完成髋、膝关节屈曲，然后缓慢地伸直下肢，如此反复练习。

6)伸展分离训练：患者仰卧，患膝屈曲，康复护理人员用手握住患足(不应接触足尖)，使其充分背屈和足外翻。随后缓慢地诱导患侧下肢伸展，让患者不要用力向下蹬，并避免髓关节出现内收、内旋。

7)髋控制能力训练：摆髋是早期训练髋控制能力的重要方法。患者仰卧，双腿屈髋、屈膝，足支撑在床面上，双膝从一侧向另一侧摆动。同时，康复护理人员可在健膝内侧施加阻力，加强联合反应以促进患髋由外旋回到中立位，进一步可进行患腿分、合运动。

8)踝背屈训练：患者仰卧，双腿屈髋、屈膝，双足踏在床面上。康复护理人员一手拇指、示指分开，夹住患侧踝关节的前上方，用力向下按压，使足底保持在床面上，另一手使足背屈外翻。当被动踝背屈抵抗消失后，让患者主动保持该位置，随后指示患者主动背屈踝关节。

(2)坐位与卧位转换训练：包括从健侧坐起、从患侧坐起、从健侧由坐到卧和从患侧由坐到卧的训练，必要时康复护理人员可协助完成。其中从患侧坐起可牵拉患侧躯干，有助于减轻躯干肌痉挛。

(3)坐位及平衡训练

①坐位训练：若病情允许，应鼓励患者尽早采取坐位，具体包括床上及床边坐位、轮椅及椅坐位。

衡训练：平衡可分为一级平衡(静态平衡)、二级平衡(自动动态平衡)和三级平衡(他动动态平衡)。在静态平衡训练完成后，进行自动动态平衡训练，即要求患者的躯干能做前后、左右、上下各方向不同摆幅的摆动运动，最后进行他动动态平衡训练，即在他人一定外力推动下仍能保持平衡。偏瘫患者坐位时常出现脊柱向健侧侧弯，身体重心向健侧臀部偏移。护理人员应立于患者对面，一手置于患侧腋下，协助患侧上肢肩胛带上提，肩关节外展、外旋，肘关节伸展，腕关节背伸，患手支撑于床面上；另一手置于健侧躯干或患侧肩部，调整患者姿势，使患者躯干伸展，身体重心向患侧转移，达到患侧负重的目的。

(4)坐位与站立位转换训练：应尽早让患者坐起，这样可以防止肺部感染，改善心肺功能。通常先从半坐位开始，如果患者无明显的直立性低血压症状出现，可逐渐增大坐起角度、延长坐起时间、增加坐起次数。

(5)站立位平衡及下肢负重训练

①站立位平衡训练：静态站位平衡训练是在患者站起后，让患者松开双手，上肢垂于体侧，护理人员逐渐除去支撑，让患者保持站位。注意站位时避免膝过伸。患者能独立保持静态站位后，让患者重心逐渐向患侧转移，训练患腿的负重能力。同时让患者双手交叉的上肢或仅用健侧上肢伸向各个方向，并伴有重心相应的摆动，训练自动态站位平衡。如在受到突发外力的推拉时仍能保持平衡，说明患者已达到被动态站位平衡。

②患侧下肢负重训练：当患侧下肢负重能力逐渐提高后，就可以开始患侧单腿站立训练。患者站立位，身体重心移向患侧，健手可抓握一固定扶手起保护作用，为避免患侧膝关节过度伸展，治疗者可用手辅助膝关节保持屈曲 15°左右。然后患者将其健足抬起，置于患侧膝关节内侧，躯干、骨盆及患侧下肢位置不动，将健侧下肢内收、内旋。

(8)步行训练:一般在患者达到自动态站位平衡以后、患腿持重达体重的一半以上,或双下肢的伸肌(主要是股四头肌和臀大肌)肌力达3级以上,并可向前迈步时才开始步行训练。但由于老年人易出现废用综合征,故对某些患者的步行训练可适当提早进行,必要时使用下肢支具。步行训练的运动量早期宜小,以不引起患者过度费力而出现足内翻和足下垂畸形并加重全身痉挛为度。此外,不宜过早地使用手杖,以免影响患侧训练。

在步行训练前,先练习双腿交替前后迈步和重心的转移。多数患者不必经过平行杠内步行训练,可直接进行监视下或少许扶持下步行训练(如摆膝、夹腿运动等)。步行训练早期常有膝过伸和膝打软的现象,应进行针对性的膝控制训练。若出现患侧骨盆上提的划圈步态,说明膝屈曲和踝背屈差。在可独立步行后,进一步练习如高抬腿步、弓箭步、绕圈走、转换方向、跨越障碍走、耐久力、稳定性、协调能力等复杂步行训练。

(9)上、下楼梯训练:上、下楼梯是日常生活中非常重要的活动。上、下楼梯训练应遵循健足先上、患足先下的原则。

3. 恢复期的康复护理

此期间的康复护理实际上是痉挛期康复护理的延续,康复治疗与护理和前期都是相同的。该时期的康复护理目标是抑制痉挛和共同运动模式,改善和促进精细程度与技巧运动,提高日常生活活动(ADL)能力。通过使用一些辅助工具,如手杖、轮椅、步行器等来进行恢复训练,从而帮助患者回归家庭和社会。

(三)健康教育

1. 运动功能训练的指导

护理人员应给予正确的卧位、坐位、体位交换、被动运动等指导,同时进行包括餐具使用、穿脱衣服、个人卫生、淋浴、如厕等日常生活活动(ADL)训练指导,训练应循序渐进,选择合适的运动量。

2. 无障碍环境指导

指导患者及其家属去除环境中的不安全因素,为患者创设有利于康复的环境。

3. 自我健康管理的教育

合理安排患侧肢体关节活动度、残存肌力及日常生活活动能力的训练,掌握各种矫形器的使用、保管方法,避免各种并发症及合并症的发生。

4. 饮食与复查

加强饮食指导及定期进行复查的指导。

(孙婧)

# 第十二节　脑卒中并发症一认知功能障碍的康复护理

## 一、概述

(一)概念

认知功能障碍,又称为认知功能衰退、认知功能缺损或认知残疾,包括各种原因导致的,从轻度认知功能障碍(MCI)到痴呆的不同程度的认知功能损害。认知功能障碍是卒中后的常见表现。脑卒中后认知功能障碍(PSCI)是在卒中这一临床事件后6个月内出现达到认知障碍诊断标准的一系列综合征,包括了多发性梗死、关键部位梗死、皮质下缺血性梗死、脑出血等卒中事件引起的认知障碍,同时也包括脑退行性病变,如阿尔茨海默病(AD)在卒中后6个月内进展引起认知障碍。PSCI包括了从卒中后认知障碍非痴呆(PSCIND)至卒中后痴呆(PSD)的不同程度的认知障碍。

在英国、瑞士等欧洲国家,依据简易精神状态检查表(MMSE)标准评估,卒中后3个月内发生认知功能障碍的比例为24%~39%;而依据综合神经心理测试评估,同类人群中PS-CI的发病率则高达%%。我国一项以社区人群为基础的研究共纳入599例卒中患者,依据蒙特利尔认知评估量表(MoCA)、MMSE、缺血指数量表(HIS)等对患者的认知功能进行评估,结果显示,PSCI的总体发病率高达80.97%,其中PSCIND患者占48.91%,PSD患者占32.05%。总之,PSCI的发生率因患者所处区域、人种、诊断标准等不同而存在较大差异,也与评估距卒中的时间、卒中次数、评估方法相关。

PSCI不但会影响患者的社会适应能力,还会对患者的肢体功能及日常活动能力造成影响,提高患者病死率,给患者、家庭及社会均带来沉重负担。

(二)认知功能的特点

认知是指人脑在对客观事物的认识过程中对感觉输入信息的获取、编码、操作和使用的过程,这一过程包括知觉、注意、记忆、思维等。认知是大脑的高级功能。大脑的功能具有偏侧化的特点,即优势侧半球的主要功能包括言语、逻辑思维、计算、记忆、左右定向、时间定向、躯体运动的随意结合等;而非优势半球的功能则以非语言成分的学习为主,包括空间定位、定向,面容识别,对形状和颜色的知觉,对音乐及言语中感情色彩和语调的感受及创造性联想等。大脑高级功能是在此分工的基础上由两半球合作,以整体来进行的。各种原因引起的脑损伤可导致不同形式和程度的认知功能障碍,从而影响患者的生活活动能力。

## 二、处理原则

对于PSCI提倡"及早筛查发现,及时综合干预"的原则。综合干预包括对已知危险因素的干预和预防、药物治疗和康复治疗。控制卒中的危险因素,减少卒中的发生,延缓卒中的进展,是卒中后预防认知功能障碍的根本方式。

(一)药物治疗

药物治疗包括胆碱酯酶抑制剂,如多奈哌齐、加兰他敏可用于卒中后认知障碍的治疗,改善患者的认知功能和日常生活能力;美金刚的安全性和耐受性好,但认知改善及总体改善不显著;卡巴拉汀作用尚需进一步证实;尼麦角林、尼莫地平、丁苯酞对改善卒中后认知障碍可能有效;双氢麦角毒碱、胞磷胆碱、脑活素以及某些中成药对卒中后认知障碍的疗效不确切。治疗轻微精神行为症状应首选非药物治疗方式;抑郁治疗推荐选择性5—羟色胺再摄取抑制剂;抗精神病药物首选非典型抗精神病药物,且需充分考虑患者的临床获益和潜在风险。

(二)卒中后认知障碍的康复训练

卒中后认知障碍的康复训练大致可分为补偿训练策略和直接修复认知训练。补偿训练策略应重点关注如何教育患者针对特定的活动能力损害去管理自身的认知障碍,促进其恢复独立生活的能力,包括改变生活环境或改变做某件事情的方式,如记忆障碍可以通过某些外在方法(如一些辅助电子或非电子设备)和内在方法(如编码和检索策略、自我记忆训练)

进行补偿。直接修复认知训练应重点关注如何通过某种训练方法直接改善患者损害的认知域，它包括实践练习、记忆训练（如缩略词、歌曲）、基于计算机的针对特定认知域的训练方法等。

## 三、康复护理

### （一）常见护理诊断/问题

1. 生活自理缺陷

与认知功能障碍影响日常生活活动能力有关。

2. 思维过程紊乱

与中枢神经受损致认知功能障碍有关。

3. 意识障碍

与脑损伤有关。

### （二）康复护理措施

患者的预后与大脑损伤的程度、康复介入的时间及家庭支持有关。患者因为认知障碍可能抗拒、抵制、消极对待康复治疗，或因注意力、记忆力差而使许多再训练的方法不能产生应有的效果，所以在患者生命体征稳定后，应尽早进行康复治疗和护理。早期干预可使患者在较长的时期内维持基本的认知功能，有助于患者的功能训练效果和日常生活能力的提高，维持和改善患者及其照料者的生活质量。

1. 创造有利于康复的环境

认知功能障碍影响日常生活活动能力者，护理上要做到 24 小时不离人，并去除环境中的危险物，通过合理地运用颜色布置建筑空间，来增强患者的定位和定向能力，从而提高患者的生活自理能力，减少依赖性，提高生活质量。对患者进行康复训练时，应尽可能在实际环境中训练。刚开始训练时环境要安静，避免干扰，以后逐渐转移到接近正常生活或在正常生活的环境中进行，还要教会患者主动地观察周围环境，及时发现潜在的干扰因素并排除或改变它们。

2. 注重心理护理

认知障碍患者除本身存在认知问题外，尚可能伴发其他心理障碍，如抑郁、焦虑等，应关爱患者，做好心理护理工作。控制好患者的心理障碍对克服认知障碍非常有益，必要时可寻求心理医师的帮助。

3. 不同认知障碍的康复护理措施

患者病情稳定、意识清醒，能够耐受集中训练至少 30 分钟即可进行认知功能训练。

(1)记忆力训练：记忆障碍是脑卒中认知障碍患者较常见的症状之一。早期表现为近期记忆损害，中期表现为远期记忆损害，晚期则表现为记忆力全面丧失。记忆力障碍明显影响患者整个的康复过程。

1)环境：为了减轻患者记忆的负荷，环境应尽量简化，如房间要整洁、家具杂物不宜过多；用醒目的标志提醒患者，如在大门上张贴颜色鲜明的大字帮助患者找到自己的家；在衣柜的门上贴上明显的标签以提醒患者找换洗衣服；将 1 周时间安排表放大贴在墙上；将常用物品放在固定的位置，如将辅助记忆的笔记本固定放在床头柜上等。

2)训练方法

①视觉记忆:先将3～5张绘有日常生活中熟悉物品的卡片放在患者面前,告诉患者每张卡可以看5秒,看后将卡片收走,让患者用笔写下所看到的物品的名称,反复数次,成功后增加卡片的数目;增加卡片的数目后反复训练数次,成功后再增加卡片的行数(如原来仅一行,现改放两行或三行卡片等)。

②地图作业:在患者面前放一张大的、标有街道和建筑物图形而无文字的城市地图,护理人员用手指从某处出发,沿其小街道走到某一点停住,让患者将手指放在护理人员手指停住处,从该处回到出发点,反复10次,连续2天无错误可增加难度(路程更长,线路更曲折等)。

③彩色木块排列:准备6块25cm×25cm×25cm的不同颜色的积木块和一块秒表,以每3秒一块的速度向患者展示木块,展示结束后让患者按治疗师所展示的次序展示木块,正确的记"+",不正确的记反复10次,连续2天,10次均完全正确时,可加大难度进行训练(增加木块数量或缩短展示时间等)。

④亲人图像记忆训练:收集患者较熟悉的人的照片和声音,用这些照片和声音对患者进行亲人图片记忆训练,还可以用患者以前的照片对患者进行长时记忆训练,训练时可以将该照片显示出来,让患者进行回忆并回答。该方法可以激发患者对与照片有关的时间、地点、人物和环境的回忆。在回忆的过程中能够使患者的脑部功能得到训练,以达到训练远期记忆功能的目的。

⑤PQRST练习法:给患者一篇短文,按下列程序进行练习,通过反复阅读、理解、提问来促进记忆。P(preview)—浏览阅读材料的大概内容;Q(question)—就有关内容向患者进行提问;R(read)—患者再仔细阅读;S(state)—患者复述阅读内容;T(te8t)—通过回答问题检查患者是否理解并记住了有关信息。

3)记忆训练的注意事项:

①应根据患者的实际情况选择训练的难度。如果难度太高,则会使患者无法完成从而加重患者的精神负担,造成不良情绪反应,甚至会使患者拒绝配合训练。

②图片类别的选择,应根据患者记忆障碍的类型进行针对性训练,如对人物记忆有障碍的就应该选择人物图片进行记忆康复训练;如对日常用品、用具有记忆障碍的就应该选择日常用品图片进行记忆的康复训练。

③应该根据患者记忆障碍的程度,选择图片的类型与难度。记忆力损害较轻的患者,可以选择一些风景类、动物类的图片;记忆力受损比较严重的患者,应该选择一些日常用品类的物品图片;记忆力受损严重的患者,应该选择亲人图像记忆,训练患者对亲人相貌的记忆能力。

④在记忆训练的图片选择上,当选择的记忆图片为患者所熟悉的图片时,将起不到记忆训练的效果,而当把记忆训练图片全部换成患者不熟悉的图片时,由于患者,特别是老年痴呆患者近期记忆力衰退较大,患者可能一个也记不住,这会严重影响患者进行治疗的信心。因此,将患者熟悉的图片与不熟悉的图片混合在一起进行记忆训练,既能保证记忆训练的效果又能保持患者参与治疗的信心与积极性。

⑤在记忆训练康复治疗的过程中,应采用改良的无错性的学习方法。无错性学习就是在学习过程中消除错误,患者从容易辨别的项目开始,逐渐增加作业难度。

⑥要记住的内容按自己的习惯和爱好编成一个小故事,便于记忆。

闭合性脑损伤患者应注意：建立恒定的每日活动常规，让患者不间断地重复和练习；耐心细致地向患者提问和下指令，等候他们缓慢、审慎地回答；从简单到复杂进行练习，将整个练习分解为若干个小部分，先一小部分一小部分地训练，成功后再逐步联合；利用视、听、触、嗅、运动等多种感觉输入来配合训练，亦可采用代偿的方法；每次训练间隔时间要短，记忆正确时要及时地给予奖励；让患者分清重点，先记住最必须记的事；多利用记忆辅助物（如在患者房间内悬挂大挂钟、大日历、大字书写的每日活动表等），将每日经常进行的活动分步骤地写成清单，放在床边，门上贴着患者家人的合影，可帮助他找到自己的房间。让患者记住常带记事本，本中有家庭住址、常用电话号码、生日等，并让他经常记录和查阅。

⑦指导患者使用帮助记忆的外部辅助工具：外部辅助工具可以分为储存类工具，如笔记本、录音机、时间安排表、计算机等和提示类工具如报时手表、定时器、闹钟、日历、留言机、标志性张贴、口头或视觉提示等。

(2)注意力训练：注意力是指不被其他的内部刺激和外部环境刺激所干扰，而对特异性刺激产生注意的能力，是一项基本的认知功能，是其他多项认知功能的基础。注意力障碍可分为觉醒障碍、集中注意障碍、分散注意障碍、持续注意障碍等。

1)环境：开始训练时应在有组织、整洁和安静的环境中进行，避免环境中杂乱和分散注意力的各种因素，可以做的有拔掉电话线、关闭门窗、关上电视等。当干扰即将来临时要提醒患者尝试忽视干扰，或者在交谈中提醒患者集中注意力。当要求患者进行某项任务时，可将患者的听觉、视觉都调动起来，给予多种感觉的刺激来提高患者的注意力。随着注意力的提高，环境应逐渐接近正常，不需要刻意组织、安排环境。

2)训练方法

①改进觉醒能力的方法。对觉醒障碍者应根据觉醒持续的水平安排活动，以保证患者得到充足的休息。具体包括在有信息特别是新信息进入时提醒患者；在病房中，避免使用单调的颜色，将图片和照片置于患者的生活环境中；鼓励患者以直立姿势训练以增加视觉信息；任务可以经常更换，在患者觉醒水平最高时安排高觉醒要求的任务，即“最不感兴趣的任务”。根据觉醒程度持续的水平安排活动。每日记录训练所能维持的时间，并对患者所取得的任何进步予以鼓励。

②提高集中注意的方法。不同行为方法可以帮助有集中注意障碍的患者减少注意分散，如重新安排环境以减少干扰因素，用双耳式耳机听故事或新闻。

③改善持续注意的方法。将高兴趣和低兴趣的活动交错安排，有助于延长患者在训练活动中保持注意力的时间，必要时由护理人员监督患者，若发现患者的注意力发生转移，可以暗示其回到相关的任务中来。例如，提示“刚才我们做到 XX 地方了，现在让我们再接着做”。

④改善加工速度缺陷的方法。注意力的训练有快有慢，患者能否完成注意行为及成功的数量，受注意加工速度的限制。加工速度慢会导致接受信息、对信息的思考、做出决定以及应答过程中所花费的时间增多。为患者安排任务时，应给予足够的时间应答，允许他们有自己的节奏。

⑤改善患者记忆的方法：取 2 个透明玻璃杯和 1 个弹球，在患者注视下由护理人员将 1 个杯子扣在弹球上，让患者指出有弹球的杯子，反复数次。无误后改用 2 个不透明的杯子，操作同上，此时患者已不能透过杯壁看到弹球，让患者指出有弹球的杯子，反复数次。再成

功后，改用3个或更多的不透明的杯子和1个弹球，方法同前。成功后改用3个或更多的杯子和两个或更多不同颜色的弹球，扣上后让患者分别指出有各种颜色弹球的杯子，移动杯子后再做询问。

⑥增强患者时间感的方法。要求患者按护理人员指令启动秒表，并于10秒时主动停止秒表。然后将时间由10秒逐步延长至1分钟，当误差小于1～2秒时，改为不让患者看表，启动后让其心算到10秒时停止。然后将时间延长，到2分钟时停止，每10秒的误差不得超过1.5秒，即30秒时误差允许范围为4.5秒。达到要求后再改为一边与患者交谈一边让患者进行同上训练，使患者尽量控制自己不因交谈而分散注意力。

3)指导患者调动自身因素，学会自己控制注意力的一些方法，如要求患者在进行某一特定作业时大声口述每一个步骤。随着不断进步，逐渐训练患者将大声口述或提示改为内心提示，最终转化为自身内在的能力。

(3)知觉训练：较常见的知觉障碍的表现是失认症和失用症。失认症较失用症常见，是后天性的综合知觉障碍的具体表现，是借助某种感觉系统来认知事物的能力出现障碍，临床上以半侧空间失认和半侧身体忽略最为常见。

1)半侧空间失认(USN)：护理时应做到如下几点：

①医护人员及家属与患者交谈或治疗时尽可能站在患者忽略侧，将患者急需或喜欢的物品故意放在患者的忽略侧，促使其注意。

②阅读时，可在忽略侧的阅读起始点处放上颜色鲜艳的规尺或让患者用手摸着书的边缘，用手指沿行间移动，以利于引起患者的注意，避免漏读。

③加强患侧感觉输入，如多给予患者忽略侧一些感觉刺激，可在患者注视下，用健手摩擦或用粗糙布料、冰块刺激其忽略侧肢体，让患者感知它的存在，边观察边重复刺激，并用语言提醒患者视觉上注意其患侧。

④指导患者将躯干向忽略侧旋转，向健侧翻身，用患侧上肢或下肢向前伸展，或用健侧上肢带动患侧上肢向前伸，以提醒患者意识到忽略侧的存在，并注意对患侧的保护。

2)半侧身体忽略：护理的主要方法是通过增加感觉输出帮助患者辨认身体结构部分。具体方法有：

①触摸被忽视的身体部分，要求患者辨认出来，或向患者反复强调。

②让患者通过含左右转弯的路线，将其行为的正确性及时地反馈给患者，以帮助患者恢复对身体的左右侧方向的知觉。

③使用彩带、手镯、手表等物品来标示患者身体的左侧或右侧。

④对自己身体空间意识不清的患者，需要提供其空旷的走廊和活动空间，以避免患者碰到家具或其他物体，也需要重复提示患者有关身体的位置。

3)左右分辨障碍：先反复辨认身体的左方或右方；接着辨认左方或右方的物体；反复使用“左”和“右”的口令让患者执行，如“伸出你的右手”“把你左边的书给我”。

4)躯体失认：训练时可用人的轮廓图或小型人体模型让患者学习人体的各个部分及名称，再用人体拼图作业让患者拼图；同时刺激患者身体某一部分，让其说出这一部分的名称等。

5)面容失认：通过面容的区别、职业及其他信息的辅助促使患者对面容识别或产生熟悉感。教患者通过记忆的外在线索(如头发、胡须、身形等)、行为线索(如步态、姿势等)、声音线索(如音色、音调等)来帮助进行身份的有效识别。对多数人来说,头发很容易被观察到,并且不经常变化。

6)手指失认:反复对患者不同的手指予以触觉刺激,让其说出手指的名称。

7)触觉失认:用粗糙物品沿患者手指向指尖移动,建立起稳定的感觉输入。利用其他感觉如视觉或健手的感觉,帮助患肢体会感觉。强调患者把注意力集中在体会物品的特征上,如物品的质地、软硬、冷热等。

8)疾病失认:对疾病失认的康复治疗较困难,主要是家属和康复护理人员要做好患者的监护工作,一般于病后3～6个月可自愈。

9)穿衣失用:可通过暗示或提醒指导患者穿衣,甚至可一步一步地用语言指导并手把手地教患者穿衣。最好在衣服上下和衣服左右做上明显的标记以引起注意。

10)意念失用:给予触觉、视觉、运动觉的输入,且应贯穿于动作的整个过程。护理人员握住患者的手去完成动作,尤其在纠正错误动作时也要用动作指导患者。尽量减少指令性用语,如制动轮椅手闸时应说“请注意一下你的手闸”,而不要说“把手闸关上”。患者做动作前应闭眼睛想象动作的过程,然后睁眼尝试完成。把失用症的知识及注意事项告诉患者及家属并及时鼓励患者。

11)结构失用:指导患者完成桌面上的二维、三维作业,如画图、拼积木等。要根据患者的进度逐步增加难度,如图画的复杂度、积木的数量等。分析患者完成哪些动作有困难,在完成的过程中可提供辅助,给予触觉或运动觉的暗示或指导,可利用一些方法和技巧,如逆行连锁法,先完成部分,再完成全部,或者按照完成任务的顺序,把配件按照一定的顺序摆放或做出标记。

12)空间定位障碍:可设计各种需要分辨不同空间方位的作业让患者进行练习,如让患者练习将一块积木分别放在另一块积木的上方、前方、左侧、右侧,如果患者不能按要求摆放,要和患者一起讨论错误所在及其原因,也可安排患者从事整理壁橱或橱柜内容物一类的活动。通过功能性活动实践使已掌握的基本的空间定位概念最终泛化到实际生活中去。

13)地形定向障碍:如果地形定向障碍与左侧忽略或空间关系障碍等有关,应主要治疗这些更为基础的视知觉技能障碍。对地形定向障碍患者进行功能训练时,可反复训练患者从一个地点走到另一个指定地点。路线的设计要从简短逐渐过渡到曲折复杂。常用的和重要的路线要反复练习。当地形定向障碍难以改善时,可以让患者学会利用地图或通过死记硬背的方法来记住自身所处环境的特征,还应嘱患者不要独自外出等。环境适应包括增设路标、采用彩色指引线在患者每日必经之路做上指示标记,引导患者到达目的地而不迷失方向。

14)空间关系障碍:包括自身空间定位训练和物体与物体之间相互定位关系的训练,前者训练患者根据指示进行自身定位,如指令患者“坐在我身边”“站在桌子后面”“踩在这条线上”;后者是让患者用积木、火柴、木钉板等练习各种复制作业,可逐渐从实物复制到图画复制,从平面图复制到立体图复制。

15)物体恒常性识别障碍:将同一物品以不同角度呈现或以多种规格呈现,并将其与形状相似的其他物品进行比较;训练时要求患者在了解自己存在的问题的基础上,把日常生活中常用又容易混淆的物品贴上标签注明。在患者弄不清是什么东西时,指导患者注意抓住物品的明显特征,鼓励患者利用视觉、触觉和自我提示相结合的方法来解决问题。

16)图形背景分辨困难：可将 3 种不同的物品摆放在患者面前，要求患者用看而不是用摸的方法将其找出，逐渐增加物品的数量和相似度。训练要求反复练习直至能够无意识地完成。同时要做到环境简明有序，物品分类放置；让患者意识到自己的问题，找东西时养成放慢速度并系统地搜索的习惯。

(4)智力训练：智力训练与记忆训练是紧密结合在一起的。智力训练效果好则会促进记忆功能的改进，而记忆功能的改进又会进一步推动患者智力的恢复。智力训练分为观察能力、自然事物分类能力、数字与数学计算能力、视觉空间辨识能力与想象力 5 个方面的训练。

①观察能力：观察是一种以感知过程为基础，根据一定的目的进行的有组织、较持久的知觉。观察带有"思维的色彩"，是感知觉的最高级形式，是人们认识世界的重要途径。观察能力是在有目的、有组织、有思维参与的感知过程中形成的一种稳固的认识能力，是智能构成的一个重要因素。可适当设计一些游戏提高患者观察能力，如大家找错误、隐藏的戒指、找不同、找字、捉迷藏等。

②自然事物分类能力：分类就是按照一定的标准把事物分成组。分类的实质是为了认识事物之间的差别和联系。分类是从比较中派生出来的，和概括紧密相连。一般来说，只有概括出不同事物之间的共同属性之后，才能对事物进行分类。分类的过程也伴随着概括活动和概念的形成。分类能力对知识经验的条理化、结构化、系统化有着重要的影响。训练分类能力是智能培养的重要方面之一，如进行水果分类、蔬菜分类、厨具分类等游戏可提高患者对自然事物的分类能力。

③数字与数学计算能力：主要指对数字概念的理解和在简单的计数运算过程中所具备的数学逻辑思维能力。可设计一些游戏提高患者数字与数学计算能力，如数学计算、数西瓜、买菜、数工具、数海豹等。

④视觉空间辨识能力：空间能力是人们对客观世界中物体的空间关系的反应能力。空间能力主要包括空间知觉能力和空间想象能力两个方面。空间知觉能力包括形状知觉、大小知觉、深度与距离知觉、方位知觉与空间定向等方面。空间想象能力是指人们对二维图形和对物体的三维空间特征(方位、远近、深度、形状、大小等)和空间关系的想象能力。事物顶部的分析、四块拼图、倒影训练等游戏可提高患者视觉空间辨识能力。让患者自己画钟面、房屋等或在市区路线上画出回家路线；让患者按要求用火柴、积木、拼板等构成不同图案。单眼遮蔽也属于一种强制性疗法，遮盖单侧忽略者健侧的眼睛，可以提高患者对忽略侧物体的注意。

⑤想象力：想象是人们对头脑中原有的表象经过加工改造和重新组合而产生新的形象的心理过程，是一种高级而复杂的认知活动。形象性和新颖性是想象活动的基本特点。想象通过处理图形信息，以直观的方式呈现在人们的头脑中，而不是以词语、符号、概念等方式呈现。可适当设计一些游戏以提高患者的想象能力，如猜字、七巧板拼图、推箱子、虫子吃苹果、怪物猜想等。

(5)执行功能训练：执行功能是复杂的，一些代偿性的方法(如用记事本补偿记忆障碍)不能很好地单独发挥作用，必须针对不同障碍程度的患者制订综合性的适合个人的治疗计划，包括药物、心理认知干扰和家庭环境干扰。在训练中要遵守以下原则：充分利用患者残存的功能来弥补已经受损的功能；给患者安排不同的任务，从简单到复杂；改变患者的生活环境、社会或工作角色，避免患者感觉疲劳、有压力等；重复训练患者的日常行为，使活动变得规律，不要超过患者的耐受度。另外，要尽量帮助患者了解自我，让患者重复进行一些可以体现自己长处和缺陷的事情，以提高患者的自我意识。

4. 指导患者进行一些有益的训练

(1)右脑训练：进行一些右脑功能训练游戏，对患者进行脑活性化训练。对右脑后半部中枢进行感觉性刺激，使脑功能得到明显改善，如麻将、五子连珠、象棋、跳棋等。

(2)计算机辅助训练：应用计算机辅助针对认知功能障碍的康复训练，具有训练题材丰富、指令准确、时间精确、训练标准化的特点，且难度分级，循序渐进，具有挑战性，评估和训练结果能及时反馈，有利于患者积极主动参与。

(3)音乐康复：将音乐的特有刺激功能，与其他治疗手段相结合，加大对患者的干预，促使其尽快、更好地唤醒认知能力，逐渐走向恢复。音乐康复治疗可以贯穿整个治疗过程中。每周治疗 2 次，每次 30 分钟。治疗形式可以个别进行，也可以集体进行。

5. 将认知康复训练和日常生活活动相结合

康复护理人员 24 小时与患者密切接触，患者的日常生活活动大多是在病房进行的，如果把认知康复训练的内容贯彻到日常护理工作中，给患者制订符合其实际生活需求的行为训练计划，并协助、督促其完成，这样患者在康复的过程中，能够尽可能地维系正常的生活方式和准则，减少由于疾病带来的行为障碍，效果会更好。

6. 督导患者持之以恒地坚持训练

建立每日恒定的活动常规，让患者不断地重复和练习，如按照一定的规律排列数字、分类物体、搭建积木以建立立体性空间结构概念，进行反复记忆和逻辑推理训练等。这些看似简单的举措，只要持之以恒就会对患者产生很大的帮助。

7. 营造积极的生活氛围

训练时康复护理人员和家人要多鼓励患者，同时应把患者视为具有独立能力的个体，鼓励其完成力所能及的日常事务，这对树立患者的自信心是很有帮助的。

8. 根据患者的功能状况组织集体活动

可通过为患者组织有趣、有益和合理的活动，来丰富其生活内容、增加其生活乐趣，同时又可通过记忆训练来缓解病情和改善症状，提高患者的生活质量。

(三)认知康复训练的形式

认知康复治疗的模式包括一对一人工训练、小组训练、计算机辅助训练以及远程训练。

1. 一对一人工训练

一对一人工训练是以治疗师为主导的、面对面的传统康复训练形式，训练材料简单，不需要特殊环境条件即可开展治疗。但这种看似低廉的治疗形式实则人工成本很高，训练内容变化有限，最突出的问题是疗效与治疗人员的技术水平密切相关。研究证据显示，采用同样的训练素材进行训练，人工训练的疗效差于计算机辅助训练疗效。

2. 小组训练

用于认知障碍水平大致相同的患者，通过患者之间的互动和竞赛式训练，增强其信心、改善其心理状况从而使其更加积极主动参与训练。

3. 计算机辅助认知康复训练

20 世纪 80 年代后期美国许多康复机构开始利用计算机进行认知康复训练并取得疗效。计算机辅助治疗认知障碍之所以可以取得更好的疗效，得益于治疗技术与计算机技术的结合可为患者提供更加丰富的、针对性极强的训练内容和环境刺激；虚拟现实技术（VR）的应用，使训练内容更接近真实的生活而更具有实际意义。计算机辅助认知康复训练正在成为主流康复训练形式。虚拟现实技术以计算机技术为基础，通过建模在计算机里实现现实环境，使之成为注意、记忆以及执行功能康复训练的有效方法。基于 VR 的认知康复训练方法及其疗效机制有待深入研究。

4. 远程认知康复训练

认知障碍的康复是一个长期的治疗任务，即便出院后仍需要继续康复治疗。然而，大部分患者分散在不同省市、地区和社区，且受身体情况的限制，无法独立或坚持定期到专业康复机构接受康复治疗。基于互联网和认知康复技术的远程认知康复训练，作为计算机辅助治疗的一种延伸和补充治疗形式，解决了部分患者的康复需求，具有很好的应用前景。

（四）健康教育

1. 动员家庭成员持之以恒地参与治疗

尽早向家属和陪护传授最基本的康复治疗和护理知识，使其了解训练的持续性、长期性和艰巨性，将康复训练和护理贯穿于日常生活中，以保证患者在家庭中得到长期、系统和合理的治疗。

2. 家庭护理

指导患者家属或陪护掌握日常生活护理的相关事宜。对于因认知功能障碍影响日常生活活动能力的患者，要有专人按时安排患者吃饭、服药、休息、外出活动等日常生活。最好制订一个时间表，让患者进行规律的生活活动和训练。将患者服用的药品放在一个固定的地方，并贴上标明药品名称、用法、剂量的标签，保证用药安全。地形定向障碍患者外出时应带上标记了家庭地址、电话和回家路线的卡片，以备患者迷路时能够被护送回家。

（马晓雨）

# 第十三章　乳腺疾病患者的护理

## 第一节　急性乳房炎患者的护理

急性乳房炎是乳房的急性化脓性感染，多发生于产后 3～4 周的哺乳期妇女，常为初产妇女，致病菌多为金黄色葡萄球菌，少数为化脓性链球菌。炎症初期乳房内可以是一个或多个炎性病灶，进一步发展形成脓肿，感染严重时并发全身感染。

### 一、护理评估

（一）健康史

主要了解急性乳房炎的致病因素，主要有以下两方面病因：

1. 乳汁淤积

是急性乳房炎发病的主要原因，乳头发育不良，如过小或内陷，哺乳方法不正确，乳汁不能完全排空，乳汁发生淤积，使腺体扩张，局部血运减少，抵抗力低下，有利于入侵细菌的生长繁殖。

2. 细菌入侵

乳头皮肤破损和皲裂是造成细菌入侵乳房的主要途径。细菌从乳头入侵后沿淋巴管蔓延到乳腺组织及其间的结缔组织；细菌也可直接侵入乳管，逆行至乳腺小叶，引起化脓性感染。

（二）身体状况

1. 局部表现

早期患侧乳房出现胀痛，局部张力增高，触及有硬结。随着细菌侵入，胀痛逐渐加重，局部出现红、肿、发热，触诊有压痛的硬结。后期形成脓肿，胀痛变为跳痛，浅脓肿局部可有波动感，深部脓肿的波动感不明显，但乳房肿胀明显，有局部深压痛。穿刺抽出脓液，可明确诊断。脓肿按所在部位可分为乳晕下脓肿、乳房内脓肿及乳房后脓肿三种。脓肿可自行破溃，有脓液自皮肤破溃处或乳头流出。常伴患侧腋窝淋巴结肿大和触痛。

2. 全身表现

患者可出现寒战、高热和脉搏加快，食欲减退等感染中毒症状。

（三）心理一社会状况

在发病期间，由于乳房疼痛引起心情烦躁，食欲减退，睡眠不佳；有些患者担心婴儿喂养困难、乳房功能和形态改变，可出现焦虑的情绪变化。

（四）辅助检查

1. 实验室检查

血常规可见白细胞计数升高，中性粒细胞比例升高。

2. B 超

可帮助确诊、定位乳房脓肿。

3. 诊断性穿刺

可在乳房压痛明显处或波动感明显处穿刺抽脓,抽出脓液即确诊。

(五)防治要点与反应

1. 局部治疗

(1)非手术治疗:停止哺乳,排空乳汁。戴胸罩托起乳房,减轻疼痛。局部热敷、理疗或外敷药物等措施促进炎症的吸收。

(2)手术治疗:一旦脓肿形成应及时切开引流。定时换药,保持伤口清洁,保持引流通畅,促进伤口愈合。

2. 全身治疗

(1)控制感染应用足量有效的抗生素。由于抗生素药物可以分泌到乳汁,因此要避免使用对婴儿有不良影响的抗菌药物,如氨基糖苷类、磺胺类和甲硝唑等药物。

(2)中药治疗服用清热解毒类药物。

## 二、护理诊断及合作性问题

(一)急性疼痛

与炎症乳房肿胀或乳汁淤积有关。

(二)体温过高

与乳房炎症有关。

(三)知识缺乏

缺乏哺乳和急性乳房炎预防知识。

## 三、护理措施

(一)一般护理

1. 休息

与营养注意休息,适当活动。多饮水,进食易消化富含蛋白质和维生素的饮食,进食少者,可静脉补充液体。

2. 减少乳汁淤积

停止患乳哺乳,可用吸乳器吸空乳房。

3. 局部制动

用宽松的乳罩托起两侧乳房,以减轻疼痛。

(二)病情观察

观察生命体征,尤其是体温;观察局部表现的变化;观察引流液的形状、颜色和量的多少;观察伤口变化。

(三)治疗配合

1. 局部治疗

局部使用25%的硫酸镁溶液湿热敷或外敷鱼石脂软膏。脓肿形成后,配合医师切开引流,按时换药,保持引流通畅。

2. 对症护理

高热患者给予物理降温或药物降温。疼痛严重者给予镇静、止痛剂。

3. 断乳感染

严重出现乳瘘者，采取措施终止乳汁分泌。可用乙烯雌酚 1～2mg，口服每天 3 次，共 2～3 天。还可以用炒麦芽 60g，每天一剂水煎，分两次服用，共 2～3 天。

（四）心理护理

向患者介绍急性乳腺炎的有关知识、治疗方法、预期效果，坚定患者治疗疾病的信念，使患者积极配合医护治疗。

（五）健康教育

妊娠后期每日用温水擦洗并按摩乳头。乳头内陷产妇，在分娩前 3～4 个月开始矫正。用手指在乳晕处向下按压乳房组织，同时将乳头向外牵拉，每日清晨或睡前做 4～5 次，乳头稍突出后，改用手指捏住乳头根部轻轻向外牵拉，并揉捏数分钟，也可用吸乳器吸引，每日 1～2 次，使乳头外突。

指导产妇养成定时哺乳的习惯，每次哺乳尽量吸净乳汁。不能吸净时，可用吸乳器吸净。哺乳前后使用温水清洁乳头，注意婴儿口腔卫生，不要让婴儿含着乳头睡觉 6 乳头破损时暂停哺乳，局部涂抗生素软膏，待伤口愈合后才可哺乳。

（姜秀贞）

## 第二节　乳癌患者的护理

乳癌是女性最常见的恶性肿瘤之一，在我国占全身各种恶性肿瘤的 7%～10%，仅次于子宫颈癌，发病年龄 40～60 岁的女性，但近年来乳癌的发病率有上升的趋势。在某些地区乳癌已成为女性发病首位的恶性肿瘤。男性也会患乳癌，但非常罕见。

### 一、病理

乳癌多数起源于导管上皮，少数发生于腺泡。常见病理类型为：①非浸润性癌：又称原位癌，包括导管内癌、小叶原位癌及乳头湿疹样乳癌。此型属早期，预后较好。②早期浸润性癌：包括早期浸润性导管癌、早期浸润性小叶癌。此型仍属早期，预后较好。③浸润性特殊癌：包括乳头状癌，髓样癌，小管癌等。此型分化程度较高，预后尚好。④浸润性非特殊癌：包括浸润性小叶癌、浸润性导管癌、硬癌等。此型一般分化低，预后较上述类型差，且是乳癌中最常见的类型，占 70%～80%。

乳癌的转移途径：①直接浸润：癌细胞可直接侵及皮肤、胸筋膜、胸肌等周围组织，严重时癌肿固定于胸壁。②淋巴转移：是主要转移途径。乳房外侧的癌肿，易向同侧腋窝淋巴结转移，继而扩展到锁骨下淋巴结、锁骨上淋巴结，进入血液循环；约占乳房内侧癌肿的 60%，常向胸骨旁淋巴结转移，最后可转移到锁骨上淋巴结，进入血液循环。③血行转移：癌细胞经血循环向远处转移者，多发生在晚期，远处转移的顺序依次为肺、骨、肝等器官。

### 二、护理评估

（一）健康史

详细了解乳癌患者的月经史及生育史，月经来潮早于 12 岁或绝经晚于 55 岁的妇女，不育或 30～35 岁以后妊娠的妇女，乳癌的发生率较高。了解患者的家族遗传史，乳癌在某些家族中的多发性已被证实，母系有乳癌史的妇女，乳癌的发生率较一般人群高。另外，高脂饮食、吸烟、饮酒等也是诱发乳癌的重要因素。有研究发现乳癌的危险性与某些乳腺良性疾病有关，如患乳腺小叶上皮高度增生或不典型增生，患乳癌的危险性明显增高。流行病学调查表明胸部长期受到大剂量放射线照射，可增加乳癌的发病机会。

(二)身体状况

1. 乳房肿块

为乳癌最主要的早期表现。多为无痛、单发、质硬、表面不光滑的肿物，肿物与周围组织分界不清、不易推动，多见于外上象限(45%～50%)，其次是乳头、乳晕和内上象限。一般无自觉症状，常于洗澡、更衣或查体时无意发现。

2. 皮肤改变

癌肿可导致乳房出现局部隆起。当癌肿侵及乳房悬韧带(Cooper 韧带)时，可使韧带收缩变短，导致皮肤凹陷，称为“酒窝征”。当皮内、皮下淋巴管被癌细胞堵塞时，可出现皮肤淋巴水肿，在毛囊处形成许多点状凹陷，使皮肤呈“橘皮样”改变。癌肿还可向浅表生长，使皮肤破溃形成菜花样溃疡。

3. 乳头位置改变

若癌肿侵犯近乳头的大乳管，可使乳头偏移、内陷或抬高，造成两侧乳头位置不对称。少数患者会出现乳头溢液，多为血性分泌物。

4. 腋窝淋巴结肿大

早期肿大淋巴结为散在、质硬、无压痛、尚可推动的结节；后期淋巴结相互粘连、融合，与皮肤和深部组织粘连，不易推动。大量癌细胞堵塞腋窝淋巴管时，可发生上肢水肿。晚期可出现锁骨上淋巴结肿大。

5. 乳癌血行转移

表现常最先出现肺转移的症状即胸痛、咯血、咳嗽、气急等症状，其次可出现腰背痛、病理性骨折等骨转移等症状，肝转移时出现肝大、黄疸。

6. 特殊类型乳癌

(1)乳头湿疹样癌(又称 Paget 病)：少见，恶性程度低，发展慢，表现为乳头刺痒、灼痛、乳晕周围糜烂、结痂等慢性湿疹样变化。

(2)炎性乳癌：少见，一般发生于年轻女性，尤其在妊娠及哺乳期，发展迅速，转移早，预后极差。表现为整个乳房明显增大发硬，伴随红、肿、热、痛等急性炎症改变。

7. 乳癌的临床分期

目前一般将乳癌分 4 期 3Ⅰ期：癌瘤完全位于乳房组织内，其直径不超过 3cm，与皮肤无粘连，无腋窝淋巴结转移。Ⅱ期：癌瘤直径不超过 5cm，尚能推动，与覆盖的皮肤有粘连，同侧腋窝有数个散在而能推动的淋巴结。Ⅲ期：癌瘤直径超过 5cm，与覆盖的皮肤有广泛的粘连，且常形成溃疡；或癌瘤底部与筋膜、胸肌有粘连；同侧腋窝或锁骨下有一连串融合成块的淋巴结，但尚可推动；胸骨旁淋巴结有转移。Ⅳ期：癌瘤广泛地扩散至皮肤，或与胸肌、胸壁固定；同侧腋窝的淋巴结融合固定，或呈广泛的淋巴结转移(锁骨上或对侧腋窝)；有远处转移。

(三)心理一社会状况

一旦确诊乳癌，患者常表现为焦虑、恐惧。手术切除乳房，意味着失去了女性第二性征和哺乳的功能，手术后身体外形的改变以及患侧上肢的功能障碍，都会加重患者思想负担。

（四）辅助检查

1. 影像学检查

（1）钼靶 X 线摄片：钼靶 X 线摄片可显示乳癌的肿块呈现密度增高阴影，边缘不规则或呈毛刺征，肿块内或旁边出现微小钙化灶。

（2）B 型：超声波检查可鉴别肿块是囊性还是实质性，能够发现直径在 1cm 以上的肿瘤。

2. 病理检查

（1）脱落细胞学检查：取乳头溢液或细针穿刺肿块吸取组织细胞，涂片做细胞学检查。

（2）活体组织检查：将肿瘤及周围部分乳腺组织一并完整切除，立即行冰冻切片检查，根据病理结果来决定手术方式。

（五）治疗要点及反应

乳癌的治疗包括全身和局部治疗两部分。手术是乳癌的主要治疗手段。早期（Ⅰ、Ⅱ期）乳癌以根治性手术为主，同时辅以化学治疗、放射治疗、内分泌、免疫疗法等综合措施，晚期乳癌则以化学治疗、内分泌治疗为主，必要时做姑息性手术。

常用的手术方式是乳癌根治术，手术切除整个乳房、胸大肌、胸小肌及腋窝和锁骨下脂肪组织及淋巴结，适用于Ⅰ、Ⅱ期的患者。在根治术基础上同时切除 2～4 肋软骨及肋间肌、胸廓内动静脉及周围淋巴组织，称为扩大根治术，适用于肿瘤位于乳房内侧象限、直径大于 3cm 及无远处转移者。近年来有人主张缩小手术范围，仅切除整个乳房，同时做腋窝淋巴结清扫，保留胸肌，称为改良根治术，该术式对胸部外观影响较小，是目前常用手术方式。对晚期或年老体弱不能耐受根治术者可行乳房单纯切除或部分切除术，以减轻患者的痛苦。

## 二、护理诊断及合作性问题

（一）形象紊乱

与术后身体外观改变、化疗后脱发等有关。

（二）恐惧或焦虑

与对癌症的恐惧或担心失去乳房有关。

（三）潜在并发症

皮瓣坏死、患侧上肢肿胀、感染等。

（四）知识缺乏

缺乏有关术后患肢功能锻炼的知识。

## 三、护理措施

（一）心理护理

关心体谅患者，观察患者的心理反应。针对患者提出的问题做好有关的解释和说明取得患者的配合。帮助患者克服对癌症的恐惧，克服因手术切除乳房所造成的失落感。

（二）术前护理

同一般外科患者的术前准备，对高龄患者做好心、肺、肝、肾功能检查，充分的术前准备，提高患者对手术的耐受性。皮肤准备：按要求的范围准备皮肤，如需植皮者，做好供皮区的皮肤准备。对晚期乳癌患者有皮肤破溃者，从术前 3 天开始每天换药 2 次，并用 70%乙醇消毒溃疡周围的皮肤。

（三）术后护理

1. 体位

待血压平稳后，取半卧位，有利于引流和呼吸。

2. 病情观察

观察生命体征的变化和切口敷料渗血、渗液情况；对扩大根治术后患者注意有无胸闷、呼吸困难等症状；观察手术侧上肢皮肤颜色和温度、感觉、运动、有无肿胀等，若皮肤发绀，肢端肿胀、皮温降低、脉搏不清或肢端麻木，协助医师及时调整绷带的松紧度；观察并记录皮瓣的颜色，有无皮下积液、皮瓣坏死的发生。

3. 伤口护理

乳房切除术后伤口用多层敷料或棉垫加压包扎，使胸壁与皮瓣紧密接触，防止皮瓣移动。出现渗血、渗液要及时更换敷料；注意包扎松紧度要适当，以不影响呼吸为准。

4. 引流管护理

伤口引流管应妥善固定，保持持续性负压吸引。密切观察引流液的颜色、性质、量，一般术后1～2天每日引流血性液50～100mL，伤口引流液逐渐减少，术后3～4天渗出基本停止，可拔除引流管，继续加压包扎伤口。

5. 预防患侧上肢肿胀

抬高患侧上肢，按摩患侧上肢或适当运动。勿在患侧上肢测血压、抽血、做静脉或皮下注射等。

6. 患肢功能锻炼

无特殊情况要早期活动，术后24小时内开始活动手指及腕部，可做伸指、握拳、屈腕等锻炼，术后3天内肩关节绝对制动。术后第4天可进行屈肘、伸臂等锻炼。术后7天后活动肩部，患者可坐起，鼓励患者用患侧手洗脸、刷牙、进食等，可做患侧手触摸对侧肩部及同侧外耳的锻炼。注意避免上臂外展。10天后进行全范围的肩关节活动，如手指爬墙运动、转绳运动、举杆运动、拉绳运动等。以后逐步增加活动范围，直至患侧手可越过头顶扪及对侧外耳，并能自行梳理头发为止，近期内避免用患肢搬运、提拉重物。

（四）健康指导

指导患者进行乳房的自我检查，对30岁以上的妇女，在月经结束后4～7天进行检查为宜，此时乳房最松弛，病变易被检出。视诊：患者脱去上衣，面对镜子，两臂自然下垂，仔细观察两侧乳房的大小、外形、轮廓是否对称，有无局限性隆起、凹陷、或皮肤橘皮样改变；注意有无乳头回缩和抬高，乳晕区有无湿疹。然后，双手叉腰、两臂高举过头，稍微侧身，从不同角度观察上述内容。触诊：患者取仰卧位，左前臂枕于头下，右手五指并拢，沿顺时针方向触摸左侧乳房，最后触摸乳晕区。注意有无乳头溢液及其性质。然后左臂放下，用右手再触摸左侧腋窝有无淋巴结肿大。同法检查另侧乳房。督促患者遵医嘱坚持放疗或化疗，定期随诊。告知患者术后5年内避免妊娠。

（姜秀贞）

## 第三节 乳房良性肿瘤患者护理

### 一、乳房纤维腺瘤

该病与体内雌激素水平增高有关，多见于18～25岁卵巢功能旺盛的妇女。表现为乳房外上象限单发肿块，少数多发。肿块质地坚韧，有弹性、有包膜，边界清楚、光滑、活动度大、容易推动。肿块无压痛，也无腋窝淋巴结肿大。肿块变化与月经周期无关。一般生长较慢，但妊娠及哺乳期时因受雌激素刺激可迅速增大。有恶变可能，早期手术切除，进行病理检查。

### 二、乳管内乳头状瘤

乳管内乳头状瘤是发生在乳管内的良性肿瘤，多发生于大乳管附近乳头的壶腹部，瘤体小，血管丰富，易出血，好发于40～45岁的妇女。以乳头血性溢液为主，但肿块小，常不能触及，有时乳晕区可触及较小结节，可行乳管X线造影及溢液涂片检查。有恶变可能，应尽快手术切除，术中快速冰冻病理检查，以明确肿瘤的性质。

### 三、乳房囊性增生病

好发于25～40岁的女性，发病与卵巢功能失调有密切关系，致使乳腺上皮增生，乳管囊性扩张，乳管周围纤维组织增生，形成大小不等的肿块。

主要临床特点为：①周期性乳房胀痛：月经来潮前发生或加重，月经过后疼痛消失或减轻，胀痛程度不一，重者可影响工作和生活；②乳房肿块：在一侧或双侧内有大小不等、质韧、边界不清的结节性肿块，可推动，与皮肤和基底不相连，少数有轻压痛；③偶有乳头溢液，为浆液性、棕色或血性液体，腋窝淋巴结不肿大。

一般非手术治疗，症状明显者可口服药物，缓解疼痛；若疑有恶变者，做病理学检查，病理结果如上皮增生活跃的行单纯乳房切除术；发现恶性病变者行乳癌根治术。

（姜秀贞）

# 第十四章　传染性疾病及护理

## 第一节　病毒性肝炎

病毒性肝炎，是由多种肝炎病毒引起的一组以肝脏损害为主的传染病，包括甲型肝炎、乙型肝炎、丙型肝炎、丁型肝炎及戊型肝炎。临床表现主要是疲乏无力、食欲减退、厌油、肝功能损害，部分病例出现黄疸。

甲型及戊型主要表现为急性肝炎，经粪一口途径传播；乙型、丙型、丁型肝炎易发展为慢性，少数患者可发展为肝硬化或肝细胞癌。

### 一、病原学

（一）甲型肝炎病毒（HAV）

属微小 RNA 病毒科的嗜肝 RNA 病毒属，是直径 27～32nm 的球形颗粒，无包膜，由 32 个壳微粒组成对称 20 面体核衣壳，内含线型单股 RNA。HAV 对外界抵抗力较强，在 -20℃条件下保存数年，其传染性不变，能耐受 56℃30 分钟的温度及 pH 为 3 的酸度；加热煮沸 100T5 分钟或干热 160℃20 分钟，紫外线照射 1 小时，氯 1mg/L 30 分钟或甲醛（1：4000）37℃72 小时均可使之灭活。HAV 存在于患者的血液、粪便及肝细胞浆中。

（二）乙型肝炎病毒（HBV）

属嗜肝 DNA 病毒科，正嗜肝 DNA 病毒属。HBV 感染者血清在显微镜的观察下可查见三种颗粒：

(1)大球形颗粒，又名 Dane 颗粒，直径为 42nm，为完整的 HBV 颗粒，有包膜和核心两部分。包膜内含有乙型肝炎表面抗原（HB－sAg）、糖蛋白与细胞脂质。核心部分直径 27nm，含有环状双股 DNA，DNA 聚合酶（DNAP），核心抗原（HBcAg），是病毒复制的主体。

(2)小球形颗粒，直径 22nm。

(3)管形颗粒，长 100～1000nm，直径 22nm。小球形颗粒及管形颗粒由表面抗原组成，为空心包膜，不含核酸，无感染性。HBV 基因组易突变，影响血清学指标的检测，并与肝炎慢性化、肝衰竭、肝细胞癌的发生密切相关。HBV 在体外抵抗力很强，紫外线照射，加热 60℃4 小时及一般浓度的化学消毒剂均不能使之灭活，在干燥或冰冻环境下能生存数月到数年。加热 601 持续 10 小时，煮沸（100℃）20 分钟，高压蒸汽 122℃10 分钟或过氧乙酸（0.5%）7.5 分钟以上则可以灭活。

（三）丙型肝炎病毒（HCV）

属于黄病毒科丙型肝炎病毒属。HCV 为球形病毒颗粒，直径 30～60nm，外有脂质的外壳、囊膜和棘突结构，内由核心蛋白及核酸组成核衣壳。其基因组为线性单股正链 RNA 分子。HCV 是多变异的病毒，是五种肝炎病毒中最易发生变异的一种。在同一患者血中的 HCV 相隔数月即可出现变异。本病毒经加热 100℃10 分钟或 60℃10 小时或甲醛 1：100037℃6 小时可灭活。

(四)丁型肝炎病毒(HDV)

是一种缺陷的嗜肝单链 RNA 病毒,需要 HBV 或其他嗜肝病毒辅助才能进行复制。HDV 是直径 35～37nm 的球状颗粒,其外壳为 HBsAg,内部由 HDAg 和一个 RNA 分子组成。

(五)戊型肝炎病毒(HEV)

属萼状病毒科 3 为球形颗粒,直径 27～34nm 的小 RNA 病毒,无包膜。基因组为单股正链 RNA。HEV 主要在肝细胞内复制,通过胆道排出。在氯化铯中不稳定,在 4℃或 -20℃下易被破坏,在镁或锰离子存在下可保持其完整性,在碱性环境中较稳定。

## 二、流行病学

我国是病毒性肝炎的高发区。甲型肝炎人群流行率(HAV 阳性)为 80%。我国 HBsAg 携带者为 1 亿左右。人群抗 HCV 阳性者约为 3000 万。丁型肝炎人群流行率约为 1%,戊型肝炎约为 20%。

(一)甲型肝炎

1. 传染源

主要是急性期患者和隐性感染者,尤其以后者多见,由于其数量多,又不易识别,是重要的传染源。甲型肝炎无病毒携带状态。病毒主要通过粪便排出体外,自发病前 2 周至发病后 1 周内的粪便具有传染性。

2. 传播途径

HAV 主要经粪一口途径传播。粪便中排出的病毒通过污染的手、水、苍蝇和食物等经口感染,日常生活接触多引起散发性发病,水源或食物污染可致暴发流行。输血后甲型肝炎罕见。

3. 人群易感性

抗 HAV 阴性者均为易感人群。6 个月以下的婴儿有来自母体的抗 HAV 抗体而不易感染,6 个月龄后,血中抗一HAV 逐渐消失而成为易感者。在我国,大多数在幼儿、儿童、青少年时期获得感染,以隐性感染为主,成人抗 HAVIgG 的检出率达 80%。发病者以儿童居多。感染后可产生持久免疫。甲型肝炎的流行率与居住条件、卫生习惯及教育程度有密切关系,农村高于城市,发展中国家高于发达国家。

(二)乙型肝炎

1. 传染源

急、慢性乙型肝炎患者和病毒携带者。急性患者自发病前 2～3 个月即开始具有传染性,并持续于整个急性期。慢性患者和无症状携带者是重要的传染源,其传染性与体液中 HBVDNA 含量成正相关。

2. 传播途径

(1)血液、体液传播:血液中 HBV 含量很高,微量的污染血液进入人体即可造成感染,如输血及血制品、使用污染的注射器或针刺、共用剃刀和牙刷、血液透析、器官移植等。目前经血液、注射传播仍将占重要地位。已证实唾液、汗液、精液、阴道分泌物、乳汁等体液含有 HBV,密切的生活接触、性接触等亦是获得 HBV 感染的途径。

(2)母婴传播:主要包括宫内感染、围生期传播和分娩后传播。其中宫内感染主要经胎盘获得，约占 HBsAg 阳性母亲的 5%，可能与妊娠期胎盘微剥离有关。围生期或分娩过程传播是母婴传播的主要方式，婴儿主要通过破损皮肤或黏膜接触羊水，产道血液或阴道分泌物而传染。

(3)其他途径：有经吸血昆虫（蚊、臭虫、虱等）叮咬传播的可能性，但实际意义未必重要。

3. 人群易感性

抗 HBS 阴性者均为易感人群。婴幼儿是获得 HBV 感染的最危险时期。新生儿通常不具有来自母体的先天性抗 HBs，因而普遍易感。高危人群包括 HBsAg 阳性母亲的新生儿、HBsAg 阳性者的家属、反复输血及血制品者（如血友病患者）、血液透析患者、多个性伴侣者、静脉药瘾者、接触血液的医务工作者等。感染后或疫苗接种后出现抗 HBs 者有免疫力。

4. 流行特征

(1)有地区差异：按流行的严重程度分低、中、高度三种流行地区。我国为高度流行区，HBsAg 阳性携带率 8%～20%。

(2)有性别差异：男女比率约为 1.4∶1。

(3)以散发为主。

(4)有家庭聚集现象。

(5)婴幼儿感染多见。

(三)丙型肝炎

1. 传染源

急、慢性患者和无症状病毒携带者。病毒存在于患者的血液及体液中。

2. 传播途径

类似乙型肝炎，由于体液中 HCV 含量较少，且为 RNA 病毒，外界抵抗力较低，其传播较乙型肝炎局限。主要通过肠道外途径传播。

(1)输血和血制品：曾是 HCV 感染的主要方式，随着筛查方法的改善，此传播方式已得到明显控制。但抗 HCV 阴性 HCV 携带供血员尚不能筛查，输血仍有传播丙型肝炎的可能。

(2)注射、针刺、器官及骨髓移植、血液透析：如静脉注射毒品、使用非一次性注射器和针头、使用未经严格消毒的医疗器械、内镜、侵袭性操作和针刺、共用剃须刀、牙刷、纹身等。

(3)生活密切接触传播：散发的 HCV 感染者中约 40%无明确的输血及血制品注射史，称为社区获得性，大部分由生活密切接触传播。

(4)性接触传播。

(5)母婴传播：HCVRNA 阳性母亲传播给新生儿的概率为 4%～7%。

3. 人群易感性

人类对 HCV 普遍易感，抗 HCV 并非保护性抗体，感染后对不同株无保护性免疫。

(四)丁型肝炎

1. 传染源

与乙型肝炎相似。

2. 传播途径

与乙型肝炎相似。

3. 人群易感性

人类对 HDV 普遍易感,感染有混合感染和重叠感染两种形式。前者指 HBV 和 HDV 同时感染,感染对象是正常人群或未受 HBV 感染的人群;后者指在 HBV 感染基础上感染 HDV,感染对象是已经感染 HBV 的人群,这类人群对 HDV 的易感性更强,目前仍未发现 HDV 的保护性抗体。

(五)戊型肝炎

1. 传染源

与甲肝相似。戊肝患者或隐性感染者是主要传染源。

2. 传播途径

与甲肝相似。不洁食物或饮品多引起散发。水源被污染可引起暴发流行。

3. 人群易感性

春冬季高发,隐性感染为主。发病者主要见于成年人,孕妇感染 HEV 者病死率高。抗 HEV 多在感染后短期内消失。戊型肝炎主要流行于亚洲和非洲,可呈地方性流行。

## 三、发病机制与病理特征

病毒性肝炎的发病机制目前未能充分阐明。

(一)甲型肝炎

HAV 侵入体内后引起短暂的病毒血症,1 周后侵入肝细胞内复制,2 周后病毒由胆道进入肠腔,最后由粪便排出。HAV 病毒增生并不直接引起细胞病变,肝细胞损伤机制可能是通过免疫介导引起,如细胞毒性 T 细胞攻击感染病毒的肝细胞。

(二)乙型肝炎

乙型肝炎的发病机制非常复杂,目前仍有许多问题有待阐明。HBV 侵入机体后,迅速通过血液到达肝脏和其他器官,包括胰腺、胆管、脾、肾小球基膜、淋巴结、骨髓等肝外组织,引起肝脏及肝外相应组织的病理改变和免疫功能改变,多数以肝脏病变最为突出。

目前认为,HBV 病毒感染肝细胞并在其中复制,一般并不直接引起肝细胞病变,肝细胞损伤主要是通过机体一系列免疫应答所造成,其中以细胞免疫为主。乙型肝炎的肝外损伤主要由免疫复合物引起。乙型肝炎的慢性化则可能与免疫耐受有关,还可能与感染者年龄、遗传因素有关。感染 HBV 的年龄越小,慢性携带率越高。

(三)丙型肝炎

HCV 致肝细胞损伤与 HCV 直接杀伤作用、宿主免疫因素、自身免疫及细胞凋亡等因素有关。丙型肝炎慢性化的可能机制:

(1)HCV 的高度变异性,逃避机体免疫监视,导致慢性化。

(2)HCV 在血中的水平很低,容易产生免疫耐受。

(3)HCV 具有肝外细胞的泛嗜性,不易清除。

(四)丁型肝炎

HDV 的复制效率高,外壳是 HBsAg 成分。其发病机制还未完全阐明,但一般认为 HDV 对肝细胞有直接致病性,另外,宿主免疫反应参与了肝细胞的损伤。

(五)戊型肝炎

发病机制尚未阐明,可能与甲型肝炎相似。细胞免疫是引起肝细胞损伤的主要原因。

各型肝炎的病理改变基本相同。以肝损害为主,肝外器官可有一定损害。其基本病变为肝细胞变性、坏死，伴有不同程度的炎症细胞浸润、间质细胞增生和肝细胞再生。肝细胞变性通常表现为气球样变和嗜酸性变。早期为气球样变，表现为肝细胞肿胀，胞质颜色变浅、透亮，状如气球。肝细胞体积缩小，胞核固缩消失，胞质嗜酸性染色增强，为嗜酸性变。肝细胞坏死根据坏死的形态、范围可有点灶状或融合性坏死。炎症细胞浸润及间质细胞增生。慢性病例可见肝纤维增生形成纤维间隔。

## 四、病理生理

### （一）黄疸

以肝细胞性黄疸为主，肝细胞膜通透性增加及胆红素的摄取、结合、排泄等功能障碍可以引起黄疸，大多数病例有不同程度的肝内梗阻性黄疸。

### （二）肝性脑病

多见于肝衰竭和晚期肝硬化。发生肝性脑病的有关学说及诱因参见“肝性脑病”。

### （三）出血

(1)肝衰竭时，导致凝血因子缺乏。

(2)并发血小板减少性紫癜或再生障碍性贫血。

(3)肝硬化伴脾功能亢进导致血小板减少。

(4)DIC 导致凝血因子减少和血小板消耗。

### （四）腹腔积液

主要见于肝衰竭和失代偿期肝硬化。由于醛固酮分泌过多和利钠激素的减少导致钠潴留。钠潴留是早期腹腔积液产生的主要原因。门脉高压、低蛋白血症及淋巴回流障碍是后期腹腔积液的主要原因。

### （五）肝肾综合征

主要见于肝衰竭和晚期肝硬化。由于肝脏解毒功能下降、内毒素血症、肾血管收缩、肾缺血、前列腺素 E2 减少、有效血容量下降等导致肾小球滤过率下降和肾血浆流量降低，引起急性肾功能不全。

### （六）肝肺综合征

主要见于重型肝炎和肝硬化患者。患者出现肺水肿、间质性肺炎、盘状肺不张、胸腔积液和低氧血症等，称为肝肺综合征，主要表现为低氧血症和高动力循环症，可出现胸闷、气促、呼吸困难、胸痛、发绀、头晕等症状，严重可致昏厥与昏迷。原因是肺内毛细血管扩张，出现动一静脉分流，严重影响气体交换功能所致。肝衰竭导致门脉循环受阻、门一腔静脉分流，肠道细菌进入肺循环释放内毒素也可能是原因之一。

## 五、临床表现

各型肝炎的潜伏期长短不一。甲型肝炎为 2～6 周(平均 4 周)；乙型肝炎为 1～6 个月(一般约 3 个月)；丙型肝炎为 2 周～6 个月(平均 40 天)；丁型肝炎 4～20 周；戊型肝炎 2～9 周(平均 6 周)。

### （一）急性肝炎

急性肝炎分为急性黄疸型肝炎和急性无黄疸型肝炎。各型病毒均可引起甲、戊型不转为慢性，成年急性乙型肝炎 10%可转化为慢性，丙型超过 50%，丁型约 70%转化为慢性。

1. 急性黄疸型肝炎

临床经过的阶段性较为明显，可分为以下三期。

(1)黄疸前期：甲型及戊型肝炎起病较急，约 80%患者有发热伴畏寒。乙、丙、丁型肝炎起病较缓慢，仅少数有发热。此期主要症状有全身乏力、食欲减退、厌油、恶心、呕吐、腹胀、肝区痛、尿色加深等。部分乙型肝炎病例可出现荨麻疹、斑丘疹、血管神经性水肿和关节痛等。肝功能改变主要为丙氨酸氨基转移酶(ALT)、天冬氨酸氨基转移酶(AST)升高。本期持续 5～7 天。

(2)黄疸期：尿色加深，巩膜及皮肤出现黄染，且逐日加深，多于数日至 3 周内达高峰。部分患者可有短暂粪便颜色变浅、皮肤瘙痒、心动过缓等肝内阻塞性黄疸的表现。肝大、质软，有轻压痛及叩击痛。部分患者有轻度脾大。肝功能检查血清胆红素和 ALT 升高、尿胆红素阳性。本期可持续 2～6 周。

(3)恢复期：黄疸消退，精神及食欲好转。肿大的肝、脾逐渐回缩，肝功能恢复正常。本期持续 1～2 个月。

2. 急性无黄疸型肝炎

较黄疸型肝炎多见，除无黄疸外，其他临床表现与黄疸型相似。起病较缓慢，症状较轻，主要表现为全身乏力、食欲下降、恶心、腹胀、肝区痛、肝大、有轻压痛及叩痛等。多于 3 个月内逐渐恢复。

(二)慢性肝炎

急性肝炎病程超过半年，或原有乙、丙、丁型肝炎急性发作再次出现肝炎症状、体征及肝功能异常者。发病日期不明确或无肝炎病史，但根据肝组织病理学或根据症状、体征、化验及 B 超检查综合分析符合慢性肝炎表现者。依据病情轻重可分为轻、中、重三度，依据 HBeAg 阳性与否可分为 HBeAg 阳性或 HBeAg 阴性慢性乙型肝炎，有助于判断预后及指导抗病毒治疗。

(1)轻度：反复出现乏力、食欲有所减退、厌油、尿黄、肝区不适、睡眠欠佳、肝大伴轻压痛，也可有轻度脾大。部分患者无症状体征。肝功能指标仅 1 项或 2 项异常。

(2)中度：症状、体征和辅助检查介于轻度和重度之间。

(3)重度：有明显或持续的肝炎症状、体征，包括乏力、食欲缺乏、厌油、腹胀、尿黄、腹泻、面色灰暗、蜘蛛痣、肝掌、脾大。ALT 和(或)AST 反复或持续升高，清蛋白降低、丙种球蛋白明显升高。

(三)重型肝炎(肝衰竭)

是一种最严重的临床类型，病因及诱因复杂，病死率高达 50%～80%。表现为一系列肝衰竭综合征：极度乏力、严重的消化道症状、精神－神经系统症状(嗜睡、性格改变、烦躁不安、昏迷等)，有明显的出血倾向，凝血酶原时间显著延长及凝血酶原活动度(PTA)低于 40%。黄疸进行性加深，血清总胆红素每天升高大于 17.1μmol/L0 可出现腹腔积液、中毒性鼓肠、肝臭、肝肾综合征等。可见扑翼样震颤及病理反射，肝脏浊音界进行性缩小，胆酶分离，血氨升高等。

1. 分类

根据病理组织学特征和病情发展速度，重型肝炎(肝衰竭)可分为以下四类：

(1)急性重型肝炎(急性肝衰竭，ALF)：又称暴发型肝炎，起病急，发病后 2 周内出现Ⅱ

度以上肝性脑病为特征的肝衰竭综合征。发病多有诱因。病死率高，病程不超过三周。

(2)亚急性重型肝炎(亚急性肝衰竭，SALF)：又称亚急性肝坏死。起病较急，发病15天至26周内出现上述肝衰竭综合征。首先出现Ⅱ度以上肝性脑病者，称脑病型；首先出现腹腔积液及相关症候(包括胸腔积液等)者，称腹腔积液型。晚期可有难治性并发症，如脑水肿、消化道大出血、严重感染等。一旦出现肝肾综合征，预后极差。此型病程可长达数月，易发展成为慢性肝炎或肝硬化。

(3)慢加急、性(亚急性)重型肝炎[慢加急性(亚急性)肝衰竭，ACLF]：在慢性肝病基础上出现的急性或亚急性肝功能失代偿。

(4)慢性重型肝炎(慢性肝衰竭，CLF)：在肝硬化基础上发生的肝衰竭。此型主要以同时具有慢性肝病的症状、体征和辅助检查的改变及肝衰竭的临床表现为特点。

2. 分期

根据临床表现的严重程度，亚急性重型肝炎和慢加急性(亚急性)重型肝炎可分为早期、中期和晚期。

(1)早期

1)极度乏力、严重的消化道症状。

2)黄疸进行性加深，血清总胆红素＞17.1μmol/L或每天升高大于17.1μmol/L。

3)有出血倾向，凝血酶原活动度(PTA)≤40％。

4)未出现肝性脑病或腹腔积液。

(2)中期：肝衰竭早期表现基础上，出现下列二条之一。

1)出现Ⅱ度以下肝性脑病和(或)腹腔积液。

2)出血倾向明显(出血点或瘀斑)，20％＜PTA≤30％。

(3)晚期：肝衰竭中期表现基础上，出现下列三条之一。

1)有难治性并发症，如肝肾综合征、上消化道大出血、严重感染等。

2)出现Ⅲ度以上肝性脑病。

3)有严重出血倾向(注射部位瘀斑)，PTA≤20％。

#### (四)淤胆型肝炎

以肝内胆汁淤积为主要表现的一种特殊临床类型，又称毛细胆管炎型肝炎。起病类似急性黄疸型肝炎，大多数患者可恢复。在慢性肝炎或肝硬化基础上发生上述表现者，为慢性淤胆型肝炎。有梗阻性黄疸的临床表现：皮肤瘙痒，粪便颜色变浅或灰白色，肝功能检查血清总胆红素明显升高，以直接胆红素为主，血清碱性磷酸酶(ALP)、γ－谷氨酰转肽酶(γ－GT)和胆固醇等升高。黄疸深，但消化道症状轻，ALT、AST升高不明显，PT无明显的延长，PTA＞60％。

#### (五)肝炎肝硬化

在肝炎基础上发展为肝硬化，表现为肝功能异常及门静脉高压。根据肝脏炎症情况分为活动性与静止性两型。

### 六、辅助检查

#### (一)血常规

急性肝炎初期白细胞总数正常或略高，黄疸期白细胞正常或稍低，淋巴细胞相对增多，偶见异型淋巴细胞。重型肝炎时白细胞可升高，红细胞及血红蛋白可下降。

（二）尿常规

尿胆红素和尿胆原的检测有助于黄疸的鉴别诊断。肝细胞性黄疸时两者均阳性，溶血性黄疸以尿胆原为主，梗阻性黄疸以尿胆红素为主。

（三）肝功能检测

1．血清酶检测

ALT 在肝功能检测中最为常用，是判定肝细胞损害的重要指标。急性肝炎常明显升高；慢性肝炎可持续或反复升高；重型肝炎患者因大量肝细胞坏死，ALT 随黄疸迅速加深反而下降，称为胆一酶分离。ALT 升高时，天冬氨酸氨基转移酶（AST）也升高。其他血清酶类，如 ALP、γ－GT 在肝炎时亦可升高。胆碱酯酶（CHE）由肝细胞合成，其活性降低提示肝细胞有明显损伤，其值越低、病情越重。

2．血清蛋白检测

清蛋白由肝脏合成，γ 球蛋白则由浆细胞和单核－吞噬细胞系统合成。当肝功能损害并持续时间较长，因肝脏合成功能不足，可致清蛋白合成减少；而肝解毒功能下降使较多抗原性物质进入血流，刺激免疫系统，产生大量的免疫球蛋白。因此，慢性肝病中度以上、肝硬化、重型肝炎可出现清蛋白下降、γ 球蛋白升高和白/球（A/G）比值下降。

3．胆红素检测

胆红素含量是反映肝细胞损伤严重程度的重要指标。黄疸型肝炎时，直接和间接胆红素均升高。淤胆型肝炎则以直接胆红素升高为主。

4．凝血酶原活动度（PTA）检测

PTA 与肝脏损害程度成反比，可用于肝衰竭临床诊断及预后判断。PTA≤40%是诊断重型肝炎或肝衰竭的重要依据。PTA 越低，预后越差。

5．血氨检测

肝衰竭时清除氨的能力减退或丧失，导致血氨升高，见于重型肝炎、肝性脑病患者。血氨升高常见于重型肝炎，提示并发肝性脑病。

（四）病原学检测

1．甲型肝炎

（1）血清抗 HAVIgM：是 HAV 近期感染的证据，是确诊甲型肝炎最简便而可靠的血清学标志。

（2）血清抗 HAVIgG：为保护性抗体，具有免疫力的标志。单份血清抗 HAVIgG 阳性表示受过 HAV 感染或疫苗接种后反应。如果急性期及恢复期双份血清抗 HAVIgG 滴度有 4 倍以上增长，亦是诊断甲型肝炎的依据。

（3）HAVRNA：RT－PCR 检测血或粪中 HAVRNA 阳性率低，临床少用。

2．乙型肝炎

（1）表面抗原（HBsAg）与表面抗体（抗 HBs）：HBsAg 阳性见于 HBV 感染者。HBsAg 阳性反映现症 HBV 感染，阴性不能排除 HBV 感染。除血液外，HBsAg 还存在于唾液、尿液、精液等各种体液和分泌物中。抗 HBs 为保护性抗体，阳性表示预防接种乙型肝炎疫苗后或过去感染 HBV 并产生免疫力的恢复者。两者同时阳性可出现在 HBV 感染恢复期，或是 S 基因发生变异。

(2)e抗原(HBeAg)与e抗体(抗HBe):急性HBV感染时HBeAg的出现时间略晚于HBsAg。HBeAg是在HBV复制过程中产生的一种可溶性蛋白抗原,因此HBeAg阳性提示HBV复制活跃,传染性较强。HBeAg消失而抗HBe产生称为血清转换。抗HBe阳性临床上有两种可能性:一是HBV复制的减少或停止,此时患者的病情趋于稳定,ALT多正常且传染性较弱;二是HBV前C区基因发生变异,此时HBV仍然复制活跃,有较强的传染性,甚至病情加重。

(3)核心抗原(HBeAg)与核心抗体(抗HBc):HBcAg主要存在于受感染的肝细胞核内,也存在于血液中Dane颗粒的核心部分。HBeAg阳性,表明HBV处于复制状态,有传染性。因游离的极少,检测难度较大,故较少用于临床常规检测。抗HBcIgM是HBV感染后较早出现的抗体,高滴度的抗HBcIgM存在于急性期或慢性乙型肝炎急性发作期;抗HBcIgG在血清中可长期存在,高滴度的抗HBcIgG表示现症感染,常与HBsAg并存;低滴度的抗HBcIgG表示过去感染,常与抗HBs并存。

(4)乙型肝炎病毒脱氧核糖核酸(HBVDNA):位于HBV的核心部分,是反映HBV感染最直接、最特异和最灵敏的指标。HBVDNA定量检测有助于判断HBV复制的程度,传染性大小,抗病毒药物疗效等。

3. 丙型肝炎

(1)丙型肝炎病毒抗体(抗HCV):是HCV感染的标志物而不是保护性抗体。抗HCVIgM在发病后即可检测到,一般持续1～3个月,因此抗HCVIgM阳性提示HCV的现症感染。但抗HCVIgM检测受较多因素影响,稳定性不如抗HCVIgG。抗HCVIgG阳性提示HCV现症感染或既往感染。

(2)丙型肝炎病毒核糖核酸(HCVRNA):HCVRNA阳性是病毒感染和复制的直接标志。定量测定有助于了解病毒复制程度、抗病毒治疗的选择及疗效评估等。

4. 丁型肝炎

血清或肝组织中的HDVAg和(或)HDVRNA阳性是诊断HDV感染的直接证据。急性HDV感染时,HDVAg仅在血中出现数天,继之出现抗HDVIgM,持续时间也较短。抗HDVIgG不是保护性抗体,高滴度抗HDVIgG提示感染的持续存在,低滴度提示感染静止或终止。

5. 戊型肝炎

常检测抗HEVIgM及抗HEVIgG。抗HEVIgM发病初期产生,3个月内阴转,是近期感染的标志。抗HEVIgG急性期滴度较高,恢复期明显下降。如果抗HEVIgG滴度较高,或由阴性转为阳性,或由低滴度转为高滴度,或由高滴度降至低滴度甚至转阴,均可诊断为HEV感染。抗HEVIgG持续时间报道不一,多认为发病后6～12个月阴转,亦有报道持续几年甚至十多年。发病早期采用RT－PCR可在粪便和血中检测HEVRNA,但HEV存在时间短,临床少用。

### (五)影像学检查

B超有助于鉴别阻塞性黄疸、脂肪肝及肝内占位性病变,对肝硬化有较高的诊断价值。彩色超声可观察到血流变化。CT、MRI的应用价值基本同B超。

### (六)肝组织病理检查

对明确诊断、衡量炎症活动度、纤维化程度及评估疗效具有重要价值。

## 七、诊断要点

根据流行病学资料，有进食未煮熟的海产品，尤其贝壳类食物等，或饮用受污染的水和食用其他不洁食物史，有助于甲、戊型肝炎的诊断。有不洁注射史、手术史及输血和血制品史、肝炎密切接触史等，有助于乙、丙、丁型肝炎的诊断。结合临床表现如食欲减退、恶心、呕吐等消化道症状，黄疸、肝脾大、肝功能异常者应考虑本病。确诊依赖于肝炎病原学的检查。

## 八、治疗原则

病毒性肝炎的治疗应根据不同病原，不同临床类型及组织学损害区别对待。各型肝炎的治疗原则均为适当休息、合理营养，根据不同病情给予适当的药物辅助治疗，避免饮酒、使用肝毒性药物。

### (一)急性肝炎

多为自限性疾病。若能在早期得到及时休息，合理营养及一般支持疗法，大多数病例能在3～6个月内临床治愈。

1. 一般及支持疗法

参阅本节相关护理措施。

2. 护肝药物

病情轻者口服维生素类、葡醛内酯(肝泰乐)等。进食少或胃肠症状明显者，如出现呕吐、腹泻，可静脉补充葡萄糖及维生素C等。

3. 抗病毒治疗

急性甲、戊型肝炎为自限性疾病，不需要抗病毒治疗。成人急性乙型肝炎多数可以恢复，故不需抗病毒治疗。急性丙型肝炎容易转为慢性，早期应用抗病毒治疗可降低转慢率。可选用干扰素或长效干扰素，加用利巴韦林治疗。

### (二)慢性肝炎

根据患者具体情况采用综合性治疗方案。包括合理休息和营养，改善和恢复肝功能，调节机体免疫，抗病毒、抗纤维化治疗。

1. 一般疗法

适当休息，合理饮食，保持患者正确的疾病观。

2. 药物治疗

(1)改善和恢复肝功能

1)非特异性护肝药：维生素类、还原型谷胱甘肽、葡醛内酯(肝泰乐)等。

2)降酶药物，如五味子类物(联苯双酯等)、山豆根类(苦参碱等)、甘草提取物(甘草酸、甘草苷等)、垂盆草冲剂等有降转氨酶作用。

3)退黄药：如山莨菪碱、低分子右旋糖酐、丹参、门冬氨酸钾镁、前列腺素E1、腺苷蛋氨酸、苯巴比妥、皮质激素等。应用皮质激素须慎重，症状较轻、肝内淤胆严重，其他退黄药物无效，无禁忌证时可选用。

(2)免疫调控药物：如胸腺肽或胸腺素、转移因子、特异性免疫核糖核酸等。某些中草药提取物如猪苓多糖、香菇多糖、云芝多糖等。

(3)抗肝纤维化药物：丹参、冬虫夏草、核仁提取物、γ－干扰素等。

(4)抗病毒药物：目的是抑制病毒复制，减少传染性；改善肝功能；减轻肝组织病变；提高生活质量;减少或延缓肝硬化、肝衰竭的发生,延长存活时间。

1)干扰素-α(IFN-α):可用于慢性乙、丙型肝炎抗病毒治疗。IFN-α治疗慢性乙型肝炎治疗方案,普通干扰素每次3~5MU,推荐剂量为每次5MU,每周3次,皮下注射或肌内注射,疗程半年,根据病情可以延长至1年。长效干扰素(聚乙二醇化干扰素)每周1次,疗程1年。IFN-α治疗慢性丙型肝炎,只要血清HCVRNA阳性伴无论ALT升高与否均应进行抗病毒治疗,联合使用利巴韦林可提高疗效。治疗方案:普通IFN-α每次3~5MU或复合干扰素每次9~15μg,3次/周。PEG-IFN-α-2a每次135~180μg;或PEG-IFN-α-2b每次1.0~1.5μg/kg,1次/周。疗程6~12个月,利巴韦林用量为每天10~15mg。

2)核苷类似物:目前该类药物仅用于乙型肝炎抗病毒治疗。这些药物可分为两类:核苷类似物和核苷酸类似物,前者包括拉米夫定、恩替卡韦、恩曲他滨、替比夫定等,后者包括阿德福韦酯、特诺福韦等。拉米夫定,用法为每天100mg,顿服。阿德福韦酯,剂量为每天10mg,顿服,对应用阿德福韦酯治疗者,应定期监测血清肌酐和血磷。其他核苷类药物如替比夫定、恩替卡韦亦已用于慢性乙型肝炎抗病毒治疗。

3)其他抗病毒药:苦参素(氧化苦参碱)已制成静脉和肌内注射及口服制剂。

(三)重型肝炎(肝衰竭)

1. 一般治疗及支持疗法

强调卧床休息;减少饮食中的蛋白,以减少肠道内氨的来源;静脉输注清蛋白、血浆;保持水和电解质平衡,防止和纠正低血钾。静脉滴注葡萄糖,补充维生素B、C、K。

2. 促进肝细胞再生

可选用肝细胞生长因子、前列腺素E1或胰高血糖素-胰岛素(G-I)疗法等。

3. 抗病毒治疗

乙型重型肝炎患者HBV复制活跃(HBVDNA≥$10^4$拷贝/毫升)应尽早抗病毒治疗,药物选择以核苷类药物为主,一般不主张使用干扰素。

4. 并发症的治疗

(1)上消化道出血

1)使用止血药物,如凝血酶、去甲肾上腺素、垂体后叶素、生长抑素、卡巴克洛等。

2)给予新鲜血浆、浓缩血小板、纤维蛋白原、凝血因子复合物补充凝血因子。

3)$H_2$受体拮抗剂,如雷尼替丁、法莫替丁等防治消化道出血。

4)必要时内镜下直接止血。

5)肝硬化门脉高压引起出血还可用手术治疗。

6)出血抢救时应消除患者紧张情绪,并给予氧气吸入。

(2)肝性脑病

1)氨中毒的防治:低蛋白饮食,口服乳果糖、诺氟沙星等抑制肠道细菌减少氨的产生和吸收;也可采用乳果糖或弱酸溶液保留灌肠,及时清除肠内含氨物质,使肠内pH保持在5~6的偏酸环境,减少氨的形成和吸收,达到降低血氨的目的;静脉使用乙酰谷酰胺或门冬氨酸钾镁降低血氨。

2)恢复正常神经递质:左旋多巴静脉滴注或保留灌肠,可进入大脑转化为多巴胺,取代假性神经递质如羟苯乙醇胺等。

3)维持氨基酸比例平衡可用氨基酸制剂。

4)防治脑水肿:用甘露醇快速静脉滴注,必要时加用呋塞米,以提高脱水效果。

(3)继发感染:重症肝炎患者极易合并感染,以肝胆系感染、原发性腹膜炎、革兰阴性菌感染为多。感染多发生于胆道、腹腔、呼吸道、泌尿道等。一旦出现,应及早应用抗菌药物。当使用杀菌力强的广谱抗生素时间过长时,易出现二重感染,以真菌感染最为常见。治疗可选用半合成青霉素如哌拉西林、二或三代头孢霉素如头孢西丁、头孢噻肟。有厌氧菌感染时可用甲硝唑。并发真菌感染,应加用氟康唑等抗真菌药物。有条件者可加用丙种球蛋白或胸腺素提高机体免疫力。

(4)肝肾综合征:避免引起血容量降低的各种因素。避免使用损害肾脏的药物。少尿时应扩张血容量,可选用血浆或清蛋白。使用扩张肾血管药物,如小剂量多巴胺,以增加肾血流量。应用利尿剂如呋塞米等。

5. 人工肝支持系统和肝移植

目前国内外已应用人工肝支持系统治疗肝衰竭的患者,目的是替代已丧失的肝功能,清除患者血中的毒性物质及补充生物活性物质,延长患者生存时间,为肝移植赢得时机。肝移植已取得了一定的进展,是晚期丙型肝炎患者的主要治疗手段,术后5年生存率可达30%~40%。

## 九、护理评估

### (一)健康史

询问患者的一般情况如年龄、性别、婚姻、生育、文化程度和职业等;女性患者有无停经、月经周期不正常史等。了解当地有无肝炎流行,有无与肝炎患者密切接触史,个人饮食及饮水卫生情况,有无注射、输血及使用血制品的经历,是否进行过肝炎疫苗接种等流行病学资料。询问患者有无发热,发热程度及体温变化规律;有无食欲缺乏、体重减轻、恶心、呕吐;皮肤黄疸持续的时间、是否进行性加重、有无皮肤瘙痒、瘙痒部位及程度;有无出血的表现;患者神志及精神状态的变化等情况。

### (二)身心状况

进行生命体征、体重、神志状态、营养状态、皮肤和黏膜有无黄疸、肝脏和脾脏大小、肝脏有无压痛及叩击痛等身体评估。了解患者的心理社会状况。

### (三)辅助检查

询问肝功能、肝炎病毒标志物检测等。

## 十、常见的护理诊断/问题

### (一)活动无耐力

与肝功能受损、能量代谢障碍有关。

### (二)营养失调:低于机体需要量

与食欲下降、呕吐、腹泻、消化和吸收功能障碍有关。

### (三)有皮肤完整性受损的危险

与胆盐沉着刺激皮肤神经末梢引起瘙痒;肝衰竭大量腹腔积液形成、长期卧床有关。

### (四)有感染的危险

与免疫功能低下有关。

(五)潜在并发症

出血、窒息、肺部或胸腔感染、干扰素治疗的不良反应、肝性脑病、肾衰竭。

(六)焦虑

与病情反复、担心疾病的预后有关。

## 十一、护理目标

(1)患者体力逐渐恢复、疲乏无力状态逐渐恢复。

(2)患者食欲好转,恶心、呕吐减轻,营养状态好转。

(3)患者皮肤瘙痒减轻,无皮肤破损情况发生。

(4)患者未发生感染。

(5)患者无出血、窒息、肺部感染、肝性脑病等并发症的出现;无药物的不良反应发生。

(6)患者焦虑减轻或不出现焦虑。

## 十二、护理措施

(一)一般护理

1.休息与活动

休息是治疗急性肝炎的主要措施。急性肝炎、慢性肝炎活动期、肝衰竭均要卧床休息,以降低机体代谢率,增加肝脏的血流量,有利于肝细胞修复。待症状好转、黄疸减轻、肝功能改善后,逐渐增加活动量,以不感疲劳为宜。肝功能正常1～3个月后可恢复日常活动及工作,但仍应避免过度劳累和重体力劳动。

2.生活护理

病情严重者需协助患者做好进餐、沐浴、如厕等生活护理。定时擦洗身体、更换衣服,勤翻身、叩背、皮肤按摩,防止压疮的形成。及时清理大小便。嘱患者穿棉质柔软、宽松内衣裤,保持床单位清洁、干燥;不用有刺激性的肥皂和化妆品;皮肤瘙痒严重者可以局部涂擦止痒剂;及时修剪指甲,避免抓伤皮肤,如有破损应注意保持局部清洁、干燥,预防感染。

(二)饮食护理

1.介绍合理饮食的重要性

向患者及家属解释肝脏是营养代谢的重要器官。肝功能受损时,糖原合成减少,蛋白质、脂肪代谢障碍。合理的饮食可以改善患者的营养状况,促进肝细胞再生和修复,有利于肝功能恢复。

2.饮食原则

(1)肝炎急性期:患者常有食欲缺乏、厌油、恶心、呕吐等症状,此时不宜“强调”高营养或强迫进食,宜进食清淡、易消化、富含维生素的流质。如进食量太少,不能满足生理需要,可遵医嘱静脉补充葡萄糖、脂肪乳和维生素。

(2)黄疸消退期:食欲好转后,可逐渐增加饮食,少食多餐,应避免暴饮暴食。注意调节饮食的色、香、味,保证营养摄入。

(3)慢性期:卧床或休息者能量摄入以84～105kJ/(kg·d)为宜,恢复期以126～147kJ/(kg·d)为宜。蛋白质1.5～2.0g/(kg·d),以优质蛋白为主,如牛奶、瘦猪肉、鱼等;碳水化合物300～400g/d,以保证足够热量;脂肪为50～60g/d,多选用植物油;多食水果、蔬菜等含维生素丰富的食物。

(4)肝炎后肝硬化、肝衰竭:血氨偏高时的饮食要求参见“肝性脑病”的护理。

(5)各型肝炎患者的饮食禁忌:不宜长期摄入高糖高热量饮食,尤其有糖尿病倾向和肥胖者,以防诱发糖尿病和脂肪肝。腹胀者可减少产气食品(牛奶、豆制品)的摄入。各型肝炎患者均应禁饮酒。

3. 观察胃肠道症状

观察患者的食欲,有无恶心、呕吐、反酸等症状,观察消化道症状与饮食关系,及时对饮食进行调整。如果患者消化道症状较重,特别是伴有中毒性肠麻痹所致的进行性腹胀,则提示病情重。

4. 评估患者营养情况

每周测量体重,最好维持体重在病前水平或略有增加。评估每天进食量,监测有关指标如红细胞计数、血红蛋白水平等。随着病情好转,休息好,食欲改善,食量增加,应防止肥胖和脂肪肝。

(三)并发症护理

1. 出血的护理

预防出血、出血的观察与护理措施参见“出血或出血倾向”的护理。

2. 干扰素治疗不良反应的护理

(1)用药前宣教:使用干扰素进行抗病毒治疗时,应该在用药前向患者说明干扰素治疗的目的、意义和可能出现的不良反应,以及反应可能持续的时间,使患者做好心理准备,便于坚持治疗。

(2)用药期间护理:干扰素的不良反应与干扰素剂量有密切的关系。嘱患者一定要在医师的指导下用药,不要自行决定停药或加量,用药不当易引起病毒变异或药物不良反应增加。治疗过程中应监测:①开始治疗后的第1个月,应每1～2周检查1次血常规,以后每月检查1次,直至治疗结束。②生化学指标,包括ALT、AST等,治疗开始后每月1次,连续3次,以后随病情改善可每3个月1次。③病毒学标志,治疗开始每个月检测1次HBsAg、HBeAg、抗HBe和HBVDMA。④其他,每3个月检测1次甲状腺功能、血糖和尿常规等指标。⑤应定期评估精神状态。

不良反应及处理措施有,①发热反应:一般在注射干扰素的最初3～5次发生,以第1次注射后的2～3小时发热最明显,低热至高热不等,可伴有头痛、肌肉、骨骼酸痛、疲倦无力等。反应随治疗次数增加逐渐减轻。应嘱患者多饮水,卧床休息,可在睡前注射,或在注射干扰素同时服用解热镇痛药。②胃肠道反应:部分患者可出现恶心、呕吐、食欲减退、腹泻等胃肠道症状,一般对症处理,严重者应停药。③脱发:有1/3～1/2的患者在疗程的中、后期出现脱发,但停药后可恢复。④肝功能损害:极少数患者发生肝功能损害,出现黄疸、ALT增高等,酌情继续治疗或停药。⑤神经精神症状:极少数患者在疗程的后期可出现忧郁、焦虑等神经精神症状,严重者应减药量或者停药。⑥骨髓抑制:表现为粒细胞及血小板计数减少,一般停药后可自行恢复。白细胞计数降低较常见,若白细胞在$3.0\times10^9/L$以上应坚持治疗,可遵医嘱给予升白细胞药物。当白细胞显著减少,低于$3.0\times10^9/L$或中性粒细胞$>0.5\times10^9/L$,或血小板$\leqslant30\times10^9/L$几时,可减少干扰素的剂量,或者停药。干扰素对红细胞计数的影响一般不明显。

(3)定期复查:嘱患者定期复查肝功能、血常规及测量病毒的血清学指标,以指导调整治疗方案。

（四）心理护理

急性肝炎患者由于起病急，病情重，慢性肝炎患者因久病不愈，均容易产生紧张、焦虑、悲观等不良情绪，使大脑皮质高度紧张，进一步加重乏力等不适，对肝脏恢复极为不利，故应多与患者沟通，告知患者所患肝炎的类型、传播途径、隔离期、隔离措施、消毒方法及其亲属如何进行预防等，指导患者保持豁达、乐观心情，增强战胜疾病的信心。

## 十三、护理评价

(1)患者自述疲乏无力状态逐渐恢复。

(2)患者掌握饮食注意事项，自述食欲逐渐好转，恶心、呕吐减轻，营养状态好转。

(3)患者掌握皮肤护理要点，自述皮肤瘙痒减轻，无皮肤破损情况发生。

(4)患者掌握预防感染要点，未发生感染。

(5)患者无出血、窒息、肺部感染、肝性脑病等并发症的出现；无药物的不良反应发生。

(6)患者自述焦虑减轻。

## 十四、健康指导

（一）保护易感人群

甲型肝炎流行期间，易感者可接种甲型肝炎减毒活疫苗，对接触者可接种人血清免疫球蛋白以防止发病。乙型肝炎疫苗全程需接种 3 针，按照 0、1、6 个月程序，即接种第 1 针疫苗后，间隔 1 个月及 6 个月注射第 2 及第 3 针疫苗。新生儿接种乙型肝炎疫苗要求在出生后 24 小时内接种，越早越好。母亲 HBsAg 阳性者，新生儿应在出生后立即注射高效价抗 HBV－IgG(HBIG)，剂量应＞100IU，同时在不同部位注射乙型肝炎疫苗，在 1 个月和 6 个月时分别接种第 2 和第 3 针乙型肝炎疫苗，可显著提高阻断母婴传播的效果。HBIG 对暴露于 HBV 的易感者也适用。医务人员、保育员以及与 HBsAg 阳性者密切接触者，亦应考虑给予乙型肝炎疫苗接种。完成疫苗接种程序后 1～3 个月，如抗 HBs 抗体＞10IU/L，显示已有保护作用。新生儿在出生 12 小时内注射 HBIG 和乙型肝炎疫苗后，可接受 HBsAg 阳性母亲的哺乳。

（二）疾病预防指导

甲型和戊型肝炎应预防消化道传播，重点在于加强粪便管理，保护水源，严格饮用水的消毒，加强食品卫生和食具消毒。乙、丙、丁型肝炎预防重点则在于防止通过血液和体液传播。对供血者进行严格筛查，做好血源监测。推广一次性注射用具，重复使用的医疗器械要严格消毒灭菌。大力推广安全注射（包括针灸的针具），并严格遵循医院感染管理中的标准预防原则。服务行业所用的理发、刮脸、修脚、穿刺和纹身等器具也应严格消毒。注意个人卫生，不和任何人共用剃须刀和牙具等用品。若性伴侣为 HBsAg 阳性者，应接种乙型肝炎疫苗或采用安全套；在性伴侣健康状况不明的情况下，一定要使用安全套以预防乙型肝炎及其他血源性或性传播疾病。HBsAg、HBeAg、HBVDNA 和 HCVRNA 阳性者应禁止献血和从事托幼、餐饮业工作。

（三）意外暴露后乙型肝炎预防

在意外接触 HBV 感染者的血液和体液后，应立即检测

HBVDNA、HBsAg、抗 HBs、HBeAg、抗 HBe、ALT 和 AST，并在 3 个月和 6 个月后复

查。如已接种过乙型肝炎疫苗，且已知抗 HBs＞10IU/L 者，可不进行特殊处理。如未接种过乙型肝炎疫苗，或虽接种过乙型肝炎疫苗，但抗 HBs＜10IU/L 或抗 HBs 水平不详，应立即注射 HBIG200－400IU，并同时在不同部位接种一针乙型肝炎疫苗（20μg），于 1 个月和 6 个月后分别接种第 2 和第 3 针乙型肝炎疫苗（各 20μg）。

（四）疾病知识指导

慢性乙型和丙型肝炎可反复发作，诱因常为过度劳累、暴饮暴食、酗酒、不合理用药、感染、不良情绪等。应向患者及家属宣传病毒性肝炎的家庭护理和自我保健知识。慢性患者和无症状病毒携带者应做到：

（1）正确对待疾病，保持乐观情绪。

（2）恢复期患者应生活规律，劳逸结合。

（3）加强营养，适当增加蛋白质摄入，但要避免长期高热量、高脂肪饮食。戒烟酒。

（4）不滥用药物，如吗啡、苯巴比妥类、磺胺类及氯丙嗪等药物，以免加重肝损害。

（5）患者的食具、用具和洗漱用品应专用，家中密切接触者可行预防接种。

（五）用药指导与病情监测指导

患者遵医嘱抗病毒治疗、明确用药剂量、使用方法、漏用药物或自行停药可能导致的风险。急性肝炎患者出院后第 1 个月复查 1 次，以后 1～2 个月复查 1 次，半年后每 3 个月复查 1 次，定期复查 1～2 年。慢性肝炎患者定期复查肝功能、病毒的血清学指标、肝脏 B 超和与肝纤维化有关的指标，以指导调整治疗方案。

（孙有惠）

## 第二节　流行性感冒病毒感染

### 一、流行性感冒

流行性感冒简称流感，是由流感病毒引起的急性呼吸道传染病，其潜伏期短、传染性强、传播速度快。临床主要表现为高热、乏力、头痛、全身肌肉酸痛等中毒症状，而呼吸道症状轻微。

（一）病原学

流感病毒属于正黏病毒科，是一种 RNA 病毒，呈球形或丝状，直径 80～120nm。病毒由包膜、基质蛋白及核心组成，核心包含病毒单股负链 RNA，具有特异性。基质蛋白构成病毒的外壳骨架，起到保护病毒核心和维系病毒空间结构的作用。病毒包囊中有两种重要的糖蛋白，即血凝素（HA）和神经氨酸酶（NA）。HA 在病毒进入宿主细胞的过程中起着重要的作用。NA 主要协助释放病毒颗粒，促其黏附于呼吸道上皮细胞，此外还能促进病毒颗粒的弥散。

根据流感病毒感染的对象分为人、猪、马以及禽流感病毒等，其中人类流感病毒根据其核蛋白和基质蛋白 $M_1$ 的抗原性分为甲、乙、丙三型（即 A、B、C 三型）。感染鸟类、猪等动物的流感病毒，其核蛋白抗原性与人甲型流感病毒相同。甲型根据 H 和 N 的抗原性不同分为若干亚型，H 分为 16 个亚型（$H_1$～$H_{16}$），N 有 9 个亚型（$N_1$～$N_9$）。

流感病毒易发生抗原变异，抗原漂移与抗原转变是主要的抗原变异形式。由于不断发生抗原变异导致流感反复流行。甲型流感病毒抗原变异频繁、传染性强，常引起流感大流行。乙型，丙型流感病毒的抗原性非常稳定。

(二)流行病学

1. 传染源

患者和隐性感染者从潜伏期即有传染性，发病3天内传染性最强，病毒从鼻涕、唾液、痰液中大量排出，是主要传染源。轻型患者和隐性感染者在疾病传播上有重要意义，健康带病毒者排病毒数量少且时间短，传播意义不大。

2. 传播途径

主要通过飞沫经呼吸道传播。也可通过接触被污染的手、日常用具等间接传播。传播速度和广度与人口密度有关。

3. 人群易感性

人群普遍易感，感染后获得对同型病毒免疫力，但持续时间短，各型及亚型之间无交叉免疫，可反复发病。

4. 流行特征

(1)流行特点：突然发生、迅速蔓延，甲型流感病毒一般每隔10～15年就会发生一次抗原性转变，一般表现为HA和(或)NA的抗原性发生突然而完全的质变，产生一个新的亚型，因人类对其缺乏免疫能力，可引发世界性大流行。此外，甲型流感亚型内部还会发生抗原漂移，主要是HA和(或)NA内氨基酸序列的点突变，这种变化是逐渐累积产生的，一般2～3年发生一次。乙型流感病毒只有抗原漂移，无抗原转变，因新旧毒株仍有抗原联系，无法划分为亚型。乙型流感以局部流行为主，相隔5～6年发生一次，丙型流感则为散发。

(2)流行季节：四季均可发生，以冬、春季为主。南方在夏、秋季也可见到流感流行。

(三)发病机制与病理特征

流感病毒通常依靠HA与呼吸道表面纤毛柱状上皮细胞的特殊受体结合而进入细胞，在细胞内进行复制。在HA的协助下新的病毒颗粒被不断释放并弥散继续感染其他细胞，被感染的细胞则发生变性、坏死、溶解或脱落，产生炎症反应，从而出现发热、头痛、肌痛等全身症状。单纯流感病变主要损害呼吸道上部和中部黏膜，一般不破坏呼吸道基膜，不引起病毒血症。

流感病毒性肺炎的病理特征为肺充血，黏膜下层局部炎性反应，细胞间质水肿，周围巨噬细胞浸润，肺泡细胞出血、脱落，重者可见支气管黏膜坏死、肺水肿以及毛细血管血栓形成。

(四)临床表现

潜伏期通常为1～3天(数小时～4天)，可分为不同临床类型。

1. 典型流感

典型流感起病急，前驱期可出现乏力、高热、寒战、头痛、全身酸痛等全身中毒症状，但体征较轻，可伴或不伴流涕咽痛、干咳等局部症状。中毒症状与发热程度有关。查体可见急性面容，结膜及咽部充血，可有口腔黏膜疱疹。肺部可闻及干啰音。病程4～7天，咳嗽和乏力可持续数周。

2. 轻型流感

轻型流感急性起病，轻或中度发热，全身及呼吸道症状轻，2～3天内自愈。

3. 肺炎型流感

多见于老年人、婴幼儿、慢性病患者及免疫力低下者。患病初类似典型流感症状，1 天后病情迅速加重，出现高热、咳嗽，呼吸困难及发绀，可伴有心、肝、肾衰竭。体检双肺遍及干、湿啰音或哮鸣音，呼吸音粗，但无肺实变体征。痰细菌培养阴性，抗生素治疗无效。多于 5～10 天内发生呼吸循环衰竭，预后较差。

4. 其他类型流感

流行期间，患者除流感的症状体征，还伴其他肺外表现，特殊类型主要有以下几种：胃肠型伴呕吐，腹泻等消化道症状；脑膜脑炎型表现为意识障碍、脑膜刺激征等神经系统症状；若病变累及心肌、心包，分别为心肌炎型和心包炎型。此外，还有以横纹肌溶解为主要表现的肌炎型，仅见于儿童。

5. 并发症

(1)呼吸系统并发症：呼吸系统并发症主要为继发性细菌感染，包括细菌性肺炎、急性鼻窦炎、急性化脓性扁桃体炎、细菌性气管炎等。

(2)肺外并发症：肺外并发症有中毒性心肌炎、瑞氏综合征和中毒性休克等。

(五)辅助检查

1. 血常规

发病初数天即可见白细胞总数减少，中性粒细胞减少显著，淋巴细胞相对增加，大单核细胞也可增加，此血常规往往持续 10～15 天。合并细菌性感染时，白细胞和中性粒细胞增多。

2. 病毒分离

将起病 3 天内患者的含漱液或上呼吸道分泌物接种于鸡胚或组织培养进行病毒分离，是确诊的重要依据。

3. 血清学检查

分别对急性期及两周后血清进行补体结合试验或血凝抑制试验，前后抗体滴度上升≥4 倍，则为阳性。

4. 免疫荧光法检测

抗原起病 3 天内鼻黏膜压片染色找包涵体，荧光抗体检测抗原可呈阳性，有助于早期诊断。

(六)诊断要点

冬、春季节在同一地区，1～2 天内有大量上呼吸道感染患者发生，应考虑流感。流行期间，可根据临床表现诊断，但在流感的非流行期间或流行初期的散发病例，临床上难以诊断，需结合流行病学、临床表现、辅助检查病毒分离和血清学抗体检测综合判断。

(七)治疗原则

1. 一般治疗

卧床休息，多饮水，注意加强营养，密切观察和监测并发症。高热者予解热镇痛药，必要时使用止咳祛痰药物。儿童忌服含阿司匹林成分的药物，以避免产生瑞氏综合征。

2. 抗流感病毒治疗

可减少病毒的排毒量，抑制病毒复制，减轻临床症状。

(1)离子通道阻滞剂：金刚烷胺可阻断病毒吸附于宿主细胞，抑制病毒复制。早期应用可减少病毒的排毒量和排毒期，缩短病程，但只对甲型流感病毒有效。该药易产生耐药性，不良反应主要有头晕、失眠、共济失调等神经精神症状。推荐用量为成人 200mg/d，老年人

160mg/d,小儿每天4～5mg/kg,分两次口服,疗程3～4天。

(2)神经氨酸酶抑制剂:奥司他韦(达菲)能特异性抑制甲、乙型流感病毒的NA,从而抑制病毒的释放,减少病毒传播。应及早服用,推荐口服剂量为成人每天2次,每次75mg,连服5天。儿童体重15kg者推荐剂量30mg,15～23kg者为45mg,24～40kg者为60mg,大于40kg者可用75mg,1岁以下儿童不推荐使用。

(八)护理评估

1. 健康史

询问患者当地是否有流感流行,是否去过流行区,近期是否接触过流感患者等流行病学资料。询问患者有无畏寒发热,全身酸痛、乏力;有无鼻塞、流涕、喷嚏、咳嗽、咳痰等症状。

2. 身心状况评估

注意有无眼结膜、鼻咽部黏膜充血水肿,有无异常分泌物,呼吸是否急促,呼吸音是否增粗,有无啰音。了解患者的心理社会状况。

3. 辅助检查

了解患者血常规等辅助检查结果。

(九)常见的护理诊断/问题

1. 体温过高

与病毒感染有关。

2. 气体交换受损

与病毒性肺炎或合并细菌性肺炎有关。

3. 活动无耐力

与发热、毒血症有关。

4. 疼痛(头痛)

与病毒感染导致的毒血症、发热等有关。

(十)护理目标

(1)患者体温逐渐恢复正常。

(2)患者呼吸困难状态好转。

(3)患者能够得到适宜的休息且活动耐力逐渐提高。

(4)患者头痛减轻或恢复。

(十一)护理措施

1. 一般护理

(1)病情观察:观察患者的生命体征,有无高热不退、呼吸急促、发绀、血氧饱和度下降;观察有无咳嗽、咳痰,咳嗽的性质、时间、诱因、节律、音色;痰液的性质、量等。协助采集血液、痰液或呼吸道分泌物标本,以明确诊断或发现继发性细菌感染。

(2)休息和活动:急性期应卧床休息,协助患者做好生活护理。

(3)营养与饮食:发热期应多饮水,给予易消化、营养丰富的富含维生素的流质或半流质饮食。伴呕吐或腹泻严重者,应适当增加静脉营养的供给。

(4)对症护理:患者有咳嗽、咳痰、胸闷、气急、发绀等肺炎症状时,应协助其取半卧位,予以吸氧,必要时吸痰,并报告医师及时处理。必要时,予以呼吸机辅助呼吸。

2. 高热护理

护理措施参见“发热”的护理。

3. 用药护理

儿童应避免应用阿司匹林，以免诱发严重的瑞氏综合征。瑞氏综合征又称脑病－肝脂肪变综合征，是甲型或乙型流感病毒感染肝脏、神经系统并发症，病因不明，近年认为可能与服用阿司匹林有关。临床表现为急性呼吸道感染热退后数日出现恶心、呕吐、嗜睡、昏迷和惊厥等神经系统症状，伴有肝肿大，肝功能轻度损害。金刚烷胺有一定的中枢神经系统不良反应，如头晕、嗜睡、失眠和共济失调等，老年及有血管硬化者慎用，孕妇及有癫痫史者禁用。应密切观察用药后的疗效和不良反应。

4. 心理护理

针对患者的心理变化采用交谈、倾听、支持等方法，及时解除患者的心理负担。

(十二)护理评价

(1)患者自述掌握高热护理的注意事项，体温逐渐下降。

(2)患者能正确进行有效咳嗽，呼吸困难状态好转。

(3)患者日常活动逐渐增加且不感到疲乏。

(4)患者自述头痛减轻或症状消失。

(十三)健康指导

1. 疾病预防指导

注意锻炼身体，增强机体的抵抗力。根据天气变化及时增减衣服。流感流行时应尽可能减少公众集会和集体娱乐活动，尤其是室内活动，以防止疫情扩散。房间要经常通风换气，保持清洁。

2. 保护易感人群

接种疫苗是预防流感的基本措施，可获得 60%～90%的保护效果。接种应在每年流感流行前的秋季进行，应使用与现行流行株一致的灭活流感疫苗。其中，老人、儿童、免疫抑制的患者以及易出现并发症者，是流感疫苗最合适的接种对象。发热或急性感染期最好推迟接种。对疫苗中成分或鸡蛋过敏者、吉兰－巴雷综合征患者、妊娠 3 个月以内的孕妇、严重过敏体质者禁忌接种。12 岁以下儿童不能使用全病毒灭活疫苗。

3. 疾病知识指导

指导患者减少病毒传播，室内每天进行空气消毒或开窗通风换气，患者使用过的食具应煮沸，衣物、手帕等可用含氯消毒液消毒或阳光下暴晒 2 小时。

## 二、人感染高致病性禽流感

人禽流感是由甲型流感病毒某些感染禽类亚型中的一些毒株引起的急性呼吸道传染病。其中 H5N,亚型引起的高致病性禽流感，病情严重，可出现毒血症、感染性休克、多脏器衰竭以及瑞氏综合征等并发症而致人死亡。人禽流感主要表现为高热、咳嗽、呼吸急促。

(一)病原学

禽流感病毒属正黏病毒科甲型流感病毒属，其中的 H,和小亚型毒株(以 $H_5N_1$ 和 $H_7N_7$ 为代表)能引起严重的禽类疾病，称为高致病性禽流感。目前感染人类的禽流感病毒亚型主要为 $H_5N_1$、$H_9N_2$、$H_7N_7$，其中感染 $H_5N_1$ 亚型的患者病情重，病死率高。

（二）流行病学

1. 传染源

传染源主要为患禽流感或携带禽流感病毒的鸡、鸭、鹅等家禽。其他禽类，野禽或猪也能成为传染源。患者是否为人禽流感的传染源尚待进一步确定。

2. 传播途径

主要通过呼吸道传播，也可通过密切接触感染的禽类及其分泌物、排泄物、病毒污染的水等被感染。目前尚缺乏人与人之间传播的确切证据。

3. 人群易感性

人群普遍易感。12 岁以下儿童发病率较高，病情较重。与不明原因病死家禽或感染、疑似感染禽流感家禽密切接触人员为高危人群。

（三）发病机制与病理特征

人禽流感的发病机制与流行性感冒的发病机制基本一致。病理解剖显示，支气管黏膜严重坏死；肺泡内大量淋巴细胞浸润，可见散在的出血灶和肺不张；肺透明膜形成。

（四）临床表现

潜伏期一般在 1 天以内，通常为 2～4 天。

感染 $H_9N_2$ 亚型的患者通常仅有轻微的上呼吸道感染症状。感染 $H_7N_7$ 亚型的患者常表现为结膜炎。重症患者一般均为 $H_5N_1$ 亚型病毒感染。患者呈急性起病，早期酷似普通型流感，主要为发热，体温大多持续在 39℃以上，热程 1～7 天，多为 3～4 天。可伴有流涕、鼻塞、咳嗽、咽痛、头痛、肌肉酸痛和全身不适。在发病 1～5 天后出现呼吸急促及明显的肺炎表现。重症患者病情进展迅速，发病 1 周内出现呼吸窘迫，肺实变体征，随即发展为呼吸衰竭，大多数病例即使接受辅助通气治疗，仍然死亡。还可出现肺炎、肺出血、胸腔积液、全血细胞减少、肾衰竭、败血症、感染性休克及瑞氏综合征等并发症。

（五）辅助检查

1. 血常规检查

外周血白细胞总数一般正常或降低。重症患者多有白细胞总数及淋巴细胞下降。

2. 病毒抗原及基因检测

取患者呼吸道标本，采用免疫荧光法（IFA）或酶联免疫法（ELASA），检测甲型流感病毒核蛋白（NP）抗原及禽流感病毒 H 亚型抗原。采用 RT－PCR 法，检测相应核酸。

3. 病毒分离

从患者呼吸道标本（如鼻咽分泌物、口腔含漱液、气管吸出物或呼吸道上皮细胞）中分离禽流感病毒。

4. 血清学检查

采集发病初期和恢复期双份血清，采用血凝抑制试验、补体结合试验或酶联免疫吸附试验，检测禽流感病毒抗体，前后滴度上升＞4 倍，可作为回顾性诊断的参考指标。

5. 影像学检查

胸部 X 片可见肺内斑片状、弥散性或多灶性浸润，但缺乏特异性。重症患者肺内病变进展迅速，呈大片毛玻璃状或肺实变影像，少数可伴有胸腔积液。

（六）诊断要点

在禽流感流行时，发病前一周内曾到过疫点，有明确的病、死禽及其分泌物、排泄物接触史，或与人禽流感患者有密切接触者，结合临床表现、辅助检查、病毒分离和血清学抗体检测易于诊断。应注意从患者呼吸道分泌物中分离出特定病毒或采用 RT－PCR 检测到禽流感 H 亚型病毒基因，且双份血清抗禽流感病毒抗体滴度恢复期较发病初期有 4 倍或以上升高是本病确诊的重要依据。

（七）治疗原则

1．隔离

对疑似病例、临床诊断病例和确诊病例均应进行隔离治疗。

2．一般治疗

同流行性感冒治疗。

3．抗病毒治疗

应在发病 48 小时内试用抗流感病毒药物。用药方法见“流行性感冒”。

4．重症患者的治疗

处理要点：

（1）营养支持。

（2）加强血氧监测和呼吸支持。

（3）防治继发细菌感染。

（4）防治其他并发症，如短期给予肾上腺皮质激素改善毒血症状及呼吸窘迫。

（八）隔离措施

人禽流感属法定乙类传染病范畴，按甲类传染病进行隔离治疗和管理。确诊病例可置同一房间隔离，疑似病例应置单间隔离。限制患者只在病室内活动，原则上禁止探视、不设陪护，与患者相关的诊疗活动尽量在病区内进行。对禽流感密切接触者，包括与禽流感病禽或死禽密切接触者及人禽流感疑似病例或确诊病例的密切接触者处理原则如下：

（1）医学观察期限暂定为 7 天（自最后接触病禽、死禽或确诊病例、疑似病例之曰算起），观察期间不限制医学观察对象的活动，但观察对象活动范围需在动物禽流感疫区范围内（疫点周围半径 3km）。

（2）告知人禽流感的临床特点、传播途径及相关防治知识。

（3）观察期间，由当地卫生行政部门指定的医疗卫生人员每天对密切接触者测量 1 次体温，了解其身体健康状况。

（4）对出现临床表现（体温＞38℃伴咳嗽或咽痛等症状）者，应进行流行病学调查，并进行诊断治疗。

（5）当出现禽流感疫情在人与人之间传播时，对密切接触者应隔离，进行医学观察。

（九）禽流感职业暴露人员分级防护原则

各级医务人员、疾病预防控制机构及其他有关人员在医院或疫点、疫区进行流感防治工作时，应遵循以下防护原则：

1．一级防护适用范围包括

（1）对禽流感疑似或确诊病例的密切接触者及病死禽的密切接触者进行医学观察和流行病学调查的人员。

（2）对疫点周围 3km 范围内（疫点除外）的家禽进行捕杀和无害化处理，以及对禽舍和其他场所进行预防性消毒的人员。

防护要求：

1)戴16层棉纱口罩(使用4小时后，消毒更换)，穿工作服，戴工作帽和乳胶手套。

2)对疫点周围3km范围内的家禽宰杀和无害化处理，进行预防性消毒的人员还应戴防护眼镜、穿长筒胶鞋、带橡胶手套。

3)每次实施防治处理后，应立即洗手和消毒。

2. 二级防护适用范围包括

(1)进入医院污染区的人员；采集疑似病例、确诊病例咽拭子、处理其分泌物、排泄物的人员；处理患者使用过的物品和死亡患者尸体的人员以及转运患者的医务人员。

(2)对禽流感疑似或确诊病例进行流行病学调查的人员。

(3)在疫点内对禽流感染疫动物进行标本采集、捕杀和无害化处理以及进行终末消毒的人员。

防护要求：

1)穿普通工作服、戴工作帽、外罩一层防护服、戴防护眼镜和防护口罩(离开污染区后更换)，戴乳胶手套、穿鞋套。进行家禽的宰杀和处理时，应戴橡胶手套，穿长筒胶鞋。

2)每次实施防治处理后，应立即洗手和消毒。

3. 三级防护适用范围是确定禽流感可由人传染人时，对患者实施近距离治疗操作，例如气管插管、气管切开的医务人员。防护要求：除按二级防护要求外，将口罩、防护眼镜换为全面型呼吸防护器。

### (十)常见的护理诊断/问题

参见本节“流行性感冒”。

### (十一)护理目标

参见本节“流行性感冒”。

### (十二)护理措施

参见本节“流行性感冒”。

### (十三)护理评价

参见本节“流行性感冒”。

### (十四)健康指导

1. 疾病预防指导

根据禽流感职业暴露人员防护指导原则规定做好职业安全防护。加强检测标本和实验室禽流感病毒毒株的管理，严格执行操作规范，防止实验室的感染及传播。对病、死禽密切接触者及现场处理疫情的工作人员，可预防性投服神经胺酸酶抑制剂类药物。公众应避免与禽、鸟类及其排泄物接触，尤其是与病、死禽类的接触。不吃未经煮熟的禽肉及蛋类食品。勤洗手，养成良好的个人卫生习惯。

2. 疾病知识指导

参见本节“流行性感冒”。

(张静)

## 第三节　布鲁菌病

布鲁菌病又称地中海弛张热、马耳他热或波状热，是由布鲁菌引起的人畜共患的动物源性传染病，以长期发热、多汗、关节疼痛及肝脾淋巴结肿大为临床特征。易转变为慢性，复发率高。

### 一、病原学

布鲁菌为革兰阴性短小杆菌，初次分离时多呈球状，球杆状和卵圆形，故称“布鲁菌”。该菌传代培养后渐呈短小杆状，菌体无鞭毛，不形成芽孢，毒力菌株可有菲薄的荚膜。布鲁菌属分为 6 个种 19 个生物型，即马尔他布鲁菌（羊种）、流产布鲁菌（牛种）、猪布鲁菌、绵羊附睾布鲁菌、沙林鼠布鲁菌和犬布鲁菌。临床上以羊、牛、猪、犬 4 种对人类致病，其中羊为宿主的马尔他布鲁菌致病性最强，对人畜危害最大。

### 二、流行病学

（一）传染源

目前已知有 60 多种家畜、家禽，野生动物是布鲁菌的宿主。与人类关系密切的传染源主要是羊、牛、猪其次是犬、鹿、马等。被感染的动物首先在同种动物间传播，造成带菌和发病，随后波及人类。

（二）传播途径

1. 经皮肤黏膜接触传染

直接接触病畜或其排泄物，阴道分泌物，娩出物；或在饲养、挤奶、剪毛、屠宰以及加工皮、毛、肉等过程中没有注意防护，可经皮肤微伤或眼结膜受染；也可间接接触病畜污染的环境及物品而受染。

2. 经消化道传染

食用被病菌污染的食品、水或食生乳以及未熟的肉、内脏而受染。

3. 经呼吸道传染

病菌污染环境后形成气溶胶，可发生呼吸道感染。这三种途径在流行区可两种或三种途径同时发生。

4. 其他

如苍蝇携带，蜱叮咬也可传播本病。

（三）人群易感性

人类普遍易感，病后可获得一定免疫力，不同种布鲁菌间有交叉免疫，再次感染发病者有 2%～7%，疫区居民可因隐性感染而获免疫。

（四）流行特征

本病一年四季均可发病，以春末夏初家畜繁殖季节为多。发病率牧区高于农区，农区高于城市。流行区在发病高峰季节（春末夏初）可呈点状暴发流行。患病与职业有密切关系，兽医、畜牧者、屠宰工人、皮毛工等明显高于一般人群。发病年龄以青壮年为主，男多于女。牧区存在自然疫源地，但疫区流行强度受布鲁菌种、型及气候，人们的生活水平与对牧畜、牧场管理情况的影响。

## 三、发病机制与病理特征

细菌、毒素以及变态反应均不同程度地参与疾病的发生和发展过程。

病菌自皮肤或黏膜侵入人体，随淋巴液到达淋巴结，生长繁殖，形成局部原发病灶。细菌在吞噬细胞内大量繁殖导致吞噬细胞破裂、随之大量细菌进入淋巴液和血循环形成菌血症，在血液里细菌又被血流中的单核细胞吞噬，并随血流带至全身，在肝、脾、淋巴结、骨髓等处的单核一吞噬细胞系统内繁殖，形成多发性病灶。在机体各因素的作用下，病原菌释放出内毒素及菌体其他成分，造成临床上菌血症、毒血症和败血症。内毒素在病理损伤、临床症状方面起着重要作用。机体免疫功能正常，通过细胞免疫及体液免疫清除病菌而获痊愈。如果免疫功能不健全，或感染的菌量大、毒力强，则部分细菌逃脱免疫，又可被吞噬细胞吞噬带入各组织器官形成新感染灶。经一定时期后，感染灶的细菌生长繁殖再次入血，导致疾病复发。如此反复成为慢性感染。组织病理损伤广泛，临床表现也就多样化。

本病病理变化广泛，受损组织不仅包括肝、脾、骨髓、淋巴结，还累及骨、关节、血管、神经、内分泌及生殖系统。损伤涉及间质细胞和实质细胞，其中以单核一吞噬细胞系统的病变最为显著。肝、脾、淋巴结、心、肾等处，以浆液性炎性渗出为主，还可见有少许坏死细胞，淋巴、单核一吞噬细胞增生，疾病早期尤为显著。常呈弥散性，稍后常伴纤维细胞增生，病灶中可见由上皮样细胞、巨噬细胞及淋巴细胞、浆细胞组成的肉芽肿。肉芽肿进一步发生纤维化，最后造成组织器官硬化。

## 四、临床表现

本病临床表现复杂多变、症状各异，轻重不一，呈多器官病变或局限性感染和复发。潜伏期为1～3周，平均两周。少数患者可长达数月或1年以上。

### (一)亚临床感染

常发生于高危人群，血清学检测30%以上有高水平的抗布鲁菌抗体，不能追溯明确的临床感染史。

### (二)急性和亚急性感染

80%起病缓慢，常出现前驱症状，其表现颇似重感冒。全身不适，疲乏无力，食欲缺乏，头痛肌痛，烦躁或抑郁等。持续3～5天。10%～27%患者急骤起病，以寒战高热，多汗，游走性关节痛为主要表现。

1. 发热

以不规则热型多见，典型病例呈波状热，已不多见。发热前多有寒战或畏寒，初始体温逐日升高，达高峰后缓慢下降，其发热期平均为2～3周，间歇3～5天至2周后，发热再起，如此循环起伏呈波状型。高热时可无明显不适，体温下降后自觉症状反而加重，这种现象有一定辅助诊断意义。

2. 多汗

是本病的突出症状之一。多于夜间或凌晨，热退时大汗淋漓，甚至不发热时亦多汗，有酸臭味。大汗后软弱无力，可发生虚脱。

3. 骨关节和肌肉疼痛：病变主要累及大关节，如髋、肩、膝等，单个或多个，非对称性，局部红肿。也可表现为滑膜炎、腱鞘炎、关节周围炎。少数表现为化脓性关节炎。急性期患者疼痛多呈游走性，与发热并行。全身长骨如胫骨、肱骨等处常有剧痛，呈锥刺样，患者常辗转呻吟。两侧臀部及大腿肌肉常呈痉挛性疼痛。

4. 泌尿生殖系统症状

男性患者可发生睾丸炎或附睾炎导致睾丸肿痛，多为单侧，也可发生精索炎、前列腺炎等。女性患者可发生卵巢炎、输卵管炎或子宫内膜炎，偶可导致流产。少数患者可有肾炎、膀胱炎。

5. 神经系统症状

由于神经根或神经干受累可导致坐骨神经痛、腰骶神经痛、肋间神经痛、三叉神经痛等。少数患者可发生脑膜脑炎、脊髓炎，表现为剧烈头痛和脑膜刺激征。

6. 肝脾及淋巴结肿大

半数患者可有肝、脾大。淋巴结肿大多与感染方式有关，常见于颈、颌下、腋窝和腹股沟等处，一般无明显压痛，可自行消散，偶见化脓和破溃。

（三）慢性感染

由急性期发展而来，也可缺乏急性病史由无症状感染者或轻症者逐渐变为慢性。慢性期症状多不明显，也有典型，呈多样表现。

（四）复发

约10%的患者经治疗后复发。复发时间可在初次治疗后的数月内，亦可在多年后发生。其机制与致病菌在细胞内寄生有关。

（五）局灶性感染病变

局限于某一器官中，引起相应的临床表现。

## 五、辅助检查

（一）血常规

白细胞计数正常或轻度减少，淋巴细胞相对或绝对增多，分类可达60%以上。血沉在各期均增速，久病者有轻或中度贫血。

（二）细菌学检查

患者血液、骨髓、组织、脑脊液做细菌培养，急性期阳性率高。

（三）免疫学检查

1. 平板凝集试验

虎红平板（RBPT）或平板凝集试验结果为阳性，用于初筛。

2. 试管凝集试验（SAT）

滴度为1∶100++及以上或病程一年以上滴度1∶50++及以上；或半年内有布鲁菌疫苗接种史，滴度达1∶100++及以上者。

3. 补体结合试验（CFT）

滴度达1∶10++及以上。

4. 布鲁菌病抗一人免疫球蛋白试验（Coomb）

滴度达1∶400++及以上。

## 六、诊断要点

急性、亚急性诊断：①流行病学资料：有流行地区居留史与病畜接触史，进食未严格消毒的乳制品及未煮熟的畜肉史；②临床表现有反复发作的发热，伴有多汗、游走性关节痛等该病的临床症状和体征并排除其他疑似疾病；③实验室检查：病原分离、试管凝集试验等检查阳性。凡具备①、②项和第③项中的任何一项检查阳性即可确诊为布鲁菌病。慢性感染和局灶性感染者诊断困难，获得细菌培养结果最为可靠。

## 七、治疗原则

### （一）急性和亚急性感染

1. 一般对症治疗

注意休息、在补充必须营养的基础上，给予对症治疗。进易消化食物，高热患者用物理降温，剧烈头痛、关节痛者用止痛剂，有明显中毒症状和睾丸炎者可短期内用肾上腺糖皮质激素。

2. 病原治疗

应选择能进入细胞内的抗菌药物。成人及8岁以上儿童：世界卫生组织把利福平（每次600～900mg，每天1次，口服，6周）联合多西环素（每次100mg，每天2次，口服，6周）作为首选方案。亦可选用多西环素（每次100mg，每天2次，口服，6周）联合链霉素（每次1000mg，每天一次，肌内注射，2～3周）。如果不能使用上述药物或效果不佳，可采用利福平联合喹诺酮类药物。8岁以下儿童：利福平联合复方磺胺甲噁唑，或利福平联合氨基糖苷类药物治疗。

### （二）慢性感染

治疗较为复杂，包括病原治疗、脱敏治疗及对症治疗。

1. 病原治疗

与急性和亚急性感染者治疗相同，必要时需要重复治疗几个疗程。

2. 脱敏治疗（菌苗治疗）

采用少量多次注射布鲁菌抗原避免引起剧烈的组织损伤，又起到一定的脱敏作用。

3. 对症治疗

根据患者的具体情况采取相应的治疗方法，如可以应用理疗等减轻症状。

## 八、护理评估

### （一）健康史

1. 流行病学特点

是否为发病的季节；是否当地家畜中有布鲁菌病流行；或是否到过流行区。

2. 患病及治疗经过

患者的起病经过，如发病前是否经皮肤黏膜、呼吸道、消化道及其他途径直接或间接接触病畜的分泌物、排泄物和污染的物品、环境等。询问患者有无发热及热型的特点、多汗、骨关节和肌肉疼痛。起病后经过何种处理、服药情况及其效果如何。

### （二）身心状况

监测体温的变化和热型的特点，多汗、肌肉关节疼痛情况、泌尿生殖系统、神经系统症状等。评估患者有否抑郁、悲观、孤独、焦虑、恐惧等心理反应，患者及家属对布鲁菌病的了解程度、对患者的心理支持程度等。

### （三）辅助检查

血常规、病原菌培养阳性结果及免疫学检查结果。

## 九、常见的护理诊断/问题

### (一)体温过高

与布鲁菌引起毒血症有关。

### (二)疼痛:骨关节、肌肉、神经痛

与布鲁菌病变累及骨关节、肌肉和神经有关。

### (三)焦虑

与持续发热、疼痛反复发作、知识缺乏、担心预后有关。

### (四)躯体活动障碍

与慢性期骨、关节、肌肉受损有关。

## 十、护理目标

(1)体温波动在正常范围内。

(2)骨关节、肌肉、神经疼痛缓解。

(3)情绪稳定,治疗信心增强,焦虑程度减轻或消失。

(4)未出现或较少出现躯体活动受限。

## 十一、护理措施

### (一)发热的护理

护理措施参见“发热”的护理。

### (二)疼痛的护理

1. 休息和体位

急性期患者疼痛明显时应卧床休息,减少活动,注意保暖。帮助患者采取舒适体位,保持关节的功能位置。关节肿胀严重时,嘱患者行动缓慢,避免肌肉及关节损伤。

2. 疼痛的护理

局部用5%~10%硫酸镁热敷,每天2~3次。也可用短波透热疗法、水浴疗法等以减轻疼痛。协助按摩、肢体被动运动或采用针刺疗法等,以防止关节强直、肌肉萎缩、关节活动障碍。神经痛明显者,遵医嘱使用消炎止痛剂或采用0.25%~0.5%普鲁卡因20~40mL局部封闭。对睾丸胀痛不适者,可用“十”字吊带托法。并发关节腔积液者,配合医师行关节腔穿刺,抽出积液。对慢性期患者,教会其使用放松术,如深呼吸、听音乐、肌肉放松等方法,以缓解疼痛。

### (三)用药护理

对高热伴明显毒血症、睾丸肿胀、脑膜脑炎者,遵医嘱使用肾上腺糖皮质激素治疗,注意观察用药效果及不良反应。向患者介绍治疗本病的常用抗生素及其作用、疗程、使用方法,长期和联合用药的重要意义,指导患者识别常用抗生素的不良反应,如链霉素有唇周或指端麻木感,耳鸣、听力减退、平衡失调等。一旦出现上述现象,须通知医师停药。

### (四)脱敏疗法的护理

脱敏疗法的主要作用是降低机体的敏感性,使用时注意:

(1)剂量准确,方法正确。一般以静脉注射效果较好,但全身反应较重,常有心、肝、肾功能损害,孕妇不宜使用。

(2)使用菌苗治疗后,应加强病情观察,重点观察寒战、高热、大汗淋漓、全身关节肌肉疼

痛加剧等现象，及时配合医师处理。

(3)指导患者卧床休息，以减轻用药过程中的不适。

(五)心理护理

评估焦虑程度，与患者进行有效的交流，鼓励患者说出自身的感受，和患者一起分析产生焦虑的原因，正确采取有效的应对措施。建立有效的心理应对机制，由于持续高热、疼痛不适、病情反复，加之某些治疗能引起机体的强烈反应，患者多有焦虑等不良情绪。因此，应多关心和巡视患者，向患者解释本病产生的原因，临床表现及主要治疗方法和预后，使其能主动配合治疗和护理。应理解同情患者。耐心听取患者的诉说，建立良好的护患关系，使患者产生安全感、信任感。教会患者处理高热、疼痛的方法，解除患者的顾虑，帮助患者树立战胜疾病的信心。对于过度焦虑的患者，按医嘱应用镇静剂以缓解焦虑心情。

## 十二、护理评价

(1)评价患者体温是否恢复正常。

(2)骨关节、肌肉、神经疼痛是否缓解或消失。

(3)是否积极配合治疗、焦虑情绪是否减轻或消失。

(4)躯体活动功能是否恢复。

## 十三、健康指导

(一)对患者的指导

除急性期症状较重者需住院治疗外，一般可在家中护理治疗。帮助患者和家属认识此病，说明急性期彻底治疗的重要性，以免复发和慢性化。家属应关心、体谅患者，鼓励患者接受并坚持进行针灸、理疗等康复治疗，保证患者休息、增加营养以增强机体抗病能力，减少复发和并发症。

(二)对疾病的预防

开展有关布鲁菌病的知识宣传工作，宣传对象主要是与牲畜密切接触的职业人群及疫区和牧区的居民，检疫淘汰或隔离疫畜、保护健康畜以及畜群免疫接种等是预防布鲁菌病的重要措施。劝告进入牧区的旅游者，避免过于密切接触牲畜。

(三)加强卫生防疫

(1)严格管理传染源，对接触羊、牛、猪等牲畜的饲养员、屠宰工人、兽医、皮毛加工员等，在工作中应加强防护，对有可能感染的人员或牲畜应行菌苗接种。

(2)加强对畜产品的卫生监督，须定期检查畜牧产品，防止病畜或患者排泄物污染水源、食物，禁食病畜肉及乳品，对牲畜开展普查普治，必要时应宰杀。对病畜污染的环境应用20%漂白粉或10%石灰乳消毒，以切断传播途径。

(张静)

# 第四节 梅毒

梅毒是由梅毒螺旋体(苍白螺旋体)引起的一种全身慢性传染病，主要通过性接触传播。临床表现复杂，可侵犯全身各器官，造成多器官损害。早期主要侵犯皮肤黏膜，晚期可侵犯血管、中枢神经系统及全身各器官。可通过胎盘传染给胎儿。根据传播途径的不同可分为获得性(后天)梅毒和胎传(先天)梅毒;根据病程的不同又可分为早期梅毒和晚期梅毒。

## 一、病原学

梅毒螺旋体(TP),1905 年被发现,在分类学上属螺旋体目,密螺旋体科,密螺旋体属。TP 通常不易着色,故又称苍白螺旋体,由 8～14 个整齐规则、固定不变、折光性强的螺旋构成,长 4～14μm,宽 0.2μm,以旋转、蛇行、伸缩三种方式运动。TP 系厌氧微生物,离开人体不易生存。煮沸、干燥、日光、肥皂水和普通消毒剂均可迅速将其杀灭,但其耐寒力强。4℃可存活 3 天,－78℃保存数年仍具有传染性。

## 二、流行病学

梅毒呈世界性流行,据 WHO 估计,全球每年约有 1200 万新发病例,主要集中在南亚、东南亚和次撒哈拉非洲。于 1505 年经印度传人我国广东省,至今已近 500 年。

### (一)传染源

梅毒是人类特有的疾病,显性和隐性梅毒患者均是传染源,感染者的皮损分泌物、血液中含大量 TP。

### (二)传播途径

患者的皮损、血液、精液、乳汁和唾液中均有 TP 存在。其常见传播途径有以下几种:

1. 性接触传染

约 95%患者通过性接触由皮肤黏膜微小破损传染。

2. 垂直传播

妊娠 4 个月后 TP 可通过胎盘及脐静脉由母体传染给胎儿。分娩过程中新生儿通过产道时皮肤擦伤处发生接触性感染。

3. 其他途径

冷藏 3 天以内的梅毒患者血液仍具有传染性,可经医源性途径输入此种血液发生感染;少数患者可通过接吻、握手、哺乳或接触污染衣物、用具而感染。

## 三、发病机制与病理特征

TP 表面的黏多糖酶可能与其致病性有关。TP 对皮肤、主动脉、眼、胎盘、脐带等富含黏多糖的组织有较高的亲和力,可借其黏多糖酶吸附到上述组织细胞表面,分解黏多糖造成组织血管塌陷、血供受阻,继而导致管腔闭塞性动脉内膜炎、动脉周围炎,出现坏死、溃疡等病变。

## 四、临床表现

潜伏期一般为 9～90 天,此期的临床血清反应呈阳性,但无明显症状。

### (一)潜伏梅毒

感染梅毒后经过一定的活动期,由于机体免疫力增强或不规则治疗的影响,症状暂时消退,但未完全治愈,梅毒血清反应仍阳性,且脑脊液检查正常,此阶段称为潜伏梅毒。感染两年以内者称早期潜伏梅毒,感染两年以上者称晚期潜伏梅毒。

### (二)一期梅毒

主要表现为硬下疳和硬化性淋巴结炎,常发生在外生殖器,同性恋男性常见于肛门或直肠。硬下疳常为单个,偶为多个,初为丘疹或浸润性红斑,继之轻度糜烂或呈浅表性溃疡,其上有少量黏液性分泌物或覆盖灰色薄痂，边缘隆起，周边及基底部呈软骨样硬度，直径为1～2cm，圆形，呈牛肉色，局部淋巴结肿大。硬化性淋巴结炎发生于硬下疳出现1～2周后。常累及单侧腹股沟或患处附近淋巴结，呈质地较硬的隆起，表面无红肿破溃，一般不痛。

（三）二期梅毒

一期梅毒未经治疗或治疗不彻底，TP由淋巴系统进入血液循环形成菌血症弥散全身，引起皮肤黏膜及系统性损害，称二期梅毒。可有低热、头痛、肌肉和关节痛等，也可伴肝脾大及全身淋巴结肿大。

1. 皮肤黏膜损害

(1)梅毒疹：皮疹通常缺乏特异性，可为红斑、丘疹、斑丘疹、斑块、结节，脓疱或溃疡等，大多数泛发，不痒或轻微瘙痒。复发性梅毒疹：原发性梅毒疹自行消退后，约20%的二期梅毒患者将于1年内复发。二期梅毒的任何症状均可重新出现，以环状丘疹最为多见。

(2)梅毒性秃发：表现为局限性或弥散性脱发，呈虫蚀状，头发稀疏，长短不齐，可累及长毛和短毛。

(3)黏膜损害：多见于口腔、舌、咽、喉或生殖器黏膜。损害表现为一处或多处境界清楚的红斑、水肿、糜烂，表面可覆有灰白色膜状物。

2. 骨关节损害

骨膜炎、骨炎、骨髓炎及关节炎，伴有局部疼痛。

3. 眼损害

主要表现为梅毒性虹膜炎、虹膜睫状体炎、脉络膜炎、视网膜炎等，常为双侧。

4. 神经损害

多无明显症状，但脑脊液异常，脑脊液快速血浆反应素环状卡片试验(RPR)阳性。可有脑膜炎症状。

5. 多发性硬化性淋巴结炎

表现为全身浅表淋巴结无痛性肿大。

（四）三期梅毒

1/3的显性梅毒螺旋体感染发生三期梅毒，其中晚期梅毒15%为良性，15%～20%为恶性。

1. 皮肤黏膜损害

主要为结节性梅毒疹和梅毒性树胶肿。结节性梅毒疹好发于头皮、肩胛、背部及四肢的伸侧，树胶样肿常发生在下肢，表现为深溃疡形成，萎缩样瘢痕；发生在上额部时，常引起组织坏死、穿孔；发生于鼻中隔者则骨质破坏，形成马鞍鼻；发生于舌部者表现为穿凿性溃疡；阴道损害常形成溃疡，进而引起膀胱阴道漏或直肠阴道漏等。近关节结节是梅毒性纤维瘤缓慢生长的皮下纤维结节，呈对称性分布，大小不等，表皮正常，触之质硬，无痛，不活动，不破溃，无炎症表现，可自行消退。

2. 骨损害

最常见的是长骨骨膜炎，表现为骨骼疼痛、骨膜增生，胫骨受累后形成佩刀胫；骨髓炎、骨炎及关节炎可导致病理性骨折、骨穿孔、关节畸形等。

3. 心血管损害

主要侵犯主动脉弓部位，发生主动脉瓣闭锁不全，即梅毒性心脏病。

4. 神经损害

发生率约 10%,多发生于感染 TP 后 10～20 年,可无症状,也可发生梅毒性脑膜炎、脑血管梅毒、脑膜树胶样肿、麻痹性痴呆。

(五)先天性梅毒

是母体内的 TP 由血液通过胎盘传入到胎儿血液中,导致胎儿感染。多发生在妊娠 4 个月后。发病年龄小于 2 岁者称早期先天性梅毒,大于 2 岁者称晚期先天性梅毒。先天性梅毒不发生硬下疳,常有严重的内脏损害,对患儿的健康影响很大,病死率高。

1. 早期先天性梅毒

多在出生后 2 周～3 个月内出现症状。表现为消瘦,皮肤松弛多皱褶,貌似老人,哭声嘶哑,发育迟缓,常因鼻炎而导致呼吸、哺乳困难,严重者可导致鼻中隔穿孔、鼻梁塌陷,形成鞍鼻。皮肤损害可表现为斑疹、斑丘疹、水疱、脓疱等,多分布在头面、肢端、口周皮肤,口周可见皲裂,愈后留有辐射状瘢痕。骨损害可表现为软骨炎、骨髓炎、骨膜炎及梅毒性指炎等,引起肢体疼痛、活动受限。此外常有全身淋巴结肿大、肝脾大、肾病综合征、脑膜炎、血液系统损害等表现。

2. 晚期先天性梅毒

患儿发育不良,智力低下,皮肤黏膜损害与成人相似,一般 5～8 岁发病,13～14 岁才相继出现多种表现,以角膜炎、骨损害和神经系统损害常见。骨损害可形成佩刀胫和 Clutton 关节(较罕见,表现为双侧膝关节无痛性肿胀、轻度强直及关节腔积液)。标志性损害有哈钦森齿(门齿游离缘呈半月形缺损,表面宽基底窄,牙齿排列稀疏不齐)、桑葚齿(第一白齿较小),其牙尖较低,且向中偏斜,形如桑葚)、胸锁关节增厚、神经性耳聋。

3. 胎传潜伏梅毒

先天性梅毒未经治疗,无临床症状,而血清反应呈阳性。

## 五、辅助检查

(一)暗视野显微镜检查

它便于检查苍白螺旋体,对早期梅毒的诊断有十分重要的意义。早期梅毒皮肤黏膜损害可查到梅毒螺旋体。

(二)梅毒血清学检测

1. 非梅毒螺旋体血清试验

这类试验的抗原分为心磷脂、卵磷脂和胆固醇的混悬液,用来检测抗心磷脂抗体,可用作临床筛选,并可做定量,用于疗效观察。

2. 梅毒螺旋体血清试验

包括:

(1)荧光螺旋体抗体吸收试验(FTA－ABS)。

(2)梅毒螺旋体血凝试验(梅毒螺旋体 HA)梅毒螺旋体制动试验(梅毒螺旋体 I)等。这类试验特异性高,主要用于诊断试验。

(三)梅毒螺旋体－IgM 抗体检测

梅毒螺旋体－IgM 阳性的一期梅毒患者经过青霉素治疗后,2～4 周梅毒螺旋体－IgM 消失。梅毒螺旋体－IgM 阳性的二期梅毒患者经过青霉素治疗后,2～8 个月 IgM 消失。由于 IgM 抗体分子较大。母体 IgM 抗体不能通过胎盘,因此如果婴儿梅毒螺旋体—IgM 阳性则表示已被感染。

(四)脑脊液检查

脑脊液检查主要用于神经梅毒的诊断,包括:细胞计数、总蛋白测定、性病研究实验室试验(VDRL 试验)及胶体金试验。

## 六、诊断要点

仔细询问病史(包括有无不洁性交史,婚姻配偶或性伴侣有无梅毒,已婚妇女有无早产、流产、死产史,父母兄弟姐妹有无性病)、认真体格检查(对感染时间较短的患者应注意检查其皮肤,黏膜、外阴、肛门、口腔等处。对感染较长的患者除检查其皮肤黏膜外应注意检查心血管、神经系统、眼、骨骼等)。暗视野显微镜检查:早期梅毒皮肤黏膜损害可查到梅毒螺旋体;梅毒血清试验:用非螺旋体抗原试验做初试,如阴性,若怀疑为梅毒患者,应进一步检查;如果阳性,结合病史及体格检查符合梅毒,可以确定诊断。

## 七、治疗原则

强调早期诊断,早期治疗,疗程规则,剂量足够。青霉素,如水剂青霉素、普鲁卡因青霉素、苄星青霉素等为首选药物。四环素类和红霉素类通常作为青霉素过敏者的替代治疗药物。治疗方案的选择:

(一)早期梅毒

苄星青霉素 G240 万 U,臀部肌内注射,1 次/周,连续 2~3 次;或普鲁卡因青霉素 G80 万 U/d 肌内注射,连续 10~15 天。青霉素过敏者可选用头孢曲松钠 1.0g/d 静脉滴注,连续 10~14 天,或连续口服四环素类药物(多西环素 100mg 每日 2 次;米诺环素 100mg 每日 2 次)15 天;或连续口服大环内酯类药物(阿奇霉素 0.5g 每日一次或红霉素 0.5g 每日 4 次)15 天。

(二)晚期梅毒

苄星青霉素 G240 万 U,分两侧臀部肌内注射,1 次/周,连续 3~4 次;或普鲁卡因青霉素 G80 万 U/d 肌内注射,连续 20 天。青霉素过敏者可用四环素或大环内酯类药物 30 天,剂量同上。

(三)心血管梅毒

应住院治疗,对于并发心衰者,应控制心衰后再进行抗 TP 治疗。为避免赫氏反应,抗 TP 治疗前 1 天应开始口服泼尼松龙,连续 3 天。首先选用水剂青霉素 G 肌内注射,剂量第 1 天 10 万 U,第 2 天 20 万 U(分 2 次),第 3 天 40 万 U(分 2 次),第 4 天起肌内注射普鲁卡因青霉素 G80 万 U/d,连续 15 天为 1 个疗程,共 2 个疗程,疗程间歇 2 周。青霉素过敏者处理同上。

(四)神经梅毒

应住院治疗,为避免赫氏反应,应口服泼尼松龙(同上)。首先选用水剂青霉素 G1200 万~2400 万 U/d,分 4~6 次静脉滴注,连续 10~14 天,继以苄星青霉素 G240 万 U 肌内注射,1 次/周,连续 3 次;或普鲁卡因青霉素 G240 万 U/d 肌内注射,同时口服丙磺舒(2.0g/d,分 4 次)连续 10~14 天,继以苄星青霉素 G240 万 U 肌内注射,1 次/周,连续 3 次。青霉素过敏者处理同上。

（五）妊娠梅毒

根据孕妇梅毒的分期不同，采用相应的方案进行治疗，用法及用量与同期其他梅毒患者相同，但妊娠初 3 个月及妊娠末 3 个月各进行 1 个疗程的治疗。青霉素过敏者选用红霉素类药物口服。

（六）先天梅毒

（1）早期先天梅毒：脑脊液异常者选用水剂青霉素 G10 万～15 万 U/(kg・d)，分 2～3 次静脉滴注，连续 10～14 天；或普鲁卡因青霉素 G5 万 U/(kg・d)肌内注射，连续 10～14 天。脑脊液正常者选用苄星青霉素 G5 万 U/(kg・d)肌内注射。无条件检查脑脊液者按脑脊液异常者的方案进行治疗。

（2）晚期先天梅毒：水剂青霉素 G20 万～30 万 U/(kg・d)，分 4～6 次静脉滴注，连续 10～14 天；或普鲁卡因青霉素 G5 万 U/(kg・d)肌内注射，连续 10～14 天为 1 个疗程，可用 1～2 个疗程。较大儿童的青霉素剂量不应超过成人同期患者剂量。青霉素过敏者选用红霉素，20～30mg/(kg・d)，分 4 次口服，连续 30 天。

## 八、护理评估

（一）健康史

询问患者的年龄、婚姻、职业等；询问患者的既往病史，过去是否诊断或接受过治疗；询问患者的父母、性伴有无感染；询问患者病史及起病原因；患者有无药物过敏史。

（二）身心状况

有无红色丘疹或浅表糜烂、溃疡；有无全身浅表腹股沟淋巴结肿大；有无脱落头发、睫毛、眉毛等；有无关节疼痛；有无低热、头痛、颈项强直。患者和家属对本疾病的认知、心理承受程度、家属对患者患病后的态度。

（三）辅助检查

询问梅毒螺旋体检查和梅毒血清学检查等。

## 九、常见的护理诊断/问题

（一）疼痛

与梅毒引起的骨关节病变有关。

（二）焦虑/恐惧

与疾病折磨、担心受到歧视及疾病的预后有关。

（三）有皮肤完整性受损的危险

与梅毒引起的皮肤黏膜受损有关。

（四）潜在并发症

舌炎、肝炎、关节炎、脑膜炎、主动脉瓣关闭不全等。

## 十、护理目标

（1）患者主诉疼痛减轻或消失。

（2）焦虑、恐惧程度减轻，心理上舒适感有所增加。

（3）患者受损组织恢复正常，未发生继发感染。

（4）患者能积极配合，采取正确有效的预防措施，无舌炎、肝炎、关节炎、脑膜炎、主动脉瓣关闭不全等并发症的发生。

## 十一、护理措施

(一)一般护理

(1)梅毒治疗要坚持早期进行、规范治疗原则。一般护理选择正规医院,配合医师坚持治疗,减少并发症、及早恢复健康。治疗梅毒期间,患者配偶也需要进行检查,必要时接受治疗。治疗后要求定期复查,二期梅毒发生时会出现全身反应,此时需要卧床休息。患病期间注意营养,增强免疫力。

(2)注意生活细节,防止传染他人。早期梅毒患者有较强的传染性,晚期梅毒虽然传染性逐渐减小,但也要小心进行防护。自己的内裤、毛巾及时单独清洗,煮沸消毒,不与他人同盆而浴。发生硬下疳或外阴、肛周扁平湿疣时,可以使用清热解毒的中草药煎水熏洗坐浴。

(3)早期梅毒患者必须禁止房事,患病两年以上者也应该尽量避免性生活,发生性接触时必须使用避孕套。如果患者未婚,待梅毒治疗后结婚。梅毒患者在患病期间不宜怀孕。如果患者发生妊娠,治疗要尽早开始。是否保留胎儿,应根据孕妇的意愿执行。

(二)对症护理

(1)保持口腔、鼻、咽、眼部清洁。

(2)皮肤感染者用盐水冲洗后涂四环素软膏或青霉素稀释液,并注意手及皮肤黏膜破损感染,护理操作戴橡胶手套免受感染。

(三)心理护理

(1)给予心理支持,减轻患者、家属的焦虑、恐惧心理。

(2)早期梅毒患者往往由于社会因素产生心理障碍,设法消除思想顾虑,耐心观察心理活动,使其树立信心,配合治疗,指导患者严格遵守治疗原则。

(3)梅毒患者,因皮肤黏膜及脏器严重损害,深受病痛的折磨。向患者做耐心解释,消除患者的恐惧、焦虑心理。护士要做好基础护理,减轻不适,增加患者的舒适感。

## 十二、护理评价

(1)患者主诉疼痛症状消失。

(2)能认识到焦虑、恐惧所引起的不良影响,并能够积极的应对,焦虑、恐惧程度减轻,心理上舒适感有所增加。

(3)受损组织恢复正常,未发生继发感染。

(4)能积极配合,采取正确有效的预防措施,无并发症的发生。

## 十三、健康指导

为了早日康复,最好在治疗期间禁止性生活,需要时务必使用安全套。约请配偶或性伴来医院检查是对自己和他人健康负责的行为。为了避免再感染及引起他人感染,治愈后要改变不良行为,保持健康的生活方式。治疗后应定期随访,进行体格检查、血清学检查及影像学检查以考察疗效。一般至少坚持 3 年。一般日常生活不会传染梅毒,但应做好家庭内部的清洁卫生,防止对衣物等生活用品的污染,如勤晒被褥、患者的内衣裤不要和小孩的混在一起洗、大人和小孩分床睡、分开使用浴盆、马桶圈每天擦洗等。

(张静)

# 第五节　手足口病

手足口病是由肠道病毒引起的急性传染病，大多数患儿症状轻微，以发热和手、足、口腔等部位的斑丘疹、疱疹为主要特征。少数患儿可并发无菌性脑膜炎、脑炎、脑脊髓炎、肺水肿、循环障碍等，个别重症患儿病情进展快，易发生死亡，致死原因主要为脑干脑炎及神经源性肺水肿。

引起手足口病的肠道病毒以肠道病毒 71 型(EV71)、柯萨奇 A 组 16 型(CoxA16)多见，重症病例多由 EV71 感染引起。患者和隐性感染者均为传染源，主要通过粪－口传播、飞沫传播或密切接触传播。本病多发生于学龄前儿童，尤其以 3 岁以下发病率最高，夏、秋季多见。人类对肠道病毒普遍易感，感染后均可获得免疫力，持续时间尚不明确，病毒的各型间无交叉免疫。

## 一、流行病学

### (一)传染源

手足口病的传染源是患者和隐性感染者。流行期间，患者是主要传染源。患者在发病 1～2 周自咽部排出病毒，3～5 周从粪便中排出病毒，疱疹液中含大量病毒，破溃时病毒即溢出。带毒者和轻型散发病例是流行间歇和流行期的主要传染源。

### (二)传播途径

主要是通过人群间的密切接触进行传播的。患者口、咽部分泌物及唾液中的病毒，可通过空气飞沫传播，或唾液、粪便污染手和用具。接触或饮用被污染的水源也可致病。门诊交叉感染和口腔器械消毒不严格也可造成传播。

### (三)易感人群

人对引起手足口病的肠道病毒普遍易感，受感后可获得免疫力，各年龄组均可感染发病，但病毒隐性感染与显性感染之比为 100∶1，成人大多已通过隐性感染获得相应的抗体，因此，幼托单位是本病的主要流行场所，3 岁以下的幼儿是主要罹患者。

### (四)流行方式

手足口病分布极广泛，无严格地区性。四季均可发病，以夏秋季多见，冬季的发病较为少见。本病常呈暴发流行后散在发生，该病流行期间，幼儿园和托儿所易发生集体感染。家庭也有此类发病集聚现象。医院门诊的交叉感染和口腔器械消毒不严格，也可造成传播。幼托单位儿童发病率明显高于散居儿童。

此病传染性强，传播途径复杂，流行强度大，传播快，在短时间内即可造成大流行。

## 二、并发症

手足口病表现在皮肤和口腔上，个别儿童可出现泛发性丘疹、水疱，伴发无菌性脑膜炎、脑炎、心肌炎等。本病流行时要加强对患者的临床监测，如出现高热、白细胞计数不明原因增高而查不出其他感染灶时，就要警惕暴发性心肌炎的发生。近年发现 EV71 较 CoxA16 所致手足口病有更多机会发生无菌性脑膜炎，其症状呈现为发热、头痛、颈部僵硬、呕吐、易烦躁、睡眠不安稳等；身体偶尔可发现非特异性红丘疹，甚至点状出血点。中枢神经系统症状多见于 2 岁以内患儿。

## 三、实验室检查

### (一)血常规

白细胞计数和中性粒细胞计数大多正常。

### (二)病毒分离

采取患者的水疱液、唾液等以无菌处理后分别接种至:

(1)豚鼠脚掌皮内,4～5 天后在其足趾间出现水疱。

(2)小鼠脑内及其乳鼠腹腔内而致死亡。

(3)猪肾、小牛肾细胞培养中出现细胞病变者,则可认为分离到口蹄疫病毒,可进一步用特异性血清鉴定其型别。

### (三)血清学试验

以补体结合试验最为敏感,起病后 10～20 天可获得阳性结果。

## 四、治疗

### (一)对症治疗

由于 HFMD 的症状较轻,预后良好,主要应注意患儿的休息和护理,给予稀粥、米汤、豆奶及适量冷饮,用淡盐水或 0.1%氯己定液漱口,口服维生素 $B_1$、维生素 $B_2$、维生素 C。同时也应注意患儿的全身状况,如合并神经系统症状,可给予降颅压等对症处理。

### (二)抗病毒治疗

可用利巴韦林(病毒唑)、病毒灵等。

### (三)中医中药治疗

可用口炎宁颗粒、板蓝根颗粒或抗病毒颗粒口服;特别是托幼单位的群体发病情况下用中草药口服,有较好的疗效。

### (四)局部用药

主要用于口腔溃疡,如各种糊剂及含片。含珍珠粉和利多卡因的溃疡糊剂有镇痛和促使溃疡愈合的作用。较大的患儿也可用西瓜霜或华素片含化。

## 五、护理评估

### (一)健康史

评估患儿有无手足口病患儿接触史,详细询问本次起病的经过。

### (二)身心状况

1. 临床表现

潜伏期一般为 2～10 天,平均 3～5 天。根据临床表现,将 EV71 感染分为如下五期。

(1)第 1 期(手足口出疹期):急性起病,主要表现为发热,手、足、口、臀等部位出疹(斑丘疹、丘疹、小疱疹),疱疹周围可有红晕,疱内液体较少。可伴有咳嗽、流鼻涕、食欲减退等症状。部分患儿仅表现为皮疹或疱疹性咽峡炎,个别患儿可无皮疹。此期病例属于手足口病普通病例,绝大多数患儿在一周内痊愈,预后良好。

(2)第 2 期(神经系统受累期):少数患儿可出现中枢神经系统受损,多发生在病程 1～5 天内,表现为精神差、嗜睡、易惊、头痛、呕吐、烦躁、肢体抖动、急性肢体无力、颈项强直等。此期病例属于手足口病重症病例重型,大多数患儿可痊愈。

(3)第3期(心肺衰竭前期):多发生在病程5天内。表现为心率、呼吸增快,出冷汗,面色苍灰,皮肤花纹,四肢发凉,指(趾)发绀,血压升高,血糖升高。此期病例属于手足口病重症病例危重型。及时发现上述表现并正确治疗,是降低病死率的关键。

(4)第4期(心肺衰竭期):病情继续发展,患儿出现心肺衰竭,多发生在病程5天内,年龄以0～3岁为主。表现为心动过速或过缓,呼吸急促,口唇发绀,咳粉红色泡沫样痰或血性液体,持续血压降低或休克。此期病例属于手足口病重症病例危重型,病死率较高。

(5)第5期(恢复期):体温逐渐恢复正常,神经系统受累症状和心肺功能逐渐恢复,少数可遗留系统后遗症状。

2. 心理、社会状况

对于病情较重需要住院治疗的患儿,评估患儿及家长的心理状况和对手足口病的认知程度,患儿隔离期间可能会产生陌生感、孤独感,家长因对手足口病认知不够或担心疾病的预后而产生焦虑、恐惧等心理反应。

3. 辅助检查

(1)血常规:白细胞计数正常或降低,病情危重者白细胞计数可明显升高。

(2)脑脊液检查:外观清亮,压力增高,白细胞计数增多,多以单核细胞为主,蛋白质正常或轻度增多,糖和氯化物正常。

(3)血生化:部分病例可有轻度ALT、AST、CK－MB升高,重症病例血糖可升高。

(4)血清检查:急性期与恢复期血清EV71等肠道病毒中和抗体有4倍以上的升高。

## 六、主要护理诊断/问题

### (一)体温过高

与病毒感染有关。

### (二)皮肤完整性受损

与病毒引起的皮损有关。

### (三)潜在并发症

如脑水肿、呼吸衰竭、心力衰竭。

### (四)知识缺乏

与家长缺乏本病的相关知识有关。

### (五)焦虑(家长)

与重症病例病情危重有关。

## 七、护理措施

### (一)一般护理

注意休息,保持室内适宜温、湿度,每天开窗通风2次,定时消毒病房内空气及患儿用物。医护人员接触患儿前后均要消毒双手。尽量减少陪护及探视人员,并做好陪护宣教,要求勤洗手、戴口罩等。患儿的呼吸道分泌物和粪便及其污染的物品要进行消毒处理。

### (二)心理护理

本病发生突然、进展快、病情凶险,应多给家长提供必要的心理支持,耐心解释患儿的病情及转归,减轻焦虑情绪。

(三)病情观察

监测生命体征变化,密切观察病情,尤其是重症患儿。若患儿出现烦躁不安、嗜睡、肢体抖动、呼吸及心率增快等表现时,提示有神经系统受累或心肺衰竭的表现,应立即通知医师,并积极配合治疗,给予相应护理。

(四)对症护理

1. 维持正常体温

密切监测患儿体温并记录,及时采取物理降温或药物降温措施。鼓励患儿多饮水,以补充高热消耗的大量水分。患儿衣被不宜太厚,及时更换汗湿的衣被。

2. 口腔护理

给予营养丰富、易消化的流质或半流质饮食,以减少对口腔黏膜的刺激。保持口腔清洁,进食前后用生理盐水漱口。有口腔溃疡的患儿可将维生素 $B_2$ 粉剂直接涂于口腔糜烂部位,或涂以碘甘油,以消炎止痛,促进溃疡面愈合。

3. 皮肤护理

保持患儿衣被清洁,剪短患儿指甲以免抓破皮疹。手足部疱疹未破溃处涂炉甘石洗剂或5%碳酸氢钠溶液;疱疹已破溃者、有继发感染者,局部用抗生素软膏。臀部有皮疹的患儿,保持臀部清洁干燥,及时清理患儿的大小便。

(五)治疗指导

普通病例一般不需要住院治疗,注意隔离,避免交叉感染,适当休息,做好口腔和皮肤的护理。重症病例以对症支持治疗为主,做好抢救准备,及时发现肺水肿、呼吸衰竭、心力衰竭等并发症,积极配合抢救,遵医嘱使用甘露醇等脱水利尿剂降低颅内高压,及时应用血管活性药物,酌情应用丙种球蛋白、糖皮质激素;根据病情应用呼吸机,进行正压通气或高频通气。应观察药物疗效及不良反应。

## 八、健康教育

(1)应向家长介绍手足口病的流行特点、临床表现、治疗和预防措施。

(2)不需住院治疗的患儿可在家隔离,教会家长做好口腔护理、皮肤护理及病情观察,患儿粪便及时进行消毒处理,如有病情变化应及时到医院就诊。

(3)流行期间不要带儿童到人群聚集的公共场所,教会孩子养成良好的卫生习惯,如饭前便后和外出后要用肥皂或洗手液等给儿童洗手,不要让儿童喝生水、吃生冷食物,加强锻炼,增强机体抵抗力。

(张静)

# 第六节 猩红热

猩红热是一种由A组β型溶血性链球菌感染引起的急性呼吸道传染病。其临床特征为发热、咽峡炎、全身弥散性红色皮疹和疹退后皮肤脱屑。少数患儿患病后可出现变态反应性心、肾、关节的损害。

猩红热主要通过空气飞沫传播,也可通过伤口和产道等传染,患儿和带菌者是主要传染源,人群普遍易感,以3~7岁的儿童多见,全年均可发病,以冬、春季多见。

## 一、病因及流行病学特征

A组β溶血性链球菌(又称为“化脓链球菌”)为革兰阳性球菌。细菌的菌体成分和所产毒素与酶构成其毒力。其细菌壁的M蛋白是主要毒力因子,据其抗原性不同分为200多种血清型。急性期患者及健康带菌者为主要传染源,通过鼻咽分泌物飞沫传播或直接密切接触传播。病菌也可通过污染的玩具、生活用品和食物等经口传播,还可以通过皮肤创伤或产道入侵,成为“外科型”或“产科型”猩红热。猩红热患者自发病前24小时至疾病高峰时期传染性最强。全年发病,冬春季更为流行。多见于学龄前和学龄儿童,多为散发,亦可在学校等集体机构内流行。

## 二、治疗

### (一)抗菌药物治疗

一般口服,静脉用药适于严重感染伴有并发症者。

1. 首选青霉素类

(1)青霉素G:5～20万U/(kg・d),分2～4次肌内注射或静脉滴注,疗程10天。

(2)阿莫西林:50mg/(kg・d),最大剂量1g,分2次口服,疗程10天。

2. 青霉素过敏者

可选用如下药物。

(1)第一代或第二代头孢菌素:

1)头孢氨苄:40mg/(kg・d),单剂最大剂量500mg,分2次口服,疗程10天。

2)头孢羟氨苄:口服,30mg/(kg・d),最大剂量1g,每天2次,疗程10天。

3)头孢呋辛酯:5～12岁儿童,20mg/(kg・d),最大剂量500mg,分2次口服;12岁以上儿童按成人量,即0.5g/d,分2次口服,疗程10天。

(2)大环内酯类:

1)阿奇霉素:10mg/(kg・d),1次口服,疗程5天。

2)克拉霉素:6月龄以上可选用,15mg/(kg・d),分2次口服,单次最大剂量250mg,疗程10天。

3)红霉素:20～40mg/(kg・d),分3次口服,疗程10天。

(3)克林霉素:4周龄以上可选用,15～30mg/(kg・d),分3次口服,单次最大剂量300mg,疗程10天。

在我国,化脓性链球菌对大环内酯类和克林霉素的耐药率很高,不宜用于经验性治疗,可根据药物敏感试验酌情选用。

3. 病情复发或者治疗后咽部细菌清除失败者

推荐:

(1)阿莫西林-克拉维酸:40mg/(kg・d),以阿莫西林计算,每天最大剂量2000mg,分3次口服,疗程10天。

(2)苄星青霉素G联合利福平:苄星青霉素G:<27kg儿童60万U,≥27kg儿童120万U,单剂肌内注射;利福平:20mg/(kg・d),每天最大剂量600mg,分2次口服,疗程4天。

(3)克林霉素:剂量同上。

### (二)对症治疗

退热等。

## 三、护理评估

(一)健康史

详细询问患儿近期有无猩红热患儿接触史,既往有无急性咽炎、扁桃体炎等链球菌感染病史,近期用药情况,是否有用过易致皮疹的药物,是否用过肾上腺糖皮质激素、免疫抑制剂等药物史。

(二)身心状况

1. 临床表现

潜伏期通常为 2～3 天,短者 1 天,长者可达 5～7 天。典型病例为发热、咽峡炎和第 2 天出现典型的皮疹。

(1)发热:多为持续性,体温可达 39℃左右,可伴有头痛、食欲缺乏、全身不适等全身中毒症状。

(2)咽峡炎:表现为咽痛、吞咽痛,局部充血并可有脓性渗出物。

(3)皮疹:典型表现为发热后 1～2 天出现皮疹,始于耳后、颈及上胸部,24 小时内迅速蔓延至全身。典型皮疹是在弥散充血的皮肤上出现均匀分布的针尖样大小的丘疹,高出皮面,扪之粗糙,压之褪色,疹间无正常皮肤,伴有痒感,以后按压则可暂时消退数秒,出现苍白的手印,称为贫血性皮肤划痕,为猩红热的特征之一。在腋窝、腹股沟等皮肤皱褶处,皮疹密集或因摩擦出血而呈紫红色线状,称为帕氏线,为猩红热的特征之二。在颜面部仅有充血而无皮疹,口鼻周围充血不明显,与面部充血皮肤相比之下显得发白,称为“口周苍白圈”。病程初期舌覆白苔,红肿的乳头突出于白苔之外,称为“草莓舌”,2～3 天后白苔开始脱落,舌面光滑呈绛红色,乳头仍凸起,称为“杨梅舌”,为猩红热的特征之三。

皮疹一般于 48 小时达高峰,然后按出疹先后开始消退,2～3 天内退尽,重者可持续 1 周。疹退后开始皮肤脱屑,多呈片状脱皮,面部及躯干为糠屑状,手、足、指(趾)处由于角化层较厚呈“手套”、“袜套”状,无色素沉着。

2. 并发症

为变态反应性疾病,多发生于病程的 2～3 周,主要有急性肾小球肾炎、风湿热等。

3. 心理、社会状况

应注意评估患儿及家长是否因皮疹及出疹后大片脱皮而产生焦虑、恐惧等心理反应。评估家长对猩红热的传播、转归知识的了解程度,以及常见并发症的早期表现认知程度。

4. 辅助检查

(1)血常规白细胞总数增加,以中性粒细胞为主。

(2)细菌培养咽拭子或其他分泌物培养可有 A 组 β 型溶血性链球菌生长。

## 四、主要护理诊断/问题

(一)体温过高

与毒血症有关。

(二)皮肤完整性受损

与猩红热皮疹有关。

(三)舒适度减弱

皮肤瘙痒、咽痛与皮疹及炎症反应有关。(四)潜在并发症如急性肾小球肾炎、风湿热等。

## 五、护理措施

### (一)一般护理

保持室内空气流通,温、湿度适应,急性期卧床休息,以减少并发症的发生。给予营养丰富易消化半流质、流质饮食。鼓励患儿多喝水,以利散热和毒素排泄。

### (二)心理护理

向患儿及家长讲解猩红热的临床表现、治疗和转归,消除患儿因皮疹和出疹后脱皮产生的紧张、恐惧心理。皮肤瘙痒时除遵医嘱给予止痒药物外,可鼓励患儿做游戏、看电视、复习功课等,以分散患儿注意力。

### (三)病情观察

密切监测生命体征变化情况,观察皮疹及脱皮情况。少数患儿可出现急性肾小球肾炎、风湿热等并发症,应注意有无眼睑水肿、尿量减少及血尿和关节疼痛等表现,早期发现并发症,并及时报告医师。

### (四)对症护理

1. 皮肤护理

评估患儿出疹及脱皮情况,保持皮肤清洁,勤换衣服。剪短患儿指甲,避免抓破皮肤而引起继发感染。沐浴时水温不宜过高,避免使用刺激性强的肥皂或沐浴液,以免加重皮肤瘙痒感。脱皮时勿用手扯,以免损伤皮肤,可用消毒剪刀修剪。

2. 发热的护理

密切监测体温变化,高热时可用物理降温,但忌用冷水和酒精擦浴,必要时遵医嘱使用退热药物。出汗时及时更换汗湿衣物。

### (五)治疗指导

青霉素是治疗猩红热的首选药,早期治疗可缩短病程,同时能预防急性肾小球肾炎、风湿热等并发症,治疗愈早,预防效果愈好。青霉素剂量为每日 5 万 U/kg,分 2 次肌内注射,严重感染时,剂量可为 10 万～20 万 U/kg,静脉滴注。青霉素过敏者可选用红霉素。

## 六、健康教育

(1)向患儿及家长讲解猩红热的传播方式、临床表现、治疗和转归等。患儿采用呼吸道隔离至症状消失后 1 周,连续咽拭子培养 3 次阴性后解除隔离,有化脓性并发症者隔离至治愈为止,有密切接触史者需要医学观察 7 天。

(2)加强卫生宣教,平时注意个人卫生,保持室内空气流通,流行季节儿童避免去公共场所。

(张静)

# 第七节 传染性非典型肺炎

传染性非典型肺炎又称严重急性呼吸综合征,简称 SARS,是一种因感染 SARS 冠状病毒引起的新型急性呼吸系统传染病,主要通过近距离飞沫传播。临床上以发热、头痛、肌肉酸痛、乏力、干咳少痰为主要表现,严重者可出现呼吸急促或呼吸窘迫。《中华人民共和国传染病防治法》将其列为乙类传染病，但按照甲类传染病进行预防和控制。

## 一、病原学

2003 年 4 月 16 日，WHO 宣布新型冠状病毒是 SARS 的病原体，并将其命名为 SARS 冠状病毒(SARS－CoV)。该病毒很可能来源于动物，由于外界环境的改变和病毒适应性的增强而跨越种系屏障传染给人类，并实现了人与人之间的传播。该冠状病毒为单股正链 RNA 病毒，病毒有包膜，表面有棘突，突起之间的间隙较宽，病毒外形呈日冕状。

该病毒的抵抗力和稳定性要优于其他人类冠状病毒。在干燥塑料表面最长可存活 4 天，尿液中至少存活 1 天，腹泻患者粪便中至少存活 4 天，在 4℃培养可存活 21 天，－80℃保存稳定性好，但对热、乙醚、紫外线、一般消毒剂敏感，56℃90 分钟或 75℃30 分钟可将该病毒灭活。

## 二、流行病学

### (一)传染源

患者是本病的主要传染源，急性期传染性最强，通过打喷嚏、咳嗽排出病毒，重症患者通过气管插管或呼吸机辅助呼吸等排出大量呼吸道分泌物而传染给他人。少数“超级传染者”可感染数十人甚至上百人。少数患者可出现腹泻，排泄物含病毒。康复患者无传染性。

### (二)传播途径

1. 飞沫传播

短距离的飞沫传播是主要传播途径。患者在打喷嚏、咳嗽，或行气管插管、使用呼吸机辅助呼吸时病毒经呼吸道分泌物传播，由于飞沫在空气中停留的时间和距离较短，因此仅造成近距离传播。

2. 接触传播

接触患者的呼吸道分泌物、消化道排泄物、其他体液后，通过口、眼或者鼻等进入人体引起感染。

### (三)易感人群

人群普遍易感，以青壮年多见。SARS 主要流行于人口密集的大城市，具有显著的家庭和职业聚集特征。医务人员、患者家人等为高危人群。

### (四)流行特征

我国于 2002 年 11 月在广东省佛山市首次发现本病。2003 年 1 月在广东地区流行，随后蔓延至全国 24 个省、自治区、直辖市及全球 32 个国家和地区，2003 年 8 月流行终止。这次全球流行累计发病 8422 例，死亡 916 例，我国共发病 5327 例，死亡 349 例，医务人员发病比例约占 20%。

本次流行发生于冬末春初，主要流行于人口密集的大都市，有明显的家庭和医院聚集发病倾向。

## 三、发病机制与病理变化

### (一)发病机制

发病机制尚未明确，发病早期可出现病毒血症。病理解剖和电子显微镜显示 SARS 病毒对肺组织细胞有直接损害作用。此外，患者在发病期间淋巴细胞减少，提示细胞免疫损伤可能为发病的主要原因。

（二）病理变化

肺的病理改变明显。双肺膨胀明显，镜下出现弥散性肺泡损伤，早期有肺水肿和透明膜形成。发病3周后可出现肺间质纤维化，肺泡闭塞。镜下可见小血管内微血栓和肺出血、散在的小叶性肺炎、肺泡上皮细胞脱落、增生等病变。肺门可见淋巴结充血、出血及淋巴组织减少。

## 四、临床表现

潜伏期1～14天，一般3～5天。

（一）普通型

病情多于10～14天达到高峰。病程为2～4周。

1. 发热

通常以发热为首发症状，体温一般大于38℃，呈不规则热或弛张热、稽留热等，热程为1～2周，可伴有头痛、食欲缺乏、身体不适、皮疹和腹泻等感染中毒症状。

2. 呼吸道症状

起病3～7天后出现频繁干咳、气短或呼吸急促、呼吸困难，常无流涕、咽痛、打喷嚏、鼻塞等上呼吸道卡他症状，痰少，偶有痰中带血丝，肺部体征不明显。

（二）轻型

临床症状轻，病程短。多见于儿童或接触时间较短者。

（三）重型

病情重，进展快，易出现急性呼吸窘迫综合征（ARDS）。符合下列标准的其中1条可诊断为SARS的重症病例。

（1）多叶病变或胸部X片48小时内病灶进展大于50％.

（2）呼吸困难，呼吸频率大于30次/分。

（3）低氧血症，在吸氧3～5L/min条件下，$SaO_2$＜93％或氧合指数小于300mmHg。

（4）出现休克、ARDS或MODS（多器官功能障碍综合征）。

## 五、并发症

常见并发症有肺部继发感染，肺间质改变，纵隔囊肿、皮下气肿和气胸，胸膜病变，心肌病变，骨质缺血性改变。

## 六、辅助检查

（一）血常规检查

外周血白细胞计数一般正常或降低，淋巴细胞减少，可有血小板降低。若继发感染，白细胞计数可升高。

（二）病原学检查

从患者呼吸道分泌物、血液等标本中培养、分离病毒，然后用反转录聚合酶链反应（PT－PCR）或免疫荧光法进行鉴定。

（三）血清学检查

常用酶联免疫吸附法（ELISA）和免疫荧光法（IFA）检测血清中的SARS－CoV抗体。

（四）影像学检查

大部分患者在起病早期即有胸部 X 线检查异常。多呈斑片状或网状改变。后逐渐加重，融合成大片状阴影，呈毛玻璃样，常为双侧改变，多发生在中下肺。胸部 CT 检查可见局限性实变，毛玻璃样改变最多见。肺部阴影改变程度与临床症状、体征不相符。

## 七、治疗要点

目前本病还缺乏特异性治疗手段。临床上采取以对症、支持治疗为主的综合治疗措施。

（一）一般治疗

卧床休息，避免劳累，加强营养支持，注意保持水、电解质平衡。

（二）对症治疗

咳嗽剧烈者给予镇咳，咳痰者予以祛痰治疗。发热超过 38.5℃，可给予物理降温，如冰敷、乙醇擦浴等，并酌情使用解热镇痛药，儿童禁用阿司匹林，因该药有可能引起瑞氏（Reye）综合征。出现气促或者 $PaO_2$＜70mmHg，或 $SaO_2$＜93％给予持续鼻导管或面罩吸氧。

（三）糖皮质激素治疗

有严重中毒症状，高烧 3 日不退；48 小时内肺部阴影进展超过 50％；有急性肺损伤或出现 ARDS。具备以上任意一种指征即可应用糖皮质激素。

（四）抗病毒治疗

目前尚无针对性药物，早期可试用蛋白酶类抑制剂类药物如洛匹那韦及利托那韦等。

（五）增强免疫功能

重症患者可使用已康复的 SARS 患者的血清进行治疗，亦可使用免疫增强药物如胸腺肽、免疫球蛋白。

（六）重症治疗

将患者收治于重症监护病房，加强动态监护，必要时使用机械通气。若出现休克或 MODS 应予以支持治疗。

## 八、预防

（一）管理传染源

1. 疫情报告

我国传染病防治法将此病列为乙类传染病，但对其预防、控制措施按照甲类传染病的方法执行。发现或疑似病例，应及时向卫生防疫部门报告，做到早发现、早诊断、早报告、早隔离、早治疗。

2. 隔离治疗

患者所有的患者应集中隔离治疗，疑似患者和确诊患者应分开收治。

3. 隔离观察

密切接触者对医学观察者和密切接触者，应在指定地点接受为期 14 天的隔离观察。

（二）切断传播途径

（1）加强科普宣传，流行期间减少大型集会或活动，保持公共场所空气流通；注意口腔和水源的处理消毒。

（2）保持良好的卫生习惯，不随地吐痰，有发热、咳嗽等表现时及时就诊；避免与人近距离接触。

(3)医务人员严格执行消毒、隔离制度,按甲类传染病进行防护。对污染区、半污染区、清洁区的空气、物品、地面等进行常规消毒。

(三)保护易感人群

目前尚无肯定的预防药物可以选择。灭活疫苗正在研制中,已进入临床实验阶段。医护人员和其他人员进入病区时,应注意做好防护工作。

## 九、护理评估

评估患者发病前是否与SARS患者或疑似病例密切接触;评估患者是否乘坐过飞机、火车、长途汽车、轮船等交通工具;评估患者是否接触过野生动物;评估患者有无SARS的临床表现;评估患者免疫学检查、病原学检测结果;评估患者及家属有无焦虑、紧张等心理情感反应。

## 十、主要护理诊断

(1)体温过高:与病毒感染有关。

(2)气体交换受损:与肺通气、换气功能障碍有关。

(3)有传播感染的危险:与患者密切接触病毒,通过体液或者空气飞沫传播有关。

(4)恐惧:与患者缺乏相关知识,隔离有关。

(5)潜在并发症:ARDS、休克、MODS等。

## 十一、护理措施

(一)一般护理

1. 隔离消毒

患者实施严密隔离,制订严格的探视制度。疑似病例与确诊患者应收治在不同的病房。医护人员进入病房前需穿隔离衣,戴12层以上的棉纱口罩或N95口罩,戴帽子和防护眼罩,穿鞋套,每4小时更换一次隔离衣、帽、口罩、鞋套。每次接触患者前后应消毒手。患者的所有用品专人专用,用后及时消毒。病室可用紫外线照射,每次1小时,每日4次,地面、墙面、门窗、物体表面可用1%过氧乙酸溶液喷雾或擦拭消毒。

2. 休息与活动

保持病房安静,通风良好。重症患者绝对卧床休息,病情好转后可适当运动,但应避免疲劳,保证充足的睡眠。

3. 饮食

提供营养丰富、易消化的食物。鼓励患者进食高热量、高蛋白的饮食,增强体质。

(二)病情观察

(1)体温、脉搏、呼吸及神志状态。

(2)血氧饱和度的变化,如患者出现呼吸困难、血氧饱和度($SpO_2$)降低应及时给予吸氧,必要时配合医师采取机械通气.

(3)严密观察患者有无ARDS、休克、MODS等并发症的发生,一旦发现病情变化,及时报告医师,积极配合医师抢救。

(三)对症护理

1. 发热的护理

严密监测患者的体温变化，采取有效物理降温措施，酌情使用药物降温并观察降温效果。补充充足的营养和水分，加强口腔、皮肤护理。

2. 呼吸困难的护理

严密观察呼吸型态的变化和呼吸困难的程度。协助患者取舒适体位，定时翻身、叩背，协助患者排痰，保持呼吸道通畅。给予患者鼻导管或面罩吸氧，病情严重者可行气管内插管或气管切开，必要时机械通气。肺部感染者遵医嘱使用抗菌药物。

（四）心理护理

由于 SARS 传染性强，病情凶险，在社会上引起了恐慌，患者心理负担较重，会产生焦虑、恐惧的心理。在隔离期间由于探视被限制，不能与亲属见面，会产生孤独、忧郁的心理。医护人员为减轻患者的心理压力，应主动与患者交谈，了解其想法，鼓励其安心接受治疗。对疑似病例，应安排合理收住，减少患者对院内交叉感染的担忧。对确诊病例，要加强关怀与解释，引导患者加强对本病的自限性和可治愈的认识。

### 十二、健康指导

（一）预防指导

（1）保持良好的个人卫生习惯：室内通风换气，促进空气流通，避免去空气疏通不畅、人口密集的公共场所；勤晒衣被；打喷嚏、咳嗽和清洁鼻子后应避免触摸眼睛、鼻及口，如需触摸，应先洗手。

（2）加强锻炼，增强体质：常到户外活动，呼吸新鲜空气以增强身体的抵抗力；多吃新鲜的水果、蔬菜来吸收维生素，补充足量优质蛋白质；保证充足睡眠。

（二）疾病知识指导

（1）向群众宣讲 SARS 的相关知识，如临床表现、发展过程及治疗等知识，做到早发现、早隔离、早治疗。

（2）指导患者出院后仍应劳逸结合、避免受凉、定期复查胸部 X 线片等，必要时进行康复训练。

（张静）

## 第八节 麻 疹

麻疹是由麻疹病毒引起的急性呼吸道传染病，主要通过呼吸道飞沫直接传播。临床以发热、咳嗽、流涕、眼结膜充血、口腔麻疹黏膜斑及全身皮肤出现红色斑丘疹为其特征，可引起肺炎、喉炎、心肌炎等并发症。本病传染性强，易造成流行，病后有持久的免疫力。

### 一、病原学

麻疹病毒属副黏病毒科麻疹病毒属，为 RNA 病毒，只有一个血清型，抗原性稳定。麻疹病毒可在人、猴、犬、鸡的组织细胞中生长繁殖，经组织细胞培养连续传代后，逐渐失去致病性，但仍保持抗原性，据此可制备麻疹减毒活疫苗。

麻疹病毒对外界抵抗力弱，对热、紫外线及一般消毒剂敏感。56℃加热 30 分钟可灭活。在流通空气或日光下半小时即失去活力，但其耐寒、耐干燥，在－70℃可保持数月至数年。

## 二、流行病学

（一）传染源

患者是唯一的传染源，从发病前2天到出疹后5天内均具有传染性，传染期患者口、鼻、咽、眼结膜、气管分泌物都含有病毒，传染性强。疹退后一般无传染性。

（二）传播途径

麻疹病毒主要通过呼吸道飞沫直接传播，患者咳嗽、打喷嚏时，病毒随排出的飞沫经口、鼻、咽部或眼结膜侵入易感者，很少通过衣物、玩具等间接传播。

（三）易感人群

人群对麻疹病毒普遍易感，易感者接触患者后96％以上发病，病后有持久免疫力。

（四）流行特征

一年四季均可发病，但以冬、春季为多，发病高峰在2 8 1 5 月份A 我国以6个月至5岁小儿发病率最高。自普遍接种麻疹疫苗以来，流行强度较以前减弱，且临床表现不典型。

## 三、发病机制与病理变化

（一）发病机制

麻疹病毒侵入上呼吸道黏膜和眼结膜上皮细胞后，在该细胞内复制繁殖，通过局部淋巴组织进入血流，形成初次病毒血症。病毒被单核－吞噬细胞系统吞噬，并在其中广泛增生，5 8 1 7 天后大量病毒再次进入血流，形成第2次病毒血症，出现高热、皮疹等临床表现。目前认为麻疹发病机制如下。

(1)麻疹病毒侵入细胞直接引起细胞病变。

(2)全身性迟发型超敏性细胞免疫反应。由于此时免疫功能低下，常合并肺炎、喉炎、心肌炎等。

（二）病理变化

麻疹的主要病理特征是感染部位数个细胞融合而形成多核巨细胞。皮疹为病毒或免疫损伤致真皮毛细血管内皮细胞肿胀、增生、渗出，以及淋巴细胞浸润、充血肿胀所致。由于崩解的红细胞和血浆渗出，使皮疹消退后留有色素沉着，表皮细胞坏死、角化后形成脱屑。口腔麻疹黏膜斑的病变与皮疹相似。

## 四、临床表现

潜伏期一般6 8 1 2 1 3 天，平均3 1 0 1 天左右，曾接受主动或被动免疫者可延长至3 8 1 4 周9 A 4 3 1

（一）典型麻疹

典型麻疹的临床过程可分为三期。

1. 前驱期

从发热到出疹为前驱期，此期主要为上呼吸道炎症及眼结膜炎所致的卡他症状。急性起病，出现发热、咳嗽、流涕、流泪、眼结膜充血、畏光、咽痛、全身乏力等症状。在病程第2 8 1 3 9 A 4 3天，90％以上的患者于双侧第二磨牙对面的颊黏膜上出现0.5 8 1 3 1 mm A针尖大小的白色小点，周围有红晕，初起时仅数个，可互相融合成片，2 8 1 3 天内消失3 对早期诊断有重要意义。前驱期一般持续3 8 1 4 天9 A 4 3 1

2. 出疹期

于发热第3 8 14 天9 A发热、呼吸道症状明显加重，并开始出现皮疹，皮疹首先见于耳后、发际，渐及前额、面、颈，自上而下蔓延到胸、腹、背及四肢，最后达手掌与足底，2 8 13 天遍及4 3 1全身。皮疹初为淡红色斑丘疹，大小不等，压之退色，直径2 8 15 mm9，疹间皮肤正常。出疹高峰时皮疹可融合，颜色转暗，全身毒血症状加重，高热可达40℃，并可出现惊厥、谵妄、咳嗽频繁，肺部可闻及少量湿啰音，全身淋巴结及肝、脾轻度肿大。出疹期为3 8 15 天9，此期易1出现并发症。

3. 恢复期

皮疹达高峰后，常于1 8 12 天9内迅速好转，体温下降，全身症状明显减轻，皮疹随之按出疹的先后顺序消退，出现糠麸样细小脱屑及留有浅褐色色素斑，1 8 12 周消失4 3。无并发症者病程为10 8 1 14 天A 4 3 1

(二)非典型麻疹

由于感染者的年龄不同、机体的免疫状态不同、病毒毒力的强弱不一、侵入人体的数量不同等因素，临床上可出现非典型麻疹，具体如下。

1. 轻型麻疹

轻型麻疹多见于对麻疹具有部分免疫者。表现为发热低，热程短，皮疹稀疏色淡，无麻疹黏膜斑或不典型，上呼吸道症状轻，一般无并发症，病程多在1周左右。

2. 重型麻疹

重型麻疹多见于全身情况差、免疫力低下，或继发严重感染者，病死率高。

(1)中毒性麻疹：中毒症状重，起病即高热，持续在40 8 1 41℃ A4 3 1，伴气促、发绀、心率快，甚至谵妄、抽搐、昏迷。

(2)休克性麻疹：除具有中毒症状外，还可出现循环衰竭或心衰竭，表现为面色苍白、发绀、四肢厥冷、心音减弱、心率快、血压下降等。皮疹暗淡稀少或皮疹刚出又突然隐退。

(3)出血性麻疹：皮疹为出血性，形成紫斑，压之不退色，同时可有内脏出血。

(4)疱疹性麻疹：皮疹呈疱疹样，融合成大疱。发热高，中毒症状重。

3. 异型麻疹

异型麻疹主要发生在接种麻疹灭活疫苗后4 8 16 年9，再接触麻疹患者时出现。表现为突起高热，头痛、肌痛、腹痛，无麻疹黏膜斑，病后2 8 13 天出现皮疹1，从四肢远端开始，逐渐扩散到躯干，皮疹为多形性，上呼吸道卡他症状不明显。国内接种采用麻疹减毒活疫苗而非灭活疫苗，故此类型少见。

## 五、并发症

(一)肺炎

肺炎为麻疹最常见的并发症，占麻疹患儿死因的90%以上，多见于5岁以下小儿。由麻疹病毒引起的肺炎多不严重，主要为继发肺部感染。表现为病情突然加重，咳嗽、咳脓痰，患儿可出现鼻翼翕动，口唇发绀，肺部有明显啰音。

(二)喉炎

麻疹过程中可有轻度喉炎，继发细菌感染后致喉部组织水肿，分泌物增多，容易形成梗阻。表现为声嘶、犬吠样咳嗽、呼吸困难、缺氧等。严重时须及早行气管切开。

(三)心肌炎

心肌炎多见于2岁以下患重型麻疹或并发肺炎和营养不良者，表现为气促、烦躁、肢端发绀、面色苍白、心率快、心音低钝、肝肿大等急性心力衰竭症状。

（四）脑炎

脑炎较少见，发生率为0.01%～0.5%，多发生在疹后2～6天，也可发生在出疹后3周内。主要表现有发热、头痛、呕吐、嗜睡、惊厥、昏迷等。脑炎的轻重与麻疹轻重无关，部分患者留有后遗症。

## 六、辅助检查

（一）血常规检查

白细胞总数减低，淋巴细胞相对增高，若白细胞增多常提示继发细菌感染。

（二）血清学检查

用酶联免疫吸附试验（ELISA）测定血清中的特异性IgM，该法是诊断麻疹的常用方法，具有早期诊断意义。IgG抗体恢复期较早期增高4倍以上，即为阳性。

（三）病原学检查

早期从患者的鼻咽部、眼等分泌物中分离到麻疹病毒均可确诊。

## 七、治疗要点

（一）一般治疗

对麻疹病毒目前尚无特效抗病毒药物，主要为对症治疗，加强护理，预防和治疗并发症。

对症治疗：高热者（T＞39℃）可酌情给予小量镇静退热药，或头部冷敷，避免急促退热导致虚脱。咳嗽可用祛痰止咳药，剧咳和烦躁不安者可应用少量镇静药。

（二）并发症

1. 肺炎

主要为抗菌治疗，参考痰菌培养及药敏试验结果选用抗生素。

2. 喉炎

蒸汽雾化吸入稀释痰液，使用抗菌药物，喉部水肿者可用肾上腺皮质激素，喉梗阻严重时及早行气管切开。

3. 心肌炎

出现心力衰竭者及早静脉注射强心药物如毛花苷C或毒毛花苷K，重者同时用肾上腺皮质激素保护心肌。

4. 脑炎

主要是降低颅内压及对症处理。

## 八、预防

预防麻疹的关键措施是对易感者接种麻疹减毒活疫苗，提高其免疫力。

（一）管理传染源

对麻疹患者应早发现、早诊断、早报告、早隔离、早治疗。患者隔离到出疹后5天，有并发症者延长至出疹后10天。对密切接触麻疹的易感儿童应隔离检疫3周，已做被动免疫者应延长至4周。

（二）切断传播途径

流行期间避免易感儿童到公共场所或探亲访友，出入应戴口罩；通风换气，保持室内空气流通;无并发症者可以在家隔离,以减少传播和继发医院内感染。

(三)保护易感人群

1. 主动免疫

未患过麻疹的小儿均应接种麻疹减毒活疫苗。接种时间;8 个月龄初种,7 岁复种。接种方法:上臂外侧三角肌处,1 次皮下注射 0.2mL,各年龄儿童和成人剂量相同。接种反应:症状轻微,少数可在 5 8 11 43 天后 9 A 4 1 出现低热,1 8 12 天 9 即退 A 4 3 1

2. 被动免疫

有密切接触史的体弱、患病、年幼的易感儿童应采用被动免疫,在接触患者 5 天内肌内注射丙种球蛋白 3mL 可防止发病,在接触患者 6 天后注射,可减轻症状。免疫有效期为 3 8 18 周 9 A 4 3 1

## 九、护理评估

评估当地麻疹流行情况,评估患者有无麻疹接触史;评估患者有无上呼吸道卡他症状、麻疹黏膜斑及典型皮疹等麻疹表现;评估患者免疫学检查、病原学检测结果;评估患者及家属有无焦虑、紧张等心理情感反应。

## 十、主要护理诊断

(1)体温过高:与麻疹病毒感染有关。

(2)皮肤完整性受损:与皮肤血管受损有关。

(3)有体液不足的危险:与发热及摄入减少有关。

(4)清理呼吸道无效:与麻疹并发肺炎所致痰液增加、黏稠不易咳出有关。

## 十一、护理措施

(一)一般护理

1. 隔离

呼吸道隔离,患者隔离到出疹后 5 天,有并发症者延长至出疹后 10 天。

2. 休息

患者卧床休息。病室内通风换气,空气新鲜,保持适当的温湿度,室内光线不宜过强,以防止强光对患者眼睛的刺激。

3. 饮食

给予营养丰富、高维生素、易消化的流食、半流食,并注意补充充足的水分,可给予果汁或温开水等,少量多次喂服,有利于排毒、退热、透疹。必要时给予静脉输液,维持水、电解质平衡。

(二)病情观察

(1)体温、脉搏、呼吸及神志状态。

(2)皮疹的变化,出疹期应注意观察出疹顺序、皮疹颜色及分布情况。

(3)有无脱水、酸中毒及电解质紊乱。

(4)有无肺炎、喉炎、心肌炎等并发症表现。

(三)对症护理

1. 发热的护理

高热对患者不利，但体温过低也不利于顺利出疹。在出疹期，如体温不超过39℃可不予处理。如体温过高，可采用物理降温，但禁用乙醇擦浴，以免刺激皮肤影响发疹，亦可服用小剂量退热剂，使体温略降。

2. 皮疹的护理

注意保持皮肤清洁，每天用温水（忌用肥皂水）轻擦皮肤；有皮肤瘙痒者应避免搔抓，防止抓伤皮肤造成感染。应注意修剪指甲，幼儿自制能力差，可将手包起来。皮肤剧痒者可涂5%碳酸氢钠或炉甘石洗剂等；对大面积淤斑的坏死皮肤应注意保护，翻身时应注意避免拖、拉、拽等动作，防止皮肤擦伤；衣着应宽松，内衣裤应勤换洗。床单应保持清洁、平整、干燥。

3. 眼、鼻、口腔的护理

每天用生理盐水或硼酸溶液冲洗双眼2～3次，冲洗后滴入眼药水，以预防继发细菌感染；随时清除鼻腔分泌物，保持鼻腔通畅；每天用温水彻底清洗口腔2～3次，每次进食后用温水漱口。

4. 并发症的护理

并发症是麻疹患者的主要死因，故应密切观察病情变化并做好相应的处理。

(1)肺炎：若患者出现高热、精神萎靡、食欲下降、咳嗽频繁、呼吸急促、鼻翼翕动等，提示并发肺炎，应立即与医师联系，给予雾化吸入，以稀释痰液，减轻肺部炎症。

(2)喉炎：若患者出现哭声嘶哑，甚至失声，咳嗽呈犬吠样，提示并发喉炎，应给予雾化吸入，如喉梗阻明显，可加用地塞米松缓解喉头水肿，做好气管切开的准备。

(3)心肌炎：若患者出现皮疹稀疏，体温上升与心率增快不成比例，应警惕心功能不全。严重心肌炎者遵医嘱给予激素治疗，心力衰竭者遵医嘱给予洋地黄制剂。在使用洋地黄制剂过程中，应密切观察有无恶心、呕吐、眩晕、头痛、心动过缓或心律不齐等洋地黄中毒症状。

(四)心理护理

护理人员应多与患者或家属交流，鼓励其说出自己的想法和感受，对其提出的问题耐心解释，教会家属必要的护理措施，了解麻疹的相关知识，告知患者和家属单纯麻疹预后良好，一般不会遗留色素沉着而影响个人形象，解除其恐惧、焦虑心理。

## 十二、健康指导

(一)预防指导

麻疹流行期间不带易感儿童去公共场所，避免呼吸道飞沫传播。强调麻疹预防接种的重要性。对8个月以上未患过麻疹的小儿可接种麻疹减毒活疫苗；对年幼、体弱的易感者可注射人血丙种球蛋白。

(二)疾病知识指导

讲述麻疹的有关知识，如典型麻疹的临床表现、并发症表现、治疗及护理措施。单纯麻疹可在家中隔离、治疗、护理，以减少继发感染及并发症的发生。对麻疹的家庭护理给予指导，以促进患者顺利恢复。如出现皮疹透发不好或持续高热、咳嗽加重、发绀等情况，及时到医院就诊。

（张静）

## 第九节 风 疹

风疹是一种由风疹病毒引起的急性呼吸道传染病。临床上以轻度上呼吸道症状，发热，全身皮疹，耳后、枕后及颈部淋巴结肿大为特征。本病病情较轻，预后良好，但孕妇在孕早期初次感染风疹病毒后，可引起胎儿先天性畸形。

### 一、病原学

风疹病毒属披膜病毒科，为 RNA 病毒。病毒直径 50 81 730n9mA为不规则球形。仅有一个血清型，抗原性稳定，只感染人类。风疹病毒对外界抵抗力弱，但耐寒和干燥，不耐热。在37℃和室温中可很快灭活，对紫外线、乙醚等一般消毒剂敏感。风疹病毒也可在胎盘或胎儿体内生存繁殖，产生长期、多系统的慢性急性型感染。

### 二、流行病学

#### (一)传染源

患者是唯一的传染源，从出疹前 5 天到出疹后 2 天，其口、鼻、咽分泌物，血液，尿液和粪便中均含有大量病毒，具有传染性。

#### (二)传播途径

病原体可经飞沫或口、鼻、眼的分泌物传播，孕妇感染风疹后病毒可经胎盘传染给胎儿。

#### (三)易感人群

人群对风疹病毒普遍易感，感染后能获得持久的免疫力。6 个月以下的婴儿因由母体获得被动免疫故很少发病，但学龄前及学龄儿童因抗体逐渐消失而成为易感者。成年人、育龄期妇女临床上亦多见。

#### (四)流行特征

风疹一年四季均可发病，但以冬、春季为多，易造成广泛的流行。

### 三、发病机制与病理变化

#### (一)发病机制

风疹病毒主要侵入人体上呼吸道黏膜和颈部淋巴结，复制后进入血液循环引起病毒血症。病毒通过白细胞到达单核－吞噬细胞内复制后再次入血，引发第二次病毒血症，可出现发热、浅表淋巴结肿大、上呼吸道症状。

#### (二)病理变化

目前多认为，由于风疹病毒所致的抗原－抗体复合物引起真皮上层的毛细血管炎症，充血和轻微炎症渗出导致皮疹出现。本病病情较轻，皮肤和淋巴结呈急、慢性非特异性炎症。风疹病毒可引起脑炎、脑组织水肿，非特异性血管周围浸润、神经细胞变性及轻度脑膜反应，也可由于慢性持续性病变在感染数十年后导致慢性全脑炎。

### 四、临床表现

#### (一)获得性风疹

潜伏期一般为 14 81 231 9天A平4均3 118 天。

1. 前驱期

症状较轻微，时间为1 8 12 天9 A 4 3 1患者可出现中低热、头痛、食欲减退、咳嗽、流涕、咽痛、眼结膜充血等症状，偶有呕吐、腹泻等。部分患者在咽部和软腭可见玫瑰色或出血性斑疹。婴幼儿患者无前驱症状或症状轻微，年长儿和成人患者较明显，可持续5 8 16 天9 A 4 3 1

2. 出疹期

患者一般于发热1 8 12 天9 A 4 3 1后出现皮疹。皮疹初见于面颈部，随后迅速向下蔓延，1天内布满躯干，四肢较少，手掌和足底常无。皮疹为淡红色细点状斑疹、斑丘疹或丘疹，直径2 8 1 3 9 A 4 3mm，一般持续3天后消退，不留色素沉着，也无脱屑。出疹期常伴低热、上呼吸道感染，脾及全身浅表淋巴结肿大，疹退时体温下降，上呼吸道症状消退，肿大的淋巴结也逐渐恢复。

（二）先天性风疹综合征

孕早期感染风疹，风疹病毒可经胎盘传给胎儿，感染后引起流产、早产、死胎，也可致胎儿的先天性畸形。新生儿畸形以白内障、视网膜病变、心脏及大血管畸形、智力障碍等多见。

## 五、并发症

（一）脑炎

脑炎主要见于小儿，发病率约为1∶6000，一般发生于出疹后1 8 17 天9 A 4 3 1表现为头痛、嗜睡、呕吐、复视、颈项强直、惊厥等。病程较短，多数患者于3 8 17 天9 A 4 3 1后自愈，少数可留后遗症。

（二）心肌炎

患者可出现胸闷、心悸、头晕等，心电图及心肌酶谱均有改变，可与脑炎等并发症同时存在，一般于2周内恢复。

（三）关节炎

关节炎多见于成年女性，出疹期时可出现指关节、腕关节、膝关节等红、肿、痛或关节腔积液等，类似于类风湿性关节炎，大多在2 8 130 天9 A 4 3 1内自行消失。

（四）出血倾向

出血倾向少见，由于血小板减少和毛细血管通透性增高所致。常在出疹后突然出血，出现皮肤黏膜淤点、淤斑，呕血，便血，血尿，少数患者出现颅内出血，可引起死亡。多数在1 8 1 3 9 A 4 2周内自行缓解。

## 六、辅助检查

（一）血常规检查

外周血常规显示白细胞计数减少，淋巴细胞增多，并出现异型淋巴细胞和浆细胞。

（二）病毒分离

获得性风疹取鼻咽部分泌物做培养，先天性风疹取尿、脑脊液、血液等分离出风疹病毒，再用免疫荧光法鉴定。

（三）血清特异性抗体测定

采用血凝抑制试验或补体结合试验检测患者血清中抗风疹病毒抗体IgM，若滴度显著升高或前、后两次检测效价升高4倍以上，有助于临床诊断。

## 七、治疗要点

对风疹病毒目前尚无特殊治疗方法，主要为对症治疗，加强护理，预防和治疗并发症，早期可运用抗病毒药物治疗。

(一)一般治疗

一般症状轻微者,只需隔离观察,不需特殊治疗。高热者予以物理降温或酌情给予小量镇静退热药,咳嗽可用祛痰止咳药,剧烈咳嗽和烦躁不安者可用少量镇静药。

(二)药物治疗

干扰素、利巴韦林等有减轻症状的作用。

(三)并发症的治疗

出现高热、嗜睡、惊厥、昏迷者按病毒性脑炎处理,有出血倾向者可用糖皮质激素治疗,必要时输注新鲜血浆。

## 八、预防

(一)管理传染源

对疫情应早发现、早诊断、早报告、早隔离、早治疗,以免出现暴发流行。患者行呼吸道隔离至出疹后 5 天。妊娠早期的妇女在流行期间应避免接触风疹患者,以免导致胎儿发育畸形。

(二)切断传播途径

流行期间避免易感儿童到公共场所或探亲访友,出入应戴口罩;保持室内空气流通,定期对病房进行消毒,同时减少不必要的探视。

(三)保护易感人群

1. 主动免疫

未患过风疹的小儿均应接种风疹减毒活疫苗或麻疹、风疹、腮腺炎三联疫苗。在上臂外侧三角肌处,皮下注射 0.5mL;一般不良反应轻微,偶有发热、皮疹、淋巴结肿大等反应,过敏反应极为罕见。孕妇和使用免疫抑制剂者不宜接种。

2. 被动免疫

如妊娠 3 个月的妇女与风疹患者有接触,可于接触 5 天内注射高效价免疫球蛋白,预防胎儿感染。若确诊有风疹病毒感染的早期孕妇,一般应终止妊娠。

## 九、护理评估

评估当地风疹流行情况,评估患者有无风疹接触史;评估患者有无上呼吸道卡他症状、风疹典型皮疹等风疹表现;评估患者免疫学检查、病原学检测结果;评估患者及家属有无焦虑、紧张等心理情感反应。

## 十、主要护理诊断

(1)体温过高:与风疹病毒感染有关。

(2)皮肤完整性受损:与血管内皮受损有关。

(3)营养失调:低于机体需要量。与食欲差、营养不良、发热导致机体消耗有关。

(4)知识缺乏:与患者或家属缺乏风疹相关疾病知识有关。

## 十一、护理措施

(一)一般护理

1. 隔离

对患者实施呼吸道隔离，隔离到出疹后5天，有并发症者延长至出疹后10天，保持室内通风良好，温、湿度适宜，紫外线消毒室内空气。限制易感者探视。

2. 休息

急性期患者卧床休息，症状缓解后可适当活动。

3. 饮食

给予营养丰富、高维生素、清淡易消化的流质、半流质食物，少量多餐，多饮水或给予果汁。

（二）病情观察

(1)体温、脉搏、呼吸及意识状态。

(2)皮疹的变化：出疹期应注意观察出疹范围、形态、部位及退疹情况。

(3)有无脑炎、心肌炎、关节炎等并发症出现。

（三）对症护理

1. 发热的护理

发热期间，应严密监测患者的体温，如体温超过38.5℃可酌情使用小剂量的退热药，但忌用冷敷及乙醇擦浴，以免刺激皮肤，影响出疹。同时嘱患者多饮水，并保持口腔和皮肤的清洁。

2. 皮疹的护理

注意保持皮肤清洁，避免曝晒，每天用温水（忌用肥皂水）清洁皮肤；修剪指甲，有皮肤瘙痒者应避免搔抓，防止抓伤皮肤造成感染；患者衣着应宽松，床单应保持清洁、平整、干燥。

（四）心理护理

医护人员应多与患者或家属交流，耐心讲解风疹相关知识及隔离的重要性和必要性，使其保持良好的心态，使家属能更好地护理患儿。患儿若出现烦躁不安、啼哭等不良情绪，医护人员应态度和蔼，主动关心，消除其不良情绪。

## 十二、健康指导

（一）预防指导

风疹传染性强，应隔离患者至出疹后5天。风疹流行期间不带易感儿童去公共场所，孕妇应避免与风疹患者接触，以减少感染风疹的机会。强调风疹预防接种的重要性，对8个月以上未患过风疹的小儿可接种风疹减毒活疫苗。

（二）疾病知识指导

积极开展健康教育，普及风疹防治的卫生知识，如风疹的临床表现、并发症表现、治疗及日常护理措施，提高自我保健意识。指导风疹患者合理营养，充分休息，以利于疾病的早日康复。

（张静）

# 第十节　水　痘

水痘(是由水痘一带状疱疹病毒引起的急性传染病，多发生于儿童。临床上以同时出现全身性斑疹、丘疹、疱疹及结痂为其特征，传染性极强/本病全身症状较轻，多为自限性，10

天左右自愈，感染后可获得持久的免疫力。病毒可潜伏于感觉神经节，在激活后发生皮肤感染，从而形成沿身体一侧周围神经呈带状分布的带状疱疹。

## 一、病原学

水痘－带状疱疹病毒属疱疹病毒科，呈球形，病毒仅有一个血清型，人是唯一的宿主。本病毒外界生存力差，不耐热，不耐酸，不能在痂皮中存活，能被乙醚等消毒剂灭活。

## 二、流行病学

### （一）传染源

患者是唯一的传染源，从发病前1～2天至皮疹完全结痂为止均具有传染性，病毒存在于患者的上呼吸道和疱疹液中。易感儿童接触带状疱疹患者后，也可能发生水痘。

### （二）传播途径

病原体可经飞沫、直接接触传播，亦可通过接触污染的用具传播。

### （三）易感人群

人群对水痘－带状疱疹病毒普遍易感，特别是1～5岁的儿童。易感者接触后90%可发病，但6个月以下的婴儿因由母体获得抗体故很少发病。病后可获持久免疫力。若孕妇患水痘，可感染胎儿。

### （四）流行特征

水痘一年四季均可发病，但以冬春季为多。带状疱疹发病无明显季节性。

## 三、发病机制与病理变化

### （一）发病机制

病毒侵入上呼吸道后，在呼吸道黏膜细胞中增生，2～3天后进入血液循环，形成第一次病毒血症，在单核－吞噬细胞系统内增生后再次入血，形成第二次病毒血症。病毒可引起全身各组织器官病变，以皮肤为主，偶可累及内脏。皮疹分批出现，与间歇性病毒血症相一致，皮疹出现1～4天后，由于特异性抗体产生，病毒血症消失，症状随之好转。

### （二）病理变化

水痘的病变主要为表皮棘细胞气球样变、肿胀，组织液渗入形成单房水痘疱疹，其内含大量病毒。下层的上皮细胞再生，结痂脱落，由于皮肤损害表浅，一般不留痕迹。

## 四、临床表现

潜伏期一般为10～21天，以14～16天多见。

### （一）前驱期

婴幼儿常无前驱症状或症状轻微，年长儿童及成人有低热、头痛、乏力、咽痛、咳嗽、食欲缺乏等表现，一般持续1～2天后出疹。

### （二）出疹期

发热同时或1～2天后出疹。

1. 出疹顺序

皮疹分批出现，首先见于躯干和头部，随后蔓延至面部及四肢。

2. 皮疹分布

水痘皮疹呈向心性分布，躯干最密集，其次为头部，四肢较少，手掌和足底更少见。部分患者可在口、咽、眼结膜和外阴等黏膜处发生疱疹，疱疹易破溃形成溃疡，伴有疼痛。

3. 皮疹特点

皮疹初为红色斑疹，数小时后变成丘疹再发展成为疱疹。由于皮疹分批出现，可在同一部位同时存在斑疹、丘疹、疱疹、结痂四种形态的皮疹。疱疹为椭圆形，直径为3～5mm，周围有红晕。壁薄易破，疹液透明，后变浑浊，常伴有瘙痒。1～2天后疱疹从中心开始干枯、结痂，1周左右时间痂皮脱落愈合，一般不留瘢痕。

## 五、并发症

### （一）皮疹继发细菌感染

常见皮肤发生继发感染，如化脓性感染、丹毒、蜂窝织炎等。

### （二）水痘肺炎

水痘肺炎多见于成人和免疫力低下患者，多发生于出疹后1～6天，轻者可无临床表现，重者表现为咳嗽、咯血、胸痛、呼吸困难、发绀等，严重者可于24～48小时内死于急性呼吸衰竭。

### （三）水痘脑炎

水痘脑炎一般极少发生，可在出疹后1周左右出现，儿童多于成人。患者可出现意识障碍、惊厥或抽搐，有脑膜刺激征及颅内压升高，严重者可死于呼吸衰竭。少数患者可留下神经系统后遗症。

## 六、辅助检查

### （一）血常规检查

白细胞计数可正常或稍高，淋巴细胞比例相对升高。

### （二）疱疹刮片

刮取新鲜疱疹基底组织涂片，可见多核细胞和核内包涵体。

### （三）病毒分离

在起病3天内取疱疹液做细胞培养，其病毒分离阳性率高。

### （四）血清学检查

血清抗体滴度升高4倍以上有诊断价值。

## 七、治疗要点

### （一）一般治疗

患者应隔离至全部疱疹变干、结痂为止。发热时应卧床休息，补充充足的水分和营养。保持皮肤清洁，皮肤瘙痒者避免搔抓疱疹，可用炉甘石洗剂涂擦，若疱疹破溃可涂抗生素软膏预防感染。

### （二）抗病毒治疗

阿昔洛韦是目前治疗水痘－带状疱疹病毒感染的首选抗病毒药物。在皮疹出现24小时内使用，能有效控制皮疹的发展，促进疾病康复。此外，阿糖胞苷和干扰素也可使用。

### （三）并发症的治疗

皮疹继发细菌感染时应及早使用抗生素治疗；因并发脑炎出现脑水肿者应脱水治疗；水痘患者一般不宜使用糖皮质激素，以防病毒弥散。

## 八、预防

### (一)管理传染源

对水痘患者应早发现、早诊断、早报告、早隔离、早治疗。患者应隔离至疱疹结痂或出疹后 7 天,接触患儿的易感者应检疫 3 周。

### (二)切断传播途径

彻底消毒患者呼吸道分泌物和生活污染物;流行期间避免易感儿童到公共场所或探亲访友,出入应戴口罩;无并发症者可以在家隔离,以减少传播。

### (三)保护易感人群

1. 主动免疫

1 岁以上健康儿童、青少年、成人及高危人群均可接种水痘减毒活疫苗,对自然感染的预防效果可达 68%81 109%A,并可持续 10 年以上。

2. 被动免疫

对于免疫能力低下、使用免疫抑制剂、重大疾病患者或孕妇,若有接触史,可肌内注射丙种球蛋白或带状疱疹免疫球蛋白以缓解病情。

## 九、护理评估

评估当地水痘流行情况,患者有无水痘接触史,是否接种过水痘减毒活疫苗;评估患者出疹的时间、顺序、部位、形态、进展情况等。评估患者免疫学检查、病原学检测结果;评估患者及家属有无焦虑、紧张等心理情感反应。

## 十、主要护理诊断

(1)体温过高:与水痘病毒感染或皮肤感染有关。

(2)皮肤完整性受损:与皮疹或继发感染有关。

(3)自我形象紊乱:与全身皮疹、水痘有关。

(4)潜在并发症:肺炎、脑炎等。

## 十一、护理措施

### (一)一般护理

1. 隔离与消毒

水痘传染性很强,一旦确诊,应立即实行呼吸道隔离和接触隔离,患者隔离至全部结痂或出疹后 7 天。医护人员接触患者后应洗手,污染物品消毒后方可使用。

2. 环境与休息

病室内通风换气,保持新鲜的空气,每日用紫外线消毒。发热时患者卧床休息,衣被勤洗勤晒。

3. 饮食

给予高热量、高蛋白、高维生素、清淡易消化的流食、半流食,如牛奶、粥、豆浆等,多饮水或果汁,少量多次喂服,禁食辛辣刺激食物。

### (二)病情观察

密切观察病情变化:(1)体温、脉搏、呼吸及神志状态。

(2)皮疹的变化:出疹期应注意观察出疹顺序、皮疹颜色及分布情况。

(3)有无继发感染和肺炎、脑炎等并发症表现。

(三)对症护理

1. 发热的护理

高热时患者卧床休息,给予营养丰富、清淡易消化饮食,多饮水;严密监测患者体温变化,可采用温水擦浴、冷敷等物理降温方法,但有皮疹患者禁用乙醇擦浴;遵医嘱小剂量使用降温药物,以免大量出汗引起虚脱,禁用阿司匹林;保持口腔、皮肤的清洁。

2. 皮疹的护理

保持床单位整洁干燥,穿着宽松柔软衣服;注意保持皮肤清洁干燥,每天用温水轻擦皮肤(禁用乙醇和肥皂);修剪指甲,婴儿可戴并指手套,避免搔抓而造成感染;皮肤瘙痒严重者可涂5%碳酸氢钠或炉甘石洗剂等,也可遵医嘱口服抗组胺药物。

3. 并发症的护理

(1)皮疹继发细菌感染:若患者有继发感染,可遵医嘱口服抗生素或局部涂抹抗生素软膏。

(2)水痘肺炎:严密观察患者有无出现高热、咳嗽、胸痛或呼吸困难等肺炎的症状,低氧血症者遵医嘱予以氧疗,并观察氧疗的效果。

(3)水痘脑炎:观察患者是否有发热、头痛、呕吐、意识障碍等表现。若出现可立即将患者取仰卧位,头偏向一侧,保持呼吸道通畅并予以吸氧,加床栏防止坠床,备好抢救设备和药物,同时严密观察患儿神志、瞳孔、生命体征变化。

(四)心理护理

护理人员应多与患者或家属交流,倾听其想法,对其提出的问题耐心解释;减轻患者或家属的精神压力,予以解释和安慰;鼓励家长多陪伴患儿,消除其在隔离期间的恐惧和孤独感。

(五)用药护理

遵医嘱用药,避免使用肾上腺皮质类药物(如激素类软膏),以防病毒在体内增生和扩散,使病情恶化。免疫功能低下、正在使用免疫抑制剂治疗其他疾病者,接触过水痘患者的孕妇,应立即肌内注射丙种球蛋白 0.4 81 3 0.96 mAl4/kg 或带状疱疹免疫球蛋白 0.1mL/kg,以缓解病情。

## 十二、健康指导

(一)预防指导

水痘流行期间尽量少带儿童去公共场所,避免与水痘患儿接触;强调计划免疫的重要性,对1岁以上的儿童应接种水痘减毒活疫苗。

(二)疾病知识指导

讲解水痘的相关知识,如水痘的病因、临床表现、主要治疗及护理措施。症状较轻,无并发症患儿可在医护人员的指导下在家中隔离,做好发热、皮肤、饮食等家庭护理;若患儿出现高热不退、咳嗽、头痛、呕吐、烦躁不安应立即去医院就诊。水痘病后具有持久的免疫力,一般终身免疫,但也应加强营养,坚持体育锻炼,以防止带状疱疹的发生。

(张静)

## 第十一节　流行性腮腺炎

流行性腮腺炎是由腮腺炎病毒引起的急性呼吸道传染病，多发生于儿童和青少年，临床上以发热、腮腺非化脓性炎症、腮腺区肿痛为特征。亦可侵犯其他腺体组织及神经系统，引起脑膜炎、脑膜脑炎、睾丸炎、卵巢炎和胰腺炎等。本病具有自限性，大多预后良好。

### 一、病原学

腮腺炎病毒属于副黏病毒属的单股 RNA 病毒，人是其唯一的宿主，存在于人的唾液、尿液和脑脊液中。腮腺炎病毒呈球形，直径在 100～200 nm，结构稳定，只有一个血清型。腮腺炎病毒抵抗力弱，紫外线、甲醛和 56℃温度均可将其灭活，但 4℃时可存活数天。

### 二、流行病学

#### （一）传染源

早期患者及隐性感染者为本病的传染源。患者腮腺肿大前 7 天到腮腺肿大后 9 天均具有传染性。

#### （二）传播途径

病原体主要通过飞沫传播。孕妇感染本病可通过胎盘传染给胎儿，导致胎儿畸形或死亡，流产的发生率也增加。

#### （三）易感人群

人群对腮腺炎病毒普遍易感，特别是儿童，90％的患者为 5～15 岁，感染后可获得持久免疫力，但近年来无免疫力的成人发病比例有所上升。

#### （四）流行特征

腮腺炎一年四季均可发病，但以冬、春季为主。多为散发，在儿童集体机构可暴发流行。

### 三、发病机制与病理变化

#### （一）发病机制

腮腺炎病毒从呼吸道侵入人体，在局部黏膜上皮细胞和淋巴结中复制后进入血液循环，为第一次病毒血症。这时，病毒随血液弥散至腮腺和中枢神经系统引起腮腺炎和脑膜炎。病毒在进一步繁殖复制后，再次侵入血流，形成第二次病毒血症并侵犯其他未受累的器官，如舌下腺、颌下腺、睾丸、胰腺等，故本病累及多个系统、器官。

#### （二）病理变化

腮腺炎的病理特征是腮腺非化脓性炎症。腮腺肿胀发红，有渗出物、白细胞浸润和出血性病灶。腮腺导管有卡他性炎症，周围有淋巴细胞浸润，周围间质性水肿导致腮腺导管阻塞，唾液淀粉酶排出受阻而经淋巴管进入血流，使血中淀粉酶增高。从尿中排出，尿淀粉酶增高。

### 四、临床表现

潜伏期一般为 14～25 天，平均 18 天。

#### （一）前驱期

大部分患者无前驱期表现，部分患儿在腮腺肿大前 1～2 天也可出现发热、头痛、食欲缺乏、疲乏等症状。

(二)腺肿期

腺肿期多数以腮腺肿大及疼痛为首发症状，一侧腮腺肿大后再累及对侧，但也有单侧肿大的患者。肿胀以耳垂为中心弥散性增大，表面灼热，但不发红，有明显的疼痛和触痛，因腮腺管阻塞，故咀嚼或进食酸性食物等促进唾液分泌增加时疼痛加重。早期腮腺管口常有红肿，无脓性分泌物。颌下腺或舌下腺可同时被累及，或单独出现。颌下腺肿大时颈前下颌处明显肿胀，可触及椭圆形腺体。舌下腺肿大时可见舌下或颈前下颌肿胀，并可出现吞咽困难。

## 五、并发症

(一)脑膜炎

一般发生于腮腺炎发病后的 4 8 15 天9约A 15%的患者可出现。临床表现为头痛、嗜睡、昏迷和脑膜刺激征，症状可于 1 周内消失。脑脊液检查均呈病毒性脑炎或脑膜炎的改变。一般预后良好，重者可留有后遗症或死亡。

(二)睾丸炎

多为单侧，也可双侧受累。患者常于腮腺肿大开始消退时又出现发热，睾丸明显肿胀、疼痛并伴有剧烈触痛，重者阴囊皮肤明显水肿。以上急性症状可持续 3 8 15 天910A 天内逐渐好转。部分患者睾丸炎后可出现不同程度的睾丸萎缩，但很少引起不育。

(三)卵巢炎

5%的成年妇女可发生，多表现为下腹疼痛，有时可触及肿大的卵巢，一般不影响生育。

(四)胰腺炎

胰腺炎多见于成人，常于腮腺肿大数天后发生，主要表现为恶心、呕吐、上腹疼痛和压痛。

## 六、辅助检查

(一)血常规检查

血白细胞计数可正常或降低，后期淋巴细胞比例相对升高。

(二)血清和尿液中淀粉酶测定

90%患者血清和尿淀粉酶增高。淀粉酶增高程度与腮腺肿大程度基本成正比，血脂肪酶增高有助于胰腺炎的诊断。

(三)脑脊液检查

腮腺炎而无脑膜炎症状和体征的患者，约半数脑脊液中白细胞计数轻度增高，能从脑脊液中分离出腮腺炎病毒。

(四)血清学检查

血清或脑脊液中特异性 IgM 抗体增高可作为早期诊断。

(五)病毒分离

患者早期可在唾液、尿、血、脑脊液中分离到病毒。

## 七、治疗要点

目前尚无特效治疗方法，主要为对症治疗和支持治疗。

(一)抗病毒治疗

发病早期可用利巴韦林，每天1g，儿童15mg/kg，静脉滴注，疗程5～7天。

(二)对症治疗

腮腺肿痛时可用如意金黄散或青黛散用醋调，外涂局部，可减轻局部肿痛，必要时给予镇痛药；高热者予以物理或药物降温；食欲缺乏者应补充水、电解质和能量以减轻症状。

(三)并发症的治疗

1. 脑膜炎

可静脉滴注地塞米松，每天5～10mg，共3～5天。若出现剧烈头痛、呕吐患者，可静脉推注20%甘露醇1～2g/kg，每4～6小时一次，直至症状好转。

2. 睾丸炎

成人腮腺炎合并睾丸炎患者可应用干扰素治疗以减轻症状。男性成人患者，可早期使用烯雌酚以预防睾丸炎的发生。睾丸胀痛者可用丁字带托起阴囊，局部冷敷以减轻渗出和疼痛。

3. 胰腺炎

患者予以奥美拉唑0.8mg/kg，加入生理盐水100mL中静脉滴注，疗程5～8天。予以清淡流质饮食，重者禁食和给予胃肠减压。

## 八、预防

(一)管理传染源

对腮腺炎患者应早发现、早诊断、早报告、早隔离、早治疗。患者应从发病之日起立即实行呼吸道隔离至腮腺肿胀完全消退。

(二)切断传播途径

流行期间避免易感儿童到公共场所或探亲访友，出入应戴口罩；保持室内空气流通；养成良好的卫生习惯，对污染物品及时进行消毒。

(三)保护易感人群

1. 主动免疫

对易感者进行预防接种是预防腮腺炎的重点，可接种腮腺炎减毒活疫苗。潜伏期患者接种可减轻症状。但因接种疫苗可能有致畸作用，故孕妇以及免疫功能异常者不宜使用。目前，国际上推荐应用麻腮风(MMR)疫苗接种，可在18～24月龄接种1剂。

2. 被动免疫

有密切接触史的易感者，在接触5天内应注射特异性高效价免疫球蛋白。

## 九、护理评估

评估当地腮腺炎流行情况，有无腮腺炎病史和接触史，是否接种过腮腺炎减毒活疫苗；评估患者身体状况；评估患者免疫学检查、病原学检测结果；评估患者及家属有无焦虑、紧张等心理情感反应。

## 十、主要护理诊断

(1)疼痛：与腮腺肿胀有关。

(2)体温过高：与病毒感染有关。

(3)自我形象紊乱：与腮腺肿胀导致面部变形有关。

(4)潜在并发症：脑膜炎、睾丸炎、卵巢炎、胰腺炎等。

## 十一、护理措施

### (一)一般护理

1. 隔离与消毒

患者实行呼吸道隔离直至腮腺肿胀完全消退，接触儿童应医学观察3周。患者使用过的毛巾、餐具均应高温消毒处理，患者呼吸道的分泌物及污染物品应及时消毒。

2. 环境与休息

病室内通风换气，保持新鲜的空气，每日用紫外线消毒。发热时患者卧床休息，热退后可适当活动，但应避免劳累。

3. 饮食

给予营养丰富、清淡易消化的流质或半流质饮食，如牛奶、米汤、豆浆、稀饭、烂面条等，多饮水。禁食酸性食物和辛辣刺激食物。

### (二)病情观察

(1)患者的生命体征，尤其是体温。

(2)腮腺的肿胀和疼痛程度。

(3)有无脑膜炎、睾丸炎、卵巢炎、胰腺炎等并发症表现。

### (三)对症护理

1. 疼痛的护理

注意避免诱发疼痛加重的各种因素，如咀嚼食物、食用酸性食物等；可局部冷敷或用青黛散调醋敷于肿痛处，1～2次/天；疼痛剧烈者可遵医嘱使用镇痛药物缓解疼痛。

2. 发热的护理

高热时患者卧床休息，给予营养丰富、清淡易消化饮食，多饮水；严密监测患者体温变化，可采用温水擦浴、冰敷等物理降温方法，若体温高于38.5℃，可小剂量使用退热药；每日饭前和睡前予以温盐水漱口，保持口腔清洁，防止细菌感染。

3. 并发症的护理

(1)脑膜炎：密切观察患者有无头痛、呕吐、意识障碍和脑膜刺激征；患者可取平卧位，头偏向一侧，保持呼吸道通畅；注意安全，加床栏防止坠床。

(2)睾丸炎：密切观察睾丸肿大的消退情况，有变化及时通知医师处理；嘱患者穿宽大、松软的全棉内裤；多卧床休息，采用棉垫和丁字带托住肿大的阴囊，对局部可采用冷毛巾湿敷，但禁用冰敷。

(3)胰腺炎：密切监测患者的血、尿淀粉酶；急性发作期患者应绝对卧床休息，禁食。

### (四)心理护理

腮腺炎起病急，由于患者对该疾病的了解不足，对其危害性缺乏认识，加之腮腺炎伴有并发症较多，容易导致患者产生焦虑、恐惧情绪。护理人员应多与患者或家属交流，对其病情和提出的问题耐心解释；减轻患者或家属的精神压力，予以解释和安慰；鼓励家长多陪伴患儿，消除其在隔离期间的恐惧和孤独感。

### (五)用药护理

遵医嘱予以抗病毒药物治疗，观察药物的疗效和不良反应。利巴韦林可使部分患者出现腹泻、头痛等症状，长期使用可导致白细胞减少和可逆性贫血，孕妇应禁用；阿司匹林的主要不良反应为恶心、呕吐及厌食，应饭后服药；使用20%甘露醇静脉滴注时宜在15 81 30 9分A 4 3 1钟内滴完，并防止药液外渗，以免引起组织坏死。奥美拉唑可引起部分患者恶心、呕吐、腹胀、头痛等，肝肾功能不全者慎用。

### 十二、健康指导

#### (一)预防指导

腮腺炎流行期间尽量少带儿童去公共场所，避免与腮腺炎患者接触；强调应按计划进行腮腺炎免疫接种，对适龄儿童接种腮腺炎减毒活疫苗。

#### (二)疾病知识指导

讲解腮腺炎的相关知识，如腮腺炎的病因、临床表现、主要并发症、主要治疗及护理措施。告知家属本病为自限性疾病，大多预后良好。症状较轻，无并发症患儿可在医护人员的指导下在家中隔离，做好发热、减轻腮腺疼痛等家庭护理措施；若患儿出现头痛、呕吐、烦躁不安、腹痛、睾丸肿痛，应立即去医院就诊。

（张静）

## 第十二节　艾滋病

获得性免疫缺陷综合征(AIDS)简称艾滋病，是由人免疫缺陷病毒(HIV)引起的慢性传染病。HIV侵入人体后，主要侵犯和破坏$CD_4{}^+$T淋巴细胞，从而引起机体细胞免疫功能严重缺陷。临床以后天获得性免疫缺陷，发生各种机会性感染和恶性肿瘤为特点。本病为我国传染病防治法管理的乙类传染病，传播速度快，潜伏期长，病死率极高。

### 一、病原学

HIV属反转录病毒科慢病毒属中的人类病毒组，为单链RNA病毒。病毒呈圆形或椭圆形，直径为100 813120nAm4 3由核心和包膜两部分组成。包膜在病毒的最外层，表面有锯齿状突起，核心呈圆柱状，由RNA反转录酶、DNA多聚酶和结构蛋白等组成。目前将HIV分为两型即HIV－1、HIV－2，HIV－1在全球流行，HIV－2主要流行于西部非洲和西欧。HIV既有嗜淋巴细胞性，又有嗜神经性，主要感染$CD_4{}^+$T淋巴细胞以及单核－吞噬细胞、B淋巴细胞等。HIV感染人体后产生抗－HIV，但中和抗体少，作用非常微弱，因此血清中可同时存在抗体和病毒，但仍有传染性。

HIV对外界抵抗力弱，100℃20分钟，75%乙醇、0.2%次氯酸钠及含氯石灰能将其灭活，但对0.1%甲醛、紫外线和$\gamma$射线不敏感。

### 二、流行病学

#### (一)传染源

艾滋病患者及无症状HIV携带者为本病的传染源。血清病毒阳性而HIV抗体阴性的窗口期(2 8 16周9感染者A4 3也是主要传染源，无症状而血清HIV抗体阳性的HIV感染者具有传染病学意义。

#### (二)传播途径

艾滋病的主要传播途径有性接触传播、血液接触传播、母婴传播。

1. 性接触传播

性接触传播为艾滋病的主要传播方式，包括同性、异性、双性性接触。HIV 主要存在于血液、精液、阴道分泌物中。此外，唾液、泪液和乳汁等体液中也可含有。2. 血液接触传播输入含有 HIV 的血液、血制品、共用针具吸毒以及介入性医疗操作均可感染。

3. 母婴传播

感染 HIV 的孕妇可经胎盘将病毒传给胎儿，也可经产道、产后血性分泌物以及乳汁等传染给婴儿。

4. 其他

接受 HIV 感染者的器官移植、人工授精，接触受污染的器械，医务工作者不慎被 HIV 污染的针头刺伤或经破损皮肤也可感染。

(三)易感人群

人群普遍易感，青壮年多见，儿童与妇女的感染率逐年上升。高危人群包括男同性恋者、静脉药瘾者、性生活混乱者、多次接受输血或血制品者、血友病等。

(四)流行特征

据联合国艾滋病规划署近期公布的统计数据表示，截至 2011 年底，全球共有艾滋病病毒感染者约 3400 万人，我国共计 78 万人。新发感染者总体呈下降趋势，2011 年全球新增艾滋病病毒感染者 250 万人，相关死亡人数为 170 万人，次撒哈拉非洲地区仍是艾滋病病毒感染者最多的地区。

我国由于采取了一系列综合防治措施，艾滋病感染率持续下降。当前疫情呈现传播速度快，波及范围广，局部地区疫情严重，感染从高危人群向一般人群传播等特点。感染途径以性接触传播为主，其次为注射吸毒。

## 二、发病机制与病理变化

(一)发病机制

HIV 侵入人体后，主要侵犯 $CD_4^+$T 淋巴细胞，通过其表面的 gP120 与 $CD_4^+$T 淋巴细胞上的特异受体 CD4 分子结合，在 gP41 协助下侵犯 $CD_4^+$T 淋巴细胞，经过大量复制引起细胞溶解或破裂，导致细胞免疫缺陷，使 $CD_4^+$T 淋巴细胞数量不断减少，功能下降，最终并发各种严重的机会性感染和肿瘤。此外，单核－吞噬细胞、B 淋巴细胞、自然杀伤细胞(NK 细胞)等均可受到 HIV 感染。

(二)病理变化

病理变化呈多样性和非特异。

1. 机会性感染

由于免疫缺陷，组织中病原体繁殖多，炎症反应少，机会性感染病原体多。

2. 免疫器官病变

主要病变在淋巴结和胸腺等免疫组织。淋巴结有反应性病变，如滤泡增生性淋巴结肿，也可出现肿瘤性病变，如淋巴瘤、卡波西肉瘤(KS)及非霍奇金淋巴瘤等恶性肿瘤。胸腺可萎缩，发生退行性病变或炎症病变。

3. 中枢神经系统

有神经胶质细胞灶坏死、血管周围炎及脱髓鞘等。

## 三、临床表现

潜伏期短至数月，长至10余年，一般认为2 8 10年可发展为艾滋病。该病临床表现复杂、多样，根据我国相关艾滋病诊疗标准和指南，将艾滋病分为急性期、无症状期和艾滋病期。

### （一）急性感染期（Ⅰ期）

此期症状较轻微，易被忽略，一般在初次感染HIV2 8 4周，部分患者出现发热、全身不适、头痛、畏食、肌肉关节疼痛以及淋巴结肿大等，症状持续3 8 14天自然消失。此期血清中可检出HIVRNA和P24抗原，感染后2 8 16周，血清HIV抗体可呈阳性反应。$CD_4^+$T淋巴细胞一过性减少，同时$CD_4/CD_8$倒置。

### （二）无症状感染期（Ⅱ期）

此期临床上无任何症状和体征，可持续2 8 10年。血清中可检测出HIV及HIV抗体，具有传染性。患者体内HIV不断复制，$CD_4^+$T淋巴细胞逐渐减少，免疫功能受损。

### （三）持续性全身淋巴结肿大期（Ⅲ期）

患者出现全身淋巴结肿大，其特点如下。

(1)除腹股沟以外有两个或两个以上部位淋巴结肿大。

(2)淋巴结直径大于或等于1cm，质地柔韧，无压痛和粘连，能活动。

(3)持续时间大于3个月，无自觉症状。

### （四）艾滋病期（Ⅳ期）

此期为感染HIV后的最终阶段，患者$CD_4^+$T淋巴细胞明显下降，主要以HIV相关症状、各种机会性感染和肿瘤为临床表现。

1. HIV相关症状

主要表现为持续一个月以上的发热、乏力、全身不适、体重减轻（>10%）。部分患者可出现记忆力减退、精神淡漠、性格改变、头痛等神经精神症状。

2. 各种机会性感染和肿瘤

(1)呼吸系统常见肺孢子菌肺炎，是患者机会性感染死亡的主要原因，表现为慢性咳嗽、发热、发绀等，X线显示为间质性肺炎。此外，巨细胞病毒、结核杆菌、鸟分枝杆菌、念珠菌、卡波西肉瘤等也可侵犯肺部。

(2)消化系统以念珠菌、疱疹和巨细胞病毒引起的口腔、食管炎和溃疡最常见，表现为吞咽疼痛和胸骨后烧灼感。胃肠道黏膜常受到疱疹病毒、隐孢子虫、鸟分枝杆菌、卡波西肉瘤的侵犯，引起腹泻和体重下降。

(3)中枢神经系统可出现新隐球菌脑膜炎、结核性脑膜炎、各种病毒性脑膜脑炎等。

(4)肿瘤多为卡波西肉瘤和恶性淋巴瘤。

## 四、辅助检查

### （一）常规检查

白细胞、红细胞、血红蛋白及血小板均不同程度减少。尿蛋白常呈阳性。

### （二）免疫学检查

采用流式细胞术检测$CD_4^+$T淋巴细胞绝对数量，$CD_4^+$T淋巴细胞急性减少，CD4/CD8倒置。

（三）特异性抗原抗体检查

HIV－1/HIV－2 抗体检测是 HIV 感染诊断的金标准，用 ELISA 法检测连续两次阳性，经免疫印迹法或固相放射免疫沉淀法证实阳性可确诊，用 ELISA 法测血清 HIVp24 抗原有助于抗体产生窗口期和新生儿早期感染的诊断。

（四）血生化检查

血清转氨酶升高及肾功能异常等。

## 五、治疗要点

艾滋病目前尚无特效治疗方法，可采取抗病毒治疗和对症支持治疗等综合治疗措施，同时积极控制机会性感染和肿瘤的发生。其中，抗病毒治疗最为关键。

（一）抗病毒治疗

仅用一种抗病毒药物治疗容易诱发 HIV 变异，产生耐药性，因而主张联合用药，俗称“鸡尾酒”疗法。通常联合运用核苷类反转录酶抑制剂、非核苷类反转录酶抑制剂和蛋白酶抑制剂。核苷类反转录酶抑制剂常用以下几种：齐多夫定（AZT）、拉米夫定、去羟肌苷、阿巴卡韦等；非核苷类反转录酶抑制剂常用奈伟拉平（NVP）、依非韦伦、依曲韦林等。蛋白酶抑制剂包括利托那韦、茚地那韦、替拉那韦等。

（二）免疫治疗

可同时运用抗病毒药物和基因重组 IL－2 改善机体的免疫功能。

（三）对症支持治疗

肺孢子菌肺炎首选复方磺胺噁唑，轻、中度患者口服，重症患者静脉用药；病毒感染可选用阿昔洛韦或更昔洛韦；弓形虫病常用螺旋霉素或克林霉素与乙胺嘧啶联合或交替使用；鸟分枝杆菌感染用阿奇霉素或克拉霉素；卡波西肉瘤使用 AZT 与干扰素联合运用，也可使用博来霉素、长春新碱和阿霉素联合化疗。同时加强营养支持，补充维生素和叶酸。

（四）预防性治疗

HIV 感染而结核菌素试验阳性者，异烟肼治疗 4 周；CD4＋T 淋巴细胞小于 $0.2\times10^{9}$/L 者可用喷他脒或复方磺胺噁唑预防肺孢子菌肺炎。针刺或实验室意外感染应 2 小时内服用 AZT 治疗，疗程 4 8 163周。AHIV 感染的孕妇产前 3 个月起服用 AZT，产前顿服 NVP200mg，产后新生儿 72 小时内一次性口服 NVP200mg/kg，可降低母婴传播发生率。

（五）中医药治疗

人参、黄芪、当归、麦冬等有提升 T 淋巴细胞数量、提高免疫球蛋白的作用。

## 六、预防

（一）管理传染源

对高危人群应进行 HIV 筛查，及时发现 HIV 感染者，并按防治法要求向当地疾控中心报告。对 HIV 感染者严密检测和随访，符合抗病毒治疗者及时给予治疗。

（二）切断传播途径

（1）对患者进行隔离治疗，对无症状 HIV 感染者进行监控。

（2）普及艾滋病防治知识，加强性健康教育，洁身自好，提倡安全避孕，使用避孕套。

（3）严禁吸毒。

(4)加强血液制品的管理,严格筛查血液及血制品。

(5)切断母婴传播,已感染 HIV 的育龄妇女应避免妊娠、哺乳。

(6)对艾滋病患者使用过的医疗器械进行严格消毒,及时干预职业暴露。

(三)保护易感人群

对密切接触者给予具体的指导,加强个人防护措施。HIV 感染者不宜结婚,若婚后发生 HIV 感染,其配偶应定期接受相关检查。目前疫苗正在研制过程中。

## 七、护理评估

评估患者的发病时间、临床表现,有无与艾滋病患者的性接触史,有无同性恋及性乱史,有无静脉药瘾史,输血或血制品史,有无器官移植或人工授精史;若为婴儿,评估其母是否感染 HIV;评估患者免疫学检查、病原学检测结果;评估患者及家属有无焦虑、紧张等心理情感反应。

## 八、主要护理诊断

(1)恐惧:与疾病预后不良、被他人歧视有关。

(2)营养失调:低于机体需要量。与食欲减退、腹泻、情绪低落有关。

(3)体温过高:与不同病原体所致继发性感染和肿瘤有关。

(4)组织完整性受损:与病原体感染及卡波西肉瘤有关。

(5)活动无耐力:与营养不良、长期发热、腹泻导致机体消耗增多有关。

(6)潜在并发症:如机会性感染与恶性肿瘤。

(7)知识缺乏:缺乏艾滋病的相关知识。

## 九、护理措施

(一)一般护理

1. 隔离

与消毒患者严格实施血液、体液隔离,艾滋病期予以保护性隔离,加强口腔和皮肤护理,防止继发感染。患者的血液、体液及其排泄物污染的一切物品严格消毒。所有人员进入隔离室应穿隔离衣、鞋,戴口罩和手套,医护人员治疗时为防止血液溅出感染,还可戴护目镜。

2. 环境与休息

病室内通风换气,保持新鲜的空气,病室每日进行空气消毒。患者急性期严格卧床休息,减少体力消耗。无症状感染者可劳逸结合,适当活动与休息。

3. 饮食

给予高热量、高蛋白、高维生素、清淡易消化饮食,保证充足的营养。创造清洁、舒适、愉快的就餐环境,烹饪既适合患者饮食习惯,又有利于疾病恢复的“色、香、味”俱全的食物。病情危重患者可适当给予鼻饲或静脉营养。

(二)病情观察

(1)严密监测患者的生命体征,每周测量体重。

(2)有无肺、胃肠道、中枢神经系统等机会性感染和卡波西肉瘤的症状。

(3)有无认识能力减退、行为改变等精神状态的改变。

(4)有无腹泻,记录排便的次数、性状、量,做好标本的留取;观察皮肤黏膜的损害程度。

(三)对症护理

1. 发热的护理

严密监测患者体温变化，实施物理或药物降温，鼓励患者多饮水。

2. 口腔护理

保持口腔清洁，每天进食前后用温水或0.9%氯化钠溶液漱口。食物避免过热或过硬，进食时细嚼慢咽，防止口腔黏膜破损。

3. 腹泻的护理

给予患者少量多餐，无渣或少渣饮食，鼓励多饮水。每次排便后用温水清洗肛周，保持局部皮肤清洁干燥，防止皮肤感染。

（四）心理护理

艾滋病至今仍缺乏特效治疗方法，患者因此易出现恐惧、焦虑、绝望的心理，甚至有患者心理难以平衡而发生自杀或报复社会等极端行为。医护人员应尊重患者，真诚地面对患者，耐心倾听，有效进行护患沟通，及时发现患者的心理障碍，并进行正确的疏导。告知患者艾滋病最新研究进展，帮助患者树立战胜疾病的信心和决心。

（五）用药护理

指导患者严格遵医嘱服药，观察药物的疗效和不良反应。齐多夫定可致骨髓抑制、肝肾功能损害，应定期监测全血细胞计数和肝肾功能；非核苷类反转录酶抑制剂可致皮疹和瘙痒，但大多自限。发现药物不良反应及时报告医师处理。

## 十、健康指导

（一）预防指导

(1)向公众宣传艾滋病是可以预防的疾病，强调自我防护的重要性。

1)杜绝不健康的性行为，不沾染毒品，不参与私自贩血、卖血。

2)加强医疗器械的消毒与管理，防止医源性感染。

3)相关部门应督导酒店、宾馆、泳池、美容店、理发店等特殊场所，做好生活用具的消毒工作。

4)引导正确看待艾滋病，消除对艾滋病患者的歧视，指导如何正确与艾滋病患者进行正常的接触和社交活动。

(2)医务人员发生艾滋病病毒职业暴露后，应正确进行局部处理。

1)用肥皂和水清洗被污染的皮肤，用生理盐水冲洗黏膜。若有伤口应在伤口旁边轻轻挤压，尽可能挤出损伤处的血液。

2)伤口应用消毒液浸泡或涂抹消毒，并包扎。

3)暴露者应暂时脱离工作岗位，定期进行血液检测。

4)立即向单位和当地疾病控制中心报告，对事故进行记录。

5)于暴露2小时内服用齐多夫定，疗程4 8 16 周9 A 4 3 1

（二）疾病知识指导

向患者及其家属讲解艾滋病的相关知识，如感染途径、临床表现、治疗方法及药物的不良反应等。正确实施家庭隔离，学会观察病情，当病情变化时及时到医院就诊。患者日常生活用品定期、规范消毒，家庭成员应给予患者同情和关怀，使其保持健康的心理，积极配合治疗，同时保证充足的营养供给。

（孙有惠）

# 第十三节 肾综合征出血热

肾综合征出血热(HFRS)也称流行性出血热,是由汉坦病毒引起的急性疫源性传染病,鼠为主要传染源。临床以发热、出血、肾损害为三大主要症状。典型病例表现分为五期,即发热期、低血压休克期、少尿期、多尿期和恢复期。本病起病急,并发症较多,致死率高。

## 一、病原学

汉坦病毒属于布尼亚病毒科汉坦病毒属,为负性单链 RNA 病毒,呈球形或卵圆形,有双层包膜,平均直径 120nm。核壳蛋白是病毒的主要结构蛋白之一,它包裹着病毒的各种基因片段。由于抗原结构的差异,汉坦病毒有 20 个以上的血清型,不同的血清型引起的临床表现各有差异。我国主要流行Ⅰ型汉坦病毒和Ⅱ型汉城病毒。近年来在我国还发现了Ⅲ型普马拉病毒。

汉坦病毒不耐热、不耐酸,4 8 1203℃9温A度4下3较1稳定,高于 37℃及 pH5.0 以下易灭活,对紫外线和乙醇、碘酒等消毒剂敏感。

## 二、流行病学

### (一)传染源

汉坦病毒有多宿主性,我国已经发现 53 种动物携带汉坦病毒,主要为啮齿类动物,其次为猫、兔、狗、猪等。在我国以黑线姬鼠、褐家鼠为主要传染源和宿主,林区以大林姬鼠为主。肾综合征出血热患者早期的血液和尿液中携带病毒,但人不是主要传染源。

### (二)传播途径

肾综合征出血热的传播途径有多种,常见的有以下 5 种。

1. 呼吸道传播

鼠类携带病毒的尿、粪、唾液等排泄物污染尘埃形成气溶胶,通过呼吸道而感染人体。

2. 消化道传播

进食被鼠类携带病毒的排泄物所污染的食物经口腔或胃肠道黏膜感染。

3. 接触传播

被鼠咬伤或破损的伤口接触带病毒的鼠类排泄物或血液后感染。

4. 垂直传播

孕妇感染本病后,可经过胎盘感染给胎儿。

5. 虫媒传播

寄生于鼠类的革螨或恙螨可能导致感染。

### (三)易感人群

人群普遍易感,感染后可获得较稳固的免疫力。

### (四)流行特征

本病广泛流行于亚洲、欧洲许多国家,美洲较少,我国疫情严重。全年均可发病,但有明显的季节高峰,其中黑线姬鼠传播者以 11～12 月份为高峰,5～7 月为小高峰,褐家鼠以 3～5 月为高峰,大林姬鼠以夏季为流行高峰。发患者群以男性青壮年农民和工人居多,不同人群发病的多少与接触传染源的机会多少有关。

## 三、发病机制与病理变化

### (一)发病机制

本病发病机制至今尚未明确,大多数研究表明汉坦病毒进入人体后可引起病毒血症。一方面病毒直接破坏感染细胞的功能和结构,另一方面病毒感染诱发人体的免疫应答和各种细胞因子的释放,导致机体组织损伤,而且是多器官损伤。

### (二)病理变化

本病的基本病变以小血管和肾脏病变最明显,其次是心、肝、脑等脏器。基本病变是小血管内皮细胞肿胀、变性和坏死。管壁呈不规则收缩和扩张,最后呈纤维素样坏死和崩解。管腔内可有微血栓形成,由于广泛性小血管病变和血浆外渗,使周围组织水肿和出血。肉眼可见肾脂肪囊水肿、出血,肾皮质缺血而苍白,骨髓质极度充血并有出血和水肿。心脏病变主要是右心房内膜下广泛出血,心肌纤维有不同程度的变性、坏死,部分可断裂。脑垂体前叶明显充血、出血和凝固性坏死,后叶无明显变化。腹膜后胶冻样水肿是本病的特征。

## 四、临床表现

潜伏期为4～46天,一般7～14天,以2周多见。典型病例可经过发热期、低血压休克期、少尿期、多尿期和恢复期五期。轻症患者可出现越期现象,重症患者可出现发热期、休克期和少尿期之间的互相重叠。

### (一)发热期

发热期主要表现为发热、全身中毒症状、毛细血管征和肾损伤。

1. 发热

起病急骤,突起畏寒发热,温度常在39～40℃,热型以弛张热为主,少数为稽留热或不规则型。发热可持续3～7天,少数可达10天以上。一般体温越高,发热时间越长,病情越重。轻症患者退热后症状缓解,重症患者退热后反而加重。

2. 全身中毒症状

主要表现为全身酸痛和头痛、腰痛和眼眶痛("三痛")。胃肠道症状常有食欲缺乏、恶心、呕吐、腹痛及腹泻。腹痛剧烈者,腹部有压痛、反跳痛,易误诊为急腹症而手术。腹泻可带有黏液和血,易误诊为肠炎或痢疾。重症患者可出现嗜睡、烦躁、谵妄或抽搐等神经精神症状。

3. 毛细血管征

主要表现为充血、出血和渗出性水肿征。颜面、颈、胸部等部位皮肤充血(皮肤"三红"),重者呈醉酒貌。眼结膜、软腭和咽部黏膜充血(黏膜"三红"),腋下和胸背部可见皮肤出血,常呈搔抓样、条索点状淤点。软腭可出现黏膜出血,呈针尖样出血点,眼结膜呈片状出血。少数患者可有鼻出血、咯血、黑便或血尿。若患者腰、臀或注射部位出现大片淤斑和腔道大出血可能为DIC所致的重症表现。渗出性水肿主要表现在球结膜水肿,重者球结膜呈水疱样,甚至突出眼裂。

4. 肾损伤

主要表现在蛋白尿和镜检可发现管型等。

### (二)低血压休克期

低血压休克期一般发生于起病后的第4～6天,多数患者在发热末期或退热时出现低血压，重者出现休克。表现为面色苍白、四肢厥冷、脉搏细速、尿量减少、烦躁不安、意识不清等。本期持续长短不一，长则可达 6 天以上，短则数小时，其持续时间的长短与病情轻重、治疗措施是否及时和正确有关。

(三)少尿期

少尿期一般发生于起病后的第 5～8 天，持续时间短则 1 天，长则 10 余天。常继低血压休克期出现，也可与之重叠或由发热期直接进入。患者可出现尿毒症、酸中毒，以及水、电解质紊乱，严重者表现为高血容量综合征和肺水肿。临床表现为恶心、呕吐、食欲缺乏、腹胀和腹泻，有患者可出现头晕、头痛、烦躁不安，甚至昏迷和抽搐等症状。酸中毒表现为呼吸增快或库氏呼吸。电解质紊乱主要表现为高血钾、低血钠和低血钙，少数患者也可发生低血钾和高血镁。高血容量综合征表现为体表静脉充盈，收缩压增高，脉压增大而使脉搏洪大，脸部肿胀和心率增快。

(四)多尿期

多尿期一般发生于起病后的第 9～14 天，持续时间短则 1 天，长则数月。常在少尿期后进入，也可由发热期或低血压期直接进入。此期由于新生的肾小管功能尚未完善，加上尿素氮等潴留物质引起高渗利尿作用，使尿量明显增加。多尿期可以分为以下三期。

1. 移行期

尿量由每天 400mL 增至 2000mL，此期症状加重，不少患者出现并发症而导致死亡。

2. 多尿早期

尿量每天超过 2000mL，氮质血症未改善，症状较重。

3. 多尿后期

尿量每天可达 4000～8000mL，甚至 15000mL 以上。氮质血症逐步下降，精神食欲逐渐好转，但也可发生继发性休克以及出现低血钾、低血钠等症状。

(五)恢复期

随着肾功能的逐渐恢复，尿量减至 3000mL 以下时进入恢复期。尿液浓缩与稀释功能逐渐恢复，精神及食欲逐渐好转，体力恢复。一般需要 1～3 个月恢复正常。

## 五、并发症

(一)腔道出血

最常见的为出现呕血、便血，也可出现咯血、腹腔出血、鼻出血和阴道出血。

(二)肺部并发症

肺部并发症多见于休克期和少尿期，可出现急性呼吸窘迫综合征或心源性肺水肿。

(三)中枢神经系统并发症

可出现脑膜炎和脑炎，也可发生脑水肿、高血压脑病和颅内出血。

(四)继发感染

继发感染最容易出现在少尿期或多尿期，常见于消化道、呼吸道、泌尿道感染和败血症等。

## 六、辅助检查

(一)血常规检查

早期白细胞计数多正常，随着病情的进展可逐渐增高至$(15～30)\times10^9/L$，少数患者可达(50～100)×$10^9$/L。早期中性粒细胞增多,伴有核左移,重症患者可见幼稚细胞呈类白血病反应。淋巴细胞逐渐增多,并出现异型淋巴细胞。血小板减少,红细胞和血红蛋白均增多。

(二)尿常规检查

病程第2天可出现尿蛋白,第4～6天尿蛋白常达+++～++++,部分患者可出现膜状物,镜检可见红细胞、白细胞和管型。

(三)血生化检查

血尿素氮和血肌酐可逐渐升高,多尿后期开始下降。发热期以呼吸性碱中毒多见,休克期和少尿期以代谢性酸中毒为主。血钠、氯、钙多降低,血磷、镁增高,血钾可增高亦有降低。肝功能检查可见转氨酶、胆红素升高。

(四)免疫学检查

常用免疫荧光法、ELISA法或胶体金法检测特异性抗原,早期患者的血清及周围血中性粒细胞、单核细胞、淋巴细胞和尿沉渣细胞均可检出汉坦病毒抗原。检测血清IgM,1∶20为阳性。IgG抗体,1∶40为阳性,一周后滴度上升4倍或以上有诊断意义。

## 七、治疗要点

“三早一就”是本病的治疗原则,即早发现、早期休息、早期治疗和就近治疗。采取综合治疗措施,早期抗病毒治疗,中晚期对症治疗,同时防治休克、肾衰竭和出血。

(一)综合治疗

1. 发热期

患者卧床休息,高热者予以物理降温,禁用强烈退热药,以免大量出汗影响血容量。可使用利巴韦林1g/d加入10%葡萄糖溶液中静脉滴注,持续3～5天抗病毒治疗。每天输注平衡盐液或葡萄糖盐水1000mL,给予芦丁、维生素C等药物降低血管通透性。中毒症状严重者可给予地塞米松5～10mg静脉滴注。适当给予低分子右旋糖酐或丹参注射液静脉注射以降低血液黏滞度,预防DIC。

2. 低血压休克期

早期、快速、适量补充血容量,密切观察血压变化。常用胶体溶液低分子右旋糖酐、甘露醇、血浆和清蛋白与晶体溶液结合,以平衡盐为主,禁忌单纯输入葡萄糖。低分子右旋糖酐每天输入量不宜超过1000mL,以免引起出血。由于存在血液浓缩,患者不宜输全血。选用5%碳酸氢钠溶液,在纠正酸中毒同时起到扩容的作用。若患者经过扩容、纠酸后血压仍不稳定,可应用血管活性药物多巴胺、间羟胺静脉滴注,也可酌情使用山莨菪碱或地塞米松。

3. 少尿期

维持内环境的稳定,严格控制入液量。若为肾实质损害所致少尿,每天的补液量为前一天尿量和呕吐量再加500～700mL。输液以高渗葡萄糖注射液为主,以补充能量,减少蛋白质分解,同时可予以5%碳酸氢钠溶液纠正酸中毒。促进利尿常用呋塞米,从小剂量开始,逐步加大剂量,效果不明显时可4～6小时重复给药。为预防高血容量综合征和高血钾,可使用甘露醇或硫酸镁导泻。若有明显氮质血症、高分解状态、高血钾和高血容量综合征患者,需进行血液或腹膜透析。

4. 多尿期

维持水、电解质平衡，防治继发感染。给予半流质和含钾丰富的食物，不能经口进食者予以静脉注射。

5. 恢复期

注意休息，加强营养，定期复查肾功能、血压等，如有异常及时治疗。

(二)并发症治疗

1. 消化道出血

针对病因进行治疗，DIC 消耗性低凝血期，补充凝血因子和血小板；DIC 纤溶亢进期应使用氨基已酸或氨甲苯酸静脉滴注；肝素所致出血，可选用鱼精蛋白或甲苯胺蓝静脉注射。

2. 肺部并发症

若出现 ARDS 可限制人液量或用呼吸机进行人工终末正压通气，同时应用大剂量肾上腺皮质激素治疗；若出现肺水肿应严格控制输液的量和速度，予以强心、利尿、扩血管药物治疗。

3. 中枢神经系统并发症

出现抽搐可用地西泮或异戊巴比妥钠静脉注射。脑水肿或颅内高压应使用甘露醇静脉滴注。

4. 继发感染

患者易出现呼吸道和泌尿系统感染，若有发生应及时诊断和治疗，禁用肾毒性药物。

## 八、预防

(一)管理传染源

防鼠、灭鼠、防螨、灭螨是预防本病的关键。此外，由于新疫区不断扩大，应及时做好疫情监测工作。

(二)切断传播途径

做好环境与食品卫生，灭鼠、防螨，防止鼠类排泄物污染食品，不用手直接接触鼠类及排泄物。在野外作业或疫区工作时，加强个人防护。从事动物实验严格遵守操作规程，防止被鼠咬伤。

(三)保护易感人群

加强个人防护，必要时进行疫苗接种。目前我国研制的沙鼠肾细胞灭活疫苗(Ⅰ型)，地鼠肾细胞灭活疫苗(Ⅱ型)，这些单价疫苗已在流行区使用，88%～94%能产生中和抗体，持续3～6个月后明显下降，1年后需加强注射。

## 九、护理评估

评估患者职业是否为农民、工人，是否有野外作业史，居住环境周围是否有鼠类活动等；林区发病者询问是否有被革螨、恙螨叮咬史；评估患者是否接种过肾综合征出血热疫苗；评估患者是否有发热、出血、肾损害等临床表现；评估患者免疫学检查、病原学检测结果；评估患者及其家属有无焦虑、紧张等心理情感反应。

## 十、主要护理诊断

(1)体温过高：与病毒感染有关。

(2)组织灌注量改变：与全身广泛小血管损伤、血浆外渗及 DIC 时合并内脏出血有关。

(3)体液过多:与肾脏损伤有关。

(4)皮肤完整性受损:与血管壁损伤造成皮肤出血、水肿有关。

(5)潜在并发症:出血、肺水肿、中枢神经系统损伤、继发感染等。

## 十一、护理措施

### (一)一般护理

1. 隔离

与消毒患者隔离至急性症状消失为止,严格限制探视。室内防鼠、防螨,对患者的血液、体液、排泄物、污染的用具进行消毒处理,防止环境污染。

2. 环境与休息

病室内通风换气,保持新鲜的空气,患者急性期严格卧床休息,不宜搬动。恢复期可逐步增加活动。

3. 饮食

给予高热量、高维生素、清淡易消化饮食,少量多餐,保证充足的营养。多进食蔬菜水果,保持大便通畅。由于呕吐不能进食者,静脉补充足够营养。有出血倾向者,膳食注意无渣,避免诱发消化道出血。少尿期应限制液体量、钠盐及蛋白质的摄入,以免加重水、钠潴留和氮质血症。多尿期注意液体量及钾盐的补充,嘱患者多进食含钾丰富的食物,如橘子、香蕉等。

### (二)病情观察

(1)严密监测患者的生命体征及意识状态,及早发现休克征象。

(2)有无充血、渗出及出血的表现,以及“三红”、“三痛”症状。

(3)有无少尿、无尿、血尿素氮、血肌酐等肾功能损害表现。

(4)有无腔道出血、肺水肿、颅内出血、继发感染等并发症出现。

### (三)对症护理

1. 发热的护理

患者予以物理降温,可进行冷敷或温水擦浴,但禁用乙醇,以免加重毛细血管损伤。高热不退者可选用地塞米松静脉滴注。

2. 低血压休克的护理

患者取平卧或中凹卧位,尽量减少搬动。迅速建立静脉通路,遵医嘱早期、适量、快速补液,同时注意吸氧、保暖。观察血压、意识、呼吸及皮肤颜色,准确记录24小时出入量。

3. 体液过多的护理

严格控制补液量,限制水、钠摄入。患者应保持水肿皮肤的清洁干燥,勿用力揉擦或搔抓皮肤,以防皮肤损伤。尽量避免肌内和皮下注射,如注射应按压较长时间,以免药液从针孔向外溢出。当皮肤有破损时,局部可用无菌纱布覆盖,以免继发感染。

4. 出血的护理

严密观察患者有无出血征象,包括皮肤、牙龈、鼻腔等。牙龈出血者不用牙刷,改为漱口水漱口,保持口腔清洁,鼻腔出血者勿用手抠挖鼻孔以防止出血。

### (四)心理护理

肾综合征出血热起病急,病情复杂,患者对疾病知识不了解,医护人员应该使患者正确认识疾病，耐心解释发热、充血、出血、少尿、多尿等症状的相关知识。多与患者沟通，对患者给予关爱和支持，减轻患者心理压力，树立其战胜疾病的信心。

(五)用药护理

严格遵医嘱用药，使用血管活性药物治疗时，严密监测血压，根据血压调节滴速，输液过程中防止药液漏出血管外，否则易导致局部组织坏死。使用肝素类药物时，应注意监测出、凝血时间。使用糖皮质激素治疗时应注意高血糖、低血钾及继发感染等并发症。

## 十二、健康指导

(一)预防指导

大力开展肾综合征出血热的卫生宣教，防鼠、灭鼠是预防本病的关键。在鼠类活动区或野外林区作业时加强个人防护，穿鞋袜、戴手套，避免直接接触鼠类分泌物、排泄物，以及其污染的食物、水源。流行区易感人群可接种疫苗。

(二)疾病知识指导

向患者及其家属介绍本病的相关知识，如病因、传染源、传播途径、临床表现等。近年来肾综合征出血热能得到早期诊断和有效的治疗，病死率已经大大降低，很少留有后遗症。患者出院后仍需要继续休息，加强营养，定期复查肾功能，发现异常及时就诊。

(孙有惠)

# 第十四节　狂犬病

狂犬病又名恐水症，是由狂犬病毒引起的一种以侵犯中枢神经系统为主的急性人兽共患传染病。人狂犬病多因被病兽咬伤而感染。临床表现为特有的恐水、怕风、恐惧不安、咽肌痉挛、进行性瘫痪等。目前尚无特效治疗方法，病死率几乎达100%。

## 一、病原学

狂犬病毒属弹状病毒科，是一种嗜神经病毒，病毒形似子弹，核心是单股负链RNA病毒，外面是核衣壳、含脂蛋白及糖蛋白的包膜。在患者或病兽体内分离到的病毒称为野毒株或街毒株，特点为致病力强。将街毒株连续在家兔脑内多次传代获得的毒株称为固定毒株，其毒力减弱，失去致病力，但仍保持其免疫原性，可制备疫苗。

病毒对外界的抵抗力不强，易被紫外线、碘酒、乙醇、高锰酸钾、甲醛等灭活。加热100℃，2分钟也可灭活，但可耐受低温。

## 二、流行病学

(一)传染源

带狂犬病毒的动物是本病的传染源，中国的主要传染源是病犬，其次是病猫、病猪、病牛、病马等家畜，近年来有多起报道人被“健康”的犬、猫抓咬后而患病的例子。一般认为狂犬病患者不是传染源，因其唾液中所含病毒量较少。

(二)传播途径

病毒主要通过咬伤传播，因病犬、病猫等动物的唾液中含病毒较多，也可经各种伤口和抓伤、舔伤的黏膜和皮肤入侵，此外，偶可通过宰杀病犬、剥皮、切割感染而发病，尚有因吸入蝙蝠群聚洞穴中的含病毒气溶胶而发病者。

（三）易感人群

人对狂犬病毒普遍易感，狩猎者、兽医及饲养动物者更易感染。农村青少年与病兽接触机会多，故发病者也多。人被病犬咬伤后未预防接种者的平均发病率为 15%81 30%A若及3 1 时进行伤口处理和全程接种疫苗，其发病率可降至 0.2%81 3093A4被病兽咬伤后是否发病与下列因素有关。

（1）咬伤部位：头、面颈、手指等处的发病机会较多。

（2）咬伤的严重性：创口深而大者发病率高，头面部深伤者的发病率可达 80%左右。

（3）局部处理情况：咬伤后迅速彻底清洗者的发病机会较少。

（4）及时、全程、足量注射狂犬疫苗和免疫球蛋白者发病率低。

（5）被咬者免疫功能低下或免疫缺陷者发病机会多。

## 三、发病机制与病理变化

（一）发病机制

狂犬病病毒侵入人体后，对神经组织有强大的亲和力，致病过程可分为三个阶段。

（1）组织内病毒小量繁殖期：病毒先在伤口附近的肌细胞内小量繁殖后再侵入近处的末梢神经。

（2）侵入中枢神经期：病毒沿神经轴突向中枢神经向心性扩散，在脊髓背根神经节大量繁殖后，经脊髓很快到达脑部。

（3）向各器官扩散期：病毒从中枢神经向周围神经呈离心性扩散，侵入各组织器官，尤以唾液腺的病毒数量最多。由于迷走神经、舌咽神经及舌下神经核受损，致吞咽肌及呼吸肌痉挛，从而出现恐水、呼吸和吞咽困难等症状。交感神经受累可使唾液腺和汗腺分泌增加。

（二）病理变化

本病病理变化主要为急性弥散性脑脊髓膜炎，尤以与咬伤部位相当的背根节及脊髓段、大脑的海马及延髓、脑桥、小脑等处为重。在患者的神经细胞胞质中可见嗜酸性包涵体（又称内基小体）为狂犬病毒的集落，是本病的特征性病变，具有诊断意义。

## 四、临床表现

狂犬病潜伏期长短不一，为 5 天至 10 年或更长，一般为 1 8 13 个月A 病程一般不超过 6 天。典型临床经过分三期。

（一）前驱期

常先有低热、头痛、倦怠、恶心、全身不适等类感冒症状，继而出现烦躁失眠、恐惧不安，并对声、风、光等刺激有喉头紧缩感。最有意义的早期症状为愈合伤口处及其相应的神经支配区有痒、痛、麻及蚁走等异样感觉。本期待续 2 8 14 天9 A 4 3 1

（二）兴奋期

本期主要表现为高度兴奋、表情极度恐怖、恐水、怕风。发作性咽肌痉挛和呼吸困难，并可有体温升高（38 81 40 ℃）A 恐水为本病的特征，典型者虽渴但不敢饮水，闻水声、见水或仅提及饮水均可诱发咽肌痉挛，甚至如风、光、声等也可引起咽肌痉挛。严重发作时可有全身肌肉阵发性抽搐或呼吸肌痉挛致呼吸困难、发绀。常出现大汗、流涎、心率快、血压升高等交感神经功能亢进的表现。多数神志清楚，少数可出现精神失常。本期持续 1 8 13 天9 A 4 3 1

(三)麻痹期

患者肌肉痉挛停止,全身弛缓性瘫痪,逐渐进入昏迷状态,最后因呼吸、循环衰竭而死亡。本期持续6～18小时。

## 五、辅助检查

(一)血常规及脑脊液检查

白细胞计数轻至中度增多,中性粒细胞占80%以上。脑脊液细胞数及蛋白可稍增多,糖及氯化物正常。

(二)病原学检查

取患者的唾液、脑脊液、泪液或脑组织接种鼠脑分离病毒,或取动物死亡脑组织做切片染色,镜检找内基小体,阳性时可确诊。或用聚合酶链反应(PCR)检测狂犬病毒核酸。

(三)抗体检测

检测血清中和抗体,对未注射过疫苗、抗狂犬病血清或免疫球蛋白者有诊断价值。近年来多采用酶联免疫吸附试验检测血清或脑脊液中特异性抗体,方法简单,特异性较高,但该抗体仅在疾病晚期出现。

## 六、治疗要点

本病目前无特效疗法,发病后以对症、综合治疗为主。

(一)一般治疗

隔离患者于暗室中,防止唾液污染。尽量保持患者安静,减少声、光、风等刺激。

(二)对症治疗

加强监护,保持镇静,解除痉挛;给氧,必要时行气管切开;纠正酸中毒,维持水、电解质平衡;纠正心律失常,稳定血压;出现脑水肿时给予脱水剂等。

## 七、预防

因本病缺乏特效治疗,故以预防为重。

(一)管理传染源

加强犬的管理,捕杀野犬,管理和免疫家犬,对进口动物实施检疫。病死动物应给予焚毁或深埋。

(二)伤口处理

及时有效地处理伤口可明显降低狂犬病发病率。

1. 伤口冲洗

立即用20%肥皂水或0.1%新洁尔灭(苯扎溴铵)或用清水清洗伤口至少半小时,伤口深时要用注射器灌注并反复冲洗,力求除去狗涎。注意新洁尔灭不可与肥皂水混用。

2. 消毒

冲洗后用50%～70%乙醇反复涂擦或3%～5%碘酒涂擦。

3. 开放引流

无大出血情况下,伤口不予止血、不缝合、不包扎,以便排血引流。

4. 被动免疫制剂的使用

若咬伤部位为头面、颈部或严重咬伤者还需用抗狂犬病免疫血清或抗狂犬病免疫球蛋白，在伤口底部及周围行局部浸润注射(免疫血清试验阳性应进行脱敏试验)。

5. 预防

其他感染酌情使用抗生素和破伤风抗毒血清。

(三)疫苗接种

伤口处理后，要对被咬伤者进行狂犬疫苗的接种，这是预防狂犬病的关键措施。

1. 主动免疫

目前我国多采用地鼠肾疫苗，可用于暴露前预防，也可用于暴露后预防。暴露前接种主要用于高危人群，如兽医、从事狂犬病毒研究的实验人员和动物管理人员。需接种3次，每次2mL肌内注射，于0、7、21天进行，2 8 13 年加强注射 1 次。凡被犬或其他可疑动物咬伤、抓伤者，或医务人员的皮肤皮损处被狂犬病患者唾液污染时，均需做暴露后预防，共接种5针，在30天内注完，分别在0、3、7、14、30天各肌内注射一针(2mL)。严重咬伤者可加用，全程10针，即当日至第6天每日一针，之后分别于10、14、30、90天再各注射一针。

2. 被动免疫

遇有创伤严重或创伤发生在头面、手、颈等处，咬人动物又确有狂犬病可能时，应立即注射抗狂犬病毒免疫球蛋白或抗狂犬病毒免疫血清，以抗狂犬病毒免疫球蛋白为佳。被咬伤后尽可能在48小时内注射，一次肌内注射，也可使用总量的一半作伤口周围浸润注射，另一半作肌内注射。使用前做皮肤敏感试验。

## 八、护理评估

评估患者有无被病犬或其他动物咬伤或抓伤史，评估咬伤部位是否处理过以及是否进行疫苗接种；评估患者是否对风、光、声等刺激敏感，已愈合的伤口及周围有无痒、痛、麻及蚁走感觉，有无肌肉痉挛尤其是咽肌痉挛、抽搐、瘫痪等表现。评估患者免疫学检查、病原学检测结果；评估患者及家属有无焦虑、紧张等心理情感反应。

## 九、主要护理诊断

(1)皮肤完整性受损：与病犬、病猫等动物咬伤或抓伤有关。

(2)有受伤的危险：与患者兴奋、狂躁、出现幻觉等精神异常有关。

(3)低效性呼吸型态：与病毒损害中枢神经系统导致呼吸肌痉挛有关。

(4)恐惧：与疾病引起死亡的威胁有关。

(5)潜在并发症：惊厥发作、呼吸衰竭、循环衰竭。

## 十、护理措施

(一)一般护理

1. 隔离

单室严格隔离，防止唾液污染环境。

2. 休息

应绝对卧床休息，保持安静，减少风、光、声等刺激。有兴奋不安、痉挛发作时可用镇静剂。

3. 饮食

应给予鼻饲高热量流质饮食，注意维持水、电解质平衡及纠正酸中毒。

(二)病情观察

(1)生命体征、意识状态的变化。

(2)恐水、恐风的表现及变化。

(3)发作时有无幻觉和精神异常。

(4)注意呼吸频率及节律的变化。

(三)对症护理

咽肌痉挛、惊厥与抽搐时,保持呼吸道通畅,及时清除口腔分泌物,必要时做好气管切开的准备工作,加强监护,吸氧,必要时行人工呼吸器辅助呼吸。

(四)心理护理

大多数患者(除后期昏迷者外)神志清楚,因症状明显、病情发展而恐惧不安,恐水使患者更加痛苦和恐惧。护士应关心体贴患者,态度温和,满足患者的身心需要,尽量减少患者独处。提供必要的帮助,使患者有安全感。

## 十一、健康指导

(一)预防指导

宣传狂犬病对人的严重危害和预防措施,加强对犬的管理。接触狂犬病的工作人员、兽医、山洞探险者、动物管理人员等高危人群要进行暴露前疫苗接种,接种期间应戒酒、多休息;被狂犬咬伤后立即、彻底进行伤口处理及注射狂犬病疫苗对降低狂犬病发病率有重要作用。

(二)疾病知识指导

讲述狂犬病的临床表现,以及恐水、怕风、兴奋、咽肌痉挛原因,告知患者家属做好接触隔离,防止唾液污染,嘱家属避免刺激患者,配合治疗及护理。

(孙有惠)

# 第十五章　甲型 $H_1N_1$ 流感危重症人工气道的建立与管理

## 第一节　建立人工气道的指征

人工气道是将导管直接插入气管或经上呼吸道插入气管所建立的气体通道，是保持气道通畅、进行气道引流和连接机械通气的必须条件。甲型 $H_1N_1$ 流感危重症患者常伴有呼吸衰竭，当常规吸氧及无创机械通气难以维持氧合需机械通气或发生因器官系统衰竭造成的呼吸心搏骤停及意识丧失时，快速建立人工气道则成为基础生命支持的首要措施；而长期保留人工气道的患者，选择合适的人工气道通路及严格的气道管理则直接关系到治疗的成败。目前最常用的人工气道建立方式是气管插管和气管切开。

### 一、适应证

（一）窒息

1. 意识丧失

因意识丧失往往会造成自主呼吸消失或主动呼吸运动减弱，需有创机械通气治疗。

2. 呼吸肌无力

严重呼吸衰竭患者主动呼吸造成呼吸肌疲劳或外周神经疾病引起的呼吸肌无力，需有创机械通气支持。

（二）呼吸衰竭

引起呼吸衰竭的原因很多，甲型 $H_1N_1$ 流感危重症患者常见的有：

1. ARDS

因早期细胞因子风暴或 SIRS 释放的大量炎性递质等原因引起的 ALI 甚至 ARDS，严重呼吸衰竭患者在无创通气治疗失败者需改为有创机械通气治疗。

2. 肺部感染

病毒性肺炎、继发的细菌性肺炎及真菌肺炎，各种严重的肺部感染晚期严重影响氧合的情况都需有创机械通气来维持。

（三）气道梗阻

(1)大量气道分泌物：甲型 $H_1N_1$ 流感危重症患者发生 ARDS 者产生的大量炎性肺泡液及严重肺部感染者产生的大量痰液常无力咳出，引起气道梗阻甚至窒息，需通过建立人工气道以保持上呼吸道通畅。

(2)创伤：创伤引起的气道连续性破坏或气道出血及异物进入等需建立人工气道保持气道通畅。

(3)气道水肿：长期压迫、过敏、理化刺激等引起水肿可造成急性严重的呼吸道梗阻。

(4)肿瘤等新生物机械性阻塞气道需建立人工气道。

（四）全身状态不稳定

(1)甲型 $H_1N_1$ 流感危重症患者休克型常伴随多器官灌注不足，需有创机械通气改善重要脏器的供氧。

(2)严重多器官功能不全或衰竭常伴血流动力学不稳定,有创机械通气常作为全身治疗不可或缺的一部分。

(3)抢救严重病情者突发的呼吸、心跳骤停,建立人工气道通常是基础生命支持的首要因素。

(五)气道保护

(1)意识丧失、颅脑损伤等情况下保护性咳嗽、咳痰功能丧失,需建立人工气道进行气道吸引。

(2)醉酒、药物过量等造成的昏迷因咽反射、喉反射及气管反射消失存在误吸风险,建立人工气道后,气囊可防止上呼吸道分泌物及呕吐物进入下呼吸道。

## 二、人工气道相对自然气道的区别

(一)建立人工气道相对自然气道的风险

(1)插管时损伤。

(2)慢性压力引起的口或鼻咽部损伤。

(3)气管插管的损伤(腐蚀、气管软化)。

(4)损伤咳嗽反射。

(5)增加误吸的危险。

(6)增加感染危险。

(7)不能发声。

(8)增加阻力和呼吸功。

(二)建立人工气道相对自然气道的优势

(1)绕过梗阻的上呼吸道。

(2)建立供氧和给药途径。

(3)方便于正压通气和呼气末正压。

(4)便于呼吸系统药物治疗。

(5)方便于分泌物的吸引。

(6)纤维支气管镜检查。

## 三、气管插管与气管切开的区别

(一)气管切开的优点

(1)便于口腔护理,减少呼吸机相关性肺炎的发生率。

(2)患者耐受性好,可长期清醒带管。

(3)减少插管声门长期不能闭合等造成喉功能障碍及损伤的风险。

(4)患者心理感觉较好,有助于交流。

(二)气管切开的缺点

(1)手术本身并发症。

(2)造口部位感染。

(3)压迫摩擦周围组织血管神经造成出血、声嘶及呛咳。

(4)造口处瘢痕及肉芽组织形成,气管造口处狭窄。

（三）气管插管改为气管切开时机

对于急性、短期内可恢复的患者，可以适当延长气管插管时间，避免气管切开；而患者如需长期插管或明确需要切开的患者，早切开比晚切开更有益处。

对于很难预测出机械通气患者是否需要长期的人工气道，目前尚没有权威的留置气管插管的合适时间，也没有将气管插管转为气管切开时机的金标准。临床实践中，通常预计3周内不能拔管的患者原则上应尽早行气管切开；而已经插管达3周未拔管的患者应改为气管切开。我们的选择经常被患者的需求和两者的利弊左右。

（李艳）

## 第二节　咽部气道的建立

### 一、徒手开放气道及人工呼吸

(1)清除口腔、鼻腔、上呼吸道异物或分泌物（包括义齿），保持气道通畅。防止人工呼吸时进入及阻塞气道，可借助开口器、喉镜、吸引器等器械。

(2)保持仰卧体位，去枕并垫高双肩，将头向上托，前额向下压，双手第2～5指将下颌骨上提，使头部后仰、张口，托下颌，患者的头颈胸处于同一直线、口咽喉的轴线重合，保持气道通畅。

(3)间歇正压人工呼吸，可通过口对口、口对鼻或利用辅助器械，以5秒钟左右1次的频率扩张肺部，每次应使患者的胸廓有明显起伏。

### 二、口咽和鼻咽通气

患者昏迷、反应迟钝或舌后坠引起的气道梗阻，可应用口咽或鼻咽通气道，抬起舌根保持气道通畅，这样不仅避免长时间托下颌的疲劳，也有利于简易呼吸囊面罩通气。口咽通气道使用时患者仰卧，开口后将口咽通气道沿舌体和硬腭表面反方向插入口腔，直达咽后壁时旋转至凹面向上，患者耐受较差，意识恢复后常会自行吐出；鼻咽通气道使用时涂润滑剂自一侧鼻腔插入，沿鼻腔底部直达到咽喉部，插入后患者耐受较好，适用于浅昏迷的患者。后者较少诱发呕吐及喉痉挛，也适于不能张口的患者，但凝血障碍及颅底骨折为禁忌。

（李艳）

## 第三节　气管插管的常用方法

### 一、经口气管插管

（一）目的

(1)利用气囊的封闭作用防止口咽部分泌物、异物、呕吐物及出血误吸。

(2)解决气道梗阻，维持气体交换所需的通畅气道。

(3)全麻手术及机械通气时提供肺与呼吸机连接的途径。

(4)建立清除分泌物（吸痰）的通路。

（二）适应证

正常的呼吸功能需要有通畅的气道，足够的呼吸驱动力，神经肌肉反应能力，完整的胸廓解剖结构，正常的肺实质，以及咳嗽、叹气和防止误吸的能力。上述指标异常时则可能需要气管插管甚至机械通气予以提供。

(三)特点

经口明视气管插管因其操作简单、设备方便而易于快速建立，临床应用最广；管径相对较粗，便于气管镜检查及气道吸引，发生狭窄及阻塞风险小。但患者耐受性较差，也不适于长期(>3周)保留。

(四)特殊物品准备

1. 氧供装置

在成功建立人工气道前，必须保持充分的供氧建立氧储备，以耐受插管操作中的短暂缺氧。通过手法或口(鼻)咽通气管通畅气道，并通过呼吸面罩，利用呼吸囊、麻醉机或呼吸机以高浓度氧(最好是纯氧)辅助呼吸。

2. 喉镜

根据镜片的形状分为直喉镜和弯喉镜，直喉镜是插入会厌下，向上挑，即可暴露声门，因暴露充分，耳鼻咽喉科医师为进行活检经常使用；弯喉镜是插入会厌和舌根之间，向前上方挑，会厌间接被牵拉起来，从而暴露声门，麻醉医师以气管插管为目的采用较多。

3. 气管插管导管

有橡胶管、塑料管及硅胶管几种，后两者组织相容性好，质地柔软，较常用；导管远端开口呈45°斜面，带有单向活瓣的气囊，充气后阻塞导管与气管壁之间的间隙，防止误吸及漏气；气管导管气囊可分为高压低容和低压高容两种，低压高容气囊充气后，气囊内压较低，与气管黏膜接触面积大，对黏膜损伤较小，较为常用。插管前依患者的年龄及身材和发育情况选择气管内导管。中等身材的成年男性选择8.0～9.0mm的插管，深度距门齿23cm；成年女性选择7.5～8.0mm的插管，深度距门齿21cm。

4. 药物

用于喉头表面局部麻醉药1%丁卡因或2%利多卡因，防止插管过程中患者不能耐受使用镇静剂及诱导剂如咪达唑仑、丙泊酚等，如插管时发生严重痉挛及强烈呼吸抵抗酌情使用肌松剂维库溴铵、罗库溴铵等，还需准备必要的抢救药物。

5. 监护设备

气管插管过程在有条件的情况下最好在心电监护下完成，这样可以及时发现插管操作对心血管系统影响发生的心律失常甚至心脏骤停，也能及时了解插管过程中氧合情况的变化，另外呼气二氧化碳测定有助于判断插管是否成功。

(五)操作方法

(1)准备工作：心电监护，留置胃管、尿管，建立静脉通路，患者取仰卧位，肩部垫高，头后仰，通畅气道给予高浓度氧。

(2)置入喉镜，挑起会厌，暴露声门。

(3)将导管插入声门，确认进入主支气管。

(4)给气囊充气，将气管导管接呼吸机或麻醉机，插入牙垫，取出喉镜，固定气管导管。

## 二、经鼻气管插管

与经口气管插管相似，区别如下：

(1)操作：选择一侧鼻孔，表面麻醉后，将导管垂直插入鼻孔，在口腔喉镜直视下，用插管钳送入声门，确认进入气管后将导管直接固定于鼻面部。

(2)不适于紧急情况下的人工气道建立。

(3)鼻腔插管易于耐受，少见意外拔出。

(4)插管深度要长(5cm)，直径要细(1mm)，容易形成狭窄及阻塞。

(5)长期留置有发生鼻窦炎及中耳炎的危险。

(6)凝血功能障碍为禁忌证。

## 三、其他插管方法

### (一)经鼻盲插

在保留自主呼吸的情况下，局部麻醉后在吸气相送入，通过管口呼吸音及呼气相管口水雾判断插管位置，并通过颈部皮下隆起帮助调整插管方向。

### (二)纤维支气管镜引导

将插管套在支气管镜上，将支气管镜置入，进入声门后，将气管插管沿支气管镜置入。

### (三)喉罩

有 1.0、1.5、2.0、2.5、3.0、4.0、5.0 等型号，成年患者常使用 3.0、4.0 号。用示指将喉罩沿硬腭及软腭下压至感觉有明显阻力，将喉罩充气后使会厌遮住喉部，可用于不能接受插管的患者，也可以提供正压通气。喉罩不能防止误吸，也不适于长期机械通气。

### (四)双腔气管导管

双腔气管导管常用于危重患者保护健侧肺免受来自患侧肺内感染的污染，并可进行独立的通气。用气管镜直接将支气管堵塞气囊放到需要堵塞的主干气道内，通过支气管气囊充气分别进行单肺通气。

### (五)食管—气管联合导管

将食管—气管联合导管盲插进入。因其为双腔导管，如果插入气管，可以通过远端的开口通气，只需将远端的气囊充气防止漏气即可；如果插入食管，可以通过侧孔通气，但需将两个气囊分别充气以封闭食管及近端气道。这种导管既可防止误吸，又可防止漏气，并可进行机械通气。

### (六)逆行气管插管

很少被采用。局麻后用穿刺针刺入环甲膜，置入导丝，向上进入口腔或鼻腔，将气管导管沿导丝向下插入通过声门进入气管。

另外还有弹性树胶探条、发光探条引导下插管等。

(李艳)

# 第四节 气管插管和通气的并发症

## 一、气管插管的并发症

### (一)早期并发症

(1)损伤：如急诊插管造成上呼吸道或食管穿孔，梨状窦、咽部及食管和气管同时穿孔以及出血和纵隔破裂。

(2)循环系统紊乱：如一过性高血压、心率过快、心律失常等，由正压通气、血管扩张、心律失常或是高碳酸血症的过快纠正等因素引起。对于高血压、严重心脑血管疾病患者有潜在危害性。

(3)导管可能出现扭折、阻塞，插管没有进入气管内(如进入食管)或是进入支气管内，误吸、呛咳等。

(二)远期并发症

(1)感染：包括鼻窦炎、中耳炎(尤其是经鼻插管)。

(2)气囊压力损伤组织(气囊压力<25cm$H_2O$时可以避免损伤)：如气管黏膜压迫缺血及纤毛损伤。

(3)口唇损伤、喉痉挛、误吸、喉或声门下水肿、喉溃疡、气管炎、气管狭窄、声带肉芽肿、声带麻痹及杓状软骨脱臼、鼻穿孔等。

(4)意外拔管：部分患者发生急性心肺事件甚至死亡。

## 二、机械通气的并发症

(一)呼吸机相关性肺损伤

包括肺泡过度膨胀或萎陷以及氧中毒，因此应避免使用高潮气量、高气道压及高氧浓度。

(二)人机对抗

包括患者对人工气道及机械通气的不耐受以及呼吸机的触发、切换和气流模式与患者的呼吸不匹配。

(三)院内感染

长期卧床、人工气道的保留、机械通气等增加了污染的机会，降低了气道自洁能力，易发生呼吸机相关性肺炎。

(四)血流动力学改变

正压通气不同于主动呼吸时胸腔的负压状态，过高的胸腔内压降低了静脉回流的动力，过高的肺泡内压也增加了肺血管的阻力。

(五)酸碱失衡及水代谢紊乱

潮气量、呼气末正压及呼吸频率的设定不当会引起不同程度的呼吸性酸碱失衡，而正压通气对胸腔内压力的改变、血流动力学改变及因此进行的液体治疗经常造成患者的水肿。

(李艳)

# 第五节　非插管的通气方法

## 一、气管切开

用于需长期留置人工气道及不适于气管插管的患者。于颈部第二、三、四气管软骨前壁处，经消毒及局麻，切开皮肤分离皮下组织及肌肉组织至气管软骨环，做“T”形切口，插入气管切开套管，固定于颈部。气管切开套管易于固定，患者易于耐受，便于吸痰及口腔护理，并能自己进食。

## 二、经皮扩张气管造口术(Seldinger 法)

建立人工气道迅速,可以在紧急情况下施行,操作易于掌握。在环状软骨和第一气管软骨之间或第一和第二气管软骨之间皮肤横切一 2cm 左右的小口,用连接注射器的套管穿刺针穿刺气管经前壁插入气管腔内,退出针芯,留置穿刺管在气管内,置入导丝至气管远端,退出套管,沿导丝用扩张器和气管扩张钳扩张气管,将气管套管沿导丝放入气管内,拔出导丝并固定套管。此方法并发症的发生率低,目前已有专用的经皮扩张气管造口术商品套装。

## 三、环甲膜切开及小型气道造口术

适用于急性咽喉梗阻的患者,经皮扩张气管切开术广泛应用后,已很少应用。快速消毒局麻后,摸清环甲间隙,用尖刀快速横行切开皮肤,切开或剪开环甲膜,用血管钳钝性分离即可解除呼吸困难;置入直径 4mm 的无气囊塑料插管,固定以防脱出滑入。可通过这种小型气道造口进行气管内吸痰及高频喷射通气,平时不影响进食、咳嗽和发声。环甲膜切开仅为暂时缓解呼吸困难手段,如需机械通气或长期保留,应在 48 小时内再作气管切开。

(李艳)

# 第六节　人工气道的管理

## 一、气囊的管理

(1)气囊的作用主要是密闭气道(防止口腔、鼻腔异物误吸和通气时气体外漏),同时也有辅助固定导管的作用。

(2)气囊压力决定气囊是否损伤气管黏膜,其调整十分重要。

正常成年人气管黏膜的动脉灌注压大约 30mmHg,毛细血管静脉端压力为 18mmHg,淋巴管压力为 5mmHg。因此,当气囊压力>30mmHg 时,气管黏膜血流将完全被阻断引起黏膜缺血;当气囊压力高于 18mmHg 时,将因为气管黏膜静脉回流受阻引起淤血;当气囊压力高于 5mmHg 时,将阻断淋巴回流引起黏膜水肿。但当气囊充气压力过低,则不能有效封闭气囊与气管间的间隙。

最小封闭压力(MOP)、最小封闭容积(MOV)和最小间隙(MLT):

1)将气囊充盈至气囊周围完全不漏气。

2)正压通气时,逐渐从气囊抽气,每次抽 0.25～0.5mL,直到吸气压力到达峰值时出现少量漏气后再注入 0.25～0.5mL 气体,此时的气囊容积为 MOV,气囊压力为 MOP。

3)对于自主呼吸的患者,逐渐从气囊抽气,每次抽 0.25～0.5mL,直到呼气期出现少量漏气后再注入 0.25～0.5mL 气体,此时的气囊容积为 MOV,气囊压力为 MOP。

4)逐渐从气囊抽气,每次抽 0.25～0.5mL,直到呼吸机送气末出现少量漏气后,此时气囊与气管壁之间存在一定的空隙(MLT),此时气管未被完全封闭、但是逸出的气流并不多,空隙的产生也只是在正压通气下气道的压力高于气道开口的吸气相,气流向上的,咽部异物很少有向下吸入气管的可能,所以,仍然能有效阻断气流。

5)出现漏气、机械通气的气道峰值压力明显改变或 PEEP 水平明显改变时,需重新确认 MOP、MOV 及 MLT。

(3)气囊的定期放气:因为气囊放气 5～10 分钟不可能恢复局部血液,特别是需要 PEEP

较高的 ARDS 患者，气囊放气将导致充盈的肺泡萎陷，没有气道抽吸保护下分泌物的误吸等，目前不建议气囊常规定期放气一充气。但以评价套囊的漏气情况、调整插管位置及深度、廓清上呼吸道的分泌物及允许患者发声、了解气道情况及调整气囊压力为目的时将气囊放气是允许的。

## 二、气道抽吸(吸痰)

### (一)目的

由于人工气道建立，会厌失去作用，咳嗽反射减弱，以及患者肺部等基础疾病，大多数患者不能自己排痰，容易造成分泌物潴留，发生肺部感染加重，造成患者窒息，对建立人工气道患者均需进行气道抽吸，对于肺部感染患者尤为重要。

### (二)吸痰管的选择

吸痰管材料应对黏膜的损伤小、摩擦力小；长度应超过人工气道远端或达到隆突；远端光滑，且应为侧开口，以减少对黏膜的损伤；近端应有足够大的侧孔，需要中断负压吸引时，只要开放侧孔即可，吸痰管直径(外径)不应超过人工气道内径的一半以免导致肺萎陷或肺不张；吸痰管应保证严格无菌。

### (三)气道负压吸引的操作步骤

(1)观察患者的全身状况，将监护仪朝向操作者。

(2)作好解释工作，取得患者的配合，必要时临时给予少量镇静剂。

(3)吸痰前 3～5 分钟先向导管内注入 0.9%生理盐水 5～10mL 稀释痰液。

(4)予以吸纯氧 2 分钟，增加氧储备。

(5)患者取仰卧位或半卧位，打开吸引器并调节吸痰负压为 - 10.7～ - 16kPa( - 80～ - 120mmHg)。

(6)吸痰前后认真洗手避免交叉感染，注意无菌操作，吸痰时戴无菌手套、使用无菌的吸痰管、应用无菌的冲洗盐水并禁止用抽吸口鼻腔的吸痰管再抽吸气道。

(7)断开呼吸机，吸痰管不带负压慢慢插入气道深部，用负压间断吸引，边旋转边逐渐抽出，切勿上下抽动，动作宜轻、稳、快。

(8)吸痰管在气道内的时间不应＞10 秒，而从吸痰开始到恢复通气和氧合的时间不应＞20 秒。

(9)抽吸期间密切注意心电监测，一旦出现心律失常或呼吸窘迫，应立即停止抽吸，并吸入纯氧。

(10)拔除吸痰管后予手法或机械膨肺并吸纯氧至氧合恢复，吸痰结束后，摆好患者体位，记录吸痰时间、次数、痰量、性状及监测仪上有关生理参数的变化，并根据此情况计划吸痰频率。

### (四)并发症

吸痰过程中可能会发生低氧血症、心律失常、低血压、肺萎陷或肺不张。因此，严格按照规范吸痰，并根据患者个体病情设计吸痰方案。

## 三、人工气道的湿化

### (一)呼吸道湿化目的

生理条件下，吸气过程中，通过上呼吸道的加温和加湿作用，使最终到达肺泡的气体温暖而湿润，人工气道建立后，干燥和低温的空气直接进入下呼吸道，易引起气管黏膜干燥、分泌物黏稠，形成痰栓，严重者可发生肺部感染及肺不张。因此，须湿化气道以稀释痰液，促进痰液排出，湿润呼吸道，维持呼吸道黏膜、纤毛及腺体正常功能。

(二)呼吸道湿化的常用手段

1. 湿化器

加热水产生水蒸气，对吸入气进行加温加湿，效果较好。但大量用水反复添加需多次断开呼吸机，大量产生冷凝水可以使细菌滋生，导致 VAP。

2. 细菌过滤器(人工鼻)

具有细菌过滤功能的热湿交换器(HMEF)，串联在呼吸机管路间，可以部分留住呼出气体的热量和水分，给吸入气体加温加湿，使用简便，同时可以过滤和吸附呼出气中的细菌，降低呼吸机相关性肺炎(VAP)的发生。但可能增加无效腔并被水气及分泌物阻塞，湿化量有限。

3. 雾化器

超声雾化或射流雾化进行雾化吸入，可加入药物。但无加热功能，可能污染气道。

4. 气管内注入生理盐水

吸痰前根据分泌物的量、黏稠度及抽吸情况在气道注入生理盐水，操作简单。但无气体湿化作用，易污染。

(三)湿化液

一般每日需 300～500mL。

(1)蒸馏水：湿化较黏稠的痰液效果好，但可增加气道黏膜的水肿。

(2)0.45%盐水：常用于产生黏痰较多且不易咳出的疾病，气道刺激作用小。

(3)生理盐水溶液：为等渗液体，气道刺激小，但长时间可变为高渗液体刺激呼吸道黏液细胞。

(4)高渗盐水溶液：其渗透压高，可从黏液细胞内吸出液体，用于排痰。

(5)药物：支气管扩张剂、激素、抗生素及祛痰药等。

## 四、气管插管的更换

气管插管发生机械性故障时(如不能解除的导管堵塞、套囊漏气或破裂、导管损坏等)，或以特殊检查(如纤维支气管镜)和治疗(需要引流的鼻窦炎和中耳炎)为目的等需改变插管位置或型号。常用方法如下：

(一)直接换管

拔出旧的导管，然后插入新的导管，相当于进行两个不相关的操作。换管过程中可能面临操作常规风险甚至发生意外。

(二)经支气管镜换管

将新的气管导管套在纤维支气管镜上，把支气管镜置于声门处，拔除原有气管插管，将新插管沿支气管镜送入。此法插管途径不受限制。

(三)经导引管换管

将表面涂好润滑剂的专用更换气管插管导引管(可用胃管替代)插入气管插管内，将气管插管拔出，在导引管的引导下将新的气管插管送入气管后拔出导引管。如需将经口气管插管改成经鼻气管插管，将新的气管插管外涂润滑剂套在表面涂好润滑剂的导引管上，将导引管沿鼻腔插至咽部，用止血钳将导引管从咽部拉至口腔外插入原气管插管中，边纵向剪开气管插管，边将其拔出，将导引管口腔内部分经鼻腔拔出，直到导引管拉直，沿导引管经鼻插入新的气管插管。

## 五、保护性约束及镇静

为防止因患者不能耐受人工气道及机械通气，需进行必要的镇静和保护性约束防止意外拔管及人机对抗等，有助于增强机械通气的治疗效果及减少危险的发生。

### （一）保护性约束

将患者上肢以特制的约束带固定在床边，以防患者拔除身体上各种置管及监护导线，特别是意识不清的烦躁患者、停止镇静早期的患者及有心理问题的患者。约束带应宽而柔软，固定后双手可以有一定范围的活动空间。

### （二）镇静

镇静不但能改进患者的耐受，对于需较高条件的呼吸治疗患者，充分镇静是保证治疗效果所必须的。镇静深度以在外界较强刺激下能够被唤醒，去除刺激后处于昏睡状态为宜。为保证安全，在每日停用镇静以评价神经系统功能时应有专人看护，在吸痰等较强刺激操作时可临时给予较深镇静。

（李艳）

# 实用护理技术与应用

# （下）

张芳芳等◎主编

吉林科学技术出版社

# 第十六章　血液系统疾病患者的护理

## 第一节　血液系统常见症状体征的护理

### 一、概述

（一）血液系统的组成

血液系统由血液、造血器官和组织组成。

1. 血液。血液由血细胞及血浆组成。

2. 造血器官和组织。造血器官和组织有骨髓、胸腺、肝、脾、淋巴结及分布在全身各处的淋巴组织和单核一吞噬细胞系统。胚胎早期，肝、脾是主要的造血器官；胚胎后期及出生后，骨髓为主要的造血器官。当机体需要时，已经停止造血的肝脾可恢复其部分的造血功能，成为髓外造血的主要场所。骨髓是体内最重要的造血器官，位于骨髓腔内，分为红骨髓和黄骨髓。红骨髓为造血组织，黄骨髓为脂肪组织。婴幼儿时期，所有骨髓均为红骨髓，随着年龄的增长，骨髓腔内的红骨髓逐渐被黄骨髓所取代（除了四肢长骨的骨骺端及躯干骨）。造血干细胞是各种血细胞的起始细胞，具有不断自我更新、多向分化和增生的能力。在一定条件和某些因素的调节下，造血干细胞具有增生、分化为各类血细胞的祖细胞，即造血祖细胞。

（二）血液系统的生理功能

血液是循环流动在心脏和血管系统中的液体，由血浆和血细胞组成。成熟红细胞，具有较大的表面积，有利于气体交换且细胞内无细胞核和细胞器，胞质内充满血红蛋白。血红蛋白具有运输氧及二氧化碳的能力。网织红细胞是存在于外周血液中的尚未完全成熟的红细胞。网织红细胞计数能反映骨髓造血功能，对贫血等血液病的诊断和预后估计有一定的临床意义。白细胞分为5种：淋巴细胞、嗜碱粒细胞、中性粒细胞、单核细胞和嗜酸粒细胞。白细胞具有变形、趋化、游走和吞噬等生理特性，是人体防御系统的重要组成部分。单核细胞具有清除死亡或不健康的细胞及其破坏后的产物、微生物的作用。嗜酸粒细胞具有抗过敏和抗寄生虫作用。嗜碱粒细胞能释放组织胺及肝素。T淋巴细胞参与人体细胞免疫，并具有调节免疫的功能；B淋巴细胞又称为抗体形成细胞，受到抗原刺激后产生抗体，参与人体体液免疫。血小板的主要功能是凝血和止血，修补破损的血管。

血液病的病种较多，包括各类红细胞疾病、白细胞疾病以及出血性疾病，其共同特点多表现为骨髓、肝、脾、淋巴结等器官的病理损害，周围血细胞成分质和量的改变，机体免疫功能低下以及出凝血机制的障碍。

### 二、血液系统常见症状体征的护理

血液系统常见的症状和体征有贫血、出血和感染。

（一）贫血

贫血是指外周血液中单位容积内血红蛋白（Hb）含量、红细胞（RBC）计数和红细胞比容

(HCT)低于同地区、同性别、同年龄正常低值。血红蛋白的含量是最为重要的指标。在我国男性 Hb<120g/L,RBC<$4.5\times10^{12}$/L 及(或)HCT<0.42,女性 Hb<110g/L,RBC<$4.0\times10^{12}$/L 及(或)HCT<0.37 即可诊断为贫血。

1. 护理评估

(1)健康史:询问患者的年龄特征、有无饮食结构不合理引起的造血原材料不足,伴随症状如头晕、头痛、面色苍白、心悸等。了解患者有个人史、家族史、既往病史。

(2)身体状况:评估患者与贫血相关的体征,如皮肤黏膜苍白的程度,有无各类型贫血的特殊体征。

(3)辅助检查:评估血常规、尿常规、粪便常规、肝肾功能、骨髓检查、超声心动图等相关检查。

(4)心理-社会状况:贫血引起患者疲乏、烦躁、失眠、注意力不集中等。

2. 护理诊断

(1)活动无耐力:与贫血所致的组织缺氧有关。

(2)营养失调:低于机体需要量与造血物质摄入不足、消耗增加或丢失过多有关。

3. 护理目标

患者的活动耐力逐渐恢复正常,造血原材料不足的现象得到纠正。

4. 护理措施

(1)一般护理

①休息与活动:休息可减少氧的消耗。根据贫血程度、发生速度及既往身体状况,帮助患者制订活动计划,随病情变化,增减活动量。教会患者在活动中自测脉搏,若脉搏≥100次/分,应停止活动。重度贫血的患者应卧床休息,以减轻心脏负荷。

②饮食护理:给予高蛋白、高维生素、易消化饮食,可帮助患者提高抵抗力。

(2)病情观察:观察皮肤黏膜苍白及活动无力的程度,有无头晕头痛、耳鸣、记忆力减退、食欲缺乏等;监测心率、呼吸频率;了解相关的辅助检查结果,以判断病情变化。

(3)输血及血制品的护理:遵医嘱输入浓缩血小板、新鲜血、新鲜血浆时,输注前应严格进行查对,输注后注意观察有无输血反应及过敏反应的发生。

5. 护理评价。患者的活动耐力是否逐渐恢复正常,造血原材料不足的现象是否得到纠正。

### (二)出血倾向

出血倾向指止血和凝血功能障碍而引起自发性出血或轻微创伤后出血不止的一种症状。

出血倾向是血液病的常见表现,常见的病因有:①血管壁异常:如老年性紫癜、过敏性紫癜、遗传性出血性毛细血管扩张征等;②血小板异常:如特发性血小板减少性紫癜(ITP)、再生障碍性贫血、白血病、脾功能亢进等;③凝血因子减少或缺乏:如血友病、慢性肝脏疾病、维生素 K 缺乏症等。

1. 护理评估

(1)健康史:应详细询问患者既往病史,是否有特发性血小板减少性紫癜(ITP)、再生障碍性贫血、血小板减少性紫癜、白血病、肝硬化等病史;家族成员的健康状况;了解患者工作环境,有无对骨髓造血功能损害的因素,如放射性物质、化学毒物污染等接触史。

(2)身体状况:注意评估出血的部位与症状,轻度出血为皮肤、黏膜的出血,表现为出血点、瘀斑或血肿,也可见关节腔、内脏出血;严重者可有颅内出血,表现为剧烈头痛、恶心、呕吐、视力模糊等。注意判断出血的程度,出血量小于500mL为轻度出血,表现为畏寒、头晕、乏力、皮肤苍白等;出血量在500～1000mL为中度出血,表现为收缩压＜90mmHg,伴有眩晕、烦躁不安、尿少等;出血量＞1000mL为重度出血,收缩压＜60～75mmHg,心率＞120次/分,伴有出汗、尿少或尿闭、四肢厥冷,甚至意识模糊的表现。

(3)辅助检查:血常规,束臂试验等帮助判断病情的项目。

(4)心理－社会状况:评估患者出血时的情绪状态,对疾病持的态度,家属对患者病情的看法,及对患者的支持程度。

2. 护理诊断

组织完整性受损与血小板减少、凝血因子缺乏导致的出血有关。

3. 护理目标

患者皮肤、黏膜出血范围缩小或停止。血小板数量、凝血因子恢复正常或接近正常。

4. 护理措施

(1)一般护理

1)休息与活动:急性出血时应卧床休息,大出血时则绝对卧床休息;轻度出血者可适当活动;血小板较低者应该减少活动,以防再出血。

2)饮食护理:给予高热量、高蛋白、高维生素、少渣的饮食,鼓励患者多食水果、蔬菜,禁食过硬、粗糙的食物。保持大便的通畅,便秘者可用开塞露或缓泻剂。

(2)病情观察:监测血压、脉搏、尿量及意识状态的变化,观察出血的部位、出血量及出血范围,有无消化道出血的表现,如头晕、头痛、呕血、黑便等。如出现视力模糊、呼吸急促、喷射性呕吐,甚至昏迷,往往提示颅内出血。

(3)对症护理

1)皮肤出血的护理:保持皮肤的清洁干燥,衣着宽松,勤剪指甲,避免搔抓皮肤。避免使用刺激性的肥皂或沐浴液,擦洗时不可用力,避免拳击、摔跤、跌倒等,以防皮肤出血。肢体皮肤或深层组织出血应抬高患肢,以减少出血。尽量少用注射药物,必须用药时,注射部位需延长按压时间。高热患者可以物理降温,但是禁用酒精擦浴。

2)鼻出血的护理:保持鼻黏膜湿润,防止鼻黏膜干燥而出血。少量出血时,使用冰袋放在前额部局部冷敷,或用消毒棉球填塞鼻腔止血。若出血不止,可用吸收性明胶海绵或油纱条做后鼻孔填塞术,压迫出血部位,促进止血,术后保持鼻腔黏膜湿润,定时用无菌液体石蜡油滴入。禁止用手挖鼻痂,可用液体石蜡滴鼻,防止鼻黏膜干裂出血。

3)口腔、齿龈出血的护理:保持口腔清洁,定时用生理盐水等漱口液漱口。指导患者软毛牙刷刷牙,忌用牙签剔牙,避免食用煎炸、带刺或坚硬食物,以防牙龈出血。齿龈有出血时,可局部使用肾上腺素棉片或明胶海绵贴敷止血,也可局部使用三七粉、云南白药等进行止血。

4)颅内出血的护理:立即去枕平卧位,头偏向一侧,吸氧,保持呼吸道通畅;迅速建立两条以上的静脉通路,遵医嘱快速静脉滴注或静脉注射20%甘露醇、呋塞米等以降低颅内压,同时进行输血或成分输血,补充血容量;严密观察患者的生命体征、意识、瞳孔、尿量等变化,并及时作好记录。

(4)用药护理:护理人员应熟悉常用止血药物的剂型、剂量、使用方法、注意事项及不良反应等,进行合理用药。

(5)输血及血制品的护理:遵医嘱输入浓缩血小板、新鲜血、新鲜血浆时,应严格进行核对,输注过程注意观察有无输血反应的发生。

(6)心理护理:加强沟通,鼓励患者保持愉悦心情,当患者出血加重时,应保持镇静,减轻患者恐惧心理。及时清除血迹,以免患者受刺激。

5. 护理评价

患者皮肤、黏膜出血范围是否缩小或停止;血小板数量、凝血因子是否恢复正常或接近正常。

(三)感染

感染是指成熟白细胞量及质量下降,营养不良、贫血、化疗等因素使机体抵抗力下降,使病原体入侵而引起感染。

常见于白血病、淋巴瘤、再生障碍性贫血、粒细胞缺乏症等,常见的病原体有细菌、病毒和真菌。

1. 护理评估

(1)健康史:询问患者既往的健康状况,是否有白血病、严重贫血、再生障碍性贫血等病史,有无应用化疗药物等情况,了解患者发热的急缓、热度,有无感染的诱因。

(2)身体状况:感染的部位常见于口咽部、呼吸道、泌尿道及肛周皮肤。口咽部表现为局部小溃疡、咽部充血、扁桃体肿大;呼吸系统表现为气管炎和肺炎,出现咳嗽、咳痰、胸痛、气促等;女性较易发生尿道感染,表现为尿频、尿急、尿痛及血尿;肛门感染表现为局部红肿、疼痛、出血。严重感染时可发生菌血症或败血症。

(3)辅助检查:评估胸血常规、尿常规、X线有无异常、血培养药敏试验。

(4)心理一社会状况:评估患者对自己病情的认知程度,患者的情绪、心态,家属对患者心理支撑程度。

2. 护理诊断

体温过高与病原体感染有关。

3. 护理目标

体温得到有效控制,逐渐降至正常。

4. 护理措施

(1)一般护理

①休息与活动:卧床休息,取合适体位,注意保持室内空气清新,保持适当的温度(18~20℃)和湿度(50%~60%),定期开窗换气和消毒,限制探视人员等。并且要注意保暖。

②饮食护理:鼓励患者进食高热量、高蛋白、富含维生素、易消化的饮食,合理地补充营养,增加机体的抵抗力。指导患者少食多餐,多饮水,出汗多时注意补充含盐饮料,必要时遵医嘱静脉补液,以保证人液量,发热时每日的入液量应至少在2000mL以上。

(2)病情观察:定期监测体温的变化并记录,了解相关检查的结果,记录出入量。

(3)降温护理:高热患者可先物理降温,在前额、腋下、腹股沟等处局部冷敷或用4℃冰盐水灌肠,有出血倾向者禁忌使用乙醇或温水擦浴,以免局部血管扩张引起再出血。经物理降温无效者,遵医嘱药物降温,药物降温过程中注意观察患者体温与脉搏的变化防止虚脱的

发生

(4)心理护理：尽可能满足患者的需求，耐心倾听患者陈述，鼓励患者保持乐观心态，解释病情，熟悉加重病情的因素，且能主动避免。

5. 护理评价

患者体温是否逐渐恢复正常。

（孙有惠）

## 第二节　贫血疾病的护理

### 一、概述

贫血有多种分类方法，可根据病因、血红蛋白浓度、红细胞形态特点等分类。

（一）根据贫血的病因与发病机制分类

1. 红细胞生成减少性贫血

红细胞生成主要取决于造血干细胞、造血微环境、造血原料及其利用三大因素。其中任一因素发生异常，均可导致红细胞的生成减少而发生贫血。如再生障碍性贫血、白血病、多发性骨髓瘤、骨髓增生异常综合征等导致造血干细胞异常；骨髓纤维化、各种慢性严重疾病，如慢性肾功能不全、严重肝病、恶性肿瘤等可导致造血微循环受损或调节障碍可发生贫血；叶酸或维生素 $B_{12}$ 缺乏或利用障碍时发生巨幼细胞性贫血，缺铁或铁的吸收利用障碍时发生缺铁性贫血。

2. 红细胞破坏过多性贫血

见于各种原因引起的溶血，如遗传性球形红细胞增多症、地中海贫血、葡萄糖－6－磷酸脱氢酶缺乏等。

3. 失血性贫血

见于各种急性和慢性失血，根据失血原因可分为：

(1)出血性疾病：如特发性血小板减少性紫癜、弥散性血管内凝血、血友病等。

(2)非出血性疾病：如外伤、肿瘤、肺结核、支气管扩张症、消化性溃疡、功能性子宫出血、宫外孕及黏膜下子宫肌瘤等。

（二）根据血红蛋白的浓度分类

根据血红蛋白浓度可将贫血按严重度划分为 4 个等级(表 10－1)。

**表 10－1　贫血严重度的划分标准**

| 贫血程度 | 血红蛋白浓度/($g \cdot L^{-1}$) | 临床表现 |
|---|---|---|
| 轻度 | ＞90 | 症状轻微 |
| 中度 | 60～90 | 活动后感心悸气促 |
| 重度 | 30～59 | 静息状态下仍感心悸气促 |
| 极重度 | ＜30 | 常并发贫血性心脏病 |

（三）根据红细胞形态特点分类

根据平均红细胞容积、平均红细胞血红蛋白浓度，可将贫血分为 4 类(表 10－2)。

表 10－2　贫血的细胞形态学分类

| 类　型 | MCV(fl) | MCHC/% | 临床类型 |
|---|---|---|---|
| 大细胞性贫血 | ＞100 | 32～36 | 巨幼细胞性贫血。 |
| 正常细胞性贫血 | 80～100 | 32～36 | 再生障碍性贫血、急性失血性贫血、溶血性贫血。 |
| 小细胞低色素性贫血 | ＜80 | ＜32 | 缺铁性贫血、铁粒幼细胞性贫血、珠蛋白生成障碍性贫血。 |
| 单纯小细胞性贫血 | ＜80 | 32～36 | 慢性感染，炎症，肝病，恶性肿瘤，尿毒症。 |

(四)按骨髓红系增生情况分类

1. 增生性贫血

如缺铁性贫血、巨幼细胞贫血、溶血性贫血等。

2. 增生性低下性贫血

如再生障碍性贫血。

## 二、缺铁性贫血

(一)概述

缺铁性贫血(IDA)是体内贮存铁缺乏，血红蛋白合成减少而引起的一种小细胞低色素性贫血。缺铁性贫血是机体铁缺乏症的最终表现，也是各类贫血中常见的一种，在各个年龄段都可发生，以育龄期妇女及生长发育期的儿童多见。

1. 铁的代谢

(1)铁的来源：正常成人每天用于造血的铁主要来自机体衰老红细胞破坏后释放的铁，另一个重要来源是食物中摄入的铁。

(2)铁的吸收：十二指肠和空肠上段是铁主要吸收部位。胃肠功能紊乱、体内铁的贮存量、骨髓造血功能以及某些药物是影响铁吸收的主要因素。目前认为食物中的三价铁需转化成亚铁后才容易被机体吸收。

(3)铁的转运、贮存和利用：吸收后的亚铁离子大部分进入血液，经铜蓝蛋白氧化成三价铁，与转铁蛋白结合后转运到组织或细胞内，又还原成亚铁，参与形成血红蛋白。多余的铁主要以铁蛋白和含铁血黄素形式贮存在肝、脾、骨髓等组织器官中。正常成人铁总量的67%组成血红蛋白，贮存铁约29%，余下4%为组织铁。

(4)铁的排泄：一般人体每天铁的排泄总量不超过1mg，主要通过肠黏膜脱落细胞、胆汁随粪便排泄，少数通过尿、汗液排出，哺乳妇女可经乳汁排出。

2. 病因

(1)铁摄入量不足：是妇女、儿童缺铁性贫血的主要原因。因孕妇、哺乳期的妇女、儿童需铁量增加，若挑食、饮食中铁摄入量不足均可导致缺铁性贫血。

(2)铁吸收不良：胃肠功能紊乱或服用某些药物，导致胃酸缺乏或胃肠黏膜吸收功能障碍而影响铁的吸收。如胃大部切除、慢性萎缩性胃炎、胃空肠吻合术后、长期原因不明的腹泻、慢性肠炎等。

(3)铁丢失过多：慢性失血是成人缺铁性贫血最常见、最重要的病因。反复多次或持续少量的失血，如消化性溃疡、钩虫病、肠息肉、肠道癌肿、痔疮出血、月经过多等。近年来临床观察与研究均表明，幽门螺杆菌的感染也是IDA的重要病因之一。

3. 发病机制

(1)缺铁对铁代谢的影响：体内贮存铁逐渐减少至不足以补偿功能状态的铁(血红蛋白铁等)时，则可出现各项铁代谢指标异常。

(2)缺铁对骨髓造血的影响：由于体内缺铁，大量原卟啉不能与铁结合成为血红素，多以游离原卟啉的形式积累在红细胞内，血红蛋白成减少，从而发生红细胞胞质少、体积小的小细胞、低色素性贫血；严重时可影响粒细胞、血小板的生成。

(3)缺铁对组织细胞代谢的影响：缺铁可导致黏膜组织病变和外胚叶组织的营养障碍，出现一些特殊的临床表现。此外，缺铁还可致组织细胞内含铁酶及铁依赖酶的活性降低，影响患者的精神神经、行为、体力、免疫力、儿童生长发育及其智力等。

(二)护理评估

1. 健康史

询问患者年龄、饮食情况，询问患者是否存在偏食现象，孕妇是否及时补充相关食物；既往是否有慢性出血性疾病，是否曾患有胃大部切除、慢性萎缩性胃炎，胃空肠吻合术后、长期原因不明的腹泻、慢性肠炎等疾病。平时是否有头晕、乏力等症状。

2. 身体状况

(1)症状：本病多呈慢性，常有原发病的表现，缺铁加重后才出现贫血及含铁酶活性降低的特殊表现：

①缺铁原发病的表现：如消化性溃疡、慢性胃炎、溃疡性结肠炎、克罗恩病、痔疮、钩虫病、功能性子宫出血、黏膜下子宫肌瘤等疾病相应的临床表现。

②一般贫血表现：如面色苍白、乏力、易倦、头晕、头痛、心悸、气促、耳鸣等。重者可发生贫血性心脏病。

③神经、精神系统异常：儿童较明显，出现兴奋过度、烦躁、易激惹、好动、注意力难集中、发育迟缓、体力下降等。少数患者可有异食癖，如喜吃生米、煤渣、冰块、泥土、石子等。约1/3患者可发生末梢神经炎或神经痛，严重者可出现智能发育障碍等。

(2)体征：皮肤干燥、角化、萎缩，毛发干枯易脱落、无光泽，指(趾)甲扁平、不光整、脆薄易裂甚至出现反甲或匙状甲；黏膜损害多表现为口角炎、舌炎、舌乳头萎缩，可有食欲下降，严重者可发生吞咽困难(Plummer－Vinson综合征)。

3. 辅助检查

(1)血常规：呈小细胞低色素性贫血。红细胞与血红蛋白的减少不成比例，血红蛋白减少较红细胞减少更为明显。血片中可见红细胞体积小、中央淡染区扩大。白细胞和血小板计数正常或减低。网织红细胞计数正常或轻度增高。

(2)骨髓象：红系增生活跃，以中、晚幼红细胞为主，其体积小、核染色质致密、胞质少偏蓝色、边缘不整齐，血红蛋白形成不良。粒系、巨核系无明显异常。骨髓铁染色细胞外铁消失，可反映体内贮存铁情况。

(3)铁代谢的生化检查：血清铁蛋白(SF)低于12μg/L，是早期诊断贮存铁缺乏的一个常用指标；血清铁(ST)低于8.9μmol/L；转铁蛋白饱和度(TS)降低，小于15%；总铁结合力(TIBC)升高，大于＞64.44μmol/L。

4. 心理－社会状况

评估患者对疾病的心理状态，缺铁性贫血由于缺血、缺氧引起的不适和活动无耐力，使患者自觉工作能力下降而忧虑不安、烦躁和焦虑。

（三）治疗原则

以治疗原发病和补充铁剂为主要方面。

1．病因治疗

查明原发病因并及时治疗，这是纠正贫血、防止复发的关键。

2．铁剂治疗

首选口服铁剂。常用药物有琥珀酸亚铁（0.1g，每天3次）、硫酸亚铁（0.3g，每天3次）、富马酸亚铁（0.2g，每天2～3次）等。对于口服铁剂后胃肠道反应严重而无法耐受、有消化道疾病导致铁吸收障碍或需要迅速纠正贫血（如妊娠后期、急性大出血）的患者，可注射铁剂治疗。首次应用须做过敏试验。注射铁剂前，必须计算应补铁剂总量，以免过量导致铁中毒。计算公式为：注射铁总量（mg）＝［150－患者Hb（g/L）］×体重（kg）×0.33。常用药物有右旋糖酐铁（成人剂量一般为150mg，深部肌内注射或稀释后静脉滴注，每天1次，直至完成总量）、右旋糖酐铁（成人剂量一般为每次50～100mg，深部肌内注射，每周注射2～3次，直至完成总量）。

3．中药治疗

山楂、陈皮、半夏、甘草和茯苓等配伍服用可辅助治疗。

（四）护理诊断

1．营养失调

低于机体需要量。与铁摄入不足需要量增加、吸收不良、丢失过多有关。

2．口腔黏膜受损

与贫血引起的口角炎、舌炎有关。

3．活动无耐力

与缺铁性贫血引起全身组织器官缺血缺氧有关。

（五）护理目标

（1）增强患者营养，增强患者活动耐力。

（2）口腔黏膜无炎症。

（3）机体活动耐力增强。

（六）护理措施

1．一般护理

（1）休息与活动：症状严重者多休息，活动量以不引起呼吸急促、心率增快为宜。

（2）饮食护理：改变不良饮食习惯，不挑食，多进食含铁丰富的食物，如动物肉类、豆类、蛋类、肝脏、动物血、海带、紫菜、香燕、木耳等。给予高蛋白、高维生素、高热量食品。养成良好的饮食习惯，细嚼慢咽，定时定量，必要时少食多餐。

2．病情观察

观察患者面色、皮肤黏膜情况，观察患者心悸、气促、头晕等症状有无改善，定期监测血常规、血清铁等指标。

3．药物护理

（1）口服铁剂的护理

①告知患者口服铁剂可引起胃肠道不适,如恶心、呕吐等,宜餐后口服,避免空腹服用。如不能耐受者,可从小剂量开始。

②因谷类、牛奶、茶和咖啡可影响铁的吸收,应避免同时服用。$H_2$ 受体拮抗剂可抑制铁吸收,因此也应避免同时服用。而鱼、肉类、维生素C可加强铁剂吸收。

③服用方法:因铁剂可使人牙齿和舌质染黑,口服液体铁剂时使用吸管,将药液吸至舌根部咽下,再喝温开水并漱口。

④服铁剂期间大便会变成黑色,向患者说明以消除顾虑。

⑤铁剂治疗1周后血红蛋白开始上升,网织红细胞数增加可作为有效的指标,8～10周血红蛋白达正常后,患者仍需继续服用铁剂3～6个月,目的是补足体内贮存铁,以免复发。

(2)注射铁剂的护理:

①铁剂注射宜深,可采用"Z"形注射法或空气注射法,以免药液外溢使皮肤染色,且需避开皮肤暴露部位。

②注射部位需经常更换,避免硬结形成。

③肌内注射铁剂除可引起局部肿痛外,尚可发生面部潮红、恶心、头痛、肌肉酸痛、关节痛和淋巴结炎、荨麻疹,严重者可发生过敏性休克。剂量要准确,注射后应密切观察有无不良反应发生。

(3)铁中毒的预防和护理:因误服或超量服用可导致急性铁中毒,多发生在儿童。中老年人多表现为慢性铁中毒。急性铁中毒表现为头晕、恶心、腹痛腹泻,消化道出血等。慢性铁中毒时肝脾大量铁沉着,可出现肝硬化、骨质疏松、皮肤呈棕黑色或灰暗、糖尿病。青少年还可使生殖器官发育受到影响。因此告知患者严格遵医嘱服药,且不可自行加大药量,或一次大量服用。注射铁剂时注意用铁总量,防止长期服用铁剂或从食物中摄铁过多。

4. 心理护理

帮助患者了解疾病的相关知识,告知患者经过正确的治疗,本病是可以治愈的,帮助患者及家属解除心理顾虑,树立战胜疾病的信心,积极配合医师治疗。

5. 健康指导

(1)疾病知识指导:告知患者服用或注射铁剂治疗时的注意事项,嘱患者切不可随意增减药物,定时到医院复查。在治疗过程中,注意哪些药物或食物不可同时服用。

(2)生括知识指导:关于食物方面,要形成良好的饮食习惯,不偏食,不挑食。积极治疗原发病。在人群中积极宣传防止缺铁性贫血的相关知识,如婴幼儿生长期应及时添加含铁丰富吸收率高的食品,注意合理搭配膳食,食物中适量加入铁剂。妊娠后期、哺乳期妇女、早产儿可给小剂量铁剂预防。

(七)护理评价

(1)患者的活动耐力逐渐恢复正常。

(2)患者营养好转。

(3)铁剂治疗中未出现铁剂治疗的不良反应。

(4)口腔黏膜无溃疡。

## 三、再生障碍性贫血

(一)概述

再生障碍性贫血(AA)简称再障,是由多种原因导致造血干细胞的数量减少、功能障碍所引起的一类贫血，又称骨髓造血衰竭症。主要表现为骨髓造血功能低下，进行性贫血、感染、出血和全血细胞减少。国内学者曾将再障分为急性型（AAA）和慢性型（CAA）；1986 年以后，又将 AAA 改称为重型再障Ⅰ型（SAA－Ⅰ），将 CAA 进展成的急性型称为重型再障Ⅱ型（SAA－Ⅱ）。

1. 病因

半数以上的患者无法找到明确的病因，据大量临床观察与调查结果发现，再障的发生与下列因素有关。

（1）药物及化学因素：是再障最常见的致病因素。已知具有高危险性的药物有氯霉素、合霉素、磺胺药、抗肿瘤药、保泰松、苯巴比妥、阿司匹林、抗癫痫药、吲哚美辛、甲巯咪唑、卡比马唑、异烟肼等，其中以氯霉素最多见。化学物质以苯及其衍生物最为常见，如油漆、染料、杀虫剂等。长期与苯及其衍生物接触者，比一次性大剂量接触的危险性更大。

（2）物理因素：长期接触各种电离辐射如 X 线、γ 射线、镭及其他放射性物质，可阻碍 DNA 的复制而抑制细胞的有丝分裂，使造血干细胞的数量减少，对骨髓微循环和基质也有损害。

（3）病毒感染：各型肝炎病毒、EB 病毒、风疹病毒、巨细胞病毒、登革热病毒、微小病毒 $B_{19}$ 等均可引起再障。

（4）遗传及其他因素：临床资料显示具有某些 HLA－Ⅱ型抗原的再障患者对免疫抑制剂治疗的反应较好，部分患者对氯霉素及某些病毒具有易感性，说明再障的发病可能与遗传因素有关。少数阵发性睡眠性血红蛋白尿、系统性红斑狼疮、慢性肾衰竭等疾病可演变成再障。

2. 发病机制

尚未完全阐明，可以与下述因素有关：

（1）造血干细胞缺陷：包括造血干细胞的质与量的异常，各种病因损害造血干细胞，导致造血干细胞质与量的改变，使骨髓各系造血细胞明显减少，引起外周全血细胞减少。

（2）造血微环境异常：再障患者骨髓活检除发现造血细胞减少外，还有骨髓"脂肪化"、静脉窦壁水肿、出血、毛细血管坏死；部分再障患者骨髓基质细胞体外培养生长不良，分泌的各类造血调控因子明显不同于正常人；骨髓基质细胞受损的再障患者造血干细胞移植不易成功。

（3）免疫异常：再障患者外周血及骨髓淋巴细胞比例增高，T 细胞亚群失衡。临床多数患者用免疫抑制剂治疗有效。

（二）护理评估

1. 健康史

询问患者是否服用氯霉素、磺胺药、阿司匹林、抗癫痫药、吲哚美辛、甲巯咪唑、卡比马唑、异烟肼等药物，是否长期接触放射性物质，是否感染过各型肝炎病毒、EB 病毒、巨细胞病毒等疾病。

2. 身体状况

（1）症状：再障的临床表现与全血细胞减少有关，主要为进行性贫血、出血、感染，但多无肝、脾、淋巴结肿大。

①重型再障（SAA）：起病急，进展快，病情重；少数可由非重型再障进展而来。

②非重型再障(NSAA):起病和进展较缓慢,贫血、感染和出血的程度较重型轻,也较易控制。久治无效者可发生颅内出血。

(2)体征

①贫血:皮肤黏膜苍白等贫血体征进行性加重。

②出血:皮肤可有出血点或大片淤斑,口腔黏膜有血泡,眼结膜出血、鼻出血、牙龈出血等。深部脏器出血时可见呕血、咯血、便血、血尿、阴道出血、眼底出血和颅内出血,后者常危及患者的生命。

③感染:多数患者有体温升高,常在39℃以上,个别患者自发病到死亡均处于难以控制的高热之中。

3. 辅助检查

(1)血常规:全血细胞减少,三系细胞减少的程度不同;淋巴细胞比例相对性增高;网织红细胞绝对值低于正常值。再障诊断指标应符合下列三项中的两项:

①血红蛋白<100g/L。

②中性粒细胞绝对值(ANC)$<1.5\times10^9/L$。

③血小板$<50\times10^9/L$。

(2)骨髓象:是确诊再障的主要依据。多部位骨髓增生均低下,骨髓涂片肉眼观察有较多脂肪滴。重型再障:骨髓增生低下或极度低下,粒、红细胞均明显减少,常无巨核细胞;淋巴细胞及非造血细胞比例明显增多。非重型再障:骨髓增生减低或呈灶性增生β三系细胞均有不同程度减少;淋巴细胞相对性增多。骨髓活检显示造血组织均匀减少,脂肪组织增加。

4. 心理-社会状况

再生障碍性贫血患者因贫血、出血、继发感染等表现,常出现紧张不安,烦躁心理。急性再障因病情凶险,疗效差,患者感到生命受到威胁,引起惊慌、恐惧、情绪低落,对治疗失去信心。

(三)治疗原则

1. 支持疗法

(1)病因治疗:去除一切可能导致骨髓损伤或抑制的因素;注意饮食及生活环境卫生;避免诱发或加重出血的因素。

(2)对症治疗

①控制感染:对于感染性发热的患者,应反复多次进行血液、分泌物和排泄物的细菌培养及药物敏感试验,并根据结果选择敏感的抗生素。必要时可输注白细胞混悬液。注意消毒和无菌性措施,血常规过低,如SAA患者需要进行保护性隔离。

②控制出血:除了应用一般止血药外,可根据患者的具体情况选用不同的止血方法或药物。

③纠正贫血:血红蛋白低于60g/L并伴明显缺氧症状者,可输注浓缩红细胞。

2. 免疫抑制疗法

(1)抗胸腺细胞球蛋白(ATG)和抗淋巴细胞球蛋白(ALG):具有抑制T淋巴细胞或非特异性自身免疫反应的作用,可用于重型再障的治疗。

(2)环孢素(CsA):选择作用于异常T淋巴细胞,解除骨髓的抑制,是再障治疗的一线药物。

(3)其他:糖皮质激素因其疗效有限且不良反应多,目前不主张单独应用,但可与 ATG 或 ALG 联合应用,以减轻 ATG 或 ALG 的不良反应。

3. 促进骨髓造血

(1)雄激素:为目前治疗非重型再障的首选药。其作用机制是刺激肾脏产生促红细胞生成素,并直接作用于骨髓,促进红细胞的生成。

(2)造血生长因子:用于重型再障。单用无效,多作为辅助性药物,在免疫抑制治疗时或之后应用,有促进骨髓恢复的作用。

4. 造血干细胞移植

包括骨髓移植、脐血输注及胎肝细胞输注等,主要用于重型再障。移植最佳对象是年龄 40 岁以下,无感染及其他并发症。

(四)护理诊断

1. 活动无耐力

与贫血导致机体组织缺氧有关。

2. 有感染的危险

与严重贫血引起营养缺乏和粒细胞减少有关。

3. 组织完整性受损

出血。与血小板减少有关。

4. 知识缺乏

缺乏疾病治疗及预防感染和出血的知识。

5. 焦虑/悲伤

与治疗效果差、反复住院有关。

(五)护理目标

(1)患者的缺氧症状得以减轻或消失,活动耐力恢复正常。

(2)造血营养素的缺乏得到纠正。

(3)患者不发生出血或出血能被及时发现,并得到及时而有效的处理。

(4)对疾病的发生发展了解,并能做到有效预防。

(5)焦虑、悲伤的情绪减轻或消除。

(六)护理措施

1. 一般护理

(1)休息与活动:根据贫血程度、发生速度及原有身体状况,帮助患者制订活动计划。轻、中度贫血患者,活动量以不感到疲劳、不加重症状为度;重度贫血伴显著缺氧者,应卧床休息,并注意保暖,必要时给予氧气吸入、输血或成分输血。贫血的护理措施见本章第一节内容。

(2)饮食护理:应进食高蛋白、高维生素、高铁质、易消化食物,目的是加强营养,改善患者的全身状况。

2. 病情观察

贫血致全身各组织器官缺氧而发生病理性改变,出现各系统症状。定期监测血常规,了解白细胞、红细胞、血小板的变化,注意全身皮肤、黏膜有无出血,有无内脏出血或颅内出血,

血小板低于 $20\times10^9/L$ 的患者应卧床休息，禁止头部剧烈活动，以防颅内出血。观察患者神志、意识、瞳孔及生命体征的变化，一旦发现头痛、呕吐、视力模糊、意识障碍等颅内出血征兆，应立即与医师联系，协助抢救。观察有无体温升高等感染征象。

3. 对症护理

(1)活动无耐力的护理：指导患者合理休息与活动，减少机体的耗氧量。应根据贫血的程度、发生发展的速度及基础疾病等，与患者一起制订休息与活动计划，逐步提高患者的活动耐力水平。若自测脉搏≥100 次/分或出现明显心悸、气促时，应停止活动。必要时，在患者活动时给予协助，防止跌倒。严重贫血者应给予氧气吸入，以增加各组织器官的供氧量，必要时输红细胞制剂，以减轻贫血，缓解机体缺氧。

(2)营养失调的护理：饮食上给予高蛋白、高维生素、易消化食物，目的是加强营养，改善患者的全身状况。遵医嘱输血或浓缩红细胞以减轻贫血和缓解机体的缺氧症状。输注前必须认真做好查对工作；输血时应注意控制输注速度，严重贫血者输入速度应低于 1mL/(kg·h)，以防止心脏负荷过重而诱发心力衰竭。加强监测，及时发现和处理输血反应。

(3)皮肤黏膜护理

①口腔护理：每日口腔护理 4 次，选择漱口液漱口，口腔有溃疡时，增加漱口次数，局部用维生素 E、口腔薄膜；如有真菌感染，可用 2.5%制霉菌素或碳酸氢钠液含漱。

②皮肤护理：患者宜穿透气、棉质衣服；勤剪指甲，避免抓伤皮肤；保持皮肤清洁、干燥，长期卧床者每日用温水擦洗皮肤，按摩受压部位，协助翻身，预防压疮、溃疡；女性患者应注意会阴部清洁。

③鼻腔护理：忌用手指挖鼻腔，鼻腔干燥时可用抗生素软膏涂抹鼻腔黏膜。

④肛周护理：睡前、便后用 1∶5000 高锰酸钾溶液坐浴约 20 分钟。保持大便通畅，防止肛裂。发现肛周脓肿应通知医师及时处理。

4. 药物护理

(1)免疫抑制剂：免疫抑制剂如抗胸腺细胞球蛋白(ATG)和抗淋巴细胞球蛋白(ALG)等，其不良反应是超敏反应、血清病(如猩红热样皮疹、关节痛、发热等)和出血加重等。用药前做过敏试验，用药期间应予以保护性隔离，加强支持疗法，防止出血及感染，密切观察药物不良反应。用环孢素时需配合医师监测患者的血药浓度、骨髓象、血常规、肝肾功能，观察牙龈增生情况以及消化道症状，及时报告医师，调整用药。

(2)雄激素

①雄激素如丙酸睾酮、司坦唑、达那唑、去羟甲基睾酮等治疗 3～6 个月后见效，应鼓励患者坚持完成疗程。

②雄激素常为油剂，注射局部不易吸收，常可形成硬块，甚至发生无菌性坏死，故需深部缓慢分层注射，并注意轮换注射部位。

③雄激素长期使用可出现须毛增多、痤疮、女性患者出现闭经及男性化、肝损害、水肿等不良反应，但停药后不良反应可逐渐消失；应加强观察，并定期检查肝功能。

5. 心理护理

与患者建立信任关系，向患者介绍再障的疾病特点，有关药物不良反应，鼓励患者增强康复信心，积极配合治疗，鼓励患者坚持完成疗程。鼓励家属关心体贴患者，积极参与患者的治疗与护理，使患者感到温暖和关怀，消除不良情绪，提高治疗信心。

6. 健康教育

(1)疾病知识指导:尽可能避免或减少接触与再障发病相关的药物和理化物质,针对危险品的职业性接触者,除了要加强室内通风之外,必须严格遵守操作规程,做好个人防护,定期体检,查血常规。简介疾病的可能原因、临床表现及目前的主要诊疗方法,提高患者及其家属对疾病的认识,增强患者及其家属的信心,以积极配合治疗和护理。避免服用对造血系统有害的药物;说明坚持用药的重要性、长期性,坚持按医嘱用药。

(2)生活指导:指导患者根据病情做好休息与活动的自我调节;加强营养,提倡均衡饮食,荤素结合,以保证足够热量、蛋白质、维生素及相关营养素(尤其铁)的摄入;学会调理情绪,学会倾诉,家属要善于理解和支持患者,学会倾听;避免皮肤黏膜损伤,预防各种出血及感染。

(七)护理评价

(1)造血营养素的缺乏得到纠正。

(2)患者能明确出血的原因,避免各种出血诱因。

(3)能认识自已的焦虑感,自述焦虑程度减轻或消除。

(孙有惠)

## 第三节 特发性血小板减少性紫癜的护理

特发性血小板减少性紫癜(ITP)又称自身免疫性血小板减少性紫癜,是由于外周血中存在针对血小板自身的抗体,导致骨髓巨核细胞发育、成熟障碍,血小板计数减少、生存时间缩短而出现的以出血为主要表现的一种常见疾病,是一种自身免疫性出血综合征。临床表现为自发性皮肤、黏膜及内脏出血。

### 一、护理评估

(一)健康史

询问患者出血点分布的范围、出现的时间,询问患者发病前是否感染,有无受伤,有无消化性溃疡等疾病,询问女性患者月经情况。

(二)身体状况

临床可分为急性型和慢性型,急性型多见于儿童,一般病程4～6周,治愈后很少复发。约80%病例未经治疗半年内自愈,病死率为1%;慢性型多见于40岁以下女性,常迁延不愈,经治疗长期缓解率为10%～15%,男女之比约为1∶4。65岁以上老年人发病率有增加的趋势。

1. 急性型

多见于儿童。病程多呈自限性,常在数周内恢复,少数超过半年者可转为慢性。

(1)起病方式:80%以上的患者起病前1～2周有呼吸道感染史,特别是病毒感染史。起病急,常有畏寒、发热。

(2)出血特点:出血症状较重,以皮肤黏膜出血和内脏出血为主要表现。全身皮肤可见淤点、紫癜及大小不等的淤斑,常先出现于四肢,尤以下肢明显,多见于损伤或注射部位;鼻腔、牙龈及口腔黏膜出血也较常见。患儿血小板因大量被破坏,常导致血小板降低明显,当

血小板低于 $20\times10^9/L$ 时可发生内脏出血，如呕血、黑便、咯血、血尿、阴道出血等。颅内出血是本病致死的主要原因，多表现为突发剧烈头痛、意识障碍、瘫痪及抽搐，双侧瞳孔不等大、对光反射迟钝或消失等。

(3)其他：出血量过大或范围过广可出现不同程度的贫血、血压降低或失血性休克。

2. 慢性型

常见于 40 岁以下的中青年女性。常反复发作，持续数周、数月或数年不等，少有自行缓解。

(1)起病方式：起病隐匿或缓慢，一般无前驱症状。

(2)出血特点：相对较轻，主要表现为皮肤黏膜出血，而内脏出血少见。常反复出现四肢皮肤散在的淤点、淤斑，牙龈出血或鼻出血，女性患者可表现为月经过多，甚至是唯一的症状。内脏出血较少见，部分患者可因感染等致病情突然加重而出现广泛且严重的内脏出血，也可因高热、情绪激动、高血压等而诱发颅内出血。

(3)其他：长期月经过多可出现与出血严重程度相一致的贫血。反复发作持续半年以上者常有轻度脾大。

(三)辅助检查

1. 血常规检查

血小板计数减少程度不一，急性型常低于 $20\times10^9/L$，慢性型多为 $(30\sim80)\times10^9/L$，失血多时可出现贫血，白细胞计数多正常，嗜酸性粒细胞可增多。

2. 骨髓检查

骨髓巨核细胞数量增多或正常，但形成血小板的巨核细胞减少。急性型幼稚巨核细胞比例增多，慢性型颗粒巨核细胞增多。红系和粒系通常正常。

3. 其他

出血时间延长，血块回缩不良，束臂试验阳性；血小板寿命明显缩短；血小板相关抗体(PAIg)阳性和血小板相关补体($PAC_3$)增高，缓解期可恢复正常。免疫相关性检查以排除其他自身免疫性疾病引起的继发性血小板减少。

(四)心理—社会状况

由于广泛出血或出血不止，常反复发作，引起患者焦虑、恐惧。随着病情迁延，可使患者脾气粗暴、固执，易迁怒于他人。长期使用糖皮质激素体形变化引起患者抑郁或自卑感。

## 二、护理诊断

(一)组织完整性受损：出血

与血小板减少有关。

(二)有感染的危险

与糖皮质激素及免疫抑制剂治疗有关。

(三)焦虑

与反复发生出血及患者对疾病的发生、发展及预后不了解有关。

(四)潜在的并发症

颅内出血。

## 三、护理目标

(1)减少出血。

(2)无感染的症状和体征。

(3)患者了解疾病病因及一般疗法,减轻或消除焦虑情绪。

(4)不发生颅内出血。

## 四、护理措施

### (一)一般护理

预防和避免加重出血的因素,指导患者保持适度的安静,避免造成身体受损的活动和参加剧烈体育活动。保持皮肤清洁,注意其干燥度、发红、红疹、淤点及淤斑及有无压疮,注意肛门及会阴部清洁,大、小便后以温水擦拭,以增加舒适,预防感染。经常修剪指甲,避免抓伤皮肤。衣着应宽松。保持口腔清洁,刷牙时不要太用力,牙刷不要太硬,若出血严重则不要使用牙刷。应给予富含高生物效价的蛋白质饮食;根据患者的嗜好,烹调适合患者口味的饮食,但避免热烫、粗糖及刺激性强的饮食;如有胃肠道出血则应禁食。

### (二)病情观察

注意出血部位、范围、出血量及出血是否停止,有无内脏出血,监测血小板计数等。若患者出现视力模糊、头晕、头痛、呼吸急促、喷射性呕吐,甚至昏迷,提示颅内出血可能,应迅速通知医师,并配合抢救。

### (三)对症护理

1. 预防或避免加重出血

见本章第一节。

2. 成分输血的护理

出血明显者,遵医嘱输注浓缩血小板悬液、新鲜血浆或抗血友病球蛋白浓缩剂等。输注前认真核对;血小板取回后,应尽快输入;新鲜血浆最好于采集后 6 小时内输完;抗血友病球蛋白浓缩剂用生理盐水稀释时,沿瓶壁缓缓注入生理盐水,勿剧烈冲击或震荡,以免形成泡沫而影响注射。观察有无输血反应,如溶血反应、过敏反应等。

### (四)药物护理

服用糖皮质激素者,应告知必须按医嘱、按时、按剂量、按疗程用药,不可自行减量或停药,以免加重病情。为减轻药物的不良反应,应饭后服药,必要时可加用胃黏膜保护剂或制酸剂;注意预防各种感染。定期复查外周血常规,以了解血小板数目的变化,指导疗效的判断和治疗方案的调整,静脉注射免疫抑制剂、大剂量免疫球蛋白时,要注意保护局部血管并密切观察,一旦发生静脉炎要及时处理。

### (五)心理护理

向患者讲述本病为慢性病,易反复发作,帮助寻找诱因,以减少发作,增强治愈信心。安慰患者,耐心解答患者提出的各种问题,满足患者情感上的需要。指导患者尽量保持情绪稳定,有利疾病恢复。一旦发生严重出血,护士应沉着冷静,通过熟练的精心护理给患者以安慰,并注意观察患者情绪状态,及时给予帮助和指导,以消除患者焦虑、恐惧心理。

### (六)健康教育

1. 疾病知识教育

使患者及其家属了解疾病的成因、主要表现及治疗方法，积极主动地配合治疗与护理。

2. 避免诱发或加重出血

指导患者避免人为损伤而诱发或加重出血，不应服用可能引起血小板减少或抑制其功能的药物，特别是非甾体类抗炎药，如阿司匹林等。保持充足的睡眠、情绪稳定和大小便通畅，是避免颅内出血的有效措施，必要时可予以辅助性药物治疗，如镇静催眠药或缓泻剂等。

3. 自我监测病情

学会监测皮肤黏膜出血的情况，如淤点、淤斑、牙龈出血、鼻出血等；观察有无内脏出血的表现，如月经量明显增多、呕血或便血、咯血、血尿、头痛、视力改变等。一旦发现上述表现时，应及时就医。

### 五、护理评价

(1)出血症状、体征有无改善；穿刺部位有无出血。

(2)有无发热，有无明显感染症状发生。

(3)是否掌握此病的病因及一般疗法。

（孙有惠）

## 第四节　白血病的护理

### 一、护理评估

(一)健康史

询问患者是否有发热、贫血、出血等症状，是否接触过苯等化学性物质，是否接触过X线等放射性物质，家庭中是否有患同样疾病的患者。

(二)身体状况

1. 急性白血病

急性白血病是造血干细胞的恶性克隆性疾病，发病时骨髓中异常的原始细胞及幼稚细胞(白血病细胞)大量增生并广泛浸润肝、脾、淋巴结等各种脏器，抑制骨髓正常造血。

起病急缓不一，急者多为高热或严重出血，缓者常为面色苍白、疲乏或轻度出血。少数患者因皮肤紫癜、月经过多或拔牙后出血不止就医后被发现。

(1)贫血：常为首发症状，呈进行性加重。表现为苍白、无力等。贫血的主要原因是骨髓中红细胞生成明显减少、无效红细胞生成、溶血、出血等。

(2)发热：是急性白血病最常见的症状。发热多由继发感染引起，口腔炎、牙龈炎、咽峡炎最常见，肺部感染、肛周炎、肛周脓肿也常见，严重时可致菌血症或败血症。常见致病菌为革兰阴性杆菌如肺炎克雷白杆菌、铜绿假单胞菌、大肠埃希菌等，也可为病毒感染，一些平时不易致病的细菌和真菌在急性白血病患者中也可引起严重感染。易发生感染的主要原因是由于血中成熟粒细胞缺乏，其次是人体免疫力下降。

(3)出血：绝大部分患者有不同程度的出血。以皮肤嫩点、淤斑、鼻衄、牙龈出血为常见，严重者可有内脏出血，如便血、尿血、咯血及颅内出血等。出血最主要原因是血小板减少及质量异常。

(4)器官和组织浸润的表现

①肝脾及淋巴结肿大，多为轻到中度肿大，无压痛，以急淋白血病多见。

②骨骼和四肢关节疼痛，以胸骨下端局部压痛最为显著，提示骨髓腔内白血病细胞过度增生，以儿童多见。

③眼部浸润，粒细胞白血病形成的粒细胞肉瘤或绿色瘤常累及骨膜，可引起眼球突出、复视或失明。

④皮肤、黏膜浸润，表现为皮肤出现蓝灰色斑丘疹、结节性红斑、皮下结节等，牙龈增生或肿胀。

⑤中枢神经系统白血病(CNSL)，可发生在疾病的各个时期，常发生在化疗后缓解期，这是由于多种化学药物难以通过血脑屏障，隐藏在中枢神经系统的白血病细胞不能被有效杀灭，因而引起CNSL。以急淋和儿童患者多见，轻者可表现为头痛、头晕，重者有呕吐、颈强直，甚至抽搐、昏迷。

⑥睾丸浸润，多为一侧无痛性肿大，多见于急淋白血病化疗缓解后的幼儿和青年，是仅次于CNSL的白血病髓外复发的根源。

⑦尚可累及心、肺、胃肠等部位，但不一定出现相应的症状。

2. 慢性白血病

慢性白血病按细菌类型分为慢性粒细胞白血病、慢性淋巴细胞白血病、慢性单核细胞白血病3型。我国以慢性粒细胞白血病多见，慢性淋巴细胞白血病较少见，慢性单核细胞白血病罕见。慢性粒细胞白血病病程发展缓慢，自然病程可分为慢性期、加速期和急性期。

(1)慢性期：起病缓慢，早期常无自觉症状，随着病情发展可出现乏力、低热、多汗或盗汗、体重减轻等代谢亢进的表现。大多数患者可有胸骨中下段压痛。巨脾为最突出的体征，并可引起左上、中腹明显的坠胀感。初诊时脾大可达脐平面，甚至到盆腔；质硬、表面平滑，无压痛。但如发生脾梗死，则可突发局部剧烈疼痛和明显压痛。半数患者肝中度肿大，浅表淋巴结多无肿大。慢性期可持续1～4年。

(2)加速期：起病后1～4年间大部分慢粒患者进入加速期，主要表现为原因不明的高热、虚弱、体重下降，脾迅速肿大，骨、关节痛以及逐渐出现贫血、出血。白血病细胞对原来有效的药物发生耐药。

(3)急变期：加速期历时几个月到1～2年，即进入急变期，急变期表现与急性白血病类似，多数为急粒变，20%～30%为急淋变。

(三)辅助检查

1. 急性白血病

(1)外周血常规：白细胞计数多数在(10～50)$\times 10^9$/L，少数<5$\times 10^9$/L或>100$\times 10^9$/L，白细胞过高或过低者预后较差。血涂片分类检查可见数量不等的原始和(或)幼稚细胞，但白细胞不增多型患者的外周血很难找到原始细胞。患者常有不同程度的正常细胞性贫血。约50%的患者血小板<60$\times 10^9$/L，晚期血小板往往极度减少。

(2)骨髓象：骨髓穿刺检查是急性白血病确诊的主要依据。多数患者的骨髓象呈增生明显活跃或极度活跃，以原始细胞和(或)幼稚细胞为主，而较成熟中间阶段的细胞阙如，并残留少量的成熟细胞，形成所谓的“裂孔”现象。若原始细胞占全部骨髓有核细胞的30%以上，则可作出急性白血病的诊断。奥尔(Auer)小体仅见于急非淋，有独立诊断的意义。

(3)其他检查：细胞化学检查用于鉴别急性淋巴细胞、急性粒细胞及急性单核细胞白血病。常用的方法有过氧化物酶染色、糖原染色、非特异性酯酶及中性粒细胞碱性磷酸酶测定等。此外,免疫学检查、染色体和基因检查均可进行白血病类型的鉴别。其他如血清尿酸浓度往往增高,主要与大量细胞破坏有关,尤其在化疗期间,甚至可形成尿酸结晶而影响肾功能。

2. 慢性白血病

(1)血常规:白细胞总数明显增高,常超过 $20\times10^9$/L,晚期可达 $100\times10^9$/L 以上。各阶段中性粒细胞均增多,以中幼、晚幼、杆状核粒细胞为主,原始粒及早幼粒低于 10%,嗜酸性和嗜碱性粒细胞可增多。血红蛋白早期可正常,血小板计数可正常或增多,加速期、急变期血红蛋白和血小板计数明显下降。

(2)骨髓象:是确诊的主要依据。慢粒呈现粒细胞增生明显至极度活跃,中幼粒、晚幼粒、杆状核粒细胞明显增多。原始粒细胞低于 10%,急变期可明显增高达 30%~50%或更高。慢淋以成熟淋巴细胞为主。

(四)心理—社会状况

白血病是造血系统的恶性肿瘤,一旦确诊,多数患者会背上患不治之症的沉重心理包袱,加之治疗过程中种种并发症及经济负担的日趋加重,尤其是治疗效果不佳或白血病复发时,患者及家属均易产生强烈的恐惧、悲观、绝望等负性情绪。评估时应注意患者对自己所患疾病的了解程度及其心理承受能力,以往的住院经验,所获得的心理支持;家庭成员及亲友对疾病的认识,对患者的态度;家庭应对能力,以及家庭经济情况,有无医疗保障等。

## 二、护理诊断

(一)有损伤的危险

出血与血小板减少、白血病细胞浸润等有关。(二)有感染的危险

与正常粒细胞减少、化疗有关。

(三)潜在并发症

化疗药物不良反应。

(四)活动无耐力

与大量、长期化疗,白血病引起代谢增高及贫血有关。

(五)营养失调:低于机体需要量

与机体代谢亢进有关。

(六)悲哀

与急性白血病治疗效果差、病死率高有关。

## 三、护理目标

(1)患者能积极配合,采取正确、有效的预防措施,减少或避免出血。

(2)能说出预防感染的重要性,积极配合,减少或避免感染的发生。

(3)能说出化疗可能出现的不良反应,并能积极应对。

(4)能认识到化疗期间合理的休息与活动的重要性,体力逐渐恢复,生活自理。

(5)对疾病的发生发展了解,并能合理饮食。

(6)能正确对待疾病,悲观情绪减轻或消除。

## 四、护理措施

### （一）一般护理

1. 休息与活动

为患者提供一个安静、舒适、通风良好的休息环境，避免不良刺激。根据患者体力，适当限制活动量，可以每日室内活动 3～4 次，以后逐渐增加活动时间或活动次数。保持床单平整，衣裤轻软；勤剪指甲以免搔抓皮肤；保持皮肤清洁，定期擦洗，擦洗时要用刺激性小的肥皂，不可用力，以防皮肤出血；尽量少用注射药物，必须使用时，在注射后需要用消毒棉球充分压迫止血。对重症患者，应协助患者洗漱、进餐、大小便、翻身等，以减少患者体力消耗。对于粒细胞缺乏患者（粒细胞绝对值在 $0.5\times10^9/L$），应采取保护性隔离，条件允许宜住无菌层流病房或消毒隔离病房。尽量减少探视以避免交叉感染。保持室内空气清新，定期使用消毒液擦拭室内家具、地面，并用紫外线照射消毒，每周 2～3 次，每次 20～30 分钟。保持皮肤和口腔卫生，便后坐浴即便后用 1∶5000 高锰酸钾溶液坐浴，预防肛周感染。女性患者经期每天用温热流动水冲洗会阴部。严重贫血患者应予常规氧气吸入。

2. 饮食护理

给予高热量、高蛋白、高维生素易消化饮食。向患者、家属解释化疗期间保证足够的营养，可以帮助治疗顺利进行，嘱家属带给患者平时喜爱吃的饭菜和水果，食欲差的患者可劝其少量多餐。化疗期间应避免在化疗前后 1 小时进食，并指导患者进食前做深呼吸及吞咽动作，进食后取坐位或半卧位，以减轻恶心、呕吐，并可遵医嘱给予止吐药。同时保证每日饮水量。病情严重不能进食者，帮助患者用吸管进流质饮食。鼓励患者多饮水，化疗期间每天饮水量 3000mL 以上，以防尿酸性肾病的发生。

### （二）病情观察

了解患者主诉有无恶心、头痛、心悸，进食情况。观察体温、脉率，口腔、鼻腔、皮肤有否出血，肺部有无啰音，肝脏大小及血常规、骨髓象变化，记录出入量。发现异常，及时报告医师，配合抢救。注意观察患者出血的发生部位、发展或消退情况；化疗常可引起恶心、呕吐、食欲减退等反应，应注意观察。

### （三）对症护理

1. 鼻出血的预防护理

保持室内湿度在 50％～60％；指导患者避免用手抠鼻痂和外力撞击鼻部；少量鼻腔出血者，可用干棉球或 1∶1000 肾上腺素棉球填塞鼻腔压迫止血和局部冷敷，如出血不止，可请医师用油纱条做后鼻孔填塞术，术后定对用无菌液体石蜡滴入，以保持黏膜湿润。术后 3 天可轻轻取出油纱条，若仍出血，需要更换油纱条再填塞。

2. 口腔、牙龈出血的预防和护理

保持口腔卫生，定时用洗必泰、苏打液、生理盐水漱口；指导患者用软毛牙刷刷牙，忌用牙签剔牙；避免食用刺激性硬的食物，进餐时要细嚼慢咽；牙龈渗血时，可用 0.1％肾上腺素棉球、明胶海绵贴敷牙龈，并及时用生理盐水或 1％过氧化氢清除口腔内陈旧性血块，以免引起口臭而影响患者的食欲和情绪。

### （四）药物护理

化疗前向患者说明给药方法及不良反应，使患者对化学治疗有一定思想准备。用药过程中注意观察其不良反应，及时报告医师。大剂量化疗药物可引起严重骨髓抑制，在此用药期间应加强预防感染和出血的措施，化疗中必须定期查血常规、骨髓象，以观察疗效及骨髓受抑制情况。鞘内注射化疗药物的护理：推注药物宜慢，注毕，去枕平卧 4～6 小时，注意观察有无头痛、发热等并发症发生。

多数化疗药物对组织刺激性大，多次注射常会引起静脉及其周围组织炎症，表现为注射化疗药的血管出现条索状红斑，触之温度较高、有硬结或压痛。炎症消退后，该血管可因内膜增生而狭窄，严重的可致局部血管闭塞。若注射时药液渗漏，还会引起局部组织坏死。故静脉注射化疗药时应注意：

(1)应有计划选择和保留静脉，可由四肢远端向近端依次选择合适的小静脉穿刺，左右交替使用，不宜选择较细的静脉，以防药液外渗。

(2)静脉注射要求准确，防止药物外漏。注药前，先用生理盐水试穿刺，确定穿刺成功后再用化疗药物，静脉推注(或滴注)过程中要不断回抽检查，观察针头是否在血管内，注射完毕时用少量生理盐水冲洗或抽少量回血并保持注射器内一定负压时再拔针，然后压迫针眼数分钟。

(3)必要时静脉滴注可先行无药液体滴注，确定畅通无外漏，再夹住滴管上端输液管，将化疗药物由滴管下端输液管间接注入静脉内。注毕，继续用无药液体迅速冲净输液管内的药液，减少药物对血管壁的刺激。

(4)如静脉给药过程中有外渗、外漏时，应立即回抽 2～3mL 血或外漏的药液，然后拔出针头更换注射部位，外渗局部立即冷敷或以 0.5%普鲁卡因局部封闭，有静脉炎者可用喜疗妥等药物外敷，鼓励患者多活动肢体，以促进血液循环。

(5)静脉穿刺时不扎止血带，不拍打静脉，不挤压皮肤，以免皮下出血。

(五)心理护理

帮助患者认识积极的心态有利于疾病的康复，向患者说明长期的消极心理会影响机体的生理功能，导致食欲下降、失眠、内分泌失调、免疫力功能下降，以致加重病情，不利康复。指导患者及家属理性对待疾病，应耐心倾听患者诉说，给予真诚的理解与同情，取得患者信任，因势利导，做好科普宣传，明示患者家属、亲友多予患者精神及物质关怀。组织病友交流经验，请长期生存患者现身说法，帮助患者克服恐惧心理，增强战胜疾病的信心。帮助患者建立良好的生活方式及饮食规律，根据身体条件做些有益的事情，使患者感受到生命的价值，提高生存的信心。

(六)健康教育

1. 饮食指导

加强营养，饮食宜富含高蛋白、高热量、高维生素，清淡、易消化、少渣软食，避免辛辣刺激性食物，防止口腔黏膜损伤。多饮水，多食蔬菜、水果，以保持排便通畅。

2. 休息和活动

保证充足的休息和睡眠，适当加强健身活动，如散步、打太极拳等，以提高机体的抵抗力。

3. 预防感染和出血

注意保暖，避免受凉；讲究个人卫生，剪短指甲，避免抓搔而损伤皮肤，少去人群拥挤的地方；经常检查口腔、咽部有无感染，学会自测体温。勿用牙签剔牙，刷牙用软毛刷；勿用手挖鼻孔，空气干燥时可用薄荷油滴鼻腔；避免创伤。定期门诊复查血常规，发现出血、发热及骨、关节疼痛要及时去医院检查。

4. 用药指导

向患者及家属解释白血病的知识，治疗方法多、效果较好，坚持缓解后治疗是争取长期缓解或治愈的重要手段，使其树立信心。

## 五、护理评价

(1)患者能描述引起或加重出血的危险因素，积极采取预防措施，减少或避免了出血。

(2)能说出预防感染的重要性，积极配合治疗与护理，未发生感染。

(3)能列举化疗的不良反应，主动配合治疗，积极采取应对措施。

(4)正确对待疾病，悲观情绪减轻并渐消除。

(5)能说出活动耐力下降的原因，合理安排休息和饮食。

(孙有惠)

# 第五节　血友病的护理

## 一、护理评估

(一)健康史

询问患者家族中是否有相同的疾病史，了解患者出血部位和程度，评估出血对患者的影响。

(二)身体状况

1. 出血

以血友病 A 最严重，血友病 B 次之，遗传性 FⅪ缺乏症出血最轻。表现为自幼发生，出血伴随终身。肌肉和关节期内反复出血最为突出，最常出血的是膝关节、肘关节和踝关节。关节腔内血液吸收不完全可形成慢性炎症、滑膜增厚、纤维化、软骨变性或坏死，表现为关节强直、僵硬、畸形而致残。皮肤紫癜罕见，颅内出血是最常见的死亡原因。

2. 血肿压迫症状

血肿压迫神经可出现局部肿痛、麻木及肌肉萎缩；压迫血管可导致相应部位淤血、水肿或缺血坏死；压迫喉及颈部软组织可致组织出血及血肿形成；压迫气道可致呼吸困难甚至窒息。

(三)辅助检查

1. 血常规

红细胞、白细胞、血小板正常，出血时间、血块回缩试验正常。

2. 筛查试验

凝血时间(CT)和活化部分凝血活酶时间(APTT)延长，简易凝血活酶生成试验异常。

3. 凝血活酶生成试验及纠正试验

有助于 3 种血友病的诊断和鉴别。

(四)心理—社会状况

评估患者对疾病的心理状态，当病情严重时，容易导致患者紧张焦虑的心理改变，对于颅内出血，可导致患者死亡。需评估患者对疾病的认识情况，及患者对疾病的心理反应。

## 二、护理诊断

（一）组织完整性受损

与凝血因子缺乏有关。

（二）疼痛：肌肉、关节痛

与深部组织或关节腔积血有关。

（三）有失用综合征的危险

与反复多次关节腔出血有关。

（四）焦虑

与终身性出血，担心劳动力丧失有关。

（五）潜在并发症

颅内出血。

（六）知识缺乏

缺乏疾病预防相关知识。

## 三、护理目标

（1）保持组织的完整性。

（2）无失用综合征的出血。

（3）疼痛缓解。

（4）对疾病的发生发展了解，并能做到有效预防。

## 四、护理措施

（一）一般护理

1. 休息与活动

有出血症状时应卧床休息，患肢制动。在关节腔出血控制后，可帮助患者进行主动或被动活动。

2. 饮食

给予高热量、高蛋白、高维生素易消化饮食，宜少食多餐，避免暴饮暴食。

（二）病情观察

注意观察患者出血部位、严重程度，评估出血量。监测患者血压、脉搏，并作好记录。观察患者有无呕血、咯血等内脏出血的征象，注意有无颅内出血，如头痛、呕吐、瞳孔不对称等。观察关节活动情况。

（三）对症护理

1. 预防和控制出血

避免从事易受伤的工作或活动；尽量避免手术，必须手术者，需先补充凝血因子，不可服用抑制血小板功能或血小板减少的药物；避免或减少不必要的穿刺，穿刺完毕按压5分钟以上；鼻黏膜出血可局部冷敷或用油纱条做后鼻孔填塞术，压迫出血部位，促进止血，术后保持鼻腔黏膜湿润，定时用无菌液体石蜡油滴入；关节腔或深组织出血，应立即停止活动，抬高患肢，固定制动，出血控制后可进行主动或被动运动。

2. 关节康复训练

评估关节外形、关节活动能力有无异常，评估患者关节疼痛情况，判断关节病变处于急性出血期还是慢性炎症期或纤维强直期。急性期患者关节红肿热痛；慢性炎症期表现为关节持续性肿胀伴有功能障碍；纤维强直期表现为关节强直、畸形，严重者功能丧失。综合评估患者关节情况后，制订个性化康复训练计划，此训练是预防血友病发生关节失用的重要措施。总的原则是：急性期给予局部制动并使肢体保持功能位；在肿胀未完全消退前、肌肉力量未恢复前，不可负重，增加卧床休息时间，预防关节腔出血；关节腔出血控制后，帮助患者被动活动肢体，逐渐过渡到主动活动肢体，适当给予理疗促进关节功能恢复。

(四)药物护理

输注所含因子Ⅱ较新鲜血浆高 5～10 倍。须冷冻干燥存于－20℃下，室温下放 1 小时活性即丧失 50%，故应于 1 小时之内输完。输注凝血因子时注意观察有无输血反应。

(五)心理护理

患者因疾病易出现焦虑不安的心理变化，病情严重者甚至出现悲观失望的心理，此时需主动跟患者进行交流，安慰患者，并耐心讲解疾病的发生发展过程。

(六)健康教育

1. 疾病知识指导

指导患者及家属了解血友病发生的病因、遗传特点、主要表现、治疗方法与预后。教给患者及家属急救处理方法，有出血时及时就医。患者外出远行时，最好携带填写明确血友病的病历卡，以备万一意外可及时处理。结婚前后去血友病遗传咨询门诊进行咨询，血友病患者及其传递者最好不要婚配，以减少本病的传递。携带者妊娠早期通过检查，可了解胎儿是否患血友病，从而决定是否终止妊娠。

2. 生活指导

指导患者注意休息，劳逸结合，生活要有规律。注意口腔卫生，避免拔牙。适当活动，活动时防止外伤，不要过度负重或做剧烈运动，如拳击、足球、篮球，不要赤脚走路，使用刀、剪应小心操作或戴手套，避免出血。

## 五、护理评价

(1)患者对疾病的发生发展是否有详尽的了解，是否明确如何预防。

(2)患者皮肤是否完整性。

(3)患者疼痛是否缓解。

(4)对疾病的发生发展是否了解，并能做到有效预防。

(孙有惠)

# 第六节　过敏性紫癜的护理

## 一、护理评估

### (一)健康史

评估患者出血部位和范围,出血程度,了解患者发病前是否有上呼吸道感染等病史,是否有发热、乏力、全身不适等症状。

### (二)身体状况

本病多发生于春、秋季,多见于青少年,且男性略多于女性。多数患者发病前1～3周有全身不适、低热、乏力及上呼吸道感染等前驱症状,随后出现典型临床表现。根据过敏性紫癜的表现可分为皮肤紫癜型、腹型、关节型、肾型和混合型。

1. 紫癜型

最常见,表现为皮肤紫癜,呈对称性分布,大小不等,高出皮肤表面,呈紫红色,压之不退色,可融合成片,或呈疱疹状、荨麻疹样或多形性红斑,并可伴神经性水肿。严重时偶可发生溃疡和坏死。紫癜多见于四肢伸侧和臀部,以下肢和踝、膝等关节处较为明显,易反复发作。

2. 腹型

表现为腹痛,以脐周或下腹部明显,有压痛,但无腹肌紧张。可伴有呕吐、腹泻及轻重不等的便血,粪便呈柏油样或为鲜红色。如腹痛、便血出现于皮肤紫癜之前,应与外科急腹症鉴别。

3. 关节型

部分患儿有关节肿痛、功能障碍,多累及大关节,如膝、踝、腕、肘等,可单发、多发或呈游走性。关节症状消退后无后遗症。

4. 肾型

最严重,因泌尿道黏膜毛细血管通透性增加,可出现血尿、蛋白尿、管型尿,随着紫癜的隐退而消失。紫癜的患儿中有1/3～1/2肾脏受累,称为紫癜性肾炎。肾脏的病理改变决定着预后。

5. 混合型

有上述两种以上类型存在者。

### (三)辅助检查

1. 血液

血小板计数正常。血小板功能检查正常。毛细血管脆性试验:半数以上阳性。

2. 尿常规

肾型者尿中有红细胞、蛋白、管型。

3. 出凝血检查。出凝血时间正常。

4. 肾功能

可有肾功能受损。

5. 毛细血管镜

毛细血管扩张、扭曲、渗出性炎症反应。

(四)心理—社会状况

评估患者对疾病的心理状态，当病情严重时，容易导致患者紧张焦虑的心理改变。需评估患者对疾病的认识情况，及患者对疾病的心理反应。

## 三、护理诊断

(一)有受伤的危险：出血

与血管通透性和脆性增加有关。

(二)疼痛：腹痛、关节痛

与局部过敏性血管炎性病变有关。

(三)知识缺乏

缺乏有关病因预防相关的知识。

## 四、护理目标

(1)无受伤的出现。

(2)疼痛缓解。

(3)对疾病的发生发展了解，并能做到有效预防。

## 五、护理措施

(一)一般护理

1. 休息与活动

急性期应卧床休息，抬高患肢，病情控制后逐渐增加活动量。卧床有助于症状的缓解，活动则可使症状加重。

2. 饮食

给予清淡、易消化饮食，宜少食多餐。避免食用鱼、虾、蛋、乳等过敏性食物。有消化道出血者，避免热食，必要时禁食。忌食辛辣食品。要注意避免进食粗糙、坚硬和对胃肠道有机械性刺激的食物，如带刺的鱼，带壳的蟹，带骨头的鸡、肉等，以免刺伤口腔黏膜和牙龈，引起或加重出血。肾型紫癜患者，应给予低盐饮食。

(二)病情观察

注意监测患者生命体征、神志、皮肤等，如观察患者的出血部位、范围，疼痛的部位、程度、持续时间、伴随症状等，并作好记录。注意尿色、尿量，定期做尿常规检查。

(三)对症护理

1. 皮肤护理

观察紫癜形态、数量、部位，是否反复出现，保持皮肤清洁，防擦伤，防抓伤，如有破溃及时处理，防止出血和感染，穿柔软、透气性良好、宽松的棉质内衣，并经常换洗，保持床铺清洁、干燥、无碎屑，避免使用碱性肥皂。

2. 关节肿痛的护理

对关节型病例应观察疼痛及肿胀情况，保持患肢功能位置，协助患者选用舒适体位，做好日常生活护理。使用肾上腺皮质激素，对缓解关节痛效果好。

3. 腹痛的护理

患者腹痛时应卧床休息，尽量守护在床边。腹痛者禁止腹部热敷以防肠出血。腹型紫癜患者应给予无动物蛋白、无渣的流质饮食，严重者禁食，静脉供给营养。

(四)药物护理

应用糖皮质激素的患者，注意防止感染；应用环磷酰胺者，鼓励多饮水，观察尿量及颜色的变化。用药期间密切观察患者治疗的反应，如有不适，立即停止。

(五)心理护理

患者因疾病易出现焦虑不安的心理变化，病情严重者甚至出现悲观失望的心理，此时需主动跟患者进行交流，安慰患者，并耐心讲解疾病的发生发展过程，告知患者治疗的方法和预后，鼓励患者树立战胜疾病的信心。

(六)健康教育

1. 疾病知识指导

指导患者及家属了解本病发生的致病因素，并指导避免该因素。告之此病易反复，让患者及家属了解疾病的相关知识，以便配合住院期间的治疗和护理。

2. 生活指导

指导患者注意休息，劳逸结合，生活要有规律。制订恰当的锻炼计划，增强体质，提高抵抗力。天气变化时，要及时增减衣物，注意保暖，防止感染。养成良好的个人卫生，避免食用不洁食物。

3. 病情监测指导

教会患者学会自我检测病情，如出现紫癜、腹痛、关节痛、血尿、少尿等情况，及时就诊。特别是肾型紫癜患者应定期做晨尿检查，出院后追踪尿检3～6个月。

### 五、护理评价

(1)是否受伤。

(2)疼痛是否缓解。

(3)患者对疾病的致病因素是否有详尽的了解，是否明确如何预防。

(孙有惠)

## 第七节　弥散性血管内凝血的护理

弥散性血管内凝血(DIC)是由多种致病因素激活机的凝血系统，导致机体弥散性微血栓形成、凝血因子大量消耗并继发纤溶亢进，从而引起全身性出血、微循环障碍乃至单个或多个器官衰竭的一种临床综合征。本病多起病急，进展快，病死率高，是临床急重症之一。早期诊断及有效治疗是挽救患者生命的重要前提和保障。

### 一、护理评估

(一)健康史

询问患者既往病史，是否有感染的疾病史，是否有肿瘤病史，是否有手术、产科等情况，是否有毒蛇咬伤、输血反应等。

(二)身体状况

除了原发病的症状体征外，DIC常见的临床表现是出血、休克、栓塞与溶血，具体表现可因原发病及DIC病期不同而有较大差异。

1. 出血

发生率为84%～95%，是DIC最常见的临床表现之一。多突然发生，主要表现为广泛、多发的皮肤黏膜的自发性、持续性出血，伤口和注射部位的渗血，可呈大片瘀斑。严重者可有内脏出血，如呕血、便血、咯血、阴道出血及血尿，甚至颅内出血而致死。此外，若为分娩或产后发生DIC，经阴道流出的血液可完全不凝或仅有很小的凝血块。有学者认为，在基础病变存在的前提下，若同时出现3个或以上无关部位的自发性和持续性出血，则具有DIC的诊断价值。

2. 低血压、休克或微循环障碍

发生率为30%～80%，与多种因素综合作用有关。轻症常表现为低血压，重症则出现休克或微循环障碍，且早期即可出现单个或多个重要器官功能不全，包括肾、肺及大脑等。患者常表现为四肢皮肤湿冷、发绀，少尿或无尿，并可出现呼吸困难及不同程度的意识障碍等。休克可进一步加剧组织的缺血、缺氧与坏死，从而促进DIC的发生与发展，形成恶性循环。休克的严重程度与出血量不成比例，且常规处理效果不佳。顽固性休克是DIC病情严重及预后不良的先兆。

3. 栓塞

发生率为40%～70%。与弥散性微血栓的形成有关。皮肤黏膜栓塞可使浅表组织缺血、坏死及局部溃疡形成；内脏栓塞常见于肾、肺、脑等，可引起急性肾衰竭、呼吸衰竭、颅内高压等，从而出现相应的症状与体征。

4. 溶血

约见于25%的患者。DIC时微血管管腔变窄，当红细胞通过腔内的纤维蛋白条索时，可引起机械性损伤和碎裂，产生溶血，称为微血管病性溶血。溶血一般较轻，早期不易察觉，也可表现为进行性贫血，贫血程度与出血量不成比例；大量溶血时还可出现黄疸、血红蛋白尿等。

(三)辅助检查

1. 消耗性凝血障碍方面的检测

指血小板及凝血因子消耗性减少的相关检查及结果。DIC时，血小板计数减少；凝血酶原时间(PT)延长、纤维蛋白原定量减少；抗凝血酶Ⅲ(AT－Ⅲ)含量及活性降低；凝血因子Ⅷ：C活性降低；部分凝血活酶时间(APTT)延长。

2. 继发性纤溶亢进方面的检测

指纤溶亢进及纤维蛋白降解产物生成增多的检测。DIC时，纤溶酶及纤溶酶原激活物的活性增高；纤维蛋白(原)的降解产物(FDP)明显增多；血浆鱼精蛋白副凝试验(3P试验)阳性；D＝聚体定量增高或定性阳性。

3. 其他

DIC时，外周血涂片红细胞形态常呈盔形、三角形或碎片等改变。近年来，关于DIC及DIC前期(Pre－DIC)的实验诊断有了进一步的发展，对DIC的早期诊断、病情观察及疗效判断意义重大。如检测组织因子活性或抗原浓度、凝血酶调节蛋白、血浆纤溶酶激活剂抑制物的活性(PAI－I)和组织型纤溶酶激活物的活性(t－PA)等。

(四)心理－社会状况

评估患者对疾病的心理状态，由于患者对疾病知识不了解，对治疗方案不理解，不配合护理、治疗，精神紧张、焦虑不安、喋喋不休。

## 二、护理诊断

（一）有受伤的危险：出血

与 DIC 所致的凝血因子被消耗、继发性纤溶亢进、肝素应用等有关。

（二）气体交换受损

与肺栓塞有关。

（三）潜在并发症

休克、多发性微血管栓塞、呼吸衰竭、多器官衰竭。

## 三、护理目标

（1）不发生或减少出血。

（2）呼吸困难的程度减轻。

（3）外周循环达到最佳状态。

## 四、护理措施

（一）一般护理

卧床休息，根据病情采取合适的体位，如休克患者取中凹位，呼吸困难严重者可取半坐卧位；注意保暖；加强皮肤护理，防压疮；协助排便，必要时保留尿管。遵医嘱进食流质或半流质，必要时禁食。给予吸氧。

（二）病情观察

1. 严密观察病情变化

及时发现休克或重要器官衰竭。定时监测患者的生命体征、神志和尿量变化，记录 24 小时出入量；观察皮肤的颜色与温、湿度；有无皮肤黏膜和重要器官栓塞的症状和体征，如肺栓塞表现为突然胸痛、呼吸困难、咯血；脑栓塞引起头痛、抽搐、昏迷等；肾栓塞可引起腰痛、血尿、少尿或无尿，甚至发生急性肾衰竭；胃肠黏膜出血、坏死可引起消化道出血；皮肤栓塞可出现手指、足趾、鼻、颈、耳部发绀，甚至引起皮肤干性坏死等。此外，应注意原发病的观察。

2. 实验室检查指标的监测

这是 DIC 救治的重要环节，因为实验室检查的结果，可为 DIC 的临床诊断、病情分析、指导治疗及判断预后提供极其重要的依据。应正确、及时采集和送检各类标本，关注检查结果，及时报告医师。

（三）对症护理

1. 出血的观察

注意出血部位、范围及其严重度的观察，有助于病情及其治疗效果的判断。持续、多部位的出血或渗血，特别是手术伤口、穿刺点和注射部位的持续性渗血，是发生 DIC 的特征；出血加重，多提示病情进展或恶化；反之可视为病情有效控制的重要表现。

2. 出血的护理

（1）遵医嘱给予止血药，观察药物效果及不良反应。

（2）渗血部位应加压包扎。对鼻腔有少量出血时，可用棉球或明胶海绵填塞，无效者可用1：1000肾上腺素棉球填塞，并局部冷敷。出血严重时，应及时通知医师进行处理。

(3)严密观察出血量、血压、心率及尿量，估计出血渗血的量。出血较多时应报告医师，及时补充容量。

(4)对于气道内有出血的患者，应密切观察呼吸情况，防止血痂阻塞气道。

(5)定期抽血化验检测血红蛋白、血小板、凝血酶原时间等。

3. 缺氧的护理

为患者提供安静舒适的环境卧床休息，保持呼吸道通畅，持续给予氧气吸入，以改善组织缺氧状况及避免脑出血发生。

(四)药物护理

熟悉DIC救治过程中各种常用药物的名称、给药方法、主要不良反应及其预防和处理，遵医嘱正确配制和应用有关药物，尤其抗凝药的应用，如肝素。肝素的主要不良反应是出血。在治疗过程中，注意观察患者的出血状况，监测各项实验室指标，如凝血时间(试管法)或凝血酶原时间(PT)或部分凝血活酶时间(APTT)。其中APTT为肝素应用最常用的临床监测指标，使其较正常参考值延长60%～100%为最佳剂量。若肝素过量而致出血，可采用鱼精蛋白静脉注射，鱼精蛋白1mg可中和肝素1mg(肝素剂量1mg=128U)。

(五)心理护理

评估患者及家属对疾病的反应及焦虑的程度，整个社会支持系统。维持良好、开放的沟通渠道，形成支持性的环境，缓解患者及家属的压力和焦虑情绪。

(六)健康教育

向患者及其家属，尤其是家属解释疾病的可能成因、主要表现、临床诊断和治疗配合、预后等。特别要解释反复进行实验室检查的重要性和必要性，特殊治疗的目的意义及不良反应。劝导家属多关怀和支持患者，以利缓解患者的不良情绪，提高战胜疾病的信心，主动配合治疗。保证充足的休息和睡眠；根据患者的饮食习惯，提供可口、易消化、易吸收、富含营养的食物，少量多餐；循序渐进地增加运动，促进身体的康复。

## 五、护理评价

(1)皮肤表现有无出血症状，如出血点、瘀斑、血肿、穿刺部位及伤口渗血情况；有无消化道、泌尿系统及呼吸系统出血症状。

(2)患者皮肤的颜色、温度、运动及末梢的感觉。

(3)呼吸困难的体征有无改善。

(孙有惠)

# 第八节　血液系统疾病患者的健康教育

## 一、缺铁性贫血患者的健康教育

缺铁性贫血是体内贮存铁缺乏导致血红蛋白合成减少的小细胞低色素性贫血，是各类贫血中最常见的一种，多见于生长发育期的儿童和育龄妇女。本病属于中医学“血虚”“虚劳”等范畴，多由饮食失调、先天禀赋不足、过度劳累或慢性失血等导致脾胃虚弱、肾虚精亏、不能化血，或虫积胃肠、生化不足、精血流失而致气血亏虚，表现为面色萎黄、四肢疲乏无力、纳呆等。常见证候有脾胃虚弱证、气血亏虚证、脾肾阳虚证、虫积证。

（一）病因

1. 铁摄入不足

是引起妇女、儿童缺铁性贫血的主要原因。由于生长发育期的儿童及育龄期的妇女需铁量增加，若饮食结构不合理、挑食或偏食，便可导致铁摄入不足而引起贫血。

2. 铁吸收不良

在胃肠功能紊乱或药物影响下，导致胃酸缺乏或胃肠黏膜吸收功能障碍而使铁吸收不良。常见于慢性萎缩性胃炎、胃大部切除术后、慢性腹泻、服用抑制胃酸分泌的药物等。3. 铁丢失过多

慢性失血是成人缺铁性贫血最重要和最常见的病因。如消化性溃疡、肠道癌肿、月经过多、痔疮等引起的反复或持续少量失血。

（二）典型临床表现

1. 原发病表现

如慢性胃炎、消化性溃疡、慢性腹泻、功能性子宫出血等疾病相应的临床表现。

2. 一般贫血共有表现

如面色苍白、疲乏、头晕、心悸、气促等。

3. 缺铁性贫血特殊表现

（1）组织缺铁的表现：皮肤干燥角化、毛发干枯易脱落、指甲薄脆易裂或出现匙状甲；黏膜损害会出现口角炎、舌炎、舌乳头萎缩，严重者可发生吞咽困难。

（2）神经、精神系统异常：儿童较明显，如易激惹、好动、注意力难集中、发育迟缓等；少数患者可有异食癖，喜吃生米、泥土、石子等；有的患者可发生末梢神经炎或神经痛，严重者可有智力发育障碍等。

（三）住院患者的护理健康教育

1. 生活起居指导

（1）保持病室温度在18℃～22℃之间，防止寒冷血管收缩而加重患者缺氧。

（2）协助贫血严重者做好生活护理，嘱患者卧床休息，避免骤起骤坐，晨起时缓慢起身，稍坐片刻后再下床，蹲位起身时宜缓慢，以免昏厥引起外伤。

（3）保持个人卫生，预防感染。口腔有炎症的患者，加强口腔护理，防止发生黏膜溃疡。

2. 饮食指导

（1）饮食指导原则：宜高热量、高蛋白、高维生素、含铁丰富饮食，忌刺激性强的食物。

（2）纠正不良饮食习惯：指导患者保持均衡饮食，避免挑食或偏食；养成良好的进食习惯，避免无规律、无节制的进食，消化功能欠佳者应定时定量、细嚼慢咽，可少量多餐。

（3）增加含铁丰富食物的摄取：鼓励患者多食含铁丰富的食物，如动物的肝脏、瘦肉、血制品、蛋黄、黑木耳、海带、菠菜、大枣等，可食用铁强化食品及调味品。

（4）促进食物中铁的吸收：指导患者避免不合理的饮食结构或搭配。富含铁的食物不与牛奶、浓茶、咖啡等同服；保证食物搭配中有充足的蛋白质，指导患者多食鱼、肉类、富含维生素C的食物以促进铁的吸收。

（5）中医辨证施膳。

1）脾胃虚弱证：宜食健脾养胃之品，如白扁豆、莲子肉、茯苓、山药、薏苡仁等。忌食易损

伤脾胃的食品，如咖啡、韭菜、辣椒、酒类等。

2)气血亏虚证：宜食益气养阴之品，如大枣、桂圆、莲子等。食疗方：大枣圆肉煲鸡汤。

3)脾肾阳虚证：宜食温补脾肾之品，如山药、羊肉、牛肉、鸡肉等。

4)虫积证：可给予化虫丸驱虫治疗。

如贫血严重，全身情况差者，宜先补益气血，再行驱虫。

3. 心理指导

严重贫血患者会因头晕、乏力、心悸等症状，影响日常生活，尤其是由其他原发疾病而引起缺铁性贫血的患者，会因原发疾病的迁延不愈、贫血治疗疗程较长等原因，引起抑郁、焦虑等不良情绪。医护人员应及时与患者沟通，了解其心理变化，不但重视对贫血的防治，更要从原发病的康复等角度进行有针对性的健康教育，消除患者的不良情绪，提高治疗的依从性，以利于早日康复。

4. 用药指导

(1)口服铁剂的应用与指导：

1)口服铁剂是治疗缺铁性贫血的首选方法，可引起恶心、呕吐、胃部不适等反应，建议餐后或餐中服用。反应强烈者可减少剂量或从小剂量开始服用。

2)肉类、果糖、氨基酸、脂肪、维生素 C 可促进铁剂吸收，避免与牛奶、浓茶、咖啡、钙剂、磷酸盐、草酸盐等同服。

3)抗酸药、抑酸药、四环素、消胆胺、碳酸氢钠等均可影响铁的吸收，避免与铁剂同服。胃酸缺乏者可与乳酸、稀盐酸等合用有利于铁剂的解离与吸收。

4)为避免牙齿染黑，口服液体铁剂时可使用吸管，服药后立即漱口。

5)服药期间，铁剂与肠内硫化氢作用可生成黑色的硫化铁而导致大便发黑，应做好解释以消除患者的顾虑。

6)遵医嘱按剂量按疗程服药，不可擅自增减药量。

定期复查相关实验室检查，待血红蛋白恢复正常后，仍需继续服用铁剂 3～6 个月，以补足贮存铁。

(2)注射铁剂的应用与指导

1)为减少局部疼痛和避免硬结形成，需采用深部肌内注射法，并经常更换注射部位。

2)首次需用 0.5mL 的实验剂量进行深部肌肉注、射，注意观察有无面色潮红、头痛、荨麻疹、肌肉关节痛、过敏性休克等过敏症状，备好肾上腺素，做好急救准备，1 小时后无过敏反应可按常规剂量治疗。

3)为避免药液溢出引起皮肤染色，不可在皮肤暴露部位注射，在抽出药液后，更换针头注射，或采用“Z”形注射法及留空气注射法。

(3)静脉铁剂的应用与指导

1)临床多用蔗糖铁静脉滴注。蔗糖铁只能与 0.9%的生理盐水混合使用，不能与其他的治疗药品混合使用，需在本药品的使用前后用生理盐水冲管。稀释后的药液要在 12 小时内使用。

2)首次使用蔗糖铁治疗前，应按照推荐的方法给予小剂量进行测试(成人用 1～2.5mL)，并备好肾上腺素，做好急救准备。如给药 15 分钟后未出现不良反应，继续给予余下的药液。

3)药液滴注的速度：100mg 铁剂至少滴注 15 分钟；200mg 铁剂至少滴注 30 分钟；300mg 铁剂至少滴注 1.5 小时；400mg 铁剂至少滴注 2.5 小时；500mg 铁剂至少滴注 3.5 小时。

4)使用本品严防药液渗漏，如有外漏可按以下步骤处理：保留针头，用少量生理盐水清洗后再拔针；为了加快铁的清除，指导患者用多磺酸黏多糖软膏轻轻涂在针眼处。禁止按摩，以免铁的进一步扩散。

(四)出院患者的护理健康教育

(1)居室环境安静，光线充足，温湿度适宜。注意休息，保证充足的睡眠。轻度贫血，症状较轻者，可参加力所能及的工作；中度贫血患者可适当进行散步等活动，但以不感到疲劳及其他症状为宜；重度贫血者需卧床休息，不宜过多活动。头晕症状明显者，生活起居需有人照顾。

(2)提倡均衡饮食，荤素搭配合理，烹饪时建议使用铁制器皿。对易患人群给予铁剂的预防性补充，如婴幼儿及时添加蛋黄、肝泥等辅食；青少年增加含铁丰富的食物，防止挑食及偏食；妊娠及哺乳期的妇女必要时可预防性补充铁剂，每天可口服元素铁 10～20mg。

(3)积极治疗引起缺铁性贫血的原发病，对肿瘤性疾病和慢性出血性疾病的人群做好防治，青少年及儿童定期查治寄生虫感染。

(4)保持良好心情，按时用药，定期门诊复查。

(5)加强病情监测，一旦出现自觉症状加重，静息状态下出现呼吸、心率加快，不能平卧，尿量减少或下肢水肿等，提示病情加重或并发贫血性心脏病，应及时就医。

## 二、急性白血病患者的健康教育

急性白血病是一种造血干细胞的恶性克隆性疾病。其白血病细胞增生失控、分化障碍、凋亡受阻而停滞在细胞发育的不同阶段，并浸润其他脏器组织，抑制正常造血。临床以进行性贫血、持续发热或反复感染、出血及组织器官浸润为主要表现，以外周血中出现为数不等、形态各异的幼稚细胞为特征。中医学认为，急性白血病病位在骨髓和血络，涉及脏腑、髓窍。常见证候有邪盛正虚证、邪热炽盛证、痰瘀互结证。

(一)病因

急性白血病的病因尚未明确，实验与临床资料表明可能与下列因素有关。

1. 生物因素

主要是病毒感染和免疫功能异常。如人类 T 淋巴细胞病毒－1(HTLV－1)可引起成人 T 细胞白血病，且该病毒可通过哺乳、性生活及输血传播，某些自身免疫性疾病患者患白血病的危险性也会增加。

2. 物理因素

γ 射线、X 线及电离辐射等均可诱发白血病，发病率的高低与接受辐射的剂量、时间相关。

3. 化学因素

苯及其衍生物、抗肿瘤药如氮芥、环磷酰胺、依托泊苷、丙卡巴肼等都公认有致白血病的作用，亚硝胺类物质、氯霉素、保泰松及其衍生物也有诱发白血病的报告。

4. 遗传因素

家族性白血病占白血病品 7%,先天性疾病如 Downs 综合征、Fanconi 贫血、Bloom 综合征及先天性免疫球蛋白缺乏症等患者白血病发病率均较高。

5. 其他血液病

某些血液病如骨髓增生异常综合征、多发性骨髓瘤、淋巴瘤、阵发性睡眠性血红蛋白尿等最终有可能发展为白血病。

(二)典型临床表现

本病起病急缓不一,起病急骤者多表现为高热或严重出血。起病缓慢者常因面色苍白、皮肤紫癜、月经过多或拔牙后出血不止而就医时被发现。

1. 贫血

常为首发症状,呈进行性加重,出现皮肤苍白、头晕乏力、水肿及活动后气促等。贫血的原因主要是骨髓中的白血病细胞极度增生与干扰,使正常红细胞生成减少。

2. 发热

50%以上的患者以发热起病,热型不定。发热的原因主要有继发感染和肿瘤性发热。继发感染可发生在各个部位,以口腔黏膜、牙龈、咽部为常见,是引起死亡的主要原因。

3. 出血

由于血小板减少及血管受异常幼稚细胞浸润引起出血,出血部位可遍及全身,以皮肤、齿龈、鼻黏膜出血常见。颅内出血是急性白血病最严重的并发症,眼底出血常为颅内出血的先兆。

4. 器官和组织浸润表现

常见肝脾和淋巴结肿大、胸骨下端局部压痛、绿色瘤、中枢神经系统白血病、睾丸白血病等。

(三)住院患者的护理健康教育

1. 生活起居指导

(1)保持病室温湿度适宜,定时通风,保持空气流通。定时进行空气和地面消毒,床头桌每日以消毒湿巾擦拭。对于接受超大剂量化疗、免疫抑制治疗、干细胞移植治疗及粒细胞过低(≤$0.5\times10^{9}$/L)患者应采用保护性隔离,住空气层流洁净病房。

(2)减少探视,合理安排陪护。家属在感冒期间不应陪护患者,以免交叉感染。避免去人群密集的地方,如需外出做检查应戴口罩,并注意保暖,防止受凉。

(3)有高热、出血、重度贫血时,嘱患者绝对卧床休息,心悸气短伴头晕明显者,遵医嘱给予氧气吸入。轻度贫血、疲乏无力者可适当活动;缓解期的患者,视体力情况鼓励活动,以不产生疲劳感为宜。

(4)皮肤黏膜护理

1)指导患者保持个人卫生清洁,保持皮肤清洁干燥,勤更换内衣,衣服选择柔软吸汗的纯棉布料,勤剪指(趾)甲。

2)每次饭后先以清水漱口,清除食物残渣后遵医嘱以漱口液交替含漱,一般情况可选生理盐水、复发硼砂含漱液;疑有厌氧菌感染者可选用1%过氧化氢溶液;真菌感染者可选用制霉菌素溶液、1%~4%的碳酸氢钠溶液。每次含漱时间 15~20 分钟,每日至少 3 次。已出现口腔溃疡患者,可遵医嘱给予溃疡膜贴、外用重组人表皮生长因子衍生物、金霉素甘油、锡类散、制霉菌素甘油等药物,于每次漱口后涂在溃疡处。使用甲氨蝶呤化疗患者,应遵医嘱给予四氢叶酸钙口服与含漱以预防口腔溃疡。注意观察有无牙龈肿胀、咽红、吞咽疼痛感等症状。

3)每晚睡前清洗会阴以保持清洁,每次大便后可用1∶5000高锰酸钾溶液坐浴或以碘伏涂擦肛周。注意有无局部皮肤红肿、肛周脓肿。

(5)出血的防护

1)血小板计数<$50\times10^9$/L时应减少活动,增加卧床时间;严重出血或血小板计数<$20\times10^9$/L时,必须绝对卧床休息。观察有无皮肤、牙龈及鼻腔出血、呕血、便血、咯血、血尿、颅内出血等相关征象。

2)高热患者禁用酒精擦浴。沐浴时避免水温过高或用力擦洗皮肤,勤剪指甲,避免抓伤。避免肢体的碰撞及外伤。

3)用软毛牙刷刷牙,忌用牙签剔牙。避免食用坚硬、带刺、含骨头的食物、带壳的坚果类食物、质硬的水果等。牙龈出血时可用1%肾上腺素棉球或凝血酶棉球、明胶海绵片贴敷牙龈,并加强漱口。

4)保持室内相对湿度在50%～60%,鼻黏膜干燥时局部可涂抗生素眼膏或液体石蜡。勿用力擤鼻,勿用手抠鼻。少量鼻出血时可用棉球或明胶海绵填塞,并局部冷敷;无效时可用1%肾上腺素棉球或凝血酶棉球填塞;严重出血时可用凡士林油纱条填塞,3天后取出。

5)各项护理操作应轻柔,尽量减少注射次数。静脉穿刺时,止血带结扎不宜过紧和时间过长,避免用力拍打及揉搓局部,拔针后适当延长按压时间。

6)合理饮食,忌生冷刺激及不洁食物,注意观察大便颜色。使用激素治疗时遵医嘱给予黏膜保护剂或抑制胃酸分泌的药物,以防消化道出血。

7)积极控制血压,避免高热、失眠、情绪波动、剧烈咳嗽、用力排便等导致颅内出血的诱发因素</若患者出现头痛、喷射性呕吐、视力模糊、意识障碍、双侧瞳孔不等大等症状,提示颅内出血,应立即通知医师并积极配合抢救。

(6)解释各项检查治疗的目的和意义,消除顾虑,取得患者配合。骨髓穿刺术后以无菌敷料覆盖穿刺处,注意观察有无渗血,指导患者48～72小时内不要弄湿穿刺处,多卧床休息,避免剧烈活动。

(7)保持大便通畅,便秘者可使用开塞露或缓泻剂,不可用力排便,防止引起内脏出血甚至颅内出血。

2. 饮食指导

(1)饮食指导原则:给予高蛋白、高热量、高维生素的清淡、易消化饮食。避免辛辣、生冷、过热、油腻食物。忌粗糙、坚硬食物。忌烟酒。

(2)饮食搭配要合理、卫生,营养均衡,鼓励家属准备患者喜爱的食物,以提高患者的食欲。

(3)化疗期间应选择患者胃肠道症状最轻的时间进食,避免在治疗前后2小时内进食,餐后不能立即平卧。若有恶心呕吐应暂缓进食,及时清除呕吐物,遵医嘱使用止吐药物。禁止有异味的食品进入病房。

(4)化疗期间每日饮水量在3000mL以上,并遵医嘱服用碳酸氢钠碱化尿液,以预防尿酸性肾病。

(5)中医辨证施膳。

1)邪盛正虚证:宜食益气养阴之品,如山药、银耳、莲子等。忌食寒凉冰冷的食品,如绿豆、海鲜等。

2)邪热炽盛证:宜食清热解毒之品,如绿豆、冬瓜、竹笋等。忌食温热辛辣的食品,如辣椒、羊肉等。

3)痰瘀互结证:宜食祛瘀化痰之品,加白萝卜、杏仁、陈皮等。忌食肥甘厚腻的食品,如奶油、肥肉等。

3. 心理指导

(1)正确评估患者的心理反应,鼓励患者表达内心的不良情绪。帮助患者建立良好的生活方式,使其树立信心,克服悲观绝望情绪,积极配合治疗。

(2)详细向患者介绍白血病的基本知识及国内外目前最新治疗方法,告之患者如能积极配合治疗,大部分患者可缓解以至长期存活。

(3)介绍同病种且疗效好的患者与之相识并交流经验,使患者看到生存的希望,针对不同文化程度采取不同的讲解方式,使他们能真正了解本病的知识,以便能配合治疗。

(4)使用化疗药物前告知患者可能导致脱发现象,但化疗结束后头发会再生,使患者有充分的心理准备。对出现脱发的患者鼓励其使用假发或戴帽子以改善身体意象障碍。鼓励患者参与正常的社交活动。

(5)积极与家属沟通,嘱其控制自己的情绪,关心帮助患者,使患者感受到家人的爱与支持。尽力帮助患者寻找社会资源的支持,增强战胜疾病的信心。

(6)本病由于恶性程度高、治愈率低、病死率高、治疗成本高,患者易产生各种不良情绪,甚至悲观绝望,在整个病程期间都需注意患者的情绪变化,及时给予心理疏导,防止自杀、自伤行为。

4. 用药指导

(1)向患者解释化疗的必要性和重要性,讲明化疗药物的毒副反应,如恶心、呕吐、出血、感染、脱发、皮肤色素沉着、心血管系统毒性反应、出血性膀胱炎、骨髓抑制等,使患者有心理准备。

(2)柔红霉素、多柔比星、高三尖杉酯碱类药物可有心脏毒性,用药前后应监测患者的心率、心律、血压,滴注时宜<40 滴/分,以患者无心悸为宜。

(3)甲氨蝶呤、巯嘌呤、门冬酰胺酶等对肝功能有损害作用,用药期间应定期监测肝功能。

(4)长春新碱可引起末梢神经炎、手足麻木感,停药后可消失。门冬酰胺酶可引起过敏反应,用药前需皮试。维 A 酸可引起维 A 酸综合征,应注意观察有无皮肤水肿、间质性肺炎、呼吸窘迫、胸腔积液等症状。很多化疗药物可引起骨髓抑制,用药期间注意观察贫血、出血、感染症状,及时监测血常规和骨髓象。

(5)化疗药物输注时首选中心静脉置管。如使用外周静脉,尽量选择粗直的静脉,避开关节部位,由远端至近端有计划有次序地使用静脉。先以生理盐水建立静脉通道,确保无误后再输注化疗药物。联合化疗时先输入刺激性小的药物,再输入刺激性较大的药物。输注完毕后再以生理盐水冲洗管路后拔针。化疗药物输注过程中加强巡视,如发现发疱性化疗药物外渗,应立即停止输注,尽量回抽渗入皮下的药液后拔针更换注射部位。外渗部位遵医嘱给予 2%利多卡因加地塞米松做环形封闭,可给予 25%硫酸镁溶液湿敷,24 小时内给予冷敷并抬高患肢。观察局部皮肤颜色、温度及疼痛程度。

(6)鞘内注射时应协助患者取头低抱膝侧卧位，推注药物速度宜慢，注射完毕后以消毒纱布覆盖穿刺处，嘱患者去枕平卧 4～6 小时，观察有无头痛、呕吐、发热等症状。

(7)服用糖皮质激素、免疫抑制剂时，告诉患者要按时按量服用，不可擅自减量或停药。

(8)输血前认真核对，输血过程中观察有无过敏反应、溶血反应等，并做好输血记录。血小板取回后应尽快输入。

5. 外周穿刺中心静脉导管的指导

(1)首次置管后做好穿刺记录，注意观察穿刺部位有无渗血。穿刺后第一个 24 小时更换无菌透明敷料，以后每 3～7 天更换一次。出现敷料污染、脱落、破损时应随时更换。每周更换导管接头 1～2 次。

(2)给药前后宜用生理盐水脉冲式冲洗导管，如果遇到阻力或者抽吸无回血，应进一步确定导管的通畅性，不应强行冲洗导管。输注完毕冲管后，以 0～10U/mL 肝素盐水以正压方法封管。治疗间歇期每 7 天到医院维护一次。

(3)保持穿刺部位干燥，避免盆浴。避免置管侧肢体提重物，或做过度外展、屈曲、旋转运动等。如肢体出血酸胀、疼痛时及时告知医护人员进行处理。妥善固定导管，严禁自行拔管，如不慎脱出，严禁将脱出体外部分再行插入，应及时就诊处理。如发生导管折断，应立即按住血管内导管残端，尽快到附近医院处理。

(四)出院患者的护理健康教育

(1)居住环境清洁通风，温湿度适宜，注意个人卫生，日常用品定期消毒。生活有节，起居有常，避寒暑，劳逸结合，适当锻炼身体。

(2)饮食搭配合理，三餐食量均衡，多食牛奶、瘦肉、鸡蛋、鱼类、新鲜水果蔬菜，忌刺激、生冷、坚硬食物。

(3)避免过度劳累、感染等诱发因素。尽量避免去公共场所，防止交叉感染。经常检查口腔、咽部有无感染，学会自测体温。注意观察有无出血情况，注意大便颜色，女性患者需观察有无月经量过多现象。

(4)应乐观向上，心情舒畅、豁达，忌郁怒。“精神内守，病安从来。”化疗间歇期可适当进行力所能及的家务，以增强自信心。

(5)避免接触电离辐射、亚硝胺类物质、染发剂和油漆等苯类化学物质。避免使用抑制骨髓、致癌的药物如氯霉素、磺胺类、保泰松、环磷酰胺等，如需使用应及时检查血常规和用药反应。

(6)遵医嘱按时用药，定期复查及治疗。如有贫血加重、发热、出血、骨关节疼痛等症状应及时就诊。

（孙有惠）

# 第十七章　胸外科常见护理诊断及护理措施

## 第一节　清理呼吸道低效

### 一、定义

个体处于不能有效地清除呼吸道分泌物而导致呼吸道受阻的状态。

### 二、诊断依据

(1)痰液不易咳出甚至无法咳出。

(2)听诊肺部有干、湿啰音，气管部位有痰鸣音。

(3)可伴有发绀、呼吸困难等表现。

### 三、预期目标

(1)患者掌握了有效咳痰的方法。

(2)听诊痰鸣音、啰音减少或消失。

(3)发绀、呼吸困难等表现减轻。

(4)无因痰液阻塞而发生窒息。

### 四、护理措施

(1)观察患者痰液的性质、量、颜色、是否易咳出，以及干、湿啰音和痰鸣音的变化情况。

(2)观察患者是否有呼吸困难、发绀加重、烦躁不安、意识障碍等呼吸道阻塞的情况发生。

(3)指导患者每2～4小时做几次深呼吸，同时护士可协助患者翻身或行胸、背部叩击。

(4)教给患者有效咳嗽的方法，具体方法是让患者尽量取坐位或半坐位，先进行几次深呼吸，然后再深吸气后保持张口，用力进行两次短促的咳嗽，将痰从深部咳出。

(5)保持病室清洁，维持室温在18～22℃，湿度在50%～60%。

(6)对于咳嗽时疼痛的患者，护士可用双手协助或教给患者用枕头按住疼痛部位。

(7)有大量脓痰的患者应做好体位引流，每日1～3次，每次15分钟。体位引流应在餐前进行，引流时注意观察患者的反应，严防窒息发生。

(8)气管插管、气管切开、使用呼吸机或昏迷的患者应及时吸痰。

(9)对于痰液黏稠的患者，应保证摄入足够的液体，若患者不伴有心、肾功能障碍，每日摄水量应在1500mL以上；遵医嘱进行雾化吸入。

（毛晓博）

## 第二节　清理呼吸道无效

### 一、定义

个体处于不能清理呼吸道中的分泌物和阻塞物以维持呼吸道通畅的状态。

## 二、诊断依据

(1)呼吸音异常,呼吸频率或深度的变化。

(2)呼吸增快。

(3)有效或无效的咳嗽和有痰或无痰的咳嗽,发绀、呼吸困难。

## 三、预期目标

患者呼吸道保持通畅,表现为呼吸音清,呼吸正常;皮肤颜色正常;经治疗和深呼吸后能有效地咳出痰液。

## 四、护理措施

(1)保持室内空气新鲜,每日通风 2 次,每次 15～20 分钟,并注意保暖。

(2)保持室温在 18℃～22℃,湿度在 50%～60%。

(3)经常检查并协助患者摆好舒适的体位,如半卧位,应注意避免患者翻身滑向床尾。

(4)如果有痰鸣音,指导患者如何有效的咳嗽,遵医嘱给予雾化吸入和湿化吸氧,预防痰液干燥。排痰前可协助患者翻身、叩背,叩背时要由下向上,由外向内。在操作前,用绷带固定切口或伤口部位,必要时遵医嘱给止痛药。

(5)向患者讲解排痰的意义,指导有效的排痰技巧:

1)尽量坐直,缓慢地深呼吸。

2)做腹式呼吸。

3)屏住呼吸 2～3 秒,然后慢慢地尽量由口将气体呼出。

4)做第二次深呼吸,屏住气,用力地自肺的深部咳出来,做两次短而有力的咳嗽。

5)做完咳嗽运动后休息。

(6)如果咳嗽无效,必要时吸痰:

1)向患者解释操作步骤。

2)使用软的吸痰管预防损伤呼吸道黏膜。

3)严格无菌操作。

4)指导患者在每一次鼻导管吸痰前后进行几次深呼吸,预防吸痰引起的低氧血症。

5)如果患者出现心率缓慢、室性期前收缩,停止吸痰并给予吸氧。

(7)如果病情允许,鼓励患者多饮水。指导患者经常交换体位,如下床活动,至少 2 小时翻身一次。必要时进行体位引流,注意体位引流的时间应在饭前或进食后至少间隔 1 小时,以预防误吸。

（毛晓博）

# 第三节　低效性呼吸型态

## 一、定义

个体处于因呼吸型态发生改变而引起实际的或潜在的丧失充足换气的状态。

## 二、诊断依据

1. 主要依据

(1)呼吸速率和型态发生改变。

(2)脉搏的速率、节律发生改变。

2. 次要依据

(1)端坐呼吸。

(2)呼吸急促、呼吸过快、过度换气。

(3)呼吸不均匀。

(4)不敢有呼吸动作。

## 三、预期目标

(1)表现出有效的呼吸速率,并感到肺部气体交换有了改善。

(2)个体说出致病因素并说出适当的应对方式。

## 四、护理措施

(1)使患者相信,正在采取措施以保证生命安全。

(2)使患者与你保持目光接触,以分散患者的焦虑状况。可以说"现在看着我,像这样缓慢的呼吸"。

(3)考虑使用纸袋,进行再呼吸呼出的气体。

(4)留在患者身边,训练更缓慢的、更有效的呼吸。

(5)解释一个人即使在原因尚不明确的时候,也可以通过有意识地控制呼吸来避免过度换气。

(6)讨论可能的身体上的和情绪上的原因,以及有效的应对方法。

(毛晓博)

# 第四节　活动无耐力

## 一、定义

个体处于在生理能力降低,不能耐受日常所希望或必要的活动的状态。

## 二、诊断依据

### (一)主要依据

(1)活动中:虚弱、头晕、呼吸困难。

(2)活动三分钟时:头晕、呼吸困难;精疲力竭;呼吸>24 次/分;脉搏>95 次/分。

### (二)次要依据

(1)面色苍白或发绀。

(2)意识模糊。

(3)眩晕。

## 三、预期目标

(1)确定降低活动耐力的因素。

(2)患者能描述活动节省体力的方法。

(3)逐渐增加活动以确定可能的最大活动程度。

## 四、护理措施

(一)评估个体对活动的反应

(1)测量静息时的脉搏、血压和呼吸。

(2)若如生命体征异常,需增加活动时,应与医师协商。

(3)活动后马上检查生命体征。

(4)休息3分钟,然后测量生命体征。

(5)若有生命体征异常及不适症状,应中断活动/降低活动的程度、频率及时间。

(二)逐渐增加活动

(1)制订活动安排和目标。

(2)对于长期卧床患者,在床上进行主动或被动的肢体活动,一日3次,以保证肌肉张力和关节活动范围。

(3)合理安排休息活动时间。

(4)从床上活动逐渐过渡到在房间内行走,根据患者耐力决定。

(5)活动时穿舒适的鞋以给足部支持。

(6)准备好日常活动的环境/设备,帮助增加活动量,鼓励其进展情况。

(三)认识活动时保存能量的方法

(1)活动中间要休息,1天休息数次,饭后休息1小时。

(2)将用品放在易拿到的地方。

(3)协助生活或活动。

(4)出现疲倦/心肌缺血症状立即停止活动(脉搏加快、呼吸困难、胸痛)。

(四)慢性肺功能不全的患者

鼓励患者在活动增加、情绪及身体有压力时,使用控制呼吸的技巧(包括缩唇呼吸法和腹式呼吸法),鼓励每日增加活动以防"肺功能下降",以及使用适应性呼吸技巧以减少呼吸所需的力气。

(毛晓博)

# 第五节　疼　痛

## 一、定义

个体经受或叙述有严重不适的感觉。

## 二、诊断依据

患者主诉疼痛或不适,可伴有痛苦表情、烦躁不安、活动受阻或保护性体位。

## 三、预期目标

(1)主诉疼痛消失或减轻。

(2)能运用有效方法消除或减轻疼痛。

## 四、护理措施

(1)观察、记录疼痛性质、程度、时间、发作规律、伴随症状及诱发因素。

(2)遵医嘱给予镇痛药、观察并记录用药后效果。

(3)调整舒适的体位。

(4)局部炎症处理,如冷敷、针灸、换药等。

(5)指导患者和家属正确使用镇痛药、保护疼痛部位,掌握减轻疼痛的方法。

(6)精神安慰和心理疏导。

(毛晓博)

## 第六节　营养失调:低于机体需要量

### 一、定义

非禁食的个体处于摄入的营养物质摄入不足,不能满足机体代谢需要的状态。

### 二、诊断依据

(一)主要依据

(1)形体改变。

(2)按身高与体重之比值计算,较正常平均值下降10%～20%或更多。

(二)次要依据

(1)不能获得足够的食物。

(2)有吞咽和咀嚼的肌肉软弱无力、口腔疾患不能进食。

(3)各种引起厌恶进食的患者。

(4)不能消化食物和肠道吸收/代谢障碍。

(5)缺乏饮食知识。

### 三、预期目标

(1)患者能描述已知的病因。

(2)患者能叙述保持/增加体重的主要措施。

(3)患者能叙述保持/增加体重的有利性。

(4)患者接受所规定的饮食。

(5)患者体重增加。

### 四、护理措施

(1)监测并记录患者的进食量。

(2)按医嘱使用能够增加患者食欲的药物。

(3)和营养师一起商量确定患者的热量需要,制订患者饮食计划。

(4)根据患者的病因制订相应的护理措施。

(5)鼓励适当活动以增加营养物质的代谢和作用,从而增加食欲。

(6)防止餐前发生不愉快或痛苦的事件;提供良好的就餐环境。

(毛晓博)

# 第七节　有感染的危险

## 一、定义

个体处于易受内源或外源性病原体侵犯的危险状态。

## 二、诊断依据

### (一)主要依据

有利于感染的情况存在,并有明确的原因,有促成因素和危险因素存在:

(1)第一道防线不完善:如皮肤破损、组织损伤、体液失衡、纤毛的作用降低、分泌物 pH 值变化、肠蠕动变化。

(2)第二道防线不完善:如粒细胞减少、血红蛋白下降、免疫抑制、免疫缺陷或获得性免疫异常等。

### (二)次要依据

(1)有急慢性疾病,营养不良。

(2)药物因素。

(3)避免与病原体接触的知识不足。

(4)新生儿及缺少母体抗体;老年人与感染性增加有关。

## 三、预期目标

(1)患者住院期间无感染的症状和体征,表现为生命体征正常,伤口、切口和引流周围无感染。

(2)患者能描述可能会增加感染的危险因素。

(3)患者表示愿意改变生活方式以减少感染的机会。

(4)患者能保持良好的生活卫生习惯。

## 四、护理措施

(1)确定潜在感染的部位。

(2)监测患者受感染的症状、体征。

(3)监测患者化验结果。

(4)指导患者/家属认识感染的症状、体征。

(5)帮助患者/家属找出会增加感染危险的因素。

(6)帮助患者/家属确定需要改变的生活方式和计划。

(7)指导并监督搞好个人卫生;对患者进行保护性隔离的各项措施;加强各种管道护理,仔细观察各种引流管及敷料的消毒日期,保持管道通畅,观察引流液的性质。

(8)各种操作严格执行无菌技术,避免交叉感染。

(9)给患者供给足够的营养、水分和维生素。

(10)根据病情指导患者做适当的活动,保持正确体位。

(11)观察患者生命体征及有无感染的临床表现(如发热、尿液浑浊、脓性排泄物等)。

(毛晓博)

## 第八节 有体温改变的危险

### 一、定义

个体处于可能无法维持体温在正常范围内的危险状态。

### 二、诊断依据

(一)主要依据

(1)年龄过大或过小。

(2)体重过重或过轻。

(3)暴露在冷、凉、暖、热的环境中。

(4)各种原因引起脱水。

(5)活动过多或过少。

(6)药物引起血管收缩或血管扩张。

(7)新陈代谢率的变化。

(8)脑部疾患。

(9)有感染存在。

(二)次要依据

(1)疾病与创伤。

(2)惯于久坐的生活方式。

### 三、预期目标

(1)使患者的体温维持在正常范围内。

(2)患者/家属能采用适当的方法使体温波动维持在正常范围内。

(3)患者/家属能说出体温过高/体温过低的早期表现。

### 四、护理措施

(1)监测体温变化。

(2)保持环境温度稳定。

(3)评估患者体温过高、过低的早期症状和体征。

(4)指导患者识别并及时报告体温异常的早期症状和体征:

1)体温过低:体温低于36℃,虚弱,思维能力障碍,头痛,脉搏和呼吸减慢,脉搏加快,血压降低,皮肤干燥,定向力障碍,意识模糊,易怒,嗜睡。

2)体温超过37℃:情感淡漠,皮肤摸着硬而冷,腹部凉而硬,低血糖。

(5)评估可能改变体温的家庭环境因素。

(6)指导患者及家属将体温波动范围降到最低的方法。穿上合适的衣服,保持适当的营养,肥胖者减肥,保持环境温度稳定,增加活动量,在温暖的环境洗澡,采用物理降温,炎热夏季调节室内温度。

(7)对出院患者及家属提供出院指导。

(毛晓博)

# 第九节　便　秘

## 一、定义

个体处于一种正常排便习惯有改变的状态，其特征为排便次数减少、大便干结。

## 二、诊断依据

（一）主要依据

（1）干、硬的粪便。

（2）排便次数少于每周 3 次。

（二）次要依据

（1）肠蠕动减弱。

（2）自述在直肠部有饱满感和下坠感。

（3）腹部可触及硬块。

（4）活动量减少。

## 三、预期目标

（1）患者排便正常。

（2）患者及家属能描述预防便秘的措施和治疗便秘方法，

## 四、护理措施

（1）与营养师商量增加饮食中的纤维素含量，并介绍含纤维素多的食物种类；讲解饮食平衡的重要性。

（2）鼓励每天至少喝 1500～2000mL 的液体（水、汤、饮料）。

（3）鼓励患者适当的活动以刺激肠蠕动促进排便。

（4）建议早餐前 30 分钟喝一杯水，可刺激排便。

（5）要强调避免排便时用力，以预防生命体征发生变化、头晕或出血。

（6）患者排便期间，提供安全面隐蔽的环境，并避免干扰。

（7）告知可能会引起便秘的药物。

（8）指导患者进行腹部按摩以增加肠蠕动。

（9）向患者解释长期使用缓泻剂的后果。

（10）记录大便的次数和颜色、形状。对儿童、孕妇、老年人，根据不同的原因制订相应的措施。

（毛晓博）

# 第十节 腹 泻

## 一、定义

个体正常排便习惯的改变,其特征为排便次数增多,大便呈松散的、不成形的或水样便。

## 二、诊断依据

(一)主要依据

(1)排便次数、量增加,形状呈水样或松散便,每日在3次以上。

(2)腹部疼痛。

(二)次要依据

(1)食欲下降。

(2)恶心、腹部不适。

(3)体重下降。

## 三、预期目标

(1)描述所知道的致病因素。

(2)患者主诉排便次数减少。

(3)患者能够描述为保持正常大便形状所需饮食以及有关克服药物不良反应的知识。

(4)食欲逐渐恢复正常。

## 四、护理措施

(1)评估记录大便次数、量、性状及致病因素。

(2)根据致病因素采取相应措施,减少腹泻。

(3)观察并记录患者肛门皮肤情况,有无里急后重感。

(4)评估患者脱水体征。

(5)注意消毒隔离,防止交叉感染。

(6)提供饮食指导,逐渐增加进食量,以维持正常尿比重,注意摄入钾、钠的饮食。

(7)按医嘱给患者用有关药物。

(8)按医嘱给患者补足液体和热量。

(9)告诉患者有可能导致腹泻的药物。

(10)指导患者良好卫生生活习惯。

(11)对患儿采取相应措施,如指导正确的母乳喂养知识。

(毛晓博)

# 第十一节　恐　惧

## 一、定义

个体或群体在感知到可识别的危险时所经历的生理或情绪困扰状态。

## 二、诊断依据

(一)主要依据

(1)恐惧、惊骇、焦虑和警戒的感觉。

(2)退缩行为、专注于危险的事物、注意缺陷、操作、控制、自我安慰。

2. 次要依据

(1)主诉恐慌和不能摆脱的感觉。

(2)行为表现:哭泣、攻击、逃脱、过度警觉、功能损害性制动、强迫性举止、疑问增多。

(3)内脏与躯体活动:骨骼肌抖动、肌肉紧张、四肢无力。

(4)心血管表现为:心悸、脉快、血压增加。

(5)呼吸系统表现为:气短、呼吸频率加快。

(6)消化系统表现为:食欲下降、恶心、呕吐、腹泻、急迫便意、口干、喉干。

(7)泌尿生殖系统表现为:尿频、尿急。

(8)皮肤表现为:潮红或苍白、出汗、感觉异常。

(9)中枢神经系统表现为:昏厥、失眠、注意力集中困难、情绪激惹、心不在焉、噩梦、瞳孔增大。

## 三、预期目标

(1)识别和表达恐惧的感觉。

(2)采取一种准确的应对方法。

## 四、护理措施

(1)鼓励患者表达自己的感受,对患者的恐惧表示理解。

(2)给予可以帮助患者减轻恐惧状态的言语性和非语言性安慰。如:握住患者双手,抚摸患者等。

(3)对新入院的患者,详细介绍环境、主管医师和责任护士,消除患者的陌生感,减轻患者对住院的恐惧。

(4)指导患者使用放松方法,如:缓慢都是呼吸、全身肌肉放松,练气功,听音乐等。

(5)提供患者有关医院常规、治疗、护理方面的信息。

(6)在患者感到恐惧时或治疗过程中,留在患者身边以增加安全感。

(7)帮助患者确认以前曾使用过的能有效地对付恐惧的方法。

(毛晓博)

# 第十八章 胸外科专科护理

## 第一节 导管专项护理实施方案

### 一、胸腔引流管

(一)水封瓶的选择

水封瓶分为单腔、双腔、三腔三种型号。单纯气体引流，最好选择单腔水封瓶。引流液体选择双腔水封瓶，需连接负压吸引器行负压吸引时则选择三腔水封瓶。

(二)保持胸腔引流管密闭和通畅

胸管各连接管衔接处必须连接紧密牢固，胸管必须没入水面下 3～4cm，防止松脱和漏气，以免人为因素导致气胸；定期由上到下挤压胸管，2 小时左右挤压一次，防止血块及纤维条索堵塞引流管，同时避免导管扭曲、打折导致引流不畅。

(三)妥善固定胸腔引流管

在患者体内部分胸管必须缝线固定于皮肤上，以免胸管受外力牵拉及重力作用脱出。引流管的长度一般 100cm 左右，以能将引流管固定在床缘，且能使它垂直降到引流瓶为宜。过短影响患者翻身活动，过长影响引流效果。水封瓶用挂钩固定于手术侧床沿下或放置在手术侧地上，严禁将水封瓶碰倒导致胸管与大气相通。患者活动时避免牵拉引流管导致引流管脱出和牵拉痛。

(四)预防逆行感染

水封瓶应置于患者胸部水平下 60～100cm；搬运患者时，先用两把止血钳双重夹住胸腔引流管，再把引流瓶置于床上或放在患者的双下肢之间进行搬运。搬运后，先把引流瓶放于低于胸腔的位置，再松止血钳。

(五)观察引流效果

做好巡视工作，注意观察水柱波动情况及管路连接情况，观察引流液的量及性质，及时发现病情变化。

(六)更换水封瓶

单腔水封瓶 24 小时更换瓶内生理盐水，1 周更换水封瓶 1 次。双腔及三腔水封瓶每日统计 24 小时引流量，引流液满时随时更换，1 周内至少更换 1 次。更换时严格无菌操作，必须两把血管钳同时夹闭胸管后再予更换。

(七)健康宣教

向患者及家属详细讲解带胸管期间注意事项，让患者及家属了解胸腔闭式引流管的重要性，提高脱管的警惕性。

### 二、胃管及十二指肠营养管

(一)置入长度

由于消化道重建，术后胃进入胸腔，胃管插入的长度要根据吻合口的高低适当变浅，成人一般约40～45cm，十二指肠营养管置入长度通常要过十二指肠屈氏韧带。

(二)妥善固定

采用Y形3M粘着性胶带分别固定胃管与十二指肠营养管于鼻翼上，每日晨常规更换胶带，更换时须将脸部及鼻翼周围皮肤油脂擦拭干净以提高牢固性，并注意经常更换粘贴部位，防止发生导管相关性压疮。胶带变湿后随时更换。胃肠减压器可用棉质扁带悬挂于颈部固定，扁带长度小于胃管外置的长度，以降低胃肠减压器及减压液对胃管的外力牵拉，降低计划外脱管的发生。

(三)保持导管通畅

术后24小时，胃肠减压可有血性液体引出，1～2小时给予冷盐水冲洗胃管，不仅可以减少堵管的发生，还可以减少切口渗血。十二指肠营养管6～8小时给予温水脉冲式封管，必要时给予碳酸氢钠冲管以防止营养液附壁堵塞导管。

(四)严密观察导管刻度及引流情况

注意胃管及营养管的刻度，标识清楚，每班交接并记录。若有脱出，不要盲目插入，应通知医师及时处理。

(五)口腔护理

每日清洁口腔，意识清楚能合作的患者鼓励其刷牙漱口，刷牙时告知患者固定好胃管及营养管，以防脱出。生活不能自理的患者给予口腔护理，口腔护理时观察胃管及营养管是否盘曲在口内；意识不清或躁动不合作者必要时给予适当的约束。

(六)健康宣教

做好术前与术后的宣教工作，让患者及家属了解胃肠减压及营养管的重要性，提高防脱管的警惕性。

（毛晓博）

## 第二节　呼吸道管理实施方案

### 一、术前指导

(一)健康宣教

术前向患者及家属说明呼吸道管理的重要性，说明手术的目的和意义，增加自我护理知识，提高患者的自理能力。并教育吸烟患者术前绝对戒烟，避免术后痰多黏稠难以咳出，增加呼吸道并发症的发生率。

(二)呼吸功能锻炼

1. 深呼吸运动

(1)缩唇呼吸：患者取坐位或半卧位，用鼻尽最大力吸气后屏气2～3秒钟，呼气时缩唇呈鱼嘴样或吹哨状，让气体从口唇缓慢呼出。尽量做到深吸慢呼，缩唇程度以不感到费力为适度。缩唇呼吸通过缩唇增加外口阻力，提高气道内压，防止小气道过早陷闭，使肺内残气量更易排出，同时增加肺泡通气量，提高肺血氧饱和度。

(2)腹式呼吸：患者取卧位，双肩下垂，双手分别放前胸和上腹部，用鼻缓慢吸气，吸气时胸部不动，腹部鼓起。吸气后屏气1～2秒，使肺泡最大限度充盈，达到肺扩张。呼气时缓慢尽量将气呼出。

2. 咳嗽训练

坐位咳嗽时上身稍向前倾，侧卧位咳嗽时，采取屈膝侧卧位，两者均一手按住胸部，一手按住腹部，做深呼吸 2～3 次后微张口，深吸一口气，从肺部深处向外咳嗽 2～3 次。

3. 吸气训练器使用

吸气训练即是鼓励患者进行主动运动的深而慢的最大吸气运动的一种装置，通过观察浮标升起的刻度来判断肺活量的多少。方法：患者取坐位或半卧位，训练器直立放置并保持与心脏同一水平，先将肺内气体呼出，然后用口含住训练器的含嘴，均匀缓慢吸气，使第一个浮标升起，尽可能长时间的保持该浮标所处位置，而第二、三浮标处于原始位置，以此类推，直到三浮标升起至最高位之后缓慢呼气。

(三)雾化吸入

通过雾化吸入给药，可以达到缓解支气管痉挛、稀释痰液、防止呼吸道感染的作用。

## 二、术后指导

(一)呼吸功能的训练

1. 缩唇呼吸

患者取坐位或半卧位，用鼻尽最大力吸气后屏气 2～3 秒钟，呼气时缩唇呈鱼嘴样或吹哨状，让气体从口唇缓慢呼出。尽量做到深吸慢呼，缩唇程度以不感到费力为适度。缩唇呼吸通过缩唇增加外口阻力，提高气道内压，防止小气道过早陷闭，使肺内残气量更易排出，同时增加肺泡通气量，提高肺血氧饱和度。

2. 腹式呼吸

患者取卧位，双肩下垂，双手分别放前胸和上腹部，用鼻缓慢吸气，吸气时胸部不动，腹部鼓起。吸气后屏气 1～2 秒，使肺泡最大限度充盈，达到肺扩张。呼气时缓慢尽量将气呼出。

3. 应用呼吸训练器

患者取坐位或半卧位，训练器直立放置并保持与心脏同一水平，先将肺内气体呼出，然后口含住训练器的含嘴，均匀缓慢吸气，使第一个浮标升起，尽可能长时间的保持该浮标所处位置，而第二、三浮标处于原始位置，以此类推，直到三浮标升起至最高位之后缓慢呼气。

4. 人工阻力呼吸训练

又称吹气球，选择合适气球，深吸气后尽量吹胀气球，可使肺充分膨胀，增加肺活量，同时可以增加气管内压力，防止支气管和小气管过早压瘪。但术后有肺组织漏气的患者在应用此方法时应慎重，避免增加气管内压力导致漏气处的吻合口愈合不良。可用 1mL 的空针筒代替气球，深吸气后缓慢通过针筒呼出。

(二)咳嗽训练

上身稍向前倾，一手按住胸部，一手按住腹部，做深呼吸 2～3 后微张口，深吸一口气，从肺部深处向外咳嗽 3 次。

(三)协助排痰

术后每 2 小时给予翻身，叩背，促进排痰。

1. 震动法叩背

手指弯曲,手心呈弓形,自下而上,由内向外力量均匀的拍打患者背部。每次 15～30 分钟。

2. 刺激咳嗽法

对于无力咳嗽的患者,在吸气末护士手指压患者胸骨上窝的气管,并通过滑动来刺激气管,引发咳嗽。

3. 鼻咽吸痰法

通过用吸痰管刺激患者咽部来引发咳嗽或者是气管深部吸痰。

4. 环甲膜穿刺

患者仰卧位,头后仰,局部消毒后,术者用示指及中指固定环状软骨两侧,以一 5mL 注射器垂直刺入环甲膜。由于环甲膜后为中空的气管,因此刺穿后有落空感,术者会觉得阻力突然消失。接着回抽,如有空气抽出,则穿刺成功。患者可有咳嗽等刺激症状,遂即呼吸道梗阻的症状缓解。

(5)支气管纤维镜下吸痰:对于有大量黏稠痰而无力咳出的患者,经刺激咳嗽及鼻咽部吸痰效果不佳,可采取支气管纤维镜下吸痰。

(四)雾化吸入

通过雾化吸入给药,可以达到缓解支气管痉挛、稀释痰液、防止呼吸道感染的作用。

(五)充分镇痛

对于疼痛较敏感的患者给予胸带固定胸壁,减少咳嗽时牵拉伤口疼痛,必要时根据医嘱给予止痛药物。

综上所述,及时有效的呼吸道管理方案,对提高患者术后肺功能,减少肺部并发症的发生起重要作用。针对肺叶袖状切除的患者呼吸道的管理尤为重要,对于全肺术后的患者应注意谨慎叩背。

(毛晓博)

## 第三节　肠内营养实施方案

### 一、心理护理

在行肠内营养之前,向患者介绍肠内营养的优点,以及在输注过程中可能发生的并发症,使患者做好心理准备。必要时介绍成功的病例,增强患者的信心,向患者讲明拟采用的置管途径,及时处理鼻饲过程中出现的问题,提高患者的安全感。如长期携带鼻肠管的患者,需做好解释工作,消除顾虑,并教会家属一定的操作技术,可共同参与实施。

### 二、正确留置并妥善固定鼻饲管

保持鼻饲管放置深度不变。注意妥善固定,防止牵拉、脱位。同时要保持鼻饲管通畅。由于肠内营养液营养成分高、黏稠、容易造成物质沉积而阻塞管腔。每次输注完营养液前后要用足量温开水冲洗管道,保持通畅。

### 三、调整好“三度”

“三度”即速度、浓度、温度。使用肠内营养液的量,浓度需由小到大,速度由慢到快。起始浓度 6%,速度 40～60mL/h,30 分钟后按照 10～15mL/h 递增。直到预期的液量,然后再增加浓度。最终浓度可达25%,速度可达100mL/h。如使用喂食泵,要按计划调节设置各项参数。作好营养液的加温和保温,一般温度为38～40℃。过热易致黏膜损伤,过冷易致腹泻。

### 四、操作卫生及口腔护理

在实施肠内营养时,要注意无菌操作,避免污染营养液,同时每天更换输注管道,以防细菌滋生。营养液24小时内必须输注完毕。由于患者不能经口进食,唾液分泌减少,口腔黏膜干燥,同时由于长期带管定植菌易在口腔繁殖,所以应注意口腔护理。意识不清的患者每天进行口腔护理2～3次,清醒的患者嘱其每天刷牙,勤漱口,以保持口腔湿润,防止发生口腔感染及吸入性肺炎。

### 五、体位

进行肠内营养时把床头抬高30°～40°或取半卧位,可以避免呛咳、呕吐等情况的发生。灌注完毕后维持体位30～60分钟,防止因体位过低食物反流发生误吸。若发生误吸,应立即停止鼻饲,取右侧卧位,头部放低,吸出气道内吸入物,并抽吸胃内容物,防止进一步反流,并注意观察胃潴留情况。

### 六、营养液的选择

根据患者病情,选择合适的肠内营养制剂,消化吸收功能正常或接近正常的患者,可选择整蛋白的制剂、含膳食纤维类制剂如能全力、能全素、瑞素、安素或选用肿瘤专用膳食瑞能等;炎性肠病、短肠综合征、胰腺炎等患者由于消化吸收功能差,可选用短肽类制剂,如百普力/百普素等;糖尿病患者可用低糖膳食,如瑞代、益力佳等。

### 七、代谢紊乱护理

肠内营养实施过程中,严密观察患者的反应。腹胀、腹痛时要减慢营养液泵入速度,必要时停止喂养。若患者出现腹泻,要及时通知医师,减慢喂养速度或更换营养液,同时根据患者脱水情况适当补充液体和电解质,必要时给予思密达等止泻药管饲。若为肠道菌群失调,可遵医嘱给予乳酸活菌调节胃肠功能。

(姜秀贞)

## 第四节 防止血栓形成护理实施方案

### 一、术前护理

#### (一)入院检测与评估

术前认真评估患者的全身情况和凝血情况,明确深静脉血栓形成(DVT)的高危人群,术前仔细检查。如合并脑、心血管疾病、糖尿病及术前有DVT既往史的患者,要高度重视。

#### (二)心理护理

患者对疾病和外科大手术后易发生肺栓塞不够了解,容易产生紧张、焦虑、恐惧,或思想上不重视等心理反应,护理人员要正确评估患者的心理特征,针对患者的不同心理反应进行有效的心理护理。要耐心、细致地向患者和家属进行心理疏导,向其说明术后防血栓的重要性,让其积极配合治疗和护理,树立战胜疾病信心,消除不良心态,促进康复。

（三）术前指导

嘱患者进食清淡、低脂、富含纤维素、易消化饮食，多饮水，保持大便通畅，以防止因便秘导致腹压增高、影响下肢静脉回流。术前戒烟、戒酒，减少尼古丁等引起血管收缩及血液黏稠度增高的风险。做好高危人群（糖尿病、高血压、肿瘤、肥胖、吸烟酗酒及心脏功能不全者）的健康宣教，保证水电解质平衡。讲解发生 DVT 的病因、危险因素、后果及常见症状，提高患者的警惕性，如有不适，及时告知医师、护士。术前应指导患者适应卧床大小便，熟悉各种功能锻炼的方法，使患者在术后能顺利地开展床上功能锻炼。

## 二、术后护理

（一）心理护理

做好患者术后的心理护理，向患者及家属耐心讲解术后护理的注意事项，认识术后预防血栓的重要性，积极配合治疗与护理。

（二）体位与活动

术后抬高患者双下肢，最好高出心脏水平 20～30cm，使下肢远端高于近端，不能屈髋过度，以免影响静脉回流。鼓励并协助患者在床上进行肢体活动，勤翻身。鼓励患者早期下床活动，如生命体征平稳，术后第一天晨扶患者床边站立，以促进下肢静脉回流，预防 DVT 的发生。不能下床活动者，指导患者在床上作主动屈伸运动、内外翻转运动、足踝的“环转”运动。不能自主运动患者，由护士或家属协助做跟腱、比目鱼肌和腓肠肌的挤压运动，必要时给予防血栓弹力袜和抗血栓压力泵等器械辅助改善下肢血液回流情况。术后患者因禁食而补液量增多，应避免在同一静脉、同一部位反复穿刺，以保持血管内膜完整性，禁止在下肢静脉输液。

（三）术后检测与观察

术后定期检测血常规及血凝常规，及早发现病情变化。仔细观察患者皮肤温度、色泽及感觉。以双手手背同时触摸患者双下肢，评估体表温度高低。观察患肢颜色并与健侧比较，指压患肢部位皮肤是否在 15 秒内转红。观察患者疼痛的部位程度和游走方向，指压毛细血管充盈度，区别是术后疼痛还是 DVT 的早期症状。观察患者有无下肢沉重、胀痛感，如下肢出现水肿，浅静脉怒张，腓肠肌深压痛，应及时报告医师处理。

（四）使用抗凝剂的护理

使用抗凝剂易致术后出血的可能性增加。但是为防止术后 DVT 的发生，术后第一天下午如无出血倾向，常规给予抗凝剂治疗。在用药前要了解患者有无出血性疾病，用药期间应检测肝、肾功能及凝血功能。用药后要观察有无出血迹象，观察术区刀口有无出血及渗血，引流液的色、质、量，观察有无黑便，咖啡样或血性呕吐物，及时检测凝血功能。

总之，护理人员应提高预防意识，深刻理解 DVT 的严重危害性。术前认真准备与检查，按照整体护理操作程序，进行系统的、动态的、全方位的评估，明确 DVT 高危人群。术前做好心理疏导和指导，提高患者和家人的预防意识。术中密切观察，术后积极预防，加强围术期护理，加强指导，促进患者早日康复。

（姜秀贞）

## 第五节 乳糜胸护理实施方案

### 一、乳糜胸相关知识

(一)定义

由于创伤、手术使胸导管或其分支破裂,乳糜液积存于胸膜腔中引起乳糜胸。是胸科手术中较少见但较严重的一种并发症。

(二)临床表现

1. 压迫症状

患者通常有胸闷、气短、心悸等心肺受压症状及胸腔积液体征。

2. 胸腔引流液

出现典型表现的乳糜液,乳白色、不易凝固,放置后分为3层,上层为黄色奶油状的脂肪层。

3. 胸部X线片

提示胸腔大量积液,胸腔引流液术后反常增多。

(三)治疗方法

1. 保守治疗

术后乳糜胸每日引流量在500mL以下者,经过保守治疗多能治愈。

(1)营养支持:充分补充营养,给予高蛋白、高糖、低脂或无脂饮食;或根据病情禁食,完全采取肠外高营养治疗。

(2)胸腔闭式引流:持续胸腔闭式引流,促进肺复张。患者采取半卧位,保持胸腔引流管口与床旁水封瓶60～100cm高度差,每1～2小时挤压引流管1次,鼓励患者做深呼吸及有效咳嗽,保持胸腔引流管通畅,观察水封瓶长管中水柱是否随呼吸波动;由于胸导管压力较低,而且胸导管壁较薄,当外界压力大时容易闭合,可达到治愈乳糜胸的目的,应鼓励患者咳嗽、咳痰,膨胀良好的肺叶可压迫胸导管,以促进其闭合,对膨胀不全患者可更换三腔水封瓶接负压吸引,根据病情需要,利用压力调节瓶内水位差,使肺部充分膨胀,脏层与壁层胸膜粘连,促使胸导管闭合。

(3)配合胸膜粘连剂灌注:使用胸膜粘连剂胸腔灌注,促进胸膜壁层和脏层粘连,以堵塞胸导管瘘口。可采用50%葡萄糖或沙培林,注射前向患者详细询问有无青霉素过敏史,如有青霉素过敏史者,禁用沙培林作为胸膜粘连剂,临床多用50%的葡萄糖作为胸膜粘连剂。

(4)准确监测每日乳糜量:鼓励患者下床活动,充分咳嗽、膨肺,待胸部X线片示肺膨胀良好、每日引流量小于50mL、患者无胸闷憋气时拔管。

2. 手术治疗

如果每日引流量超过1000mL,连续5天以上者,需要考虑再次手术结扎胸导管。

### 二、护理措施

(一)病情观察

密切观察患者的生命体征和胸腔引流液。

（二）胸腔引流管的护理

除常规胸腔闭式引流的护理外，还应密切观察胸腔引流液的颜色、性质、量，保持引流通畅。

（三）患者呼吸道管理

指导患者有效的咳嗽咳痰，必要时给予患者叩背咳痰或者吸痰。

（四）饮食和营养支持

1. 静脉营养

乳糜液为胸导管内的淋巴液，含有小肠吸收来的脂肪微滴，颜色呈乳白色。随着患者进食，尤其是高脂食物的摄入，乳糜液的漏出量会迅速增加。一旦发现乳糜胸，患者应立即禁食，减少乳糜液的漏出，避免体内蛋白大量丢失，此时还应注意给予静脉营养，避免代谢紊乱及机体衰竭等不良后果。静脉高营养液配制需严格无菌，放置时间切勿过长，应在配制后16～20小时内输完。静脉营养期间应注意保护好患者静脉。

2. 胃肠营养

(1)若病情允许可以进食，进食期间则应及时给予患者无脂或低脂，高糖、高蛋白饮食，维持其身体的营养需要。

(2)若患者需要手术结扎胸导管，可于术前2小时嘱患者高脂饮食，如牛奶及动物油等，便于术中查找乳糜液瘘口。

（五）胸腔灌注的护理

1. 更换体位

胸腔灌注完毕给予夹闭胸管，指导患者每15～30分钟更换体位1次，如仰卧位和左右侧卧位等，确保药物充分分布于胸膜腔，保留4～6小时后开放引流。

2. 不良反应护理

灌注后患者可能会有疼痛的表现或者体温的变化，根据具体情况给予护理措施。

（六）心理护理

乳糜胸一旦发生，常常对患者情绪造成不良影响，患者会感觉到焦虑、无助、恐惧等。此时护理人员应细致耐心地向患者解释治疗饮食或禁食的必要性及意义，并耐心聆听患者诉说，开导患者解除其不良情绪，帮助患者树立战胜疾病的信心。

（七）基础护理

因患者长期应用抗生素，禁食期间为预防真菌感染，病情危重者用2%～4%碳酸氢钠行口腔护理，病情稳定者协助刷牙后予2%～4%碳酸氢钠漱口；由于患者大多存在低蛋白血症、水肿，抵抗力低下，因此，应保持卧位舒适、床单整洁，协助翻身，防止压疮的发生。

（姜秀贞）

## 第六节　全麻术后饮食实施方案

### 一、全身麻醉

全身麻醉简称全麻，是指麻醉药经呼吸道吸入、静脉或肌内注射进入体内，产生中枢神经系统的暂时抑制，临床表现为神志消失、全身痛觉消失、反射抑制和骨骼肌松弛。这种抑制是完全可逆的，当药物被代谢或从体内排出后，患者的神志及各种反射逐渐恢复。手术结束后，麻醉药作用并未结束，即使患者已经清醒，保护性反射也未能恢复正常，如果对发生并发症的可能不够重视，或是缺乏经验，可能酿成事故。这一节主要介绍胸部全麻手术后我们如何进行饮食指 导。

## 二、饮食指导

(一)预防反流与误吸

患者全麻术后可能会因麻醉药物的影响出现恶心呕吐，因此全麻术后给予去枕平卧 4 小时，头偏向一侧，禁饮食 6 小时，抬高床头 30°～40°，以防患者发生反流或者误吸，引起窒息。症状严重者给予关闭止痛泵，通知医师酌情用药。

(二)预防呛咳

由于全麻术后患者的吞咽功能还未恢复，全麻术后 6 小时患者完全清醒后，可给予饮水。嘱患者小口慢慢饮用，可少量多次饮用，以免发生呛咳。

(三)预防胀气

由于全麻术后患者的胃肠蠕动功能还未恢复，术后第 1～3 日给予清淡饮食，不可过于油腻。糖尿病患者给予糖尿病饮食护理，食管癌术后禁饮食。如果术后患者胀气明显，可给予开塞露或温盐水灌肠，症状还不缓解反而加重者酌情给予胃肠减压并禁饮食，根据医嘱用药。

(姜秀贞)

# 第七节　深静脉置管实施方案

深静脉置管是一种创伤性操作，穿刺时的器械，术后的导管系统均与大气相通，血液与输入液体为外界细菌污染造成条件。因此，操作术中与术后护理的无菌要求十分严格。常用置管方式有右颈内静脉穿刺置管、锁骨下静脉穿刺置管、股静脉穿刺置管，三种置管方式各有利弊，应根据患者具体情况来选择，置入单腔导管首选锁骨下静脉，容易固定，患者舒适方便，其次为颈内静脉。置入双腔导管，因导管粗、留置时间长，易压迫损伤血管，首选颈内静脉和股静脉。

## 一、目的

(1)保护患者的外周静脉，防止输注刺激性药物和高渗性或黏稠性药物对静脉造成的不可修复的损伤。

(2)减少反复外周静脉直接穿刺输液的痛苦。

(3)安全方便，维护简单，减少护理工作量。

(4)利于提高患者生活质量。

## 二、护理措施

(一)置管前护理

1. 心理护理

置管前向清醒患者及家属详细介绍置管目的、优点、作用及注意事项，并尊重患者的知情同意权，让患者了解该操作术中和术后可能发生的并发症，取得患者的合作与理解，使患者对医护人员有充分的信任感和安全感，并签字同意，尽量减轻患者的紧张情绪。

2. 环境准备

患者周围环境要宽敞整洁，便于操作，减少人员走动，调节适宜的室温防止患者术中受凉。

（二）置管中护理

1. 病情观察

在置管的过程中，应密切观察病情变化，及时发现异常，及早采取适宜的处理方法，缺氧患者加大氧气流量，保证外周静脉通道畅通，尽量减少患者的痛苦，保证安全。

2. 配合

穿刺时，要严格执行无菌操作，尽量减少人员走动。与术者密切配合，正确选择穿刺点，维持好体位，尽可能提高一次穿刺成功率。

（三）置管后护理

(1)置管 24 小时内要注意观察局部有无肿胀、皮下气肿等异常情况，置管后第一天常规换药一次，用无菌小方纱加压后，再用无菌透明敷料贴膜粘贴，另在距穿刺处 8cm 管道处用胶布交叉固定于患者皮肤上。每班认真交接班，观察敷贴有无松脱并及时处理。

(2)每日消毒穿刺部位，预防感染。换药时沿导管方向由近心端向远心端揭去透明敷料。置管处用 2.5%碘伏以穿刺点为中心由里向外消毒皮肤 3 遍，消毒范围要宽于敷料，直径大于 7cm，待干后再贴敷料贴膜，并做好更换记录。

(3)观察导管周围皮肤有无渗血、渗液、红肿、分泌物等，有无导管滑脱、移位。同时严密观察输液情况，防止液体滴空导致空气栓塞。

(4)每 24 小时更换输液器，三通接头及正压接头常规消毒后每 72 小时更换 1 次，肝素帽或三通管有血迹或高分子颗粒残留时应及时更换。

(5)每次输液前要回抽导管，见回血后方可使用。用生理盐水 10mL 冲洗导管，后接输液管输液。回抽时如可见小血栓不能推入。

(6)在输注黏度较大的药物、血制品或大分子营养物质时应 8～12 小时冲管 1 次，输液后用生理盐水脉冲式正压封管。输液过程中注意接头、三通等连接紧密牢固，防止松脱漏血或引起空气栓塞。

(7)输液完毕用生理盐水 10mL 正压脉冲式封管。常规消毒肝素帽，固定部位让患者感到舒适，避开关节及凹陷处。

(8)加强基础护理保持局部的清洁干燥，作好心理护理，告知患者穿着宽松衣物，更衣时勿牵拉拖拽导管。对胶贴变潮不粘者，随时给予换药。

（姜秀贞）

## 第九节　术后疼痛护理实施方案

### 一、疼痛

疼痛是一种令人不快的感觉和情绪上的感受，伴有实质上或潜在的组织损伤，它是一种主观感受。早在1968年疼痛处理专家Margo McCaffery首次提出一个在护理学界普遍使用的定义:“一个人说感到痛,这就是痛;他说痛在,痛就仍在”。术后患者的疼痛的程度直接影响着疾病的康复,所以,疼痛护理至关重要。

## 二、护理措施

(一)宣教

重视疼痛的宣教,与患者充分沟通,采用多种疼痛宣教,更新疼痛理念。

(二)评估

合理评估疼痛,评估疼痛的性质、部位、程度、持续时间。关注特殊人群,重视个体化的疼痛治疗。

(三)心理护理

(1)情感支持:耐心倾听患者的主诉,给予安慰或抚摸。

(2)分散患者注意力:如听音乐、看报、听广播等。

(3)保持病房安静、整洁,创造舒适环境。

(4)放松疗法:指导患者放松全身肌肉,闭目凝神,平静呼吸。

(5)催眠暗示法:通过暗示性的语言,解除患者的焦虑不安情绪,以减轻其疼痛。

(四)物理止痛

局部制动,冷热敷、按摩、改变体位等有效措施减轻疼痛。

(五)药物止痛

止痛药分为非麻醉性和麻醉性两大类,一般多用于急性剧烈疼痛和术后早期止痛。护理人员应掌握药物作用、适应证和不良反应,及时观察和评估镇痛效果,帮助患者达到最大程度舒适,减少药物不良反应的发生。用药期间注意观察药物不良反应,及时评估镇痛效果、调整镇痛方案,尽量个体化镇痛。变“按需给药”为“按时给药”。

(六)自控镇痛泵

详细告知患者有关镇痛泵的使用方法和注意事项,定时巡视病房,保持镇痛泵管路通畅,防止扭曲、受压、脱落,严密观察使用镇痛药的不良反应,如恶心、呕吐、嗜睡、头晕、呼吸抑制及尿潴留等,必要时遵医嘱给予对症处理。

(姜秀贞)

# 第十九章　胸外科常见疾病护理

## 第一节　肺结核围术期患者的护理

### 一、肺结核手术治疗的适应证

（一）空洞型肺结核

1. 一般性肺结核空洞

经内科药物全程合理化疗后，肺结核空洞不闭合，继续排菌；复治无效的肺结核空洞，痰菌持续阳性或出现耐药；空洞未闭合，虽然痰菌阴转，但不能坚持随访；体力劳动者或经常合并咯血和反复合并肺内感染的肺内结核空洞。

2. 特殊性肺结核空洞

(1)多发空洞：空洞发生在同一肺叶和(或)不同肺叶内，肺组织基本属于损毁状态，空洞为不同病变进展状况，空洞壁纤维化严重，经常合并咯血和感染，对侧肺内无病变或病变稳定。

(2)厚壁空洞：厚壁的形成是由于空洞内壁的增生性结核性肉芽和外层的纤维组织形成空洞厚壁，厚度大于0.3cm，由于空洞壁厚而坚韧，空洞难以闭合。

(3)巨大空洞：由于肺内结核病病变广泛，肺组织被大量破坏，空洞外壁胸膜粘连产生外牵，空洞不能闭合。

(4)张力性空洞：病变空洞内有引流支气管，但引流支气管管腔狭窄，引流不畅，使空洞进一步扩大或合并感染，空洞不闭合。

(5)肺周边空洞：因为空洞位于肺周边组织内，与胸膜产生粘连，药物治疗难以愈合，并肺周边空洞易发生肺组织向胸腔内破溃，造成结核性脓胸和支气管胸膜瘘的严重并发症，应该尽早考虑外科手术治疗。

(6)肺门空洞：病变于肺门产生结核空洞。肺门支气管、大血管较多，空洞可以侵蚀肺门的支气管，使支气管与空洞形成瘘，造成病变弥散或窒息；如果空洞侵蚀大血管，可以造成急性大咯血和窒息而危及生命。对肺门空洞，治疗效果不佳的患者应该积极进行手术治疗。

(7)肺下叶空洞：位于肺下叶的结核空洞，支气管引流不佳，空洞内坏死组织不易排出体外，更易继发感染，也适合外科手术治疗。

(8)纵隔旁空洞：属于肺周边空洞，特别是右侧纵隔旁的空洞，可以与纵隔气管粘连，导致不易闭合，严的侵蚀气管壁破溃，空洞内容物进入气管，造成病变弥散或严重窒息的并发症。

（二）结核球

结核球是由结核干酪样坏死组织和结核性肉芽组织组成，可以有钙化灶。结核球周围由纤维组织包绕，没有引流支气管，不排菌，经过化疗可以吸收，纤维化或钙化达到愈合。但是较大的结核直径大于3cm，合理化疗3个月以上的患者，若病灶无明显吸收，应该采用外科手术切除治疗。直径为 2～3cm 的结核球，合理化疗 3 个月无明显吸收、治疗困难以及影响工作的患者同样适合手术治疗。

（三）大块干酪病灶

肺内病变为大块干酪病灶，是山结核病干酪样坏死组织和纤维组织形成。而干酪样坏死组织明显多于纤维组织，结核分枝杆菌量多，极易形成病变弥散，特别是合并排菌的病例，宜积极进行外科手术治疗。

（四）损毁肺、反复咯血或感染、痰菌阳性

肺内病变广泛，不同时期的多发结核病空洞，有支气管内膜结核、支气管狭窄、肺萎陷、支气管扩张、肺纤维化、持续排菌、反复肺内感染、反复咯血、肺功能丧失者需外科手术治疗）而那些肺功能丧失但无排菌、无反复感染和咯血的损毁肺病例，可以观察随诊，必要时再行外科手术治疗。

（五）肺结核合并并发症

由于肺结核的慢性过程和反复发作，在治疗原发病的同时，往往会产生肺和支气管的不可逆性病变。这些不可逆性病变的临床症状比肺内原发病变的更严重，并且给原发病变的治疗带来很多困难，影响肺内病变的治疗效果，成为互为因果的关系，这种情况适合外科手术切除治疗常见的肺结核引起的相关不可逆性并发症而需要手术治疗的适应证有以下几种：

1. 肺结核、支气管内膜结核合并支气管狭窄

肺结核在原发病的发生和治疗过程中，一般均合并有不同程度的支气管结核，肺结核治疗效果好，支气管内膜结核同样好转，似是在支气管内膜的愈合表现为瘢痕愈合。如果肺结核反复发作或反复复治，支气管内膜病变会更加严重，反复发作、反复治疗、反复愈合，结果造成支气管瘢痕逐渐增多、增厚，造成支气管管腔狭窄甚至支气管闭塞，支气管的狭窄和闭塞又使得肺内病变引流不畅，造成肺结核的治疗困难，并且在狭窄的支气管远端的肺组织发生肺萎陷或肺内感染，必须经过外科手术治疗才能达到治疗的目的。

2. 肺结核合并支气管扩张

肺结核合并的支气管结核病变，在增生同时也有支气管内膜或支气管软骨环的破坏，造成支气管结构异常，产生支气管扩张，支气管扩张造成肺组织反复感染、咯血，甚至危及生命。肺结核合并支气管扩张的患者应采取手术切除的方法治疗。

3. 肺结核合并气管、支气管淋巴结结核

无论是原发综合征，还是肺结核都合并不同程度的淋巴结结核，而淋巴结结核的治疗比肺结核的治疗更为困难，常规的抗结核方案对淋巴结结核的治疗效果比肺结核的治疗效果差。但淋巴结结核一般不需要手术治疗，当淋巴结结核压迫气管、支气管，造成气管或支气管的狭窄，尤其是管腔较细的支气管产生支气管闭塞，引起肺组织萎陷、肺内感染，淋巴结结核治疗疗效不佳，侵蚀气管或支气管壁，产生气管、支气管淋巴瘘，造成结核病的气管、支气管弥散，严重者造成窒息，有这种可能性存在的情况下应考虑手术治疗。

4. 肺结核合并肺大疱、血气胸

肺结核由于支气管特别是细小支气管病变，可以产生肺大疱，由于细小支气管狭窄而形成活瓣，致使肺内大疱逐渐增大，对正常肺组织产生压迫，出现呼吸困难；另外，肺大疱壁与胸壁形成的粘连可以造成肺大疱破裂，从而发生气胸和血胸，因此，肺结核合并肺大疱及气

胸和血胸的病例需经手术治疗。

5. 肺结核合并支气管胸膜瘘和(或)脓胸

由于肺内空洞、肺内结核性干酪病灶破溃进入胸腔所致，是肺结核的严重并发症，必须在内科治疗的保证下行外科手术治疗，否则难以治愈。

(六)特殊状态下肺结核的手术治疗

肺结核应该强调内科合理化疗，但有些特殊状态下也应考虑及时行外科手术治疗。

(1)患者存在影响和延误肺结核治愈的因素，且短期内不能消除，长期的内科化疗仍然不能达到治愈的目的。如患者合并糖尿病、免疫功能障碍等。

(2)患者不能长期服用抗结核药物，正规化疗不能完成，如肝脏疾病、肝功能严重损害、精神病、患者难以督导、不能坚持长期服药等。

(3)对多种抗结核药物过敏。

(4)对多种药物耐药、原发耐药，持续化疗无显著疗效。

(5)患者因为特殊原因，需要在短时间内完成肺结核的治疗，一般是针对那些限期任务、特种职业的患者。

(七)肺内病变不能排除肺部肿瘤

肺内原发病变经过临床检查，虽然诊断有肺结核的可能，但是难以排除肺部肿瘤，应该缩短诊断性抗结核治疗的时间，尤其是已经行抗结核治疗数月时间，但肺内病变的吸收不明显，也没有显著增大的患者应积极进行外科手术治疗，既可明确诊断，又能达到治疗的目的。

## 二、肺结核手术治疗常见术式

近年来，肺结核手术从切除肋骨入胸，改成不切肋骨由肋间入胸，更易被患者接受。电视胸腔镜辅助下小切口开胸手术使肺结核的手术治疗创伤达到微创化。胸腔镜外科手术(电视辅助胸腔镜手术)是使用现代电视摄像技术和高科技手术器械装备，在胸壁套管或微小切口下完成胸内复杂手术的微创胸外科新技术，它改变了一些胸外科疾病的治疗概念，被认为是20世纪末胸外科手术最重大的进展，是未来胸外科发展的方向。

## 三、病因与病理

肺结核病变部位炎症渗出、细胞湿润，甚至干酪样坏死。肺结核多见外源性继发型肺结核，即反复感染结核分枝杆菌后引起，少数是体内潜伏的结核分枝杆菌，在机体抵抗力下降时进行繁殖，而发展为内源性结核，也有由原发病灶形成者。此型多见于成年人，病灶多在锁骨上下，呈片状或絮状，边界模糊，病灶可呈干酪样坏死，引发较重的毒性症状，而成干酪性(结核性)肺炎，坏死灶被纤维包裹后形成结核球。经过适当治疗的病灶，炎症吸收消散，遗留小干酪灶，钙化后残留小结节病灶，呈现纤维硬结病灶或临床痊愈。有空洞者，也可经治疗吸收缩小或闭合，有不闭合者，也无存活的病菌，称为“空洞开放愈合”。

## 四、护理评估

(一)健康史评估

询问患者有无结核病的接触史及患病史；患病时间；药物治疗史、疗效及过敏史；评估与肺结核有关的其他危险因素；有无其他呼吸道感染病史；有无肺部肿瘤等。

(二)身体状况评估

肺结核是一种慢性消耗性肺部疾患，临床表现多种多样，主要根据人体的反应性及病灶的范围和性质决定。

1. 呼吸系统症状

(1)咯血:肺结核、支气管内膜结核导致大咯血时来势凶猛,可见血从口鼻涌出,极易发生窒息,严重时引起失血性休克。咯血在肺结核致死因素中排第二位。应严密观察患者咯血的量、颜色、性状、时间、方式以及患者的生命体征变化。如果发生大咯血,立即急诊手术治疗。

(2)咳嗽、咳痰:肺结核患者早期咳嗽为无痰干咳;病变进展时,咳嗽加重;伴发支气管内膜结核、支气管扩张时,咳嗽加剧,有时可发生呛咳;久病不愈的支气管移位患者可发生刺激性咳嗽,甚至呼吸困难。

起病初期咳痰不明显,或者有少量的内色黏液痰,但在病变扩大甚至肺部有空洞形成、支气管扩张时,痰量明显增加,为多量内黏痰,有时为血痰,继发感染时则为脓臭痰,有时痰中有干酪样物。

(3)呼吸困难:一般肺结核无呼吸困难,但肺部病变广泛,如纤维厚壁空洞伴支气管弥散、大片胸膜增厚、膈肌粘连、余肺代偿性肺气肿、并发肺叶或全肺不张时常有明显的限制性肺功能障碍,支气管结核所致的气管、支气管管腔狭窄以及肿大的支气管旁淋巴结压迫也可引起呼吸困难;当发生张力性气胸、纵隔气肿时多呈急性发作性呼吸困难并伴有锐性胸痛、明显发绀等表现。伴有大量胸腔积液、自发气胸、慢性纤维空洞性肺结核、气管内膜结核及肺源性心脏病、呼吸衰竭、心力衰竭者常有呼吸困难。呼吸困难分为以下几种:

1)吸气性呼吸困难:特点是吸气费力,重者由于呼吸肌极度用力,胸腔负压增大,吸气时胸骨上窝、锁骨上窝和肋间隙明显凹陷,称“三凹征”,常伴有干咳及高调吸气性喉鸣。发生机制是各种原因引起的喉、气管、大支气管的狭窄与梗阻。常见于气管内膜结核、纵隔淋巴结致气管受压等。

2)呼气性呼吸困难:特点是呼气费力,呼气时间延长而缓慢,常伴有哮鸣音、发生机制是肺泡弹性减弱和(或)小支气管狭窄阻塞。常见于支气管内膜结核及损毁肺患者。

3)混合性呼吸困难:特点是吸气与呼气均感费力,呼吸频率增快,呼吸变浅,常伴有呼吸音减弱或消失,可有病理性呼吸音。发生机制是肺部病变广泛,呼吸而积减少,影响换气功能。常见于重症肺结核、弥散性肺间质纤维化、大量胸腔积液和气胸等。

(4)胸痛:是肺结核主要的局部症状,与病变波及胸膜尤其是波及壁胸膜时可出现胸痛。如出现不固定部位的隐痛,是由于神经反射作用所致;出现固定部位的刺痛,并随呼吸及咳嗽加重,说明由炎症刺激胸膜所致;有的患者常感觉肩部或上腹部痛,是由炎症刺激膈肌通过神经反射所致。

2. 循环系统症状

长期慢性消耗以及人咯血使有效循环血锐减,引起全身微循环变化,导致组织器官缺氧、细胞代谢紊乱,甚至重要器官功能障碍或多器官衰竭。主要临床表现为:早期精神兴奋、烦躁不安、面色苍白、皮肤湿冷、脉搏细速、血压变化不大而脉压缩小、尿量减少。随着病情由轻到重发展,患者表现为表情淡漠、感觉迟钝、神志不清,皮肤黏膜由苍白转为发绀或出现花斑、四肢厥冷,脉搏细速、血压下降且脉压更小、呼吸急促,尿量进一步减少甚至无尿。

3. 纵隔淋巴结结核肿大

若压迫或侵及邻近器官、脏器,则引起相应的临床表现。例如,压迫上腔静脉可出现颈静脉怒张、胸壁静脉曲张、单侧(或双侧)上肢肿胀、颜面水肿等;压迫气管、食管可引起气短、呼吸困难、吞咽困难等不适。

4. 体温异常

37%～80%结核病患者可有不同程度的发热。

5. 营养状况

在结核病慢性迁延病程中,患者可出现营养不良,机体抵抗力下降,有些难以接受手术。营养不良的表现有消瘦(体重低于标准体重 15%以上)、贫血、水肿、三头肌处皮皱且厚度变薄(上臂中部周径较正常人小 50%以上)。

6. 体征

病灶小或位置深者多无异常体征,范围大者可见患侧呼吸运动减弱,叩诊浊音,呼吸音减弱或有支气管肺泡呼吸音。大量胸腔积液可有一侧胸中下部叩诊浊音或实音。锁骨上下及肩胛间区的啰音,尤其是湿啰音往往有助于结核病的诊断。上胸内陷,肋间变窄,气管纵隔向患侧移位均有诊断意义。

(三)辅助检查评估

1. 心肺功能

术前应行全导联心电图检查,如合并心脏病应进一步做心功能及动态心电图、超声心电图检查。心力衰竭不全分为以下几种:

(1)Ⅰ级心力衰竭:能胜任一般日常劳动,但稍重体力劳动即有心悸、气短等症状。

(2)Ⅱ级心力衰竭:普通日常活动即有心悸、气急等症状,休息时消失。

(3)Ⅲ级心力衰竭:任何活动均可引起明显心悸、气急等症状,甚至卧床休息仍有症状。

2. 肺功能检查及动脉血气分析

详细了解肺功能损害的类型和程度(表 19—1),以判断患者是否适应开胸手术及手术范围。

**表 19—1 肺功能损伤分度**

| FVC | $FEV_{1.0}$ | MVV | $FEV_{1.0}$/FVC% | RV/TLC% | $DL_{co}$ |
|---|---|---|---|---|---|
| 正常 | >80 | >80 | >70 | <35 | >80 |
| 轻度损伤 | 60～79 | 60～79 | 55～69 | 36～45 | 60～79 |
| 中度损伤 | 40～59 | 40～59 | 35～54 | 46～55 | 45～59 |
| 重度损伤 | <40 | <40 | <35 | >55 | <45 |

注:FVC、$FEV_{1.0}$、MVV、$DL_{co}$ 为占预计值百分数。

呼吸困难分级如下:

(1)1 级:与同龄健康者在平地一同步行无气短,但登山或上楼时呈现气短。

(2)2 级:平路步行 1000m 无气短,但不能与同龄健康者保持同样速度,平路快步行走呈现气短,登山或上楼时气短明显。

(3)3 级:平路步行 100m 即有气短。

(4)4 级:稍活动(如穿衣、谈话)即气短。

3. 影像学检查

(1)胸部 X 线检查:可以发现肺内病变的部位、范围,有无空洞或空洞大小,洞壁厚薄等。

不同病因引起的肺内病变，可能呈现相似的X线影像，故亦不能仅凭X线检查轻易确定肺结核的诊断。X线结合透视有助于提高诊断的准确性，可发现肋骨、纵隔、膈肌或被心脏遮盖的细胞病灶，并能观察心、肺、膈肌的动态。

(2)肺部CT检查：对于发现微小或隐蔽性病变、了解病变范围及肺部病变鉴别等均有帮助。

(3)支气管造影术：可确定是否有支气管扩张和支气管内膜结核。如疑有支气管扩张并咯血者，应于咯血停止2～4周后进行，以判断手术部位及方式。

4. 支气管镜检查

可直接观察气管、支气管以及叶、段、亚肺段乃至次亚肺段支气管的解剖结构，包括各级支气管的开口是否通畅、管腔大小、黏膜情况等，直观判断病变的范围、性质，同时可取标本做病理学、细菌学、细胞学检查。对于胸部X线片未发现肺内病变，或疑有支气管病变或不明原因咯血者，需及早进行此项检查，以了解手术范围和支气管内膜情况。但此项检查对于大咯血患者原则上是禁忌的。

5. 实验室检查

包括血常规、血沉、血型、血生化全套、凝血全项等。对术中麻醉、术后抗结核药物的应用有指导意义。

6. 结核分枝杆菌检查

可评估是否排菌，指导做好消毒隔离工作。

7. 胸腔镜检查

包括诊断性胸腔镜检查和治疗性胸腔镜检查，主要由于病因不明的胸腔积液及胸膜肿块的病因诊断，还可用于弥散性肺部病变或边缘性肺部病变的病因诊断。电视辅助胸腔镜视野大、分辨率高，创伤小、恢复快，可进行较复杂操作，手术时间不受限制，但对麻醉要求较高，对设备依赖性大，所需费用较高。

8. 其他

近年来，应用分子生物学及基因工程技术，以非培养方法来检出与鉴定临床标本中的结核分枝杆菌，展示其敏感、快速及特异性高等优点，如核酸探针、染色体核酸指纹等。血清免疫学诊断，用酶联免疫吸附试验(ELISA)，血清抗BCG－A60抗体检测，灵敏度高。

(四)心理社会评估

由于结核病是一种以呼吸道传染为主要传播途径的慢性传染病性疾病，患者因病程较长、药物的不良反应、长期治疗的经济压力、社会成员的疏远等因素，会出现焦虑、恐惧等心理反应，从而加重病情，导致病情恶化。尤其是年轻人，由于病情而影响到学业和前途，会出现自卑、抑郁等。

## 五、常见护理诊断问题

(一)术前护理诊断问题

1. 焦虑、恐惧、抑郁

与患病、缺乏相关知识有关。

2. 营养失调(低于机体需要量)

与疾病消耗增加有关。

3. 活动无耐力

与疾病导致机体营养失调有关。

4. 疲乏

与疾病导致机体消耗增加有关。

5. 体温过高

与疾病导致肺部病变有关。

6. 低效性呼吸形态

与肺部病变有关。

7. 气体交换受损

与肺部病变有关。

8. 娱乐活动缺乏

与疾病有关。

9. 有传播感染的危险

与疾病的传染性有关。

10. 处理治疗计划不当或无效

与未及时了解病情变化有关。

11. 社交隔离

与疾病具有传染性有关。

(二)术后护理诊断问题

1. 低效性呼吸形态

与手术的损伤、疼痛有关。

2. 清理呼吸道无效

与伤口疼痛有关。

3. 疼痛

与手术切口、放置引流管有关。

4. 有窒息的危险

与麻醉后呼吸肌恢复不完全有关。

5. 有皮肤完整性受损的危险

与术后卧床、手术切口、放置引流管有关。

6. 自理能力缺陷

与伤口疼痛、卧床有关。

7. 有体温改变的危险

与手术、潜在感染有关。

8. 有围术期体位性损伤的危险

与术后被迫体位有关。

9. 潜在并发症

可发生胸腔内出血、肺不张、急性呼吸功能不全、支气管胸膜瘘、感染等,与疾病的转归、患者自身的体质有关。

10. 知识缺乏

缺乏疾病治疗和护理的相关知识。

## 六、护理计划与措施

### (一)护理目标

患者焦虑、恐惧减轻;体温恢复正常;营养得到改善;能进行有效咳痰;主动配合治疗;临床症状消失或明显改善;遵医嘱正确使用抗结核药物;了解抗结核药物的不良反应;保持良好心态等。

### (二)一般护理

(1)按照整体护理的要求收集相关资料,进行护理评估,为制订护理措施提供依据。

(2)协助患者完善各项检查,并充分告之检查目的、意义和注意事项。患者接受手术治疗大多已明确诊断,但为了接受手术治疗仍需进行辅助检查,以全面了解病变的范围和主要器官功能状态,制订整体治疗方案,同时为后续治疗、复查提供基础参考指标。

(3)严密观察病情变化,遵医嘱治疗原发病(糖尿病、高血压等),预防并发症的发生,保证顺利接受手术治疗。

(4)做好疾病知识讲解,护理人员应及时评估患者对疾病知识的需求、文化程度、接受能力,采用形式多样的方法为患者提供结核病及其治疗的相关知识和信息。手术治疗是通过手术治疗那些经内科药物和其他方法不能治愈的肺部结核病,手术使得相当一部分的难治性肺结核和重症肺结核以及肺结核治疗中产生严重并发症的患者获得了痊愈。因此,护理人员要充分讲解规范治疗的重要性和注意事项,将手术治疗的信息及时传达给患者。另外,治疗过程中要加强沟通,及时满足患者需求,从而提高患者依从性,坚定患者治愈的信心。

(5)做好基础护理,提供安静、整洁、温馨的治疗环境,鼓励患者摄入充足的营养,保证睡眠。

(6)做好消毒隔离工作,减少和杜绝疾病的传播。

### (三)心理护理

肺结核是一种慢性消耗性的呼吸系统传染性疾病,对患者及其家庭成员的心理健康造成影响,这些影响贯穿于疾病诊断、治疗、康复的全过程。

1. 情绪支持

负性情绪如恐惧、焦虑、抑郁等影响疾病的治疗和康复。情绪支持即为患者提供宣泄的环境,鼓励患者表述关心的疾病问题,表达恐惧、焦虑、抑郁等情绪,护理人员应耐心倾听,提供指导,并鼓励患者家属或朋友给予患者情感支持。

2. 健康教育

根据患者关心的问题,有针对性地进行健康教育,认真做好解释工作,使患者树立信心和加强对手术的配合。给患者讲解肺结核的相关知识、治疗进展,使患者对疾病有一个客观、全面的认识,消除患者对疾病和治疗的恐慌心理;术前要充分讲解规范治疗的重要性、必要性和注意事项,允许和鼓励患者参与治疗方式的选择,以增强患者战胜疾病的信心。肺结核患者术后仍需规律服药,定期复查。

### (四)治疗护理

1. 术前护理

(1)全身状况准备

1)做好全身重要器官功能检查,评估患者对手术的耐受力;影像学检查可以确定结核病的范围、程度、治疗效果、目前病变是否稳定,了解健侧肺的情况,是术前不可缺少的检查手段。

2)改善全身状况:对于贫血、营养不良的患者应纠正贫血,补充蛋白质、碳水化合物、脂肪及维生素,以保证患者有足够的体力接受手术指导患者进食高蛋白、易消化食物,注意食物的色、香、味,以增进患者的食欲,满足机体营养的需求,并储存能量,达到耐受手术的目的。

3)控制感染:肺结核常合并其他感染或其他疾病,如糖尿病、支气管扩张等。术前合理使用抗生素,可预防术后呼吸道感染。

4)抗结核药物的应用:一般情况下,系统服用抗结核药物 6 个月后方可行手术治疗。术前应保留 1～2 种患者未使用过且对结核分枝杆菌敏感的药物,以备术后抗结核用。

(2)手术区皮肤准备:术前 1 日备皮,有伤口的或带引流管的患者,术晨 6 时换药后消毒皮肤,并包以无菌胸带,更换清洁病服

(3)消化道准备:按全麻术前消化道准备。术前 8～12 小时禁食,术前 4 小时禁水,以防因麻醉手术过程中的呕吐而引起窒息或吸入性肺炎。

(4)呼吸道准备:胸部结核病程长、消耗大,心肺功能及全身状况均有不同程度下降,因此,术前 2 周鼓励并协助患者做好呼吸道的准备工作。

1)耐心说服患者于术前 2 周戒烟吸烟会导致呼吸道黏膜内的腺体遭到破坏,分泌大量的黏液,纤毛运动受到限制;气道阻力增大、纤毛变短而不规则,引起纤毛运动障碍。因此,住院患者应及早戒烟,以改善肺的呼吸功能。

2)指导患者进行呼吸功能锻炼。可以增强呼吸肌的肌力和耐力,改善肺功能,加大呼吸幅度,减少解剖无效腔,提高肺泡通气量和血氧饱和度。呼吸功能锻炼包括腹式呼吸、缩唇呼吸、呼吸功能锻炼器:①腹式呼吸:指吸气时腹部凸起,吐气时腹部凹入的呼吸法。让患者取坐位或平卧位、半卧位、屈膝,放松腹部肌肉,将双手分别放在上腹部和前胸部,感觉胸腹部的运动。用鼻较慢、较深地吸气,此时膈肌松弛、腹部膨隆,坚持几秒钟,呼气时,腹肌收缩,腹部的手有下降感。患者可每天进行练习,每次做 5～15 分钟,每次训练以 5～7 次为宜,逐渐养成平稳而缓慢地进行腹式呼吸的习惯。需要注意的是,呼吸要深长而缓慢,尽量用鼻而不用口。训练腹式呼吸有助于增加通气量,降低呼吸频率,还可增加咳嗽、咳痰能力。②缩唇呼气法:就是以鼻吸气、缩唇呼气,即在呼气时,收腹、胸部前倾,口唇缩成吹口哨状,使气体通过缩窄的口形缓缓呼出。吸气与呼气时间比为 1∶2 或 1∶3,要尽量做到深吸慢呼,缩唇程度以不感到费力为适度。每分钟 7～8 次,每天锻炼 2 次,每次 10～20 分钟。③指导患者正确使用呼吸功能锻炼器。训练时患者紧紧含住吸气嘴,吸气时进入三球仪的空气将 3 个球在各自的小室里依次向上推。首先靠近试管连接处的第一个球会向上直达顶端,然后中间小室里的球会向上走,最后第 3 个球也会被吸起来。当吸气停止后,球会落回到最初的位置。

3)呼吸道雾化吸入:合并支气管扩张、气管、支气管内膜结核病变的应做相应治疗,病变治愈或好转后再行手术治疗,对防止术后并发症具有积极意义。

4)指导患者适当运动:鼓励患者做上下楼运动,时间以患者耐受程度为准,一天 2 次;早晚室外散步或慢跑,两项活动交替进行;原地蹲起运动,每次从 5 个开始逐渐增加,每日

3次。

(5)加强术前健康教育:责任护士要关心、体贴患者,了解患者的心理状态,耐心倾听患者的诉说,针对不同问题(担心手术效果、生活质量、经济负担等)进行心理疏导,缓解患者的紧张、焦虑、恐惧情绪;责任护士要多接触患者,提供安静舒适的环境,配合医师适当使用镇静药物,改善患者的不良情绪,保证患者休息与睡眠,使患者处于接受手术的最佳状态;讲解有关疾病与手术知识,说明手术的必要性,增强患者手术治疗的信心;讲解术后功能锻炼对身体恢复和提高术后生活质量的意义,术前让患者熟悉术后各种功能锻炼方案,以便患者术后有效遵循。

2. 术后护理

(1)全麻术后的护理

1)严密观察病情变化:全麻苏醒前,头偏向一侧,观察患者意识和表情、面色、呼吸,严密监测血压、心率、血氧饱和度,及时发现病情变化。保持病室安静,减少刺激。

2)维持呼吸功能:主要是防止和及时解除呼吸道梗阻,以免发生呼吸抑制,具体措施如下:①防止误吸:麻醉前至少应禁食6小时。若患者饱食后又必须立即在全麻下实施手术,应于麻醉前留置胃管以排空胃内容物,或采用清醒气管插管。②防止舌后坠:当出现鼾声时,用手托起下颌,使下颌切牙咬合于上颌切牙之前,鼾音即消失,解除呼吸道梗阻。必要时置入口咽或鼻咽通气导管。③呼吸道分泌物过多的处理:用吸引器吸去咽喉及口腔内的分泌物。遵医嘱给予药物以减少口腔和呼吸道腺体分泌。④喉痉挛的处理:立即解除诱因,加压给氧。如痉挛不能解除,需静脉注射肌松弛剂后行气管插管,保持呼吸道通畅,必要时用呼吸机控制呼吸。

3)维持循环功能:对全麻患者应进行血压、脉搏、心率、心律及心电图、中心静脉压等循环功能和血流动力学监测,发现异常及时告诉医师,并遵医嘱做相应处理。

4)维持体温正常:多数全麻手术患者体温过低,应注意保暖。如无休克,宜给予50℃以下的热水袋,用布包好,以防烫伤。少数患者可有高热甚至惊厥,给予物理降温,抽搐不止时遵医嘱给予药物治疗。

5)防止意外损伤:全麻苏醒前,宜专人守护,对小儿及躁动不安者需加床档,必要时予以适当约束,以免拔出静脉输液管和各种引流管,防止撕抓伤口敷料或坠床造成意外损伤。

(2)胸腔闭式引流管的护理:

1)保持引流管的密闭和无菌:胸腔闭式引流装置由胸腔引流管和引流瓶两部分组成。使用前注意引流装置是否在有效期内,引流瓶有无裂缝、漏气,是否密封等。更换引流瓶时,必须用双钳双向夹管,有齿钳子的齿端必须用纱布包裹,防止夹管时引流管破裂、漏气。引流瓶内注入一定量无菌生理盐水,整个操作过程均应严格执行无菌技术,防止感染。

2)保持引流通畅:①术后患者若血压平稳,无其他半卧位禁忌证,均采取床头抬高30°～45°半卧位,以利呼吸与引流。②检查引流管有无打折、扭曲、受压、阻塞、脱出等,避免造成引流不畅。③定时挤捏引流管,避免凝血块或纤维组织阻塞。方法是捏紧引流管的远端,向胸腔的方向挤压,再缓慢松开捏紧的引流管。④鼓励患者咳嗽及深呼吸,促使胸膜腔内气体及液体排出,使肺复张。

3)观察水封瓶内水柱随呼吸波动的情况。水柱波动有两种情况:①正常水柱随呼吸上下波动4～6cm,表示引流管通畅。②水柱无波动,患者无异常症状出现,说明肺膨胀,已无残腔；若水柱无波动，患者出现胸闷气促、气管向健侧偏移等肺受压的症状，应疑为引流管被血块阻塞，需设法挤捏或使用负压间断抽吸引流瓶短玻璃管，促使其通畅，并通知医师。

4）密切观察引流液的量、色、性质：这些指标能反映患者病情的动态变化。术后24小时内引流量一般为150～700mL，24小时后引流量将逐渐减少；血性液逐渐变为淡红色乃至血清样，则为正常。引流最超过80～100mL/h，并且持续数小时未见减少，引流液色泽鲜红或暗红，性质较黏稠，并出现血压下降、心率增快、呼吸急促等症状，说明胸腔内有活动性出血，应及早报告医师，并备血、通知手术室做好手术准备。

5）观察引流瓶中气体的排出情况。如有气体逸出，须观察引流瓶内气泡逸出的程度。咳嗽时有少量气体逸出为Ⅰ度，说话时有气泡逸出为Ⅱ度，平静呼吸时有气泡逸出为Ⅲ度。如有中小气泡逸出，提示肺脏层胸膜有破裂，破裂口不大，通常24～48小时引流排气停止；如有大气泡逸出，提示肺脏层胸膜破裂口较大，或肺有较严重裂伤，须密切观察，发现异常及时报告医师。如排气停止，引流管无阻塞，提示肺漏气已修复。

6）妥善固定：留出足够长的引流管固定在床上，以免因翻身、牵拉而发生引流口疼痛或引流管脱出。在搬运患者时，须将引流管用双钳夹管。下床活动时，引流瓶位置应低于膝关节，保持密闭。引流瓶不可倒置，也不可高于胸部，应放置在低于引流口60cm的位置，以免液体逆流入胸膜腔。

7）发现意外及时处理：①脱管处理：立即用手按压引流管伤口处皮肤，消毒后用凡士林纱布封闭伤口，协助医师做进一步处理。②水封瓶破裂或连接部位脱开：应立即用血管钳夹闭胸腔引流管或用手反折胸腔引流管，按无菌操作更换引流装置。③发现水封瓶内引流液突然减少时，要查找原因，看是否瓶裂、瓶漏或接错管。正常接法是：水封瓶口上有长、短两根，短管与外界相通，长管上端与引流管相接，下端浸入水平面下2～4cm，发现问题，及时处理，以免形成气胸。

8）拔除胸腔引流管：术后48～72小时，引流管中无气体排出，引流量在50mL/24小时以下，水柱波动小或固定不动，听诊肺部呼吸音清晰，胸部X线检查示肺膨胀良好者，即可拔除引流管。拔管时，嘱患者深吸一口气后屏住，即迅速拔除引流管，立即用凡士林纱布覆盖引流伤口，再用胶布固定；也可术中在引流口预先缝线，拔管后直接结扎，缝闭引流口，以利引流口愈合。拔管后24小时内应注意观察患者的呼吸情况，有无胸闷、气促，局部有无渗液、出血、漏气、皮下气肿等，如发现异常及时处理。

（3）保持呼吸道通畅：全麻开胸术后有明显的呼吸道分泌物增多、黏稠。因此，做好术后排痰护理是术后呼吸道管理的重要环节。临床上常采用翻身、叩背、雾化吸入、协助咳嗽等辅助措施促进痰液排出：

1）雾化吸入：患者由于术前和术后禁食、术后呼吸幅度变浅、过度换气使呼吸道分泌物黏稠不易咳出，因此，雾化吸入可改善因气道炎症而恶化的微环境，稀释痰液，利于排出：①蒸气雾化：对雾粒无选择性，产生的药物颗粒大部分仅能沉积在上呼吸道，肺部的沉积量很少，不能有效治疗下呼吸道疾病。②超声雾化：通过超声发生器的薄膜产生高频震荡，将药液击散成微细雾粒后被吸入气管，90%左右的雾粒在5μm以下，可直接吸入终末细支气管及肺泡。③压缩雾化：压缩的空气或氧气以高速气流通过Ventun效应在气流周围产生负压，将液体卷进高速气流并粉碎成大小不等的微粒，直径在5μm以下，具有高度的选择性，能确保吸入药雾有效沉着，到达小呼吸道及肺泡，可以自行控制与吸气同步。患者只需正常呼吸,不需要用力吸气。④氧气面罩雾化。在雾化吸入疗法中,氧气面罩雾化吸入治疗已逐渐取代了普通的雾化治疗。氧气驱动雾化操作简单,以氧气作为驱动力,利用高速氧流造成的负压直接将液滴撞击成微小颗粒,使药液雾化并推动雾化颗粒进入气道深部,所需液体战仅 5mL,且雾化颗粒小,水蒸气对吸入氧浓度的影响明显减少,减少了湿化气对呼吸道的附力,减轻了患者的呼吸做功,避免了呼吸肌疲劳。

2)协助患者咳嗽排痰。术后第 1 日上午开始进行:①叩背辅助咳嗽、排痰法:将手空心握拳,适度拍打震动患者背部,由下及上、由两侧至中央,避开手术切口,反复进行 8～10 分钟。然后让患者进行有效咳嗽,咳嗽前嘱其深吸气,之后咳出痰液。具体方法是:当患者在呼气期或咳嗽时,护理人员用两手固定其胸部两侧给予辅助,患者深吸气时护理人员双手放松,长呼气时加压,以加强咳嗽效果。也可采用指压咳痰法。护理人员站在患者术侧,一只手放在患者颈后,稍向前用力抵住患者,另一只手示指和中指放在胸骨上窝气管处,让患者轻咳后深吸气,用力做爆发性咳嗽,吸气末示指和中指给予压力,刺激气管使其咳嗽。刺激的效果与患者反应程度、耐受情况有关,此法常用于咳嗽反应弱的患者。此外,还有二部咳痰法。患者取舒适体位,先行 5～6 次深呼吸后,于深吸气末保持张口状,连续咳嗽数次,使痰到咽部附近,再用力咳嗽将痰排出。此法常用于体弱、不会做有效咳嗽或支气管哮喘的患者。叩背法易受到操作者技术、叩背频率的限制,护理工作强度较大,操作者易疲劳。②振动排痰机,根据物理定向叩击原理设计,对排除和移动肺内支气管等小气道分泌物和代谢废物有明显作用。排痰机同时提供两种力:一种是垂直于身体表面的垂立力,对支气管黏膜表面黏液及代谢物有松弛液化作用;另一种是平行于身体表面的水平力,帮助支气管已液化的黏液按照选择的方向排出体外,具有很好的深穿透性,震动叩击频率控制在 20～30cps,与人体组织的自然频率相近,能很好地传导到深部组织,有效地排出细小气道中的痰液机械震动的瞬间施加合适的压力,可以减少疼痛,利于咳嗽排痰;同时还能促进局部血液循环,加速淋巴回流,消除水肿,使肺通气阻力减小。此操作简单、效果确切、不受患者体位影响,解决了危重患者的叩背问题。

(3)气管镜吸痰:对于咳嗽无力、反应迟钝或上述协助咳嗽排痰无效的患者早期进行纤维支气管镜吸痰。

(4)饮食护理:术后 12 小时后可进流食,24 小时后进半流食,48 小时后改进普食,以高蛋白、高维生素饮食为佳。

(5)疼痛护理:由于开胸患者手术切口大、切断肌纤维较多、术后置胸腔引流管刺激肋间神经等多种原因,患者疼痛较为剧烈。疼痛会影响咳嗽、食欲、失眠等,伤口疼痛限制了其咳嗽活动,因此,术后及时有效的镇痛是做好呼吸道管理的前提:

1)传统的术后镇痛:应用哌替啶类麻醉止痛药。由于担心用药过量影响患者的呼吸和循环稳定,以及成瘾、延迟切口愈合,一般主张尽量不用或少用止痛剂,因此,术后很难得到满意的镇痛效果。

2)自控镇痛(PCA):这是一项新的镇痛技术,能保持体内有效的止痛药物浓度,镇痛效果好。常用的有硬膜外自控镇痛和静脉自控镇痛两种。在运用 PCA 过程中,教会患者使用 PCA 技术,并注意观察镇痛效果。硬膜外自控镇痛是通过麻醉镇痛药抑制交感神经兴奋,引起去甲肾上腺素释放。但麻醉平面以下患者痛温觉减退,易出现压疮、尿潴留、脉率减慢、血压降低等。静脉自控镇痛简单、方便,护理人员可以遵医嘱静脉置入,避免了硬膜外自控镇痛的不足。硬膜外自控镇痛和静脉自控镇痛由于镇痛药物用量少，因此，对呼吸中枢无明显影响。此镇痛方法越来越多地应用于临床。

(6)抗结核药物的应用：肺结核术后必须应用抗结核药物，手术当日可静脉滴注抗结核药，进食后继续口服敏感的抗结核药，治疗 9～12 个月。

(7)做好生活护理，根据自理能力给予协助和指导。

(8)常见术式的术后护理

1)全肺切除术后护理：①同全麻术后护理。②保持呼吸道通畅，有痰一定要咳出，要给予充足有效的氧气，给氧时间要适当延长。③控制输液速度及量，输液总量不超过 2000mL/d，速度不超过 40 滴/分。④全肺切除后胸腔留置单腔引流管并夹闭，根据情况由医师开放。⑤密切观察病情变化，注意有无气管移位、反常呼吸、皮下气肿及胸腔内出血情况。⑥注意观察患者脉搏、心律(率)变化及血氧饱和度情况，发现异常立即报告医师给予及时处理。⑦协助患者做好患侧上肢康复训练。⑧鼓励并协助患者早期活动，防止肺栓塞等并发症的发生。⑨保持排便通畅，必要时应用开塞露，防止肺动脉栓塞。

2)肺叶或肺段切除术后护理：①同全麻术后护理常规。②观察引流管有无漏气、负压波动，以及引流液性质、颜色、量等，保持胸腔引流管通畅。③鼓励咳嗽排痰，根据医嘱做好雾化吸入，随时做肺部听诊，并协助排痰，促进余肺复张。④肺段切除术后患者咳血痰时间较长，更应鼓励咳嗽排痰。⑤鼓励患者早期下床活动及进行肢体功能锻炼，与患者一起制订活动计划。

3)胸膜剥脱术后护理：①同全麻术后护理。②胸膜剥脱术创伤大、渗血多，观察引流液的颜色、性质、量及有无漏气现象，并详细记录。③鼓励患者咳嗽排痰、吹气球、应用呼吸功能锻炼器等方法，防止肺不张。④饮食指导，进食高蛋白、高维生素、易消化的食物。

3. 肢体功能锻炼计划

术后次日指导患者活动术侧手臂，从握拳、活动肘关节至活动肩关节、手臂上举、爬墙及肩关节向前活动、拉伸运动，以使肩关节活动范围恢复至术前水平，预防肩下垂。

4. 术后呼吸功能锻炼

方法同术前呼吸功能锻炼。所不同的是，呼吸功能锻炼器从术后第 1 日开始使用，训练前夹闭胸腔引流管，训练后使胸腔引流管恢复原状，避免胸腔负压增大，将引流液回吸至胸腔，增加感染机会。

(五)健康教育

(1)饮食指导：以高蛋白、高维生素饮食为佳。

(2)躯体活动及患侧肢体功能锻炼。指导患者坚持患侧肢体功能锻炼，最大限度恢复功能。

(3)遵医嘱坚持治疗，早期、联合、适量、规律、全程服药，并定期到医院检查。

(4)加强呼吸功能锻炼。

(5)术后定期随诊、复查。

## 七、护理评价

(1)经过术前指导、心理护理，患者是否能以积极的态度面对疾病，配合手术治疗。

(2)患者能否识别术后并发症的先兆，并采取有效的预防措施。

(3)患者是否能够遵医嘱正确使用抗结核药物,防止疾病的复发;是否能识别抗结核药物的不良反应,预防并防止药物不良反应的发生。

(毛晓博)

## 第八节　肺大疱护理常规

### 一、概述

#### (一)定义

肺大疱是指发生在肺实质内的直径超过1cm的气肿性肺泡。一般继发于细小支气管的炎性病变,如肺炎、肺气肿和肺结核,临床最常见与肺气肿并存。

#### (二)病因

肺大疱一般继发于细小支气管的炎性病变,如肺炎、肺气肿和肺结核,临床上最常与肺气肿并存。

#### (三)临床表现及并发症

1. 临床表现

小的肺大疱可无任何症状,巨大肺大疱可使患者感到胸闷、气短。当肺大疱破裂,产生自发性气胸,可引起呼吸困难、胸痛。

2. 并发症

自发性气胸、自发性血气胸。

#### (四)主要辅助检查

1. 胸片X线检查

是诊断肺大疱的主要方法。

2. CT检查

能显示大疱的大小,有助于与气胸的鉴别诊断。

#### (五)诊断和鉴别诊断

1. 诊断

根据临床表现及辅助检查可诊断。

2. 鉴别诊断

局限性气胸、肺结核空洞、膈疝。

#### (六)治疗原则

(1)体积小的肺大疱多采用非手术治疗,如戒烟、抗感染治疗等。

(2)体积大的肺大疱,合并自发性气胸或感染等,应采取手术治疗。

### 二、常见护理诊断

#### (一)气体交换受损

与疼痛、胸部损伤、胸廓活动受限或肺萎陷有关。

#### (二)疼痛

与组织损伤有关。

（三）潜在并发症

肺部或胸腔感染。

## 三、护理措施

（一）术前护理

1. 戒烟

术前戒烟2周，减少气管分泌物，预防肺部并发症。

2. 营养

提供高蛋白、高热量、高维生素饮食，鼓励患者摄取足够的水分。

3. 呼吸功能锻炼

练习腹式呼吸与有效咳嗽。

4. 用药护理

遵医嘱准确用药。

5. 心理护理

与患者交流，减轻焦虑情绪和对手术的担心。

6. 术前准备

(1)术前2～3日训练患者床上排尿、排便的适应能力。

(2)术前清洁皮肤，常规备皮(备皮范围：上过肩，下过脐，前后过正中线，包括手术侧腋窝)，做药物过敏试验。

(3)术前一日晚给予开塞露或辉力纳肛，按医嘱给安眠药，术前6～8小时禁饮食。

(4)手术日早晨穿病员服，戴手腕带，摘除眼镜、活动性义齿及饰物等。备好水封瓶、胸带、X线片、病历等。

（二）术后护理

1. 全麻术后护理常规

麻醉未清醒前去枕平卧位，头偏向一侧，以防误吸而窒息，意识恢复血压平稳后取半卧位。

2. 生命体征监测

术后密切监测生命体征变化，特别是呼吸、血氧饱和度的变化，注意有无血容量不足和心功能不全的发生。

3. 呼吸道护理

(1)鼓励并协助深呼吸及咳嗽，协助叩背咳痰。

(2)雾化吸入疗法。

(3)必要时用鼻导管或支气管镜吸痰。

4. 胸腔闭式引流的护理

按胸腔闭式引流常规进行护理。

5. 上肢功能康复训练

早期手臂和肩关节的运动训练可防止患侧肩关节僵硬及手臂挛缩。

6. 疼痛的护理

给予心理护理，分散患者的注意力；给予安置舒适体位；咳嗽时协助患者按压手术切口减轻疼痛，必要时遵医嘱应用止痛药物。

## 四、健康教育

(一)休息与运动

适当活动，避免剧烈运动，防止并发症发生。

(二)饮食指导

加强营养，多食水果、蔬菜、忌食辛辣油腻，防止便秘。

(三)用药指导

遵医嘱准确用药。

(四)心理指导

了解患者思想状况，解除顾虑，增强战胜疾病信心。

(五)康复指导

戒烟，注意口腔卫生，继续进行手术侧肩关节和手臂的锻炼。加强营养，预防感冒。

(六)复诊须知

告知患者术后定期门诊随访。若出现胸痛、呼吸困难等症状应及时与医师联系。

(毛晓博)

# 第九节　支气管扩张护理常规

## 一、概述

(一)定义

支气管扩张是由于支气管壁及其周围组织的炎性破坏所造成的一根或多根支气管异常性、永久性扩张的慢性呼吸道疾病。

(二)病因

支气管扩张的主要病因是支气管－肺组织感染和支气管阻塞。可能与先天发育障碍、遗传因素、免疫失衡或解剖缺陷等因素有关。

(三)临床表现及并发症

1. 临床表现

主要为咳痰、咯血。慢性咳嗽、大量脓痰和反复咯血为典型的症状。

2. 并发症

胸膜炎、慢性肺源性心脏病、肺脓肿。

(四)主要辅助检查

1. CT 检查

为支气管扩张的主要诊断方法。特征性表现为管壁增厚的柱状扩张或成串、成簇的囊样改变。

2. 纤维支气管镜

有助于支气管扩张的直观或病因诊断。

3. 支气管造影

可明确扩张的部位、范围和形状。

（五）诊断和鉴别诊断

1. 诊断根据

临床表现及 CT 影像学的改变与支气管造影，即可明确诊断支气管扩张。

2. 鉴别诊断

肺脓肿、慢性支气管炎。

（六）治疗原则

支气管扩张症的内科治疗主要是控制感染和促进痰液引流；必要时应考虑外科手术切除。

## 二、常见护理诊断

（一）清理呼吸道无效

与肺部感染、肺组织破坏等有关。

（二）营养失调：低于机体需要量

与营养素摄入不足、消耗增大有关。

（三）潜在并发症

窒息、肺部感染或胸腔感染。

## 三、护理措施

（一）术前护理

(1)控制感染，减少痰液，清除慢性感染灶。

(2)保持呼吸道通畅，指导患者体位引流，咯血患者除外。

(3)戒烟：术前戒烟 2 周，减少气管分泌物，预防肺部并发症。

(4)营养：提供高蛋白、高热量、高维生素饮食，鼓励患者摄取足够的水分。

(5)呼吸功能锻炼：练习腹式呼吸与有效咳嗽。

(6)心理护理：多与患者交流，减轻焦虑情绪和对手术的担心。

(7)术前准备

1)术前 2～3 日训练患者床上排尿、排便的适应能力。

2)术前清洁皮肤，常规备皮(备皮范围：上过肩，下过脐，前后过正中线，包括手术侧腋窝。

3)术前一日晚给予开塞露或辉力纳肛，按医嘱给安眠药。术前 6～8 小时禁饮食。

4)手术早术晨穿病员服，戴手腕带，摘除眼镜、活动性义齿及饰物等，备好水封瓶、胸带、X 线片、病历等。

（二）术后护理

(1)按全麻术后护理常规。

(2)生命体征监测：术后密切监测生命体征变化，特别是呼吸、血氧饱和度的变化，注意有无血容量不足和心功能不全的发生。

(3)呼吸道护理

1)鼓励并协助深呼吸及咳嗽，协助叩背咳痰。

2)雾化吸入疗法。

3)必要时用鼻导管或支气管镜吸痰。

(4)胸腔闭式引流的护理:按胸腔闭式引流常规进行护理。

(5)上肢功能康复训练:早期手臂和肩关节的运动训练可防止患侧肩关节僵硬及手臂挛缩。

## 四、健康教育

(一)休息与运动

术后尽早下床活动,活动量逐渐增加,劳逸结合。

(二)饮示指导

维持良好的进食环境及口腔清洁,提供高蛋白、高热量、富含维生素、易消化的食物。

(三)用药指导

遵医嘱准确用药。

(四)心理指导

了解患者思想状况,解除顾虑,树立信心。

(五)康复指导

戒烟,注意口腔卫生,避免感冒。继续进行手术侧肩关节和手臂的锻炼,多做深呼吸以扩大肺活量。

(六)复诊须知

告知患者术后定期门诊随访。若出现发热、血痰、胸痛等表现应及时与医师联系。

(毛晓博)

# 第十节 肺隔离症护理常规

## 一、概述

(一)定义

肺隔离症也称为有异常动脉供血的肺囊肿症,简称“隔离肺”,是临床上相对多见的先天性肺发育畸形。

(二)病因

肺动脉发育不全是导致肺隔离症的主要因素。

(三)临床表现及并发症

1. 临床表现

一般无任何症状。继发感染后可出现反复性、持续性肺部感染,表现为寒战、发热、胸痛、咳嗽、咳痰及咯血,体重减轻。

2. 并发症

肺炎、肺脓肿。

(四)主要辅助检查

1. CT 检查

可较清楚地显示病变的形态及异常动脉的存在。

2. 血管造影

可观察到异常动脉分支供应的病变部位肺组织。

(五)诊断和鉴别诊断

1. 诊断

根据临床表现及辅助检查可诊断。

2. 鉴别诊断

肺囊肿、肺脓肿、肺肿瘤。

(六)治疗原则

肺隔离症可反复继发肺部感染,应手术治疗。

## 二、常见护理诊断

(一)气体交换受损

与疼痛、胸廓活动受限和肺萎陷有关。

(二)疼痛

与手术创伤、留置胸腔引流管有关。

(三)焦虑

与恐惧与担心手术、疼痛、疾病的预后等因素有关。

(四)潜在并发症

出血、感染、肺不张、心律失常。

## 三、护理措施

(一)术前护理

1. 戒烟

术前戒烟 2 周,减少气管分泌物,预防肺部并发症。

2. 营养

提供高蛋白、高热量、高维生素饮食,鼓励患者摄取足够的水分。

3. 呼吸功能锻炼

练习腹式呼吸与有效咳嗽。

4. 用药护理

遵医嘱准确用药。

5. 心理护理

与患者交流,减轻焦虑情绪和对手术的担心。

6. 术前准备

(1)术前 2～3 日训练患者床上排尿、排便的适应能力。

(2)术前清洁皮肤,常规备皮(备皮范围:上过肩,下过脐,前后过正中线,包括手术侧腋窝)。

(3)术前一日晚给予开塞露或辉力纳肛,按医嘱给安眠药,术前 6～8 小时禁饮食。

(4)手术日早晨穿病员服,戴手腕带,摘除眼镜、活动性义齿及饰物等。备好水封瓶、胸带、X线片、病历等。

(二)术后护理

1. 按全麻术后护理常规。

2. 生命体征监测:术后密切监测生命体征变化,特别是呼吸、血氧饱和度的变化,注意有无血容量不足和心功能不全的发生。

3. 呼吸道护理:

(1)鼓励并协助深呼吸及咳嗽,协助叩背咳痰。

(2)雾化吸入疗法。

(3)必要时用鼻导管或支气管镜吸痰。

4. 胸腔闭式引流的护理

按胸腔闭式引流常规进行护理。

5. 上肢功能康复训练

早期手臂和肩关节的运动训练可防止患侧肩关节僵硬及手臂挛缩。

## 四、健康教育

(一)休息与运动

术后尽早下床活动,活动量逐渐增加,劳逸结合。

(二)饮食指导

维持良好的进食环境及口腔清洁,提供高蛋白、高热量富含维生素,易消化食物。

(三)用药指导

遵医嘱准确用药。

(四)心理指导

了解患者思想状况,解除顾虑,树立信心。

(五)康复指导

戒烟,注意口腔卫生,继续进行手术侧肩关节和手臂的锻炼,多做深呼吸以扩大肺活量。

(六)复诊须知

告知患者术后定期门诊随访。若出现发热、血痰、胸痛等表现应及时与医师联系。

(毛晓博)

# 第十一节　贲门失弛缓症护理常规

## 一、概述

(一)定义

贲门失弛缓症是指由于食管贲门部的神经肌肉功能障碍所致的食管功能性疾病。

(二)病因

贲门失弛缓症的病因至今尚未明确,可能与患者情绪激动、不良饮食习惯、进食刺激性食物等多种因素有关。

(三)临床表现及并发症

1. 临床表现

阵发性无痛性吞咽困难是本病最典型症状。可有胸骨后疼痛、食物反流和呕吐、体重减轻等。

2. 并发症

反流性食管炎、吸入性肺炎。

（四）主要辅助检查

（1）食管钡餐 X 线造影：可见食管扩张、食管末端狭窄呈鸟嘴状。

（2）食管镜检查：食管镜检查可排除器质性狭窄或肿瘤。

（3）食管动力学检测。

（五）诊断和鉴别诊断

1. 诊断

贲门失弛缓症的诊断可依据病史、临床表现及辅助检查。

2. 鉴别诊断

（1）食管癌。

（2）食管炎。

（3）食管良性肿瘤。

（六）治疗原则

对症状较轻者可采取保守治疗，如缓解紧张情绪，服用抑制胃酸分泌药物等，对中、重度应行手术治疗。

## 二、常见护理诊断

（一）营养失调：低于机体需要量

与吞咽困难、手术后禁食有关。

（二）焦虑/恐惧

与对手术的危险及担心疾病预后有关。

（三）潜在并发症

胃液反流。

## 三、护理措施

（一）术前护理

1. 饮食护理

能进食者给予高蛋白、高热量、富含维生素的流质或半流质饮食。不能进食者静脉补充液体，纠正水电解质紊乱。

2. 口腔护理

指导患者正确刷牙，餐后或呕吐后，立即给予温开水或漱口液漱口，保持口腔清洁。

3. 术前准备

（1）呼吸道准备：术前 2 周戒烟，训练患者深呼吸、有效咳痰的动作。

（2）胃肠道准备：术前 3 天给流质饮食，在餐后饮温开水漱口，以冲洗食管，以减轻食管黏膜的炎症和水肿。术前一日晚给予开塞露或辉力纳肛，术前 6～8 小时禁饮食。

（3）术前 2～3 日训练患者床上排尿、排便的适应能力。

(4)皮肤准备:术前清洁皮肤,常规备皮(备皮范围:上过肩,下过脐,前后过正中线,包括手术侧腋窝)。

(5)术前一日晚按医嘱给安眠药。

(6)手术日早晨穿病员服,戴手腕带,摘除眼镜、活动性义齿及饰物等。备好水封瓶、胸带、X线片、病历等。

4. 心理护理

解说手术治疗的意义;解释术后禁食的目的,并严格遵照医嘱恢复饮食。

(二)术后护理

1. 按全麻术后护理

常规,麻醉未清醒前去枕平卧位,头偏向一侧,以防误吸而窒息,意识恢复血压平稳后取半卧位。

2. 病情观察

术后加强对生命体征的监测,防止出现血容量不足或心功能不全。

3. 呼吸道护理

(1)观察呼吸频率、幅度、节律及双肺呼吸音变化。

(2)氧气吸入5L/min,必要时面罩吸氧。

(3)鼓励患者深呼吸及有效咳嗽,必要时吸痰。

(4)稀释痰液:用雾化稀释痰液、解痉平喘、抗感染。

(5)疼痛显著影响咳嗽者可应用止痛剂。

4. 胸腔闭式引流管护理

按胸腔闭式引流护理常规护理。

5. 胃肠减压护理

(1)严密观察引流量、性状、气味并记录。

(2)妥善固定胃管,防止脱出,持续减压。

(3)经常挤压胃管,保持通畅。引流不畅时,可用少量生理盐水低压冲洗。

(4)术后3~4日待肛门排气、胃肠减压引流量减少后,拔出胃管。

6. 饮食护理

(1)食管黏膜破损者:按食管癌术后饮食护理。

(2)食管黏膜未破损者:术后48小时左右拔除胃管,术后第3日胃肠功能恢复后进流食,少食多餐。术后第5日过渡到半流食。术后第7日可进普食,以易消化、少纤维的软食为宜,细嚼慢咽。避免吃过冷或刺激性食物。

7. 并发症的观察与处理

(1)胃液反流:是手术后常见的并发症,表现为嗳气、反酸、胸骨后烧灼样痛、呕吐等。应准确执行医嘱给予制酸药和胃动力药。

(2)肺不张、肺内感染:术后应保持呼吸道通畅、鼓励患者深呼吸和有效咳嗽、及时使用止痛剂、保持引流管通畅,以预防肺部并发症的发生。

## 四、健康教育

(一)休息与运动

术后尽早下床活动,活动量逐渐增加,劳逸结合。

（二）饮食指导

指导患者进高蛋白、高热量、富含维生素饮食，少食多餐。

（三）用药指导

按医嘱准确用药。

（四）心理护理

与患者交流，增强战胜疾病的信心。

（五）康复指导

告知患者保持口腔卫生，出院后继续进行手术侧肩关节和手臂的锻炼，以恢复正常的活动功能。

（六）复诊须知

告知患者术后需要定期门诊随访。若出现发热、胸痛、咽下困难等表现应及时与医师联系。

（毛晓博）

## 第十二节 胸腺瘤合并重症肌无力护理常规

### 一、概述

（一）定义

胸腺瘤是最常见的前上纵隔原发性肿瘤，它起源于胸腺上皮，但不包括起源于生殖细胞、淋巴细胞、神经内分泌细胞及脂肪细胞的肿瘤。约占成人所有纵隔肿瘤的20%～40%。常合并副瘤综合征，以重症肌无力最为常见。

（二）病因

病因尚不明确，为胸腺上皮细胞异常增生而形成肿瘤。

（三）临床表现及并发症

1. 临床表现

侵犯、压迫邻近器官可出现咳嗽、胸痛、胸闷、声音嘶哑、Horner综合征等，合并肌无力者可出现眼睑下垂、复视、咀嚼无力、吞咽困难、易疲劳等症状。

2. 并发症

重症肌无力、单纯红细胞再生障碍性贫血。

（四）主要辅助检查

1. 活组织检查

活检可确定肿瘤性质。

2. 胸部CT检查

明确肿瘤的部位大小、范围等。

（五）诊断和鉴别诊断

1. 诊断

肿瘤的诊断主要根据病史、临床表现和辅助检查。

2. 鉴别诊断

畸胎瘤、主动脉瘤。

(六)治疗原则

胸腺瘤一经诊断应外科手术切除治疗，无论良性或恶性胸腺瘤都应尽早切除。

## 二、常见护理诊断

(一)疼痛

与肿瘤压迫及浸润周围组织、手术创伤有关。

(二)焦虑

与疼痛、疾病预后有关。

(三)潜在并发症：窒息的危险

与胸腺瘤合并重症肌无力有关。

## 三、护理措施

(一)术前护理

(1)按胸外科术前一般护理常规。

(2)心理护理：患者进行密切的交流，取得患者信任，使其树立战胜疾病的信心。

(3)术前戒烟：吸烟会使术后痰液增多、黏稠不易咳出，并可降低呼吸道抵抗力，增加气道阻力，因此应嘱吸烟患者术前绝对戒烟2周。

(4)呼吸功能训练：通过呼吸功能训练可改善通气、换气功能，提高肺的顺应性，减少或避免术后并发症的发生。

(5)纠正营养障碍：对于吞咽乏力和长期食欲低下者术前应给予高蛋白、高营养、高维生素、易消化的流质或半流质饮食，必要时给予静脉营养以纠正营养不良。

(6)病情观察：观察患者有无眼睑下垂、复视、咀嚼无力、吞咽困难等眼肌及脊神经受累情况。重症肌无力患者可出现：

1)面部肌肉无力，常导致面部表情扭曲及苦笑。

2)舌肌萎缩可导致舌表面沟纹增多。

3)颈部屈肌无力，可导致患者长时间用手支撑头部。

4)呼吸肌受累，可导致患者呼吸困难，严重时引起死亡。

5)对称性的四肢骨骼肌无力，近端多于远段，上肢多于下肢。感觉正常，深肌腱反射存在，但随着重复刺激而反射消失。

(7)术前用药：术前为改善患者基本情况，缓解症状，口服溴吡新斯的明60mg，每日3～4次，以维持其正常的自主呼吸，手术日早晨加服1次。术前应用激素的患者应将激素量控制在最低维持量。服药期间密切观察用药后反应，出现情况及时处理。

(8)床边常规备急救车、新斯的明、气管切开包和人工呼吸机等以备不时之需。

(二)术后护理

(1)按胸外科术后一般护理常规。

(2)做好心理护理，讲解疾病的相关知识，积极配合治疗。

(3)指导饮食护理，给予低盐低脂低糖富含钾、钙及维生素的食物。

(4)保持呼吸道通畅,预防肺部并发症。

(5)维持营养和电解质平衡:术后不能进食者应给予鼻饲必要时可适当静脉滴注脂肪乳、氨基酸、清蛋白等以改善机体营养状况。注意维持血清电解质平衡,及时纠正由于各种原因出现的电解质紊乱。

(6)术后并发症的观察与处理

1)重症肌无力危象:疾病恶化、感染、手术创伤或胆碱酯酶类药物用药不足或突然停药均可引起乙酰胆碱受体相对缺乏出现重症肌无力危象,表现为全身无力、呼吸困难、咳嗽无力、缺氧、烦躁甚至呼吸衰竭。出现以上症状应立即在依酚氯铵(腾喜龙)试验执导下肌内注射新斯的明加阿托品(心率明显增快者不注射阿托品)。如呼吸功能仍不恢复,且频繁发生重症肌无力危象,应及早行气管切开,迅速给予正压辅助呼吸,必要时可行大剂量激素冲击治疗。在进行激素冲击治疗时患者重症肌无力的症状可能暂时加重,应引起重视。

2)胆碱能危象:常因胆碱酯酶药物用量过大而引起,表现为瞳孔缩小,唾液、眼泪、呼吸道分泌物增加,肌肉颤动等毒蕈碱样反应,可通过腾喜龙试验与重症肌无力危象鉴别。

### 四、健康教育

(一)休息与运动

术后早期下床活动,逐渐增加活动量,保证充分的睡眠,避免着凉,劳逸结合。

(二)饮食指导

维持良好的进食环境及口腔清洁,提供高蛋白、高热量、富含维生素,易消化食物。

(三)用药指导

指导患者按时、按量服用胆碱能药物。

(四)心理指导

了解患者思想状况,解除顾虑,树立信心。

(五)康复指导

戒烟,注意口腔卫生,宣传咳嗽的重要性,训练有效的咳嗽方法,多做深呼吸以扩大肺活量。

(六)复诊须知

告知患者术后定期门诊复查。若出现发热、血痰、胸痛等表现应及时与医师联系。

(姜秀贞)

## 第十三节　结肠代食管术后患者的护理

### 一、概述

腐蚀性食管灼伤常因误吞强酸或强碱等化学腐蚀剂所引起的食管化学性灼伤;亦有少数患者因长期反流性食管炎、进食浓醋或服用酸性药物(如多西环素、四环素、阿司匹林)等引起。强酸可致组织蛋白凝固性坏死,强碱能致较严重的组织溶解性坏死。腐蚀剂与食管组织接触的时间,伴随的呕吐情况和食管的解剖特点等有关。吞服化学腐蚀剂后,灼伤的部位不仅有食管,还包括唇、口咽部、喉部、胃或十二指肠。由于腐蚀剂最易停留于食管三个生理性狭窄段并与之接触的时间最长，故这些部位最容易发生广泛性灼伤。

灼伤后的病理过程常分为三个阶段。第一阶段即伤后最初几天，发生炎症、水肿或组织坏死，常出现早期食管梗阻症状。第二阶段始于伤后1～2周，持续3～4周。此期坏死组织开始脱落，出现软的、红润的肉芽组织；此时食管壁最为薄弱，但梗阻症状较前减轻。第三阶段为瘢痕及狭窄形成，并逐渐加重。病理演变过程可持续数周至数月，但超过一年后再发生狭窄者少见。瘢痕性狭窄的好发部位常在食管的生理性狭窄处，即食管入口、气管分叉平面及食管下段处。

## 二、临床表现和诊断

### （一）初期

误服腐蚀剂后，立即引起唇、口腔、咽部、胸骨后以及上腹部剧烈疼痛，随即有反射性呕吐，吐出物常为血性。若灼伤涉及会厌、喉部及呼吸道，可出现咳嗽、声音嘶哑、呼吸困难。严重者可出现昏迷、虚脱、发热等中毒症状。

### （二）后期

瘢痕性狭窄形成后可导致食管部分或完全梗阻，甚至滴水难进。由于无法进食，患者可出现脱水、消瘦、乏力、贫血、体重下降和营养不良等征象；小儿则生长发育受影响。

### （三）影像学检查

(1)食管碘油造影，可见食管形态改变。

(2)胸腹部X线摄片可排除有无因严重灼伤致局部坏死所产生的食管或胃穿孔。

(3)晚期做食管钡餐、X线造影和食管镜检查能明确狭窄的部位和程度。

## 三、处理原则

根据疾病所处的阶段不一，予以不同处理：

### （一）急诊处理

立即采集病史，迅速判断病情；保持呼吸道通畅；保护食管和胃黏膜；积极处理并发症；防止食管狭窄。

### （二）食管扩张疗法

宜在伤后2～3周，食管急性炎症、水肿消退后进行。食管扩张应定期重复进行。对轻度环状狭窄，可在食管镜下行探条扩张术；对长管状狭窄宜采用吞线经胃造瘘口拉出，系紧扩张子做顺向或逆向扩张术；也有的采用塑料细条做扩张术。

### （三）手术疗法

对严重长段狭窄及扩张疗法失败者，可采用手术治疗。在狭窄上方将食管切断，根据具体情况以胃、空肠或结肠与其吻合替代食管；将狭窄段食管旷置或切除。

## 四、护理要点

### （一）加强健康教育

指导大众勿饮性质不明的饮料，同时加强对腐蚀剂的管理。

### （二）食管扩张术后护理

禁食24小时。若进食困难，可延长禁食期，遵医嘱静脉补液；术后若并发呕血，遵医嘱用冰的等渗盐水加入去甲肾上腺素，分数次注入食管。严重呕血者需经食管镜止血；扩张术后常有胸骨后疼痛，遵医嘱给予镇静、止痛剂。

## 五、护理

(一)护理评估

1. 健康史

简要了解病史、家族史、饮食习惯等。

2. 身体状况

(1)重要器官功能：有无伴随疾病，如糖尿病、冠心病、高血压等。

(2)营养状况：体重下降情况、有无贫血、脱水或衰竭。

(3)饮食情况：有无吞咽困难或呕吐，目前能否正常进食、饮食性质。

(4)疼痛情况：疼痛部位、性质。是否影响睡眠。

3. 心理和社会支持状况

(1)患者对疾病的认知程度，有何不良心理问题。

(2)亲属对患者的关心程度、支持力度、家庭经济承受能力。

4. 术后评估

(1)手术情况：手术方式、术中发现、病变组织是否切除，术中出血情况、输血、补液情况。

(2)生命体征：生命体征是否平稳、麻醉是否苏醒、气管插管位置有无改变、呼吸状况是否良好、血氧饱和度是否满意、呼吸音是否清晰。

(3)伤口和各管道：伤口有无渗血各管路是否通畅，胸腔闭式引流及胃肠减压流量和性状。

(4)心理状况和认知程度

1)患者有无焦虑紧张恐惧等不良心理反应，自我感觉是否良好，能否配合各种治疗护理操作，能否安静入睡。

2)对术后禁食饮食护理要求是否理解，有何不适，是否掌握饮食调理的原则。

3)对康复训练是否配合，对出院后的继续治疗是否清楚。

(二)护理诊断/问题

1. 营养失调－低于机体需要量

与进食量减少或不能进食有关、消耗增加等有关。

2. 体液不足

与吞咽困难、水分摄入不足有关。

3. 焦虑

与对手术的恐惧和担心疾病预后等有关。

4. 潜在并发症

出血、肺不张、吻合口瘘、乳糜胸、倾倒综合征、腹泻、低血糖、维生素 $B_{12}$ 的缺乏等。

(三)预期目标

(1)患者营养状况改善。

(2)患者的水、电解质维持平衡。

(3)患者自述焦虑减轻，表现为情绪稳定。

(4)患者未发生并发症或并发症得到及时发现和控制。

（四）护理措施

1. 术前护理

(1)心理护理：患者往往对进食困难、日见减轻的体重焦虑不安，对疾病有部分或较全面的认识，但对今后的生活质量如何，担心麻醉和手术意外。因害怕术后伤口疼痛及对可能出现的术后并发症等的担心而表现出日益紧张、恐惧，甚至明显情绪低落、失眠。

护士应加强与患者和家属的沟通，仔细了解患者及家属对疾病和手术的认知程度，了解患者的心理状况。根据患者的具体情况，实施耐心的心理疏导，讲解手术和各种治疗、护理的意义、方法、大致过程、配合与注意事项，尽可能减轻其不良心理反应，为患者营造安静舒适的环境，以促进睡眠；必要时使用安眠、镇静、镇痛类药物，以保证患者充分休息；争取亲属在心理和经济方面的积极支持和配合，解除患者的后顾之忧。

(2)营养支持：大多数患者因进食困难而出现营养不良，水、电解质失衡，使机体对手术的耐受力下降，长期不能进食且营养状况较差，可补充体液电解质或提供肠内肠外营养。

(3)保持口腔卫生：口腔是食管的门户。口腔内细菌可随食物或唾液进入食管，易造成局部感染影响术后吻合口愈合，故应保持口腔清洁，进食漱口，并积极治疗口腔疾病。

(4)呼吸道准备：对吸烟者，术前应劝其严格戒严，指导并训练患者有效咳嗽、咳痰和腹式深呼吸，以利于术后减轻伤口疼痛，主动排痰，达到增加肺部通气量，改善缺氧，预防术后肺炎和肺不张的目的。

(5)胃肠道准备

1)食管炎症：术前一周遵医嘱给予患者分次口服抗生素溶液可起局部抗感染、抗感染的作用。

2)术前 3 日改流质饮食，术前一日禁食。

3)对进食后有滞留或反流者，术前一日晚遵医嘱给予生理盐水 100mL 加抗生素经鼻胃管冲洗食管及胃，可减轻局部充血水肿，减少术中污染，防止吻合口瘘。

4)结肠代食管手术患者，术前 3～5 日口服抗生素，如甲硝唑、庆大霉素或新霉素等，术前 2 日进食无渣流质饮食，术前一晚行清洁灌肠或全肠道灌洗后禁饮禁食。

5)手术日晨常规放置胃管。

2. 术后护理

(1)监测并记录生命体征，每 30 分钟一次，平稳后可 1～2 小时 1 次。

(2)呼吸道护理：术后患者易发生呼吸困难、缺氧，并发肺不张、肺炎，甚至呼吸衰竭。主要与以下因素有关：开胸手术破坏了胸廓的完整性。肋间肌和膈肌的切开，使患者肺的通气泵作用严重受损；术中对肺较长时间的挤压牵拉所造成的损伤；术后迷走神经功能亢进，引起气管、支气管黏膜腺体分泌增多；术后切口疼痛、虚弱使咳痰无力，尤其是颈、胸、腹三切口患者更为明显。

术后应密切观察呼吸状态、频率和节律，听诊双肺呼吸音是否清晰，有无缺氧征兆。气管插管拔除前，随时吸痰，保持气道通畅。术后第一目每 1～2 小时鼓励患者深呼吸、吹气球、吸深呼吸训练器，促使肺膨胀。痰多、咳嗽无力的患者若出现呼吸浅快、发绀、呼吸音减弱等痰阻塞现象时，应立即行鼻导管深部吸痰，必要时行纤维支气管镜吸痰或气管切开吸痰，气管切开后按气管切开常规护理。

(3)维持胸腔闭式引流通畅，观察引流液量、性状并记录。若术后 3 小时内胸腔闭式引流量为每小时 100mL,呈鲜红色并有较多血凝块,患者出现烦躁不安、血压下降、脉搏增快、尿少等血容量不足的表现,应考虑有活动性出血;若引流液中有食物残渣,提示有食管吻合口瘘;若引流液量多,由清亮渐转浑浊,则提示有乳糜胸,应及时报告医师,协助处理。待术后 2～3 日,胸腔闭式引流出的暗红色血性液逐渐变淡,量减少,24 小时量小于 50mL 时,可拔除引流管。拔管后注意伤口有无渗出,有无胸闷气促,是否有胸腔内有较多残留积液的征象,若有异常及时报告医师,摄胸部 X 片证实后行胸腔穿刺排液。

(4)饮食护理:术后禁食期间不可下咽唾液,以免感染造成食管吻合口瘘;术后 3～4 日吻合口处于充血水肿期,需禁饮禁食;禁食期间持续胃肠减压,注意经静脉补充水分和营养;术后 3～4 日待肛门排气、胃肠减压引流量减少后,拔除胃管;停止胃肠减压 24 小时后,若无呼吸困难、胸内剧痛、患侧呼吸音减弱及高热等吻合口瘘的症状时,可开始进食,先试饮少量水,术后 5～6 日可给予全流清流质,每 2 小时给 100mL,每日 6 次。术后 3 周后患者若无特殊不适可进普食,但仍应注意少食多餐,细嚼慢咽,防止进食量过多、速度过快;避免进食生冷硬食物(包括质硬的药片和带骨刺的肉类、花生、豆类等)以免导致后期吻合口瘘;进食量多,过快或因吻合口水肿可导致进食时呕吐,严重者应禁食,给予肠外营养,待 3～4 日水肿消退后再继续进食;术后 3～4 日再出现吞咽困难,应考虑吻合口狭窄,可行食管扩张术;可发生胃液反流至食管,患者可有反酸、呕吐等症状,平卧时加重,应嘱患者饭后 2 小时内勿平卧,睡眠时将枕头垫高。

(5)胃肠减压的护理:术后 3～4 日内持续胃肠减压,保持胃管通畅,妥善固定胃管,防止脱出严密观察引流量、性状及气味并准确记录。术后 6～12 小时内可从胃管内抽吸出少量血性液或咖啡色液,以后引流液颜色将逐渐变浅。若引流出大量鲜血或血性液,患者出现烦躁、血压下降、脉搏增快、尿量减少等,应考虑吻合口出血,需立即通知医师并配合处理。

经常挤压胃管,勿使管腔堵塞。胃管不通时,可用少量生理盐水冲洗并及时回抽,避免胃扩张增加吻合口张力而并发吻合口瘘。胃管脱出后应严密观察病情,不应再盲目插入,以免戳穿吻合口,造成吻合口瘘。胃液黏稠者每 2 小时冲洗一次胃管或酌情处理。

(6)胃肠造瘘术后的护理:观察造瘘管周围有无渗出液或胃液漏出。胃液对皮肤刺激较大,应及时更换渗湿的敷料并在瘘口周围涂氧化锌软膏或置凡士林纱布保护皮肤,防止发生皮炎。暂时性或用于管饲的永久性胃造瘘管均应妥善固定,防止脱出、阻塞。

(7)管饲的应用和护理:患者应取半卧位,以防反流、误吸。估计为内残留量,在每次输注肠内营养液前及期间,每隔 4 小时抽吸并评估胃内残留量,若残留量大于 100～150mL,应延迟或暂停输注,必要时加用胃动力药,以防胃潴留引起反流而致误吸。若患者突然出现呛咳、呼吸急促或咳出类似营养液的痰,应疑有胃管移位并致误吸的可能,应鼓励和刺激患者咳嗽,以利排出吸入物和分泌物,必要时经气管镜清除误吸物。

(8)结肠代食管术后护理:保持置于结肠伴内的减压管通畅。注意观察腹部体征,发现异常及时报告医师。若从减压管内吸出大量血性液或呕吐出大量咖啡样液并伴全身中毒症状,应考虑代食管的结肠半坏死,应立即通知医师并配合抢救。结肠代食管的患者,因结肠逆蠕动,患者常嗅到粪便气味,需向患者解释原因,并指导其注意口腔卫生,一般此情况于半年后可逐渐缓解。

(9)并发症的护理

1)吻合口瘘:手术后极为严重的并发症,病死率高达 50%。发生吻合口瘘的原因有:食管的解剖特点，如无浆膜覆盖、肌纤维呈纵向走向，易发生撕裂；食管血液供应呈节段性，易造成吻合口缺血；吻合口张力太大；感染营养不良贫血低蛋白血症等。吻合口瘘的临床表现为：呼吸困难、胸腔积液、全身中毒症状，包括高热血白细胞计数升高休克甚至脓毒血症。

吻合口瘘多发生在术后 5～10 日，在此期间应密切观察有无上述症状，一旦出现，应立即通知医师并配合处理。护理措施包括：嘱患者立即禁食直至吻合口愈合；行胸腔闭式引流并常规护理；加强抗感染治疗及肠外营养支持；严密观察生命体征，若出现休克症状，应积极抗休克治疗；需再次手术者，应积极配合医师完善术前准备。

2)乳糜胸：术后并发乳糜胸是比较严重的并发症，多因伤及胸导管所致，乳糜胸多发生在术后 2～10 日，少数患者可在 2～3 周后出现，术后早期由于禁食，乳糜液含脂肪甚少，胸腔闭式引流可为淡血性或淡黄色液，但量较多；恢复进食后，乳糜液漏出量增多，大量积聚在胸腔内，可压迫肺及纵隔并使之向健侧移位。患者表现为胸闷、气急、心悸，甚至血压下降。由于乳糜液中 95%以上是水，并含有大量脂肪、蛋白质、胆固醇、酶、抗体和电解质，若未及时治疗，可在短时期内造成全身消耗、衰竭而死亡。因此，术后应密切观察有无上述症状，若诊断成立，应迅速处理，即置胸腔闭式引流，及时引流胸腔内乳糜液，使肺膨胀。可用 2.5kPa 负压持续吸引，有利于胸膜形成粘连；一般主张行胸导管结扎术，同时给予肠外营养支持治疗。

3)倾倒综合征：嘱患者进食后卧床休息半小时。

（五）护理评价

(1)患者的营养状况能否维持，体重是否下降或增加，贫血有无改善。

(2)患者的水电解质是否平衡，尿量是否正常，有无脱水或电解质紊乱的表现。

(3)患者的心理问题是否得到解决，睡眠是否充足，能否配合治疗护理。

(4)患者有无并发症发生。

（六）健康教育

1. 解释病情

向患者说明手术治疗的必要性，明确必要的术前检查和准备是手术成功的必要保证。医护人员会尽力从患者的实际情况考虑，制订周密的手术、综合治疗及护理计划。

2. 饮食指导

(1)禁食的目的：防止因麻醉或术中呕吐而引起吸入性肺炎或窒息；防止术后胃胀满，减轻吻合口张力，利于吻合口愈合。

(2)进食的原则：少量多餐，由稀到干，逐渐增加食量。注意观察进食后的反应，避免刺激性食物和碳酸饮料，避免进食过快、过量及带骨刺或硬质食物，质硬的药片可碾碎后服用。

3. 体位指导

指导患者取半卧位，目的是防止进食后反流、呕吐，利于肺膨胀和引流。

4. 预防并发症的措施

(1)深呼吸主动咳嗽排痰的意义：有利于肺膨胀和预防肺部并发症。

(2)保持口腔卫生：可减少口臭，增进食欲；术前若患者口腔不洁或有慢性感染，细菌易进入食管梗阻部位引起感染，也可能成为术后吻合口感染的危险因素；术后禁食，细菌容易在口腔内滋生繁殖，亦易引起吻合口感染。感染是导致吻合口瘘的一个重要因素。

（七）活动与休息指导

1. 活动的意义及注意事项

增加肺通气，利于分泌物排出，减少肺部并发症；促使肠蠕动早期恢复，减少腹胀，增进食欲；促进血液循环，减少下肢静脉栓塞；术侧肩关节运动可预防关节强直、失用性萎缩；振奋精神，促进康复。

在活动时注意掌握活动量，避免疲劳，保证充分睡眠。术后早期不宜下蹲排便，以免引起直立性低血压或发生意外。

2. 康复活动

清醒后即开始做被动肩臂运动。术后第一日开始肩臂主动运动，即过度伸臂、内收和前屈上肢及内收肩胛骨。

（八）定期复查，坚持后续治疗。

（姜秀贞）

# 第二十章 风湿免疫疾病护理

## 第一节 关节病变患者的护理

本节介绍一类以关节系统病变为主要临床表现的免疫系统疾病。由于炎性病变导致相应的骨关节受累，临床上可因受累关节的大小、部位、特点不同而表现各异，可累及全身多个系统。所涉及疾病分别为类风湿关节炎(RA)、成人斯蒂尔病(AOSD)、强直性脊柱炎(AS)、银屑病关节炎(PSA)和赖特综合征(RS)。

### 一、类风湿关节炎患者的护理

(一)概述

类风湿关节炎(RA)是以对称性、慢性、进行性多关节炎关为主要临床表现的自身免疫性疾病。多见于中年女性。

(二)病因与发病机制

病因不清，可能与遗传因素、激素水平、环境因素(如潮湿及寒冷等)、EB病毒感染有关，因而发病机制各不相同，骨关节的滑膜在病程中异常增生形成血管翳，对骨关节造成侵蚀性破坏，导致关节强直、畸形、功能丧失而致残。

(三)临床表现

1. 全身症状

低热，全身不适、乏力，偶有全身肌肉酸痛。体重下降和食欲减退也是常见症状。伴有贫血情况。

2. 关节表现

RA以周围关节的对称性多关节炎为主要特征，双手近端指间关节、掌指关节、腕、膝、肘、踝、肩、趾等关节受累最为多见，颞颌关节亦可受累，张口、咀嚼食物时疼痛，第一、二颈椎受累时可致颈前区疼痛，影响吞咽及呼吸，手腕屈肌腱鞘炎压迫手的正中神经时可造成患者拇、食、中指的一般感觉减退，患者感到麻木刺痛，临床上称之为“腕管综合征”。关节炎表现为对称性、持续性肿胀、压痛，可伴有晨僵，20%～30%患者有类风湿节结。最常见的关节畸形是掌指关节的半脱位和手指向尺侧偏斜和呈“天鹅颈”样及“纽扣花”样表现。重症患者关节呈纤维性或骨性强直，关节活动受限、畸形直至完全丧失功能，生活不能自理，影响生活质量。

3. 关节外表现

除关节症状外，还可出现多脏器受累的全身症状。

(1)血液学改变：小细胞低色素性贫血、缺铁性贫血等。

(2)类风湿节结节：浅表结节的好发部位在肘部、关节鹰嘴突、髁部，可一个或多个。深部结节也称为内脏结节，易发生在胸膜和心包膜的表面以及肺或心脏的实质组织。

(3)心脏：20%有心包炎，还可有心肌炎、心内膜炎。患者可有胸闷、心悸。

(4)肺脏：肺间质病变多见，肺功能检查异常，晚期胸部X线片提示肺间质纤维化，胸膜受累出现胸腔积液。

(5)肾脏：多在使用NSAIDs、金制剂后出现肾小球肾炎、肾病综合征的表现。

(6)神经系统：神经系统受损可涉及中枢神经、周围神经、自主神经和肌肉。神经受压迫引起神经区痛，知觉异常。正中、尺、后胫骨、桡神经后骨间肌支常受累，可出现“腕管综合征”症状。观察四肢的触觉、温觉、痛觉等感觉的变化及四肢各关节的活动度有无改变。

(四)辅助检查

1. 实验室检查

血尿常规、血清免疫球蛋白、正色素性贫血，多数活动期患者有轻至中度正细胞性贫血，血沉增快，C—反应蛋白增高，类风湿因子阳性对诊断具有一定价值，但没有特异性。类风湿因子阴性也不能说就不是类风湿关节炎。血清免疫球蛋白IgG、IgM、IgA可升高，血清补体水平多数正常或轻度升高，其他如抗角质蛋白抗体(AKA)、抗核周因子(APF)和抗环瓜氨酸多肽(CCP)等自身抗体对类风湿关节炎有较高的诊断特异性，敏感性在30%～40%左右。

2. 关节液检查

目的为检查关节腔内积液的性质或用于抽液后进行关节腔内给药。RA滑液检查呈半透明或不透明的黄色或黄绿色液体。内含白细胞和中性粒细胞，细菌培养阴性。

3. X线检查

为明确本病的诊断、病期和发展情况，在病初应摄包括双腕关节、手及双足X线片，以及其他受累关节的X线片。RA的X线片早期表现为关节周围软组织肿胀，关节附近轻度骨质疏松，关节间隙狭窄，关节破坏，关节脱位或融合。根据X线改变将关节破坏程度分为四期(表20—1)。

**表20—1　类风湿关节炎X线进展的分期**

| 分期 | 表现 |
|---|---|
| Ⅰ期(早期) | 1. X线检查无破坏性改变。<br>2. 可见骨质疏松。 |
| Ⅱ期(中期) | 1. 骨质疏松，可有轻度的软骨破坏，有或没有轻度的软骨下骨质破坏。<br>2. 可见关节活动受限，但无关节畸形。<br>3. 邻近肌肉萎缩。<br>4. 有关节外软组织病损，如结节和腱鞘炎。 |
| Ⅲ期(严重期) | 1. 骨质疏松加上软骨或骨质破坏。<br>2. 关节畸形，如半脱位、尺侧偏斜，无纤维性或骨性强直。<br>3. 广泛的肌萎缩。<br>4. 有关节外软组织病损，如结节或腱鞘炎。 |
| Ⅳ期(末期) | 1. 纤维性或骨性强直。<br>2. Ⅲ期标准内各条。 |

4. 关节镜检查

可直接观察到关节内部的结构，滑膜、软骨的变化，既明确诊断，也可进行治疗。

5. 病理检查

通过活检组织病理检查进行诊断及检查。

6.CT 检查和磁共振成像检查

以求早期诊断。

(五)治疗原则

1. 药物治疗方案

(1)非甾体抗感染药(NSAIDs):缓解疼痛,减轻症状。

(2)糖皮质激素:控制炎症。

(3)抗风湿药(DMARDs):改善和延缓病情。

2. 物理治疗

常用的理疗和康复治疗如:红外线治疗、热水疗、石蜡疗法、冷热敷及关节按摩等。

3. 外科治疗

(1)滑膜切除术:剥离血管翳,减轻肿痛,防止软骨破坏

(2)人工关节成形术或人工关节置换:矫正畸形,改善关节功能。

4. 其他治疗

生物制剂—肿瘤坏死因子—α(TNF—α)抑制剂:疗效肯定,可阻止骨侵蚀进展。

(五)护理问题

1. 疼痛

与疾病引起的炎性反应有关。

2. 生活自理能力缺陷

与关节活动受限僵直畸形有关。

3. 有废用综合征的危险

与关节骨质破坏有关。

4. 感染的危险

与肺间质病变有关。

5. 有受伤的危险

与骨质疏松有关。

6. 焦虑

与疾病有关。

7. 知识缺乏

缺乏疾病及保健知识。

(六)护理措施

1. 一般护理

(1)对于关节活动受限,生活不能完全自理者,护士应经常巡视,做好生活护理,增加舒适感,满足患者生理需要。急性期关节肿痛明显且全身症状较重的患者应卧床休息。不宜睡软床垫,枕头不宜过高。避免突然的移动和负重,勿肢体突然用力和过度用力,防止骨折发生。

(2)RA 患者关节及其周围血管、神经受侵犯,血管收缩缓慢且不充分,使皮温升降迟缓,应注意关节的保暖,避免潮湿寒冷加重关节症状。

(3)饮食:营养丰富,纠正贫血。以富含优质蛋白质(牛奶、鸡蛋、瘦肉等)、维生素和矿物质的食物为主,多吃蔬菜、水果等富含纤维素的食物防止便秘,避免食用辛、辣、酸、硬、刺激

性强的食物，以避免诱发或加重消化道症状饮用药酒可起到活血化瘀、祛风散寒、疏通经络的作用。

2. 专科护理

(1)对于急性期关节肿痛明显患者，嘱卧床休息，不宜睡软床，卧硬板床，床垫薄厚适宜，加强翻身预防压疮的发生。枕头不宜过高，急性期患者卧床可给予短期内(2～3周)使用夹板制动，保持关节功能位。手掌心向上可用甲板或辅助物支持和固定关节，减轻疼痛，双手掌可握小卷轴，维持指关节伸展。肩关节不能处于外旋位，双肩置枕头维持肩关节外展位，维持功能位。髋关节两侧放置靠垫，预防髋关节外旋。不要在膝下长期放置枕头。防止膝关节间定于屈曲位。平躺者小腿处垫枕头，防止足下垂。

(2)缓解期鼓励患者进行功能锻炼，加强活动，主动或被动地进行肢体活动，如伸展运动等，但已有强直的关节禁止剧烈运动。培养患者的自理意识，逐步锻炼生活自理能力，参加更多的日常活动。在病情许可的情况下应注意关节的活动，如手指的抓捏练习，活动关节的方法：如织毛衣、下棋、玩魔方、摸高、伸腰、踢腿等。作业疗法包括职业技能训练、工艺品制作、日常生活活动训练。

(3)为减轻疼痛的症状，可给予肿痛关节肿痛关节按摩、热水疗。向理疗科和康复科的医师咨询，进行针对性的选择。如红外治疗仪、频仪等，另外可以进行泉水浴、石蜡疗法。评估患者关节疼痛的时间、部位、程度。通过指导患者服药的同时，可进行冷热敷，进行关节周围皮肤和肌肉的按摩，增进血液循环，防止肌肉萎缩。加强保暖，分散对疼痛的注意力等方法减轻疼痛。

(4)肺部护理：预防肺部感染，房间定时通风，适时增减衣服，少去公共场所，避免感冒。适当运动，如扩胸运动，增加肺活量。扩胸运动，叩背咯痰，防止感冒。

(5)关节处皮损及溃疡护理：加强换药，预防感染。平时涂润肤霜保护皮肤。

(6)外科手术治疗时护士做好术前和术后的护理，滑膜切除术剥离血管翳，可减轻疼痛、肿胀、防止软骨破坏，晚期病例关节成形术或人工关节置换术，以减少疼痛，矫正畸形，改善关节功能。但术后仍需内科正规治疗。

(7)注意药物的不良反应：胃肠道反应、肝肾功能的异常、白细胞及血小板的减少、药物过敏反应。非甾体抗炎药可缓解关节症状．要控制病情发展应尽早应用改变病情药。中医中药也有效果，如服用雷公藤苷片。必要时可联合应用。

(8)可用外用药控制局部症状，涂扶他林乳剂和优迈霜。

(9)个体化方案治疗：糖皮质激素及免疫抑制剂，对于长时间使用激素的患者注意补钙。

(10)应用生物制剂可改善关节症状，注意有无过敏反应发生，如皮肤瘙痒、皮疹、寒战、发冷甚至呼吸困难等严重过敏反应。

3. 心理护理

关节疼痛、害怕残废或已经面对残废、生活不能自理、经济损失、家庭、朋友等关系改变、社交娱乐活动的停止等诸多因素不可避免地给类风湿关节炎患者带来精神压力，他们渴望治疗，却又担心药物不良反应或对药物实际作用效果信心不足，这又加重了患者的心理负担。抑郁是类风湿关节炎患者中最常见的精神症状，严重的抑郁有碍疾病的恢复。因此，早诊断、早治疗对疗效及转归有重要影响。在积极合理的药物治疗患者的同时，还应注重类风湿关节炎的心理护理，使患者树立信心，积极配合治疗。对于急性期关节剧烈疼痛和伴有全身症状者应卧床休息，并注意休息时的体位，尽量避免关节受压，保持关节于功能位，防止关节畸形。在病情允许的情况下，进行被动和主动的关节活动度训练，防止肌萎缩。对缓解期患者，在不使患者感到疲劳的前提下，多进行肢体的运动锻炼，恢复体力，培养患者自理意识，并在物理康复科医师指导下进行治疗。通过护理活动与患者建立良好的护患关系，直到患者认同进行功能锻炼具有重要意义。总之，医患的相互配合，宣教、休息及物理治疗较重要。加强功能锻炼，预防减少畸形发生，提高患者的工作能力和生活质量。

4. 健康教育

类风湿关节炎是一种慢性、对称性，多发性的自身免疫性疾病。早期关节肿痛，晚期强直、畸形和功能障碍。目前此病病因不清，尚不能完全治愈，有缓解与发作的特点。现在已有一些有效的治疗方法，约50%患者可以自我照顾及从事工作。

(1)在护士指导下了解本疾病的内容，治疗，服药及注意事项，预防保健知识等。避免有奇迹疗法的想法，坚定信心，坚持治疗。

(2)此病病程长，反复发作，加之关节疼痛，畸形，功能障碍会给患者身心带来极大痛苦。此时患者更要有信心，与家人、医师护士、社会配合治疗，达到最佳疗效。

(3)鼓励自强，消除自卑依赖感，在允许的体能范围内，可以继续工作。

(4)对于各种感染要积极预防和治疗。

(5)避免各种诱因，如寒冷、潮湿、过度劳累及精神刺激。要适度做到“饮食有节，起居有常”选择衣服的标准应该是舒适、轻巧和容易穿脱，用拉链和尼龙带，冬季衣服要暖、要轻，鞋要轻便柔软硬底软帮，鞋带宜用松紧带代替。关节疼痛时除服药外，可行热敷，局部按摩。但在热敷时避免与皮肤直接接触而造成损伤。

(6)坚持服药，不可擅自停药、改药、加减药。同时了解药物不良反应。

(7)定期复查。

(8)活动与休息：运动和锻炼目的在于掌握的姿势，减轻疼痛，减少畸形的发生。原则为活动后2小时体力恢复。要循序渐进，计划可行。在急性期，炎症比较明显的时候，卧床休息，轻度、适当的关节活动可以防止关节僵硬。炎症消退后，应进行积极的锻炼，以不产生疲劳为度，可以避免关节强直和肌肉的萎缩，对大多数患者而言，游泳、散步、拳操等是比较适合的运动方式。鼓励患者生活自理，适当做家务和锻炼身体，劳逸结合。睡硬板床。少数患者应鼓励拄棍行走，需要轮椅时鼓励患者自己推动轮椅。若患者工作和居住的地方潮湿，应积极创造条件加以改善，夏季用电扇和空调要适度适时。在工作中，应向患者领导和同事讲清疾病，以求理解，安排适当工作，鼓励患者自立自理。

(9)饮食与食疗：以富含优质蛋白质(牛奶、鸡蛋、瘦肉等)、维生素和矿物质的食物为主，对于常出现便秘的患者应多吃蔬菜、水果等富含纤维素的食物。避免食用辛、辣、酸、硬等刺激性强的食物，以避免诱发或加重消化道症状。饮用药酒可起到活血化瘀、祛风散寒、疏通经络的作用。

## 二、成人斯蒂尔病患者的护理

### (一)概述

斯蒂尔病本是指系统性起病的幼年型慢性关节炎，但相似的疾病也可发生于成年人，称为成人斯蒂尔病。男女患病率相近，好发年龄为16～35岁，高龄发病亦可见到。

（二）病因与发病机制

本病病因尚不清楚。

（三）临床表现

1. 发热

是本病最常见、最早出现的症状。80％以上的患者呈典型的弛张热，通常于傍晚体温骤然升高，达39℃以上，伴或不伴寒战，但未经退热处理次日清晨体温可自行降至正常。通常体温高峰每日1次，每日2次者少见。

2. 皮疹

是本病的另一主要表现，约见于85％以上患者，典型皮疹为橘红色斑疹或斑丘疹，有时皮疹形态多变，可呈荨麻疹样皮疹。皮疹主要分布于躯干、四肢，也可见于面部。本病皮疹的特征是常与发热伴行，常在傍晚开始发热时出现，次日晨热退后皮疹亦消失。另一皮肤异常是由于衣服、被褥皱褶、搓抓等机械刺激或热水浴，使得相应部位皮肤呈弥散红斑并可伴有轻度瘙痒，这一现象即Koebner现象，约见于1/3的患者。

3. 关节及肌肉

几乎100％患者有关节疼痛，关节炎在90％以上。膝、腕关节最常累及，其次为踝、肩、肘关节，近端指间关节、掌指关节及远端指间关节亦可受累。发病早期受累关节少，以后可增多呈多关节炎。肌肉疼痛常见，约占80％以上。多数患者发热时出现不同程度肌肉酸痛，部分患者出现肌无力及肌酶轻度增高。

4. 咽痛

多数患者在疾病早期有咽痛，有时存在于整个病程中，发热时咽痛出现或加重，退热后缓解。可有咽部充血，咽后壁淋巴滤泡增生及扁桃体肿大，咽拭子培养阴性，抗菌药治疗无效

5. 其他

临床表现可出现周围淋巴结肿大、肝脾大、腹痛（少数似急腹症）、胸膜炎、心包积液、心肌炎、肺炎。较少见的有肾、中枢神经异常、周围神经损害。少数患者可出现急性呼吸衰竭、充血性心衰、心脏压塞、缩窄性心包炎、弥散性血管内凝血（DIC）、严重贫血及坏死性淋巴结病。

（四）辅助检查

（1）一般检查

1）血常规：在疾病活动期，90％以上患者中性粒细胞增高，80％左右的患者血白细胞计数$>15\times10^9/L$。约50％患者血小板计数升高，嗜酸粒细胞无改变。可合并正细胞正色素性贫血。

2）几乎100％患者血沉增快，部分患者肝酶轻度增高。

3）血液细菌培养阴性。

（2）类风湿因子和抗核抗体阴性，仅少数人可呈低滴度阳性。血补体水平正常或偏高。

（3）血清铁蛋白（SF）：本病SF水平增高，且其水平与病情活动呈正相关。因此SF不仅有助于本病诊断，而且对判断病情是否活动及评价治疗效果有一定意义。

（4）滑液和浆膜腔积液白细胞增高，呈炎性改变，其中以中性粒细胞增高为主。

（5）放射学表现：在有关节炎的患者，可有关节周围软组织肿胀和关节骨端骨质疏松。

随病情发展，可出现关节软骨破坏，关节间隙狭窄，这种改变最易在腕关节出现软骨下骨也可破坏，最终可致关节僵直、畸形。

（五）治疗原则

1. 非甾体抗炎药

控制发热及关节症状，大部分患者可达到长期缓解。

2. 糖皮质激素

适用于使用非甾体抗炎药效果不佳者。

3. 改善病情抗风湿药物(DMARDs)

激素仍不能控制发热或激素减量即复发者；或关节炎表现明显者应尽早加用DMARDs。常用的DMARDs见表20－2。

4. 植物制剂

部分植物制剂，如雷公藤苷、青藤碱、白芍总甙已在多种风湿性疾病治疗中应用。本病慢性期，以关节炎为主要表现时亦可使用。

5. 生物制剂

难治性患者可考虑使用生物制剂，如抗TNF－α阻断剂，IL－1拮抗药。

**表20－2　用于治疗成人斯蒂尔病的抗风湿药物**

| 药物 | 起效时间 | 常用剂量 | 给药途径 | 毒性反应 |
|---|---|---|---|---|
| 甲氨蝶呤(MTX) | 1 8 12 3个9月A 4 | 7.5 8 1 3 15mg,4每周 13次1 | 口服，肌内注射，静脉注射 | 胃肠道症状，口腔炎，皮疹，脱发，偶有骨髓抑制，肝脏毒性，肺间质变(罕见但严重，可能危及生命)。 |
| 柳氮磺吡啶(SASP) | 1 8 1 3 9个月4 | 1000mg,bid/tid | 口服 | 皮疹，偶有骨髓抑制，胃肠道不耐受以及磺胺过敏不宜服用。 |
| 来氟米特 | 1 8 12 3个9月 A | 403~20mg,Qd | 口服 | 腹泻、瘙痒、可逆性转氨酶升高、脱发、皮疹。 |
| 氯喹 | 2～4个月 | 250mg,Qd | 口服 | 头晕、头痛、皮疹、视网膜毒性、偶有心肌损害，禁用于窦房结功能不全、传导阻滞者 |
| 羟基氯喹(HCQ) | 2～4个月 | 200mg,bid | 口服 | 偶有皮疹、腹泻，罕有视网膜毒性，禁用于窦房结功能不全、传导阻滞者。 |
| 金诺芬 | 4～6个月 | 6mg,Tid | 口服 | 可有口腔炎、皮疹、骨髓抑制、血小板减少、蛋白尿，但发生率低率，腹泻常见。 |
| 青霉胺 | 3～6个月 | 250～750mg, | 口服 | 皮疹、口腔炎、味觉障碍、蛋白尿、骨髓抑制，偶有严重自身免疫病。 |

续表

| 药物 | 起效时间 | 常用剂量 | 给药途径 | 毒性反应 |
| --- | --- | --- | --- | --- |
| 硫唑嘌呤(AZA) | 2～3个月 | 50～150mg,Qd | 口服 | 骨髓抑制,偶有肝毒性,早期流感样症状(如发热、胃肠道症状,肝功能异常)。 |
| 环磷酰胺(CTX) | | 小剂量用法:200mg隔日一次;或400mg每周一次 | 静脉滴注 | 恶心呕吐常见,骨髓抑制。致癌作用(与总剂量和疗程有关,但近年有人认为如不出现严重的毒不良反应不限总量),出血性膀胱炎及膀胱癌(我国较少见),肝损害、黄疸、脱发。感染、带状疱疹,致畸和不育 |
| | | 冲击疗法<br>500～1000mg/$m^2$,每3<br>8139周4次 1 | | |
| 环孢素 | | 3～5mg/(kg·d),2 81 39 A 4 3 1<br>3mg/(kg·d)(维持量) | 口服 | 高血压、肝肾毒性、神经系统损害、继发感染、肿瘤及胃肠道反应、齿龈增生、多毛等。 |

(六)护理问题

1. 体温过高

与原发病有关。

2. 疼痛

与疾病引起的炎性反应有关。

3. 皮肤完整性受损

与疾病导致的皮疹有关。

4. 部分自理能力受限

与肌肉关节疼痛有关。

(七)护理措施

1. 一般护理

(1)保持病区空气流通,经常通风换气,室温保持在18～20℃,湿度在60%,室内床铺进行湿扫,防止尘土飞扬,室内每日用消毒剂擦拭地面、门窗、床旁桌、跨床桌、床架等设施,拖把、抹布固定专用,防止交叉感染。

(2)加强营养支持,给予高热量、高蛋白、高维生素、富有营养易消化吸收的饮食。

(3)安慰患者,使用分散注意力的各种方式来缓解其疼痛。

(4)巡视患者,及时满足其生活需要。

2. 专科护理

(1)发热

1)高热患者监测体温,遵医嘱给予退热处理。在给予物理降温、温水擦浴或使用药物降温者，应观察用药后的体温变化，注意有无大汗、虚脱发生。

2)宜大量饮水，以利散热、利尿，并给予易消化的流质、半流质饮食。出汗多需要输液者，应做好有关护理。

3)持续高热并伴有全身中毒症状者，应给予口腔护理，预防口腔感染。应给予患者清洁皮肤，保持皮肤清洁干燥。

(2)疼痛

1)评估疼痛的部位、性质、强度、诱因、加重及缓解的因素。

2)减少引起疼痛的原因。

3)分散患者注意力。

4)促进患者舒适

5)物理或药物止痛。

6)对患者进行健康教育，教会患者自我放松法。

(3)做好皮肤护理：嘱患者切勿抓挠皮疹处，穿柔软棉制衣服，勤更换。

(4)用药过程中，应密切观察所用药物的不良反应，如定期观察血常规、血沉、肝肾功能。

3. 心理护理

与患者多交流，向其介绍关于疾病的各种知识。此病为慢性病，可迁延多年，急性发作与缓解交替出现，此种疾病目前大部分结局良好，仅有少部分遗留关节畸形，在治疗护理下可控制病情发展，使其趋于稳定。通过交流消除焦虑情绪，使其积极配合治疗，树立战胜疾病的信心。

4. 健康教育

(1)保持心情舒畅及乐观情绪，对慢性疾病的治疗树立信心，积极配合，坚持各种治疗，避免情绪波动及各种精神刺激。

(2)保持规律的生活方式，患者要有充分休息和睡眠时间；同时注意劳逸结合，休息时维持正常关节功能位置，以防发生关节的变形；热水浴、热敷可减轻关节疼痛。活动要以患者能承受为限度。坚持日常生活尽可能自理，经常进行关节功能锻炼，以保持关节原有的活动度及恢复体力，防止肌肉萎缩。

(3)应注意非甾体抗炎药物、激素类、免疫抑制剂类的不良反应。

(4)须强调指出的是成人斯蒂尔病是一种排除性疾病，至今仍无特定的统一诊断标准，即使在确诊后，仍要在治疗、随访过程中随时调整药物，以改善预后。向患者讲解规律服药的重要性，遵医嘱服药，不要擅自减量、停药、加药，提高其依从性。要注意观察药物的不良反应，定期监测血常规、肝肾功能。

(5)预防感冒及各种感染。

(6)饮食上应注意，本病为慢性疾病，故应补充高蛋白、高维生素及营养丰富的食物。

(7)须强调指出的是成人斯蒂尔病是一种排除性疾病，至今仍无特定的统一诊断标准，即使在确诊后，仍要在治疗、随访过程中随时调整治疗方案，并经常注意排除感染、肿瘤和其他疾病，从而修订诊断，改变治疗方案。向患者讲解出院后定期门诊复查，随时了解病情变化情况。

（杜凤凤）

# 第二节　原发性痛风患者的护理

## 一、概述

痛风是由于嘌呤代谢紊乱及/或尿酸排泄减少致血尿酸增高引起的一组疾病。临床特点为高尿酸血症、尿酸盐结晶沉积所致特征性急性关节炎、反复发作发展至慢性痛风性关节炎及痛风石，常累及肾脏；严重者可出现关节致残、肾功能不全。痛风患者常与肥胖、高血脂症、糖尿病、高血压以及心脑血管病伴发，

## 二、病因与发病机制

（一）原发性痛风

多有遗传性，其原因主要是嘌呤代谢酶缺陷。原发性肾脏尿酸排泄减少约占原发性高尿酸血症的 90%，具体发病机制不清，可能为多基因遗传性疾病。

（二）继发性痛风

指继发于其他疾病过程中的一种临床表现，也可因某些药物所致骨髓增生性疾病、肾脏疾病、药物作用等均可引起高尿酸血症，另外，肾移植患者长期服用免疫抑制剂也可发生高尿酸血症，可能与免疫抑制剂抑制肾小管排泄尿酸有关。

## 三、临床表现

（一）急性痛风性关节炎

典型发作常于深夜因关节痛而惊醒，疼痛进行性加剧，受累关节及周围组织红、肿、热、痛和功能受限，在 12 小时左右达高峰多于数天或 2 周内自行缓解。常侵犯第一跖趾关节，部分患者可有发热、寒战、头痛、心悸和恶心等全身症状。

（二）间歇发作期

痛风发作持续数天至数周后可自行缓解，一般无明显后遗症状，或遗留局部皮肤色素沉着、脱屑及刺痒等，以后进入无症状的间歇期，多数患者 1 年内复发，受累关节逐渐增多，症状持续时间逐渐延长。受累关节一般从下肢向上肢、从远端小关节向大关节发展，出现指、腕和肘等关节受累，少数患者可影响到肩、髋、骶髂、胸锁或脊柱关节，也可累及关节周围滑囊、肌腱和腱鞘等部位。

（三）慢性痛风石病变期

皮下痛风石发生的典型部位是耳郭。外观为皮下隆起的大小不一的黄白色赘生物，皮肤表面薄，破溃后排出色粉状或糊状物关节内大量沉积的痛风石可造成关节骨质破坏、关节周围组织纤维化和继发退行性改变等。临床表现为持续关节肿痛、压痛、畸形及功能障碍。

（四）肾脏病变

临床表现为蛋白尿、血尿、泌尿系结石、肾衰竭等。

## 四、辅助检查

（一）血尿酸测定

血尿酸≥416$\mu$mol/L 为高尿酸血症。

(二)尿尿酸测定

低嘌呤饮食 5 天后,24 小时尿尿酸排泄量>3.6mmol 为尿酸生成过多型(约占 10%);<3.6mmol 提示尿酸排泄减少型(约占 90%)。

(三)关节腔穿刺尿酸盐检查

显微镜下表现为负性双折光的针状或杆状的单钠尿酸盐晶体。

(四)影像学检查

急性发作期仅见受累关节周围非对称性软组织肿胀;慢性痛风石病变期可见单钠尿酸盐晶体沉积造成关节软骨下骨质破坏,出现虫噬样、穿凿样缺损。

(五)超声检查

受累关节的超声检查可发现关节积液、滑膜增生、关节软骨及骨质破坏、关节内或周围软组织的痛风石及钙质沉积等。超声下出现肾髓质特别是锥体乳头部散在强回声光点,则提示尿酸盐肾病,也可发现 X 线下不显影的尿酸性尿路结石。

## 五、治疗原则

治疗痛风目的:①迅速控制急性发作;②预防复发;③纠正高尿酸血症,预防尿酸盐沉积造成的关节破坏及肾脏损害;④手术剔除痛风石,对毁损关节进行矫形手术,提高生活质量。

(1)低嘌呤低热量饮食,保持合理体重,戒酒,多饮水,每日饮水 2000mL 以上。避免暴食、酗酒、受凉受潮、过度疲劳和精神紧张,穿舒适鞋,防止关节损伤。

(2)药物治疗

1)非甾体抗炎药(NSAIDs):可有效缓解急性痛风症状,为一线用药。

2)秋水仙碱:治疗急性发作的传统药物。

3)糖皮质激素:治疗急性痛风有明显疗效,通常用于不能耐受非甾体抗炎药和秋水仙碱或肾功能不全者。

4)抑制尿酸生成药:别嘌醇。广泛用于原发性及继发性高尿酸血症,尤其是尿酸产生过多型或不宜使用促尿酸排泄药者。

5)促尿酸排泄药:苯溴马隆,主要通过抑制肾小管对尿酸的重吸收,降低血尿酸。

6)新型降尿酸药:非布司他。

(3)泌尿系结石:对于尿酸性尿路结石,体积大且固定者可行体外冲击碎石、内镜取石或开放手术取石。

(4)手术治疗:手术剔除痛风石,对毁损关节进行矫形手术,以提高生活质量。

## 六、护理问题

(一)疼痛

与痛风性关节炎有关。

(二)自理能力受限

与疾病导致关节疼痛有关。

(三)知识缺乏

不了解疾病相关知识。

(四)焦虑

与疾病影响生活和工作有关。

## 七、护理措施

### (一)一般护理

低嘌呤低热量饮食,保持合理体重,戒酒,多饮水,每日饮水 2000mL 以上。避免暴食、酗酒、受凉受潮、过度疲劳和精神紧张,穿舒适鞋,防止关节损伤。保证患者休息与睡眠,关节炎急性期减少活动。监测各项生命体征,倾听患者主诉,及时给予对症处理。

### (二)专科护理

1. 疼痛的护理

发作时卧床休息,避免关节负重,抬高患肢,可局部冷敷遵医嘱服用药物,减轻关节炎症状。疼痛缓解后开始恢复活动。护士应认真听取患者的主诉,评估疼痛的性质、程度,配合医师完善各项相关检查。

2. 饮食护理

(1)在急性发作时应选用无嘌呤或低嘌呤食物,食物应精细,如脱脂奶、鸡蛋、植物油、面包、饼干、米饭、蔬菜、水果等;限制脂肪及动物蛋白的摄入,以食用植物蛋白为主。

(2)慢性期或缓解期应选用低嘌呤饮食,每周应有 2 日无嘌呤饮食,注意补充维生素及铁质,多食水果、绿叶蔬菜及偏碱性食物;禁食高嘌呤食物。如动物内脏、酒类、海鲜类。忌暴饮、暴食及酗酒;每日饮水量>2000mL,并服用碱性药物,以利于尿酸溶解排泄。

(3)根据病情为患者进行饮食宣教,共同制订饮食计划,与患者达成共识,并且严格遵守,因饮食控制对于疾病的缓解是非常必要的。

(4)控制体重,避免过胖。

3. 患者需了解药物的作用和不良反应

密切观察有无胃肠道反应,定期复查肝肾功能,避免不良反应。

4. 关节腔穿刺护理

穿刺前向患者做好宣教,备齐用物,协助医师做好穿刺术中配合,严格无菌操作,以防感染术后定时观察穿刺处情况,警惕局部出血。

### (三)心理护理

痛风的预防和治疗有效,因此预后相对良好。如果及早诊断并进行规范治疗,大多数痛风患者可正常工作生活。慢性期病变经过治疗有一定的可逆性,皮下痛风石可缩小或消失,关节症状和功能可改善,相关的肾脏病变也可减轻、好转。多给予关心及支持,增加患者配合治疗的信心。指导患者养成良好的生活习惯,劳逸结合,饮食控制。指导患者正确服药,宣教药物的注意事项,并观察药物的不良反应。

### (四)健康教育

(1)急性发作期应卧床休息,抬高患肢,避免关节负重,可局部冷敷。疼痛缓解后方可恢复活动,可行理疗、注意保暖。

(2)慢性期患者经过治疗,痛风石可能缩小或溶解,关节功能可以改善,肾功能障碍也可以改善。

(3)低嘌呤饮食,多食偏碱性的食物;禁食高嘌呤食物,如动物内脏、酒类及海鲜类;忌暴饮暴食;控制体重避免过胖。

(4)发生尿酸性或混合性尿路结石者易并发尿路梗阻和感染,会出现下腹部绞痛、排尿不畅、尿频、尿急、尿疼等症状,应及时就诊。

(5)保持情绪的稳定,避免寒冷、饥饿、感染、创伤、情绪紧张等因素诱导疾病复发。

(6)向患者介绍讲解药物的作用和不良反应密切观察有无胃肠道反应,定期复查血尿酸、肝肾功能,避免不良反应。

(姜秀贞)

# 第二十一章　红斑性皮肤病的护理

## 第一节　红皮病

红皮病又称剥脱性皮炎，是一种严重的皮肤疾病。急性期全身皮肤呈弥散性潮红、肿胀、渗液，亚急性和慢性期皮肤浸润肥厚，大量脱屑，引起本病的主要原因有银屑病、药物过敏、皮炎、湿疹、恶性肿瘤、毛发红糠疹、落叶性天疱疮、泛发型扁平苔藓、全身性皮肤癣病、挪威疥、真性红细胞增多症等，此外，尚有部分患者原因不明。

### 一、一般护理

(1)积极查找并治疗原发病。

(2)避免与患有上呼吸道感染等有传染性疾病的患者同居一室，重症患者应实施保护性隔离，限制探视，避免感染或加重病情。

(3)室内空气新鲜、流通、定期消毒、温湿度适宜。

(4)根据原发疾病选择合适的饮食。鼓励患者进食高蛋白、高维生素易消化饮食如瘦肉、鸡蛋、豆制品及新鲜蔬菜、水果，适当补充含钙食物，注意补充水和电解质。忌食海鲜、辛辣刺激性食物，禁饮酒、浓茶、咖啡、吸烟。

(5)保持皮肤清洁、滋润，床铺平整、干燥，及时清扫皮屑；贴身衣物选择柔软棉质、宽松、浅色为宜，勤换洗。

(6)每日测量生命体征，尤其是体温变化，密切观察皮损变化。高热时，嘱患者多卧床休息，采用温水浴或冰袋物理降温，禁用酒精擦浴；使用药物退热时，观察降温效果，大量出汗时及时擦干，更换潮湿的病服，注意保暖，避免着凉，补充充足的水分。

(7)医护人员做各项操作时应严格执行无菌原则，并注意保护皮肤，减少损伤。皮损严重者，静脉穿刺时，先用纱布包裹皮肤，再扎止血带，穿刺后用纱布包裹输液针柄再胶贴固定或使用透明敷贴固定，同时注意保护血管，尽量避开皮疹处。

### 二、专科护理

(一)皮损护理

(1)急性期皮损鲜红、肿胀、菲薄，给予植物油(如甘草油、紫草油)、硅油、氧化锌油剂、糖皮质激素软膏外涂，以保持皮损的滋润。

(2)继发感染时，加用百多邦、红霉素软膏、呋喃西林膏、氧氟沙星凝胶等抗菌药物。肿胀明显或有渗出时，可用0.1%依沙吖啶溶液或中药连柏煎剂湿敷。

(3)亚急性及恢复期针对瘙痒剧烈、大量脱屑予以矿泉浴、淀粉浴及米糠浴等，再给予外涂药膏，以避免皮肤干燥，保持皮肤滋润。

(4)伴有大片状脱屑，应用无菌剪刀将已脱落的大片皮屑剪除，严禁用手撕脱表皮。

(二)病情观察及护理

(1)皮损观察

1)急性红皮病,发病急骤,皮损初为泛发的细小密集斑片、斑丘疹,呈猩红热样或麻疹样,迅速融合成全身弥散性潮红、水肿,以面部、肢端显著,伴大量脱屑,呈大片或细糠状,掌跖可呈手套或袜套样脱屑,手足四肢关节面出现皲裂,甚至出现脱发,口腔、外阴及褶皱部位常受累,出现糜烂、渗出,伴有剧烈瘙痒。经过1 8 1 2 3个月后皮肤逐渐恢复正常,留有色素沉着。也可伴高热、全身乏力、肝脾淋巴结肿大等全身症状。

2)慢性红皮病,表现为慢性弥散性浸润性潮红、肿胀,上覆糠状鳞屑。

患者可有畏寒、低热和高热交替,还易继发感染及消化道功能障碍、心血管病变、内分泌失调等。

(2)注意体温的变化,有无发热或低体温现象,高热者按高热护理或遵医嘱应用退热药,儿童忌用阿司匹林。低体温者应注意保暖,多饮温热水,避免寒冷刺激。

(3)观察有无黏膜损害,注意眼、口腔、外阴、尿道口及肛门周围等处有无肿胀、充血、糜烂,保持黏膜部位的清洁卫生。

1)眼部护理,每日用生理盐水棉球清洁眼周皮肤,外涂红霉素眼膏;眼睑不能闭合者,应用生理盐水湿纱布覆盖双眼,定时取下,每日数次滴眼药水;注意用眼卫生,及时用无菌棉签擦净分泌物,避免用脏手或不洁毛巾接触眼睛。

2)口腔护理,每餐后漱口,注意饮食卫生,温度适宜,避免冷、热刺激。

3)会阴护理,每日用温水清洁会阴;便后应清洗并使用湿巾轻轻拭干,穿纯棉、宽松的内裤;发生充血糜烂时可用抗菌溶液湿敷,避免摩擦刺激,必要时给予支被架撑起盖被,局部暴露,注意保护隐私。

(4)观察有无淋巴结、肝、脾大,贫血;注意有无咳嗽、咳痰等肺炎表现。

(5)注意心率、脉律的变化,有无心衰症状。

(6)注意营养状况,有无低蛋白血症、负氮平衡等,应加强营养,给予高蛋白易消化的饮食,必要时给予静脉补充蛋白。

(7)观察有无代谢紊乱引起的头晕、乏力,加强看护,预防跌倒。

(三)用药护理

(1)因药物过敏引起发病者要停用一切可疑药物。

(2)避免使用刺激性强的药物(如卡泊三醇、维A酸类等外用),以防加重病情。

(3)阿维A酯:主要不良反应为致畸,告知育龄妇女用药期间及停药后的2 8 1 3 年内要4 3 1 持续采取避孕措施。服药期间有唇、眼、鼻黏膜干燥,皮肤弥散性脱屑及毛发脱落,可在唇、鼻黏膜及脱屑皮肤处涂擦滋润膏剂。长期服用还可出现血脂升高、肝脏损害等,嘱患者服药期间定期随诊,监测血脂、肝功、肾功、血细胞等指标。

(4)使用退热药时,如大量出汗,应及时补充水及电解质,注意观察、记录用药后体温变化。

(四)心理护理

(1)根据患者的心理特点,做好针对性护理。向患者耐心解释发病的原因及不良的心态对疾病的影响,给予劝导、安慰、鼓励,使其安心治疗,树立战胜疾病的信心。

(2)建立良好的护患关系,言语亲切,多沟通交流,针对患者不同心理进行不同的教育与指导,使患者对教育内容能够理解、接受及依从。

(3)规劝家属要理解、关心、同情患者,避免在患者面前讲刺激性话语,增加患者及家属对医务人员的信任,积极协助患者配合治疗。

## 三、健康教育

(1)向患者讲解疾病的病因、发展、转归及预后等知识。

(2)指导患者规律生活,劳逸结合,适当锻炼,增强抵抗力。

(3)指导患者调整心态,树立信心,保持乐观情绪。

(4)指导患者合理饮食,戒(限)烟酒。

(5)注意个人卫生,保持皮肤清洁、滋润。

(6)进行护理方法指导,正确使用内服、外用药,强调遵医嘱用药的重要性,坚持长期用药,定期门诊随访。

(7)洗浴时避免使用过热的水、碱性皂类,浴后涂擦润肤霜。

(8)避免各种诱发因素,如精神紧张,酗酒,食鱼虾类、羊肉等食物以及外伤等。

(刘雅)

# 第二节　多形红斑

多形红斑为急性炎症性皮肤病,有自限性,皮疹多形,有红斑、丘疹、风团、水疱等,特征性皮疹为靶形损害即虹膜状皮疹,有不同程度黏膜损害,少数有内脏损害。根据病变的范围和症状轻重程度,临床上分为3型:红斑丘疹型、局限性水疱型和重症型。本病春秋季节好发,男性略多于女性,以10～30岁发病率最高,20%为青少年。病因尚不完全明确,已知的原因有:病毒或细菌的感染,某些药物的应用(如磺胺类、巴比妥类、水杨酸盐类、苯妥英钠、疫苗、血清制品等),某些系统性疾患(如红斑狼疮、皮肌炎、结节性动脉周围炎、霍奇金病、恶性淋巴瘤、骨髓瘤等)均可引起本病。

## 一、一般护理

(1)病室安静、整洁、温湿度适宜,室内空气新鲜,每日空气消毒1～2次;重症患者置于单人病房,实施保护性隔离,严格限制探视时间及探视人数。

(2)鼓励患者多饮水,尽快排除致敏药物。皮损面积大,渗出多者应鼓励患者多食高热量、高蛋白、高维生素、多汁易消化的食物,禁食辛辣腥发刺激性食物。口腔有糜烂、溃疡造成进食困难者,可遵医嘱先给予静脉胃肠外营养,然后再逐渐进食流食、半流食,并可适当加入治疗性膳食。

(3)监测生命体征,高热期间密切观察体温变化,避免使用药物降温,以冰袋物理降温为宜,同时观察、记录降温效果。发热出汗较多时,应及时擦干汗液,更换潮湿的病服,注意保暖,防止受凉。

(4)与患者共同查找过敏源,去除可疑病因,停用可疑致敏药物,注意药物间有无交叉过敏,过敏源一经确定应明确标识并详细告知患者及家属,避免再次接触过敏源。

## 二、专科护理

### (一)皮损护理

(1)保持皮肤黏膜的完整,保持全身干燥、清洁。

(2)眼、口腔、外阴的护理详见“重症药疹”。

(3)只有红斑、丘疹而无水疱渗出者,可用炉甘石洗剂或糖皮质激素霜剂。

(4)水疱和大疱者按“疱液抽取法”处理。

(5)有糜烂渗出伴感染者应先清创，再用0.1%依沙吖啶溶液、3%硼酸溶液或黄柏、地榆煎液(黄柏、地榆各30克，水2000毫升)湿敷。

(二)用药护理

(1)抗组胺药如氯雷他啶、西替利嗪、马来酸氯苯那敏等，服用这类药物可导致头晕、嗜睡、乏力、注意力不集中，还可出现黏膜干燥、瞳孔散大等不良反应，服用这类药不应从事驾驶及高空危险作业，另外，个别药过量使用有严重的心脏毒性作用。

(2)维生素C及钙质有参与机体代谢、抗感染、抗过敏及镇静止痒的作用，静脉注射钙剂时勿漏出血管外，以免引起组织坏死，注射速度应缓慢，注意观察脉搏，避免发生心搏过强、心律失常或心搏停止于收缩期。

(3)大剂量使用糖皮质激素时应密切观察不良反应。

(4)抗菌药物应根据病情严格按医嘱使用，应用青霉素和头孢菌素类的患者注意询问过敏史并按要求做过敏试验，观察有无过敏现象；氨基糖甙类如链霉素、庆大霉素等对肾脏、听神经有不同程度的毒性作用，应多饮水，观察听力有无改变；大环内酯类如红霉素、罗红霉素、阿奇霉素等有胃肠刺激性，宜饭后服用；喹诺酮类如氧氟沙星，治疗中如出现皮疹、瘙痒应立即停药并报告医师，对用药时间长者应定期检查血常规及肝肾功能。

(三)病情观察及护理

(1)观察有无畏寒、发热、头痛、关节及肌肉酸痛等前驱症状。

(2)观察皮损的形态，有无红斑、丘疹、斑丘疹、水疱、大疱、紫癜和风团等；观察有无新生皮疹，皮损有无破溃糜烂及渗出，观察有无黏膜损害如口腔、鼻、咽、眼、尿道、肛门、呼吸道等。

1)红斑－丘疹型：多发于面颈部和四肢远端伸侧皮肤，口腔、眼等黏膜较少发生，典型表现为暗红色斑或风团样皮损，中央为青紫色或为紫癜，严重时出现水疱，形如同心圆状靶形皮损或虹膜样皮损，融合形成回状或地图状。自觉瘙痒或轻度疼痛、烧灼感，可留有暂时性色素沉着。

2)水疱－大疱型：常伴有全身症状，除四肢远端外，可向心性扩散至全身，口、鼻、眼、外生殖器黏膜可发生糜烂，渗出较严重，常发生浆液性水疱、大疱或血疱，周围有暗红色晕。

3)重症型：又称Stevens－Johnson综合征，发病急，全身症状严重，皮损为水肿性鲜红色或暗红色虹膜样红斑或瘀斑，相互融合，泛发全身，其上有水疱、大疱和血疱，尼氏征阳性，累及口鼻、眼、外阴、肛门黏膜，出现红肿、糜烂、溃疡，累及呼吸道、消化道黏膜可导致支气管肺炎、消化道出血等，可并发坏死性胰腺炎、肝肾功能损害，也可继发感染引起败血症，如不及时抢救，可危及生命。

(四)疼痛护理

急性期应卧床休息，协助患者取舒适体位，合理应用非药物止痛措施，如松弛术、皮肤刺激疗法(冷敷、热敷、加压、震动)，根据病情使用蜡疗、水疗、磁疗、超短波、红外线等物理疗法缓解疼痛，疼痛明显者遵医嘱使用止痛药物并观察疗效。

(五)瘙痒护理

避免用热水烫洗，切勿搔抓皮肤，防止继发感染，瘙痒明显时，可局部涂擦止痒药膏或用手轻轻按压、拍打皮肤，以减轻痒感。转移患者的注意力，如读书、听音乐、散步等。

(六)心理护理

(1)针对患者心理状态、情绪不同,采取个性化疏导、安慰、暗示等手段,进行心理护理。

(2)患者卧床期间可听音乐、广播等,也可让家属为其读报,增加感官刺激,还可增加患者与家属沟通和交流的机会。

## 三、健康教育

(1)向患者介绍疾病的病因、治疗方法、预防、日常护理的知识。

(2)按时门诊复查,如有病情变化随时就诊。

(3)保持心情舒畅,避免情绪刺激。

(4)按要求进行饮食调护。

(5)保持全身皮肤清洁,宜用温水洗澡,勤换内衣内裤。

(6)牢记过敏源,避免再次使用致敏药物。

(刘雅)

# 第三节　扁平苔藓

扁平苔藓(LP)是一种发生于皮肤、毛囊、黏膜和指(趾)甲的特发性炎症性皮肤病,典型皮损为多角形紫红色扁平丘疹,好发于四肢屈侧,黏膜常受累,病程慢性。病因尚不清楚,有自身免疫、遗传、病毒感染、精神因素、药物等可能与本病的发生及加重有关,部分患者可合并自身免疫性疾病(如白癜风、桥本氏甲状腺炎、结缔组织病及恶性肿瘤等)。本病临床上可分为多种亚型,如急性泛发性扁平苔藓、慢性局限性扁平苔藓、色素型扁平苔藓、肥厚型扁平苔藓及大疱型扁平苔藓等。

## 一、一般护理

(1)室内空气清新、温湿度适宜,冬季避免空气干燥,湿度保持在50%～60%为宜。

(2)保持皮肤清洁、滋润,避免搔抓及烫洗等刺激。

(3)详细了解发病前的用药史,应停用可能诱发本病的药物。

(4)口腔扁平苔藓患者,牙填充材料等要去除。

(5)饮食宜清淡,限制烟、酒及刺激性食物。对于口腔糜烂、进食困难者应给予半流食或流质饮食,食物温度不可过热,以免引起口腔黏膜充血。

(6)光线性扁平苔藓患者应尽量避光或用遮光剂。

## 二、专科护理

(一)皮损护理

(1)发生于四肢屈侧者,保持皮肤清洁、滋润,避免搔抓,引起感染。可外涂糖皮质激素软膏、0.1%维A酸软膏等,皮损密集成片或融合成斑块,可应用局部封闭治疗。有皮损感染者,给予抗菌溶液湿敷,对症治疗。

(2)累及口腔颊黏膜,可见糜烂型口腔损害,保持口腔清洁,进食后用清水漱口,对于口腔卫生较差者,进行全口洁治,去除牙石及附着的斑菌。选用0.1%利多卡因或0.1mg/mL地塞米松溶液在餐后及睡前漱口以缓解症状,加强口腔护理,每日2次;亦可选用雾化吸入,药物成分为200mL生理盐水+10mg地塞米松注射液+16万单位庆大霉素+5mL0.1%利多卡因注射液，取7～10mL放入雾化吸入面罩进行吸入，每次15～20分钟，每日1次，连续7～10日；还可使用曲安奈德注射液20mg/mL＋2%利多卡因2mL混合，在病损区基底部注射0.5～1mL进行局部封闭治疗，治疗期间常规给予2%碳酸氢钠漱口，每日2～3次，每周封闭1次，4周为1个疗程，同时辅以抗真菌药物治疗。

(3)累及头皮者可造成永久性脱发，外用2%～5%米诺地尔溶液外擦，每日1～2次，保持头皮清洁，每周清洗2次为宜。

(4)累及指(趾)甲者可见甲板增厚或变薄，出现纵沟、甲翼状赘肉，进而萎缩引起脱甲，可外用0.05%维A酸软膏局部封包，每晚1次，连用1～2个月。保持指甲清洁，及时修剪，不可修剪过短，以免损伤甲床及周围皮肤。

(二)病情观察

观察皮损发生的部位、形态、大小，自觉症状。

(1)四肢屈侧皮损典型表现为高起的紫红色扁平丘疹、粟粒至绿豆大小或更大，多角或圆形，界限清楚，表面有蜡样薄膜，可见白色光泽小点或细浅的白色网状条纹，密集融合成片或斑块，急性期可出现同行反应，常伴瘙痒。

(2)累及口腔颊黏膜，出现白色网状条纹，融合、增大及出现糜烂。

(3)头皮损害可造成永久性脱发。

(4)累及甲部，可出现甲板增厚或变薄，出现纵嵴、纵沟或甲翼状胬肉，还可引起脱甲。

(三)瘙痒护理

避免用热水烫洗，切勿搔抓皮肤，防止继发感染。瘙痒明显时，可局部涂擦止痒药膏或用手轻轻按压、拍打皮肤，以减轻痒感。转移患者的注意力，如读书、听音乐、散步等。严重瘙痒患者，可用抗组胺药。

(四)用药护理

肥厚型或皮损泛发者可口服糖皮质激素(泼尼松龙)或维A酸类药物(如阿维A)，亦可应用氯喹、羟氯喹或氨苯砜，也可酌情选用免疫抑制剂、免疫调节剂、生物制剂等。若使用甲硝唑或灰黄霉素时，须注意监测其不良反应。

(五)物理治疗

可采用PUVA治疗或窄谱UVB治疗，液氮冷冻可用于口腔扁平苔藓的患者，损害常在3周内痊愈。激光治疗用于肥厚型斑块及疣状增生型扁平苔藓，红斑鳞屑型损害，可用氩离子激光器照射治疗。

(六)心理护理

护理人员应主动与患者及家属沟通，给予关心、理解、支持，向患者说明坚持配合治疗，本病是可以治愈的，消除其不良情绪。

## 三、健康教育

(1)向患者讲解疾病的相关知识，包括病因、治疗方法等。

(2)定期门诊复查，坚持巩固治疗。

(3)消除或减轻精神紧张等因素，给予正确的心理疏导，稳定患者情绪，树立其战胜疾病的信心，提高生活质量。

(何丽平)

# 第二十二章　瘙痒性皮肤病的护理

具有瘙痒的皮肤病种类甚多，诱发瘙痒的原因分内因和外因，有关内因包括许多全身性疾病，在外因中除了常见的导致皮肤病因素外，气候变化、洗浴不当、衣物、饮食刺激、蚊虫叮咬等同样是重要的因素。此类疾病共同的特点是剧烈的瘙痒及皮肤的慢性损害。本章主要介绍瘙痒症和痒疹。

## 第一节　瘙痒症

瘙痒症是一种仅有皮肤瘙痒而无原发性皮损的皮肤病。本病病因较复杂。全身性瘙痒症的最常见病因是皮肤干燥，其他如神经精神因素、系统性疾病（如尿毒症、甲状腺功能亢进或减退、糖尿病、白血病等）、妊娠、药物、气候改变、工作和居住环境、生活习惯、贴身穿着的衣物等均可引起全身性瘙痒。某些原发性疾病可引起局限性瘙痒症，如外阴瘙痒症、肛周瘙痒症。妊娠性痛痒症是一种发生于妊娠妇女的瘙痒症，常发生于妊娠末期，也有早期发生，瘙痒为弥散性，偶可较为严重，部分患者伴有黄疸，多数患者分娩后，瘙痒和黄疸可自行缓解或痊愈。本病一般不引起孕妇死亡，但可导致早产、胎儿窘迫，甚至死胎。实验室检查可见碱性磷酸酶、血清胆红素升高，转氨酶正常。

### 一、一般护理

（1）病室内温湿度适宜，室温维持在20℃左右，湿度保持在50%～60%，人体感觉舒适的环境，夏季开空调的时间不宜过长，冬季避免空气干燥，可适当使用加湿器。

（2）饮食宜清淡，以高热量、高蛋白、高维生素、易消化饮食，建议进食滋阴润燥的食物，如银耳、蜂蜜、百合、芝麻、山药、莲子、香蕉、牛奶、豆浆等。避免辛辣腥发等易过敏及刺激性食物，戒烟、戒酒，勿饮浓茶、咖啡。

（3）床单干燥、柔软、平整、无褶皱，每日湿式清扫，随时清扫床上的痂皮、鳞屑等，减少刺激。

（4）保持皮肤清洁、滋润。选择宽松、柔软、棉质衣裤，减少衣物的摩擦刺激，剪短及磨圆指甲，防止抓破皮肤。

（5）保持良好的情绪，突然的情绪变化可使瘙痒加重，保证充足的睡眠、二便通畅。

### 二、专科护理

#### （一）皮损的护理

（1）皮疹泛发全身者应该以保湿、滋润、止痒为主，使用刺激性小的制剂。可选用低pH的清洁剂，可给予中药药浴治疗；润滑剂，如维生素E乳霜、硅油乳膏、鱼肝油等；止痒剂可选用炉甘石洗剂，含薄荷、樟脑的乙醇制剂，也可外用免疫抑制剂，如吡美莫司、他克莫司或短期外用禮皮质激素以缓解症状。

（2）皮肤苔藓样变，可使用糖皮质激素乳剂、焦油类涂擦、封包。

(3)增厚的丘疹、结节,可用5%～10%黑豆馏油局部封包或2%盐酸普鲁卡因皮损内注射,此外还可给予液氮冷冻治疗。

(4)物理治疗:光疗(UVA、UVB和PUVA)对部分瘙痒症有效,皮肤干燥者可配合熏蒸,此外淀粉浴、矿泉浴均有一定疗效。

(二)瘙痒的护理

此类疾病主要以瘙痒的护理为主。

1. 减轻瘙痒感觉的护理

(1)洗澡不宜过勤,每周1～2次,水温不宜过高,37～38℃之间即可,尤其是老年人及皮肤干燥者,洗浴后应及时涂擦护肤品。禁止用肥皂、盐水、偏酸、偏碱的溶液搓洗皮肤,因用此类溶液洗后可使皮肤更干燥,损伤皮肤,从而使瘙痒加重。

(2)应穿着柔软棉质衣服,贴身内衣不宜太紧,保持清洁。防止蚊虫叮咬,避免阳光直接暴晒皮肤,外出时穿长衣长裤,戴太阳帽或打遮阳伞。保持床单、被服清洁平整。

(3)避免接触易致敏的物质,对已明确是何种物质引起的过敏,则应更加注意。

(4)保持良好的情绪,突然的情绪变化可使瘙痒加重。

2. 皮肤瘙痒时的护理

(1)遵医嘱给予炉甘石溶液涂擦患处,或者少量糖皮质激素软膏外涂。

(2)患者感觉瘙痒难忍时,告知其可用手掌拍打、按压,避免搔抓。

(3)转移患者的注意力,如提供有兴趣的书报、听音乐、看电视,或者与亲友聊天等。

(4)遵医嘱给予抗组胺、糖皮质激素药物口服,注意用药后的效果观察。

(5)夜间瘙痒感觉更甚于白天,因此,口服药在睡前1小时服用,睡前不做剧烈运动,不看刺激性的电视及书籍等,保持情绪稳定。

(6)有条件者睡前可行糠浴或淀粉浴,减轻瘙痒,促进睡眠,睡眠时可戴手套,以防止抓破皮肤。

(三)病情观察

(1)观察瘙痒的部位、程度、发生时间。

(2)情绪波动、温度变化、衣服摩擦等刺激是否引起瘙痒发作或加重。

(3)抓挠后是否引起继发性皮损表现,如条状抓痕、血痂、色素沉着或减退。

(4)有无湿疹样变、苔藓样变。

(5)有无感染如毛囊炎、疖、淋巴结炎等。

(四)用药护理

(1)局部使用糖皮质激素药膏时只要涂抹薄薄一层即可,用量太多会引起皮肤变薄、表皮血管扩张及皮肤出现皱褶等不良反应。强效糖皮质激素药膏禁止涂抹面部、外生殖器或皮肤皱褶处。

(2)可使用抗组胺药、钙剂、维生素C、硫代硫酸钠、镇静安眠药,严重者可口服小剂量糖皮质激素(如泼尼松龙)或普鲁卡因静脉封闭,普鲁卡因使用前需做过敏试验。长期口服糖皮质激素、抗组胺药物应观察其不良反应发生。

(五)病情观察

(1)观察皮肤的情况:有无破溃、出血,如破溃严重则应消毒处理局部皮肤。

(2)观察服用抗组胺药、糖皮质激素药物后的疗效、不良反应,如疗效不佳,应及时通知医师,调整用药剂量或更换药物品种。

(3)观察患者瘙痒的程度、时间及夜间睡眠情况。

(六)心理护理

大多数患者都有不同程度的焦虑,瘙痒越严重,焦虑越严重,同时,焦虑严重时会加重瘙痒,形成恶性循环。护士应帮助患者稳定情绪,告诉患者服药后和使用外用药后瘙痒的感觉会减轻,特别强调药物的疗效,给患者心理暗示,向患者讲解瘙痒与焦虑的相互关系,使其学会自我放松、自我调节,切不可痒时滥用药物,不要过分责备患者过度的搔抓行为。

## 三、健康教育

(1)指导其学会自我调节、自我放松情绪等方法,保持心情愉快,每天保证充足睡眠。

(2)指导患者掌握自我的皮肤护理,遵医嘱合理使用药物,切不可痒时滥用药物。

(3)根据其既往史及检查结果进行健康知识宣教。

(4)注意休息,避免劳累,保证充足睡眠。

(5)树立战胜疾病的信心,病情如有反复,及时复诊。

(何丽平)

# 第二节 痒 疹

痒疹是一组以风团样丘疹、结节、奇痒为特征的炎症性皮肤病。病因不明,可能与超敏反应、神经精神因素、遗传过敏体质、虫咬、食物或药物过敏、病灶感染、胃肠道紊乱及内分泌障碍等有关。本病临床分为急性痒疹、慢性痒疹、症状性痒疹。

## 一、一般护理

详见“瘙痒症”。

## 二、专科护理

(一)皮损护理

(1)皮损处以止痒、消炎为主,可外涂糖皮质激素、角质剥脱剂、维 A 酸类药物或免疫抑制剂,局部药物封包可增强疗效,结节性皮损可用糖皮质激素皮损内注射。

(2)皮损广泛和瘙痒难以忍受者,可短期使用小剂量糖皮质激素(如泼尼松龙口服),也可口服抗组胺药或普鲁卡因静脉封闭。

(3)有神经精神因素的患者可适当应用镇静催眠类药物。

(4)物理治疗:淀粉浴、矿泉浴可使瘙痒减轻,局部刺血拔罐也可缓解症状;结节性痒疹可液氮冷冻、激光治疗、放射线同位素贴敷或浅 X 线放射治疗;UVB 光疗或 PUVA 疗法对顽固性皮损常有效。

(二)病情观察

观察皮损的类型、形态、大小、颜色、面积,瘙痒的程度及全身症状等。

1. 急性痒疹

即丘疹型荨麻疹,皮损为红色风团样丘疹,直径 1 8 12 毫米,呈纺锤形或圆形,中央常有丘疱疹、水疱或大疱,多群集,自觉瘙痒,反复搔抓可继发感染。

2. 慢性痒疹

(1)成人痒疹,除躯干及四肢伸侧外,可累及头皮、面部,皮损为小米至绿豆大小、淡红色或肤色的多发性坚实丘疹,瘙痒剧烈,抓挠后出现风团样斑块或丘疱疹,有小水疱及结痂,可引起皮肤增厚粗糙,可出现苔藓样变、色素沉着。

(2)小儿痒疹,皮损为绿豆大小风团样丘疹,继而转为肤色质硬丘疹,瘙痒剧烈,抓挠后常有抓伤、血痂,久之可见皮肤苔藓样、湿疹样变、化脓感染及腹股沟淋巴结肿大。

(3)结节性痒疹,皮损为水肿性红色坚实丘疹,逐渐呈黄豆或更大的半球状结节,继之角化明显呈疣状增生,表面粗糙,转暗褐色,散在分布,数个到上百个,自觉剧烈瘙痒,系阵发,常难以忍受,搔抓后可出现血痂、抓痕和苔藓样变,消退后遗留色素沉着或瘢痕。

## 三、健康教育

(1)去除各种致病因素(如虫咬、局部刺激、胃肠道功能紊乱等)。

(2)避免搔抓、摩擦等各种刺激,辅以心理治疗,阻断"瘙痒-搔抓-瘙痒"恶性循环。

(3)注意饮食调护。

(4)指导其学会自我调节、自我放松情绪等方法,保持心情愉快,每天保证充足睡眠,注意休息,避免劳累。

(何丽平)

# 第二十三章　骨折的康复护理

## 第一节　锁骨骨折的康复护理

锁骨位置表浅，易发生骨折，是临床常见的骨折之一，约占全身骨折的5%～6%。

### 一、应用解剖学

锁骨位置表浅，全长可触及，平均长度15cm，锁骨弯曲呈“S”形，内侧半凸向前，外侧半凸向后。锁骨外侧1/3上下扁平，横断面为椭圆形；锁骨干较细；内1/3较粗，为三棱形。

内端与胸骨相连构成胸锁关节，外侧与肩峰相连构成肩锁关节，横架于胸骨和肩峰之间，是肩胛带与躯干唯一联系支架。

### 二、病因

间接暴力造成骨折多见。跌倒时手或肘着地，外力自前臂或肘部沿上肢向近心端冲击；肩部着地更多见，撞击锁骨外端造成骨折。多发生儿童及青壮年。

间接暴力造成骨折多为斜形或横行，其部位多见于中段；直接暴力造成骨折因着力点不同而异，多为粉碎或横型。幼儿多为青枝骨折。

各年龄均可发生，但以儿童多见，约50%的锁骨骨折发生于7岁以下的儿童。新生儿常见骨折原因是产伤；儿童常见原因是摔伤，多为青枝骨折；成人锁骨骨折多为间接暴力所致，如跌倒时手掌、手肘或肩部先着地，暴力沿上肢冲击锁骨外端造成骨折。直接暴力所致的骨折多伴有复合伤，暴力从前方或上方作用于锁骨，发生横断性骨折或粉碎性骨折。

### 三、分类

按骨折部位分为：

#### (一)锁骨中1/3骨折占锁骨骨折的75%以上

由于锁骨解剖的特殊性，锁骨在此处从管状渐变为扁平，另外该处骨质相对薄弱，在剪力的作用下，易发生骨折q多为横行或斜行骨折，直接暴力多为粉碎型骨折。

#### (二)锁骨外1/3骨折占锁骨骨折的15%左右

根据骨折和喙锁韧带损伤程度的不同，分为五个亚型：

1. Ⅰ型

此型多无移位，发生于喙锁韧带外侧，朝带完整。位于喙锁韧带与斜方韧带之间，为最常见的类型。

2. Ⅱ型

此型是伴有喙锁韧带损伤的骨折，发生于喙锁韧带内侧，近侧骨折段失去牵拉固定而容易向上错位，而上肢重量和肌肉牵拉使远骨折段下移。

3. Ⅲ型

此型是锁骨外侧端包括肩锁关节面的骨折，无韧带损伤。该型骨折几乎全能愈合但易引起肩锁关节退行性关节炎。

4. Ⅳ型

此型多发生于16岁以下儿童。喙锁朝带与骨膜相连而骨折近段移位，远端骨与骨膜已形成分离。

5. Ⅴ型

此型多见于老人，为粉碎骨折，喙锁朝带附着骨折与远近骨折端分离。

（三）锁骨内侧1/3骨折此型最少见，多无移位，占锁骨骨折的5%左右

一般分为三型：Ⅰ型：骨折线位于肋锁韧带附着点的内侧，韧带保持完整，骨折无明显移位；Ⅱ型：肋锁韧带损伤，骨折有明显移位；Ⅲ型：锁骨内端关节面骨折，应与胸锁关节脱位相鉴别。

## 四、临床表现

骨折后肿胀，压痛或有畸形，可能摸到骨折断端。伤肩下沉并向前内倾斜，上臂贴胸不敢活动，健手托扶患侧时部，以减轻上肢重量牵拉引起疼痛。

幼儿多为青枝骨折，皮下脂肪丰满，畸形不明显，因不能自述疼痛位置，只有啼哭表现，但患儿头多向患侧偏斜，颌部转向健侧，此为临床诊断特点之一。

有时直接暴力引起的骨折，可刺破胸膜发生气胸，或损伤锁骨下血管和神经，出现相应症状和体征。

## 五、治疗

锁骨骨折的治疗分为非手术和手术治疗。

（一）非手术治疗

非手术治疗主要是手法复位外固定。具有创伤小，操作简单、安全等优

1. 儿童或成人无移位的锁骨骨折

(1)婴幼儿青枝骨折或无移位骨折：幼儿青枝骨折用三角巾悬吊即可；无移位骨折用三角巾悬吊或“8”字绷带固定1～2周。制动期间尽可能保持复位姿势，使骨折端尽可能减少短缩。固定2周～3周后拍摄X线片，骨折愈合可去除外固定。

(2)成年人无移位的骨折：用“8”字绷带固定4～6周。

2. 儿童或成人有移位骨折

手法复位后给予“8”字绷带固定4～6周，并定期调整或更换“8”字绷带，达到临床愈合后方可解除固定。固定后应注意观察有无血管、神经压迫症状。

手法复位可在局麻下进行。患者坐在木凳上，双手叉腰，肩部外旋后伸挺胸，医师站于背后，一脚踏在凳上，顶在患者肩胛间区，双手握住两肩向后、向外、向上牵拉纠正移位，复位后纱布棉垫保护腋窝，用绷带缠绕两肩在背后交叉呈“∞”字形，然后用石膏绷带同样固定，使两肩固定在高度后伸、外旋和轻度外展位置。

固定后即可练习握拳，伸屈肘关节及双手叉腰后伸，卧木板床休息，肩胛区可稍垫高，保持肩部后伸。

（二）手术治疗

1. 手术适应证

(1)严重的成交角畸形以致威胁皮肤完整性，采用非手术方法无法获得良好的骨折复位。

(2)严重移位、粉碎、不稳定的锁骨中段骨折。

(3)成人锁骨远端骨折合并喙锁韧带撕裂。

(4)合并有神经、血管损伤。

(5)骨折端分离并有软组织嵌入阻碍骨折复位。

(6)骨不连、开放性骨折或陈旧性骨折不愈合。

(7)锁骨骨折合并同侧肩胛颈骨折,形成漂浮肩。

(8)锁骨粉碎骨折,骨块间夹有软组织影响骨愈合&

(9)并发有神经系统或神经血管病变,如帕金森病等,不能长期忍受非手术制动时。

(10)患者不能接受畸形外观,出于美观的原因,要求手术的患者。

2. 手术方式

锁骨骨折内固定方法有多种,在手术方式及内固定物的选择上各有优缺点,临床常根据患者年龄、骨折部位、骨折类型、程度、患者经济状况及医师的经验,选择符合患者的最佳固定方式。

(1)克氏针固定:克氏针固定是临床上较早应用于锁骨骨折的治疗方法,适用于横断和短斜形骨折,根据锁骨髓腔大小选择克氏针。

克氏针固定优点是操作简便、易取出,但不能有效的控制骨折部位旋转活动,克氏针易松动、滑脱,针尾还可刺激皮肤引起局部疼痛、破溃,克氏针甚至移动刺入肺内,术后患肢制动时间长,活动量和力度受限,影响患肩早期功能锻炼。

克氏针固定既往使用较多,目前临床使用克氏针作锁骨骨折内固定有减少趋势。但在基层医院,克氏针固定仍然不失为一种经济、实用、可靠的治疗方法。

(2)钢板固定:钢板固定适用于各类型的锁骨中段骨折。目前大部分患者都倾向选择钢板固定,特别是解剖型钢板及重建钢板;锁定型钢板在锁骨陈旧性骨折、严重粉碎性骨折、漂浮肩患者中固定更可靠。

钢板固定具有固定牢靠稳定、并发症少、肩关节功能恢复早等优点,但手术切口较大,需二次手术取出钢板。

(3)记忆合金环抱器固定:记忆合金环抱器固定适用于锁骨中段及中内侧 1/3 段骨折。

记忆合金环抱器固定具有良好的抗弯和抗旋作用,具有操作简便、快捷等优点,维持骨折稳定的同时,应力遮挡小,对骨内血管、骨内膜无损伤,有利于骨折愈合,缩短了骨愈合时间。

(4)锁骨钩钢板固定:锁骨钩钢板固定适用于锁骨远端骨折或合并有肩锁关节脱位患者。锁骨钩钢板设计符合肩锁部的解剖生理特性,解决了治疗肩锁关节脱位和锁骨外端骨折中稳定性和早期活动难以同时保障的问题,应为首选。

(5)T 型钢板固定:T 型钢板固定适用于锁骨近段骨折或合并胸锁关节脱位患者。T 型钢板相对较薄,容量小,松质骨螺钉固定,可克服以往克氏针固定等治疗方法带来的并发症’安全可靠。

## 六、锁骨骨折的护理

### (一)护理评估

1. 一般情况评估

一般入院患者评估。

2. 风险因素评估

患者的日常生活活动能力(ADL)评估(Barthel 指数),Braden 评估,患者跌倒、坠床风险评估。

3. 评估患者对疾病的心理反应

骨折患者的应激性心理反应包括疼痛、焦虑或恐惧、陌生感、自我形象紊乱、疾病预后的担忧和失落感。

4. 评估患者是否有外伤史

青壮年和儿童是否有撞伤、跌倒且肩部着地史,新生儿是否有难产、上肢和肩部过度牵拉史,从而估计伤情。

5. 有骨折专有的体征

(1)症状:局部肿胀、疼痛、成角畸形;

(2)体征:肩部下垂、异常活动、骨擦感或骨擦音。

6. 评估患者有无软组织损伤和上肢神经功能及肱动脉有无损伤

7. X 线摄片及 CT 检查结果

以明确骨折的部位、类型和移动情况。

8. 评估患者既往健康状况

患者是否存在影响活动和康复的慢性疾病。

9. 评估患者生活自理能力和心理社会状况

(二)护理诊断

1. 自理能力缺陷

与骨折肢体固定后活动或功能受限有关。

2. 疼痛

与创伤有关。

3. 焦虑

与疼痛、疾病预后等因素有关。

4. 知识缺乏

缺乏骨折后预防并发症和康复锻炼的相关知识。

5. 肢体肿胀

与骨折有关。

6. 潜在并发症

有周围血管神经功能障碍的危险。

7. 潜在并发症

有感染的危险。

(三)护理措施

1. 术前护理及非手术治疗

(1)心理护理:患者良好的心理状态是保证手术成功的重要前提。骨折后患者均有焦虑、恐惧、担心术后疗效等心理问题,护士应了解病情,主动关心患者,了解其心理状况,做好术前宣教,消除顾虑,缓解心理压力,以良好的心态积极配合手术治疗。锁骨骨折后,患者因担心肩胸部畸形，影响美观和功能，会出现焦虑、烦躁，此时护士应告知患者锁骨骨折治疗效果较好，讲述疾病相关知识及介绍疾病相关病例，帮助患者树立战胜疾病的信心，以消除患者心理障碍。

(2)饮食护理：术前训练患者床上大小便，指导患者进高蛋白、高维生素、高钙及粗纤维饮食，多吃新鲜蔬菜水果，饮适量水，以增强体质，提高组织修复和抗感染能力。

(3)休息与体位：局部固定后，宜卧硬板床，取半卧位或平卧位，避免侧卧位，以防外固定松动。平卧时不用枕头，在两肩胛间垫窄，使两肩后伸外展；患侧胸壁侧方垫枕，以免悬吊的肢体肘部及上臂下坠。日间活动不宜过多，尽量卧床休息，离床活动时用三角巾或前臂吊带将患肢悬吊于胸前，双手叉腰，挺胸、提肩，可缓解对腋下神经、血管的压迫。

(4)肿胀护理

1)用物理疗法改善血液循环，促进渗出液的吸收。损伤早期(伤后 3 日～5 日)局部冷敷，以降低毛细血管的通透性，减少渗出，减轻肿胀，晚期(5 日后)热敷可以促进血肿、水肿的吸收。

2)如肢体肿胀伴有血液障碍，应检查石膏固定是否过紧，必要时拆开固定物，解除压迫。

(5)保持有效的固定。

(6)完善术前的各种化验和检查：包括常规的胸部 X 线片、心电图、肝肾功能、出凝血时间等检查。

(7)皮肤及胃肠护理：按骨科手术常规皮肤准备，术前禁食 12 小时，禁饮 4 小时。

(8)功能锻炼：骨折固定后立即指导患者进行上臂肌的早期舒缩活动，可加强两骨折端在纵轴上的压力，有利于愈合。

2. 术后护理

(1)休息与体位：患侧上肢用三角巾或前臂吊带将患肢悬吊于胸前，平卧时去枕，在两肩胛间垫窄枕，使两肩后伸外展，同时患侧胸壁侧方垫枕，以免患侧肢体下坠，保持上臂及肘部与胸部平行。同时做好基础护理，保持床单位清洁、平整，尤其是年老体弱患者。卧床时间长，骨突出处垫软枕及按摩，防止压疮发生。

(2)术后观察

1)与麻醉医师交接班，予以心电监护、吸氧，监测 T、P、R、BP、$SPO_2$ 变化，每小时记录一次。

2)查看伤口敷料包扎情况，观察有无渗血、渗液。

3)注意伤口负压引流管是否通畅，防止扭曲、折叠、脱落，记录引流液的量、性质。

4)密切观察肢体远端动脉搏动及手指的血供感觉、活动、肤色、皮温，注意有无压迫神经和血管的现象，如出现皮肤发冷、发紫、静脉回流差，感觉麻木的症状，立即报告医师查找原因及时对症处理。

(3)症状护理

1)疼痛

①评估疼痛的原因，向患者解释手术后疼痛的规律，指导缓解疼痛的方法，如听音乐、看报纸与家属聊天等分散对疼痛的注意力。

②给予伤口周围的按摩，缓解肌紧张。

③正确评估患者疼痛的程度，对疼痛明显者可适当给予止痛剂。

④采用止痛泵止痛法，利用止痛泵缓慢从静脉内给药，减轻疼痛。

2)患肢血液循环障碍：观察患者末梢循环，注意观察患肢皮肤温度和颜色、动脉搏动、毛细血管充盈时间及被动活动手指时的反应。

3)肿胀

①伤口局部肿胀：术后1日内可用冷敷，术后24小时后可用热敷，或周林频谱仪、红外线灯照射。

②让患者平卧木板床，肩胛部垫以小枕头，使肩部后伸，予三角巾悬吊患侧上肢，保持功能位，以利静脉回流和减少肿胀。

③患肢肢体的肿胀如伴有血液循环障碍时应检查外固定物是否过紧。

4)出血：注意观察伤口出血量和速度，因为是微创手术，一般出血少，如出血较多，可更换敷料，必要时可给予止血药物。

5)发热：因异物植入引起的吸收热，多于术后第2天出现，经冰敷、温水擦浴或药物降温等处理，一般可于1～3日恢复正常。

6)关节僵硬：为了预防关节僵硬，应鼓励患者尽早进行患肢功能锻炼。

(4)一般护理：协助洗漱、进食，并鼓励指导患者做些力所能及的自理活动。

(5)饮食护理加强饮食护理，鼓励患者进食，宜进营养丰富、高纤维素的饮食，防止便秘的发生。

(6)并发症的观察和护理

1)胸部损伤：应观察局部有无血肿，患者神志、呼吸的频率。如发现憋气、呼吸加快、呼吸困难，应警惕气胸的发生，及时报告医师，及时处理。

2)气管损伤：主要是锁骨下动、静脉及腋下动脉损伤应观察局部皮下有无血肿、瘀斑、肢体远端动脉搏动及血运等。

3)臂丛神经损伤：主要观察患侧上肢皮肤颜色、温度、感觉等。如出现发白或青紫、湿度下降、感觉麻木等异常时，及时报告医师，对症处理。

(7)功能锻炼：在术后固定的早中期：骨折急性损伤处理后2日～3日，损伤反应开始消退，肿胀和疼痛开始消退，即可开始功能锻炼。如握拳、伸指、分指、屈伸、腕绕环、肘屈曲、前臂旋前、旋后等主动练习，并逐渐增加幅度；晚期：骨折基本愈合，外固定去除后，锻炼目的为恢复肩关节活动，常用方法为主动运动、被动运动、助力运动和关节牵伸运动。

3. 出院指导

(1)心理指导：讲述疾病相关知识及介绍成功病例，帮助患者树立战胜病魔的信心。

(2)休息与体位：保持活动与休息时的体位要求。早期卧床休息为主，可间断下床活动。半年内不要剧烈活动，避免再次骨折。

(3)用药：出院带药时，应将药物的名称、剂量、用法、注意事项告诉患者'按时用药。

(4)饮食：骨折早期(术后1周～2周)，由于创伤对胃肠道的刺激，短期内出现肠蠕动减慢、腹胀、食欲缺乏等，因此饮食应以清淡可口，易消化的半流质或软食为主；第二阶段(术后3周～5周)，为骨痂形成期，饮食宜富有营养，鼓励患者多食高蛋白、高热量食物；第三阶段(伤后或伤后6周～8周)，为骨痂成熟期，此阶段饮食应以滋补为主，增加钙质、胶质和滋补肝肾的食品。并且一直要多食蔬菜、水果，避免辛辣刺激食物，预防便秘。

(5)固定：复位固定后即出院的患者，应告诉其保持正确姿势，早期禁止做肩前屈动作，防止骨折移位；解除外固定出院的患者，应告诉其全面练习肩关节活动的要求。首先分别练习肩关节每个方向的动作，重点练习薄弱方面，如肩前屈，活动范围由小到大，次数由少到多，然后进行各方面动作的综合练习，如肩关节环转活动，两臂做“箭步云手”等，不可过于急躁，活动幅度不可过大，力量不可过猛，以免造成软组织损伤。保持患侧肩部及上肢有效固定位，并维持 3 周。

(6)功能锻炼：出院后指导患者患肢保持功能位，不宜过早提携重物，防止骨间隙增大，引起骨不连。外固定者，避免前屈、内收动作。解除外固定后，加强功能锻炼，着重练习肩的前屈，肩旋转活动，如划船动作，力度需适中，以防过猛而再次损伤。

(7)复查时间及指征：定期到医院复查，术后 1 个月、3 个月、6 个月需行 X 线片复查，了解骨折愈合情况。手法复位外固定者如出现骨折处疼痛加剧，患肢麻木，手指颜色改变，温度低于或高于正常等情况须随时复查。

(四)护理评价

(1)疼痛能耐受。

(2)心理状态良好，配合治疗。

(3)肢体肿胀减轻。

(4)切口无感染。

(5)无周围神经损伤，无并发症发生。

(6)X 显示：骨折端对位、对线佳。

(7)患者及家属掌握功能锻炼知识，并按计划进行，肩肘关节无僵直。

(胡春娜)

## 第二节　肱骨近端骨折的康复护理

### 一、概述

肱骨近端骨折是指大结节基底部以上部位的骨折。肱骨近端骨折是常见骨折之一，占全身骨折的 4%～5%，占肩部骨折的 26%，多见于老年骨质疏松者，是 65 岁以上老年人的第三常见骨折，仅次于桡骨远端骨折和股骨近端骨折，对患者肩部功能及全身功能的有重要的影响。

(一)应用解剖学

肱骨近端是指大结节基底部以上部位，其中包括外科颈。肱骨近端是肩关节的重要组成部分。Coldman 将肱骨近端分为四个基本解剖部分：肱骨头、大结节、小结节和干骺端。

(二)病因

肱骨近端骨折主要原因是直接暴力和间接暴力。

(1)造成肱骨近端骨折最常见的是上肢伸展位摔伤所致，造成骨折的外力多较轻微或为中等强度，而发生骨折的内在因素是骨质疏松、骨强度减弱。年轻患者遭受严重的外力，可造成严重的损伤，常表现为骨折伴盂肱关节脱位。

(2)造成肱骨近端骨折的另一种外伤机制是上臂过度旋转，尤其在上臂外展位同时有过度旋转，肱骨近端与肩峰相顶触时易发生骨折，常见于老年患者。

(3)第 3 种外伤原因是肩部侧方遭受直接外力所致,可造成肱骨大结节骨

(4)造成肱骨近端骨折的其他少见原因是癫痫发作或电休克治疗时,由于肌肉痉挛性的收缩可造成肱骨近端骨折脱位。

(5)肿瘤、转移性病变,可使骨质破坏,骨强度减弱,遭受外力即可发生骨折。肱骨近端是病理性骨折的好发部位之一。

(三)分类

Neer 于 1970 年提出了肱骨近端骨折的四部分分类法,将肱骨近端 4 个组成部分,即肱骨头、大结节,小结节和干骺端相互移位>1cm 或成角>45°认为是移位骨块。

按此标准,将肱骨近端骨折分为 6 型:

1. Ⅰ型

一部分骨折肱骨上端可为一处骨折(如单一肱骨外科颈骨折、单一大结节骨折或小结节骨折等),也可是多处骨折,即同时有两处或两处以上部位的骨折(如外科颈骨折合并大结节骨折等),但任何一处骨折的移位都不>1cm,成角不>45°。从病理损伤考虑,这种骨折软组织损伤较轻或骨端间有紧密的嵌插,骨折比较稳定,一般骨折愈合较快。这种类型骨折占肱骨上端骨折的绝大多数。这种没有明显移位的骨折,由于仍有软组织将骨折块连为一体,因此称为"一部分骨折"。

2. Ⅱ型

二部分骨折按解剖部位命名即为肱骨解剖颈骨折,且骨端间移位>1cm 或成角>45°。此种骨折肱骨头的血液循环受到破坏,常发生肱骨头缺血坏死。这种一处骨折因有明显的移位(或同时有轻度移位的大、小结节骨折),从而使肱骨头与肱骨干上端形成分离的两部分,因此属于"二部分骨折"。

3. Ⅲ型

骨干移位骨折从解剖部位命名即为外科颈骨折。骨折移位>1cm 或成角畸形>45°。单一骨干移位,肱骨上端分成两个分离的部分,因此也属于"二部分骨折"。如同时再合并一个结节骨折且移位也>1cm 以上,并且肱骨上端分成三个各自分离的部分,因此应属于"三部分骨折"。如同时合并两个结节的骨折,且均有>1cm 的移位,肱骨上端则分成四个各自分离的骨块,即肱骨头、大结节、小结节和肱骨干上端。这种骨折属于"四部分骨折"。

4. Ⅳ型

大结节骨折大结节骨折且移位>1cm 以上。大结节有三个面做为冈上肌、冈下肌和小圆肌的附着点。外伤时可造成整个大结节骨折移位,也可为大结节的一个面撕脱骨折。如为部分撕脱骨折且有明显移位时,则说明肩袖有纵向撕裂。如大结节移位骨折同时有外科颈的移位骨折,则关节段骨块由于受附力与小结节的肩胛下肌的牵拉而发生内旋。

5. Ⅴ型

小结节移位骨折可为单独小结节撕脱骨折,移位>1cm 以上,即属"二部分骨折"。如同时合并有外科颈骨折且有明显移位,则属于"三部分骨折"o 此时关节段由于只受附着于大结节的肩袖牵拉,因此可发生外展、外旋移位。

6. Ⅵ型

肱骨上端骨折合并肱盂关节脱位肱骨上端骨折脱位是指肱骨上端骨折同时合并盂肱关节的真正完全脱位,而不是指肱骨头的旋转移位或关节内的半脱位现象。在"二部分"或"三

部分”骨折脱位的病例，肱骨头仍可能有一定的血循环。如发生“四部分骨折”脱位时，肱骨头血循环遭受破坏，易造成肱骨头缺血坏死。

（四）临床表现

患者有明确的外伤史，受伤后上臂立即出现疼痛、肿胀、畸形、上肢活动障碍，并可见伤肢短缩，用手触之有异常活动，骨摩擦感。在肩及骨折断端可闻及摩擦音。

## 二、治疗

肱骨近端骨折的治疗原则是争取理想的复位，尽可能地保留肱骨头的血液循环供应，保持骨折端的稳定，并能早期开始功能锻炼。

根据骨折严重程度和患者年龄情况选择非手术治疗、手术固定或人工关节置换进行治疗。

（一）非手术治疗

肱骨近端骨折中 80%～85%为无移位或轻微移位骨折，可通过非手术治疗取得良好的效果。通常对于“一部分骨折”和多数“二部分骨折”均可采用非手术治疗。高龄患者因骨质较为疏松，一般也采用非手术治疗。

肱骨近端骨折非手术治疗方法包括手法复位夹板固定、悬吊石膏、牵引、肩外展支架固定等。

（二）手术治疗

肱骨近端骨折中有 10%～20%需要手术治疗。

1. 手术适应证

手术适应证主要有：

“三部分骨折”及“四部分骨折”多需手术治疗。

2. 手术方式

(1)闭合复位经皮克氏针固定：闭合复位或利用钢针撬拨复位，对肱骨头血供干扰小，肱骨头坏死率较低。骨折复位后可采用经皮克氏针固定或外固定架固定。此技术对无骨质疏松的患者为有效的治疗方法。

(2)闭合复位髓内钉固定：闭合复位髓内钉固定是治疗肱骨近端骨折的有效方法，但髓内钉固定对四部分骨折的治疗效果尚不肯定。

闭合复位髓内钉固定对骨折部位的创伤小，减少了肱骨头缺血性坏死的发生率，感染率也较低，但骨折复位不够理想，骨折固定也不够稳定。

(3)切开复位钢板内固定：切开复位钢板内固定是治疗肱骨近端骨折的常用方法，用于肱骨近端骨折内固定的钢板有多种类型，如 T 形钢板、1/3 管形钢板、钩状钢板、三叶钢板、锁定钢板等。

(4)切开复位张力带钢丝固定：张力带钢丝固定对软组织的损害轻微，利于骨折血运的重建广三部分”或“四部分”肱骨近端骨折都可考虑张力带钢丝固定。

(5)人工肱骨头置换：多数学者认为 Neer 四部分肱骨近端骨折的最佳治疗手术方法是人工肱骨头置换术。对于伴有肩关节脱位的肱骨近端粉碎骨折，肱骨头置换术比开放复位内固定术更有利。

人工肱骨头置换术既适用于新鲜性肱骨近端骨折，也可用于陈旧性肱骨近端骨折，对于后者，人工肱骨头置换术缓解疼痛的效果更加明显。

(6)肩关节融合术：肩关节融合术是很早就采用的一种治疗严重肱骨近端骨折的方法。虽然术后能明显减轻疼痛，但关节活动受限，生活质量差，大多数患者难以接受。

随着生活质量的提高，肱骨近端骨折治疗水平的提高，对于肱骨头严重粉碎性骨折多采用关节置换术，而关节融合术则日趋减少。

## 三、肢骨近端骨折的护理

### (一)护理评估

(1)一般情况评估：一般人院患者评估。

(2)风险因素评估：患者的日常生活活动能力(ADL)评估(Barthel 指数)，Braden 评估，患者跌倒、坠床风险评估。

(3)评估患者对疾病的心理反应：骨折患者的应激性心理反应包括疼痛、焦虑或恐惧、陌生感、自我形象紊乱、疾病预后的担忧和失落感。

(4)评估患者是否有外伤史。

(5)有骨折专有的体征

1)症状：局部肿胀、疼痛、成角畸形。

2)体征：异常活动、骨擦感。

(6)评估患者有无软组织损伤和上肢神经功能及肱动脉有无损伤。

(7)X 线摄片及 CT 检查结果：以明确骨折的部位、类型和移动情况。

(8)评估患者既往健康状况：患者是否存在影响活动和康复的慢性疾病。

(9)生活自理能力和心理社会状况。

### (二)护理诊断

1. 自理能力缺陷

与骨折肢体固定后活动或功能受限有关。

2. 疼痛

与创伤有关。

3. 焦虑

与疼痛、疾病预后等因素有关。

4. 知识缺乏

缺乏骨折后预防并发症和康复锻炼的相关知识。

5. 恐惧

与担心疾病的预后可能致残有关。

6. 肢体肿胀

与骨折有关。

7. 关节僵硬

与长期制动有关。

8. 潜在并发症

有周围血管神经功能障碍的危险。

9. 潜在并发症

有感染的危险。

（三）护理措施

1. 术前护理及非手术治疗

(1)心理护理：患者肱骨骨折后，因剧烈疼痛，活动障碍，并且由于患肢骨折部位较高，肩关节活动明显受限，产生不适感，所以患者常产生焦虑、紧张、恐惧心理。护士应及时观察患者心理状况，通过良好的语言，对患者进行有效的心理疏导，关心安慰患者，并教会其松弛疗法，减轻不舒适感，了解患者及家属对疾病治疗及预后的认识程度，介绍疾病相关知识及成功病例，帮助患者建立信心，消除不良情绪，使其积极配合治疗和护理。

(2)观察呼吸情况：由于患肢处于贴胸位固定，部分患者会感觉呼吸不畅，可适当放松固定，同时嘱患者深呼吸 2～3 次/日，10 分/次，以增加肺活量，并有效咳嗽，即深吸气后再咳嗽，以增加肺活量，减少肺部并发症。可加强腹式呼吸，以防肺部感染。

(3)促进患肢浅静脉回流：外伤后由于肿胀，深静脉回流多已受影响，随着肿胀加重，浅静脉回流亦会受影响，通过顺浅静脉回流方向对患肢进行自远及近地按摩，100～200 次/日，利于维持良好的静脉回流通路，促进水肿消退，以利早期手术。

(4)严密观察指端血运：肱骨近端骨折脱位可合并肩袖的撕裂及血管损伤，尤其是腋神经易被骨块卡压及脱位的肱骨头牵拉。血管损伤是较少的并发症，一旦发生后果比较严重。故应严密观察患肢肢端血运，如出现苍白、青紫、发绀及麻木应立即处理。

(5)饮食护理：术前训练患者床上大小便，指导患者进高蛋白、高维生素、高钙及粗纤维饮食，多吃新鲜蔬菜水果，饮适量水，以增强体质，提高组织修复和抗感染能力。

(6)休息与体位：无论是三角巾悬吊及手法复位后，还是外展支架固定，只要患者全身情况允许日间均应下床活动，卧床时床头抬高 30°～45°位较为舒适。平卧位时，在患侧上肢下垫一软枕使之与躯干平行放置，避免前驱后驱或后伸。

(7)外展架固定的护理

1)维持外展固定的正确位置：肩关节外展 70°，前屈 30°，屈肘 90°，随时予以调整和加固。外展型骨折固定位于内收位，内收型骨折固定于外展位，防止已修复的骨折再移位。告知患者定期 X 线复查，了解骨折端的位置变化情况，防止畸形愈合。

2)外展架固定期间，鼓励患者锻炼，做手指的握拳、伸指练习。

3)有明显不适，如疼痛、肿胀、麻木等其他症状时，立即通知医师，查明原因，对症处理。

(8)肿胀

1)用物理疗法改善血液循环，促进渗出液的吸收。损伤早期(伤后 3～5 日)局部冷敷，以降低毛细血管的通透性，减少渗出，减轻肿胀，晚期(5 日后)热敷可以促进血肿、水肿的吸收。

2)如肢体肿胀伴有血液障碍，应检查石膏固定是否过紧，必要时拆开固定物，解除压迫。

(9)保持有效的固定。

(10)完善术前的各种化验和检查：包括常规的胸部 X 线片、心电图、肝肾功能、出凝血时间等检查。

(11)皮肤及胃肠护理：按骨科手术常规皮肤准备，术前禁食 12 小时，禁饮 4 小时。

(12)功能锻炼：骨折固定后立即指导患者进行上臂肌的早期舒缩活动，可加强两骨折端在纵轴上的压力，有利于愈合。

2. 术后护理

(1)休息与体位：患者清醒后取平卧或健侧卧位，患肢屈肘置于胸前，平卧位时在患肢下垫一软枕使之与躯干平行放置，避免前屈或后伸，术后第2日可抬高床头30°～45°卧位，患肢用软枕抬高，无明显身体不适，可下床活动，站立或下床活动时可用三角巾或上肢吊带将患肢悬吊颈部，屈肘固定，并保持肩关节轻度外展位。

(2)术后观察

1)与麻醉医师交接班，予以心电监护、吸氧，监测T、P、R、BP、Sp02变化，每小时记录一次。

2)查看伤口敷料包扎情况，观察有无渗血、渗液。

3)注意伤口负压引流管是否通畅，防止扭曲、折叠、脱落，记录引流液的量、性质。

4)密切观察肢体远端动脉搏动及手指的血供感觉、活动、肤色、皮温，注意有无压迫神经和血管的现象，如出现皮肤发冷、发紫、静脉回流差，感觉麻木的症状，立即报告医师查找原因及时对症处理。

5)负压引流者应观察引流液色、质和量，若24小时引流量大于200mL，应及时向医师汇报。

6)夹板或石膏固定者，术后应维持有效的固定，经常观察患者，查看固定位置有无变动，观察患肢手指的血运，有无局部压迫症状，如出现患肢青紫、肿胀、剧痛等，应立即报告医师处理。保持患肢于功能位置，如果肘关节屈曲角度过大，影响桡动脉正常搏动，应适当降肘关节伸直后再固定。

(3)症状护理

1)疼痛：评估疼痛的原因，向患者解释手术后疼痛的规律，指导缓解疼痛的方法，如听音乐、看报纸与家属聊天等分散对疼痛的注意力；给予伤口周围及肘、腕关节的按摩，缓解肌紧张；正确评估患者疼痛的程度，对疼痛明显者可适当给予止痛剂；采用止痛泵止痛法，利用止痛泵缓慢从静脉内给药，减轻疼痛。

2)肿胀：伤口局部肿胀，术后一日可用冷敷，术后24小时后可用热敷，或周林频谱仪、红外线灯照射。

3)患肢血液循环障碍：观察患者末梢循环，注意观察患肢皮肤温度和颜色、动脉搏动、毛细血管充盈时间及被动活动手指时的反应。

4)出血：注意观察伤口出血量和速度，因为是微创手术，一般出血少，如出血较多，可更换敷料，必要时可给予止血药物。

5)发热：因异物植入引起的吸收热，多于术后第2日出现，经冰敷、温水擦浴或药物降温等处理，一般可于1日～3日恢复正常。

6)关节僵硬：为了预防关节僵硬，应鼓励患者尽早进行患肢功能锻炼。

(4)一般护理：协助洗漱、进食，并鼓励指导患者做些力所能及的自理活动。

(5)饮食护理：术后患者因疼痛、体位不适等原因，食欲下降，讲解饮食对促进机体恢复的重要性，鼓励患者进食，给予高蛋白、高维生素、含钙丰富的食物，如瘦肉、鱼、鸡蛋、牛奶，宜清淡易消化，多食蔬菜、水果。

(6)功能锻炼：根据骨折类型、是否脱位及手术固定方法、牢固程度决定功能锻炼方法。

1)术后1日：可在医务人员指导下行患肢手指的握拳、伸指、腕关节的屈曲、背伸活动。

2)术后2日～7日：行患肢肘关节的屈伸练习，从被动到自动，继续加强手指及腕关节活动，2～3次/日。

3)术后 1 周～2 周:患肢疼痛肿胀减轻后,练习患肢肩关节的前屈、后伸活动,活动以患肢疼痛为限,不可操之过急,逐步加大范围。

4)术后 4 周～6 周:外固定解除后,可全面练习肩关节的活动徒手练习以下动作:肩关节的环转活动,肩内旋运动,肩内收、外旋运动,肩外展、内旋、后伸运动,肩外展上举运动。

3. 出院指导

(1)心理指导:讲述疾病相关知识及介绍成功病例,帮助患者树立战胜病魔的信心。

(2)休息与体位:不强调卧床,尽可能离床活动。保持活动与休息时的体位要求。长臂石膏托固定后,卧床时头肩部抬高,患肢垫枕与躯干平行,离床活动时,患肘用三角巾悬吊于胸前。半年内不要剧烈活动,避免再次骨折。

(3)用药:出院带药时,应将药物的名称、剂量、用法、注意事项告诉患者,按时用药。

(4)饮食:骨折早期(术后 1 周～2 周),由于创伤对胃肠道的刺激,短期内出现肠蠕动减慢、腹胀、食欲缺乏等,因此饮食应以清淡可口,易消化的半流质或软食为主;第二阶段(术后 3 周～5 周),为骨痂形成期,饮食宜富有营养,鼓励患者多食高蛋白、高热量食物;第三阶段(术后 6 周～8 周),为骨痂成熟期,此阶段饮食应以滋补为主,增加钙质、胶质和滋补肝肾的食品。并且一直要多食蔬菜、水果,避免辛辣刺激食物,预防便秘。

(5)固定:注意维护外展架固定的位置,观察患肢手指的血运。保持患肢于功能位置。如果肘关节屈曲角度过大,影响桡动脉正常搏动,应适当降肘关节伸直后再固定。

(6)功能锻炼:向患者讲明术后功能锻炼的重要性,出院后继续功能锻炼,最大限度的恢复患肢功能,督促患者在日常生活中使用患肢。注意外展性骨折禁忌患肩外展,内收型骨折禁忌肩内收。外固定解除后,逐步达到生活自理。

(7)复查时间及指征:定期到医院复查,查看外固定架及骨折愈合情况。石膏固定期间,如患肢皮肤发绀、发凉、剧烈疼痛或感觉异常、麻木,应立即就诊。分别在术后 1 个月、3 个月、6 个月复查 X 线片,了解骨折的愈合情况,以便及时调整固定,防止畸形。

(四)护理评价

(1)疼痛能耐受。

(2)心理状态良好,配合治疗。

(3)肢体肿胀减轻。

(4)切口无感染。

(5)无周围神经损伤,无并发症发生。

(6)X 显示:骨折端对位、对线佳。

(7)患者及家属掌握功能锻炼知识,并按计划进行,肩肘关节无僵直。

(胡春娜)

## 第三节 肱骨干骨折的康复护理

### 一、概述

肱骨外科颈以下 1cm 至肱骨髁上 2cm 之间发生的骨折,称为肱骨干骨折。肱骨干骨折发病率占全身骨折 3%～5%,多见于青壮年。多发于骨干的中部,其次为下部,上部最少,下

1/3 骨折易发生骨不连,中下 1/3 骨折易合并桡神经损伤。

(一)应用解剖学

肱骨干位于外科颈下 1cm 与肱骨髁上 2cm 间。肱骨干上 1/3 段呈圆柱形,下 1/2 段呈棱柱形。

(二)病因

直接暴力、间接暴力及旋转暴力均可导致肱骨干骨折。

1. 直接暴力

直接暴力如打击伤、挤压伤或火器伤等,多发生于中 1/3 处,多为横行骨折、粉碎骨折或开放性骨折,有时可发生多段骨折。

2. 间接暴力

间接暴力如跌倒时手或肘着地等,多见于肱骨中下 1/3 处,多为斜行骨折或螺旋形骨折,此种骨折尖端易刺入肌肉,影响手法复位。

3. 旋转暴力

旋转暴力如投掷手榴弹、标枪或翻腕赛等,多可引起肱骨中下 1/3 交界处骨折,所引起的肱骨骨折多为典型螺旋形骨折。

(三)分类

AO 分类:

A 型:简单骨折,包括发生在近、中、远侧 1/3 部位的螺旋形、斜形、横形骨折;

B 型:楔形骨折,为 A 型基础上有楔形骨折块;

C 型:复杂骨折,有 2 个以上粉碎骨折块或多段骨折,如螺旋形粉碎、多段骨折、不规则骨折。

每一类骨折又可分为 1、2、3 亚型,每一亚型又分三组,因此肱骨干骨折可分为 3 型、9 个亚型和 27 个组。A1 表示骨折预后较好,C3 表示骨折预后最差。

(四)临床表现

伤后患臂疼痛、肿胀明显、活动障碍,患肢不能抬举,有异常活动及骨擦音,局部有明显环形压痛和纵向叩击痛。检查时必须注意腕及手指的功能,以便确定是否合并有神经损伤。肱骨中下 1/3 骨折常易合并桡神经损伤,桡神经损伤后,可出现腕下垂、掌指关节不能伸直,拇指不能伸展,手背第 1、2 掌骨间(虎口区)皮肤感觉障碍。

## 二、治疗

(一)非手术治疗

肱骨干有较多肌肉包绕,骨折轻度成角或短缩畸形不影响外观及功能者,可采用非手术方法治疗。

1. 上臂悬垂石膏

依靠石膏的重量牵引达到骨折复位并维持对位。采用悬垂石膏,应每周摄 X 线片,以便及时矫正骨折端分离或成角畸形 s2 周~3 周后改用其他外固定治疗。

2. U 型接骨夹板

适用于横形骨折及无明显移位的斜型及螺旋形骨折,起维持骨折对位对线的作用,以利于骨折愈合。

3. 维耳波支持带

适用于儿童及老年人无移位的肱骨干骨折,无须行骨折手法复位,用以维持骨折对位。

4. 小夹板固定

适用于移位、成角畸形不大、对线较好的肱骨干中部骨折。夹板置于患肢后,用3根~4根布带分别绑扎,并随时调节绑扎带的松紧,避免影响伤肢血循环及发生压疮。

5. 肩人字石膏

骨折复位后为了维持复位后的位置,需要将上肢制动于外展外旋位时,需用肩人字石膏。但石膏较重,影响呼吸、热天易出汗等,患者均感很不舒适,故现已少用或以肩外展支架来替代。

6. 尺骨鹰嘴骨牵引

适用于长时间卧床的患者和开放粉碎性肱骨干骨折,或短期内无法进行手术治疗的患者。

7. 肩外展支架

是一种通过软组织的牵拉使骨折复位的装置。但功能支架不宜用于有广泛软组织损伤、骨缺损、骨折端对线不良及不合作的患者。功能支架可应用于骨折早期或伤后1周~2周。急性期使用时应注意肢体的肿胀程度及神经血管的状况,应保持上臂悬垂于胸前,防止骨折端成角畸形。功能支架在4周内应每周随诊。支架至少应维持8周。

(二)手术治疗

1. 手术适应证

(1)反复手法复位失败,骨折端对位对线不良,愈合后影响功能。

(2)骨折分离移位,或骨折端有软组织嵌入。

(3)合并神经血管损伤。

(4)陈旧骨折不愈合„

(5)影响功能及外形的畸形愈合。

(6)同一肢体或其他部位有多发性骨折,如AO分类的B3型及C型。

(7)病理性骨折。

(8)8~12小时内污染不重的开放性骨折。

2. 手术方式

手术方式有多种,临床医师应根据自身的经验、器械设备、骨折类型、软组织条件及全身状况,选择对患者最有利的方法。

(1)Rush钉固定:适用于肱骨中、下段骨折,目前已较少应用。

(2)Kuntscher钉固定:Kuntscher钉是一种髓内钉,适用于肱骨中上1/3骨折。留于骨外的钉尾,影响肩或肘关节的活动,故临床上使用不普遍。

(3)带锁髓内钉固定:髓内钉术后应早期行肩关节功能练习。

(4)钢板螺丝钉固定:根据肱骨干骨折部位的不同,使用不同形状、不同宽度及厚度的钢板。

(5)外固定架固定:外固定架适用于开放骨折伴有广泛软组织损伤的患者,也适用于无法进行坚强内固定及骨折部已发生感染的患者。使用外固定架后应定期行X线检查,及时调整骨折端的对位对线,早期行功能锻炼,以期获得满意的效果。

## 三、肱骨干骨折的护理

### (一)护理评估

(1)一般情况评估:一般人院患者评估。

(2)风险因素评估:患者的日常生活活动能力(ADL)评估(Barthel 指数),Braden 评估,患者跌倒、坠床风险评估。

(3)评估患者对疾病的心理反应:骨折患者的应激性心理反应包括疼痛、焦虑或恐惧、陌生感、自我形象紊乱、疾病预后的担忧和失落感。

(4)评估患者是否有外伤史。

(5)评估患者是否有骨折专有的体征

1)症状:局部肿胀、疼痛、成角畸形。

2)体征:异常活动、骨擦感、骨折合并桡神经损伤可出现垂腕,手掌指关节不能伸直,拇指不能伸展和手背、虎口区感觉减退或消失。

(6)评估患者有无软组织损伤和上肢神经功能及肱动脉有无损伤。

(7)X 线摄片及 CT 检查结果:以明确骨折的部位、类型和移动情况。

(8)既往健康状况:是否存在影响活动和康复的慢性疾病。

(9)生活自理能力和心理社会状况。

### (二)护理诊断

1. 自理能力缺陷

与骨折肢体固定后活动或功能受限有关。

2. 疼痛

与创伤有关。

3. 焦虑

与疼痛、疾病预后等因素有关。

4. 知识缺乏

缺乏骨折后预防并发症和康复锻炼的相关知识。

5. 恐惧

与担心疾病的预后可能致残有关。

6. 肢体肿胀

与骨折有关。

7. 关节僵硬

与长期制动有关。

8. 潜在并发症

有周围血管神经功能障碍的危险。

9. 潜在并发症

有感染的危险。

### (三)护理措施

1. 术前护理及非手术治疗

(1)心理护理:肱骨干骨折,因剧烈疼痛,活动障碍,常使患者产生焦虑、紧张、恐惧心理。

特别伴有神经损伤时，患者心理压力大，易产生悲观情绪。因此，护士应讲解疾病相关知识，使患者有充分的思想准备，及时观察患者心理状况，预防不良情绪的产生。关注患者感觉和运动恢复的微小变化，以此激励患者，消除不良情绪，使其看到希望，积极配合治疗和护理。

(2)饮食护理：术前训练患者床上大小便，指导患者进高蛋白、高维生素、高钙及粗纤维饮食，多吃新鲜蔬菜水果，饮适量的水，以增强体质，提高组织修复和抗感染能力。

(3)休息与体位："U"形石膏托固定时可平卧，患侧肢体用垫枕垫起，保持骨折不移动；悬垂石膏固定时只能取坐卧位或半卧位，维持其下垂牵引作用。但需避免过度；内固定术后，使用外展固定者，以半卧位为宜，平卧位时，可于患肢下垫一软枕，使之与躯体平行，以减轻肿胀。

(4)皮肤护理：桡神经损伤后，引起支配区域皮肤营养改变，使皮肤萎缩干燥，弹性下降，容易受伤，损伤后伤口易形成溃疡。需注意预防：

1)每日温水擦洗患肢，保持清洁，促进血液循环。

2)定时改变体位，避免皮肤受压引起压疮。

3)禁用热水袋，防止烫伤。

(5)症状护理

1)用物理疗法改善血液循环，促进渗出液的吸收。损伤早期(伤后 3 日～5 日)局部冷敷，以降低毛细血管的通透性，减少渗出，减轻肿胀，晚期(5 日后)热敷可以促进血肿、水肿的吸收；

2)如肢体肿胀伴有血液障碍，应检查石膏固定是否过紧，必要时拆开固定物，解除压迫。

(6)保持有效的固定。

(7)完善术前的各种化验和检查：包括常规的胸部 X 线片、心电图、肝肾功能、出凝血时间等检查。

(8)皮肤及胃肠护理：按骨科手术常规皮肤准备，术前禁食 12 小时，禁饮 4 小时。

(9)功能锻炼：骨折固定后立即指导患者进行上臂肌的早期舒缩活动，可加强两骨折端在纵轴上的压力，有利于愈合。

2. 术后护理

(1)休息与体位：内固定术后，使用外展固定者，以半卧位为宜；平卧位时，可于患肢下垫一软枕，使之与躯体平行，以减轻肿胀。

(2)术后观察

1)与麻醉医师交接班，予以心电监护、吸氧，监测 T、P、R、BP、$SpO_2$ 变化，每小时记录一次。

2)查看伤口敷料包扎情况，观察有无渗血、渗液。

3)注意伤口负压引流管是否通畅，防止扭曲、折叠、脱落，记录引流液的量、性质。

4)密切观察肢体远端动脉搏动及手指的血供、感觉、活动、肤色、皮温，注意有无压迫神经和血管的现象，如出现皮肤发冷、发紫、静脉回流差，感觉麻木的症状，立即报告医师查找原因及时对症处理。特别是已经有桡神经损伤者，观察神经功能恢复情况，恢复的初始时间越早，效果越好。

5)夹板或石膏固定者，术后应维持有效的固定，经常查看固定位置有无变动，观察患肢手指的血运，有无局部压迫症状，如出现患肢青紫、肿胀、剧痛等，应立即报告医师处理。保持患肢于功能位置，如果时关节屈曲角度过大，影响桡动脉正常搏动，应适当将肘关节伸直后再固定。

(3)症状护理

1)疼痛：评估疼痛的原因，向患者解释手术后疼痛的规律，手术切口疼痛在术后3日内较剧烈，以后逐日递减„指导缓解疼痛的方法，如听音乐、看报纸与家属聊天等分散对疼痛的注意力；给予伤口周围及肘、腕关节的按摩，缓解肌紧张；正确评估患者疼痛的程度，对疼痛明显者可适当给予止痛剂；采用止痛泵止痛法，利用止痛泵缓慢从静脉内给药，减轻疼痛；组织缺血引起的疼痛，表现为剧烈疼痛且呈进行性，肢体远端有缺血体征，可及时解除压迫。3日后，如疼痛进行性加重或搏动性疼痛，伴有皮肤红肿热，伤口有脓液渗出或有臭味，则多为继发感染，及时应用有效抗生素。

2)肿胀：伤口局部肿胀，术后1日可用冷敷，术后24小时后可用热敷，或周林频谱仪、红外线灯照射。

3)血管痉挛：行神经修复和血管重建术后，可能出现血管痉挛。预防措施有：避免一切不良刺激；严格卧床休息，石膏固定患肢2周，患肢保暖，保持室温25℃左右，不在患肢测血压；镇痛，禁止吸烟；1周内应用扩血管、抗凝药，保持血管的扩张状态；密切观察患肢血液循环变化；检查皮肤颜色、温度、毛细血管回流反应、肿胀或干瘪、伤口渗血等。

4)患肢血液循环障碍：观察患者末梢循环，注意观察患肢皮肤温度和颜色、动脉搏动、毛细血管充盈时间及被动活动手指时的反应。

5)出血：注意观察伤口出血量和速度，因为是微创手术，一般出血少，如出血较多，可更换敷料，必要时可给予止血药物。

6)发热：因异物植入引起的吸收热，多于术后第2日出现，经冰敷、温水擦浴或药物降温等处理，一般可于1日～3日恢复正常。

7)关节僵硬：为了预防关节僵硬，应鼓励患者尽早进行患肢功能锻炼。

(4)饮食护理：术后患者因疼痛、体位不适等原因而食欲下降，讲解饮食对促进机体恢复的重要性，鼓励患者进食，给予高蛋白、高维生素、含钙丰富的食物，如瘦肉、鱼、鸡蛋、牛奶，宜清淡易消化，多食蔬菜、水果。

(5)一般护理：协助洗漱、进食，并鼓励指导患者做些力所能及的自理活动。

(6)功能锻炼：骨折固定后立即指导患者进行上臂肌的早期舒缩活动，可加强两骨折端在纵轴上的压力，有利于愈合。

3. 出院指导

(1)心理指导：肱骨干骨折的复位要求较其他部位骨折低，遗留20°以内的向前成角和30°以内的向外成交畸形并不影响功能；斜行骨折愈合即使缩短2.5cm，也不会发生明显的异常。应先给患者及家属讲解明确，以减轻心理负担。肱骨干骨折伴有桡神经损伤时，患肢伸腕、伸指功能障碍，短期内症状改善不明显，治疗周期长，患者心理压力大，易产生及早悲观的情形。可介绍治疗措施，对患者感觉和运动恢复的微小变化予以重视，并以此激励患者，主动配合治疗。

(2)休息与体位：保持活动与休息时的体位要求。悬吊石膏固定等患者2周内不能平卧，只能取坐位或半卧位。因此要向患者讲解该体位的治疗意义。长臂石膏托固定后，卧床时头肩部抬高，患肢垫枕与躯干平行，离床活动时，患肘用三角巾悬吊于胸前。半年内不要剧烈活动,避免再次骨折。

(3)用药:出院带药时,应将药物的名称、剂量、用法、注意事项告诉患者,按时用药。伴桡神经损伤者,口服营养神经药物并配合理疗1月～2月。

(4)饮食:骨折早期(术后1周～2周),由于创伤对胃肠道的刺激,短期内出现肠蠕动减慢、腹胀、食欲缺乏等。因此,饮食应以清淡可口,易消化的半流质或软食为主;第二阶段(术后3周～5周),为骨痂形成期,饮食宜富有营养,鼓励患者多食高蛋白、高热量食物;第三阶段(术后6周～8周),为骨痂成熟期,此阶段饮食应以滋补为主,增加钙质、胶质和滋补肝肾的食品,并且一直要多食蔬菜、水果,避免辛辣刺激食物,预防便秘。

(5)固定:注意维护固定的位置,观察患肢手指的血运。小夹板固定指导:小夹板固定后,很多患者都不愿意住院而要回家休息,那就更应仔细向患者及家属交待注意事项,尤其在伤后3日内。注意事项包括:小夹板不可任意移动位置;注意患肢手指的血液循环情况,有异常情况及时来院就诊检查;小夹板固定5周～6周后可根据骨折愈合情况拆除小夹板,3个月内避免提重物;对老年患者更应嘱咐尽早开始肩肘关节锻炼,以免发生关节粘连、功能障碍等并发症,预约定期门诊复查。

(6)功能锻炼:向患者讲明术后功能锻炼的重要性,出院后继续功能锻炼,最大限度的恢复患肢功能,督促患者在日常生活中使用患肢。注意外展性骨折禁忌患肩外展,内收型骨折禁忌肩内收。外固定解除后,逐步达到生活自理。

(7)复查时间及指征:定期到医院复查,查看外固定架及骨折愈合情况。“U”形石膏固定的患者,在肿胀消退后,石膏固定会松动,应来院复诊;悬吊石膏固定两周后来院更换长臂石膏托,维持固定6周左右后再拆除石膏。术后1个月、3个月、6个月复查X线片,了解骨折移位或愈合情况,伴桡神经损伤者,并定期复查肌电图,了解神经功能恢复情况。

(四)护理评价

(1)疼痛能耐受。

(2)心理状态良好,配合治疗。

(3)肢体肿胀减轻。

(4)切口无感染。

(5)无周围神经损伤,无并发症发生。

(6)X线片显示:骨折端对位、对线佳。

(7)患者及家属掌握功能锻炼知识,并按计划进行,肩肘关节无僵直。

(胡春娜)

## 第四节　肱骨远端骨折的康复护理

### 一、概述

肱骨远端骨折是肘部常见骨折之一,约占全身骨折的11.1%,占肘部骨折的50%～60%,多见于5岁～12岁儿童。在成人中约占全身骨折的2%,占肱骨骨折的1/3,是临床上相对难处理的骨折之一。

(一)应用解剖学

肱骨远端是指肱骨髁上部至远端关节面之间。肱骨远端呈前后扁平状,前有冠状窝,后有鹰嘴窝，两窝之间仅有一薄层骨质，此处容易发生骨折。

（二）病因

老年患者多由低能量的摔伤所致，年轻患者多为高能量的交通伤和坠落伤所致。肱骨远端骨折类型复杂，常见的有肱骨髁上骨折、肱骨髁间骨折、肱骨内外髁骨折等，骨折的原因也各有不同。

1. 肱骨髁上骨折

（1）伸展型：此型占9%，由于跌倒时手着地，同时肘关节过伸及前臂旋前致伤。由于骨折端的严重移位，可造成正中神经、桡神经（偶有尺神经）及肱动脉的挫伤、压迫及裂伤。

（2）屈曲型：约占5%，由于跌倒时肘关节屈曲，导致远骨折端向前移位、近骨折端向后移位，远骨折端前侧的骨膜及近骨折端后部骨膜剥离，合并神经血管等软组织损伤较少。

2. 肱骨髁间骨折

大多认为因尺骨的滑车切迹撞击肱骨髁所致，屈肘和伸肘位都可发生，可分为屈曲和伸直型两种损伤。

3. 肱骨外髁骨折

指肱骨干与肱骨髁交界处发生的骨折。肱骨干肘线与肱骨髁肘线之间有30°～50°的前倾角，这是容易发生肱骨髁上骨折的解剖因素。多发于10岁以下儿童。肱骨髁上骨折多发生于运动伤、生活伤和交通事故，系间接暴力所致。

4. 肱骨内上髁骨折

儿童比成年人多见。跌倒时前臂屈肌腱的猛烈收缩牵拉或肘部受外翻应力作用而引起肱骨内上踝骨折或骨骺分离骨折。

（三）分类

1. 肱骨髁上骨折

（1）伸展型：此型占9%，骨折线斜向后上方，远骨折端向后上方移位，并可表现尺偏或桡偏及旋转。严重者骨折近端向前方穿透骨膜，穿入肱前肌及肱二头肌，骨折远端前部及骨折近端后部骨膜剥离。由于骨折端的严重移位，可造成正中神经、桡神经（偶有尺神经）及肱动脉的挫伤、压迫及裂伤。

（2）屈曲型：约占5%，由于跌倒时肘关节屈曲，导致远骨折端向前移位、近骨折端向后移位，远骨折端前侧的骨膜及近骨折端后部骨膜剥离，合并神经血管等软组织损伤较少。

2. 肱骨裸间骨折

可分为屈曲和伸直型两种损伤。

（1）屈曲型损伤：外力直接作用于肘后方鹰嘴部位，加上同时存在的前臂肌肉收缩，造成骨折所需的暴力比预期的要小。

（2）伸直型损伤：外力沿尺骨传导至肘部，尺骨鹰嘴半月切迹像楔子一样嵌入滑车而将肱骨髁劈裂，使肱骨髁及髁上发生骨折。肱骨髁常在肱骨干后方，常合并皮肤等软组织损伤，并呈明显移位和粉碎。

3. 肱骨外髁骨折

指肱骨干与肱骨髁交界处发生的骨折。肱骨干肘线与肱骨髁肘线之间有30°～50°的前倾角，这是容易发生肱骨髁上骨折的解剖因素。可分为伸直型和屈曲型。

4. 肱骨内上髁骨折

儿童比成年人多见。分为：

(1)Ⅰ型损伤：仅有骨折或骨骺分离，移位甚微。

(2)Ⅱ型损伤：骨块向下有移位，并向前旋转移位，可达关节水平。

(3)Ⅲ型损伤：骨折块嵌夹在关节内，并有肘关节半脱位。

(4)Ⅳ型损伤：肘关节后脱位或后外侧脱位，骨块夹在关节内。

(四)临床表现

1. 肱骨髁上骨折

(1)伤后局部迅速肿胀，疼痛，功能丧失，压痛点明显，完全骨折者很易察觉骨折摩擦征。

(2)肘部畸形，伸直型者，肘后突畸形，但仔细触摸肘三点之正常关系未变。屈曲型者，肘后平坦，肘前饱满。有侧方移位者，肘尖偏向一侧。

(3)有血管损伤者，桡动脉，尺动脉搏动减弱或消失，末梢循环障碍。正中神经损伤时，拇、食二指不能屈曲，拇指不能对掌，腕不能桡屈。桡侧3个半手指及手掌桡侧皮肤感觉障碍。尺神经损伤时，小指与环指的指间关节屈曲，掌指关节过伸，腕不能尺侧屈，各指不能分开及并拢。拇指内收障碍，小指与环指的尺侧半皮肤感觉障碍；桡神经损伤症状与体征见肱骨干骨折。

2. 肱骨髁间骨折

局部肿胀，疼痛。因髁间移位、分离致肱骨髁变宽，尺骨向近端移位使前臂变短。可出现骨擦音，肘后三角关系改变。明显移位者，肘部在所有方向均呈现不稳定。鹰嘴部突出，畸形，肘后浅表解剖关系改变，肘关节呈半屈位，前臂旋前，剧烈疼痛，压痛及活动时有骨擦音声响。

3. 肱骨外髁骨折或外上髁骨骺骨折

外侧肿胀，并逐渐扩散，可以达整个关节，骨折脱位型肿胀最严重。肘外侧出现瘀斑，逐渐扩散可达腕部。伤后2日～3日皮肤出现水疱。肘外侧明显压痛，甚至可发生肱骨下端周围压痛。移位型骨折，可能触到骨擦音及活动骨块。可发生肘外翻畸形，肘部增宽，肘后3点关系改变，肘关节活动丧失。被动活动时疼痛加重，旋转功能一般不受限。肘关节呈半伸展位，早期肿胀及压痛局限于肘关节外侧，有时可叩到巨大骨块移位，或骨擦音感。

4. 肱骨内上髁骨折

受伤后肘关节呈半屈位，肘内侧和内上踝周围软组织肿胀，或有较大血肿形成，临床检查肘关节的等腰三角形关系存在。

## 二、治疗

(一)非手术治疗

1. 适应证

(1)无明显移位的各类型骨折。

(2)髁上骨折多采用手法闭合复位。

(3)无翻转的外髁骨折。

(4)Ⅱ°以内的内上髁骨折。

(5)难以进行有效内固定的C型骨折。

2. 复位和固定方式

(1)手法整复(应配合局麻或臂丛麻醉)。

(2)尺骨鹰嘴牵引辅以手法复位:当复位后不能取得良好复位者,为手术前争取正常骨长度和对线。

(3)克氏针固定后石膏夹板固定:适用于肱骨远端非关节面骨折,多用于儿童骨折患者。克氏针固定 4 周~6 周,取针后影像学证实骨折牢固后可进行康复锻炼。

(4)外固定架:伤口开放严重污染时。

(5)石膏固定:无明显移位或复位后较稳定者。

(6)小夹板固定:复位后不稳定或有残余移位者。

(7)鹰嘴牵引加小夹板固定:适用于极不稳定者,复位后不能取得良好复位者,为手术前争取正常骨长度和对线。

(二)手术治疗

手术治疗分为切开复位内固定和全肘关节置换两种方式,两种手术方式各有不同的适应证。

1. 切开复位内固定

肱骨远端骨折切开复位内固定术仍是治疗肱骨远端骨折的主要方法。

适应证:

(1)年轻患者的明显移位骨折。

(2)老年患者的简单骨折,如 A、B、C1 型骨折,以及骨质疏松不严重的复杂骨折,如 C2、C3 型骨折。

(3)关节面完整,或通过切开复位可达到解剖复位。

(4)骨质良好,内固定能够达到牢固固定。

(5)皮肤软组织条件允许的开放性骨折,如彻底清创后的 GustiloⅠ、Ⅱ、ⅢA 型骨折。

2. 全肘关节置换术

行全肘关节置换术患者最初 3 个月内不提重量超过 0.5kg 的东西,以后患肢所提重量也不超过 2.5kg。因此对于那些从事体力劳动的年轻患者,只追求活动度而让其丧失工作能力显然是不合适的,一个僵硬但能从事重体力劳动的肘关节可能更有用。对于经历过一次内固定手术而又并发严重的创伤性关节炎的年轻患者,间隔性肘关节成形术也可能比全肘关节置换更有用。

## 三、肱骨近端骨折的护理

(一)护理评估

(1)一般情况评估:一般人院患者评估。

(2)风险因素评估:患者的日常生活活动能力(ADL)评估(Barthel 指数),Braden 评估,患者跌倒、坠床风险评估。

(3)评估患者对疾病的心理反应:骨折患者的应激性心理反应包括疼痛、焦虑或恐惧、陌生感、自我形象紊乱、疾病预后的担忧和失落感。

(4)评估患者是否有外伤史。

(5)评估患者是否有骨折专有的体征

1)症状:局部肿胀、疼痛、成角畸形。

2)体征:异常活动、骨擦感、骨折合并桡神经损伤可出现垂腕,手掌指关节不能伸直,拇指不能伸展和手背、虎口区感觉减退或消失。

(6)评估患者有无软组织损伤和上肢神经功能及肱动脉有无损伤。

(7)X线摄片及CT检查结果以明确骨折的部位、类型和移动情况。

(8)评估患者既往健康状况患者是否存在影响活动和康复的慢性疾病。

(9)评估患者生活自理能力和心理社会状况。

(二)护理诊断

1. 自理能力缺陷

与骨折肢体固定后活动或功能受限有关。

2. 疼痛

与创伤有关。

3. 焦虑

与疼痛、疾病预后等因素有关。

4. 知识缺乏

缺乏骨折后预防并发症和康复锻炼的相关知识。

5. 恐惧

与担心疾病的预后可能致残有关。

6. 肢体肿胀

与骨折有关。

7. 关节僵硬

与长期制动有关。

8. 潜在并发症

有骨筋膜室综合证的危险。

9. 潜在并发症

有肘内翻畸形或肘关节僵直的危险。

10. 潜在并发症

有周围血管神经功能障碍的危险。

11. 潜在并发症

有感染的危险。

(三)护理措施

1. 术前护理及非手术治疗

(1)心理护理:患者肱骨骨折后,因剧烈疼痛,活动障碍,常使患者产生焦虑、紧张、恐惧心理,及时观察患者心理状况,关心安慰患者,并教会其松弛疗法,减轻不舒适感,了解患者及家属对疾病治疗及预后的认识程度,介绍疾病相关知识及成功病例,消除不良情绪,积极配合治疗和护理。

(2)饮食护理:术前训练患者床上大小便,指导患者进高蛋白、高维生素、高钙及粗纤维饮食,多吃新鲜蔬菜水果,饮适量水,以增强体质,提高组织修复和抗感染能力。

(3)休息与体位:行长石膏托固定后,平卧时患肢垫软枕与躯干平行,离床活动时,用三角巾悬吊前臂于胸前。行尺骨鹰嘴持续骨牵引治疗时,应取平卧位适当支撑患肢,减少疲劳感。

(4)症状护理

1)用物理疗法改善血液循环,促进渗出液的吸收。损失早期(伤后3日～5日)局部冷敷,以降低毛细血管的通透性,减少渗出,减轻肿胀,晚期(5日后)热敷可以促进血肿、水肿的吸收。

2)如肢体肿胀伴有血液障碍,应检查石膏固定是否过紧,必要时拆开固定物,解除压迫。

(5)保持有效的固定。

(6)完善术前的各种化验和检查:包括常规的胸部X线片、心电图、肝肾功能、出凝血时间等检查。

(7)皮肤及胃肠护理:按骨科手术常规皮肤准备,术前禁食12小时,禁饮4小时。

(8)功能锻炼:骨折固定后立即指导患者进行上臂肌的早期舒缩活动,可加强两骨折端在纵轴上的压力,有利于愈合。

2. 术后护理

(1)休息与体位:行尺骨鹰嘴持续骨牵引治疗时,应取平卧位适当支撑患肢,减少疲劳感。

(2)术后观察

1)与麻醉医师交接班,予以心电监护、吸氧,监测T、P、R、BP、$SPO_2$变化,每小时记录一次。

2)查看伤口敷料包扎情况,观察有无渗血、渗液。

3)注意伤口负压引流管是否通畅,防止扭曲、折叠、脱落,记录引流液的量、性质;

4)密切观察肢体远端动脉搏动及手指的血供感觉、活动、肤色、皮温,注意有无压迫神经和血管的现象,如出现皮肤发冷、发紫、静脉回流差,感觉麻木的症状,立即报告医师查找原因及时对症处理。

5)夹板或石膏固定者,术后应维持有效的固定,经常查看固定位置有无变动,观察患肢手指的血运,有无局部压迫症状,如出现患肢青紫、肿胀、剧痛等,应立即报告医师处理。保持患肢于功能位置,如果肘关节屈曲角度过大,影响桡动脉正常搏动,应适当将肘关节伸直后再固定。

(3)症状护理

1)疼痛:评估疼痛的原因,向患者解释手术后疼痛的规律,指导缓解疼痛的方法,如听音乐、看报纸与家属聊天等分散对疼痛的注意力;给予伤口周围及肘、腕关节的按摩,缓解肌紧张;正确评估患者疼痛的程度,对疼痛明显者可适当给予止痛剂;采用止痛泵止痛法,利用止痛泵缓慢从静脉内给药,减轻疼痛。

2)肿胀:伤口局部肿胀,术后1日可用冷敷,术后24小时后可用热敷,或周林频谱仪、红外线灯照射。

3)患肢血液循环障碍:观察患者末梢循环,注意观察患肢皮肤温度和颜色、动脉搏动、毛细血管充盈时间及被动活动手指时的反应。

4)出血:注意观察伤口出血量和速度,因为是微创手术,一般出血少,如出血较多,可更换敷料,必要时可给予止血药物。

5)发热:因异物植入引起的吸收热,多于术后第2天出现,经冰敷、温水擦浴或药物降温等处理，一般可于1日～3日恢复正常。

6)关节僵硬：为了预防关节僵硬，应鼓励患者尽早进行患肢功能锻炼。

(4)并发症的护理

1)骨筋膜室综合征：是由于固定过紧或肢体高度肿胀而致骨筋膜室内高压，前臂组织血液灌流不足引起。当患儿啼哭时，应引起高度重视，密切观察是否有“5P”征的征象；剧烈疼痛继之无痛：一般止痛剂不能缓解。如至晚期，缺血严重，神经麻痹即转为无痛；苍白或发绀；肌肉麻痹：患肢进行性肿胀，肌腹处发硬，压痛明显；手指处于屈曲位，主动或被动牵伸手指时疼痛加剧；感觉异常：患肢出现套状感觉减退或消失；无脉：桡动脉搏动减弱或消失。如出现上述表现，应立即松开所有包扎的石膏、绑带和敷料，并立即报告医师，紧急手术切开减压。

2)肘内翻畸形：是由于骨折固定不良、远折端内旋、两断端形成交叉、远端受力影响向内倾斜而形成。在护理上应保持有效的固定，如伸直尺偏型骨折，应维持屈肘90°、前臂旋前位固定，动态观察，若发现有尺偏时，立即纠正。

3)肘关节僵直：是由于过度的被动牵拉和反复被动活动引起的。因此，在行尺骨鹰嘴牵引时，不要随意增加牵引重量，严格把握牵引时限；肘关节功能锻炼时，以主动活动为主，被动活动以患者不感疼痛为宜。

(5)饮食护理：术后患者因疼痛、体位不适等原因，食欲下降，讲解饮食对促进机体恢复的重要性，鼓励患者进食，给予高蛋白、高维生素、含钙丰富的食物，如瘦肉、鱼、鸡蛋、牛奶，宜清淡易消化，多食蔬菜、水果。

(6)一般护理：协助洗漱、进食，并鼓励指导患者做些力所能及的自理活动。

(7)功能锻炼：根据骨折类型、是否脱位及手术固定方法、牢固程度决定功能锻炼方法。功能锻炼的方法力求简单，使患者易于学习和坚持。

1)复位及固定当日开始做握拳、屈伸手指练习。第2日增加腕关节屈伸练习，患肢三角巾胸前悬挂位，做肩前后左右摆动练习。一周后增加肩部主动练习，包括肩屈、伸、内收、外展与耸肩，并逐渐增加其运动幅度。

2)3周后去除固定，主动进行肘关节屈、伸练习，前臂旋前和旋后练习。伸展骨折着重恢复屈曲活动度，屈曲型骨折则增加伸展活动度。禁止被动反复粗暴屈、伸肘关节，以避免形成骨化性肌炎。

3. 出院指导

(1)心理指导：讲述疾病相关知识及介绍成功病例，帮助患者树立战胜病魔的信心(S：

(2)休息与体位：保持活动与休息时的体位要求。长臂石膏托固定后，卧床时头肩部抬高，患肢垫枕与躯干平行，离床活动时，患肘用三角巾悬吊于胸前。半年内不要剧烈活动，避免再次骨折。

(3)用药：出院带药时，应将药物的名称、剂量、用法、注意事项告诉患者，按时用药。

(4)饮食：骨折早期(术后1周～2周)，由于创伤对胃肠道的刺激，短期内出现肠蠕动减慢、腹胀、食欲缺乏等，因此饮食应以清淡可口，易消化的半流质或软食为主；第二阶段(术后3周～5周)，为骨痂形成期，饮食宜富有营养，鼓励患者多食高蛋白、高热量食物；第三阶段(术后6周～8周)，为骨痂成熟期，此阶段饮食应以滋补为主，增加钙质、胶质和滋补肝肾的食品&并且一直要多食蔬菜、水果，避免辛辣刺激食物，预防便秘，。

(5)固定:注意维护外展架固定的位置,观察患肢手指的血运。保持患肢于功能位置。如果时关节屈曲角度过大,影响桡动脉正常搏动,应适当将肘关节伸直后再固定。

(6)功能锻炼:向患者讲明术后功能锻炼的重要性,出院后继续功能锻炼,最大限度的恢复患肢功能,督促患者在日常生活中使用患肢。注意外展性骨折禁忌患肩外展,内收型骨折禁忌肩内收。外固定解除后,逐步达到生活自理。

(7)复查时间及指征:定期到医院复查,查看外固定架及骨折愈合情况。石膏固定期间,如患肢皮肤发绀、发凉、剧烈疼痛或感觉异常、麻木,应立即就诊。自石膏固定之日算起,2周后复诊,将肘关节有屈曲 60°～90°固定的石膏托改为肘关节钝角位长臂石膏托固定,再过3周来院拆除石膏。分别在骨折后1个月、3个月、6个月复查X线片,了解骨折的愈合情况,以便及时调整固定,防止畸形。

(四)护理评价

(1)疼痛能耐受。

(2)心理状态良好,配合治疗。

(3)肢体肿胀减轻。

(4)切口无感染。

(5)无周围神经损伤,无并发症发生。

(6)X 显示:骨折端对位、对线佳。

(7)患者及家属掌握功能锻炼知识,并按计划进行,肩肘关节无僵直。

(胡春娜)

## 第五节　尺骨近端骨折的康复护理

### 一、概述

(一)应用解剖学

尺骨位于前臂内侧,属长骨,有近端、远端及尺骨体。近端大,远端小。尺骨近端前方有滑车切迹,与肱骨滑车相关节。滑车切迹的上、下方均有突起分别称为鹰嘴(可于皮下触及)和冠突。冠突下方有粗糙的骨面,称为尺骨粗隆。冠突外侧有一凹陷的关节面,称为桡切迹。

(二)病因

通常为直接或间接暴力作用于肘关节所致,多为低能量损伤,约占所有前臂近端骨折的21%。

(三)分类

1. 鹰嘴骨折

Morrey 根据肘关节的稳定性、骨折移位以及粉碎的程度提出了鹰嘴骨折的 Mayo 分型。

(1)Ⅰ型:无移位或轻度移位的骨折。

(2)Ⅱ型:骨折移位但肘关节稳定性良好。

(3)Ⅲ型:鹰嘴关节面存在较大的骨折块,肘关节不稳。

每一型又进一步分为 A、B 两个亚型，分别代表非粉碎性和粉碎性骨折。

2. 冠突骨折

冠突骨折主要有两种分型方法。

1989 年，Regan 和 Morrey 主要从侧位片上将冠突骨折分为三型：

(1) Ⅰ型：冠突尖端的撕脱骨折。

(2) Ⅱ型：累及冠突的高度在 50%。。

(3) Ⅲ型：累及冠突的高度>50%，Ⅲ型骨折又分为 A 型（无肘关节脱位）和 B 型（伴有肘关节脱位）。

3，Monteggia 骨折

Monteggia 骨折是指伴有桡骨头脱位的尺骨近端骨折。Monteggia 损伤会破坏上尺桡关节，从而使桡骨头从肱骨小头及尺骨脱位。

1967 年，Bado 根据桡骨头脱位的方向对 Monteggia 骨折进行了分类。

(1) Ⅰ型：桡骨头向前脱位，尺骨近端骨折向前成角。

(2) Ⅱ型：桡骨头后脱位，尺骨近端骨折向后成角。

(3) Ⅲ型：桡骨头向外侧或前外侧脱位伴有尺骨近端骨折。

(4) Ⅳ型：桡骨头前脱位，伴有尺骨近端和桡骨近端骨折。

(四)临床表现

局部疼痛、肿胀，外观上有明显的畸形。

尺骨近端骨折的治疗方法有非手术和手术治疗两大类，由于尺骨的解剖较为复杂，尺骨近端骨折的治疗有时也会比较困难。

## 二、治疗

(一)非手术治疗

1. 鹰嘴骨折

鹰嘴骨折很少选择保守治疗，但如果患者不适合进行手术治疗，或患者要求不高，且骨折无移位、伸肘装置完整，也可进行非手术治疗。对于这些患者而言，密切观察是非常重要的，以明确骨折的解剖位置是否得以维持，愈合过程是否顺利。

肘关节固定在最大屈曲度，以防止骨折端出现缝隙，通常在 45°～90°之间缝隙比较大。在确认完全骨性愈合之前，任何上肢负重以及活动性的伸肘活动都应该避免。

2. 冠突骨折

冠突骨折的非手术治疗适应于肘关节稳定，单纯冠突尖端≤2mm 的骨折，或累及冠突高度<15%的小块骨折。

经过短期的肘关节制动后，尽早开始关节活动度练习，单纯的冠突骨折常伴有韧带损伤，因此，在康复的早期，应常规评价肘关节的关节关系是否协调一致，确定是否存在不稳。

(二)手术治疗

1. 鹰嘴骨折

孤立的、简单非粉碎性横型鹰嘴骨折通常可选择后路张力带钢丝(TBW)固定 QTBW 对骨折端可形成动态加压的作用力，但是，对于粉碎性骨折和某些斜型骨折，TBW 是禁忌。如果鹰嘴骨折位于裸区以远，累及冠突基底部，一般也不适宜应用 TBW。

2. 冠突骨折

冠突骨折可通过后侧、内侧或外侧入路进行显露和固定。后方皮肤切口，分离外侧皮瓣可同时处理外侧副韧带损伤。通常可从桡骨头前方显露冠突，也可在桡骨头切除后置入假体之前处理冠突骨折。术中前臂置于旋前位，以保护骨间后神经。

较大的冠突尖端骨折可用加压螺钉或螺纹克氏针进行固定。在X线透视或关节镜监视下，固定方向可从前向后，亦可从后向前。如果骨折粉碎，或骨折块太小没有足够的空间置入螺钉，应考虑缝合固定技术，将冠突附近的前关节囊与骨折块一起缝合固定可获得较好的稳定性。

3. 复杂骨折

冠突合并鹰嘴骨折的治疗富有挑战性。

患者取侧卧位或俯卧位，手术采用后侧入路。鹰嘴近端骨折块联合肱三头肌止点翻向近侧，暴露冠突骨折块。屈肘位复位冠突骨折块。适当剥离鹰嘴内外侧面的软组织，直视下确认骨折块达成解剖复位。术中必须保留侧副韧带或手术结束前修补韧带，以维持肘关节的稳定性。在显露内侧任何骨折块时都应特别注意保护尺神经。关节内骨折块应用折块间螺钉或螺纹克氏针进行固定。最后复位鹰嘴骨折块，在鹰嘴的后方用钢板进行固定。如果怀疑肱桡关节存在对线不良，应测量对侧肘关节X线片上的PUDA，恢复尺骨近端正常的角度。

## 三、尺骨近端骨折的护理

### (一)护理评估

(1)一般情况评估：一般人院患者评估。

(2)风险因素评估：患者的日常生活活动能力(ADL)评估(Barthel指数)，Braden评估，患者跌倒、坠床风险评估。

(3)评估患者对疾病的心理反应：骨折患者的应激性心理反应包括疼痛、焦虑或恐惧、陌生感、自我形象紊乱、疾病预后的担忧和失落感。

(4)评估患者是否有外伤史。

(5)评估患者是否有骨折专有的体征

1)症状：局部肿胀、疼痛、成角畸形。

2)体征：异常活动、骨擦感、骨折合并桡神经损伤可出现垂腕，手掌指关节不能伸直，拇指不能伸展和手背、虎口区感觉减退或消失。

(6)评估患者有无软组织损伤和上肢神经功能及肱动脉有无损伤。

(7)X线摄片及CT检查结果：以明确骨折的部位、类型和移动情况。

(8)评估患者既往健康状况：患者是否存在影响活动和康复的慢性疾病。

(9)评估患者生活自理能力和心理社会状况。

### (二)护理诊断

1. 自理能力缺陷

与骨折肢体固定后活动或功能受限有关。

2. 疼痛

与创伤有关。

3. 焦虑

与疼痛、疾病预后等因素有关。

4. 知识缺乏

缺乏骨折后预防并发症和康复锻炼的相关知识。

5. 恐惧

与担心疾病的预后可能致残有关。

6. 肢体肿胀

与骨折有关。

7. 关节僵硬

与长期制动有关。

8. 潜在并发症

(1)有骨筋膜室综合征的危险。

(2)有肘内翻畸形或肘关节僵直的危险。

(3)有创伤后关节炎的危险。

(4)有周围血管神经功能障碍的危险。

(5)有感染的危险。

(三)护理措施

1. 术前护理及非手术治疗

(1)心理护理:患者尺骨近端骨折后,因剧烈疼痛,活动障碍,常产生焦虑、紧张、恐惧心理,及时观察患者心理状况,关心安慰患者,并教会其松弛疗法,减轻不舒适感,了解患者及家属对疾病治疗及预后的认识程度,介绍疾病相关知识及成功病例,消除不良情绪,积极配合治疗和护理。

(2)饮食护理:术前训练患者床上大小便,指导患者进高蛋白、高维生素、高钙及粗纤维饮食,多吃新鲜蔬菜水果,饮适量水,以增强体质,提高组织修复和抗感染能力。

(3)休息与体位:行长石膏托固定后,平卧时患肢垫软枕与躯干平行,离床活动时,用三角巾悬吊前臂于胸前。

(4)症状护理

1)用物理疗法改善血液循环,促进渗出液的吸收。损伤早期(伤后 3~5 日)局部冷敷,以降低毛细血管的通透性,减少渗出,减轻肿胀,晚期(5 日后)热敷可以促进血肿、水肿的吸收。

2)如肢体肿胀伴有血液障碍,应检查石膏固定是否过紧,必要时拆开固定物,解除压迫。

(5)保持有效的固定。

(6)完善术前的各种化验和检查:包括常规的胸部 X 线片、心电图、肝肾功能、出凝血时间等检查。

(7)皮肤及胃肠护理:按骨科手术常规皮肤准备,术前禁食 12 小时,禁饮 4 小时。

(8)功能锻炼:骨折固定后立即指导患者进行上臂肌的早期舒缩活动,可加强两骨折端在纵轴上的压力,有利于愈合。

2. 术后护理

(1)休息与体位:平卧时患肢垫软枕与躯干平行,离床活动时,用三角巾悬吊前臂于胸前。

(2)术后观察

1)与麻醉医师交接班,予以心电监护、吸氧,监测 T、P、R、BP、$SPO_2$ 变化,并记录。

2)查看伤口敷料包扎情况,观察有无渗血、渗液。

3)注意伤口负压引流管是否通畅,防止扭曲、折叠、脱落,记录引流液的量、性质。

4)密切观察肢体远端动脉搏动及手指的血供感觉、活动、肤色、皮温,注意有无压迫神经和血管的现象,如出现皮肤发冷、发紫、静脉回流差,感觉麻木的症状,立即报告医师查找原因及时对症处理。

5)夹板或石膏固定者,术后应维持有效的固定,经常观察患者,查看固定位置有无变动,观察患肢手指的血运,有无局部压迫症状,如出现患肢青紫、肿胀、剧痛等,应立即报告医师处理。保持患肢于功能位置,如果肘关节屈曲角度过大,影响桡动脉正常搏动,应适当将肘关节伸直后再固定。

(3)症状护理

1)疼痛:评估疼痛的原因,向患者解释手术后疼痛的规律,指导缓解疼痛的方法,如听音乐、看报纸与家属聊天等分散对疼痛的注意力;给予伤口周围及肘、腕关节的按摩,缓解肌紧张;正确评估患者疼痛的程度,对疼痛明显者可适当给予止痛剂;采用止痛泵止痛法,利用止痛泵缓慢从静脉内给药,减轻疼痛。

2)肿胀:伤口局部肿胀,术后一日可用冷敷,术后 24 小时后可用热敷,或周林频谱仪、红外线灯照射。

3)患肢血液循环障碍:观察患者末梢循环,注意观察患肢皮肤温度和颜色、动脉搏动、毛细血管充盈时间及被动活动手指时的反应。

4)出血:注意观察伤口出血量和速度,因为是微创手术,一般出血少,如出血较多,可更换敷料,必要时可给予止血药物。

5)发热:因异物植入引起的吸收热,多于术后第 2 天出现,经冰敷、温水擦浴或药物降温等处理,一般可于 1~3 天恢复正常。

6)关节僵硬:为了预防关节僵硬,应鼓励患者尽早进行患肢功能锻炼。

(4)并发症的护理

1)骨筋膜室综合征:是由于固定过紧或肢体高度肿胀而致骨筋膜室内高压,前臂组织血液灌流不足引起。当患儿啼哭时,应引起高度重视,密切观察是否有“5P”征的征象。剧烈疼痛继之无痛:一般止痛剂不能缓解。如至晚期,缺血严重,神经麻痹即转为无痛;苍白或发绀;肌肉麻痹:患肢进行性肿胀,肌腹处发硬,压痛明显;手指处于屈曲位,主动或被动牵伸手指时疼痛加剧;感觉异常:患肢出现套状感觉减退或消失;无脉:桡动脉搏动减弱或消失。如出现上述表现,应立即松开所有包扎的石膏、绑带和敷料,并立即报告医师,紧急手术切开减压。

2)肘内翻畸形:是由于骨折固定不良、远折端内旋、两断端形成交叉、远端受力影响向内倾斜而形成。在护理上应保持有效的固定,如伸直尺偏型骨折,应维持屈肘 90°、前臂旋前位固定,动态观察,若发现有尺偏时,立即纠正。

3)肘关节僵直:是由于过度的被动牵拉和反复被动活动引起的。因此,在行尺骨鹰嘴牵引时,不要随意增加牵引重量,严格把握牵引时限;肘关节功能锻炼时,以主动活动为主,被动活动以患者不感疼痛为宜。

(5)饮食护理:术后患者因疼痛、体位不适等原因,食欲下降,讲解饮食对促进机体恢复的重要性,鼓励患者进食,给予高蛋白、高维生素、含钙丰富的食物,如瘦肉、鱼、鸡蛋、牛奶,宜清淡易消化,多食蔬菜、水果。

(6)一般护理:协助洗漱、进食,并鼓励指导患者做些力所能及的自理活动。

(7)功能锻炼:根据骨折类型、是否脱位及手术固定方法、牢固程度决定功能锻炼方法。功能锻炼的方法力求简单,使患者易于学习和坚持。

1)复位及固定:当日开始做握拳、屈伸手指练习。第 2 日增加腕关节屈伸练习,患肢三角巾胸前悬挂位,做肩前后左右摆动练习。1 周后增加肩部主动练习,包括肩屈、伸、内收、外展与耸肩,并逐渐增加其运动幅度。

2)6 周后去除固定,主动进行肘关节屈、伸练习,前臂旋前、旋后练习。伸展骨折着重恢复屈曲活动度,屈曲型骨折则增加伸展活动度。禁止被动反复粗暴屈、伸肘关节,以避免形成骨化性肌炎。

3. 出院指导

(1)心理指导:讲述疾病相关知识及介绍成功病例,帮助患者树立战胜病魔的信心。

(2)休息与体位:保持活动与休息时的体位要求。长臂石膏托固定后,卧床时头肩部抬高,患肢垫枕与躯干平行,离床活动时,患肘用三角巾悬吊于胸前。半年内不要剧烈活动,避免再次骨折。

(3)用药:出院带药时,应将药物的名称、剂量、用法、注意事项告诉患者,按时用药。

(4)饮食:骨折早期(术后 1 周～2 周),由于创伤对胃肠道的刺激,短期内出现肠蠕动减慢、腹胀、食欲缺乏等,因此饮食应以清淡可口,易消化的半流质或软食为主。第二阶段(术后 3 周～5 周),为骨痂形成期,饮食宜富有营养,鼓励患者多食高蛋白、高热量食物。第 3 阶段(术后 6 周～8 周),为骨痂成熟期,此阶段饮食应以滋补为主,增加钙质、胶质和滋补肝肾的食品。并且一直要多食蔬菜、水果,避免辛辣刺激食物,预防便秘。

(5)固定:注意维护外展架固定的位置,观察患肢手指的血运。保持患肢于功能位置。如果肘关节屈曲角度过大,影响桡动脉正常搏动,应适当将肘关节伸直后再固定。

(6)功能锻炼:向患者讲明术后功能锻炼的重要性,出院后继续功能锻炼,最大限度的恢复患肢功能,督促患者在日常生活中使用患肢。注意外展性骨折禁忌患肩外展,内收型骨折禁忌肩内收。外固定解除后,逐步达到生活自理。

(7)复查时间及指征:定期到医院复查,查看外固定架及骨折愈合情况。石膏固定期间,如患肢皮肤发绀、发凉、剧烈疼痛或感觉异常、麻木,应立即就诊。自石膏固定之日算起,2 周后复诊,将肘关节由屈曲 60°～90°固定的石膏托改为肘关节钝角位长臂石膏托固定,再过 3 周来院拆除石膏。分别在骨折后 1 个月、3 个月、6 个月复查 X 线片,了解骨折的愈合情况,以便及时调整固定,防止畸形。

(四)护理评价

(1)疼痛能耐受。

(2)心理状态良好,配合治疗。

(3)肢体肿胀减轻。

(4)切口无感染。

(5)无周围神经损伤,无并发症发生。

(6)X线片显示:骨折端对位、对线佳。

(7)患者及家属掌握功能锻炼知识,并按计划进行,肩肘关节无僵直。

(胡春娜)

## 第六节　桡骨近端骨折的康复护理

### 一、概述

桡骨近端骨折占儿童骨折1%,多发生在骨骺接近闭合的儿童,即9岁~14岁。性别及左右侧无明显差异。

(一)应用解剖学

桡骨位于前臂外侧,属长骨,有近端、远端及桡骨体。近端小,远端大。桡骨近端有圆柱状的桡骨头(可于皮下触及),其上有桡骨头凹,与肱骨小头相关节。侧面有环状关节面,与尺骨桡切迹相关节。桡骨头下方较细,称为桡骨颈,其内下方有桡骨粗隆。

(二)病因

桡骨近端骨折通常为直接或间接暴力作用于肘关节所致。

(三)分类

目前最普遍采用的分型为Jeffrey分型。

Ⅰ型:桡骨小头移位的骨折。A型,外翻型骨折;B型,继发于肘关节脱位。

Ⅱ型:桡骨颈移位的骨折。A型,成角损伤;B型,扭转损伤。

Ⅲ型:挤压伤。A型,桡骨小头骨软骨為炎;B型,桡骨颈成角骺损伤。

(四)临床表现

患者伤后,前臂肿胀、疼痛、畸形,前臂和手的活动受限,可有缩短和成角畸形,侧方移位,远近桡尺关节半脱位或脱位。局部压痛,骨擦感和异常活动。有时会损伤正中神经。

### 二、治疗

决定治疗方法的因素很多,包括骨折移位的程度、与其他损伤的关系、病儿的年龄和损伤后的时间。

(一)非手术治疗

桡骨近端骨折的非手术治疗方法主要为手法复位、石膏和夹板外固定。

桡骨近端骨折闭合复位的效果优于手术,可以接受的复位是:骨折成角＜45°,没有横向移位,临床检查前臂旋前和旋后在50°~60°范围,除非必要,尽量不采用内固定。

(二)手术治疗

桡骨近端骨折的手术治疗方法主要为切开复位内固定术。

桡骨近端骨折切开复位术适用于:骨折后桡骨小头完全移位者和骨折后桡骨小头向内移位者。手术最好在伤后24~48小时内进行。

### 三、桡骨近端骨折的护理

(一)护理评估

(1)一般情况评估:一般入院患者评估。

(2)风险因素评估：患者的日常生活活动能力(ADL)评估(Barthel 指数)，Braden 评估，患者跌倒、坠床风险评估。

(3)评估患者对疾病的心理反应：骨折患者的应激性心理反应包括疼痛、焦虑或恐惧、陌生感、自我形象紊乱、疾病预后的担忧和失落感。

(4)评估患者是否有外伤史。

(5)评估患者是否有骨折专有的体征

1)症状：局部肿胀、疼痛、成角畸形。

2)体征：异常活动、骨擦感。

(6)评估患者有无软组织损伤和上肢神经功能及肱动脉有无损伤。

(7)X 线摄片及 CT 检查结果：以明确骨折的部位、类型和移动情况。

(8)既往健康状况：是否存在影响活动和康复的慢性疾病。

(9)生活自理能力和心理社会状况。

(二)护理诊断

1. 自理能力缺陷

与骨折肢体固定后活动或功能受限有关。

2. 疼痛

与创伤有关。

3. 焦虑

与疼痛、疾病预后等因素有关。

4. 知识缺乏

缺乏骨折后预防并发症和康复锻炼的相关知识。

5. 恐惧

与担心疾病的预后可能致残有关。

6. 肢体肿胀

与骨折有关。

7. 关节僵硬

与长期制动有关。

8. 潜在并发症

(1)有骨筋膜室综合征的危险。

(2)有肘内翻畸形或肘关节僵直的危险。

(3)有创伤后关节炎的危险。

(4)有周围血管神经功能障碍的危险。

(5)有感染的危险。

(三)护理措施

1. 术前护理及非手术治疗

(1)心理护理：患者尺骨近端骨折后，因剧烈疼痛，活动障碍，常产生焦虑、紧张、恐惧心理，及时观察患者心理状况，关心安慰患者，并教会其松弛疗法，减轻不舒适感，了解患者及家属对疾病治疗及预后的认识程度，介绍疾病相关知识及成功病例，消除不良情绪，积极配合治疗护理。

(2)饮食护理:术前训练患者床上大小便,指导患者进高蛋白、高维生素、高钙及粗纤维饮食,多吃新鲜蔬菜水果和适量的水,以增强体质,提高组织修复和抗感染能力。

(3)体位:平卧时患肢抬高位,以利于静脉和淋巴的回流减轻肿胀。离床活动时,用三角巾悬吊前臂于胸前。无论是石膏固定还是夹板固定,患肢必须保持在肘关节屈曲 90°,前臂中立位。

(4)肿胀症状护理:患肢抬高位,以利于静脉和淋巴的回流减轻肿胀。

1)用物理疗法改善血液循环,促进渗出液的吸收。损伤早期(伤后 3~5 日)局部冷敷,以降低毛细血管的通透性,减少渗出,减轻肿胀,晚期(5 日后)热敷可以促进血肿、水肿的吸收。

2)如肢体肿胀伴有血液障碍,应检查石膏固定是否过紧,必要时拆开固定物,解除压迫。

(5)保持有效的固定。

(6)完善术前的各种化验和检查:包括常规的胸部 X 线片、心电图、肝肾功能、出凝血时间等检查。

(7)皮肤及胃肠护理:按骨科手术常规皮肤准备,术前禁食 12 小时,禁饮 4 小时。

(8)功能锻炼:骨折固定后立即指导患者进行上臂肌的早期舒缩活动,可加强两骨折端在纵轴上的压力,有利于愈合。

2. 术后护理

(1)休息与体位:平卧时抬高患肢,有利于静脉回流,减轻肿胀,离床活动时,用三角巾悬吊前臂于胸前。患肢必须保持在肘关节屈曲 90°,前臂中立位。

(2)术后观察

1)与麻醉医师交接班,予以心电监护、吸氧,监测 T、P、R、BP、$SPO_2$ 变化,并记录。

2)查看伤口敷料包扎情况,观察有无渗血、渗液。

3)注意伤口负压引流管是否通畅,防止扭曲、折叠、脱落,记录引流液的量、性质。

4)密切观察肢体远端动脉搏动及手指的血供感觉、活动、肤色、皮温,注意有无压迫神经和血管的现象,如出现皮肤发冷、发紫、静脉回流差,感觉麻木的症状,立即报告医师查找原因及时对症处理。

5)夹板或石膏固定者,术后应维持有效的固定,经常观察患者,查看固定位置有无变动,观察患肢手指的血运,有无局部压迫症状,如出现患肢青紫、肿胀、剧痛等,应立即报告医师处理。保持患肢于功能位置,如果肘关节屈曲角度过大,影响桡动脉正常搏动,应适当将肘关节伸直后再固定。

(3)症状护理

1)疼痛:评估疼痛的原因,向患者解释手术后疼痛的规律,指导缓解疼痛的方法,如听音乐、看报纸与家属聊天等分散对疼痛的注意力;给予伤口周围及肘、腕关节的按摩,缓解肌紧张;正确评估患者疼痛的程度,对疼痛明显者可适当给予止痛剂;采用止痛泵止痛法,利用止痛泵缓慢从静脉内给药,减轻疼痛。

2)肿胀:伤口局部肿胀,术后 1 日可用冷敷,术后 24 小时后可用热敷,或周林频谱仪、红外线灯照射。

3)患肢血液循环障碍:观察患者末梢循环,注意观察患肢皮肤温度和颜色、动脉搏动、毛细血管充盈时间及被动活动手指时的反应。

4)出血:注意观察伤口出血量和速度,因为是微创手术,一般出血少,如出血较多,可更换敷料,必要时可给予止血药物。

5)发热:因异物植入引起的吸收热,多于术后第 2 日出现,经冰敷、温水擦浴或药物降温等处理,一般可于 1 日～3 日恢复正常。

6)关节僵硬:为了预防关节僵硬,应鼓励患者尽早进行患肢功能锻炼。

(4)并发症的护理

1)骨筋膜室综合征:是由于固定过紧或肢体高度肿胀而致骨筋膜室内高压,前臂组织血液灌流不足引起。当患儿啼哭时,应引起高度重视,密切观察是否有“5P”征的征象。剧烈疼痛继之无痛:一般止痛剂不能缓解。如至晚期,缺血严重,神经麻痹即转为无痛;苍白或发绀;肌肉麻痹:患肢进行性肿胀,肌腹处发硬,压痛明显;手指处于屈曲位,主动或被动牵伸手指时疼痛加剧;感觉异常:患肢出现套状感觉减退或消失;无脉:桡动脉搏动减弱或消失。如出现上述表现,应立即松开所有包扎的石膏、绑带和敷料,并立即报告医师,紧急手术切开减压。

2)肘内翻畸形:是由于骨折固定不良、远折端内旋、两断端形成交叉、远端受力影响向内倾斜而形成。在护理上应保持有效的固定,如伸直尺偏型骨折,应维持屈肘 90°、前臂旋前位固定,动态观察,若发现有尺偏时,立即纠正。

3)肘关节僵直:是由于过度的被动牵拉和反复被动活动引起的。因此,在行尺骨鹰嘴牵引时,不要随意增加牵引重量,严格把握牵引时限;肘关节功能锻炼时,以主动活动为主,被动活动以患者不感疼痛为宜。

(5)饮食护理:术后患者因疼痛、体位不适等原因,食欲下降,讲解饮食对促进机体恢复的重要性,鼓励患者进食,给予高蛋白、高维生素、含钙丰富的食物,如瘦肉、鱼、鸡蛋、牛奶,宜清淡易消化,多食蔬菜、水果。

(6)一般护理:协助洗漱、进食,并鼓励指导患者做些力所能及的自理活动。

(7)功能锻炼:根据骨折类型、是否脱位及手术固定方法、牢固程度决定功能锻炼方法。功能锻炼的方法力求简单,使患者易于学习和坚持。

3. 出院指导

(1)心理指导:讲述疾病相关知识及介绍成功病例,帮助患者树立战胜病魔的信心。

(2)休息与体位:保持活动与休息时的体位要求。长臂石膏托固定后,卧床时头肩部抬高,患肢垫枕与躯干平行,离床活动时,患肘用三角巾悬吊于胸前。半年内不要剧烈活动,避免再次骨折。

(3)用药:出院带药时,应将药物的名称、剂量、用法、注意事项告诉患者,按时用药。

(4)饮食:骨折早期(伤后 1 周～2 周),由于创伤对胃肠道的刺激,短期内出现肠蠕动减慢、腹胀、食欲缺乏等,因此饮食应以清淡可口,易消化的半流质或软食为主。第二阶段(伤后 3 周～5 周),为骨痂形成期,饮食宜富有营养,鼓励患者多食高蛋白、高热量食物。第三阶段(伤后 6 周～8 周),为骨痂成熟期,此阶段饮食应以滋补为主,增加钙质、胶质和滋补肝肾的食品。并且一直要多食蔬菜、水果,避免辛辣刺激食物,预防便秘。

(5)固定:保持有效的固定,注意维护外展架固定的位置,观察患肢手指的血运。保持患肢于功能位置。如果肘关节屈曲角度过大,影响桡动脉正常搏动,应适当将肘关节伸直后在固定。

(6)功能锻炼:向患者讲明术后功能锻炼的重要性,出院后继续功能锻炼,最大限度的恢复患肢功能,督促患者在日常生活中使用患肢。注意外展性骨折禁忌患肩外展,内收型骨折禁忌肩内收。外固定解除后,逐步达到生活自理。

(7)复查时间及指征:定期到医院复查,查看外固定架及骨折愈合情况。石膏固定期间,如患肢皮肤发绀、发凉、剧烈疼痛或感觉异常、麻木,应立即就诊。分别在骨折后1个月、3个月、6个月复查X线片,了解骨折的愈合情况,以便及时调整固定,防止畸形。

(四)护理评价

(1)疼痛能耐受。

(2)心理状态良好,配合治疗。

(3)肢体肿胀减轻。

(4)切口无感染。

(5)无周围神经损伤,无并发症发生。

(6)X显示:骨折端对位、对线佳。

(7)患者及家属掌握功能锻炼知识,并按计划进行,肩肘关节无僵直。

(胡春娜)

## 第七节　尺桡骨干骨折的康复护理

### 一、概述

尺桡骨双骨折很常见,多发生于青少年,尺桡骨双骨折可发生重叠、成角、旋转及侧方移位四种畸形。桡骨干单骨折较少见,因有尺骨支持,骨折端重叠,移位较少,主要发生旋转移位。尺骨干单骨折极少见,因有桡骨支持移位不明显,除非合并下尺桡关节脱位。

(一)应用解剖学

1. 尺骨

居前臂内侧部,分一体两端。上端粗大,前面有一半圆形深凹,称滑车切迹,与肱骨滑车相关节。切迹后上方的突起称鹰嘴,前下方的突起称冠突。冠突外侧面有桡切迹,与桡骨头相关节;冠突下方的粗糙隆起,称尺骨粗隆。下端为尺骨头,其前、外、后有环状关节面与桡骨的尺切迹相关节,下面光滑借三角形的关节盘与腕骨隔开。尺骨头后内侧的锥状突起,称尺骨茎突。鹰嘴、尺骨头和茎突均可在体表扪到。

2. 桡骨

位于前臂外侧部,呈三棱柱形,分一体两端。上端膨大称桡骨头,头上方有关节凹与肱骨小头相关节;周围的环状关节面与尺骨相关节;头下方略细,称桡骨颈。颈的内下方有一突起称桡骨粗隆。桡骨内侧缘为薄锐的骨间缘。下端前凹后凸,外侧向下突出,称茎突。下端内面有关节面,称尺切迹,与尺骨头相关节,下面有腕关节面与腕骨相关节。桡骨茎突与桡骨头在体表可扪到。

(二)病因

尺桡骨骨干骨折一般由直接暴力、间接暴力、扭转暴力造成。

(三)分类

尺桡骨骨折按部位分为三型。

1. 尺桡骨双骨折

根据骨折的原因分为：

(1)直接暴力：骨折为横形或粉碎性，骨折线在同一平面。

(2)间接暴力：跌倒手掌触地暴力向上传达烧骨中或上 1/3 骨折。残余暴力通过骨间膜转移到尺骨造成尺骨骨折，所以骨折线位置低，桡骨为横型或锯齿状，尺骨为短斜型骨折移位。

(3)扭转暴力：受外力同时，前臂又受扭转暴力造成骨折，跌倒时身体同一侧倾斜，前臂过度旋前或旋后发生双骨螺旋性骨折。多数由尺骨内上斜向桡骨外下，骨折线方向一致，尺骨干骨折线在上，桡骨骨折线在下。

2. 桡骨干骨折

幼儿多为青枝骨折。成人桡骨干上 1/3 骨折时附着在桡骨结节的肱二头肌及附着于桡骨上 1/3 旋后肌，使骨折近端向后旋转移位，桡骨干中 1/3 或下 1/3 骨折时骨折线在旋前圆肌抵止点以下，由于旋前及旋后肌力量相等，骨折近端处于中立位而骨折远端受旋前方肌牵拉，旋前移位，单纯桡骨干骨折重叠移位不多。

3. 尺骨干骨折

单纯尺骨干骨折极少见，多发生在尺骨下 1/3，由直接暴力所致，骨折端移位较少见。

(四)临床表现

主要表现为局部肿胀畸形及压痛，可有骨擦音及异常活动，前臂活动受限。儿童常为青枝骨折，有成角畸形而无骨端移位。有时合并正中神经或尺神经、桡神经损伤，要注意检查。

尺桡骨骨折的治疗方法很多，主要分为非手术和手术治疗。

(一)非手术治疗

非手术治疗主要是手法复位外固定。具有创伤小、花费少、操作简单、安全、快速解除疼痛等优点。特别是儿童，一定范围内的畸形在生长发育过程中可自行矫正。

1. 对于儿童或成人无移位尺桡骨骨折的情况

(1)对于婴幼儿的无移位骨折或青枝骨折：多有成角畸形，可在适当麻醉下，轻柔手法牵引纠正，石膏固定 6 周～8 周，亦可用石膏楔形切开法纠正成角畸形。

(2)成年人无移位的骨折：可用功能位石膏托或小夹板固定 4 周。

2. 对于儿童或成人骨折

有重叠、移位的情况需闭合复位。术前沿臂长轴方向牵拉患者手掌及拇指，使腕部尺偏，并使前臂旋前。然后使腕关节掌曲，并同时在桡骨远骨折段上向掌侧及尺侧推压。保持腕部在旋前及轻度掌曲尺偏位，应用前臂石膏托或小夹板固定 4 周，10 日～14 日改为中立位 4 周。

(二)手术治疗

手术固定后 1 周内，以休息、制动为主，手法复位的患者要注意检查外固定情况，防止松动，导致畸形愈合，一般给患者采用克氏针固定法、钢板固定法等。

1. 手术治疗的条件

患者若符合以下适应证中的任何一条即可进行手术：

(1)适用于手法复位失败者或复位后固定困难者。

(2)上肢多处骨折。

(3)骨间膜破裂者。

(4)开放性骨折伤后时间不长、污染较轻者。

(5)骨不连或畸形愈合、功能受限者。

(6)并发有神经系统或神经血管病变,如帕金森病等,不能长期忍受非手术制动时。

(7)不能接受畸形外观,出于美观的原因,要求手术的患者等。

2. 手术治疗的方式

颈丛麻醉生效后仰卧位,以骨折处为中心,沿骨折部位切开暴露断端。尺桡骨骨干骨折内固定方法有多种,在手术方式及内固定物的选择上各有优缺点,临床常根据患者年龄、骨折部位、骨折类型、骨折程度、患者经济状况及医师的经验和熟练程度等多方权衡,找到符合患者的最佳固定方式。

(1)克氏针内固定:克氏针内固定是临床上较早应用于骨折内固定的治疗方法,适用于横断和短斜形骨折,根据骨髓腔大小选择克氏针。其优点是操作简便、易取出,但不能有效的控制骨折旋转活动,克氏针易松动、滑脱,针尾还可刺激皮肤引起局部疼痛、破溃,克氏针甚至会移动刺入肺内,术后患肢制动时间长,活动量和力度受限,影响患肘及前臂早期功能锻炼。目前为止,临床上依然广泛用于骨折内固定。

(2)钢板固定:适用于各类型的尺桡骨干骨折。钢板固定具有固定牢靠稳定、并发症少、肩关节功能恢复早等优点。目前大部分患者都选择钢板固定,特别是解剖型钢板。术中操作方便,但切口较大,需二次手术取出钢板。还有锁定型钢板,该材料虽然在临床应用时间短,但在一些陈旧性骨折中应用该材料,在起内支架作用方面固定更可靠。

## 三、尺桡骨骨折的护理

### (一)护理评估

(1)一般情况评估:一般人院患者评估(评估单见附表)。

(2)风险因素评估:患者的日常生活活动能力(ADL)评估(Barthel 指数),Braden 评估,患者跌倒、坠床风险评估(评估单见附表)。

(3)评估患者对疾病的心理反应:骨折患者的应激性心理反应包括疼痛、焦虑或恐惧、陌生感、自我形象紊乱、疾病预后的担忧和失落感。

(4)评估患者受伤史:青壮年和儿童是否有撞伤、跌倒且前臂骨折史,新生儿是否有难产、上肢过度牵拉史,从而估计伤情。

(5)肘部、上肢及手部情况

1)尺桡骨及相关部位:望诊:前臂是否明显肿胀或有无皮下瘀斑,尺桡骨干是否有隆起畸形,患侧前臂是否移位、挛缩,是否用健手托住患侧前臂以减轻前臂旋转、牵拉所引起的疼痛;触诊:在患处是否可摸到移位的骨折端,患肢的伸屈;内外旋是否受限。婴幼儿由于皮下脂肪丰满不易触及骨端,但给患儿穿衣时,患儿是否因为疼痛而啼哭;量诊:两侧腕关节桡骨茎突至肱骨外上髁的距离是否等长。

2)手部血液循环:观察甲床的颜色、毛细血管回流时间是否迟缓以判断是否有前臂血管受压、损伤等合并症。

3)上肢感觉:是否正常,以判断是否伴有前臂的桡神经、尺神经、正中神经损伤。

(6)X 线摄片及 CT 检查结果:以明确骨折的部位、类型和移动情况。

(7)评估患者既往健康状况:是否存在影响活动和康复的慢性疾病。

(8)评估患者生活自理能力和心理社会状况。

(二)护理诊断

1. 自理能力缺陷

与骨折肢体固定后活动或功能受限有关。

2. 疼痛

与创伤有关。

3. 知识缺乏

缺乏骨折后预防并发症和康复锻炼的相关知识。

4. 焦虑

与疼痛、疾病预后等因素有关。

5. 肢体肿胀

与骨折部位及损伤血管有关。

6. 潜在并发症

(1)有周围血管神经功能障碍的危险。

(2)有感染、畸形、粘连的危险。

(三)护理措施

1. 术前护理及非手术治疗

(1)心理护理:由于前臂具有旋转功能,骨折后患肢手的协调性及灵活性丧失,给生活带来极大不便,患者易产生焦虑和烦躁情绪,所以护士应向患者做好安抚工作,并协助生活料理。

(2)饮食护理:根据既往史,应予高蛋白、高维生素、高钙及粗纤维饮食,促进生长发育及骨质愈合。

(3)休息与体位:患肢维持在肘关节屈曲 90°,前臂中立位。适当抬高患肢,以促进静脉回流,减轻肿胀。

(4)功能锻炼:受伤臂肌的舒缩运动:指导复位固定后的患者进行上臂肌和前臂肌的舒缩运动、用力握拳和充分屈伸手指的动作;肩、肘、腕关节的运动:术后 2 周,局部肿胀消退,开始肩、肘、腕关节的运动,但禁止做前臂旋转动作和推墙动作;4 周后练习前臂旋转和用手推墙动作;去除外固定后,进行各关节全活动范围的功能锻炼。

2. 术后护理

(1)休息与体位:术后适当抬高患肢,使患肢高于心脏水平,合理使用脱水剂消肿,使用抗生素预防感染,并注意观察伤口渗血情况以及肢端末梢血运。

(2)症状护理

1)疼痛:影响睡眠时,适当给予止痛、镇静剂。

2)伤口:观察有无渗血渗液情况。

(3)一般护理:协助洗漱、进食,并鼓励指导患者做些力所能及的自理活动。

(4)功能锻炼:伸指握拳;小云手、大云手;反转手;活动范围由小到大,拆除夹板后,全面活动伤肢,并注意进行前臂旋转功能的锻炼。

3. 出院指导

(1)心理指导:讲述疾病相关知识及介绍成功病例,帮助患者树立战胜病魔的信心。

(2)休息:行长臂石膏托固定后,卧床时患肢垫枕与躯干平行;离床活动时,用三角巾或前臂吊带悬吊与胸前。

(3)用药:出院带药时,应将药物的名称、剂量、用法、注意事项告诉患者,按时用药。

(4)饮食:宜高蛋白、高热量、含钙丰富且易消化的饮食,多食蔬菜及水果。

(5)固定:保持患侧前臂有效固定位,并维持3周。

(6)功能锻炼:按计划进行功能锻炼,最大限度的恢复患肢功能,4周后可进行各关节的全面运动。

(7)复查时间及指征:石膏固定后,如患肢出现“5P”征,应立即就诊,在骨折后1个月、3个月、6个月复查X线片,了解骨折的愈合情况,以便及时调整固定,防止畸形愈合。

(四)护理评价

(1)疼痛能耐受。

(2)心理状态良好,配合治疗。

(3)肢体肿胀减轻。

(4)切口无感染。

(5)无周围神经损伤,无并发症发生。

(6)X显示:骨折端对位、对线佳。

(马晓雨)

## 第八节　尺桡骨远端骨折的康复护理

### 一、概述

桡骨远端骨折极为常见,约占全身骨折的1/106多发生于老年妇女、儿童及青年。骨折发生在桡骨远端2cm～3cm范围内,多为闭合骨折。

(一)应用解剖学

1.尺骨

下端为尺骨头,其前、外、后有环状关节面与桡骨的尺切迹相关节,下面光滑借三角形的关节盘与腕骨隔开。头后内侧的锥状突起,称尺骨茎突。鹰嘴、尺骨头和茎突均可在体表们到。

2.桡骨

下端前凹后凸,外侧向下突出,称茎突。下端内面有关节面,称尺切迹,与尺骨头相关节,下面有腕关节面与腕骨相关节。桡骨茎突与桡骨头在体表可扪到。

(二)病因

尺桡骨远端骨折非常常见,约见平时骨折的1/10。多见于老年妇女、青壮年,发生均为外伤暴力。骨折发生在尺桡骨远端2cm～3cm范围内,常伴桡腕关节及下尺桡关节的损坏。

(三)分类

尺桡骨远端骨折可分为三型:

1.伸直型骨折(Colles骨折)

最常见，多为间接暴力致伤g跌倒时腕关节处于背伸及前臂旋前位、手掌着地，暴力集中于桡骨远端松质骨处而引起骨折。骨折远端向背侧及桡侧移位。儿童可为骨骺分离；老年人由于骨质疏松，轻微外力即可造成骨折且常为粉碎骨折，骨折端因嵌压而短缩。粉碎骨折可累及关节面或合并尺骨茎突撕脱骨折及下尺桡关节脱位。

2. 屈曲型骨折(Smith 骨折)

较少见，骨折发生原因与伸直型骨折相反，故又称为反 Colles 骨折。跌倒时手背着地，骨折远端向掌侧及尺侧移位。

3. 巴通骨折(Barton 骨折)

指桡骨远端关节面纵斜行骨折，伴有腕关节脱位者。跌倒时手掌或手背着地，暴力向上传递，通过近排腕骨的撞击引起桡骨关节面骨折，在桡骨下端掌侧或背侧形成以带关节面软骨的骨折块，骨块常向近侧移位，并腕关节脱位或半脱位。

(四)临床表现

尺桡骨远端骨折常见腕部肿胀、压痛明显，手和腕部活动受限。伸直骨折有典型的餐叉状和枪刺样畸形，尺桡骨茎突在同一平面，支持实验阳性。屈曲型骨折畸形与伸直型相反。注意正中神经有无损伤。

## 二、治疗

治疗的目的是使腕关节能获得充分的无痛运动及稳定性，恢复正常工作和日常活动，而且将来不会有退行性病变倾向。

对于桡骨远端骨折的治疗，目前仍然存在一些争议，保守治疗及手术治疗对于桡骨远端骨折的预后并非呈现相关关系。多数桡骨远端骨折通过非手术治疗可以获得良好的功能恢复。对部分关节内明显移位骨折及手法复位失败的患者，手术治疗的目的是要精确重建关节面、坚强内固定及术后早期功能锻炼。关节外骨折要求恢复掌倾角、尺偏角及桡骨高度，以减少骨折继发移位的可能。任何对位对线不良均可导致功能受限、载荷分布变化、中排腕骨不稳，以及桡腕关节骨性关节炎的风险。

满意复位的标准为：桡骨短缩＜2mm～3mm，桡骨远端关节面为掌倾而非背倾，尺偏角恢复接近或达到20°，无粉碎性骨折片和关节面不平整。

(一)非手术治疗

手法复位外固定为主要的治疗方法。

桡骨远端屈曲型骨折复位手法与伸直型骨折相反。由于复位后维持复位位置较困难，因此宜在前臂旋后位用长臂石膏屈曲90°固定5～6周。复位后若极不稳定，外固定不能维持复位者，则需切开复位钢板或钢针内固定。

(二)手术治疗

1. 手术适应证

(1)严重粉碎骨折：移位明显，桡骨远端关节面破坏。

(2)不稳定骨折：手法复位失败，或复位成功，外固定不能维持复位及嵌插骨折，导致尺桡骨远端关节面显著不平衡者。

2. 手术方法

桡骨远端骨折的手术治疗方法主要包括：经皮克氏针固定、有限内固定联合外固定架固定、切开复位钢板螺钉内固定。切开复位内固定的手术入路选择主要有:掌侧入路、背侧入路以及掌背侧联合入路;不同的手术方式及手术入路适用于不同的骨折类型及个体情况,其各有优缺点。对于复位后骨折缺损严重关节面无以支撑者,可考虑自体骨、异体骨或人工骨植骨。需要指出的是,桡骨远端的骨折类型、骨折的复位程度、内固定材料与固定方式、手术时机、患者年龄、性别、内科疾病及其他部位的合并损伤均会对手术疗效产生影响。

## 三、尺挠骨远端骨折的护理

### (一)护理评估

(1)一般情况评估:一般入院患者评估。

(2)风险因素评估:患者的日常生活活动能力(ADL)评估(Barthel 指数),Braden 评估,患者跌倒、坠床风险评估。

(3)评估患者对疾病的心理反应:骨折患者的应激性心理反应包括疼痛、焦虑或恐惧、陌生感、自我形象紊乱、疾病预后的担忧和失落感。

(4)评估患者受伤史:青壮年和儿童是否有撞伤、跌倒时手掌或手背着地史、骨折史,新生儿是否有难产、上肢过度牵拉史,从而估计伤情。

(5)肘部、腕部及手部情况

1)尺桡骨及相关部位:望诊:观察腕部是否明显肿胀或有无皮下瘀斑,尺桡骨远端是否有隆起畸形,患侧前臂是否移位、挛缩,是否用健手托住患侧腕部及手部,以减轻前臂旋转牵拉所引起的疼痛;观察皮肤颜色,是否有压疮;触诊:在患处是否可摸到移位的骨折端,患肢的伸屈,内外旋是否受限;皮肤温度是否有改变;量诊:两侧腕关节桡骨茎突至中指的距离是否等长。

2)手部血液循环:观察甲床的颜色、毛细血管回流时间是否迟缓以判断是否有前臂血管受压、损伤等合并症。

3)上肢感觉:是否正常,以判断是否伴有前臂的桡神经、尺神经、正中神经损伤。

(6)X 线摄片及 CT 检查结果:以明确骨折的部位、类型和移动情况。

(7)评估患者既往健康状况:是否存在影响活动和康复的慢性疾病。

(8)评估患者生活自理能力和心理社会状况。

### (二)护理诊断

1. 自理能力缺陷

与骨折肢体固定后活动或功能受限有关。

2. 疼痛

与创伤有关。

3. 知识缺乏

缺乏骨折后预防并发症和康复锻炼的相关知识。

4. 焦虑

与疼痛、疾病预后因素有关。

5. 肢体肿胀

与骨折有关。

6. 潜在并发症

(1)有周围血管神经功能障碍的危险。

(2)有感染的危险。

(三)护理措施

1. 术前护理及非手术治疗

(1)心理护理:患者因环境陌生,容易出现紧张情绪,在入院时热情接待患者,做好入院宣教及告知,让其尽快熟悉病房环境。多关心、巡视患者,与其聊天,多鼓励及表扬,消除不良情绪。做好家属沟通工作,取得其配合。

(2)饮食护理:手术前常规 12 小时禁食,8 小时禁水。

(3)体位:伤肢抬高,置于屈肘 90°位,伤肢石膏外固定,中立位放置。给予患肢保暖,观察患肢手指末梢血运情况。

(4)功能锻炼:嘱患者固定时,手指和关节活动;拆固定后,腕及前臂的旋转活动。

2. 术后护理

(1)休息与体位:一般应使上臂自然下垂,肘关节屈曲 90°,腕关节背伸 30°,前臂中立位或稍旋后位 15°,手半握拳,拇指对掌位,三角巾悬吊。

(2)症状护理

1)疼痛:术后 24 小时疼痛最明显,特别是麻醉药过后,患者诉疼痛明显,观察疼痛的性质及过程,及时给予情志护理,使用冷疗及运用止痛剂。

2)伤口:观察有无渗血渗液,感染的情况。

(3)一般护理:给予去枕平卧位,禁食水 2 小时,注意观察有无恶心、呕吐,生命体征。注意观察伤肢肿胀、感觉、温度、皮肤色泽及活动情况,发现异常,及时报告医师处理。给予加床栏,以防坠床发生。清洗伤肢皮肤,便于病情观察,注意保暖。

(4)功能锻炼:早期尽量控制旋前移位,以防发生畸形愈合,影响前臂的旋转功能。

3. 出院指导

(1)心理指导:讲述疾病相关知识及介绍成功病例,帮助患者树立战胜病魔的信心。

(2)休息与体位:避免剧烈活动及异常受力,防止摔倒,保持心情愉快,按时休息,合理饮食。

(3)用药:出院带药时,应将药物的名称、剂量、用法、注意事项告诉患者,按时用药。

(4)饮食:适当多食维生素 C 含量丰富的蔬菜,以促进骨痂生长和伤口愈合。

(5)固定:继续支具固定,不得随意去除固定,保持固定物干洁。

(6)功能锻炼:按计划进行功能锻炼,最大限度的恢复患肢功能,4 周后可进行各关节的全面运动。

(7)复查时间及指征:石膏固定后,如患肢出现“5P”征,应立即就诊,在骨折后 1 个月、3 个月、6 个月复查 X 线片,了解骨折的愈合情况,以便及时调整固定,防止畸形愈合。

(四)护理评价

(1)疼痛能耐受。

(2)心理状态良好,配合治疗。

(3)肢体肿胀减轻。

(4)切口无感染。

(5)无周围神经损伤,无并发症发生。

(6)X 显示骨折端对位、对线佳。

(7)患者及家属掌握功能锻炼知识,并按计划进行,肘、腕关节无僵直。

(马晓雨)

## 第九节　手部骨折的康复护理

### 一、概述

(一)手部的解剖学

1. 手骨

包括腕骨、掌骨和指骨。

2. 腕骨

8 块,排成近、远两列。近侧列由桡侧向尺侧为:手舟骨、月骨、三角骨和豌豆骨;远侧列为:大多角骨、小多角骨、头状骨和钩骨。8 块腕骨连接形成一掌面凹陷的腕骨沟。各骨相邻的关节面形成腕骨间关节。

3. 掌骨

5 块。由桡侧向尺侧,依次为 1～5 掌骨。掌骨近端为底,借腕骨;远端为头,借指骨,中间部为体。

3. 指骨

属长骨,共 14 块。拇指有 2 节,分别为近节和远节指骨,其余各指为 3 节,分别为近节指骨、中节指骨和远节指骨。

(二)病因

现实生活中,手是最常见的容易发生骨折的部位,给人们生活和工作带来了诸多不便。跌倒常是手外伤直接暴力的结果,开放性骨折比例较高,且常伴有肌腱和神经血管等的合并损伤,临床治疗方案需视具体情况而定,即使经过内固定手术,亦常需石膏外固定辅助,外固定范围一般需超过腕部。

(三)分类

常见的手部骨折如下:

1. 手舟骨骨折

手舟骨骨折多为间接暴力所致。手舟骨骨折容易漏诊,为明确诊断,应及时进行 X 线射片。手舟骨骨折可分为三种类型:

(1)手舟骨结节骨折属手舟骨远端骨折,一般愈合良好。

(2)手舟骨腰部骨折因局部血运不良,一般愈合缓慢。

(3)手舟骨近端骨折近端骨折块受血运影响,易发生不愈合及缺血性坏死。

2. 掌骨骨折

触摸骨折局部有明显压痛,纵压或叩击掌骨头时疼痛加剧。若有重叠移位,则该骨缩短,骨折的症状可见掌骨头凹陷,握掌时尤为明显。掌骨颈、掌骨干骨折,骨折的症状可常有骨擦音。

3. 指骨骨折

骨折有横断、斜行、螺旋、粉碎或波及关节面等。

## 二、治疗

1. 手舟骨骨折

骨折症状表现为腕背侧疼痛、肿胀,尤以隐窝处明显,腕关节活动功能障碍。将腕关节桡侧倾,屈曲拇指和示指而叩击其掌侧关节时可引起腕部疼痛加剧。

2. 掌骨骨折

骨折后局部肿胀、疼痛和掌指关节屈伸功能障碍。

3. 指骨骨折

骨折后局部疼痛、肿胀,手指伸屈功能受限。有明显移位时,近节、中节指骨骨折可有成角畸形,末节指骨基底部背侧撕脱骨折有锤状指畸形,手指不能主动伸直,同时可扪及骨擦音,有异常活动,这些都是常见的这种手部骨折的症状。

手部骨折的治疗方法很多,主要有石膏固定、复位、内固定、骨块移植等治疗方法。骨科医在大多会借助 X 线片来判断是否有骨折,并决定如何治疗。而依据患者的职业、惯用手或非惯用手、年纪、骨折的位置及类型,医师会选择一个最适当的治疗方式。

(一)治疗方式

(1)简单及未移位的骨折,通常只需石膏固定就可。

(2)移位骨折经过复位后,利用钢针固定即可,无须开刀,此种方法称为闭锁性复位及固定。

(3)有些骨折,则须手术开刀以重建骨骼。这些骨块经过开刀复位后,亦可用钢针,钢板或螺丝钉来固定骨块。

(4)若有些骨碎片太过粉碎或受创时遗失而造成骨缺损情形,此时需要骨块移植术才可重建骨折骨骼,而骨移植的骨块往往由身体其他部位取得。

(5)有时因骨折过于粉碎及复杂性,医师会使用外固定来治疗骨折,此时可在皮肤外骨折上下处建立裸露的金属杆,这些外固定直到骨折愈合后,才给予移除。

(二)固定方式

手部骨折常用的固定方式有克氏针、铁针头固定,钢丝固定,螺丝固定,钢板固定,骨锚固定等。

1. 克氏针固定

几乎用于所有手部骨折。克氏针固定操作简单,易掌握;体积小,异物反应小;损伤小,复位不需广泛剥离;经济实惠。但是克氏针也有局限性,它不能防止旋转,分离。稳定性较差;常需加外固定,不能早起功能锻炼;穿刺时过关节面,破坏关节面光滑,影响功能;针尾刺激、穿戴不便、不敢洗手等,均影响手部功能锻炼;长时间固定针易松脱、感染。

2. 骨緢固定

它适用于撕脱骨折、防止近点撕脱,主要用于锤状指。骨锚固定操作简单,副损伤小。但是它属于特殊器械,价格昂贵。

3. 钢板螺钉固定

螺钉适用于撕脱骨折、指骨髁骨折及螺旋骨干骨折。钢板适用于短斜行和横行骨干骨折。它们在表面固定的稳定性强;固定牢固,可不加外固定,早起功能锻炼;缩短骨折的愈合时间。但是钢板螺钉固定操作复杂,术野暴露范围过大,周围组织损伤大,不适合小骨折块固定,价格较昂贵,钢板需要术后取出。而且容易出现钢板外露、钢板和螺钉松动、断裂等并发症。

## 三、手部骨折的护理

### (一)护理评估

(1)一般情况评估:一般人院患者评估。

(2)风险因素评估:患者的日常生活活动能力(ADL)评估(Barthel 指数),Braden 评估,患者跌倒、坠床风险评估。

(3)评估患者对疾病的心理反应:骨折患者的应激性心理反应包括疼痛、焦虑或恐惧、陌生感、自我形象紊乱、疾病预后的担忧和失落感。

(4)评估患者受伤史:青壮年和儿童是否有撞伤、跌倒时手部着地史,新生儿是否有难产、上肢和肩部过度牵拉史,从而估计伤情。

(5)锁骨、上肢及手部情况

1)手及相关部位:望诊:手部骨折区是否明显肿胀和或有无皮下瘀斑,手部是否有隆起畸形,患侧手部是否有关节活动受限以及手活动功能障碍,是否有上肢重量牵拉所引起的疼痛。触诊:在患处是否可摸到移位的骨折端,患肢的外展和上举是否受限。

2)手部血液循环:观察甲床的颜色、毛细血管回流时间是否迟缓以判断是否有手部血管受压、损伤等合并症。

3)上肢感觉:是否正常,以判断是否伴有锁骨下的臂丛神经损伤。

(6)X 线摄片及 CT 检查结果:以明确骨折的部位、类型和移动情况。

(7)评估患者既往健康状况:是否存在影响活动和康复的慢性疾病。

(8)评估患者生活自理能力和心理社会状况。

### (二)护理诊断

1. 自理能力缺陷

与骨折肢体固定后活动或功能受限有关。

2. 疼痛

与创伤有关。

3. 知识缺乏

缺乏骨折后预防并发症和康复锻炼的相关知识。

4. 焦虑

与疼痛、疾病预后因素有关。

5. 肢体肿胀

与骨折有关。

6. 潜在并发症

(1)有周围血管神经功能障碍的危险。

(2)有感染的危险。

### (三)护理措施

1. 术前护理及非手术治疗

(1)心理护理:骨折后患者多有焦虑、烦躁状态,因此患者入院后一定要做好心理疏导,让其放松心情。

(2)饮食护理:给予高蛋白饮食,提高机体抵抗力。

(3)休息与体位:患肢抬高、利于血液回流、防止压迫伤口。

(4)功能锻炼:早起制动,防止移动过程中造成再损伤,手术后可尽早进行功能锻炼。

2. 术后护理

(1)休息与体位:平卧患肢抬高与心脏水平,24 小时～48 小时可卧床休息。3 日后可下床活动,坐走或下床时上肢用三角巾悬吊可减轻肿胀,有利于静脉回流。

(2)症状护理

1)疼痛:抬高患肢,减轻肿胀,减轻疼痛。

2)伤口:观察有无渗出或渗血以及感染的情况。

(3)一般护理:协助洗漱、进食,并鼓励指导患者做些力所能及的自理活

(4)功能锻炼:手术后尽早进行手指的活动,手指的屈伸及握拳动作;提肩练习;指导患者做固定外上下关节的活动,1 次/小时,拆除石膏夹板固定外练习肘关节的伸屈、旋前、旋后动作;健侧肢体每日做关节全范围运动。

3. 出院指导

(1)心理指导:讲述疾病相关知识及介绍成功病例,帮助患者树立战胜病魔的信心。

(2)休息与体位:尽早进行关节活动,适当休息。

(3)用药出院带药时,应将药物的名称、剂量、用法、注意事项告诉患者,按时用药。

(4)饮食:鼓励患者多食高蛋白、高热量、高维生素、含钙丰富、刺激性小的易消化食物,多食蔬菜、水果预防便秘,避免辛辣刺激食物,促进骨折愈合。

(5)固定:保持患侧肩部及上肢有效固定位,并维持 3 周有效维持手的功能位和解剖位。

(6)功能锻炼:出院后指导患者患肢保持功能位,不宜过早提携重物,防止骨间隙增大,引起骨不连。注意休息,以免过度运动,造成再次损伤。

(7)复查时间及指征:定期到医院复查,术后 1 个月、3 个月、6 个月需行 X 线片复查,了解骨折愈合情况。手法复位外固定者如出现骨折处疼痛加剧、患肢麻木、手指颜色改变,温度低于或高于正常等情况须随时复查。

(四)护理评价

(1)疼痛能耐受。

(2)心理状态良好,配合治疗。

(3)肢体肿胀减轻。

(4)切口无感染。

(5)无周围神经损伤,无并发症发生。

(6)X 显示骨折端对位、对线佳。

(7)患者及家属掌握功能锻炼知识,并按计划进行,肘、腕、指关节无僵直。

(张睿娟)

# 第十节 股骨近端骨折的康复护理

## 一、概述

(一)股骨近端的解剖学

股骨是人体最结实的长骨,长度约为体高的1/4,分一体两端。上端有朝向内上前的股骨头,与髋臼相关节。头中央稍下有小的股骨头凹。头下方外侧的狭细部称股骨颈。颈与体连接处上外侧的方形隆起,称大转子;内下方的隆起,称小转子,有肌肉附着大转子的内侧面有一凹陷称为转子窝(又叫梨状窝)。大、小转子间,前有转子间线,后有转子间嵴相连。两者之间称股骨粗隆间。大转子是重要的体表标志,可在体表扪到。股骨颈与体的夹角称颈干角,男性平均132°,女性平均127°,是骨折多发处。

(二)病因

股骨近端骨折可发生于任何年龄,但以中、老年人为多见。由于解剖位置的特殊性,常易发生股骨颈及股骨转子骨折。股骨颈部细小,处于疏松骨质和致密骨质的交界处,负重量大,又因老年人肝肾不足,筋骨衰弱,骨质疏松,即使受轻微的直接外力或间接外力便可引起骨折。青壮年和儿童发生股骨颈骨折较少见,若发生股骨颈骨折必因遭受强大暴力所致,如车祸、高地跌下等。此种骨折患者常合并其他骨折,甚至内脏损伤;股骨转子骨折病因与股骨颈相似,患者跌倒时,患肢因过度外展、外旋或内翻、内旋传达暴力,一直跌倒时大转子部受到暴力的冲击造成骨折。股骨转子骨折多见于老年人,男性多于女性,青壮年较少见,因老年人转子部骨质疏松,故多为粉碎性骨折。

(三)分类

股骨近端骨折最常见的有:

1. 股骨颈骨折

占成人骨折的3.6%。由于股骨解剖的特殊性,股骨颈的长轴线与股骨干纵轴之间形成颈干角,为110°~140°,平均127°。在重力传导时,力线并不延股骨颈中心传导,而是延股骨小转子、股骨颈内侧缘传导。

(1)按骨折部位分型

1)头下型骨折:骨折面完全在股骨头下,整个股骨颈都在骨折远段。此型骨折对血运的影响较严重,极易发生股骨头坏死,预后差。

2)头颈型骨折:骨折面的一部分在股骨头下,另一部分则经过股骨颈,故称为头颈型骨折。此型骨折最常见。由于剪应力大而稳定性最差,骨折复位后容易再移位,骨折不易愈合和易造成股骨头缺血性坏死。

3)经颈型骨折:全部骨折面均通过股骨颈,实际上此型很少见,通常为头颈型骨折在X线片上的假象。

4)基底部骨折:骨折面在股骨颈基底部,有部分在关节囊外。此型股骨颈的营养血管损伤较轻,骨折较易愈合,预后较好。

(2)按骨折线方向分型:主要依据是用骨折线的倾斜度来反映所遭受剪切应力的大小。依远端骨折线与股骨干的垂直线所成的角度(Linton 角)可分为:

外展型：Linton 角＜30°。此型剪式伤力小，骨折端常嵌顿稳定，易愈合。

内收型：Linton 角＞50°。此型剪式伤力大，不稳定，不易愈合。

(3)按骨折错位程度分型(即 Garden 分型，是临床上最常见的分型)

GardenⅠ型：不完全性骨折，无移位，这种骨折易愈合。

GardenⅡ型：完全性骨折但骨折端无移位。股骨颈虽然完全断裂，但对位良好。如系股骨头下骨折，仍有可能愈合，但股骨头坏死变形常有发生；如为股骨颈中部或基底部骨折，骨折容易愈合，股骨头血运良好，不易发生坏死。

GardenⅢ型：完全性骨折伴骨折端部分移位。

GardenⅣ型：完全性骨折伴骨折端完全移位。关节囊及滑膜有严重损伤，因此经关节囊和滑膜供给股骨头的血管也容易损伤，造成股骨头缺血性坏死。

2. 股骨转子间骨折

占成人骨折的 3.1%。

(1)按骨折两端的关系分为：外展型、中间型、内收型。

(2)按骨折部位分为：头下型、头颈型、经颈型、基底型。

(四)临床表现

中、老年人有摔倒外伤史，伤后感觉髋部疼痛，下肢活动受限，不能活动站立行走困难等功能障碍，局部肿胀、皮下瘀血、开放性伤口，压痛或有畸形，畸形处可触到移位的骨折断端，如骨折移位并有重叠，患腿短缩。有骨擦感或骨擦音。幼儿青枝骨折畸形多不明显且少见，且常不能自诉疼痛部位。

## 二、治疗

股骨近端骨折治疗原则以最大程度恢复其解剖形态为主，同时亦应兼顾局部的美学要求。

(一)非手术治疗

非手术治疗主要是手法复位加外固定。卧床休息，避免发生骨折移位。具有创伤小，操作简单、安全等优点。穿防旋鞋，下肢骨牵引或皮肤牵引 6 周～8 周，同时进行股四头肌等长收缩训练和下肢关节的被动活动。

1. 对于儿童或年龄过大无移位股骨近端骨折的情况

(1)婴幼儿的无移位骨折或青枝骨折及老年粉碎性骨折：均不需要手法整复，可给予夹板固定卧床休息以限制活动，能使患者无痛的活动下肢。制动期间尽可能保持复位姿势，使骨折端尽可能减少移位，避免加重骨折。固定 3 个月后拍摄 X 线片，骨折愈合可去除外固定，逐渐扶拐下地，不负重走。

(2)成年人无移位的骨折：石膏绷带固定 4 周～6 周，严格卧床休息。

2. 对于儿童或成人骨折有重叠、移位或成角畸形的情况

应予手法复位后给予夹板、石膏绷带固定 4 周～6 周，并积极护理，冰袋消肿，如有外伤输抗生素预防感染，达到临床愈合后方可解除固定。固定后应注意观察有无血管、神经压迫症状。

(一)手术治疗

股骨近端骨折除基底部血液供应较充足比较容易愈合外，愈合障碍较为多见。股骨颈

骨折长不好，长年累月卧床不起，可诱发多种并发症，如压疮、尿路结石、脑血栓、坠积性肺炎等，严重影响健康，甚至威胁生命。约有近 1/3 患者可发生股骨头无菌性坏死。有的患者骨折愈合了，几年内仍有坏死可能。股骨近端骨折由于力学不稳定因素致骨折畸形愈合、髋内翻、下肢外旋短缩畸形，因此，必须重视对股骨近端骨折的治疗和康复护理，预防并发症，促进愈合。

1. 手术适应证

(1)有移位的股骨颈骨折，应用闭合复位内固定手术治疗。对无移位骨折，也应尽早采取内固定治疗，以防转变为移位骨折。

(2)65 岁以上老人的股骨颈头下型骨折，由于股骨头的血液循环已经严重破坏，股骨头坏死发生率很高，多采用人工关节置换术治疗。

(3)由于误诊、漏诊，或者治疗方法不当，导致股骨颈陈旧骨折不愈合，影响功能的畸形愈合，股骨头缺血坏死，关节面塌陷，导致髋关节骨关节炎疼痛跛行的，应采用手术治疗。

2. 手术治疗的方式

股骨近端骨折是骨折中比较难处理的骨折方式。采取硬膜外麻醉或全麻生效后健侧在下侧卧位，根据患者的全身情况和不同的骨折类型选择相应的手术入路和固定材料。以骨折处为中心，沿骨折线的体表投影切开手术。

(1)闭合复位内固定

由于这一手术方法不切开关节囊，不暴露骨折端，对股骨头血液循环干扰较少。在 X 线监视下，复位及固定均可，术后骨折不愈合及股骨头坏死的发生率均较低。对于常规闭合复位失败的患者，术中可采用头干互动三维复位法。

(2)切开复位内固定

适用于各类型的股骨近端骨折。

(3)钢板固定

适用于各类型的股骨近端骨折。钢板固定具有固定牢靠稳定、并发症少、股骨近端功能恢复早等优点。目前大部分患者都选择钢板固定，特别是解剖型钢板。术中操作方便，经济实惠，但切口较大，需二次手术取出钢板。还有锁定型钢板，该材料虽然在临床应用时间短，但在陈旧性骨折、严重粉碎性骨折、漂浮肩患者中应用该材料，在起内支架作用方面固定更可靠。

(4)人工关节置换术

对全身情况尚好的高龄患者的股骨头下型骨折，已合并骨关节炎或股骨头坏死者，可选择单纯人工股骨头置换术或全髋关节置换术治疗。

## 三、股骨近端骨折的护理

### (一)护理评估

(1)一般情况评估：一般人院患者评估(评估单见附表)。

(2)风险因素评估：患者的日常生活活动能力(ADL)评估(Barthel 指数)，Braden 评估，患者跌倒、坠床风险评估(评估单见附表)。

(3)评估患者对疾病的心理反应：骨折患者的应激性心理反应包括疼痛、焦虑或恐惧、陌生感、自我形象紊乱、疾病预后的担忧和失落感。

(4)评估患者受伤史:青壮年和儿童是否有外伤或车祸致撞伤、跌倒且髋部扭伤史,新生儿是否有难产、下肢和髋部过度牵拉史,从而估计伤情。

(5)髋部、膝关节情况

1)股骨颈及相关部位:望诊:患处是否明显肿胀或有无皮下瘀斑,股骨近端中段是否有隆起畸形,患侧髋部是否不自主内旋、外旋,患肢是否短缩,是否患侧髋部疼痛难忍影响功能。触诊:在患处是否可摸到肿胀、压痛、患肢的外展、外旋、前屈是否受限;量诊:双下肢是否等粗等长。

2)胫腓骨及踝关节部血液循环:观察趾指甲床的颜色,毛细血管回流时间是否迟缓以判断是否有胫腓骨血管受压、损伤等合并症。

3)下肢感觉:是否正常,以判断是否伴有坐骨神经下的神经损伤。

(6)X线摄片及CT检查结果:以明确骨折的部位、类型和移动情况密切关注恢复情况,避免护理不当致各种卧床并发症。

(7)评估患者既往健康状况:是否存在影响活动和康复的慢性疾病,是否有先天及后天营养不良型畸形。

(8)评估患者生活自理能力和心理社会状况。

(二)护理诊断

1. 自理能力缺陷

与骨折肢体固定后活动或功能受限有关。

2. 疼痛

与创伤有关。

3. 知识缺乏

缺乏骨折后预防并发症和康复锻炼的相关知识。

4. 焦虑

与疼痛、疾病预后、经济负担、亲人陪护等因素有关。

5. 肢体肿胀

与骨折有关。

6. 潜在并发症

(1)有周围血管神经功能障碍的危险。

(2)有感染、压疮、深静脉血栓的危险。

(三)护理措施

1. 术前护理及非手术治疗

(1)心理护理:股骨近端骨折后,因担心患肢畸形或骨不愈合,影响美观和功能,会有焦虑、自卑、烦躁、对生活失去信心等心理。告知患者股骨近端骨折治疗效果较好,以消除患者心理障碍,积极配合治疗。

(2)饮食护理:应予高蛋白、高维生素、高钙及粗纤维饮食。

(3)休息与体位:局部固定后,宜卧硬板床,取半卧位或平卧位,可采取侧卧位,侧卧位时患肢在上,两腿之间隔垫棉物以防股骨过度内收日间活动不宜过多,尽量卧床休息,离床活动时必须有家人陪护以防跌倒二次错位,髋关节活动不易度数太过。

(4)功能锻炼:早中期:骨折急性损伤处理后2日～3日,损伤反应开始消退,肿胀和疼痛开始消退，即可开始功能锻炼。如直腿抬高，屈膝屈髋，踝背伸，趾屈。晚期：骨折基本愈合，外固定去除后，锻炼目的为恢复髋关节活动，常用方法为被动运动、主动运动、助力抗阻运动和关节牵伸运动。

2. 术后护理

(1)休息与体位：石膏固定体位，平卧或侧卧静休。

(2)症状护理

1)疼痛：影响睡眠时，适当给予止痛、镇静剂。

2)伤口：观察有无渗血渗液感染情况。

(3)一般护理：协助洗漱、进食，并鼓励指导患者做些力所能及的自理活动。

(4)功能锻炼在术后固定期间，主动进行髋关节屈伸(禁止内旋、外旋)、膝关节屈伸及踝背伸、趾屈。

3. 出院指导

(1)心理指导：讲述疾病相关知识及介绍成功病例，帮助患者树立战胜病魔的信心。

(2)休息与体位：早期卧床休息为主，可间断下床活动。

(3)用药：出院带药时，应将药物的名称、剂量、用法、注意事项告诉患者，按时用药。

(4)饮食：鼓励患者多食高蛋白、高热量、高维生素、含钙丰富、刺激性小的易消化食物，多食蔬菜、水果，避免辛辣刺激食物，预防便秘。

(5)固定：保持患侧髋部及下肢有效固定位，并维持3周。

(6)功能锻炼：出院后指导患者患肢保持功能位，不宜过早提携重物，防止骨间隙增大，引起骨不连。外固定者，避免前屈、内收动作。解除外固定后，加强功能锻炼，着重练习髋的前屈，后伸活动，如蹬腿，抱膝，力度需适中，以防过猛而再次损伤。

(7)复查时间及指征：定期到医院复查，术后1个月、3个月、6个月需行X线片复查，了解骨折愈合情况。手法复位外固定者如出现骨折处疼痛加剧、患肢麻木、皮肤颜色改变，温度低于或高于正常等情况须随时复查。

(四)护理评价

(1)疼痛能耐受。

(2)心理状态良好，配合治疗。

(3)肢体肿胀减轻。

(4)切口无感染。

(5)无周围神经损伤，无并发症发生。

(6)X显示骨折端对位、对线佳。

(7)患者及家属掌握功能锻炼知识，并按计划进行，髋，膝关节无僵直。

(张睿娟)

## 第十一节　股骨干骨折的康复护理

### 一、概述

(一)应用解剖学

股骨干是指股骨小转子下2～5cm到股骨髁上2～4cm之间的部分。股骨体略弓向前，上段呈圆柱形，中段呈三角形，下段前后略扁。体后面有纵向间嵴，为粗线。此线上端分叉，向上外延续为粗糙的臀肌粗隆，向上内侧延续为耻骨肌线。粗线下端也分为内外两线，两线间的骨面为腘面。粗线中点附近，有口朝下的滋养孔。

（二）病因

股骨干骨折多属强大暴力所致。直接暴力引起者，如碰撞、挤压、重物打砸等，多引起横断、短斜和粉碎性骨折。间接暴力引起者，如高处坠落、扭转和杠杆外力的骨折，多为斜形或螺旋形骨折均属不稳定性骨折，儿童则可为稳定性或青枝骨折。

（三）分类

股骨骨折按部位分为三类：

(1)股骨上中 1/3 骨折：因受髂腰肌、臀中肌、臀小肌及外旋肌的牵拉而产生屈曲、外展移位。骨折远端因内收肌群的作用向内、上方移位。

(2)股骨中 1/3 骨折：除重叠外，移位无一定规律，骨折断端多向前外成角。

(3)股骨下 1/3 骨折：因膝后方关节囊及腓肠肌的牵拉，骨折远端常向后移位，严重移位骨折有损伤腘动脉、静脉及坐骨神经的危险。

（四）临床表现

有明显外伤，局部肿胀、皮下瘀血、压痛或有畸形，畸形处可触到移位的骨折断端，并出现成角、功能丧失，异常活动且有骨摩擦音。下 1/3 骨折时应根据足背、胫后动脉搏动及运动情况判定有无神经血管损伤。

## 二、治疗

股骨骨折的治疗方法很多，主要分为非手术和手术治疗。治疗原则以最大程度恢复其解剖形态为主，同时亦应兼顾局部的美学要求。

（一）非手术治疗

非手术治疗主要是手法复位加外固定。具有创伤小、操作简单、安全等优

1. 对于儿童或成人无移位锁骨骨折的情况

(1)婴幼儿的无移位骨折或青枝骨折均不需要手法整复，可给予弹性绷带固定以限制活动，能使患儿无痛的伸展膝关节。制动期间尽可能保持复位姿势，使骨折端尽可能减少短缩。固定 2 周～3 周后拍摄 X 线片，骨折愈合可去除外固定。

(2)成年人无移位的骨折：石膏绷带固定 4 周～6 周。

2. 对于儿童或成人骨折有重叠、移位或成角畸形的情况

应予纵向拔伸牵引类手法复位后给绷带固定 4 周～6 周，并定期调整或更换绷带，达到临床愈合后方可解除固定。固定后应注意观察有无血管、神经压迫症状。

（一）手术治疗

骨折经复位固定后即使仍有较大的分离移位，也能很快愈合。鲜见不愈合者，因而通常无须手术，但近年来手术治疗日趋增多，以尽可能缩短外固定的时间。

1. 手术适应证

(1)严重的成交角畸形以致威胁皮肤完整性，采用非手术方法无法获得良好的骨折复位。

(2)严重移位、粉碎、不稳定的股骨骨折；合并有神经、血管损伤。

(3)骨折端较宽分离并有软组织嵌入阻碍骨折的复位。

(4)骨不连、开放性骨折或陈旧性骨折不愈合。

(5)股骨粉碎骨折,骨块间夹有软组织影响骨愈合。

(6)并发有神经系统或神经血管病变,如帕金森病等,不能长期忍受非手术制动时。

(7)患者不能接受畸形外观,出于美观的原因,要求手术的患者等。

2. 手术方式

适当体位,腰麻,以骨折处为中心,沿股骨切开暴露断端。股骨骨折内固定方法有多种,在手术方式及内固定物的选择上各有优缺点,临床常根据患者年龄、骨折部位、骨折类型、程度患者经济状况及医师的经验和熟练程度等多方权衡,找到符合患者的最佳固定方式。

(1)钢板固定:适用于各类型的股骨中段骨折。钢板固定具有固定牢靠稳定、并发症少、功能恢复早等优点。目前大部分患者都选择钢板固定,特别是解剖型钢板。术中操作方便,但切口较大,需二次手术取出钢板„还有股骨钢板,该材料虽然在临床应用时间短,但在股骨陈旧性骨折、严重粉碎性骨折、漂浮肩患者中应用该材料,在起内支架作用方面固定更可靠。

(2)形状记忆合金环抱器固定:适用于股骨中段 1/3 段骨折。该固定材料是一种良好的骨折固定材料,具有良好的抗弯和抗扭作用,具有操作简便快捷等优点,维持骨折稳定的同时,对骨应力遮挡小,对骨内血管、髓内膜无损伤,有利于骨折愈合,缩短了骨愈合时间。

## 三、股骨骨折的护理

### (一)护理评估

(1)一般情况评估:一般人院患者评估(评估单见附表)。

(2)风险因素评估:患者的日常生活活动能力(ADL)评估(Barthel 指数),Braden 评估,患者跌倒、坠床风险评估(评估单见附表)。

(3)评估患者对疾病的心理反应:骨折患者的应激性心理反应包括疼痛、焦虑或恐惧、陌生感、自我形象紊乱、疾病预后的担忧和失落感。

(4)评估患者受伤史:青壮年和儿童是否有撞伤、跌倒史,从而估计伤情。

(5)下肢骨、胯及膝关节情况

1)股骨及相关部位:望诊:股骨区是否明显肿胀和或有无皮下瘀斑,股骨中段是否有隆起畸形;触诊:在患处是否可摸到移位的骨折端,患肢的屈伸和旋内旋外是否受限。

2)足部血液循环观察甲床的颜色、毛细血管回流时间是否迟缓以判断是否有血管受压、损伤等合并症。

3)下肢感觉是否正常,以判断是否伴有胫神经、腓总神经损伤。

(6)X 线摄片及 CT 检查结果:以明确骨折的部位、类型和移动情况。

(7)评估患者既往健康状况:是否存在影响活动和康复的慢性疾病。

(8)评估患者生活自理能力和心理社会状况。

### (二)护理诊断

1. 自理能力缺陷

与骨折肢体固定后活动或功能受限有关。

2. 疼痛

与创伤有关。

3. 知识缺乏

缺乏骨折后预防并发症和康复锻炼的相关知识。

4. 焦虑

与疼痛、疾病预后等因素有关。

5. 肢体肿胀

与骨折有关。

6. 潜在并发症

(1)有周围血管神经功能障碍的危险。

(2)有感染的危险。

(三)护理计划

(1)疼痛能耐受。

(2)心理状态良好,配合治疗。

(3)肢体肿胀减轻。

(4)切口无感染。

(5)无周围神经损伤,无并发症发生。

(6)X 线显示骨折端对位、对线佳。

(7)患者及家属掌握功能锻炼知识,并按计划进行,髋、膝关节无僵直。

(四)护理措施

1. 术前护理及非手术治疗

(1)心理护理:股骨骨折后,因担心畸形,影响美观和功能,会产生心理障碍。讲解疾病相关知识,增强患者信心。剧烈疼痛会导致患者情绪危机,使其产生焦虑、紧张、烦躁等心理变化。护理人员要经常巡视病房,多与患者交谈,帮助患者正确面对现实,尽快进入患者角色。耐心细致的讲解手术过程及术前、术中、术后注意事项。讲解手术后相关功能锻炼,增强患者战胜疾病的信心,建立信任感和安全感,以最佳心态接受治疗。

(2)饮食护理:加强饮食营养,宜选择高蛋白、高维生素、高钙、高铁、粗纤维及果胶成分丰富的食物,如适当食鱼类、肉类以及新鲜水果蔬菜。有消瘦、贫血等患者,可选择静脉输入营养物质,如 20%脂肪乳剂、复方氨基酸等。

(3)体位:局部固定后,宜卧硬板床,取半卧位或平卧位,避免侧卧位,以防外固定松动。

(4)功能锻炼:早中期:骨折急性损伤处理后 2 日～3 日,损伤反应开始消退,肿胀和疼痛开始消退,即可开始功能锻炼。如屈髋、旋内旋外、屈伸膝、并逐渐增加幅度;晚期:骨折基本愈合,外固定去除后,锻炼目的为恢复髋、膝关节活动,常用方法为主动运动、被动运动、助力运动和关节牵伸运动。

2. 术后护理

(1)休息与体位:保持仰卧位,下肢在无痛下伸直,必要时采取适当体位。

(2)症状护理

1)疼痛:向患者解释手术后疼痛的规律,指导缓解疼痛的方法,如听音乐、看报纸与家属聊天等分散对疼痛的注意力;给予伤口周围的按摩,缓解肌紧张;正确评估患者疼痛的程度,对疼痛明显者可适当给予止痛剂;采用止痛泵止痛法,利用止痛泵缓慢从静脉内给药,减轻疼痛。

2)肿胀

①伤口局部肿胀:术后用冰袋冷敷。

②患肢肢体的肿胀如患有血液循环障碍时应检查外固定物是否过紧。

③患肢给予抬高。

④伤口:观察有无渗血渗液情况。

(3)一般护理:协助洗漱、进食,并鼓励指导患者做些力所能及的自理活动。

(4)功能锻炼:在术后固定期间,主动进行运动。

3. 出院指导

(1)心理指导讲述疾病相关知识及介绍成功病例,帮助患者树立战胜病魔的信心。

(2)休息与体位:早期卧床休息为主,可间断下床活动。

(3)用药:出院带药时,应将药物的名称、剂量、用法、注意事项告诉患者,按时用药。

(4)饮食:鼓励患者多食高蛋白、高热量、高维生素、含钙丰富、刺激性小的易消化食物,多食蔬菜、水果,避免辛辣刺激食物,预防便秘。

(5)功能锻炼:出院后指导患者患肢保持功能位,做到“三不”(不盘腿、不负重、不侧卧)。不宜过早提携重物,防止骨间隙增大,引起骨不连。外固定者,避免前屈、内收动作。解除外固定后,加强功能锻炼。

(6)复查时间及指征:定期到医院复查,术后1个月、3个月、6个月需行X线片复查,了解骨折愈合情况。手法复位外固定者如出现骨折处疼痛加剧、患肢麻木、足趾颜色改变,温度低于或高于正常等情况须随时复查。

(四)护理评价

(1)疼痛能耐受。

(2)心理状态良好,配合治疗。

(3)肢体肿胀减轻。

(4)切口无感染。

(5)无周围神经损伤,无并发症发生。

(6)X线片显示:骨折端对位、对线佳。

(7)患者及家属掌握功能锻炼知识,并按计划进行,髋、膝关节无僵直。

(张睿娟)

## 第十二节　股骨远端骨折的康复护理

### 一、概述

(一)股骨远端的解剖学

股骨远端包括股骨髁和股骨髁上,股骨内外髁构成远端关节面。股骨下端有两个向后突出的膨大。为内侧髁和外侧髁,内、外侧的前面、下面和后面都是光滑的关节面。两髁前方的关节面彼此相连,形成髌面,与髌骨相连,构成髌骨关节。两髁侧面最突起处,分别为内上髁和外上髁。内上髁上方的小突起,称收肌结节。它们都是体表可扪及的重要解剖标志。

(二)病因

股骨远端发生骨折,是临床常见的骨折之一,约占全身骨折的1.2%。股骨髁部骨折可由直接暴力或间接暴力所致。股骨双髁骨折多应从高处坠下，足部触地，先发生股骨髁上骨折，如暴力继续传达，骨折近端的断端嵌插于股骨二髁之间，将股骨髁劈开分为内外两块，成为"T"或"Y"性骨折 9 由于解剖位置的特殊性，股骨髁周围有关节囊、韧带、肌肉、肌腱附着骨折块易受这些组织牵拉而发生移位，同时可伴有腘窝部血管、神经及周围软组织损伤。各年龄均可发生，但以青壮年及老年多见，约 50% 的股骨远端骨折发生于 60 岁以上的老年人。

（三）分类

股骨远端骨折最常见的是股骨髁部骨折。占成人骨折的 4%。由于股骨解剖的特殊性，骨折多为粉碎性骨折和不稳定骨折，难以牢固固定，骨折接近膝关节，波及关节面，影响膝关节活动，是最难治的骨折之一。

股骨远端骨折部位分型：

A1 型：内侧副韧带髁部撕脱骨折。

A2 型：单纯髁上骨折。

A3 型：股骨远端粉碎骨折伴髁上骨折。

B1 型：一侧髁部骨折。

B2 型：外侧髁连同一部分骨干骨折。

B3 型：单侧或双侧髁后方骨折（Hoffa 骨折）。

C1 型：髁间 T 或 Y 型骨折。

C2 型：股骨远端粉碎性骨折伴髁间骨折。

C3 型：股骨远端粉碎性骨折伴一侧或两侧髁前方骨折。

（四）临床表现

中、老年人有摔倒外伤史，伤后感觉膝关节处疼痛，下肢活动受限，不能活站立行走困难等功能障碍，局部肿胀、皮下瘀血、开放性伤口，压痛或有畸形，畸形处可触到移位的骨折断端，如骨折移位并有重叠，患腿短缩。有骨擦感或骨擦音。幼儿青枝骨折畸形多不明显且少见，且常不能自诉疼痛部位。

## 二、治疗

股骨近端骨折治疗原则以最大程度恢复其解剖形态、促进功能活动为主，同时亦应兼顾局部的美学要求。

（一）非手术治疗

非手术治疗包括闭合复位、骨牵引、管形石膏固定等，这些方法卧床休息时间长、护理难度大，并发症多，现已较少用。伤后 6 周～8 周，进行股四头肌等长收缩训练和下肢关节的被动活动。

1. 对于儿童或年龄过大无移位股骨远端骨折的情况

（1）婴幼儿的无移位骨折或青枝骨折及老年粉碎性骨折：均不需要手法整复，可给予夹板固定卧床休息以限制活动，能使患者无痛的活动下肢。制动期间尽可能保持复位姿势，使骨折端尽可能减少移位，加重骨折。固定 3 个月后拍摄 X 线片，骨折愈合可去除外固定，逐渐拄拐下地，不负重走。

（2）成年人无移位的骨折：石膏绷带固定 4 周～6 周，严格卧床休息。

2. 对于儿童或成人骨折有重叠、移位或成角畸形的情况应予手法复位后给予夹板、石膏绷带固定 4 周～6 周，并积极护理，冰袋消肿，如有外伤，输抗生素预防感染，达到临床愈合后方可解除固定。固定后应注意观察有无血管、神经压迫症状。

（二）手术治疗

手术治疗股骨远端骨折的目的是解剖复位、坚强的内固定和早期进行康复锻炼。绝大多数股骨远端骨折都采用手术治疗。常用内固定有以下几种：松质骨螺钉及支持钢板；90°角状钢板；动力髁螺钉；股骨髁解剖钢板；股骨远端逆行带锁髓内钉。

1. 手术适应证

（1）有移位的股骨髁骨折，应应用闭合复位内固定手术治疗。对无移位骨折，也应尽早采取内固定治疗，以防转变为移位骨折。

（2）由于误诊、漏诊，或者治疗方法不当，导致股骨远端陈旧骨折不愈合，影响功能的畸形愈合，股骨髁缺血坏死，关节面塌陷，导致膝关节骨关节炎疼痛破行的，应采用手术治疗。

2. 手术方式

股骨远端骨折是骨折中比较难处理的骨折方式。采取硬膜外麻醉或全麻生效后取健侧卧位，根据患者的全身情况和不同的骨折类型选择相应的手术入路和固定材料。以骨折处为中心，沿骨折线的体表投影切开手术。

（1）闭合复位内固定：由于这一手术方法不切开关节囊，不暴露骨折端，对股骨髁血液循环干扰较少。在 X 线监视下，复位及固定均可，术后骨折不愈合及膝关节坏死的发生率均较低。对于常规闭合复位失败的患者，术中可采用头干互动三维复位法。

（2）切开复位内固定：适用于各类型的股骨远骨折。钢板固定具有固定牢靠稳定、并发症少、髋关节功能恢复早等优点。目前大部分患者都选择钢板固定，特别是解剖型钢板。术中操作方便，但切口较大，需二次手术取出钢板。还有锁定型钢板，该材料虽然在临床应用时间短，但在严重粉碎性骨折患者中应用该材料，在起内支架作用方面固定更可靠。

（3）钢板固定：适用于各类型的股骨远端骨折。钢板固定具有固定牢靠稳定、并发症少、股骨远端功能恢复早等优点。目前大部分患者都选择钢板固定，特别是解剖型钢板。术中操作方便，经济实惠，但切口较大，需二次手术取出钢板。还有锁定型钢板，该材料虽然在临床应用时间短，但在陈旧性骨折、严重粉碎性骨折患者中应用该材料，在起内支架作用方面固定更可靠。

（4）人工关节置换术：对全身情况尚好的高龄患者的股骨远端下型骨折，已合并骨关节炎或膝关节坏死者，可选择人工全膝关节置换术治疗。

## 三、股骨远端骨折的护理

（一）护理评估

（1）一般情况评估：一般人院患者评估。

（2）风险因素评估：患者的日常生活活动能力（ADL）评估（Barthel 指数），Braden 评估，患者跌倒、坠床风险评估。

（3）评估患者对疾病的心理反应：骨折患者的应激性心理反应包括疼痛、焦虑或恐惧、陌生感、自我形象紊乱、疾病预后的担忧和失落感。

（4）评估患者受伤史：青壮年和儿童是否有外伤或车祸致撞伤、跌倒且髋部扭伤史，新生儿是否有难产、下肢和髋部过度牵拉史，从而估计伤情。

(5)髋部、膝关节情况

1)股骨远端及相关部位：望诊：患处是否明显肿胀或有无皮下瘀斑，股骨远端是否有隆起畸形，患侧髋部是否不自主内旋外旋，患肢是否短缩，是否患侧膝关节部及骨折部位疼痛难忍影响功能；触诊：在患处是否可摸到肿胀、压痛、患肢的外展、外旋、前屈是否受限；量诊：双下肢是否等粗等长。

2)胫腓骨及踝关节部血液循环观察趾指甲床的颜色，毛细血管回流时间是否迟缓，以判断是否有胫腓骨血管受压、损伤等合并症。

3)患腿感觉是否正常，以判断是否伴有坐骨神经下的神经损伤。

(6)X线摄片及CT检查结果：以明确骨折的部位、类型和移动情况密切关注恢复情况，避免护理不当致各种卧床并发症及二次骨折。

(7)评估患者既往健康状况：是否存在影响活动和康复的慢性疾病，是否有先天及后天营养不良型畸形。

(8)评估患者生活自理能力和心理社会状况。

(二)护理诊断

1. 自理能力缺陷

与骨折肢体固定后活动或功能受限有关。

2. 疼痛

与创伤有关。

3. 知识缺乏

缺乏骨折后预防并发症和康复锻炼的相关知识。

4. 焦虑

与疼痛、疾病预后、经济负担、亲人陪护等因素有关。

5. 肢体肿胀

与骨折有关。

6. 潜在并发症

(1)有周围血管神经功能障碍的危险。

(2)有感染、压疮、深静脉血栓的危险。

(三)护理措施

1. 术前护理及非手术治疗

(1)心理护理：股骨骨折后，因担心畸形，影响美观和功能，会产生心理障碍。讲解疾病相关知识，增强患者信心。剧烈疼痛会导致患者情绪危机，使其产生焦虑、紧张、烦躁等心理变化。护理人员要经常巡视病房，多与患者交谈，帮助患者正确面对现实，尽快进入患者角色。耐心细致的讲解手术过程及术前、术中、术后注意事项。讲解手术后相关功能锻炼，增强患者战胜疾病的信心，建立信任感和安全感，以最佳心态接受治疗。

(2)饮食护理：加强饮食营养，宜选择高蛋白、高维生素、高钙、高铁、粗纤维及果胶成分丰富的食物，如适当食鱼类、肉类以及新鲜水果蔬菜。有消瘦、贫血等患者，可选择静脉输入营养物质，如20%脂肪乳剂、复方氨基酸等。

(3)休息与体位：局部固定后，宜卧硬板床，取半卧位或平卧位，可采取侧卧位，侧卧位时患肢在上，两腿之间隔垫棉物以防股骨远端过度屈曲受压。：日间活动不宜过多，尽量卧床休息，离床活动时必须有家人陪护以防跌倒二次错位，膝关节活动不易度数太过。

(4)功能锻炼：早中期：骨折急性损伤处理后2日～3日，损伤反应开始消退，肿胀和疼痛开始消退，即可开始功能锻炼。如直腿抬高，屈膝屈髋，踝背伸，趾屈；晚期：骨折基本愈合，外固定去除后，锻炼目的为恢复髋关节活动，常用方法为被动运动、主动运动、助力抗阻运动和关节牵伸运动。

2. 术后护理

(1)体位：石膏固定体位，平卧或侧卧静休，患腿支高体位。

(2)症状护理

1)疼痛：向患者解释手术后疼痛的规律，指导缓解疼痛的方法，如听音乐、看报纸与家属聊天等分散对疼痛的注意力；给予伤口周围的按摩，缓解肌紧张；正确评估患者疼痛的程度，对疼痛明显者可适当给予止痛剂；采用止痛泵止痛法，利用止痛泵缓慢从静脉内给药，减轻疼痛。

2)肿胀：伤口局部肿胀：术后用冰袋冷敷；患肢肢体的肿胀如患有血液循环障碍时应检查外固定物是否过紧；患肢给予抬高。

3)伤口：观察有无渗血渗液感染情况。

4)一般护理协助洗漱、进食，并鼓励指导患者做些力所能及的自理活动。

(3)功能锻炼：在术后固定期间，主动进行髋关节屈伸、膝关节屈伸及踝背伸、趾屈。

3. 出院指导

(1)心理指导：讲述疾病相关知识及介绍成功病例，帮助患者树立战胜病魔的信心。

(2)休息：早期卧床休息为主，可间断下床活动。

(3)用药：出院带药时，应将药物的名称、剂量、用法、注意事项告诉或者，按时用药。

(4)饮食：鼓励患者多食高蛋白、高热量、高维生素、含钙丰富、刺激性小的易消化食物。多食蔬菜、水果，忌烟酒，禁食辛辣刺激食物，预防便秘。

(5)固定：保持患侧髋部及下肢有效固定位，并维持3周。

(6)功能锻炼：出院后指导患者患肢保持功能位，不宜过量运动，防止骨间隙增大，引起骨不连。外固定者，避免前屈、内收动作。解除外固定后，加强功能锻炼，着重练习髋的前屈，后伸活动，如蹬腿，抱膝，力度需适中，以防过猛而再次损伤。

(7)复查时间及指征：定期到医院复查，术后1个月、3个月、6个月需行X线片复查，了解骨折愈合情况。手法复位外固定者如出现骨折处疼痛加剧、患肢麻木、足趾颜色改变，温度低于或高于正常等情况须随时复查。

(四)护理评价

(1)疼痛能耐受

(2)心理状态良好，配合治疗。

(3)肢体肿胀减轻。

(4)切口无感染。

(5)无周围神经损伤，无并发症发生。

(6)X线片：骨折端对位、对线佳。

(7)患者及家属掌握功能锻炼知识，并按计划进行，髋、膝关节无僵直。

（张睿娟）

# 第十三节　髌骨骨折的康复护理

## 一、概述

(一)髌骨的解剖学

髌骨位于膝关节前方，股骨的下端前面，是人体内最大的籽骨，包埋于股四头肌腱内，为三角形的扁平骨。底朝上，尖向下，前面粗糙，后面为光滑的关节面，与股骨的髌面相关节，参与膝关节的构成。可在体表摸到。

(二)病因

直接暴力和间接暴力均可引起髌骨骨折。

导致髌骨骨折的原因主要有：

1. 直接暴力

由于髌骨位置表浅，且处于膝关节的最前方，因此而极易受到直接暴力的损伤，如撞击伤、踢伤等。直接暴力导致的髌骨骨折有时会合并同侧的髋关节后脱位。骨折多为粉碎性，移位较少，伸肌支持带很少损伤。因此，患者尚能主动伸直膝关节。

2. 间接暴力

股四头肌突然猛力收缩，超过髌骨的内在的应力时，则引起髌骨骨折。骨折多为横形，移位明显，但很少呈粉碎性，伸肌支持带损伤严重，不能主动伸直膝关节。

(三)分类

1. 根据骨折线的方向和骨折机制分

(1)横行骨折包括斜行骨折：约占所有髌骨骨折的2/3。为膝关节屈曲位，股四头肌强力收缩所致。

(2)粉碎骨折：约占所有髌骨骨折的1/3。主要为直接暴力所致。

(3)纵向骨折：少见。骨折线多在外侧，当屈膝位同时有外翻动作时，髌骨被拉向外侧，在股骨外髁上形成支点而造成。

(4)撕脱骨折：较少见。多在髌骨下极，不涉及关节面。

2. 根据骨折是否有移位分

(1)无移位型：骨折端无移位，可有纵向、横行、斜行、边缘星状及粉碎等多种形态的骨折线出现。

(2)移位型：以髌骨的中1/3骨折为多见，骨折端分离，骨折远端可向前下方翻转。髌骨骨折的治疗应最大限度地恢复关节面的平滑，给予较牢固内固定，早期活动膝关节，防止创伤性关节炎的发生。

(四)临床表现

髌骨骨折的发生年龄一般在20岁～50岁之间，男性多于女性，约为2∶1。髌骨骨折后关节内大量积血，髌前皮下淤血、肿胀，严重者皮肤可发生水疱。活动时膝关节剧痛，有时可感觉到骨擦感。有移位的骨折，可触及骨折线间隙。

(一)非手术治疗

非手术治疗主要是手法复位加外固定。具有创伤小，操作简单、安全等优点。石膏托或管型固定适用于无移位髌骨骨折，不需手法复位，抽出关节内积血，包扎，用长腿石膏托或管型固定患肢于伸直位3周～4周。在石膏固定期间练习股四头肌收缩，去除石膏托后练习膝关节伸屈活动。

（二）手术治疗

髌骨骨折超过2mm～3mm移位，关节面不平整超过2mm，合并伸肌支持带撕裂骨折，最好采用手术治疗。

1. 手术适应证

髌骨骨折超过2mm～3mm移位，关节面不平整超过2mm，合并伸肌支持带撕裂骨折，最好采用手术治疗。其治疗目的是：恢复关节面形状，修复伸膝装置并牢固内固定，以允许早期活动。

2. 手术方式

(1)石膏托或管形固定：此法适用于无移位髌骨骨折，不需手法复位，抽出关节内积血后包扎。用长腿石膏托或石膏管形固定患肢于伸直位3周～4周，在此期间练习股四头肌收缩，去除石膏后练习膝关节屈伸活动。

(2)抱膝圈固定：无移位或移位不多（分离移位不超过0.5cm）者可用此法。因骨折容易整复，比较稳定，用绷带量好髌骨轮廓大小、作成圆圈，缠好棉花，用绷带缠好外层，另加布带四条，各长60cm。后侧垫一托板，长度由大腿中部到小腿中部，宽13cm、厚1cm，板中部两侧加上固定用的螺丝钉。骨折经整复满意，置患膝于托板上，膝关节后侧及髌骨周围衬好棉垫。将抱膝圈套于髌骨周围。固定带分别捆扎在后侧托板上。若肿胀消退，则根据消肿后髌骨轮廓大小、缩小抱膝圈。继续固定至骨折愈合。

(3)髌骨爪固定：分离移位较明显的髌骨骨折，可采用髌骨爪（抓髌器）固定，疗效颇为满意。

(4)髌骨全切除：适用于不能复位，不能部分切除的严重粉碎性骨折。

## 三、髌骨骨折的护理

（一）护理评估

(1)一般情况评估：一般入院患者评估（评估单见附表）。

(2)风险因素评估：患者的日常生活活动能力（ADL）评估（Barthel指数），Braden评估，患者跌倒、坠床风险评估（评估单见附表）。

(3)评估患者对疾病的心理反应：骨折患者的应激性心理反应包括疼痛、焦虑或恐惧、陌生感、自我形象紊乱、疾病预后的担忧和失落感。

(4)评估患者受伤史：患者是否有撞伤、跌倒且膝部着地史，从而估计伤情。

(5)髌骨、下肢及着部情况

1)髌骨及相关部位：望诊：髌骨区是否明显肿胀或有无皮下瘀斑，髌骨是否有隆起畸形，患侧膝部是否向内倾斜；触诊：在患处是否可摸到移位的骨折端，患肢的外展是否受限；量诊：双下肢是否等长。

2)部位血液循环：观察甲床的颜色毛细血管回流时间是否迟缓以判断是否有髌骨下血管受压、损伤等合并症。

3)下肢感觉：是否正常，以判断是否伴有髌骨下的胫神经及腓总神经损伤。

(6)X线摄片及CT检查结果:以明确骨折的部位、类型和移动情况。

(7)既往健康状况:是否存在影响活动和康复的慢性疾病。

(8)生活自理能力和心理社会状况。

(二)护理诊断

1. 自理能力缺陷

与骨折肢体固定后活动或功能受限有关。

2. 疼痛

与创伤有关。

3. 知识缺乏

缺乏骨折后预防并发症和康复锻炼的相关知识。

4. 焦虑

与疼痛、疾病预后因素有关。

5. 肢体肿胀

与骨折有关。

6. 潜在并发症

有周围血管神经功能障碍的危险。

7. 潜在并发症:有感染的危险。

(三)护理措施

1. 术前护理及非手术治疗

(1)心理护理:胫骨平台骨折后,因担心腿部畸形,影响美观和功能,会有焦虑、烦躁心理。告知患者胫骨平台骨折治疗效果较好,以消除患者心理障碍。

(2)饮食护理:应予高蛋白、高维生素、高钙及粗纤维饮食。

(3)休息与体位:局部固定后,宜取半卧位或平卧位,避免患侧侧卧位,以防外固定松动、挤压患膝;应适时坐位,预防压疮及坠积性肺炎等不良并发症。日间活动不宜过多,尽量卧床休息。

(4)功能锻炼:早中期:骨折急性损伤处理后2日~3日,损伤反应开始消退,肿胀和疼痛开始消退,即可开始功能锻炼。如屈踝、伸踝等主动练习,并逐渐增加幅度;晚期:骨折基本愈合,外固定去除后,锻炼目的为恢复膝关节活动,常用方法为主动运动、被动运动、助力运动和关节牵伸运动。

2. 术后护理

(1)休息与体位:术后平卧。72小时后可取坐位。

(2)症状护理

1)疼痛:向患者解释手术后疼痛的规律,指导缓解疼痛的方法,如听音乐、看报纸与家属聊天等分散对疼痛的注意力。给予伤口周围的按摩,缓解肌紧张。正确评估患者疼痛的程度,对疼痛明显者可适当给予止痛剂。采用止痛泵止痛法,利用止痛泵缓慢从静脉内给药,减轻疼痛。

2)肿胀:伤口局部肿胀:术后用冰袋冷敷。患肢肢体的肿胀如患有血液循环障碍时应检查外固定物是否过紧。患肢给予抬高。

3)伤口:观察有无渗血渗液情况。

(3)一般护理:鼓励指导患者做些力所能及的自理活动。

(4)功能锻炼:在术后固定期间,主动进行踝关节运动。

3. 出院指导

(1)心理指导:讲述疾病相关知识及介绍成功病例,帮助患者树立战胜病魔的信心。

(2)休息与体位:早期卧床休息为主,不可下床患肢负重活动。

(3)用药:出院带药时,应将药物的名称、剂量、用法、注意事项告诉患者,按时用药。

(4)饮食:早期以清淡饮食为主,如小米、大米、黑米等粥类饮食。待胃肠功能恢复正常后,可进食高蛋白、高热量、高维生素的饮食,以维持正氮平衡,蛋白质在热量的总量中占20%～30%,才能达到营养效果。蛋白质摄入增加,有利于白细胞和抗体的增加,加速创面愈合,减少疤痕形成。除此之外,因为糖类能参加蛋白质内源性代谢,能防止蛋白质转化为糖类。所以在补充蛋白质的同时应补给足够的糖类。还要鼓励患者多吃新鲜蔬菜、水果,多饮水,保持大便通畅。

(5)固定:保持患侧膝部及下肢有效固定位,并维持3周。

(6)功能锻炼:出院后指导患者患肢保持功能位,不宜过早下床,防止骨间隙增大,引起骨不连。外固定者,避免前屈、内收动作。解除外固定后,加强功能锻炼,着重练习膝的屈伸活动,力度需适中,以防过猛而再次损伤。

(7)复查时间及指征:定期到医院复查,术后1个月、3个月、6个月需行X线片复查,了解骨折愈合情况。手法复位外固定者如出现骨折处疼痛加剧、患肢麻木、脚趾颜色改变,温度低于或高于正常等情况须随时复查。

(四)护理评价

(1)疼痛能耐受。

(2)心理状态良好,配合治疗。

(3)肢体肿胀减轻。

(4)切口无感染。

(5)无周围神经损伤,无并发症发生。

(6)X线片显示:骨折端对位、对线佳。

(7)患者及家属掌握功能锻炼知识,并按计划进行,膝关节无僵直。

(张睿娟)

## 第十四节　胫骨平台骨折的康复护理

### 一、概述

(一)胫骨平台的解剖学

胫骨平台胫骨的近端的干骺端及关节面,骨科上称此解剖位置之为胫骨平台。胫骨上端与股骨下端形成膝关节。胫骨与股骨下端接触的面为胫骨平台。胫骨平台是膝关节的重要负荷结构,一旦发生骨折,使内、外平台受力不均,将产生骨关节炎改变。由于胫骨平台内外侧分别有内、外侧副韧带,平台中央有胫骨粗隆,其上有交叉韧带附着,当胫骨平台骨折时常发生韧带及半月板的损伤。

（二）病因

胫骨平台骨折可由间接暴力或直接暴力引起。高处坠落伤时足先着地，再向侧方倒下，力的传导由足沿胫骨向上，坠落的加速度使体重的力向下传导，共同作用于膝部，由于侧方倒地产生的扭转力，导致胫骨内侧或外侧平台塌陷骨折。当暴力直接打击膝内侧或外测时，使膝关节发生外翻或内翻，导致外侧或内侧平台骨折或韧带损伤。

（三）分类

Schatzker 将胫骨平台骨折分为 6 型。

Ⅰ型：外侧平台的单纯楔形骨折或劈裂骨折。

Ⅱ型：外侧平台的劈裂压缩性骨折。

Ⅲ型：外侧平台单纯压缩性骨折。

Ⅳ型：内侧平台骨折。其可以是劈裂性或劈裂压缩性。

Ⅴ型：包括内侧平台与外侧平台劈裂的双髁骨折。

Ⅵ型：同时有关节面骨折和干骺端骨折。，

（四）临床表现

外伤后膝关节肿胀疼痛、活动障碍，因系关节内骨折均有关节内积血，应注意询问受伤史，是外翻或内翻损伤，注意检查有无侧副韧带损伤。关节稳定性检查常受到疼痛、肌肉紧张的限制，特别是在双髁粉碎骨折者。在单髁骨折者，其侧副韧带损伤在对侧，该侧副韧带的压痛点即为其损伤的部位；在断裂者，侧方稳定性试验为阳性，清晰的膝正侧位 X 线片，可显示骨折情况，特别对于无移位骨折。

## 二、治疗

（一）非手术治疗

1. 适应证

胫骨平台骨折无移位或者骨折塌陷＜2mm，劈裂移位＜5mm，粉碎骨折或不易手术切开复位骨折。

2. 牵引方法

跟骨牵引，重量 3～3.5kg，并做关节穿刺，抽吸关节血肿，牵引期 4～6 周。依靠牵引力使膝关节韧带及关节紧张，间接牵拉整复部分骨折移位纠正膝内翻或外翻成角，在牵引期间积极锻炼膝关节活动，能使膝屈曲活动达 90°，并使关节塑型。

3. 关节镜下辅助复位及固定

关节镜下辅助复位及固定技术正在开始使用，关节镜下手术的软组织损伤少，提供较好关节面显露并能诊断及治疗并发的半月板损伤。治疗后早期开始 CPM 被动活动锻炼功能。

胫骨平台骨折的关节面塌陷超过 2mm，侧向移位超过 5mm；合并有膝关节韧带损伤及有膝内翻或膝外翻超过 5°时应采取手术治疗。

（二）手术治疗

1. 手术治疗适应证

胫骨平台骨折的关节面塌陷超过 2mm，侧向移位超过 5mm；合并有膝关节韧带损伤及有膝内翻或膝外翻超过 5°时应采取手术治疗。

患者符合以下 8 条中任意一条时可选择手术治疗：

(1)严重的成交角畸形以致威胁皮肤完整性,采用非手术方法无法获得良好的骨折复位。

(2)严重移位、粉碎、不稳定的关节面骨折和干骺端骨折。

(3)合并有神经、血管损伤。

(4)骨折端较宽分离并有软组织嵌入阻碍骨折的复位。

(5)骨不连、开放性骨折或陈旧性骨折不愈合。

(6)胫骨平台粉碎骨折,骨块间夹有软组织影响骨愈合。

(7)并发有神经系统或神经血管病变,如帕金森病等,不能长期忍受非手术制动时。

(8)患者不能接受畸形外观,出于美观的原因,要求手术的患者等。

2. 手术治疗的方式

手术内固定种类及选择:髌骨骨折的内固定有多种,总的可分为两类,一类行内固定后仍需一定时间的外固定;另一类内固定比较坚固,不需外固定。

两根钢丝分别单个上下针端固定。在粉碎骨折,还可加用横行或斜克氏针加钢丝固定。

## 三、胫骨平台骨折的护理

### (一)护理评估

(1)一般情况评估:一般人院患者评估。

(2)风险因素评估:患者的日常生活活动能力(ADL)评估(Barthel 指数),Braden 评估,患者跌倒、坠床风险评估。

(3)评估患者对疾病的心理反应:骨折患者的应激性心理反应包括疼痛、焦虑或恐惧、陌生感、自我形象紊乱、疾病预后的担忧和失落感。

(4)评估患者受伤史:青壮年、是否有撞伤、跌倒且膝部着地史,从而估计伤情。

(5)胫骨平台、下肢及脚部情况

1)胫骨平台及相关部位:望诊:胫骨平台区是否明显肿胀或有无皮下瘀斑,胫骨平台是否有隆起畸形,患侧膝部是否向内倾斜,是否用健足托住患侧膝部,以减轻因下肢重量牵拉所引起的疼痛;触诊:在患处是否可摸到移位的骨折端,患肢的外展和内收是否受限;量诊:两侧下肢的长度是否等长。

2)腿部血液循环:密切观察患肢末梢血液循环、感觉、运动、足背动脉及胫后动脉搏动情况,观察患肢皮肤颜色、温度、肿胀情况,警惕本骨折并发腘动脉损伤、腓总神经损伤、筋膜间区综合征和韧带损伤。

3)下肢感觉:是否正常,以判断是否伴有胫骨平台下的腓总神经损伤。

(6)X 线摄片及 CT 检查结果:以明确骨折的部位、类型和移动情况。

(7)既往健康状况:是否存在影响活动和康复的慢性疾病。

(8)生活自理能力和心理社会状况。

### (二)护理诊断

1. 自理能力缺陷

与骨折肢体固定后活动或功能受限有关。

2. 疼痛

与创伤有关。

3. 知识缺乏

缺乏骨折后预防并发症和康复锻炼的相关知识。

4. 焦虑

与疼痛、疾病预后因素有关。

5. 肢体肿胀

与骨折有关。

6. 潜在并发症

(1)有周围血管神经功能障碍的危险。

(2)有感染的危险。

(三)护理措施

1. 术前护理及非手术治疗

(1)心理护理:胫骨平台骨折后,因担心腿部畸形,影响美观和功能,会有焦虑、烦躁心理。告知患者胫骨平台骨折治疗效果较好,以消除患者心理障碍。

(2)饮食护理:术前训练患者床上大小便,指导患者进高蛋白、高维生素、高钙及粗纤维饮食,多吃新鲜蔬菜、水果饮适量的水,以增强体质,提高组织修复和抗感染能力。

(3)休息与体位:局部固定后,宜卧硬板床,取半卧位或平卧位,避免侧卧位,以防外固定松动。日间活动不宜过多,尽量卧床休息。

(4)功能锻炼:早中期:骨折急性损伤处理后 2 日～3 日,损伤反应开始消退,肿胀和疼痛开始消退,即可开始功能锻炼。如屈踝、伸踝等主动练习,并逐渐增加幅度;晚期:骨折基本愈合,外固定去除后,锻炼目的为恢复膝关节活动,常用方法为主动运动、被动运动、助力运动和关节牵伸运动。

2. 术后护理

(1)体位:术后平卧。

(2)术后观察

1)与麻醉医师交接班,予以心电监护、吸氧,监测 T、P、R、BP、$SpO_2$ 变化,每小时记录一次。

2)查看伤口敷料包扎情况,观察有无渗血、渗液。

3)注意伤口负压引流管是否通畅,防止扭曲、折叠、脱落,记录引流液的量、性质。

4)密切观察肢体远端动脉搏动及手指的血供感觉、活动、肤色、皮温,注意有无压迫神经和血管的现象,如出现皮肤发冷、发紫、静脉回流差,感觉麻木的症状,立即报告医师查找原因及时对症处理。

(3)症状护理

1)疼痛:评估疼痛的原因,向患者解释手术后疼痛的规律,指导缓解疼痛的方法,如听音乐、看报纸与家属聊天等分散对疼痛的注意力。

2)给予伤口周围的按摩,缓解肌紧张。正确评估患者疼痛的程度,对疼痛明显者可适当给予止痛剂。采用止痛泵止痛法,利用止痛泵缓慢从静脉内给药,减轻疼痛;②患肢血液循环障碍:观察患者末梢循环,注意观察患肢皮肤温度和颜色、动脉搏动、毛细血管充盈时间及被动活动手指时的反应。

3)肿胀:伤口局部肿胀:术后 1 日可用冷敷,术后 24 小时后可用热敷,或周林频谱仪、红外线灯照射。让患者平卧木板床,肩胛部垫以小枕头,使肩部后伸,予三角巾悬吊患侧上肢,保持功能位,以利静脉回流和减少肿胀。

4)患肢肢体的肿胀如患有血液循环障碍时应检查外固定物是否过紧。

5)出血:注意观察伤口出血量和速度,因为是微创手术,一般出血少,如出血较多,可更换敷料,必要时可给予止血药。

6)发热:因异物植入引起的吸收热,多于术后第2日出现,经冰敷、温水擦浴或药物降温等处理,一般可于1日日恢复正常。

7)关节僵硬:为了预防关节僵硬,应鼓励患者尽早进行患肢功能锻炼。

(4)一般护理:协助洗漱、进食,并鼓励指导患者做些力所能及的自理活

(5)饮食护理:加强饮食护理,鼓励患者进食,宜进营养丰富、高纤维素的饮食,防止便秘的发生。

(6)功能锻炼:在术后固定期间,主动进行踝关节运动。

3. 出院指导

(1)心理指导:讲述疾病相关知识及介绍成功病例,帮助患者树立战胜病魔的信心。

(2)休息与体位:保持活动与休息时的体位要求。早期卧床休息为主,可间断下床活动。半年内不要剧烈活动,避免再次骨折。

(3)用药:出院带药时,应将药物的名称、剂量、用法、注意事项告诉患者,按时用药。

(4)饮食:骨折早期(术后1周~2周),由于创伤对胃肠道的刺激,短期内出现肠蠕动减慢、腹胀、食欲缺乏等,因此饮食应以清淡可口,易消化的半流质或软食为主;第二阶段(术后3周~5周),为骨痂形成期,饮食宜富有营养,鼓励患者多食高蛋白、高热量食物;第三阶段(伤后6周~8周),为骨痂成熟期,此阶段饮食应以滋补为主,增加钙质、胶质和滋补肝肾的食品。并且一直要多食蔬菜、水果,避免辛辣刺激食物,预防便秘。

(5)固定:保持患侧膝部及下肢有效固定位,并维持3周。

(6)功能锻炼:出院后指导患者患肢保持功能位,不宜过早下床,防止骨间隙增大,引起骨不连。外固定者,避免前屈、内收动作。解除外固定后,加强功能锻炼,着重练习膝的屈伸活动,力度需适中,以防过猛而再次损伤。

(7)复查时间及指征:定期到医院复查,术后1个月、3个月、6个月需行X线片复查,了解骨折愈合情况。手法复位外固定者如出现骨折处疼痛加剧、患肢麻木、脚趾颜色改变,温度低于或高于正常等情况须随时复查。

(五)护理评价

(1)疼痛能耐受。

(2)心理状态良好,配合治疗。

(3)肢体肿胀减轻。

(4)切口无感染。

(5)无周围神经损伤,无并发症发生。

(6)X线片显示:骨折端对位、对线佳。

(7)患者及家属掌握功能锻炼知识,并按计划进行,膝关节无僵直。

(张睿娟)

# 第十五节　胫腓骨干骨折的康复护理

## 一、概述

### (一)应用解剖学

胫腓骨是长管状骨中最常发生骨折的部位,约占全身骨折的13.7%。10岁以下儿童尤为多见,其中以胫腓骨双骨折最多,胫骨骨折次之,单纯腓骨骨折最少。胫腓骨由于部位的关系,遭受直接暴力打击、压轧的机会较多。又因胫骨前内侧紧贴皮肤,所以开放性骨折较多见。严重外伤、创口面积大、骨折粉碎、污染严重、组织遭受挫伤为本症的特点。

### (二)病因

1. 直接暴力

胫腓骨干骨折以重物打击,踢伤,撞击伤或车轮碾轧伤等多见,暴力多来自小腿的外前侧。骨折线多呈横断型或短斜行。巨大暴力或交通事故伤多为粉碎性骨折。骨折部位以中下1/3较多见,由于营养血管损伤,软组织覆盖少,血运较差等特点,延迟愈合及不愈合的发生率较高。

2. 间接暴力

为由高处坠下、旋转、暴力、扭伤或滑倒等所致的骨折,特别是骨折线多呈斜行或螺旋形。腓骨骨折线较胫骨骨折线高,软组织损伤小,但骨折移位、骨折尖端穿破皮肤形成穿刺性、开放伤的机会较多。

儿童胫腓骨骨折遭受外力一般较小,加上儿童骨皮质韧性较大,多为青枝骨折。

### (三)分类

胫骨骨折可分为三种类型:

1. 单纯骨折

包括斜行骨折、横行骨折及螺旋骨折。

2. 蝶形骨折

蝶形骨块的大小和形状有所不同,因扭转应力致成的蝶形骨折块较长,直接打击的蝶形骨折块上可再有骨折线。

3. 粉碎骨折

一处骨折粉碎、还有多段骨折。

### (四)临床表现

1. 症状

胫腓骨骨折多为外伤所致,如撞伤、压伤、扭伤或高处坠落伤等。伤肢疼痛并出现肿胀、畸形等。胫骨的位置表浅,局部症状明显,胫腓骨骨折引起的局部和全身并发症较多,所产生的后果也往往比骨折本身更严重。要注意有无重要血管神经的损伤。当胫骨上端骨折时,尤其要注意有无胫前动脉、胫后动脉以及腓总神经的损伤。还要注意小腿软组织的肿胀程度,有无剧烈疼痛等小腿筋膜间隙综合征的表现。

2. 体征

正常情况下,足指内缘、内踝和髌骨内缘应在同一直线上,胫腓骨折如发生移位,则此正常关系丧失。对小儿骨折，由于胫骨骨膜较厚，骨折后常仍能站立，卧位时膝关节也能活动，局部可能肿胀不明显，即临床体征不明显。如小腿局部有明显压痛时，要拍摄X线片，注意不能漏诊。

## 二、治疗

胫腓骨骨折的治疗目的是恢复小腿的承重功能。因此骨折端的成角畸形与旋转移位应该予以完全纠正，以免影响膝踝关节的负重功能和发生关节劳损。除儿童病例外，虽可不强调恢复患肢与对侧等长，但成年病例仍应注意使患肢缩短不多于1cm，畸形弧度不超过10°，两骨折端对位至少应在2/3以上。治疗方法应根据骨折类型和软组织损伤程度选择外固定或开放复位内固定。

### （一）手法复位外固定

适用于稳定性骨折，或不稳性骨折牵引3周左右，待有纤维愈合后，再用石膏进行外固定。石膏固定的优点是可以按肢体的轮廓进行塑型，固定确实。但如包扎过紧，可造成肢体缺血甚至发生坏死；包扎过松或肿胀消退，肌肉萎缩可使石膏松动，骨折必将发生移位。因此固定期中要随时观察，包扎过紧应及时剖开，发生松动应及时更换。一般胫腓骨骨折急诊固定后，常需于3周左右更换一次石膏。更换后包扎良好的石膏不再随意更换，以免影响骨折愈合。但仍应定期随访，观察石膏有无松动及指导患者进行功能锻炼。

长腿石膏固定的缺点是固定范围超越关节，胫骨骨折愈合时间长，常可影响膝、踝关节活动功能。为此，可在石膏固定6周～8周已有骨痂形成时，改用小夹板固定，开始关节活动。

### （二）开放复位内固定

胫腓骨骨折一般骨性愈合期较长，长时间的石膏外固定，对膝、踝关节的功能必然造成影响。另外，由于肌肉萎缩和患肢负重等因素，固定期可能发生骨折移位。因此，对不稳定性骨折采用开放复位内固定者日渐增多，并可根据不同类型的骨折采用不同的方式和内固定方法。

1. 螺丝钉内固定

斜行或螺旋形骨折，可采用螺丝钉内固定，于开放复位后，用1或2枚螺丝钉在骨折部固定，用以维持骨折对位，然后包扎有衬垫石膏，2～3周后改用无垫石膏固定10～12周。但1或2枚螺丝钉仅能维持骨折对位，只起到所谓骨缝合的作用，固定不够坚固。整个治疗期内必须有坚强的石膏外固定。

2. 钢板螺丝钉固定

斜行、横断或粉碎性骨折均可应用。由于胫骨前内侧皮肤及皮下组织较薄，因此钢板最好放在胫骨外侧、胫前肌的深面。

3. 髓内钉固定

胫骨干的解剖特点是骨髓腔较宽，上下两端均为关节面。一般髓内钉打入受到限制，且不易控制旋转外力；又因胫骨骨折手法复位比较容易，不稳定骨折需要卧床牵引的时间较短，因此以往胫骨髓内钉的应用不如股骨髓内钉普遍。

4. 外固定架

有皮肤严重损伤的胫腓骨骨折，外固定架可使骨折得到确实固定，并便于观察和处理软组织损伤，尤其适用于肢体有烧伤或脱套伤的创面处理。粉碎性骨折或骨缺损时，外固定架可以维持肢体的长度，有利于晚期植骨。外固定架的另一优点是膝、踝关节运动不受影响，甚至可带支架起床行走。因此，近年来应用较多。

（三）开放性胫腓骨骨折的处理方法

小腿开放性骨折的软组织伤轻重不等，可发生大面积皮肤剥脱伤、组织缺损、肌肉绞乳挫灭伤、粉碎性骨折和严重污染等。早期处理时，创口开放或是闭合，采用什么固定方法均必须根据不同伤因和损伤程度做出正确的判断。小腿的特点是前侧皮肤紧贴胫骨，清创后勉强缝合，常因牵拉过紧造成缺血、坏死或感染。因此，对 GustioⅠ型或较清洁的Ⅱ型伤口，预计清创后一期愈合无大张力者可行一期缝合；对污染严重，皮肤缺损或缝合后张力较大者，均应清创后令其开放。如果骨折需要内固定，也可在内固定后用健康肌肉覆盖骨折部，令皮肤创口开放，等炎症局限后，延迟一期闭合创面或二期处理。大量临床资料证实，延迟一期闭合创口较一期缝合的成功率高。

（四）骨折的固定

预计创口能够一期愈合或延迟一期闭合创面的伤例，可按闭合性骨折处理原则进行治疗；如果需要内固定，可以在手术同时进行。对于污染严重或失去清创时机，感染可能性大的伤例，单纯外固定不能维持骨折对位时，可行跟骨牵引或用外固定架固定，一般不应一期内固定。

1. 髓内锁钉

已于前文中述及胫骨髓腔中间细，两端粗，单纯髓内钉，难于控制两端，自 20 世纪 90 年代初，髓内锁钉出现，积极扩大了髓内锁钉在胫骨骨折的应用。开始为了加大髓内钉的直径，以便固定后，不用外固定，用于治疗各类型胫骨骨折，取得良好效果，但扩髓破坏了髓腔血供。

2. 髓内扩张自锁钉

直径 8mm 的髓针，对绝大多数成年病例，可不扩髓，加以内针直径可达以固定髓腔，不需锁钉。治疗胫骨骨折，可适于上、中下 1/3 各型骨折、多段骨折及开放骨折。

## 三、胫腓骨骨折的护理

（一）护理评估

（1）一般情况评估：一般人院患者评估。

（2）风险因素评估：患者的日常生活活动能力（ADL）评估（Barthel 指数），Braden 评估，和患者跌倒、坠床风险评估（评估单见附表）。

（3）评估患者对疾病的心理反应。

（4）评估患者有无外伤史。

（5）评估患者是否有骨折专有的体征。

（6）评估患者有无软组织损伤和下肢神经功能及动脉有无损伤。

（7）X 线摄片及 CT 检查结果：以明确骨折的部位、类型和移动情况。

（8）评估既往健康状况：患者是否存在影响活动和康复的慢性疾病。

（9）评估患者生活自理能力和心理社会状况。

（二）护理诊断

1. 疼痛

与骨折有关。

2. 焦虑/恐惧

与疼痛、长期卧床及担忧预后有关。

3. 有感染的危险

与皮肤受损、开放性骨折及内固定有关。

4. 皮肤完整性受损的危险

与骨折后躯体活动受限有关。

5. 潜在并发症

脂肪栓塞、骨筋膜室综合征、坠积性肺炎、骨化性肌炎、创伤性失血性骨坏死、缺血性肌痉挛。

(三)护理措施

1. 非手术治疗及术前护理

(1)休息与体位:抬高患肢,促进静脉血液回流。保持外固定松紧适度,防止因伤后肢体肿胀使外固定过紧,造成压迫而引起血液循环障碍。

(2)石膏固定的护理:密切观察患肢的疼痛程度,有无麻木感,石膏固定 24 小时内要经常检查足趾的背伸和跖屈情况,以判断腓总神经是否受压。只要怀疑神经受压,就应立即刨开石膏减压。

(3)小夹板固定的护理:随时查看小夹板的松紧度及肢体有无麻木,疼痛等。严防局部压疮,肢体坏死等严重并发症。

(4)牵引的护理:同牵引患者护理。

(5)同骨科常规术前护理。

2. 术后护理

(1)同骨科常规术后护理。

(2)外固定器护理:同骨外固定术护理。

(3)密切观察患肢远端血液循环、感觉、运动、足背动脉及胫后动脉搏动情况,观察患肢皮肤颜色、温度、肿胀情况,警惕骨折合并腘动脉损伤、腓总神经损伤及小腿骨筋膜间区综合征,发现肢体远端动脉搏动触及不清、肢端发凉,感觉迟钝、肿胀严重、皮肤颜色改变,应立即通知医师,做出紧急处理。

(4)骨筋膜室综合征:切开术后须密切观察生命体征和出入水量变化,维持水电解质平衡,注意有无肾功能损害。

(5)抬高患肢,促进静脉血液回流,以减轻水肿和疼痛,促进伤口愈合。取髂骨植骨的患者,术后第 2 日半卧位,放松髂肌减轻压痛。

(6)患肢功能锻炼应尽早开始,防止膝、踝关节强直和肌肉萎缩。同时,在外固定坚强牢固的情况下,早期下床,适当给骨折端以应力刺激,促进骨折愈。

3. 出院指导

(1)心理指导:由于胫腓骨骨折术后并发症较多尤其是开放骨折延迟愈合,给患者带来较重的思想负担,表现为悲观、焦虑情绪,应多关心体贴患者,促进康复。

(2)饮食指导:向患者宣教加强营养的重要性,注意食物的色香味,增加食欲。给予高热量,高蛋白,高维生素饮食。多食动物内脏,如心、肝、肾、排骨汤以及新鲜瓜果蔬菜,以促进骨折愈合。4. 出院指导

(1)同骨科出院指导。

(2)定期到医院复查：术后 1 个月、3 个月、6 个月需行 X 线片复查，了解骨折愈合情况。手法复位外固定者如出现骨折处疼痛加剧、患肢麻木、脚趾颜色改变，温度低于或高于正常等情况须随时复查。

(3)扶拐下床活动患侧肢体全脚着地，防止摔倒，加强患肢膝踝关节伸屈锻炼，如有踝关节功能障碍可做踝部旋转，斜坡练步等功能锻炼，踝关节僵硬者，可做踝关节的下蹲背伸和站立屈膝背伸等。

(4)保持心情愉快，劳逸适度。

(四)护理评价

(1)疼痛能耐受。

(2)心理状态良好，配合治疗。

(3)肢体肿胀减轻。

(4)切口无感染。

(5)无周围神经损伤，无并发症发生。

(6)X 线片显示：骨折端对位、对线佳。

(7)患者及家属掌握功能锻炼知识，并按计划进行。

（张睿娟）

## 第十六节　胫腓骨远端骨折的康复护理

### 一、概述

胫骨远端爆裂骨折是高速纵向压力造成胫骨下关节面粉碎性骨折，及胫骨远端粉碎性骨折，骨折片向四周爆裂但该处四周仅由皮肤包围，不能提供骨片向四周移位的空间，皮肤必然受到莫大张力形成水疱，甚至皮肤破裂，骨片尖端可刺破皮肤虽然是由内向外的开放骨折，不同于由外向内伤力造成的开放骨折，但决不能忽视感染的危险性在许多病例远端腓骨遭受弯曲或扭转伤力而骨折，且明显移位，肢体缩短。

(一)病因

本病多由于直接暴力引起，直接暴力多见为压砸、冲撞、打击致伤，骨折线为横断或粉碎型；有时两小腿在同一平面折断，软组织损伤常较严重，易造成开放性骨折。间接暴力多见为高处跌下，跑跳的扭伤或滑倒所致的骨折；骨折线常为斜型或螺旋型，胫骨与腓骨多不在同一平面骨折。

(二)临床表现

局部疼痛、肿胀，畸形较显著，表现成角和重叠移位。应注意是否伴有腓总神经损伤，胫前、胫后动脉损伤，胫前区和腓肠肌区张力是否增加。往往骨折引起的并发症比骨折本身所产生的后果更严重。

### 二、治疗

(一)手法复位和外固定

麻醉后，两个助手分别在膝部和踝部做对抗牵引，术者两手在骨折端根据透视下移位的方向，推压挤捏骨断端整复，复位后可用小夹板或长腿石膏固定。

（二）骨牵引

如斜形、螺旋、粉碎型等胫腓骨折因骨断端很不稳定，复位后不易维持良好对位以及骨折部有伤口，皮肤擦伤和肢体严重肿胀，必须密切观察肢体的病例，不能立即以小夹板或石膏夹板固定，最好用跟骨持续牵引。

## 三、胫腓骨远端骨折的护理

（一）护理评估

(1)一般情况评估：一般人院患者评估。

(2)风险因素评估：患者的日常生活活动能力（ADL）评估（Barthel 指数），Braden 评估，和患者跌倒、坠床风险评估。

(3)评估患者对疾病的心理反应。

(4)评估患者是否有外伤史。

(5)评估患者是否有骨折专有的体征。

(6)评估患者有无软组织损伤和下肢神经功能及腓动脉有无损伤。

(7)X 线摄片及 CT 检查结果：以明确骨折的部位、类型和移动情况。

(8)评估患者既往健康状况：患者是否存在影响活动和康复的慢性疾病。

(9)评估患者生活自理能力和心理社会状况。

（二）护理诊断

1. 自理能力缺陷

与骨折肢体固定后活动或功能受限有关。

2. 疼痛

与创伤有关。

3. 焦虑

与疼痛、疾病预后因素有关。

4. 知识缺乏

缺乏骨折后预防并发症和康复锻炼的相关知识。

5. 肢体肿胀

与骨折有关。

6. 潜在并发症

有周围血管神经功能障碍的危险。

7. 潜在并发症

有感染的危险。

（三）护理措施

1. 非手术治疗及术前护理

(1)饮食护理：术前训练患者床上大小便，指导患者进高蛋白、高维生素、高钙及粗纤维饮食，多吃新鲜蔬菜水果饮适量的水，以增强体质，提高组织修复和抗感染能力。

(2)休息与体位：抬高患肢，促进静脉血液回流。保持外固定松紧适度，防止因伤后肢体肿胀使外固定过紧，造成压迫而引起血液循环障碍。

(3)石膏固定的护理:密切观察患肢的疼痛程度,有无麻木感,石膏固定 24 小时内要经常检查足趾的背伸和跖屈情况,以判断腓总神经是否受压。只要怀疑神经受压,就应立即刨开石膏减压。

(4)小夹板固定的护理:随时查看小夹板的松紧度及肢体有无麻木,疼痛等。严防局部压疮,肢体坏死等严重并发症。

(5)牵引的护理

①始终保持有效牵引。

②做好患肢的护理,每日用温水擦洗 2 次,按摩受压部位,防止压疮。

③有皮肤和软组织损伤者,保持创面的无菌和敷料的清洁干燥,对肿胀严重者,用 25% 的硫酸镁湿敷。

(6)并发症的观察和护理

1)警惕小腿骨筋膜室综合征,重点要观察"5P"征。

2)神经损伤:胫骨上端骨折患者若出现下述情况,则提示有腓总神经损伤。

3)关节僵硬:功能锻炼是恢复患肢功能的重要措施。

2. 术后护理

(1)心理护理:由于胫腓骨骨折术后并发症较多尤其是开放骨折延迟愈合,给患者带来较重的思想负担,表现为悲观、焦虑情绪,应多关心体贴患者,促进康复。

(2)饮食护理:对于骨折患者,要在饮食上多下工夫,做到营养丰富,色、香、味俱佳,以刺激食欲。

1)骨折早期应以清淡为主,忌吃酸辣、燥热、油腻之品,不可过早施以肥腻滋补之品,否则瘀血积滞,难以消散,必致拖延病情,使骨痂生长迟缓,影响关节功能的恢复。可给予新鲜蔬菜、蛋类、豆制品、田七煲瘦肉汤。

2)骨折中期,此期骨折部位瘀血已去,疼痛消失,胃肠功能恢复,食欲增加,饮食应由清淡转为适当的高营养补充,以满足骨痂生长的需要。可在食谱中加以骨头汤、田七煲鸡、动物肝脏之类的补给更多的维生素 AD、钙及蛋白质。

3)骨折后期,此期饮食治疗适宜进补,通过补益肝肾、气血以促进更牢固的骨痂生成,同时还要补给足够的钙磷物质,以利于骨质的钙化。继续给予骨头汤、鹿筋汤、瘦肉、乳制品、牛奶、蛋黄、鱼肝油等含钙、维生素 D 较丰富的食物,能饮酒者可适量选用杜仲骨碎补酒、鸡血藤酒,以舒筋活络。

(3)一般护理

1)抬高患肢,促进静脉血液回流,以减轻水肿和疼痛,促进伤口愈合。

2)观察伤口渗血情况以及引流液的性质和量,保证伤口敷料的清洁干燥和创面无特殊异味。

3)伤口疼痛时可适当用止痛剂。

4)取髂骨植骨的患者,术后第 2 日半卧位,放松髂肌减轻压痛。

5)采用单纯螺钉内固定和用普通钢板内固定术后,仍需用长腿石膏外固定 8 周～10 周,老年患者为了避免关节僵硬,术后 4 周左右改短腿石膏或石膏夹。

(4)外固定器的护理

1)术后将小腿抬高并置于中立位。

2)固定针可能造成神经、血管损伤,应密切观察患肢神经症状。

3)局部按摩促进血液循环。

4)伤口肿胀者,密切观察渗血量,防止活动性出血,及时更换敷料。

5)预防针眼感染。

(5)骨筋膜室综合征切开术后须密切观察生命体征和出入水量变化,维持水电解质平衡,注意有无肾功能损害。

(6)用药护理:出院带药时,应将药物的名称、剂量、用法、注意事项告诉患者,按时用药。

3. 出院指导

(1)小腿部肌肉丰富,骨折时常合并软组织挫伤、血管损伤,加上骨折后的固定,很容易造成骨筋膜室综合征的发生。向患者及家属介绍本征的发生机制、主要临床表现,特别强调其危害性,使他们提高警惕,以便能够早期发现征象,及时报告医护人员紧急处理,避免严重后果的发生。

(2)休息与体位:嘱患者将患肢放平,不能抬高,以免加重组织缺血;不能热敷或按摩,以免温度升高加快组织代谢。

(3)功能锻炼:提醒患者在三个固定后要经常活动足趾,检查其背伸和趾屈情况,以判断腓总神经是否受压。让患者了解神经受压只需 1 小时即可造成麻痹,但及时解除压迫即可恢复,压迫 6 小时～12 小时就可造成永久性的神经损害。

(4)饮食:宜高蛋白、高钙及高维生素饮食,以促进骨折愈合。

(5)注意事项:扶拐下床活动患侧肢体全足底着地,防止摔倒。加强患肢膝、踝关节屈伸锻炼,如有踝关节功能障碍可行踝部旋转、斜坡练步等;踝关节僵硬者,可行踝关节的下蹲背伸和站立屈膝背伸等。

(6)复诊:出院后 3 个月、6 个月、1 年复查 X 线片以了解骨折愈合情况。

(四)护理评价

(1)疼痛能耐受。

(2)心理状态良好,配合治疗。

(3)肢体肿胀减轻。

(4)切口无感染。

(5)无周围神经损伤,无并发症发生。

(6)X 线片显示:骨折端对位、对线佳。

(7)患者及家属掌握功能锻炼知识,并按计划进行。

(张睿娟)

# 第二十四章　儿童疾病康复护理

随着医学技术的进步，社会经济的不断增长以及围生期保健水平的日益提高，儿童疾病谱发生了重大变化，儿童传染病和营养性疾病显著减少，新生儿病死率明显下降，但随之而来的由于各种疾病所引起的功能障碍儿童的数量却仍呈现增长趋势。

各种疾病引起的功能障碍严重影响儿童的生活及生命质量，给家庭和社会带来沉重的负担，因而功能障碍儿童的康复日益受到广泛关注和高度重视。对功能障碍儿童应实施全面综合康复，调动发挥其一切潜能，在采取多样化康复治疗的同时，积极进行全面、科学、有效的康复护理，以促使其在智力、语言、运动功能等方面得以全面康复，培养其提高生活自理能力，心理应变、社会交往及将来从事某一适当职业的能力，以提高其生活质量。

## 第一节　脑性瘫痪的康复护理

### 一、概述

脑性瘫痪简称脑瘫(CP)，是一组持续存在的中枢性运动和姿势发育障碍，活动受限综合征，这种综合征是由发育中的胎儿或婴幼儿脑部非进行性损伤所致。脑瘫的运动障碍常伴有感觉、知觉、认知、交流和行为障碍，以及癫痫和继发性肌肉骨骼问题。脑瘫不是一种单一的疾病，也不是暂时性运动发育落后或进行性发展的疾病，患儿随着年龄增长、是否接受过良好的康复治疗，病情将会发生变化。其主要临床表现是持续存在的运动和姿势发育障碍及活动受限。

随着新生儿急救医学的发展，早产儿、低出生体重儿成活率的提高以及社会、环境等因素，加之病因、发病机制复杂，临床表现多样、可能伴有多种并发症等，脑瘫的预防与康复治疗成为世界性的难题，多年来，脑瘫发病率和患病率没有明显下降趋势。

(一)流行病学

脑瘫的发病率在世界范围内平均约为2%。我国幅员辽阔，各地经济发展、生活水平及医疗条件差别很大。2012—2013年，我国进行了大样本流行病学调查，对分布于中国东西南北中不同地域的12省、市、自治区32万0～6岁儿童进行调查，结果脑瘫发病率为2.48%。从调查结果看，脑瘫发病率各国差别不大，城乡差别不大，男性略高于女性。

近年来，由于产科技术、围产医学，新生儿医学的发展，新生儿病死率、死胎发生率均有明显下降，但脑瘫发病率并无减少，而重症脑瘫的比例有增多趋势。这种现象与当今NICU监护技术提高有关，使许多过去很难存活的早产儿和极低出生体重儿得以存活，而这些婴儿患脑瘫的机会明显高于足月儿和正常体重儿。

(二)病因

脑瘫的直接病因是在脑发育成熟前，脑损伤和(或)发育缺陷导致以运动障碍和姿势异常为主的综合征。造成脑瘫的病因按时间可划分为三个阶段，即出生前因素、围生期因素和出生后因素。

1. 出生前因素

(1)母体因素：母亲孕期大量吸烟、酗酒、理化因素、妊娠期感染、先兆流产、用药、妊娠中毒症、外伤、风湿病、糖尿病、弓形体病、胎儿期的循环障碍、母亲智力落后、母体营养障碍、重度贫血等。

(2)遗传因素：近年来研究认为，遗传因素对脑瘫的影响很重要，双胞胎同时患脑瘫、家族、中已经有脑瘫患儿再发生脑瘫的概率偏高。

2. 围生期因素

(1)患脑瘫的危险性随着出生体重偏离同胎龄标准体重的程度而增加，低出生体重儿或巨大儿患脑瘫的概率可高于正常体重数十倍。

(2)早产是目前发现患脑瘫的最主要因素之一。

(3)胎盘功能不全，缺氧缺血等被认为与脑瘫有关。

3. 出生后因素

新生儿期惊厥、呼吸窘迫综合征、吸入性肺炎、败血症、缺氧缺血性脑病、颅内出血、脑积水、胆红素脑病以及颅内感染、低血糖症、脑外伤等都被认为是脑瘫的危险因素。

(三)临床分型及特征表现

1. 按运动功能障碍分型

(1)痉挛型：最常见，占脑瘫的60%～70%，主要损伤部位是锥体系。患儿肌张力增高、姿势异常，被动屈伸肢体时有“折刀”样感觉。主要表现为上肢手指关节掌屈，拇指内收，腕关节屈曲，前臂旋前，肘关节屈曲，肩关节内收，坐位时出现圆背、W状坐位；下肢髋关节屈曲、内收、内旋，膝关节屈曲或过伸展，足内、外翻，尖足，行走时呈剪刀步态；由于关节活动受限，自主运动困难，严重者可出现肌肉痉挛和关节畸形。

(2)不随意运动型：约占脑瘫的20%，损伤部位为锥体外系。表现为肌张力动摇不定，在紧张兴奋时肌张力增高，安静和睡眠时肌张力变化不明显，难以用意志控制头部、手、脚、上肢等部位的运动，动作不稳，走路摇晃，头部控制差，分离动作困难，当进行有意识、有目的的运动时，不自主运动增多，安静时不随意运动消失。常伴有流涎、咀嚼吞咽困难、挤眉弄眼、表情奇特等。原始反射持续存在并通常反应剧烈，尤其以非对称性紧张性颈反射(ATNR)姿势多见。本型可表现为手足徐动、舞蹈样动作、扭转痉挛等，也可同时具有上述几种表现。此型患儿易紧张、怕受刺激，护理人员应注意采取相应的护理措施避免刺激。

(3)强直型：较为少见，由锥体外系损伤所致。表现为肢体僵硬，活动减少，被动运动时，伸肌和屈肌持续抵抗，肌张力呈铅管状或齿轮状增高，无腱反射亢进，常伴有智力落后、情绪异常、语言障碍、癫痫、斜视、流涎等。此型一般临床症状较重，护理困难。

(4)共济失调型：本型不多见，多与其他型混合，约占脑瘫的5%。主要损伤部位为小脑，表现为平衡障碍，肌张力低下，无不自主运动。本体感觉及平衡感觉丧失，不能保持稳定姿势。患儿步态不稳，走路呈醉酒步态，容易跌倒，步幅小，重心在足跟部，身体僵硬，方向不准确，过度动作或多余动作较多，动作呆板而机械。常伴手和头部轻度震颤，眼球震颤极为常见。语言缺少抑扬声调，而且徐缓。

(5)肌张力低下型：表现为肌张力低下，肌力降低，四肢呈软瘫状，自主动作减少，仰卧位四肢外展、外旋，似仰翻的青蛙，俯卧位不能抬头，四肢不能支撑，腹部贴床，由于肌张力低下，易发生吸吮、吞咽困难和呼吸道堵塞，可伴有智力落后，癫痫等合并症。

(6)混合型：两种或几种类型的症状同时存在于一个患儿身上，以痉挛型和不随意运动型症状同时存在为多见。

2. 按瘫痪部位分型

(1)单瘫：单一肢体瘫痪。

(2)双瘫：四肢受累，双下肢瘫痪重于双上肢。

(3)三肢瘫：三个肢体瘫痪。

(4)四肢瘫：四肢及躯干均受累，且四肢瘫痪程度相似。

(5)偏瘫：一侧上下肢体瘫痪，以上肢为重。

## 二、主要功能障碍

### (一)运动障碍

脑瘫患儿的运动发育一般不能达到同龄正常儿的发育水平，常表现为运动模式及姿势异常、原始反射延迟消失、肌张力异常等，不同类型的脑瘫患儿其运动功能障碍表现不同。

(1)脑瘫患儿运动发育异常，翻、坐、爬、站、走等明显落后于正常儿童。

(2)脑瘫患儿肌张力机制受到损伤，可出现肌张力增高导致肢体僵硬；肌张力降低导致肢体松软，不能维持正常体位，肌张力波动导致肢体不随意运动，肌张力不协调导致共济失调。

(3)脑瘫患儿神经反射异常，原始反射及病理反射不能如期消失。

### (二)视觉障碍

视觉中枢或传导路损伤在脑瘫患儿中占一定比例，控制运动功能的眼部肌肉受累而导致斜视的脑瘫患儿几乎占半数。主表表现为内、外斜视，视神经萎缩，动眼神经麻痹，眼球震颤及皮质盲。部分脑瘫可存在弱视。

### (三)听力损害

脑瘫患儿可伴有听觉神经通路的损伤，易见于不随意运动型。由于是由耳至脑的部分神经损伤，因此称为中枢性听力障碍，应与儿童常见的由于感染所造成的传导性听力障碍相区别。中枢性听力障碍目前尚无有效方法修复损伤的神经，但应根据损伤的程度，尽早采取积极措施。

### (四)言语障碍

部分脑瘫患儿控制语言和发音的肌肉受累，出现语言交流困难，表现为语言发育迟缓、构音不清、发音困难、不能成句说话、不能正确表达甚至完全失语。有 1/3 至 2/3 的脑瘫患儿存在不同程度的言语障碍，包括发音障碍、共鸣障碍及发音迟缓等。

### (五)癫痫或惊厥

癫痫在脑瘫患儿中比较常见，约 50%的脑瘫患儿容易发生惊厥，有的发生新生儿惊厥，有的只是在儿童时期发生一两次而无严重的惊厥。发作时可表现为全身性阵挛、部分发作和继发性大发作。发作时一般以意识丧失和全身抽搐为特征，表现为上睑抬起，眼球上翻，口吐白沫，呼吸增快以及大小便失禁等。

### (六)心理行为异常

脑瘫患儿可出现行为异常，如自残行为、暴力倾向、睡眠障碍、性格异常等。脑瘫患儿对社会、家庭的适应性低于正常儿童,心理适应力低。体质和个人的安定度低于正常儿童,呈现性格的不安定倾向及发展的不平衡特征。因此,要注意观察脑瘫患儿的行为,采取有效措施预防异常行为的发生,同时要积极矫治,避免症状加重。

(七)学习困难

大约一半脑瘫患儿伴有轻度或中度学习困难,他们的智商一般低于80。有的脑瘫患儿看似没有大的问题,但可能存在阅读困难或计算困难。有的患儿阅读和计算非常好,但却难以建立形状的概念,从而画图的能力极差。严重的学习困难,更使脑瘫患儿对走路、说话、活动等学习十分缓慢。

(八)生活功能障碍

由于运动发育落后和感觉障碍,导致患儿日常生活活动能力降低,如吞咽咀嚼困难、流涎、易受伤、缺乏自理能力等。

(九)智力障碍

以痉挛型脑瘫患儿多见,不随意运动型患儿多数智力正常。

(十)其他

脑瘫患儿因肌张力增高可伴有进食困难和排泄困难,同时,免疫力降低易发生呼吸系统、消化系统等疾病。

脑瘫的治疗主要是综合康复治疗,包括物理治疗、作业治疗、言语—语言治疗、传统康复治疗、引导式教育法、儿童辅助器具的应用、儿童教育康复、康复护理以及其他康复疗法,如心理治疗、马术治疗、游戏疗法、娱乐疗法、音乐治疗、水疗、多感官刺激、药物治疗以及手术治疗等疗法。

## 三、康复护理措施

(一)环境指导

康复机构治疗环境应设有特殊防护装置,如把手、护栏、防滑地毯等,以保证患儿活动安全。由于脑瘫患儿运动功能障碍及肌张力异常,应采取各种护理措施防止患儿发生意外。保持呼吸道通畅,进食、进水时防止呛入气管,防止分泌物及残存食物阻塞呼吸道,对卧床患儿加用床档等保护具避免坠床,暖水瓶、热水袋等物品应远离患儿,防止烫伤。

(二)纠正异常姿势

1. 适宜的卧位

正确的体位摆放能使患儿保持正确姿势,从而纠正异常姿势、抑制异常运动模式。

(1)侧卧位,保持双上肢前伸,两手靠近,髋膝屈曲向前,以利于前臂及手的控制,促进双手正中指向,抑制异常反射。侧卧位有利于降低肌张力和促进动作的对称,是痉挛型患儿最佳床上卧位。

(2)俯卧位,可通过颜色、声音以及训练手法刺激促使患儿抬头,有利于训练小儿头控制能力。也可在其胸前放一低枕头,使其双臂向前伸出,当患儿能向前抬起或能转动时,可以抽去枕头。痉挛型屈曲严重的患儿可采取俯卧位,但有严重TLR姿势反射持续存在时,不宜长时间采取俯卧位。

(3)仰卧位,将患儿头及肩垫起,屈髋屈膝,以防身体挺直。也可将患儿放置在恰当的悬吊床内,悬吊床中间凹陷的特殊形状可以限制头背屈和四肢过度伸展,保持头部在中线位置。为避免患儿的视野狭窄和斜视，可在床上方悬挂一些玩具，吸引患儿的视线，同时，应将患儿双手放在胸前，以利于患儿手部功能的恢复。对于身体和四肢以伸展为主的脑瘫患儿，可采用仰卧位。

2. 正确的抱姿

通过怀抱患儿可以刺激患儿的头部控制能力、纠正异常姿势。

(1)痉挛型脑瘫患儿抱姿：此型患儿身体长期处于僵直状态，因此，抱此类患儿时应先控制患儿于屈曲模式，与患儿对面而立抱起，将患儿双腿先分开、屈曲，双手分开，略微低头，也可让患儿把头枕于抱者肩上。

(2)不随意运动型脑瘫患儿的抱姿：此型患儿不自主运动增多，头部控制能力差，因此，抱此类患儿时应注意促进头部稳定和正中指向，使患儿的双手合在一起，双腿靠拢、屈曲，抱者站在患儿背面将其抱起，尽量贴近抱者胸部。

(3)其他抱姿：共济失调型脑瘫，患儿合并有痉挛型或不随意运动型特点，故对此类患儿的抱法与前面基本相同，注意采取相应体位，抑制异常姿势。肌张力低下型脑瘫患儿，身体像“软面条”一样无力，当抱此类患儿时，除了帮助其把双腿蜷起，头微微下垂外，最重要的是给他一个很好的依靠。混合型脑瘫患儿应根据其临床表现以哪一类型为主，采取相应抱姿。

3. 睡姿调整

脑瘫患儿由于非对称性紧张性颈反射持续存在头偏向一侧，不能保持头的中立位，应时常调整患儿的睡姿，可采用侧卧位，睡眠时将患儿双手合拢放于胸前，使患儿双手趋近身体中心位，缩短两上肢之间的距离，并抑制角弓反张及头部，躯干和四肢的非对称姿势，也可采用悬吊式软床上的仰卧位与侧卧位交替。

4. 坐位体位

(1)倚或凳坐位：脑瘫患儿可通过坐椅子或凳子维持正确的坐位体位，进而使双下肢承重，提高整个身体的协调能力。痉挛型脑瘫患儿可选用不带靠背的凳子或小木箱练习坐姿，保持头颈与脊柱成一直线，同时髋关节屈曲，膝关节屈曲，全足底着地；不随意运动型脑瘫患儿可选用高度适合的靠椅，令其髋、膝和踝关节均屈曲呈 90°，促进髋关节的屈曲，也可将其两腿分开，置于靠椅的两侧，令患儿骑跨在有靠背的椅子上，双手抓住靠背；肌张力低下型患儿坐在椅子上表现脊柱不能竖直，不能抬头，可用两手扶持在患儿的两侧腰骶部，四指在外侧，拇指放于脊柱的两侧，轻轻向下推压，给患儿一个支点，促进患儿抬头与躯干伸直。

(2)床上坐位：痉挛型脑瘫患儿，操作者在患儿身后，用两上肢从患儿双腋下伸向大腿，扶住大腿内侧，将患儿拉向自己，使患儿躯干的重量负荷于自身的坐位支撑面上，并要保持两下肢外展的姿势，不随意运动型的患儿，床上的最佳坐位应该屈曲患儿的双下肢，使其形成一种腹部紧贴大腿的坐位，然后握住患儿的双肩，缓慢加压的同时将两肩向前向内推压，使患儿将两手伸出，在前面支持身体或抓玩具。

5. 站立体位

站立是行走的基础，正确的静态站立体位是两腿站直脚底踩平，头居中，躯干伸展，双肩与双髋分别处于水平位。动态的站立体位是指站立时头、躯干、四肢各部位可任意进行，适当活动而仍能保持平衡。患儿能保持坐位平衡后，可进行站立训练。

(1)扶站

1)肌张力低下患儿：用身体支持患儿站立，操作者先固定患儿双足，然后一只手扶住其胸部，另一只手扶住其膝关节，若该患儿腰腹肌无力，脊柱不能充分伸展时，则用胸部给予支撑，令其站立。

1)痉挛型双瘫患儿：操作者首先鼓励其站立，在必要时，从其后面给予膝部一定的支撑，引导其向前、后、左、右进行慢慢地摆动；使身体保持平衡，并训练其在身体前屈时，足跟随之移动。

3)具有抓握能力的患儿：令患儿两手抓住栏杆，操作者固定其双脚后，双手扶住其膝关节并向后拉伸，同时，用上臂抵住其臀部，然后用语言诱导其双下肢节律性地用力向上起，此过程中，扶膝关节的手要一松一紧；或者令患儿站于平行杠之间，双手扶杠，若患儿不能很好的抓紧双杠，操作者可用手掌压在其手背上，固定其双上肢，并给予一定的扶持，使其习惯扶杠站。

(2)靠站：脑瘫患儿靠墙站立，操作者可帮助患儿把双手放置于身体两侧，臀部、躯干靠墙，双足分开等于肩宽，并固定患儿的双足，平放于地面。对于脊柱前凸的患儿，操作者可用手，轻轻地推顶其腹部，使其脊柱伸展或在腹部加用一定的重力，使患儿的重心垂直于地面，置于双足中间。对于腰腹肌无力的患儿，操作者用双手握持患儿双肩，以达到能够靠墙站的目的之后，再固定其双足。为使患儿的平衡能力得到进一步提高，可使用左右移动其骨盆的办法来调节患儿的重心。

为使患儿膝关节得到很好的控制，可握住患儿双膝，使其处于一定角度的前屈位，对于膝关节呈前屈位的患儿，操作者可采用夹板和双手被动矫正，达到使其主动用力的目的后，解除夹板，对于膝关节过伸展的患儿，则采用膝关节固定，在其靠墙站时，双手握住双膝关节，使其处于一定角度的前屈位，使患儿膝关节得到很好的控制。

(3)独站：对于所有的脑瘫患儿来讲，学会正确的站立是学会正确行走的基础，逐渐减轻对患儿的扶持，直到能独站为止。正确的站立姿势为：头部保持在正中位，上身挺直，髋、膝伸展，双腿稍分开，脚掌平放在地面上，双足与肩同宽。操作者双手控制患儿肩部和腰部，双足置于其双足外缘并夹紧，将操作者的双足踩在患儿的足面上固定，然后根据情况，操作者的双手从半脱离到全脱离其身体的方法训练其单独站能力，根据患儿在脱离帮助的情况下所表现的各种姿势进行调整及诱导，如让患儿的双手做向前伸或向后伸等动作来诱导患儿的保持性反应。同时，操作者应计算患儿站立的时间，用“1、2、3、4、5……”等来激发患儿的积极性，以配合各种训练动作能够完成，采用不固定双足的方法进行训练。

患儿能独站后，可进行立位平衡训练。患儿能保持静态站立平衡后，可进行动态站立平衡训练，例如：让患儿站立时，身体向前、后、左、右倾斜，使身体重心向两侧髋、膝部转移，或让患儿双下肢在一前一后情况下，倾斜身体，令其一侧下肢承重的情况下，控制另一侧下肢向前做小幅度的跨步动作，双下肢交替进行。当患儿能够支撑这一动作之后，让患儿脱离帮助自己站起并反复诱导，更好地提高患儿的平衡能力及头、躯干、下肢的协调能力。

### (三)促进日常生活活动能力

#### 1. 进食护理

(1)进食姿势的选择：应以避免全身肌张力升高，避免不必要的不自主运动或异常运动模式出现，保持身体左右对称，促进正中指向为原则，可采用抱坐进食、面对面进食和坐姿矫正进食等方法。对于坐位困难的患儿可用靠垫等予以支撑身体，调整双手的位置靠近胸前正中，进而辅助进食；也可让患儿坐在固定的椅子上进食，通过固定坐姿矫正，维持有利的进食体位。

(2)辅助进食:对于咀嚼、吞咽困难的患儿,护理人员要积极进行辅助进食,将食物喂到患儿口内时,要立即用手托起小儿下颌,促使其闭嘴,若食物不能及时吞咽,可轻轻按摩患儿颌下舌根部,以促进吞咽动作的完成。

(3)进食注意事项:进食时保持颈部竖直,利于吞咽,避免呛咳,在喂食时,切勿在患儿牙齿紧咬的情况下,强行将食匙抽出,以防损伤牙齿及口腔黏膜,应待患儿自动松口时,将食匙迅速抽出,喂食时要使患儿保持坐位或半坐位,头处于中线位,避免患儿头后仰时导致异物吸入。同时,患儿进食时应创造良好的进食环境,避免精神刺激,鼓励较大年龄的患儿学习进食动作,完成独立进食。

2. 穿脱衣物的护理

(1)衣服的穿脱:穿套头衫或背心时,先穿上患侧或功能较差侧袖子,再穿上健侧或功能较好侧袖子,然后以健手为主将衣服套入头部,拉下衣角;脱衣时,先以健侧或功能较好的手为主拉起衣角,将衣服从头上脱下,然后,健侧或功能较好的一侧先脱下衣袖,患侧或功能较差的一侧后脱。

穿对襟衣服时,可先将其下面的纽扣扣好,根据患儿的情况,留 1～2 个上面的纽扣不扣,然后按照套头衫的穿脱方法进行训练。

(2)裤子的穿脱:取坐位,先将患侧或功能较差的下肢套入裤筒,再穿另一侧,然后躺下,边蹬健足,边向上提拉裤子到腰部并系好。脱法与穿法相反。

脑瘫患儿应在坐、立、手的训练基础上积极鼓励其进行更衣训练,采取合适的方法便于穿脱衣物。

3. 洗漱护理

(1)洗脸、洗手:对于年龄较小、不能维持坐位、手功能极度低下的患儿,由他人帮助取合理,舒适的体位洗漱,对于能取长腿坐或坐位不稳的患儿进行洗脸、洗手时,鼓励患儿将双手放在一起,保持正中位,如果患儿双膝不能伸直,可让患儿坐在凳子或矮椅子上进行洗脸、洗手,对能站立的患儿,可让其一手有抓握物体做支撑,另一手进行洗脸,毛巾可做成手套,洗起来更加方便。

(2)辅助洗浴:对不同类型的脑瘫患儿,洗浴的方法也不相同。

1)痉挛型:此型患儿在洗澡时应采取俯卧位,这样可抑制伸肌高度紧张,有效抑制异常反射的出现,此类患儿最好选择盆浴,水温要适度,避免淋浴和水温不适给患儿带来的不良刺激。

2)肌张力低下型:此型患儿在洗澡时应采取半坐位,可选择使用“沐浴床”进行训练,这样可给予头部、颈部、躯干足够的支持,有助于沐浴动作的完成。将“沐浴床”安装在配套使用的长圆形浴盆上,让患儿坐在浴盆中,以水浸泡到患儿胸部为宜。

3)不随意运动型:此型患儿在洗澡时应采取坐位,并采取躯干加固定带的方法,这样有利于沐浴动作的顺利完成。

(3)独自洗浴训练:对于平衡能力和手功能尚可的患儿,可让其独自练习洗浴,从安全和提供方便的角度考虑,可在浴盆周間安装扶手及特殊装置。

患儿在浴盆中玩耍可以学习许多功能动作,可在水中放一些可飘浮的玩具,也可以让患儿看自己的手、足,从中学习抓握及认识自己身体的能力。同时,脑瘫患儿大多数皮肤感觉缺失，可通过用毛巾摩擦身体、涂抹肥皂等刺激皮肤，增强皮肤的感觉能力。

4. 排泄护理

当患儿 2 岁以上，能自己示意大小便时，才适合排便训练，训练过早常见效甚慢或者失败。家长可以记录下患儿 24 小时内排便的次数和时间，一般选在患儿集中排便前的半个小时进行训练，定时令患儿在便器或痰盂上坐 15 分钟，让其养成坐便器上排便的习惯。使用痰盂时，应把痰盂放在一个方形或圆形的痰盂盒中，可以增加稳定性，盒子的高度以患儿坐在其上，双脚能踏到地面为宜，这样患儿在解大小便时有安全感。对较小的患儿可以放在护理者膝上，一方面可以支持患儿背部并稍向前倾，腿部弯曲，两腿分开，放坐在椅子便盆上。对稍大的患儿选择和设计合适的便桶很重要，可将便桶置于纸箱中，前面有横杆以利于支持，也可以将便桶放置在倒置的板凳中，四周有横杆提供更好的支持。

训练内容包括：脱下裤子—坐在便器上—站起—提好裤子的全部过程。如需取手纸，手纸必须置于患儿伸手可取的范围内。排泄训练实际是一项综合训练，包括穿脱裤子、坐位平衡、蹲起训练、手功能训练等。训练患儿养成定时排便习惯，并掌握在便盆上排泄的方法，学习使用手纸和穿脱裤子。

5. 语言功能训练

首先要保持正确的姿势，维持患儿头的正中位置，在面对患儿眼睛的高度与其交谈。积极提供语言刺激，激发患儿对语言的兴趣，树立患儿学说话的信心，要鼓励患儿发声，当患儿发声时，要立刻答应并与其对话或点头示意，同时予以表扬及鼓励。语言训练是一项长期而艰苦的工作，需要极大的耐心与持之以恒。

#### （四）心理康复护理

护理人员应给予脑瘫患儿更多的爱心，给予患儿家长更多的理解，对其运动、语言、智力等方面的功能障碍不歧视、不嘲讽，对长期接受护理的患儿不厌其烦、态度和蔼，耐心细致地照顾患儿，让其感受到温暖和关爱。经常与患儿交流，包括眼神鼓励、语言沟通和身体爱抚，给患儿讲故事，组织集体游戏，创造良好的成长环境。

### 四、康复护理教育

脑瘫的康复是一个长期的过程，所需费用高、耗时长，给家庭和社会带来极大的负担，因此，加强宣教，积极预防具有重要意义。

#### （一）脑瘫的预防

结合母婴之间各种危险因素的联系，采取多种预防措施，告知家长预防脑瘫发生的知识和措施，从产前保健、围生期保健和出生后三个阶段进行预防，宣传优生优育，实行婚前保健，避免近亲结婚，阻断遗传病及先天缺陷；积极开展产前检查．防止感染性疾病发生；避免早产、低体重儿和巨大儿出生，预防窒息、颅内出血和核黄疸，出生后预防感染性疾病的发生，预防高热惊厥。

#### （二）早发现、早治疗

婴儿出生后应定期到医疗机构进行体格检查，特别是母亲孕期出现不正常情况，难产、早产、新生儿窒息等情况者更应密切观察，对脑瘫做出早期诊断，早期加以综合干预治疗，避免错过康复治疗的关键时期。

#### （三）指导家庭训练

家庭治疗是脑瘫康复的一个重要环节，患儿每天通过自身的日常生活动作的完成，来达到训练目的，因此，应教给家长、患儿日常生活活动训练的内容和方法，包括脑瘫患儿正确的卧床姿势、如何正确抱脑瘫患儿、脑瘫患儿进食体位等，避免过分保护，应采用鼓励性和游戏化的训练方式。帮助家长树立起良好的心态和坚定的信念，最终使患儿学会生活的基本技能，适应环境，回归家庭，回归社会。

（马晓雨）

## 第二节　注意缺陷多动障碍的康复护理

### 一、概述

注意缺陷多动障碍（ADHD）是以注意力不集中、活动过度、冲动、任性和伴有学习困难为特征的一组综合征。

（一）流行病学

国外报告其发病率占学龄儿童的3%～10%，国内报告为1.5%～12%。14岁以下儿童的患病率为7%～9%，半数患儿4岁以下起病，男∶女为4～6∶1。1/3以上患儿伴有学习困难和心理异常。

（二）病因

注意缺陷多动障碍的病因和发病机制尚不确定。

1. 遗传因素

对本病家系、双胎及寄养儿等的研究证实ADHD有遗传倾向。Silver发现40%的ADHD患儿的父母、同胞和亲属也患有该症。ADHD一级亲属中伴有反社会行为、情绪冲动及焦虑者明显高于正常儿童家庭。单卵双胎同时患ADHD几乎为100%，而双卵双胎儿同时患病只有10%～20%。近亲中同时患病的家庭聚集现象也提示ADHD与遗传因素有关。

2. 神经生化因素

ADHD患儿单胺类中枢神经递质如多巴胺（DA）与去甲肾上腺素（NE）两者之间存在不平衡。研究认为单胺类神经递质代谢紊乱可能是活动过度的起源。神经递质功能的改变可对心境内外、警觉、活动度、认知和很多外观行为起作用。有学者认为，ADHD患儿存在儿茶酚胺（CA）水平不足，以致脑抑制功能不足，对进入的无关刺激起不到过滤作用，导致患儿对各种刺激不加选择地做出反应，从而影响注意力集中并引起过多的活动。

3. 轻度脑损伤和脑发育迟缓

母孕期营养不良、疾病、接受X线照射、难产、缺氧窒息、早产、高热惊厥、中毒等均可造成脑损伤，尤其是额叶皮质受损可出现ADHD症状。但有许多患儿并无脑损伤病史，也无神经系统异常的表现，故又认为是轻度脑功能失调，但尚缺乏充分的根据。

4. 铅与其他化学物质的影响

儿童神经系统处于快速发育完善阶段，轻微的铅负荷增高即可引起神经生理过程的损害，导致多动、注意力不集中、易激惹等。有学者认为ADHD与铅过量摄入及其他化学物质污染有关。

5. 社会生理因素

社会生理因素虽未必是ADHD的直接病因，但可成为一些ADHD易感素质儿童的发病诱因，并且会影响该病的发展和预后。

(三)临床表现

ADHD症状多种多样，并常因年龄、所处环境和周围人对待其态度的不同，而有所不同。ADHD的临床表现可出现很早，如自幼即睡眠不安、喂养困难、脾气不好等。但在患儿进入幼儿园、学前班或小学时，症状史趋明显，如常发现小儿喜欢激惹周围的小朋友、上课时坐立不安、注意力分散、不能听从教导和作业完成不好等。主要表现为活动过度和注意缺陷，常伴有学习困难和情感行为异常。神经系统检查基本正常，IQ基本正常。

对于ADHD患儿的治疗可采用非药物治疗和药物治疗。非药物治疗如感觉统合训练、行为矫正疗法、特殊教育、疏泄疗法等。药物治疗如神经兴奋剂，可首选哌甲酯，α受体激动剂，如可乐定，与利他林合用对治疗顽固性ADHD和ADHD伴有抽动的患儿较适宜，三环抗抑郁药，如丙米嗪和去甲丙米嗪，其他新研制的药物有安非布他酮、去甲替林等，对治疗ADHD也有一定疗效。药物结合行为矫治疗效比单独应用药物的效果显著。

## 二、主要功能障碍

(一)活动过度

1. 与年龄不相称的活动水平过高

在婴幼儿期和学龄前期即会出现，部分患儿在婴幼儿期就开始有过度活动，表现为多哭闹、易激惹、手足不停地舞动、兴奋少眠、喂食困难、难以养成定时大小便规律；除了睡眠外，患儿难有安静的时刻；过早从摇篮或小车里向外爬；好喧闹捣乱、翻箱倒柜，喜好破坏等，进幼儿园后不遵守纪律、吵闹，玩耍也无长性，一个玩具玩一会儿就更换。

2. 多动症状无明确的目的性

行为动作多有始无终、缺乏连贯性而显得支离破碎。如上课时小动作多，坐不稳，不停地扭动；喧闹、敲桌子、骚扰周围的同学，室外活动时好奔跑攀爬、冒险、惹人注意，犹如启动的机器一样不知疲倦。做事虎头蛇尾，难以善始善终。

3. 冲动任性

由于缺乏自控能力，患儿常对一些不愉快刺激做出过分反应，以致在冲动之下伤人或破坏东西，易发生意外事故。如参加游戏活动不能耐心等待轮换，要么抢先插队，要么弃而不做，要什么必须立刻满足，否则吵闹或破坏东西，对别人开的玩笑做出过激反应，对玩具、文具等任意拆散丢失，毫不爱惜，满不在乎；喜欢翻越栏杆，在行驶的车辆前会突然横穿马路；不会游泳却任意下水等。

(二)注意集中困难

1. 主动注意不足，被动注意占优势

上课时注意力不集中，有意注意涣散、选择注意短暂，多有“听而不闻，视而不见”的现象；对课堂讲授和布置的作业很少注意，以致答非所问，丢三忘四，遗漏作业，胡乱应付，成绩不良。

2. 注意强度弱、维持时间短

易受环境影响而注意力分散，注意时间短暂。如10～12岁学生应能保持40分钟的专心听课时间，但ADHD患儿却难以做到，极易疲劳和注意分散。

3. 注意范围狭窄、注意分配能力差

不善于抓住注意对象的要点和重点，注意范围狭窄，注意分配能力差。如做作业容易漏题、串行、马虎潦草、计算出现不应有的低级错误、难以按时完成作业等。

（三）学习困难

ADHD患儿智力水平大都正常或接近正常，然而由于以上症状，仍给学习带来一定困难。部分患儿存在综合分析、空间定位等知觉障碍。如临摹图画时，往往分不清主体与背景关系，不能分析图形的组合，也不能将图形中各部分综合成一个整体（综合分析障碍），有些患儿将“6”读成“9”，或把“d”读成“b”，甚至分不清左右（空间定位障碍）。还可有诵读、拼音或语言表达困难。ADHD儿童的学习困难有以下特点：

（1）学习成绩的波动性：在老师、家长的严格帮助下，成绩能提高，但稍一放松学习成绩又会明显下降，成绩不稳定，好坏相差悬殊。

（2）学习随升入高年级而逐渐下降：在低年级时学习成绩尚可，学习困难症状不明显。当升入高年级后，学习内容难度加大，由于症状的持续存在就难以收到好的学习效果，成绩会逐渐下降，并涉及所有科目。

（3）学习或考试时常出现的不应出现的低级错误。

（4）药物与心理行为治疗可提高学习成绩。

## 三、康复护理措施

（一）功能训练指导

1. 感觉统合训练

（1）触觉与身体协调训练

1）仰卧大笼球：目的是强化固有感觉和本体感觉。护理要点：①让患儿仰卧于大笼球上，握住患儿的下肢或腰部，做前后、左右、快慢的滚动；②做此训练前，一定要先做好俯卧大笼球训练，让患儿熟悉大笼球的重力感后再进行此活动，以防受到排斥；③注意提醒患儿留意全身关节和肌肉的感觉，协助患儿控制自己身体平衡，对患儿运动能力的提高帮助较大。

2）倾斜垫上滚动：目的是增强触觉、前庭感觉及固有感觉的同时输入，提高平衡能力。护理要点：①将软垫铺成约20°倾斜即可，以免危险；②患儿以直躺横向滚动姿态，顺差坡度自己滚下来；③提醒患儿意识滚下时手、足、头的配合；④注意观察患儿滚下时的姿势和身体各部位协调情况。

（2）前庭感觉训练

1）平衡台平躺训练：目的是强化大脑和脑干的知觉功能。护理要点：①患儿躺在平衡台上，注意手脚要能自然伸展；②左右倾斜摇晃，要维持一定的韵律感，使策略感觉可以唤起脑干的觉醒；③速度加快时，要注意患儿姿势和表情的反应。

2）平衡台跪坐或静坐摇晃训练：护理要点：①由于重心较高，平衡感不易掌握，因此必须提醒患儿坐好，自己尝试运用可以自由移动的双手来保持平衡；②观察患儿双手的姿势，以及头部倾斜的情况，了解患儿在倾斜时如何处理不安感；③可能睁眼练习10分钟，再闭眼练习10分钟，感觉两种不同的平衡感。视觉常会使前庭系统功能有完全不同的感觉反应。

3）平衡台互相扶持训练：目的是强化身体协调，触觉感，前庭系统的功能。护理要点：①训练者与患儿共同站上平衡台，两人双手紧握，互相保持平衡；②由于取站姿时，策略感通常较不稳定，两人配合的动作对相互合作关系的建立颇有帮助；③观察患儿在动作时，头、手、足及躯干的适当反应；④摇晃时可以先练习由训练者带动患儿，再由两人在同一速度上，配合彼此摇动的韵律。

4)平衡台站立摇动训练

护理要点：①让患儿站在平衡台上，由训练者在台下缓慢摇动平衡台；②观察患儿头、躯干、手、足为保持平衡所做的伸展姿势；③患儿为求平衡所作的姿势调整，对前庭感觉、固有感觉和视觉统合的调整有较大的帮助。

5)坐在旋转浴盆中的训练：

护理要点：①患儿平坐在浴盆中，由训练者在外帮助他旋转，速度约每2s1转；②不宜旋转太快，并注意患儿可能的反应；③回转后完全不晕眩，或眼震持续时间很短，或完全没有表示前庭系统的严重迟钝。

6)趴或半跪在旋转浴盆中的训练

护理要点：①患儿趴卧或半跪在在浴盆中，由训练者在外帮助他旋转；②旋转速度可以由慢逐步加快，但时间不宜连续太长，中间最好有中断休息；③要让患儿睁开眼睛，手脚紧贴在浴盆上面；④身体不要屈曲，否则转动时很容易掉下来。

7)旋转浴盆＋投圈球训练：目的是强化前庭视觉间的协调，对身体位置，视觉空间及眼球转动控制帮助较大，并可以有效养成高度运动企划能力。护理要点：①训练中，训练者可以变化旋转的速度及投球目标的位置；②做此训练时，旋转速度仍不宜过快，并注意患儿对活动兴趣的反应；越努力想达到目标时，运动企划能力的提高越好；③患儿在寻找目标时，观察其有无过多的眼球运动。

8)在毛巾中坐飞机训练

护理要点：①将患儿包在大毛巾中，俯卧位，由训练者两人各拉毛巾一边，前后甩动；②患儿也可以仰卧位，增加趣味性和不同的感觉；③注意患儿觉得不舒服和害怕时，应立刻停止。

9)空中升降机训练

护理要点：①由训练者两人，一人抓住患儿的脚，另一人抓住手，抬高后进行左右和上下摇动；②患儿可以分别在仰卧位和俯卧位练习；③注意患儿肌肉紧张的情况，不宜太勉强进行训练。

10)滚滚圈训练

护理要点：①用3个游泳圈或轮胎，也可以用圆型滚筒代替；②患儿横卧于滚圈或滚筒内，由训练者协助作滚动；③可随时变化滚动的速度，滚动时也可兼做左右滚动或变化角度。

11)活动滚滚筒训练

护理要点：①对害怕做此训练的患儿，可从左右轻微摇动开始，然后再做滚动；②旋转时注意患儿身体和颈部的肌肉反应，以观察是否害怕。

12)圆筒吊缆加手眼协调训练：目的是促进姿势运动协调、平衡能力及运动企划能力的提高。护理要点：①患儿进行圆筒吊缆训练的同时，做投套圈圈的训练，可同时给患儿10个圈，观察患儿投掷的方法和准确度；②上吊缆时非常容易后仰跌倒，训练者应在旁边看护，在地上铺上软垫，避免患儿受伤。

(3)滑板训练

1)大滑板的手眼协调训练

护理要点:①患儿自行俯卧于小滑板上,由大滑板上滑下时,身体可以穿过预先设计好的一个小隧道;②患儿滑下来的同时,可以伸手去拿放置在旁边的小球,也可以反过来将小球投入固定的木箱或纸箱中;③患儿在滑下来时可以用手中木棒或纸棒击打置于旁边的标志物或玩具(最好是打不坏的)。

2)滑板过河训练:目的是促进身体双侧协调,提高运动企划能力。护理要点:①患儿俯卧于滑板上,靠着预先架设好的绳子,双手交互攀着绳索逐步前进;②患儿仰卧在滑板上,以手足交互夹住绳索,逐步前进。

2. 行为矫正疗法

(1)正性强化法:通过表扬、赞许、奖赏等方式使小儿良好的行为得以持续。应用此方法前先确定要求小儿应改变的靶行为(不良行为)和需建立的适宜行为。当患儿出现这种良好行为时立即给予正性强化,使患儿感到欣快和满足,如带患儿进入公共场所之前,要告诉小儿不该出现哪些不良行为和应遵守的行为规则。当出现不良行为前兆时应立即予以制止,对规范的行为立即给予赞许、表扬和奖励。

(2)消退法:治疗前需确定何种因素对患儿不良行为起强化作用,再对其进行消退,如老师对小儿上课坐不住,不停扭动身体的行为过于关注,就会使这一行为动作得以加强,出现次数增多。在不影响训练的情况下,如老师予以漠视,久之因失去注意而得不到巩固就会逐渐消失。

(3)处罚法:有助于减少或消除患儿的不良行为。但对于患儿的不良行为要避免开始就进行严厉的处罚,要坚持先鼓励后处罚的原则。处罚可采用暂时隔离法,使其明白行为的不适宜性,轻微处罚应与鼓励相结合。

(二)心理康复护理

1. 提供心理咨询

帮助父母认识 ADHD 是一种病,改变将患儿当作“坏孩子,不可救药”的看法,告知父母和老师一味的惩罚教育不但无效,甚至可起反作用。

2. 重视强化教育

以多理解和鼓励为主,鼓励患儿参加有规则的活动,按时作息,保证充足睡眠和合理营养。

3. 定期进行家长培训

可经常组织小型家长学习班,家长之间可互相交流心得,同时有机会渲泄心中的郁懑,改正不良的教养态度与方法。

## 四、康复护理教育

ADHD 的治疗应采取综合康复才能收到良好的治疗效果,非药物治疗已成为今后治疗的趋向。当 ADHD 儿童症状明显,导致学习困难,学习成绩下降,或有明显的行为异常时,在心理和行为矫正的同时要给予药物治疗。治疗 ADHD 的药物有不同程度的不良反应,患儿家属要正确掌握服用药物的剂量、时间、方法及注意事项。

大多数 ADHD 儿童症状较轻,经治疗随年龄增长、自控能力增强,成年后可表现正常,或遗有注意力不集中、冲动、固执、社会适应能力和人际关系差等表现。而未经治疗的

ADHD 儿童随年龄增大无目的性的多动症状有所好转，但仍可有注意力不集中、学习低下、冲动、甚至品行障碍、青少年犯罪。

（张睿娟）

## 第三节　儿童言语障碍的康复护理

### 一、概述

构成言语的各个环节（听、说、读，写）受到损伤或发生功能障碍时称为言语障碍，包括失语症、构音障碍、儿童语言发育迟缓、发声障碍和口吃等。凡是有言语障碍的患儿都可以接受言语治疗，开始得越早，效果越好。言语康复的本身是一种交流的过程，需要患儿的主动参与。

失语症是因脑部损伤，患儿在神智清楚，无精神衰退、感觉缺失、发音肌肉瘫痪等情况下，使原已习得的言语功能丧失所表现出的各种症状。脑血管意外是失语症的最常见病因，其他包括颅脑损伤．脑部肿瘤、脑组织炎症等。失语症在所有语言障碍中是一种最复杂的语言障碍。包括对语言符号的感知．理解、组织应用或表达等一个方面或几个方面的功能障碍。失语症的病因多为中枢性损伤，故多合并有不同程度的脑功能低下以及构音障碍，部分患儿还可能合并认知和行为障碍。失语症的分类：

(1)外侧裂周失语综合征（Broca 失语，Wernicke 失语、传导性失语）。

(2)分水岭区失语综合征（经皮质性运动性失语、经皮质性感觉性失语、经皮质混合性失语。

(3)完全性失语。

(4)命名性失语。

(5)皮质下失语综合征（基底节性失语、丘脑性失语）。

构音障碍是指由于发音器官神经肌肉的病变而引起发音器官的肌肉无力、肌张力异常以及运动不协调等，产生发声、发音、共鸣、韵律等言语运动控制障碍。构音障碍患儿通常听理解正常，并能正确地选择词汇以及按语法排列词句，但不能很好地控制重音、音量和音调。构音障碍通常分为运动性构音障碍、器质性构音障碍和功能性构音障碍三大类。

言语和语言，它们是人类交流思想的工具，在人们平时的日常生活中，言语和语言两个词往往混用，虽然不会影响意思的理解，但从言语治疗学的角度来说有所区别。言语是音声语言（形成）的机械过程。为使口语表达声音响亮、发音清晰，需要有与言语产生有关的神经和肌肉参与活动。当这些神经或肌肉发生病变时，就会出现说话费力或发音不清。代表性的言语障碍为构音障碍，临床上最多见的是假性球麻痹所致的构音障碍。语言是指人类社会中约定俗成的符号系统，人们通过应用这些符号达到交流的目的。语言包括对符号运用（表达）和接受（理解）的能力，也包括对文字语言符号的运用（书写）、接受（阅读）以及姿势语言和哑语。代表性的语言障碍是失语症和语言发育迟缓。

### 二、主要功能障碍

（一）失语症

1. 听理解障碍

听理解障碍是失语症患儿常见的症状，是指患儿对口语的理解能力降低或丧失。根据失语症的类型和程度不同而表现出在字词、短句和文章不同水平的理解障碍。

2. 口语表达障碍

(1)发音障碍。

(2)说话费力。

(3)错语：常见有种错语，即语音错语、词意错语和新语。

(4)杂乱语。

(5)找词和命名困难。

(6)刻板语言。

(7)言语的持续现象。

(8)模仿语言。

(9)语法障碍。

(10)复述。

3. 阅读障碍

因大脑病变致阅读能力受损称失读症。阅读包括朗读和文字的理解，两者可以出现分离现象。

4. 书写障碍

(1)书写不能。

(2)构字障碍。

(3)镜像书写。

(4)书写过多。

(5)惰性书写。

(6)象形书写。

(7)错误语法。

(二)构音障碍

1. 痉挛型构音障碍(中枢性运动障碍)

说话费力，音拖长，不自然的中断，音量、音调急剧变化，粗糙音、费力音、元音和辅音歪曲，鼻音过重。

2. 弛缓型构音障碍(周围性构音障碍)

不适宜的停顿，气息音、辅音错误，鼻音减弱。

3. 失调型构音障碍(小脑系统障碍)

元音辅音歪曲较轻，主要以韵律失常为主，声音的高低强弱呆板震颤，初始发音困难，声音大，重音和语调异常，发音中断明显。

4. 运动过强型构音障碍(锥体外系障碍)

构音器官的不随意运动破坏了有目的运动而造成元音和辅音的歪曲，失重音，不适宜的停顿，费力音，发音强弱急剧变化，鼻音过重。

5. 运动过弱型构音障碍(锥体外系障碍)

由于运动范围和速度受限，发音为单一音量，单一音调，重音减少，有呼吸音或失声现象。

6. 混合型构音障碍(运动系统多重障碍)

各种症状的混合。

## 三、康复护理措施

(一)失语症

在康复护理过程中,护士可利用各种方法改善患儿的语言功能和交流能力,通常采取对语言的符号化和解读直接进行训练,以语言各模式间的促通为目的,对信息的传达媒介实行代偿;采取通过认知理论间接作用于交流活动的措施对患儿进行康复,使之尽可能像正常人一样生活。

1. 传统的措施

包括 Schuell 刺激法、阻断去除法、程序学习法等。Schuell 刺激法是多种失语症治疗方法的基础,应用最广泛。

Schuell 刺激法:主要原则是护士给患儿一定的语言刺激(设定的课题),患儿对刺激做出反应。如果是正确的反应,护士给予表扬鼓励。正确的反应定型后可以提高语言刺激的难度。如果是错误的反应,护士指出错误,告知正确反应。重复出现错误反应,则降低语言刺激的难度。在听的同时给予视、触、嗅等刺激,多途径刺激可相互促进效果。根据失语症的类型、程度、原发病、年龄、爱好制订适当的训练计划,通常为期 3 个月,然后再评价,以决定是否继续治疗或修改训练方针。

具体训练方法:

(1)口形训练

1)让患儿照镜子检查自己的口腔动作是不是与言语治疗师做的口腔动作一样。

2)患儿模仿治疗师发音,包括汉语拼音的声母、韵母和四声。

3)护士画出口形图,告诉患儿舌、唇、齿的位置以及气流的方向和大小。

(2)听理解训练

1)单词的认知和辨别。

2)语句理解。

(3)口语表达训练:包括单词、句子和短文练习。

(4)阅读理解及朗诵训练:单词的认知包括视觉认知和听觉认知。

1)视觉认知。

2)听觉认知。

3)朗读单词。

4)句子、短文的理解和朗读。

5)朗读篇章。

(5)书写训练

1)抄写字、词、句子。

2)让患儿看动作图片,写叙述短句,看情景图片,写叙述文。

3)写日记、写信、写文章。

2. 实用交流能力的训练

失语症患儿如果经过系统的言语治疗,言语功能仍然没有明显的改善,则应考虑进行实用交流能力的训练，使患儿最大程度的利用其残存能力（言语或非言语的），使用最有效的交流方式，使其能与周围人发生有意义的联系，尤其是促进日常生活所必须的交流。交流效果促进法（PACE）是目前国际上最公认的实用交流的训练法之一。在训练中利用更接近实用交流环境的对话结构，信息在护士和患儿之间双向传递，使患儿尽量调动自己的残存能力，以获得实用化的交流技能。适合于各种类型及程度的言语障碍。

具体方法：将一叠图片正面向下扣置于桌上，护士与患儿交替摸取，不让对方看见自己手中图片的内容。然后，运用各种表达方式（呼名、迂回语、手势语、指物、绘画）将信息传递给对方，接收者通过重复、猜测、反复质问等方式进行适当反馈，护士可根据患儿的能力提供适当的示范。

3. 非言语交流方式的利用和训练

（1）手势语：在交流活动中，手势语不单指手的动作，还包括头及四肢的动作。训练可以从常用的手势开始，例如，用点头、摇头表示是或不是。训练时，护士先示范，然后让患儿模仿，再进行实际的情景练习，以强化手势语的应用。

（2）画图：对严重言语障碍但具有一定绘画能力的患儿，可以利用画图来进行交流。

（3）交流板或交流手册：适应于口语及书写交流都很困难，但有一定的认识文字和图画能力的患儿。交流板或交流手册是将日常生活中的活动通过常用的字、图片或照片表示出来，患儿通过指出交流板上或交流手册中的字或图片来表明自己的意图。二者的区别在于交流板内容简单，携带不方便，而交流手册不仅内容多，更可以随身携带。如果交流手册的内容很丰富，患儿也可以与人“交谈”。

（4）计算机交流装置：包括按发音器、计算机说话器、环境控制系统等。

（二）构音障碍

1. 松弛训练

主要针对痉挛性构音障碍，可进行以下的放松训练：

（1）足、腿、臀的放松。

（2）腹、胸，背部的放松。

（3）手和上肢的放松。

（4）肩、颈、头的放松。

2. 发音训练

（1）发音启动训练：深呼气，用嘴哈气，然后发“a”，或做发摩擦音口形，然后做发元音口形如“s…u”。

（2）持续发音训练：由一口气发单元音逐步过渡到发 2～3 个元音。

（3）音量控制训练：指导患儿由小到大，再由大到小交替改变音量。

（4）音高控制训练：帮助患儿找到最适音高，在该水平稳固发音。

（5）鼻音控制训练：控制鼻音过重。

3. 口面与发音器官训练

（1）唇运动：练习双唇闭合、外展、鼓腮。

（2）舌的运动：练习舌尽量向外伸出、上抬，由一侧口角向另一侧口角移动，舌尖沿上下齿龈做环形“清扫”动作。

（3）软腭抬高。

(4)交替运动:主要是唇舌的运动,是早期发音训练的主要部分。开始时不发音,只做发间动作,以后再练习发音。

4. 语言节奏训练

(1)重音节奏训练

1)呼吸控制。

2)诗歌朗读。

3)利用生物反馈技术加强患儿对自己语言节奏的调节。

(2)语调训练:练习不同的语句使用不同的语调。

### 四、康复护理教育

(一)合理安排

每日的训练时间应根据患儿的具体情况决定,患儿状况差时应缩短训练时间,状况较好时可适当延长。最初的训练时间应限制在30分钟以内。超过30分钟可安排为上,下午各1次。短时间、多频率训练比长时间、少频率训练效果要好。训练要持续数月、1年或更久。

(二)避免疲劳

要密切观察患儿的行为变化,一旦有疲倦迹象应及时调整时间和变换训练项目或缩短训练。

(三)训练目标要适当

每次训练开始时从容易的课题入手,并在每天训练结束前让患儿完成若干估计能正确反应的内容,令其获得成功感而激励进一步坚持训练。一般来说,训练中选择的课题应设计在成功率为70%~90%的水平上。对于情绪不稳定,处于抑郁状态的患儿应调整到较容易的课题上。对那些过分自信的患儿可提供稍难一些的课题进行尝试,以加深其对障碍的认识。

(马晓雨)

## 第四节　小儿痫性发作和癫痫的康复护理

### 一、概述

痫性发作是发作性皮质功能异常而造成的一组症状,即由大脑神经元异常放电所引起的发作性脑功能异常现象,发作时间多较短暂且呈自限性。两次及两次以上、甚至长期反复地出现痫性发作的疾病过程称为癫痫。临床上表现为意识、运动、感觉、情感及认知等方面短暂异常的一组慢性脑功能障碍综合征。若一组症状和体征总是集合在一起表现出来的癫痫性疾病则称为癫痫综合征。

(一)流行病学

我国人群癫痫患病率农村为25/10万人口,城市为35/10万人口,男性癫痫发病率高于女性,半数以上在10岁以内起病。

(二)病因

癫痫的发病与多种因素有关。根据病因将癫痫分为三大类:

1. 特发性癫痫

又称原发性癫痫，指未发现任何致病因素的癫痫，可能与遗传因素有关。

2. 症状性癫痫

又称继发性癫痫，是指具有明确导致脑功能受损的病因者。主要有：

(1)脑发育异常。

(2)脑血管疾病。

(3)各种原因导致的脑损伤、病毒或细菌感染、颅外伤、缺氧缺血、药物或化学物质中毒、水电解质紊乱、内分泌紊乱及维生素缺乏等。

(4)颅内占位病变。

3. 症状性癫痫

又称隐原性癫痫，即尚未发现确切病因，但考虑为症状性癫痫者。

早期合理的药物治疗能够完全或大部分控制多数患儿的癫痫发作。因此，要根据发作类型选择一种药或联合用药及早治疗，一般先用一种药物，从小剂量开始直至完全控制发作。需增加新的药物时也需先从小剂量开始。用药期间应定期复查，以观察用药效果及不良反应。一般在服药后2～4年完全不发作，再经3～6个月的逐渐减量过程后方可停药。常用抗癫痫药有丙戊酸钠(VPA)，氯硝基安定(CZP)等。对经抗癫痫药物治疗无效的难治性癫痫患儿，可在充分进行术前评估的前提下实施手术治疗。如颞叶病灶切除等，可完全治愈或不同程度的改善症状。但伴有进行性大脑疾病、严重精神智能障碍等患儿禁忌手术。

## 二、主要功能障碍

### (一)痫性发作

1. 局灶性发作

(1)单纯局灶性发作：以局灶性运动发作多见。表现为面部或四肢某部分的抽动，头、眼持续向相同方向偏斜，无意识丧失，发作时间为10～20秒，发作后无不适情况。

(2)复杂局灶性发作：多数患儿表现为在意识部分丧失的情况下，精神行为异常，如吞咽、咀嚼、摸索、自语等。多见于颞叶、部分额叶的癫痫发作。

2. 全部性发作

(1)强直一阵挛发作：临床最常见，又称为大发作。发作时突然意识丧失，全身骨骼肌出现剧烈的强直性收缩，呼吸肌的强直收缩将肺内空气压出，发出尖叫声，呼吸暂停，发绀，常有舌咬伤、尿失禁发生。强直症状持续数秒至数十秒出现较长时间反复的阵挛，即全身肌肉节律性抽搐，口吐白沫，持续1～5分钟逐渐停止。发作后常有深睡，醒后出现头痛、嗜睡、乏力等现象。

(2)失神发作：意识丧失，双眼凝视，正在进行的活动突然停止，持续数秒钟后即恢复，对所发生的情况并无记忆。

(3)肌阵挛发作：广泛性脑损害的患儿多见。表现为全身或局部骨骼肌突然短暂收缩，如突然点头、身体前倾、两臂抬起等，严重者可致跌倒。

(4)失张力发作：发作时肌肉功能突然短暂性丧失，同时伴有意识障碍。若累及全身肌肉，则患儿突然跌倒，伤及头部。

(5)痉挛：主要见于婴儿，表现为点头、伸臂、屈腿等。

### (二)癫痫综合征

1. 良性癫痫

2～14 岁小儿多见,其中 9～10 岁为发病高峰。多数患儿于入睡后或觉醒前呈局灶性发作,从口面部开始,如喉头发声、唾液增多、面部抽搐等,很快发展至全身强直一阵挛发作,意识丧失。小儿智力发育正常,体格检查无异常发现。常有家族史。本病用药物控制效果良好,一般在小儿 15～19 岁前停止发作,可能继续癫痫发作的病例占 2%以下。

2. 失神癫痫

3～13 岁小儿多见,以 6～7 岁为发作高峰。其中女孩多于男孩。表现为每日数次甚至数十次频繁失神发作,每次发作数秒钟,意识障碍突然发生、突然恢复,故体位改变不明显。发作后患儿对此无记忆、无头痛等症状。体格检查无异常。预后多良好,用药容易控制。常因过度换气、情绪及注意力改变而诱发。

3. 婴儿痉挛

1 岁前的婴儿多见,生后 4～8 个月为高峰。表现为屈曲性、伸展性及混合性三种。其中以屈曲性及混合性发作为多。屈曲性发作时婴儿呈点头、曲腿状,伸展性发作呈角弓反张样,肢体频繁颤动,在人睡不久和刚醒时加重。若患儿病前已有明确脑损伤,精神运动发育异常,则治疗效果差,多数患儿可能遗留智力障碍,患儿病前无明显脑损伤者,早期接受治疗后,约 40%的患儿智力与运动发育可基本正常。

### (三)癫痫(或惊厥)持续状态

癫痫(或惊厥)一次发作持续 30 分钟以上,或两次发作间歇期意识不能完全恢复者,称为癫痫(或惊厥)持续状态。临床多见强直一阵挛持续状态,颅内、外急性疾病均可引起,为儿科急症。

## 三、康复护理措施

### (一)发作处理

发作时应立即使患儿平卧,头偏向一侧,松解衣领,有舌后坠者可用舌钳将舌拉出,防止窒息,在患儿上、下臼齿之间放置牙垫或厚纱布包裹的压舌板,以防舌咬伤,保持呼吸道通畅,必要时用吸引器吸出痰液,准备好开口器和气管插管物品,给予低流量持续吸氧,注意患儿安全,防止坠床和意外发生。

### (二)安全防护

癫痫发作时要注意患儿的安全,移开患儿周围可能导致受伤的物品。保护患儿肢体,防止抽搐时因碰撞造成皮肤破损、骨折或脱臼。拉牢床档,专人守护。意识恢复后要加强保护措施,以防因身体衰弱或精神恍惚发生意外事故。平时安排好患儿的日常生活,适当活动与休息,避免情绪紧张、受凉或中暑、感染等。注意安全,避免各种危险活动。

### (三)综合康复

癫痫患儿的康复内容应包括医疗康复、心理康复、教育康复、职业康复和社会康复等,康复方案的制订应有小儿神经科医护专家、心身医学专家、行为医学专家和社会医学专家参与,同时邀请患儿和患儿家属．学校教师、社区医师等参加协作,根据癫痫患儿具体的临床特点及生活质量状况,依据药物或手术治疗、心理分析、认知治疗、行为矫正、社会学等方法的原理,制订医师、护士、患儿、家属、社会共同参与的综合性个体化康复方案。

## 四、康复护理教育

(1)指导加强围生期保健:去除导致痫性发作及癫痫发生的各种因素,如胎儿宫内窘迫等。积极治疗、预防颅内感染等与痫性发作及癫痫有关的原发疾病。

(2)指导家长合理安排患儿的生活与学习：保证患儿充足的睡眠时间，避免情绪激动、受寒、感染，禁止游泳或登高等运动。

(3)指导合理用药，教会家长癫痫发作时的紧急护理。

(4)有效沟通与交流：在癫痫儿童的社会环境中，老师起着关键作用，老师的理解和关怀不仅能帮助患儿，还对其他儿童产生良好影响，因此，应加强老师、家长和医师之间的沟通与交流。

(5)减轻患儿心理障碍：结合不同年龄患儿的心理状态，有针对性地进行心理疏导，改变社会对癫痫患儿的态度，给予关怀、爱护。帮助他们建立信心，克服自卑、孤独、退缩等心理行为障碍。

（高文芳）

## 第六节　脑积水的康复护理

### 一、概述

#### (一)脑积水的概念

脑积水是由于颅脑疾患使得脑脊液分泌过多或(和)循环、吸收障碍而致颅内脑脊液量增加，脑室系统扩大或(和)蛛网膜下隙扩大的一种病症。其典型症状为头痛、呕吐、视物模糊，视盘水肿，偶伴复视、眩晕及癫痫发作。

#### (二)脑积水的病因

1. 脑脊液分泌过多

(1)脉络丛乳头状瘤及脉络丛增生是造成脑脊液分泌过多的主要原因。前者多见于婴儿，由于脉络丛乳头状瘤使分泌细胞增生和肥大，造成脑脊液的分泌量增加。

(2)脑膜的各种炎症：如细菌性、病毒性、真菌性及颅内寄生虫性等均可使脑膜出现炎性反应，炎症的早期可出现脑表面的血管怒张充血，组织水肿渗出，而使液体产生异常的增多。

(3)单纯性脑脊液分泌过多：病因至今尚未完全清楚，可与碳酸酐酶活性增高及肾上腺皮质激素水平降低等因素有关，亦有人称为“分泌过多性脑积水”或浆液性脑积水。

2. 脑脊液循环障碍

是引起脑积水的主要原因。脑脊液循环通路的任何一个部位发生梗阻，均可引起脑脊液循环障碍而引起脑积水。出生前后均可发生脑脊液循环通路障碍。由于阻塞部位不同，其病因也各有所异。常见的梗阻有以下形式：

(1)侧脑室受阻：常见于出生前的室管膜下和脑室内出血及出生后的脑室内或脑室内肿瘤的压迫所致。

(2)室间孔受阻：多见于脑室炎，脑室出血，室间孔区质细胞、结节性硬化、胶样囊肿以及第三脑室前部或鞍上的占位病变向室间孔区延伸，透明隔退化停滞或停止，掩盖了室间孔。

(3)第三脑室受阻：见于第三脑室内胶样囊肿，下丘脑或脑胶质细胞瘤，鞍上的颅咽管瘤；蛛网膜囊肿等向第三脑室内浸延，妨碍脑脊液的正常循环。

(4)中脑导水管受阻：以生长性狭窄最为常见，约占婴儿脑积水的66%。狭窄的原因为胎盘期中脑导水管周围的神经胶质细胞进行性增生，使中脑导水管发生狭窄。此外，脑室内出血，松果体区和中脑导水管周围的肿瘤对中脑导水管的压迫，感染性室管膜炎以及血管畸形，特别是大脑大静脉畸形均可导致中脑导水管的梗阻。

(5)第四脑室受阻：主要见于第四脑室内的肿瘤。如第四脑室脉络丛乳头状纤维瘤及皮样囊肿、上皮样囊肿。

(6)第四脑室出口受阻：在胚胎发育前四个月就存在生理性脑积水，缺乏马氏孔和路氏孔。胚胎 4 个月后，马氏孔和路氏孔开放，使除侧脑室外其他脑室的生理性脑积水很快消失。由于脑脊液由侧脑室流入第三脑室较为困难，侧脑室生理性脑积水消失缓慢。因此，当生长发育过程停滞或下中孔和侧孔缺损畸形(正中孔闭锁伴小脑发育不全，故又称中孔闭锁综合征)髓母细胞瘤、室管膜瘤、星形细胞瘤、蛛网膜囊肿对正中孔和侧孔压迫，使脑脊液不能从第四脑室流出。

3. 脑脊液吸收不良

(1)脑脊液吸收受阻：颅内压在 6mmHg 时吸收速度可达 1.5mL/min(正常为 0.3mL/min)。在炎症、创伤和出血等引起颅内压和静脉压同时增高时，脑脊液的吸收则降为正常的 1/2 以下。

(2)蛛网膜下隙受阻：主要是因为外伤、炎症和出血三种因素。头部外伤造成蛛网膜的炎性反应，继而出现病变部位渗出、水肿和粘连，影响脑脊液的循环和吸收。炎症的结果可导致蛛网膜下隙发生局部或广泛性的渗出、水肿和粘连，蛛网膜颗粒闭塞而致单向流动的活瓣功能降低或丧失，使脑脊液吸收障碍。蛛网膜下隙的出血源可来自脑挫裂伤、脑血管病如静脉畸形、新生儿维生素缺乏、缺血缺氧性脑病等所引起血管破裂或渗血及脑部各种手术所致的出血。当出血量达到一定量时，可堵塞蛛网膜下隙，使脑脊液吸收障碍，多见于新生儿。多数积血在数周内溶解吸收面临自行消失，脑积水可自行停止。

(3)静脉窦受阻：较少见。如炎症波及静脉窦特别是上矢状窦，可发生血栓形成静脉窦炎，使上矢状窦栓塞，导致脑脊液吸收障碍。

(三)脑积水的分类

1. 病理学分类

一般可分为梗阻性脑积水、交通性脑积水、外部性脑积水三大类。

(1)梗阻性脑积水：是脑脊液循环通路受阻碍，使脑脊液流入蛛网膜下隙(或小脑延髓池)的通路发生障碍所引起的病理现象。其特征是脑脊液过多地积聚，导致脑室扩大，颅内压增高，伴随继发性脑实质萎缩。

梗阻性脑积水常伴发积水性脑水肿，这种类型的脑水肿实质上是由脑室来的大量脑脊液浸润萎缩的脑组织，使之含有过量的组织液所致。

梗阻性脑积水的病理解剖特征是大脑半球的皮质区细胞和血管结构较之白质区相对完整，表质厚度变薄，同时出现水肿，并逐渐扩展至室管膜层。由于脑实质萎缩性变化，使血管呈螺旋状曲折，血管旁出现溢血现象。

梗阻性脑积水可急性经过，也可发展为渐进型。同时，按其病理过程亦可区分为进行期和稳定期。

(2)交通性脑积水：交通性脑积水是由于脑脊液吸收不良或分泌过多及排泄障碍所引起的病理现象。

交通性脑积水常见的原因是脑脊液吸收过少，如颈静脉血栓、硬膜窦血栓形成、上腔静脉阻塞、高流型AVM、乙状窦狭窄、蛛网膜颗粒吸收能力下降，以及白血病、淋巴瘤、髓母细胞瘤引起弥散性脑膜浸润，均会导致交通性脑积水发生。在交通性脑积水，脑脊液生成过多较为少见，若发生，多因脉络丛增生，脉络膜乳头状瘤等所致。

(3)外部性脑积水：外部性脑积水是交通性脑积水的一种特殊类型。是发生在婴儿时期的一种年龄依赖性和自限性病症。临床以不明原因抽搐或头围异常增大，影像学可见蛛网膜下隙增宽，前半部球裂隙增宽，伴有或不伴轻度脑室扩大为其特征。国外文献又称其为“假性脑积水”。临床可分为特发性外部性脑积水和继发性外部性脑积水。

特发性外部性脑积水的发病机制制目前尚不十分清楚，多数学者认为与蛛网膜颗粒发育迟缓，吸收脑脊液功能发生障碍有关。

继发性外部性脑积水主要原因是脑膜炎、脑室出血，蛛网膜下隙出血等，使蛛网膜发生粘连，肥厚增生，形成蛛网膜机械梗阻或炎症性改变而影响脑脊液的吸收。

2. 病因学分类

一般可分为创伤性脑积水、耳源性脑积水、感染性脑积水、占位性脑积水、出血性脑积水等。

(1)创伤性脑积水：指颅脑外伤后，颅内异物及脑室、蛛网膜下隙出血而阻塞了脑脊液的循环通路或蛛网膜下隙受损引起的脑积水，多发生于小儿。

脑积水发生在严重创伤之后，有急、慢性之分，发生率为0.7%～8%。急性见于伤后两周以内，最快可发生在伤后1～3天内，是由于血凝块堵塞脑脊液循环通道，如脑室间孔中脑水管、第四脑室出口。基底池等(阻塞性脑积水)，或蛛网膜下隙出血引起粘连及纤维变性，妨碍脑脊液吸收(交通性脑积水)所致。慢性型多见于伤后3～6周，或迟至6～12个月，迟至一年以上者少见。

创伤性脑积水因严重脑外伤引起蛛网膜下隙出血，所以伤后患者昏迷的时间较长，格拉斯哥昏迷记分(GCS)多在8分或以下，几乎都有蛛网膜下隙出血存在，并伴有颅内压增高。

创伤还可引起外伤性脑萎缩，应与创伤性脑积水相鉴别。广泛性脑外伤所致的脑萎缩，CT扫描亦有脑室扩大，但多次测定颅内压均在正常范围，或CT扫描常伴有脑沟增宽与脑室扩大，以后亦无颅内压增高的现象，则称为外伤性脑萎缩。

(2)耳源性脑积水：耳源性脑积水是指耳部疾患引起的脑积水。耳源性脑积水多发生于6～14岁儿童，成人也有极少发生。引起该积水的真正原因尚未完全明了，但一般认为可能与以下三个因素有关：

1)题骨部炎症的影响，使脉络丛产生的脑脊液增多。

2)蛛网膜颗粒的吸收能力减少，导致脑脊液潴留，颅内压力增高。

3)有侧窦栓塞现象，向上逆流至上矢状窦的血栓栓子使蛛网膜绒毛被阻塞，导致脑积液回流障碍引起积水。

(3)感染性脑积水：常见有颅内结核感染，病毒性脑炎和寄生虫感染，在临床上常分为结核(TB)性脑积水和寄生虫性脑积水。

1)结核性脑积水：是结核性脑膜炎的晚期合并症。结核性脑积水的病理改变主要是室管膜炎或脉络丛结核病变，使一侧或两侧室间孔狭窄粘连，而出现一侧或两侧脑室扩张，如中脑导水管狭窄或大量浓稠渗出物阻塞第四脑室诸孔道或颅底部渗出物机化、粘连，堵塞均导致阻塞以上的脑室系统扩大，引起脑积水。结核性脑积水的病因是由于颅内的原发和继发结核病灶引起，所以本病的关键是控制炎症和颅内高压症。

2)寄生虫性脑积水：是由颅内寄生虫及虫卵造成脑脊液循环障碍而形成的脑积水。在寄生虫性脑积水中脑囊虫所致者较为多见。虫体常飘浮在脑室内时出现堵塞间孔，中脑导水管等，如虫体阻塞室间孔或中脑导水管，便会形成机械性梗阻，脑脊液循环受到障碍。随着体位的变化若虫体离开堵塞的部位，梗阻自然解除，脑脊液循环恢复。如此反复，虫体呈“离合样活塞”，使脑积水反复发作。

(4)占位性脑积水：指由于颅内占位瘤造成脑脊液分泌过多或循环障碍而形成的脑积水。一般来说，脉络丛乳头状瘤刺激脉络丛，使脑脊液分泌过多，出现占位性交通性脑积水。而其他部位的颅内占位性病变大多造成脑脊液循环梗阻，出现占位性脑积水。

(5)出血性脑积水：颅内出血造成脑脊液循环，吸收障碍而形成脑积水。出血性脑积水多由以下几种原因引起：

1)新生儿早发性(产后 1 周内)及晚发性(满月前后)维生素 K 缺乏而引起颅内出血。

2)早产、产伤、产后至息等造成颅内出血，渗血。

3)脑血管畸形(血管瘤)破裂出血。

4)脑卒中颅内出血等。

出血部位的不同，在临床上造成不同类型的出血性脑积水。蛛网膜下隙的出血造成蛛网膜微绒毛断裂，倒伏、粘连、蛛网膜颗粒阻塞，使脑脊液吸收障碍，形成出血性交通性脑积水；脑室及脑实质内的出血，造成室系统内脑脊液循环梗阻，形成出血性梗阻性脑积水。

3. 脑积水的发展速度分类

在临床上一般分急性脑积水、慢性脑积水、正常颅内压性脑积水、静止性积水。

(1)急性脑积水：发病快，最快者可数小时内出现颅内压增高的症状，有的可出现短暂或持久的视力障碍。急性发作期颅内代偿能力差，较易出现意识障碍，若不及时抢救可发生脑疝死亡。

(2)慢性脑积水：脑积水发生的速度较慢，因颅内有一定的代偿能力，同时骨的分离组织缓慢退缩和脑室系统的扩大，使颅内容纳更多的未被吸收的脑脊液。随着脑室的进行性扩张，使脑室周围的皮质层脊髓束的传导纤维牵拉受损，出现异常步态和运动障碍。若第三脑室过度扩张，垂体、下丘脑及松果体受压，因而出现内分泌异常，包括巨人症幼稚型、脑性肥胖症和青春期早熟等。

(3)正常颅内压力性脑积水：正常颅内压力性脑积水是一个临床病理综合征，属于慢性脑积水的一种状态，多系交通性脑积水，也包括一些不完全梗阻性脑积水，其特点是脑脊液压力已恢复到正常范围，但脑室和脑实质之间仍存在轻度的压力梯度(压力差)，这种压力梯度可使脑室继续扩大，并导致神经元及神经纤维损害。正常压力性脑积水实际上是间隙性颅内压脑积水。

儿童也可发生正常压力性脑积水，致使脑室进行性扩大，脑白质逐渐受损。本病后期则呈代偿性脑积水，脑室停止扩大。

(4)静止性脑积水：是脑积水发展到一定程度之后自动静止的一种状态。主要特征是脑脊液的分泌与吸收趋于平衡状态，脑室和脑实质之间压力梯度已丧失，脑室内容积保持稳定或缩小，不再出现新的神经功能损害。

4. 年龄分类

临床上常将脑积水分为婴幼儿脑积水、年长儿童及成人脑积水。

(1)婴幼儿脑积水

婴幼儿脑积水形成的主要原因：

1)先天畸形，如中脑导水带狭窄、胶质增生或隔膜形成等，少数患儿有家族史，其遗传方式尚不清楚，也可能与出生时母亲年龄过大等因素有关。

2)炎症粘连，孕早期感染巨细胞病毒、风疹病毒、单纯疱疹病毒弓形虫三类感染，新生儿或婴儿期患儿颅内化脓性炎症或出血等所致。

3)脑脊液吸收功能障碍，常因脑膜炎、蛛网膜下隙出血引起蛛网膜粘连，使蛛网膜下隙、蛛网膜颗粒以及其他表浅的血管间隙、神经根周围的间隙发生闭塞，因而脑脊液回收障碍。

4)脑池发育异常或静脉闭塞，先天性脑池发育不全，双侧横突或乙状窦闭塞、狭窄导致脑脊液回收障碍。

5)脑脊液分泌过多，如脑室脉络丛增生、脑室脉络丛乳头状瘤等，临床较少见。

(2)年长儿童及成人脑积水：在 3 岁以后发生的脑积水，可归属于年长儿童及成年人脑积水。由于生理原因，年长儿童及成年人期因颅骨缝已闭合，所以发生脑积水后，头颅异常增大的征象比较少见，多见于颅内压增高、脑实质和脑室受压的征象。

年长儿童与成年人脑积水亦有急性和慢性之别。急性脑积水多发生于儿童期，慢性脑积水多发生于成人期。正常颅压脑积水属于慢性脑积水的一种状态，而静止性脑积水类似于正常颅压脑积水，亦多见于成人期。

(三)临床表现

1. 头围增大

婴儿出生后数周或数月内头颅进行性增大，前囟也随之扩大和膨隆。头颅与躯干的生长比例失调，如头颅过大过重而垂落在胸前，头颅与脸面不相称，头大面小，前额突出，下颌尖细，颅骨菲薄，同时还伴有浅静脉怒张，头皮有光泽。

2. 前囟扩大、张力增高

竖抱患儿且安静时，囟门仍呈膨隆状而不凹陷，也看不到正常搏动时则表示颅内压增高。婴儿期颅内压力增高的主要表现是呕吐，由于婴儿尚不会说话，常以抓头、摇头、哭叫等表示头部的不适和疼痛，病情加重时可出现嗜睡或昏睡。

3. 破罐音

对脑积水患儿进行头部叩诊时(额颞顶叶交界处)，其声如同叩破罐或熟透的西瓜样。

4.“落日目”现象

脑积水的进一步发展，压迫中脑顶盖部或由于脑干的轴性移位，产生类似帕里诺眼肌麻痹综合征，即上凝视麻痹，使婴儿的眼球不能上视，出现所谓的“落日目”征。

5. 头颅透照性

重度脑积水若脑组织(皮质、内质)厚度不足 1cm 时，用强光手电筒直接接触头皮，如透照有亮度则为阳性，如正常脑组织则为阴性(无亮度)。

6. 视盘萎缩

婴幼儿脑积水以原发性视神经萎缩较多见，即使有颅内压增高也看不到视盘水肿。

7. 神经功能失调

第Ⅵ对颅神经的麻痹常使婴儿的眼球不能外展。由于脑室系统的进行性扩大，使多数病例出现明显的脑萎缩,早期尚能保持完善的神经功能,晚期则可出现锥体束征,痉挛性瘫痪,去大脑强直等,智力发展也明显比同龄的正常婴儿差。

8. 其他

脑积水患儿常伴有其他畸形,如脊柱裂,眼球内斜(展神经麻痹所致),双下肢肌张力增高,膝腱反射亢进,发育迟缓或伴有严重营养不良。年长儿临床一般表现为头痛、恶心、呕吐、视力障碍等。慢性脑积水患者临床以慢性颅内压增高为其主要特征,可出现双侧颞部或全颅疼痛,恶心、呕吐,视盘水肿或视神经萎缩,智力发育障碍,运动功能障碍等。

## 二、主要功能障碍

### (一)头痛

头痛是脑积水病常见症状。单侧侧脑室积水者常见同侧偏头痛,幕上梗阻性脑积水,常见前额及头顶痛;第四脑室积水者,常见后枕部疼痛,交通性脑积水常见全头痛。

### (二)意识障碍

意识障碍的发生多见于急性脑积水或脑积水急性期。这是由于脑积水急剧增多,迫使脑压急骤增高而引起意识障碍,检查时动作要轻柔。

### (三)运动障碍

表现为一侧肢体或部分肢体行动困难,单侧侧脑室积水者多为对侧偏瘫,幕上梗阻性脑积水多见下肢瘫痪;交通性和外伤性脑积水多见四肢瘫痪。

### (四)抽搐

外部性脑积水、重度脑积水以及脑积水穿通畸形者多可见抽搐。前者抽搐发作频繁短暂,后者发作剧烈且长久。

### (五)视力障碍

单侧侧脑室积水常可发生同侧视力障碍,外部性脑积水合并枕叶萎缩者可发生皮质盲;合并颞叶、顶叶萎缩者,可出现象限盲,幕上脑积水可出现"落日目"及眼球震颤。

### (六)其他

其他常见的症状包括脑神经障碍,如口眼歪斜、耳鸣、进食呛咳、构音不清等;内脏障碍中,尿潴留、尿失禁、便秘等常见;言语障碍,以运动性失语、感觉性失语、混合性失语等最为常见;意识障碍,如嗜睡、昏沉、昏迷等;精神障碍,多表现为焦虑、忧郁等。临床将嗜睡、夜尿多、怕冷称为脑积水三联征。

## 三、康复护理措施

### (一)一般护理

1. 密切观察生命体征及病情变化

定期测头围,观察积水吸收的情况,注意患儿有无烦躁、恶心、呕吐等颅内压增高的现象,如若发现及时通知医师给予相应的处理,尤其是婴幼儿患者,因其不会表达,需观察有无拒乳、哭闹、睡眠不安、烦躁等异常表现。

2. 饮食与喂养指导

根据患儿的年龄给予合理的喂养指导,给予富含蛋内质和维生素的饮食,注意调节营养搭配,对于进食困难的患儿实施辅助进食。

（二）运动障碍的护理

对伴有运动障碍的患儿，应该给予相应的康复训练，患儿往往由于头颅巨大，导致护理困难，应给予家长生活指导。

1. 抱姿的护理

对于年龄小的患儿，抱扶患儿时应考虑，随时保证头部的控制，保持头部的稳定性，让孩子俯卧于床上，母亲左手伸在孩子的腹下将其从床上抱起，同时右手从孩子的腘窝处把孩子的双腿压向其腹部，使孩子成屈髋屈膝状态，然后将其抱向母亲胸前，使孩子的头、背靠在母亲胸前，双手放在身体前方中线处。母亲利用下颌、手臂或肩部来控制孩子的头部，使头部处于中间位置，并且略向前倾。此抱法的关键在于孩子的双手、双腿尽量并拢、曲髋屈膝。双腿尽量压向腹部，头颈、躯干略向前倾。这样可以给患儿头部一个支持与依靠，防止头颅过大，身体失重。家长也可以让患儿屈髋屈膝，让患儿的头靠在家长的肩关节处，支撑头部，控制头的位置。

2. 坐姿的护理

对于有坐位平衡的患儿可以让其坐带有靠背的椅子，椅子的高度要超过头颅的位置，让患儿的头、背部靠在椅背上，保持头部的稳定性。年龄小的患儿，可以让家长坐在患儿身体后方，家长双腿分开让患儿坐在中间位置，患儿的头部顶在家长的前胸位置，双手对称向前保持正中位，也可以在患儿身体前方放一小桌，桌子的高度应与患儿的胸骨柄对齐，让患儿双手放在桌子上，利用桌子上的玩具吸引患儿的注意力。

3. 站立姿势的护理

患儿由于头部过大，身体负重不能站立，可以让患儿先采取扶站，患儿上肢向前向上方伸展，双手抓握栏杆、椅背等有支撑力的物体，患儿身体略前倾，两足分开与肩同宽，足跟着地，髋关节、脊柱要充分伸展，家长站立在患儿的身体后方，双手扶住髋关节，防止重心不稳跌倒。如果患儿能够独立扶站，可以试着让其进行靠墙站立，足跟着地，足分开，背部和臀部靠在墙壁给予支持，头稍后仰，以免因头部过大不能负荷体重，开始时家长可在患儿身体前方，双手扶住膝关节，以后逐渐锻炼，单独站立。

（三）智力开发

通过各种感觉刺激开发患儿的智力，视觉上每天让患儿接触五颜六色的衣服、玩具，还可以用霓虹灯给患儿一个视觉冲击来开发智力，听觉上通过音乐、儿歌，让母亲与孩子进行交流，不断喊出宝贝的名字、爱称，让患儿感受语言。嗅觉上，通过一些特殊的味道让患儿判断，例如闻酒、香水，醋的味道，让患儿感受。味觉上避免单一的饮食种类，要不断更新食谱，让患儿享受不同食物所带来的感受。触觉上母亲要学会爱抚患儿，进行全身按摩，让患儿感受不同形状的物体，不同温度的水，不同材质的玩具，让患儿体会不同事物进行开发智力。

（四）语言功能训练

常和孩子聊天，用简单完整的语言和孩子说话，鼓励她牙牙学语，先要给孩子创造一个良好的学习语言的环境，让孩子多和同龄的小朋友接触，因为小朋友之间更容易学习和沟通，从简单的发音教起，逐步发展到双音节、多音节，并每天坚持听儿歌、音乐，让患儿感受语言环境，乐于发音，患儿有进步时应给予鼓励。

（高文芳）

# 第二十五章　儿童静脉留置针的选择及安全管理

静脉留置针是由先进的生物材料制成，于 1958 年应用于临床，作为一项新的护理技术被广泛采用。其操作简单，使用方便，套管柔软，对血管刺激小，可减少液体外渗，减少静脉穿刺次数，并且使静脉输液更加方便，减轻了护士的工作量，既能保证静脉用药，又能提高护士的工作效率。静脉留置针使用法是将留置针置入周围静脉的方法，既避免了损伤血管，又便于输液时固定，适合于长期输液的患儿。

## 第一节　儿童静脉留置针置管规范及操作流程

### 一、儿童静脉留置针置管的适应证

(1)胃肠功能紊乱、严重营养不良，需长时间或者反复从静脉输入液体，输液量较多的患儿。

(2)需做临床试验以及连续多次采集血标本的患儿。

(3)手术患儿、危重抢救患儿、小儿及躁动不安患儿等。

(4)输全血或者血液制品的患儿。

(5)需输入大量液体而使用输液泵或压力输液的患儿。

### 二、儿童静脉留置针置管的禁忌证

(1)对静脉留置针的材料有过敏反应的患儿。

(2)输注刺激性、高渗性、腐蚀性药物时不可使用。

### 三、儿童静脉留置针置管前准备

#### (一)患儿准备

患儿排大小便或更换尿片。

#### (二)环境准备

室内环境清洁、光线充足，安静、安全、温湿度适宜。

#### (三)用物准备

治疗盘、安尔碘、棉签、输液卡、弯盘、胶布、止血带、留置针(24G)2 个，透明敷贴、静脉输液器 1 套、弹力绷带、免洗手消毒液、医用废物桶、利器盒，必要时备剃刀。

### 四、儿童静脉置管血管选择

血管选择的原则是在满足治疗需要的情况下，尽量选择最细、最短的导管，选择与静脉大小相应的留置针，根据静脉长短及深浅部位，同时考虑患儿的年龄、静脉的条件、输液目的。输液时根据患儿的活动需要，选择静脉穿刺工具及型号。

#### (一)年龄

小儿出生至 3 岁这一时期，头皮皮下脂肪少，静脉清晰表浅，这个时期的小儿可选用头皮静脉穿刺,但不作为首选部位。头皮一般首选额正中静脉,其次可选耳后、颞前静脉、额上静脉等部位。3岁以上患儿宜选择四肢静脉,一般选用手背静脉、足背静脉、贵要静脉、肘正中静脉、头静脉、大隐静脉、小隐静脉等。对3岁以上四肢较胖或肾疾病致全身水肿的患儿,由于四肢血管看不清楚不易操作,可选择头皮静脉。

(二)治疗疗程

5～7天输液治疗宜选头皮静脉和四肢浅静脉,选择血管应从远心端到近心端,从小静脉到大静脉,避免在同一条血管上反复多次穿刺。长期输液治疗,输入高刺激性、高浓度药物的患儿应选中心静脉。

(三)药物性质

对严重脱水、血容量不足或需快速输液,以及注入钙剂、50%葡萄糖、甘露醇等高浓度的药物时宜选用上肢大静脉,注入营养液、血管刺激性较强的药物时,选择较粗而直的血管穿刺,交替使用血管,切忌连续多次使用同一条血管,特别是进行化疗时,应每次更换血管,保证血管有进行自我修复的时间。

(四)尊重家长意愿选择血管

了解患儿配合度及患儿平时输液穿刺部位,在有条件的情况,可以让患儿家属一起参与血管的选择,也可以选择方便患儿家属照顾的部位穿刺,人性化服务。

## 五、儿童静脉置管部位选择

(1)选择穿刺部位时,首先要对既往静脉穿刺以及静脉损伤的情况进行评估。

(2)选择穿刺部位时应避开静脉瓣及肢体关节部位。

(3)应常规首选上肢远端部位,再次选择应位于前次穿刺点的近心端。

(4)不宜选择的穿刺部位:

1)弹性差的静脉。

2)已有渗漏、静脉炎、感染及血肿发生的部位。

3)手术同侧肢体及患侧肢体。

4)反复穿刺的部位。

(5)输注刺激性药物时应选择弹性好和较粗的血管,避免头皮静脉、关节处静脉、足背静脉。

## 六、儿童静脉置管流程

(一)置管方法

(1)携带用物推车至患儿床前,核对腕带、住院号、姓名(让患儿家属说出患儿名字)。

(2)向患儿家属解释操作过程及目的,充分暴露穿刺部位,放输液治疗巾于穿刺部位下方。

(3)扎止血带于穿刺部位上方合适位置,使静脉充盈。

(4)安尔碘消毒穿刺部位皮肤,以穿刺点为中心向外螺旋式擦拭并自然待干,取出静脉留置针,拔去护帽,检查静脉导管和针头各部位。旋转松动针芯,检查针头及套管尖端是否完好。

(5)左手绷紧皮肤,右手持针,以15°～30°角直刺静脉,缓慢进针,见回血后压低角度继续进针0.2cm左右。

(6)将针芯撤0.2cm,固定针翼,将软管全部送入血管。

(7)固定导管座,松止血带,撤出针芯,放入利器盒,打开调节器。

(8)用无菌透明敷贴做封闭式固定,在敷贴上注明置管日期、时间、责任人。妥善固定延长管和输液管道。处理用物,免洗手消毒液消毒双手。

(二)操作中注意事项

(1)严格无菌操作技术原则,预防感染的发生。

(2)选择穿刺工具应在满足治疗的前提下选择管径最细、长度最短、管腔最小的导管。穿刺时动作轻、稳、准,避免反复穿刺造成血管及周围组织的损伤。

(3)穿刺工具和输液设备最好为螺口连接。

(4)在儿科患者中,可不按成人常规更换外周静脉留置针,患儿仅在有临床指征的时候才更换,但要及时观察其留置针的情况,并严格按照产品说明书执行。

(5)不得在置有外周静脉留置针的一侧肢体上端用血压袖带和止血带。

(6)喜爱活动的患儿,避免将静脉留置针保留于下肢,以免由于重力作用造成回血,堵塞导管。

(7)粘贴透明贴膜时以穿刺点为中心,无张力粘贴透明贴膜,去除边框时充分按压。因透明敷料便于观察,应选择透明敷料覆盖穿刺部位。如穿刺部位有渗血或渗液时用纱布敷料覆盖穿刺部位。

(8)静脉留置针不作常规采血,对于儿童患者,难以建立静脉通路,患凝血功能障碍和需要连续检测的成人患者,考虑采用外周静脉留置短导管采血。在获得血样前2分钟,应停止输液;在采样前,丢弃1~2mL血样。

(9)所有导管均为一次性物品,禁止重复使用,即使穿刺不成功也不得再次使用。

(10)穿刺部位防止潮湿、污染,敷贴潮湿应及时更换,留置针置管侧肢体避免剧烈运动或长时间下垂等。

(11)每次使用前评估一次导管及局部情况,每日观察导管有无滑脱、局部有无红、肿、热、痛、条状硬结等静脉炎表现,及时处理置管相关并发症。如发生静脉炎、感染或导管故障时应立即拔出导管。

(12)每次输液前先抽回血,再用无菌生理盐水冲洗导管。若无回血,冲洗有阻力时,应考虑留置针导管堵塞,如堵塞应及时拔出留置针,切忌不可用注射器推注生理盐水。以免将凝固的血栓推进血管造成栓塞。

(13)穿刺时密切观察患儿的面色,有无发绀等全身情况。对于刚吃完奶的患儿注意穿刺时患儿体位(头偏一侧),防止呛奶的发生。

(14)穿刺成功后告知患儿家属,适当约束患儿双手,以免患儿抓拽、拔除静脉留置针。

(高文芳)

## 第二节　儿童静脉留置针维护规范及操作流程

### 一、儿童静脉留置针维护适用范围

输液完毕,对需保留留置针的患儿进行封管,不需要保留留置针的患儿撤除留置针。

## 二、儿童静脉留置针的封管

为了维持导管的通畅性,需在输液结束时进行封管。封管是将无菌生理盐水注入导管内,防止血液回流、凝结、堵塞导管,从而保持导管的畅通。

### (一)静脉留置针封管的时机、溶液的选择

输液结束后,使用无菌生理盐水、肝素盐水或使用一次性预充式导管冲洗液。

### (二)静脉留置针封管的流程

(1)推车至患者床旁,核对患儿信息。

(2)观察输液,确定输液完成,关闭输液器活塞,将输液器与无针接头分离。

(3)再次核对患儿信息,将一次性预充式的导管冲洗液与无针接头连接,一手固定无针接头,一手脉冲式注入适量生理盐水,待生理盐水未推尽时,先关闭留置针延长管上小夹子,再拔出注射器,置于黄色垃圾袋中。

(4)再次核对患者信息。

(5)免洗手消毒液消毒双手,整理患儿衣物及床单位,讲解输液间歇期留置针注意事项。

(6)免洗手消毒液消毒双手,推车回治疗室,按医疗垃圾处理原则整理用物。

(7)按七步洗手法洗手,记录。

## 三、儿童静脉留置针的拔除

预防静脉炎的方法之一是定期更换血管内导管,浅静脉留置针的研究显示,导管置入时间>72 小时,血栓性静脉炎和导管细菌定植的发生率会增加。

### (一)拔除指征

(1)当患儿主诉有与导管相关的不适或疼痛时,在调整无效的情况下,应拔除导管。

(2)2011 年的美国 INS 是这样要求的,2016 年 INS 目前并未确定最佳留置时间,2014 年国家标准是 72～96 小时更换。

(3)如果怀疑存在导管相关性血流感染,应拔除导管并对导管进行培养。

### (二)拔除静脉留置针的流程

(1)遵医嘱停止输液,再次核对患儿信息。

(2)向患者解释操作过程,协助患儿取舒适体位。

(3)移除固定留置针尾部的胶布,从留置针尾部至穿刺点方向轻轻移除留置针的敷料。

(4)轻轻拔除导管,用无菌棉签按压穿刺点止血,至无出血。在拔除时应观察患儿有无生命体征及病情变化。

(5)告知患儿及家长注意事项。

(6)免洗手消毒液消毒双手,推车回治疗室,按医疗垃圾处理原则分类处理用物。

(高文芳)

# 第三节　儿童静脉留置针常见并发症的预防及处理

## 一、静脉炎

### (一)静脉炎的定义

静脉炎由物理、化学、感染等因素对血管内壁的刺激而导致血管内壁的炎症表现,常表

现为局部的疼痛、紧绷及胀感，沿着注射部位的血管会产生条索状的红线，触诊时有发热、发硬的感觉。

（二）静脉炎的原因

(1)未严格无菌操作，手卫生不规范。

(2)输注 pH 过高或过低的药物。

(3)输入高渗性药物如甘露醇。

(4)输注刺激性药物。

(5)液体中有不可见的输液微粒。

(6)在同一血管反复穿刺。

(7)留置针固定不牢固。

(8)患儿穿刺侧肢体活动过度。

(9)患儿个体差异。

（三）静脉炎的分级(INS)

参考第一章第二节。

（四）静脉炎的预防

(1)操作者严格遵守无菌技术操作原则和手卫生原则。

(2)推荐选用上肢静脉作为常规静脉输注和置管的血管。

(3)一般情况下，尽量避免在瘫痪肢体静脉置管和输液。

(4)经外周静脉输注时要有计划地更换输液部位，以保护血管。切忌在同一条血管的相同部位反复穿刺。

(5)根据所用溶液或药物的类型、pH、渗透压、浓度、剂量、给药速度，选择适当的输注途径并合理安排输液顺序。

(6)严格控制各种微粒通过静脉输液进入血液循环。

(7)护士能够根据静脉炎的临床分级标准识别静脉炎的征象。

(8)对所有穿刺部位和肢体应常规进行评估，询问患者有无疼痛、发热、刺痛、灼痛和其他不适。

(9)待消毒液干后再行穿刺，以免引起化学性静脉炎。

(10)患儿静脉留置针可以留置到静脉治疗结束，除非有并发症出现。

（五）静脉炎的处理

1. 早发现

医护人员应熟悉静脉炎的临床表现；在使用药物前认真阅读说明书，及时主动的巡视患者做到早发现。尚未出现静脉炎临床表现者，应告知患者使用该药物之后，如果出现一些不适感应立即告知护士。外周静脉置管部位一旦出现静脉炎应立即拔除。

2. 早护理

(1)给予水胶体敷料，促进局部炎症的消散。

(2)硫酸镁湿敷：用 50% 的硫酸镁溶液均匀地洒在无菌纱布上敷于患处。此法效果好，操作简便，易于掌握。

(3)喜辽妥软膏涂抹：喜辽妥软膏活性成分是多磺酸基黏多糖，抑制组织中的蛋白质分解及透明质酸酶的活性，有抗感染、抗渗出、促进局部血液循环、刺激受损组织再生的功能，可迅速缓解疼痛和压迫感，减轻水肿和血肿能促进渗出液的吸收，阻止局部炎症的发展和加速血肿的吸收，对静脉炎有较好的治疗效果。

(4)抗感染治疗：遵医嘱给予抗生素。

(5)微波理疗：微波是一种高频电磁波，穿透力强。微波能被水分子吸收，使局部组织温度升高，组织内的毛细血管扩张，从而使血流量加大。促进细胞新陈代谢及人体对于致炎物质的吸收，起到抗炎消肿作用。

## 二、药物的渗出与外渗

(一)定义

1. 药物渗出

在输液过程中由于多种原因致使输入的非腐蚀性药液或液体渗出到正常血管通路以外的周围组织，是最常见的外周静脉治疗相关性并发症。轻者出现局部肿胀、疼痛等刺激症状，重者可引起组织坏死。

2. 药物外渗

指在输液过程中由于刺激性药液和发疱剂或液体输入了周围组织。症状和体征包括：局部红肿、疼痛、肿胀、发热或发凉，输注速度减慢，局部组织坏死。

(二)原因

血管选择不当、进针角度过小、固定不牢、患者躁动不安、外套管未完全送入血管内或套管与血管壁接触面积太大等原因均可导致液体渗漏。

(三)预防

(1)评估外渗的风险因素。对刺激性药物建议留置中心静脉导管。

(2)评估患者的年龄、健康情况、输液史和过敏情况。

(3)评估输入药液的性质(药液的 pH)。

(4)留置导管的型号和长度：在满足临床输液需要的情况下尽量选用管径小、长度短的导管。

(5)尽量避免在瘫痪肢体留置导管，儿童不宜首选头部。

(6)避免在同一条血管的相同部位反复穿刺。

(7)加强对穿刺部位的观察及护理。

(8)提高穿刺成功率，做到穿刺一次置管成功。

(9)妥善固定导管。

(10)经常检查导管末端和置管位置，观察有无水肿、发热，有无皮肤紧绷、硬化或冰冷迹象。

(11)若出现局部疼痛应警惕药液渗出，即使是有回血也不能排除药液渗出的可能。

(12)询问患者，导管置入位置和静脉通路处有无疼痛、发热、刺痛、灼痛和不适。

(13)嘱患者避免过度活动有留置针的肢体，对躁动不安的患者必要时可适当约束肢体。

(14)输液速度要适当，穿刺部位上衣勿过紧，避免静脉内压力过高。

(五)处理

(1)如果刺激性药液外渗，应迅速终止输液。

(2)按临床表现与静脉炎分级评估表来评判液体渗出的级别和严重性，上报护理安全不良事件，积极制订治疗方案。

(3)积极实施治疗和护理干预。如外渗周围组织注射拮抗药物等。

(4)导管必须拔除，在拔除导管前，应抽吸输入的药液，轻轻按压穿刺部位，防止组织进一步损伤。

(5)在拔除导管时，应避免过重压迫穿刺部位。

(6)对于少量非刺激性药液渗出，应进行持续的观察与评估，渗出部位可采用湿敷，不必用药。渗出量较多，症状严重者可局部用药或湿敷。

(7)刺激性药液外渗后，该肢体的远端不能再留置导管。

(8)密切观察和评估外渗部位，包括皮肤颜色、温度、感觉、关节活动和肢端血供情况等，并做记录。

## 三、管道堵塞

### (一)定义

留置针在血管内的导管部分或完全堵塞，导致液体或药物无法输注或受限。分血凝性与非血凝性导管堵塞。血凝性导管堵塞是由于导管内部或周围形成血凝块。非血凝性导管堵塞是机械性堵塞所致，如导管位置不当或移位、药物沉淀、肠外营养的脂类聚集等。

### (二)原因

(1)患儿活动不当。

(2)患儿血液高凝状态。

(3)反复穿刺，损伤血管内膜。

(4)输液过程未及时更换液体，结束后未按正确的方法正压封管。

(5)药物原因。

### (三)临床表现

输注速度减慢或停止，无法抽出静脉回血或封管有阻力。

### (四)预防

(1)密切巡视，及时更换液体。

(2)摆正体位，正确地冲封管。

(3)合理用药，注意药物之间配伍禁忌。

(4)选择合适的穿刺血管和静脉留置针的型号。

(5)正确选择穿刺点，妥善固定导管。

### (五)处理

外周静脉留置针一旦确认堵塞，不可强行推注生理盐水冲洗导管，以免将血凝块推人血流中造成血栓，应立即拔出，重新穿刺。

(高文芳)

## 第四节　儿童静脉留置针安全管理流程

### 一、留置针的选择

小儿常用留置针型号为24G和26G;有Y型和直管两种。根据患儿年龄、疾病、用药、血管条件来选择适合的留置针。

### 二、穿刺部位的选择

选择静脉的方法:一般首选上肢远端部位,再次选择位于前次穿刺点的近心端,应选择柔软、富有弹性、较直、易固定、避开关节和瘢痕的血管进行穿刺。小儿不宜首选头皮静脉,头皮静脉管壁薄,弹性差,易外渗。

### 三、穿刺技巧

#### (一)充分显露静脉

是静脉穿刺成功的关键环节,采取延长扎止血带时间,温水浸泡等方法使静脉充盈、显露。应掌握不同人群患儿静脉输液的技巧,对待不同状况应采取不同的方法和措施。静脉充盈不佳者,让患儿反复握拳5或6次。

#### (二)头皮静脉

进针角度10°,进皮后平行穿刺。可利用负压原理促进回血或利用热敷扩张局部血管。

#### (三)四肢静脉

进针角度为30°～40°,选择可见血管下缘进针。

### 四、穿刺成功后的固定

穿刺成功后,固定直接影响导管留置时间。固定原则:使用最少的制动装置、不影响评估与监测、不妨碍治疗。

#### (一)头皮静脉

穿刺前需剃除穿刺点周围10cm×10cm毛发,穿刺成功后妥善固定。

#### (二)四肢静脉

指导患儿家长适当约束患儿活动。

不要使用卷绷带,以免导致固定不稳定,掩盖并发症的指征和症状,影响血液循环或输液速度。

### 五、冲管与封管

给予不相容的药物和液体前后,使用生理盐水进行正压冲管、封管,保持通畅的静脉输液通路。临床上常用一次性预充式冲洗器,冲管液通常为生理盐水,采用脉冲式冲洗方法,冲净导管内的残留药物。输液前,如果遇到阻力或者抽吸无回血,应进一步确认导管的通畅性,不应强行冲洗导管。当药液输注完毕时,应掌握正确的正压封管方法。钢针方法:将针尖留在肝素帽内少许,脉冲式推注封管液剩0.5～1mL时,一边推封管液,一边拔针头(推液速度>拔针速度),确保留置导管内充满封管液,使导管内无药液或血液;无针接头方法:冲管后拔除注射器前将小夹子尽量靠近穿刺点,夹闭小夹子后拔除注射器。

### 六、留置针的护理及敷料的更换

每次输液前后均应评估穿刺部位，透明敷贴做覆盖物，如患者容易出汗，穿刺部位有渗出或出血，敷料变脏或不再完整，要立即更换敷料；在更换敷料时注意消毒范围、次数及消毒液的选择。严格无菌操作。更换敷贴注意妥善固定，防止导管移位。

（高文芳）

## 第五节　儿童静脉留置针置管的健康教育

静脉留置针的使用可减少患儿由于反复穿刺而造成的伤害，对血管刺激性小，有利于临床用药和急救。因此，这是我国目前大多数医院临床治疗的主要工具。患儿由于血管条件差，穿刺难度大，而静脉留置针对血管要求更高，同时家属对其缺乏正确的认识，另外患儿依从性差，因此护士在为患儿进行静脉留置针穿刺时的健康教育显得尤为重要。

### 一、静脉留置针置管前健康宣教

(1)置管前做好解释工作，仔细向患儿及家属讲解静脉留置针置管的必要性、目的、护理方法、注意事项和优点等。同时告知静脉留置针的不足之处，使其有正确的认识。

(2)针对不愿意置管的患儿及家属应针对其不愿意置管的原因进行深入访谈，对其所关心的问题进行分析解答。

(3)带领和鼓励患儿及家属观看和了解其他置管患儿，询问其置管感受，增进信心，使其配合。

### 二、置管后健康宣教

(1)不可自行拧开留置针延长管的开关或肝素帽接头。

(2)保持静脉留置针穿刺点及周围皮肤的清洁干燥，沐浴时可用塑料薄膜保护，避免穿刺点感染。

(3)避免局部受压。置入留置针侧的肢体不可用力过度，避免回血。未输液时可正常活动，如握笔写字、拿筷子吃饭等。

(4)鼓励患儿说出静脉留置针留置期间的不适。尤其是输液时应注意观察，若穿刺部位出现红、肿、热、痛应立即告知护士，由护士判断是否拔除留置针。

(5)固定留置针的敷贴及胶布如有松脱，应立即告知护士给予更换敷料防止留置针脱出。如留置针意外脱出应立即按压出血点至无出血。

### 三、静脉留置针拔出后的健康宣教

(1)穿刺点按压时间不得少于 2～5 分钟，如仍有出血应延长按压时间至不出血为止。

(2)注意观察穿刺点及周围皮肤情况，如有不适应立即告知护士。

（高文芳）

# 第二十六章　儿科常用护理技术

## 第一节　胃肠减压

胃肠减压是利用负压吸引和虹吸的原理,将胃管自口腔或鼻腔插入,通过胃管将积聚于胃肠道内的气体及液体吸出。

### 一、目的

(1)解除或者缓解肠梗阻所致的症状。

(2)进行胃肠道手术的术前准备,以减少胃肠胀气。

(3)术后吸出胃肠内气体和胃内容物,减轻腹胀,减少缝线张力和伤口疼痛,促进伤口愈合,改善胃肠壁血液循环,促进消化功能的恢复。

(4)通过对胃肠减压吸出物的判断,可观察病情变化和协助诊断。

### 二、适应证

机械性肠梗阻、麻痹性肠梗阻、较大的胃肠道手术、急性胃扩张、上消化道穿孔、胆道疾病等。

### 三、操作准备

(1)环境准备:调节适宜室温。

(2)物品准备:治疗盘、治疗碗两个(分置纱布数块及石蜡油纱布一块)、一次性胃管、一次性手套、棉签、弯盘、别针、听诊器、50mL 注射器一副、一次性垫巾、手电筒、水杯、一次性负压引流器、必要时备压舌板。

### 四、操作程序

(1)核对医嘱,评估患儿。

1)询问患儿身体情况,了解其有无插管经历。

2)询问有无鼻咽部疾病史,观察鼻腔有无红肿、炎症、鼻中隔弯曲等,询问有无义齿。

3)向患儿解释胃肠减压目的,取得其配合。

(2)洗手、戴口罩,携用物至患儿床前,再次核对。

(3)备胶布,协助患儿取半卧位或仰卧位,铺一次性治疗巾于患儿领下,置弯盘于口角旁,检查并清洁鼻腔。

(4)检查并打开胃管包装袋,戴无菌手套,检查胃管是否通畅,石蜡油纱布润滑胃管前端。

(5)一手持纱布托住胃管,一手持胃管前端自鼻腔轻轻插入 10～15cm,嘱患儿吞咽,顺势将胃管向前推进,直至预定长度,初步固定。

1)插管过程中,不断观察患儿病情变化,若出现恶心、呕吐,应暂停插入,嘱患儿深呼吸,插入不畅,检查胃管是否盘曲口中;呛咳、呼吸困难甚至发绀时,应立即拔管。

2)检查胃管是否在胃内:①注射器抽吸,有胃液抽出;②用注射器向胃管内注入 10mL

空气,同时听诊器听诊上腹部,可听到气过水声;③将胃管末端置入盛水碗内,无气泡逸出。

3)检查完毕,确认胃管在胃内,撤出弯盘,胶布固定胃管。

4)检查胃肠减压器,排出负压器内气体,连接胃管,固定于床边适当处,脱手套,观察引流液颜色、性质、量及是否通畅„

(6)整理床位,协助患儿取舒适体位,询问患儿需要。

(7)处理用物,洗手,取口罩,记录。

## 五、要点分析

(1)妥善固定胃肠减压装置,防止体位变换加重对咽部的刺激及压迫,导致胃管脱出。

(2)插管时动作要轻柔,通过食管3个狭窄处时避免损伤食管黏膜。

(3)为昏迷的患儿插管时,应先协助患儿去枕平卧,头向后仰,当胃管插入约15cm时,左手将患儿头部托起,使胃管到达预先标记的刻度。

(4)观察引流液颜色、性状、量,记录24小时引流量。

(5)注意患儿的口腔卫生,每日口腔护理两次;雾化吸入每日两次,以减少对咽喉的刺激。

(6)胃肠减压期间应禁止饮水和进食,注意观察水电解质及为胃肠功能恢复情况。

(7)若需从胃管内注入药物,药片应碾碎溶解注入,应夹管2小时,以免注入药物被吸出。

## 六、知识拓展

### (一)食管的解剖特点

1. 食管的分段

(1)颈部:上端前平环状软骨,后平第6颈椎下缘,下端平颈静脉切迹与第1胸椎体上缘。

(2)胸部:又分上、中、下三部分。

1)上段(胸廓上口至主动脉弓平面。

2)中段(主动脉弓至肺下静脉平面)。

3)下段(肺下静脉平面至食管裂孔处)。

(3)腹部

膈肌食管裂孔至食管胃连接处(临床常将腹部包括在下段内)。

2. 食管三个生理性狭窄

(1)第一个狭窄:咽与食管的交接处。

(2)第二个狭窄:食管入口以下7cm处,左支气管跨越食管的部位(该部位为食管内异物易存留处)。

(3)第三个狭窄:食管通过膈肌的食管裂孔处。

### (二)加强置管前的告知制度

胃肠减压对患儿来说是一种侵袭性的护理操作,家长及患儿往往比较紧张,不愿接受,在置胃管之前给患儿及家长讲解置管的目的及重要性;置管的简要过程及家长、患儿的配合要点;置管过程中的不适及可能发生的情况;置管成功后的护理要点及注意事项,使患儿不因盲目而恐惧,从而主动接受并防止自行拔出。

(三)置管前的准备

根据患儿年龄大小,选择型号合适的胃管。一般小于1岁用6～8号胃管,1～3岁用8～10号胃管,大于3岁选大于10号胃管;胃管太小,易致引流不畅,甚至堵塞。反之,胃管过粗,患儿会感咽喉部不适,有哽噎感,致患儿拔管,增加反复插管带来的痛苦及损伤,则应更换胃管;插管前用少许温开水或生理盐水清洁鼻腔,清除鼻痂,用棉签蘸石蜡油润滑胃管及鼻腔,可减少胃管及鼻黏膜之间的摩擦,减少黏膜损伤出血,从而减轻患儿不适。

(四)置管成功后的观察

妥善固定,避免脱管及拔管,减少反复插管带来的痛苦及黏膜损伤出血,置好胃管后必须做好标记并妥善固定;固定胃管前擦净口、鼻周及颜面部的分泌物;每班交接标记及固定情况;随时清除鼻腔分泌物及鼻痂并更换固定胶布,避免打喷嚏将胃管打出或胃管慢慢向外滑出;及时倾倒胃液或将负压吸引装置放在患儿看不到的地方,避免引流物影响观感,引起恶心、呕吐等不适导致脱管或拔管;嘱家长患儿翻动时保护好胃管,特别是婴幼儿,可适当约束患儿双手,避免拔管。

维持有效的胃肠减压:持续负压吸引避免负压过大,损伤胃黏膜,特别是新生儿及早产儿。压力不宜过大,一般在5kPa左右即可,即胃肠减压器压下2/3即可,在吸引过程中应待减压盒完全胀起后,再将其压下,这样既能保证气体和液体引出,又不会损伤胃黏膜,防止胃肠道出血,负压引流器存储引流物不易太多,以免坠拉胃管形成胃管脱出。及时倾倒负压器内的胃内引出物,防止反流,并使其处于较为恒定的负压状态,以保持负压吸引有效进行。

(五)冲洗胃管

加强巡视,保持胃肠减压通畅,勿打折、受压、扭曲,冲洗胃管选用10～20mL注射器,注入适量生理盐水后,抽吸时当感有阻力,胃液不能抽出时,不要过度抽吸,应适当调整胃管位置,抽吸胃液无阻力即可。在冲洗胃管后引流管中可见少量血丝或血液,则应调整为低负压吸引,暂停冲洗胃管,继续观察出血情况,可不予止血处理。若出血量多或继续出血则应立即向医师汇报,配合处理。

(六)引流液的观察

注意观察引流液的颜色、性状及量,针对不同疾病患儿,做到心中有数。注意胃液的颜色,一般为无色状,胃手术后胃液呈红色或暗红色,陈旧性血液为咖啡色,胆石症患儿胃液为草绿色,肠梗阻患儿胃液呈淡黄色,如胃内引流出大量鲜红色液体,说明有胃出血,需立即告知医师处理,每天引流情况须详细记录并交班。

维持水、电解质的平衡:胃肠道分泌4300～8500mL/d消化液,这些消化液对机体的体液调节和电解质的平衡起着非常重要的作用。胃肠减压术后,每天将失去大量的消化液,如不适当地加以补充,则会造成患儿的严重脱水、电解质紊乱及营养不良。因此对胃肠减压的患儿每天应补充足够的液体及电解质,对胃肠减压时间较长的患儿要定期抽血做生化检查,根据检查结果调整治疗方案。

(七)拔管的护理

拔出胃肠减压管的指征是肠鸣音恢复,同时有肛门排气或排便,出现这种现象有时比胃肠减压管引流量减少要早,有时在拔管这前,可先试行夹管24小时少量饮水,如果患儿没有恶心、呕吐、腹胀,也可考虑拔管。拔管前告诉患儿及家长因胃肠道功能恢复可拔除胃管,并说明拔管步骤以取得患儿合作，拔管前先将胃管反折捏紧，边拔边用纱布擦胃管，拔到咽部处快速拔出，及时清洁患儿口鼻面部。

（李艳）

## 第二节 （口）鼻饲法

（口）鼻饲法是将胃管经口或鼻腔插入胃内，从胃管内灌注流质食物、水分和药物的方法。

### 一、目的

对不能自行经口进食者以胃管供给食物和药物，以维持患儿的营养和治疗的需要。

### 二、适应证

昏迷患儿、病情危重者、早产儿、拒绝进食者、不能张口或口腔手术后患儿、上消化道肿瘤引起吞咽困难。

### 三、操作准备

物品准备：一次性压舌板、一次性硅胶胃管、50mL 注射器、一次性治疗巾、一次性手套、液体石蜡、棉签、胶布、别针、手电筒、听诊器、弯盘、鼻饲流质（38～40℃）、温开水适量、水温计、按需准备漱口或口腔护理用物及松节油。

### 四、环境准备

（一）插管

（1）评估患儿的病情、合作程度、口腔、鼻腔的情况，患儿及家属对鼻饲的心理反应，并讲解操作目的、过程以及配合。

（2）携用物至患儿床旁，核对患儿姓名、床号。

（3）昏迷患儿取去枕平卧位，头向后仰，能配合的较大患儿取半坐位或坐位，无法配合坐起的取右侧卧位。

（4）将治疗巾围于患儿的颌下，弯盘放于便于取用处。

（5）用手电筒观察鼻腔是否通畅，选择通畅一侧，用棉签蘸清水清洁鼻腔。

（6）测量胃管插入的长度，并标记。

（7）将少许液体石蜡倒在纱布上，润滑胃管的前端。

（8）左手持纱布托住胃管，右手持镊子夹住胃管前端，沿选定侧鼻孔轻轻插入。插入胃管至咽喉部时，根据患儿具体情况进行插管。较大能配合的清醒患儿，嘱患儿做吞咽动作，顺势将胃管向前推进，至预定长度。昏迷患儿或不能配合的患儿，左手将患儿头托起，使下颌靠近胸骨柄，缓缓插入胃管至预定长度。

（9）确认胃管是否在胃内。

（10）确认胃管在胃内后，将胃管用胶布固定在鼻翼及面颊部。

（11）连接注射器于胃管末端，抽吸见有胃液抽出，再注入少量温开水。缓慢注入鼻饲液或药液，鼻饲完毕后，再次注入少量温开水。

（12）将胃管的末端反折，用纱布包好，用夹子夹紧，用别针固定在大单上或患儿的衣颌处。

(13)协助患儿清洁鼻孔、口腔,整理床单位。嘱患儿及家属维持原卧位 20～30 分钟。洗净鼻饲用的注射器,存放于治疗盘内,用纱布盖好备用。

(14)洗手,记录。

(二)拔管

(1)置弯盘于患儿颌下,夹紧胃管末端,轻轻揭去固定的胶布。

(2)用纱布包裹近鼻孔处的胃管,嘱患儿深呼吸,在患儿呼气时,边拔边用纱布擦胃管,到咽喉处快速拔出。

(3)将胃管放入弯盘,移出患儿的视线。清洁患儿的口鼻、面部,擦去胶布痕迹,协助较大患儿漱口,取舒适体位。

(4)整理床单位,清理用物。

(5)洗手,记录。

## 五、要点解析

(1)在操作前,认真执行查对制度,确认患儿,避免差错事故的发生。

(2)摆坐位有利于减轻患儿的咽反射,利于胃管插入,头向后仰可避免胃管误入气管,根据解剖原理,右侧卧位利于胃管插入。

(3)胃管插入长度一般为前额发际至胸骨剑突处或由鼻尖经耳垂至胸骨剑突处的距离。小儿一般 14～18cm。

(4)液体石蜡润滑胃管可减少插入时的摩擦阻力。

(5)清醒能配合的患儿,做吞咽动作可帮助胃管迅速进入食管,减轻患儿的不适,操作者应随吞咽动作插管。若插管中出现恶心、呕吐,可暂停插管,并嘱深呼吸,深呼吸可分散患儿注意力,缓解紧张情绪。

(6)为昏迷的患儿插管,胃管到咽喉处,使下颌靠近胸骨柄可增大咽喉通道的弧度,便于胃管顺利通过会厌部。若插入不顺利,检查胃管是否盘在口咽部,若是,则将胃管抽出少许,再小心插入。

(7)在插管过程中如果患儿出现呛咳、呼吸困难、发绀等,表明胃管误入气管,应立即拔出,休息后再行插管。

(8)确认胃管是否插入胃内的方法

1)在胃管末端连接注射器抽吸,能抽出胃液。

2)置听诊器于患儿胃部,快速经胃管向胃内注入 10mL 空气,听到气过水声。

3)将胃管末端置于盛水的治疗碗中,无气泡逸出。

(9)每次鼻饲量不超过 200mL,间隔时间大于 2 小时。

(10)每次鼻饲前应证实胃管在胃内并通畅,用少量温开水冲管后再进行喂食。鼻饲完毕后,再次注入少量温开水,防止鼻饲液凝固。

(11)鼻饲液温度应保持在 38～40℃避免过冷或过热。药片应研碎溶解后注入。

(12)长期鼻饲者,应每日进行 2 次口腔护理,并定期更换胃管。普通胃管每周更换一次,硅胶胃管每月更换一次。

(13)食道静脉曲张、食管梗阻的患儿应禁忌使用鼻饲法。

## 七、知识拓展

(一)管饲饮食

经胃肠道插入导管,给患儿提供必须的食物、营养液、水及药物的方法,称为管饲饮食,是临床中提供或补充营养的重要方法之一。根据导管插入的途径可分为:

(1)口胃管:导管由口插入胃内。

(2)鼻胃管:导管经鼻腔插入胃内。

(3)鼻肠管:导管由鼻腔插入小肠。

(4)胃造瘘管:导管经胃造瘘口插入胃内。

(5)空肠造瘘管:导管经空肠造瘘口插至空肠内。

(二)要素饮食

是一种化学精制,含有人体所必须的易于消化吸收的营养成分,与水混合后可以形成溶液或较为稳定的悬浮液。它的主要特点是无须经过消化过程即可直接被肠道吸收和利用,为人体提供热能和营养。可通过口服、鼻饲、经胃或空肠造瘘口滴注的方法供给患者。可分为以下三种方式:

1. 分次注入

将配制好的要素饮食用注射器通过鼻胃管注入胃内,每日 4～6 次,主要用于非危重,经鼻胃管或造瘘管行胃内喂养的患儿。

2. 间歇滴注

将配制好的要素饮食放入吊瓶内,经输注管缓慢滴入,每次输注持续时间 30～60 分钟。

3. 连续滴注

在 12～24 小时内连续滴入要素饮食,多用于经空肠喂养的危重患儿。在连续滴入的过程中经常巡视患儿,如出现恶心、呕吐、腹胀、腹泻等症状,应及时查明原因,按需要调整速度、温度。反应严重者可暂停滴入。要素饮食不能高温蒸煮,可适当加温,口服温度一般37℃左右,鼻饲及经造瘘口注入时的温度宜为 41～42℃。

(三)用母乳替代品喂养

需要有清洁而安全的饮用水和烹饪设施,故在护士进行鼻饲时,要注意奶具的消毒、饮用水的卫生及盛装饮用水容器的消毒。

(李艳)

# 第三节　保留灌肠护理

保留灌肠法是自肛门灌入药物,保留在直肠或结肠内,通过肠黏膜吸收,达到治疗目的。

## 一、目的

治疗肠道感染;用于镇静、催眠。

## 二、适应证

溃疡性结肠炎,不全性肠梗阻,阑尾周围脓肿,消化道出血,小儿腹泻,小儿哭闹不配合特殊检查者。

## 三、操作准备

### (一)环境准备

酌情关闭门窗,保持合适的室温,24～26℃。

### (二)物品准备

治疗盘、50mL 注射器、一次性吸痰管、止血钳、治疗碗(遵医嘱备灌肠液、温度 38～41℃)、水杯(内盛温开水 5～10mL)、弯盘、液体石蜡、棉签、一次性手套、一次性治疗巾、卫生纸、小垫枕、水温计、必要时备便盆、屏风。

## 四、操作程序

核对医嘱,评估患儿:

(1)询问患儿身体情况、排便情况,嘱患儿排便。

(2)向患儿家属讲解灌肠的目的和注意事项,取得合作。

(3)洗手、戴口罩,携用物至患儿床前,再次核对,酌情关窗。

(4)协助患儿取侧卧位,双膝屈曲,退裤至膝部,臀部移至床沿,用小垫枕抬高臀部 10cm,垫治疗巾于臀下,置弯盘,盖好被子。

(5)检查水温,戴手套,抽取灌肠液。连接肛管,排气,用止血钳夹紧肛管,润滑肛管前端。

(6)一手分开臀裂显露肛门,嘱患儿深呼吸,一手将肛管轻轻插入直肠 15～20cm,松钳,扶住肛管,缓慢注入溶液。

(7)注药完毕,再注入温开水 5～10mL,抬高肛管末端,使管内药物全部流入,随时观察并询问患者有何不适。

(8)返折肛管,用卫生纸包裹肛管轻轻拔出并放入弯盘内,擦净肛门,嘱患儿尽量忍耐,停留药液 1 小时以上再排便,以利药物吸收,撤弯盘,将垃圾倒入医用垃圾袋内,撤治疗巾,脱手套。

(9)协助患儿取合适卧位,协助穿裤,整理床单位,嘱患者卧床休息,询问患儿需要。

(10)处理用物,洗手,取口罩,记录。

## 五、要点分析

(1)保留灌肠前对灌肠目的和病变部位应了解清楚,以便掌握灌肠卧位及插入肛管的深度。

(2)灌肠前应嘱患者先排便,肛管须细,插入深,注入速度易慢,量易少,压力要低,以减少刺激,以便更好地保留药液。

(3)如患者感觉腹胀或有便意,嘱患者张口呼吸,放松腹部肌肉,嘱患者尽量忍耐,保留灌肠液 1 小时以上。

(4)肛门、直肠、结肠等手术后的患儿及排便失禁的患儿不宜做保留灌肠。

## 六、知识拓展

### (一)结肠的解剖生理

结肠包括升结肠、横结肠、降结肠和乙状结肠,长约 130cm(升结肠 15cm,横结肠 50cm,降结肠 20cm,乙状结肠 45cm),约为小肠的 1/4。结肠比小肠短而粗,盲肠直径 7.5cm,向远侧逐渐变小，乙状结肠末端直径只有 2.5cm。

结肠的解剖特点有三：①结肠带：为肠壁纵肌纤维形成的 3 条狭窄的纵向带。结肠带在盲肠、升结肠及横结肠较为清楚，从降结肠至乙状结肠逐渐不明显。②结肠袋：由于结肠带比附着的结肠短六分之一，因而结肠壁缩成了许多囊状袋，称结肠袋。③肠脂垂：由肠壁黏膜下的脂肪组织积聚而成。在结肠壁上，尤其是在结肠带附近有多数肠脂垂，在乙状结肠较多并有蒂。肠脂垂的外面为腹膜所包裹，有时内含脂肪量过多，可发生扭转，甚或陷入肠内，引起肠套叠。

结肠的主要功能是吸收水分和电解质，形成、贮存和排泄粪便。结肠可以将 2000mL 的等张性食糜团块，转变为 200mL 的半固体粪便，水分有 90%被结肠吸收。水和钠的吸收主要在右半结肠，而降结肠和乙状结肠也吸收一些水分，但主要为贮存和排泄粪便。因此，若不及时排便，粪便在结肠内停留时间过久，粪便中的水分会被吸收，粪便变干变硬，引起排便困难。

### （二）直肠的解剖生理

直肠是大肠的末端，位于盆腔的后部，上接乙状结肠，下连肛管，全长 12～15cm。直肠中部前方，腹膜返折成为直肠膀胱陷凹或直肠子宫陷凹，若有积脓或转移性癌肿，可经直肠指检触及。直肠下端与肛管相接处有 8～10 个纵向皱襞，称为肛柱。肛柱基底之间形成半月形皱襞，称为肛瓣。肛瓣与肛柱之间形成向上开口的漏斗状间隙，称为肛窦（肛隐窝）。肛门腺开口于此。肛窦易积存粪屑，易于感染而发生肛窦炎。肛管与肛柱连接的部位，有三角形的乳头状隆起，称为肛乳头。肛瓣边缘和肛柱下端共同在直肠与肛管交界处形成一条不整齐的锯齿状环行线，称为齿状线，线以上为直肠，以下为肛管。

直肠有排便、吸收和分泌功能。可以吸收少量的水、盐、葡萄糖和一部分药物；也能分泌黏液以利排便。在正常情况下，直肠内无粪便，肛管呈关闭状态。排便时，结肠蠕动，储存于乙状结肠内的粪便下行进入直肠，使直肠壶腹膨胀，引起便意和肛管内括约肌反射性松弛，机体自主松弛肛管外括约肌，同时屏气增加腹压，粪便排出体外。

### （三）溃疡性结肠炎

是一种病因不明的直肠和结肠黏膜及黏膜下层的炎症性溃疡性疾病，发病率为 1∶10 000，常于 9～13 岁发病，男女发病率相似。病变通常发生在直肠，逐渐向近侧端弥散扩展到乙状结肠、降结肠，甚至全结肠。早期黏膜及黏膜下层血管扩张充血，间质水肿，大量单核细胞及多型核细胞浸润，以后形成大小不等的浅表溃疡，融合扩大后即成为不规则的大片溃疡，由于坏死组织和黏膜炎性细胞浸润，将黏膜顶起，形成增生肥厚的多数细小假性息肉。溃疡愈合后黏膜萎缩，纤维组织增生，肠壁肥厚而狭窄。如病变扩展到肌层和浆膜层，使肠壁肌张力消失，可导致中毒性巨结肠，甚至肠穿孔。长期溃疡病变可导致癌变，这种情况虽在成人多见，但年长儿也可发生。由于肠黏膜病变广泛，吸收水及电解质功能减弱，因黏膜充血和肉芽组织形成，随时可出血。

（李艳）

## 第四节　胸腔穿刺的护理

胸腔穿刺术简称胸穿，是指对有胸腔积液（或气胸）的患者，为了诊断和治疗疾病的需要而通过胸腔穿刺抽取积液或气体的一种技术。

### 一、目的

（一）诊断性穿刺

对原因未明的胸腔积液，做胸腔积液涂片、培养、细胞及生化学检查，从而确定胸腔积液的性质，以进一步明确疾病的诊断。

（二）治疗

(1)减轻胸腔大量积液、气胸引起的压迫症状。

(2)抽取脓液治疗脓胸。

(3)向胸腔内注射药物。

### 二、操作准备

（一）环境准备

调节室温，避免患儿着凉。屏风遮挡，准备靠背椅。

（二）物品准备

无菌胸腔穿刺包、无菌手套、消毒用品、麻醉药品、胶布、遵医嘱备标本采集瓶、治疗所需药物等。

### 三、操作程序

(1)评估患儿。

1)询问有无药物过敏史。

2)穿刺部位是否清洁。

3)对精神紧张或不配合者，可于术前半小时遵医嘱给予镇静剂。

(2)洗手，戴口罩。

(3)准备消毒器械及穿刺包。

(4)协助患儿摆好体位，根据病情和年龄可取坐位或半卧位。配合的年长儿可取坐位，坐位时反坐在靠背椅上，双前臂平置于椅背上缘，头伏于前臂。婴幼儿和病重者可取半卧位，将患侧手臂上举，枕于头下以扩大肋间的距离。

(5)穿刺部位选择在叩诊实音最低部位，一般选择腋后线第7、8肋间，腋中线第6、7肋间，腋前线第5肋间等，气胸排气减压应采用锁骨中线外第2肋间。

(6)常规消毒，戴无菌手套，覆盖消毒洞巾。局部浸润麻醉后，进行胸腔穿刺（由医师操作完成）。

(7)协助医师进行穿刺、抽液、固定，将抽出液注入弯盘及专门准备的容器中。每次抽液完毕取注射器时，应先夹紧橡皮管，防止空气逆流入胸腔，引起气胸。

(8)病情观察：操作过程中密切观察生命体征变化，患儿出现呼吸困难、心悸、胸闷、面色苍白、出汗、刺激性干咳等症状应立即停止操作。

(9)抽液完毕后,按需要留取胸腔积液标本,如治疗需要,可注射药物。

(10)拔出穿刺针,消毒并覆盖无菌纱布。稍用力压迫片刻,用胶布固定。

(11)术后嘱患儿静卧,24 小时内避免剧烈咳嗽,防止出血。24 小时内不要洗澡,注意观察有无渗血或渗液。

(12)观察并记录抽出液体的量、颜色和性质。

(13)整理物品。

(14)洗手,取口罩。

## 四、要点分析

(1)操作前应向患儿及家属说明穿刺目的,消除顾虑。

(2)操作中应密切观察患儿的反应,如有头晕、面色苍白、出汗、心悸、胸部压迫感或剧痛、昏厥等胸膜过敏反应,立即停止抽液。

(3)一次抽液不应过多、过快,诊断性抽液,50～100mL 即可;减压抽液,婴幼儿每次每侧不超过 150～200mL,年长儿不超过 300～500mL;如为脓胸,每次尽量抽尽。疑为化脓性感染时,应用无菌试管留取标本。

(4)操作中要防止空气进入胸腔,始终保持胸腔负压。

(5)应避免在第 9 肋间以下穿刺,以免穿透膈肌损伤腹腔脏器。

## 五、知识拓展

(1)胸腔穿刺可能出现的并发症。

1)肺复张后低血压。

2)复张后肺水肿。

3)气胸。

4)痛性昏厥。

5)支气管胸膜瘘。

(2)穿刺过程中紧急情况的判断及处理。

1)胸膜反应:多见于精神紧张的患儿,一旦发现患儿头晕、出汗、面色苍白、心悸、胸闷、胸壁剧痛等,或连续咳嗽、气促及咳泡沫痰等征象,应立即停止操作,并将患者平卧或置于仰卧头低位,给予对症处理,多数情况下可自行缓解。如果患儿症状仍不缓解可给予 0.1%肾上腺素 0.3～0.5mL 皮下注射。

2)复张性肺水肿:严重胸腔积液的患儿经大量抽液后,肺组织迅速复张导致单侧肺水肿,多发生于肺复张后 1 小时内,最迟不超过 24 小时。表现为抽液后立即出现剧烈咳嗽、呼吸急促、胸痛、烦躁不安、眩晕及心悸等,继之咳出大量白色或粉红色泡沫痰,有时伴有发热、恶心或呕吐,严重者可出现休克及昏迷。体格检查可发现病侧肺野布满湿啰音、呼吸频率加快、心动过速等。应立即给氧纠正低氧血症,湿化瓶内用 20%～30%乙醇去泡沫。必要时进行机械通气、补充液体和应用正性肌力药物等。

(李艳)

# 第二十七章　儿科中心静脉导管护理

## 第一节　PICC置管术操作/护理/维护

PICC全称是外周静脉置入中心静脉导管，它是由外周静脉（贵要静脉、肘正中静脉、头静脉）穿刺插管，其尖端定位于上腔静脉或锁骨下静脉的导管。

### 一、目的

为患者提供中期至长期的静脉输液治疗（7天至1年）。减少频繁静脉穿刺的痛苦和不适。

### 二、适应证

需长期静脉输液的患者、化疗、胃肠外营养（PN）、刺激外周静脉的药物、缺乏外周静脉通路、家庭病床的患者、早产儿。

### 三、操作准备

#### （一）环境准备

指定PICC置管治疗间，调节适宜的病室温度。

#### （二）物品准备

导入鞘、安全型外周静脉置入中心静脉导管、无菌PICC穿刺包、分隔膜接头、无菌手套2副、无菌生理盐水、10mL注射器。

### 四、操作程序

（1）评估：核对医嘱，评估患儿病情和血管，制订置管计划，与患儿家长沟通签署同意书。

（2）准备物品。

（3）选择合适的静脉：置患儿于平卧位，手臂外展与躯干呈90°，在预期穿刺部位以上扎止血带。再次评估患儿的血管状况，并选择贵要静脉为最佳穿刺血管。松开止血带。

（4）测量定位：测量导管尖端所在的位置，测量时手臂外展90°。同时测量上臂中段周径（臂围基础值），以供监测可能发生的并发症如渗漏和栓塞，新生儿及小儿应测量双臂臂围，并作好记录。

（5）建立无菌区：打开PICC无菌包，戴手套。应用无菌技术，准备分隔膜接头，抽吸生理盐水。将第一块治疗巾垫在患者手臂下。

（6）穿刺点的消毒：按照无菌原则消毒穿刺点，范围10cm×10cm。先用酒精清洁脱脂，再用碘伏消毒。让两种消毒剂自然干燥。更换手套，铺孔巾及第二块治疗巾，扩大无菌区。

（7）预冲导管：用注满生理盐水的注射器连接“T”形管并冲洗导管，润滑亲水性导丝。撤出导丝至比预计长度短0.5～1cm处。

（8）按预计导管长度修剪导管：在预计长度处，剪去多余部分并剥开导管护套10cm左右以便应用方便。

(9)穿刺:在上臂扎上止血带,使静脉充盈。握住回血腔的两侧,去掉穿刺针前端保护套。穿刺针与穿刺部位保持15°~30°进行静脉穿刺。确认回血,立即降低穿刺角度,再进入少许,进一步推进导入鞘确保导入鞘进入静脉。

(10)从导入鞘中退出穿刺针:松开止血带,左手示指固定导入鞘以避免移位,中指轻压导入鞘尖端所处上端的血管,减少血液流出。按住白色针尖保护按钮,确认穿刺针回缩至针尖保护套中,将针尖保护套放入指定的锐器收集盒。

(11)植入PICC导管:用镊子轻轻夹住PICC导管(或用手轻轻捏导管保护套)送至"漏斗形"导入鞘末端,然后边缓注生理盐水边将PICC导管沿导入鞘逐渐送入静脉。

(12)确定导管通畅:用生理盐水注射器抽吸回血,并注入生理盐水,确定是否通畅。

(13)退出导入鞘:PICC导管置入后,即可退出导入鞘。指压导入鞘上端静脉固定导管,从静脉内退出导入鞘,撕裂导入鞘并从置管上撤离。

(14)移去导引钢丝:一手固定导管圆盘,一手移去导丝,移去导丝时,要轻柔,缓慢。连接分隔膜接头,生理盐水正压封管,如立即输液可直接输液。

(15)清理穿刺点:撕开孔巾上方充分暴露肘部。用酒精棉棒清理穿刺点周围皮肤,必要时涂以皮肤保护剂(注意不能触及穿刺点)。

(16)固定导管:将体外导管放置呈"S"状弯曲,在圆盘上贴胶带。在穿刺点上方放置一小块纱布吸收渗血,并注意不要盖住穿刺点。覆盖一透明贴膜在导管及穿刺部位,贴膜下缘与圆盘下缘平齐。用第二条胶带在圆盘远侧交叉固定导管。第三条胶带固定圆盘。

(17)定位:通过X线拍片确定导管尖端位置。

(18)记录:穿刺后记录导管名称、编号、导管型号、置入长度、所穿刺静脉名称、穿刺过程是否顺利、固定状况、X线检查结果、臂围、穿刺者姓名、穿刺日期。

(19)指导患儿家长作好导管维护。

(20)清理用物,整理病床单位。

## 五、要点解析

(1)穿刺前应评估患儿病情、静脉走向及静脉情况,避免在疤痕及静脉瓣处穿刺。

(2)做好解释工作,使患儿放松,对不能较好配合的患儿必要时遵医嘱使用镇静药物,以确保穿刺时静脉的最佳状态,提高置管成功率。

(3)严格掌握导管尖端的定位方法。上腔静脉测量法:从预穿刺点沿静脉走向量至右胸锁关节再向下至第三肋间隙。锁骨下静脉测量法:从预穿刺点沿静脉走向至胸骨切迹,再减去2cm。

(4)穿刺进针角度为20°~30°,直刺血管,见回血后降低角度并进针少许,再送套管。注意避免刺入动脉;避免穿刺过深而损失神经,避免损伤静脉内膜、外膜,以免发生机械性静脉炎或渗漏。

(5)穿刺时退出针芯之前,务必先松开止血带,套管尖端加压后再撤出针芯。

(6)导管植入后退出导引钢丝,若导管呈串珠样皱折改变,表明有阻力,忌强行移出。

(7)在撕裂导入鞘时,需固定好PICC导管。

(8)注意导管的体外部分必须有效地固定,任何移动都意味导管尖端位置的改变。

(9)有出血倾向的患者要小心,注意加压止血。

(10)对免疫力低下的患者应严密观察(肝素液浓度:50~100u/mL)。

(11)固定外露的延长管使患者感觉舒适。

## 六、知识拓展

PICC导管的拔出：7%～12%的PICC导管拔出时有困难。当拔管遇到阻力时，应立即停止，不可强行拔管。

(一)导致拔管困难的潜在原因有

(1)导管置入时间过长和静脉壁黏附。

(2)静脉炎、血栓性静脉炎、静脉痉挛、化学药物对静脉的刺激。

(3)感染、静脉蜂窝织炎，由于软组织炎症引起肿胀导致拔管阻力。

(4)输注冷注射液。

(5)患者的情绪变化如害怕、紧张所导致的血管痉挛。

(6)导管壁与血管壁移动方向相反。

(二)导管拔除困难的处理

(1)血管痉挛导致的拔管困难可先稍等再拔，典型的痉挛是由于静脉壁受某种因素激惹引起。这种痉挛不会持续很久，最终会松弛下来。

(2)可采用注射温热盐水后5～15分钟拔管的方法(热盐水可使静脉松弛，增加静脉直径，从而增加导管周围的静脉血流)。

(3)在拔除有阻力的导管之前或患者感到拔管时有尖锐的疼痛时，应用X线片探知导管目前位置。

(4)拔管时应稍用力但用力要均匀。

(5)对静脉部位进行20～30分钟的热敷后再尝试拔管。

(6)如果第二次拔管还有阻力，则应先将导管固定好，12～24小时后再次尝试拔管。

(高文芳)

# 附录一　PICC置管的维护

## 一、注射器的选择

(1)严禁使用小于10mL的注射器：小于10mL的注射器可产生较大的压力。如遇导管阻塞可致导管破裂。推荐使用10mL注射器。

(2)如果必须使用小剂量的药物，应将药物稀释于较大规格的容器内或在给药前先测试导管内的张力。方法如下：使用10mL注射器或更大的注射器注射0.9%生理盐水，如未遇阻力，则可使用小规格注射器，缓慢轻柔注射药物。如遇阻力应立即放弃这种操作方法并通知医师，绝不能用力注射任何注射液。

(3)家庭护理的患者只应给他们配备10mL或更大规格的注射器。

(4)医院或家庭护理使用的注射泵应将压力标准定于不致引起PICC导管破裂的压力下。严禁使用用于放射造影的注射泵。

## 二、输液接头与延长管

(1)所有导管的连接都应是螺口旋转连接，以避免导管脱落，引起潜在污染。

(2)在更换输液管或辅助延长管时，应使用无菌技术，包括在拔掉导管前在导管部位使用消毒液。

(3)不要在导管附近使用夹子、止血器具和利器。

(4)如果导管使用肝素封管,应该具有导管加辅助延长管容积的知识,以便掌握适当的封管液量。

注意:使用脂肪乳剂时建议每72小时更换辅助延长管。脂肪乳剂可导致辅助延长管的塑料材质退化而产生渗漏或导管破裂。

## 三、导管的拔除

(1)在没有出现并发症指征时,PICC导管可一直用做静脉输液治疗。一般不超过1年。

(2)导管拔出时,置患儿平卧,应从穿刺点部位轻轻地缓慢拔出导管,切勿过快过猛。立即压迫止血,涂以抗菌药膏封闭皮肤创口防止空气栓塞,用敷料封闭式固定。测量导管长度,观察导管有无损伤或断裂。做好每24～48小时换药直至创口愈合。同时完善护理记录。

## 四、家庭维护

(1)留置PICC期间穿刺部位注意防水、防牵拉。置管手臂不可用力过猛,衣服袖口不可过紧,避免在此手臂测血压和静脉穿刺。

(2)保持穿刺部位清洁干燥,每周定期到医院换敷贴,积极预防并发症。

(高文芳)

# 附录二 PICC敷料更换操作常规

PICC敷料更换原则:更换敷料必须严格执行无菌操作技术。透明贴膜应在导管置入后第一个24小时更换,以后每7天更换一次或在发现贴膜被污染(或可疑污染)、潮湿、脱落或危及导管时更换。所有透明贴膜上应该清楚地记录更换敷料时间。

## 一、目的

预防深静脉置管感染。

## 二、适应证

PICC置管后第一个24小时,敷料出现松动或潮湿,每7天一次常规更换。

## 三、操作准备

### (一)环境准备

调节适宜的病室温度。

### (二)物品准备

无菌手套1副、换药包、透明无菌贴膜、基础治疗盘。

## 四、操作程序

(1)查对PICC护理记录或维护手册,了解置管深度,穿刺点局部情况及上次更换敷贴情况。

(2)核对患儿床号姓名,取得合作。

(3)操作者洗手戴口罩,准备用物至床边。

(4)测量臂围,与原始资料核对,作好记录。

(5)备胶布,暴露置管部位。用一只手稳定住导管的圆盘,另一只手沿外露导管尾端向穿刺点方向,零角度轻轻揭除原有敷贴,观察穿刺点及局部有无异常。

(6)打开换药包,戴无菌手套,铺孔巾。

(7)用0.5%活力碘消毒穿刺点及周围皮肤2次,待干。

(8)将暴露体外部分的导管以S形定位,取准备好的胶布固定圆盘。

(9)将无菌透明贴膜贴于穿刺点,贴膜应覆盖穿刺点、穿刺点外的导管和圆盘,其下缘与圆盘下缘平齐。

(10)用胶布交叉固定导管尾端,贴于透明贴膜上。导管尾端用胶布妥善固定。

(11)整理床单位或操作台。

(12)清理用物,记录更换敷贴时间于透明贴膜上。

### 五、要点解析

(1)更换敷料必须严格执行无菌操作技术。

(2)揭开原敷贴手法要求零角度由下向上朝穿刺点方向。

(3)忌将胶布直接贴到导管体上。

(4)暴露体外部分的导管必须以S形固定有效防止导管移动。

(5)不可延长贴膜使用时间,更换透明贴膜前应观察穿刺点有无发红、液体渗出或水肿、触摸穿刺点周围有无疼痛和硬结。

(高文芳)

## 附录三　PICC冲洗操作程序

### 一、目的

保持PICC导管通畅。

### 二、适应证

在每次静脉输液、给药后;治疗间歇期每7天一次。

### 三、操作准备

#### (一)环境准备

调节适宜的病室温度。

#### (二)物品准备

基础治疗盘、预冲式导管冲洗器或10mL注射器、生理盐水。

### 四、操作程序

(1)核对床号、姓名或维护手册。

(2)洗手戴口罩,准备用物至床边。

(3)输液前抽回血,见回血后取预冲式导管冲洗器或用注射器抽吸10mL生理盐水,连接PICC接头采用推一下,停一下的脉冲式冲洗方法冲管,确保通畅后连接输液器并输液。

(4)治疗结束后分离输液接头,取预冲式导管冲洗器或用注射器抽吸10mL生理盐水采用边推注边拔针的正压式封管的方法保持畅通的静脉输液通路。

(5)整理床单位或操作台。

(6)清理用物。

### 五、知识拓展

(1)正确的冲管与封管技术和常规能保证导管内的正压和导管的完整性。

(2)小于10mL的注射器可产生较大的压力,如遇导管阻塞可致导管破裂,在测定导管压力前,严禁使用小规格注射器。

(3)封管液的选择:一般情况下选用等渗生理盐水冲、封管,若需要用肝素液封管,方法如下:

1)10u/mL稀释肝素液(一支12500u肝素加入1250mL生理盐水中),每8小时冲管一次(多用于小儿)。

2)100u/mL稀释肝素液(一支12500u肝素加入125mL生理盐水中),每12小时冲管一次(多用于成人)。

(4)封管方式(SASH)

1)S—生理盐水,A—药物注射。

2)S—生理盐水,H—肝素溶液。

3)SASH就是在给予肝素不相容的药物液体前后均使用生理盐水冲洗,以避免药物配伍禁忌的问题,而最后用肝素溶液封管。

(5)封管液量:为了达到适当的肝素化,美国静脉输液护理学会(INS)推荐封管液量应两倍于导管+辅助延长管容积。通常成人为1~2mL,小儿为0.5~1mL。应足够彻底清洁导管壁,采血或输注药物后尤为重要。

(6)正压封管:在封管时必须使用正压封管技术,以防止血液回流入导管尖端,导致导管阻塞。在注射器内还有最后0.5mL封管液时,以边推注药液边退针的方法,拔出注射器的针头。在封管后夹闭延长管系统以保证管内正压。

(高文芳)

## 第二节　脐静脉置管术操作/护理/维护

脐静脉置管术是通过脐静脉置入导管进行药物注射或抽血治疗。由于新生儿外部输液通道不完善,在新生儿纤细的血管上放置静脉导管非常困难,尤其是对有转运要求以及需要特殊护理的新生儿,安全的静脉输注通道显得格外重要。而利用新生儿特有的脐静脉恰好可以提供一条方便有效的途径。

### 一、目的

利用新生儿特有的脐静脉置入导管进行药物注射或抽血治疗。

### 二、适应证

(1)中心静脉压力测定。

(2)紧急情况下静脉输液的快速通路。

(3)换血或部分换血。

(4)极低出生体重儿的长期中心静脉通路。

## 三、操作准备

### (一)环境准备

紫外线和循环风空气消毒机进行空气消毒,新生儿辐射抢救台,调节适应室温。

### (二)物品准备

穿刺包(无菌孔巾、止血钳、镊子、纱布)、无菌手套、口罩、帽子、10mL 注射器、肝素盖、头皮针、肝素盐水(每毫升盐水含肝素 1~3u)、皮肤消毒剂、胶布、测量尺。

### (三)患儿准备

心电、血氧监护,保暖,仰卧位,固定四肢,0.5%活力碘常规消毒脐及周围皮肤,尤其脐凹皱褶。

## 四、操作程序

### (一)脐静脉置管术操作

(1)将患儿放置仰卧位,用尿布包裹双下肢,以稳定患儿。

(2)戴口罩,帽子及无菌手套。

(3)用活力碘消毒脐部及其周围皮肤。

(4)用 10mL 的注射器抽取肝素盐水,将肝素盐水充满插管系统,不得有任何气泡。

(5)铺巾,暴露头部和双脚,密切观察操作期间是否出现双下肢血管痉挛或窘迫表现。

(6)在脐带根部系上一根丝线,以减少出血。

(7)鉴别血管:可见 2 个脐动脉和 1 个脐静脉开口。动脉壁厚,孔小,通常位于 4 点和 7 点的位置。静脉壁薄,腔大,通常位于 11~1 点处。

(8)用弯止血钳向上稳定地钳住脐带的根部,用镊子打开并扩张脐静脉。

(9)将脐静脉导管插入脐静脉插管时,提起脐带与下腹部呈 30°~45°角,略偏左腿,导管插入时,方向稍偏右上方约 30°角,可与腹内脐静脉成一直线。

(10)将插管插到预定深度后,用注射器抽吸见血液回流后连接输液管。

(11)固定:在脐带切面做荷包缝合并将线绕插管数圈后系牢,用胶布粘成桥状以固定插管。

(12)X 线片定位,并调整插管深度。

### (二)脐静脉置管术护理

(1)接触患儿前后洗手,严格执行无菌操作。

(2)防止静脉血栓,确保导管内无小血凝块,每 8 小时用肝素盐水冲管一次,不间断输液,速度不低于 1mL/h。规定不在导管处(或尽量减少)输血,从导管处取血后,要及时用肝素盐水冲管,更换有血液残留的肝素帽,避免堵管或增加感染的机会。输注脂肪乳时,每 8 小时冲管后同时转动导管外露部分,防止脂肪乳沉积在导管。输注不同药物之间用生理盐水冲管,防止因药物禁忌导致沉淀物生成而堵塞导管。

(3)输液时排尽空气,输液系统各接头连接严密,严防空气栓塞。一旦出现立即将患儿置于左侧卧位并处头低足高位,争取抢救时机。

(4)应用微量泵控制输液速度,因脐静脉管腔大,应避免输液速度过快导致急性肺水肿。

(5)防止脐部感染,每班用 0.5%活力碘消毒脐部,观察脐部及周围组织有无红肿渗血、渗液等感染迹象。及时更换敷料(或不用敷料),保持脐部周围皮肤干燥,可擦浴,防止大小便污染脐部。

(6)每班检查并记录导管的外露长度,及时更换固定松动的胶布,严防导管移位与脱出。

## 五、要点解析

脐静脉导管可用于一周以内的新生儿,大于一周的新生儿则因脐带根部(脐带残端)已经干梱,不能再放置导管。

## 六、知识拓展

(1)插管过程中和插管后,应密切观察以下可能发生的并发症:误插在门静脉沟处、穿破肝实质、门静脉高压、肝细胞坏死(多由注入药物引起)、呼吸暂停、心室纤颤、心跳停搏(此二并发症多由于插管过深进入心腔所致)、食管充血、血栓形成及栓塞、空气栓塞、感染、败血症等。如表 27－1 所示。

表 27－1　不同体重导管插入深度

| 体重/(g) | 插入深度/(cm) |
| --- | --- |
| ＜1000 | 6 |
| 1000～1500 | 7 |
| 1500～2000 | 8 |
| 2000～2500 | 9 |
| ＞2500 | 10～12 |

(2)导管尖端位置

1)急诊:脐静脉。

2)非急诊:下腔静脉－右心房交界处。

3)常规定位方法:前后位 X 线片,可加侧位 X 线片;膈上 0～1cm。如有条件,可行超声心动图检查。

(3)脐静脉拔的管拔管指征:病情好转;出现并发症;导管留置时间超过 14 天。

(4)应尽量缩短导管留置的时间,达到治疗目的后应尽早拔除导管,以减少感染机会。通常导管保留 7 天左右。一旦出现血栓、气栓、感染等现象应立即拔管。

(5)每日用活力碘常规消毒脐部,直到脐带残端脱落,伤口干燥为止。常规加压包扎脐部 24 小时。

(高文芳)

# 第三节　中心静脉导管(CVC)的维护

中心静脉导管(CVC)是经过皮肤直接自颈内静脉、锁骨下静脉和股静脉等进行穿刺,沿血管走向直至腔静脉的插管。

## 一、目的

提供静脉给药的管道,避免重复穿刺静脉,减少药物对外周静脉的刺激。

## 二、适应证

(1)急性复苏的患儿。由于外伤意外和疾病造成呼吸、心跳停止的抢救。

(2)严重休克需大量而快速补液的患儿。由于失血、过敏等造成血容量低的情况。

(3)危重及大手术患儿。

(4)需要进行中心静脉压(CVP)测量的患儿。

(5)肿瘤患儿需长期化疗及补液。

(6)需长期完全胃肠外营养(TPN)治疗的患儿。

(7)外周静脉穿刺困难但需长期使用某些对血管有刺激性药物的患儿。

(8)进行血液透析、血液滤过和血浆置换的患儿。

(9)进行心导管检查、安装心脏起搏器的患儿。

(10)需要插入漂浮导管进行血流动力学监测的患儿。

## 三、物品准备

无菌透明敷贴、无菌小纱布、10mL 注射器、无菌生理盐水、肝素盐水、0.2%活力碘或碘伏、棉签、无菌镊。

## 四、操作程序

### (一)评估

(1)评估中心静脉导管固定情况,导管是否通畅。

(2)评估穿刺点局部和敷料情况,查看贴膜更换时间、置管时间。

### (二)更换敷料

暴露穿刺部位,垫一次性治疗巾,将敷料水平方向松解,脱离皮肤后自下而上去除敷料,注意不要将管道扯出。观察穿刺点有无红肿及分泌物。消毒穿刺点及周围皮肤,范围需超过无菌透明敷料覆盖部分。如穿刺点有血性渗出者,需夹取无菌小纱布覆盖在针眼处。以穿刺点为中心,覆盖无菌透明敷贴。在敷贴上注明更换日期、时间及操作者。

### (三)冲管及封管

冲、封管应遵循生理盐水、药物注射、生理盐水、肝素盐水的顺序原则。用 10mL 注射器抽取 10mL 生理盐水,连接至三通或肝素帽上。回抽见回血,确认导管通畅,采用脉冲式方法冲管。连接输液器或输血器。输液结束,应用 10mL 生理盐水脉冲式冲洗导管,用肝素盐水正压封管,封管液量应 2 倍于导管加辅助装置容积。

### (四)指导患者

(1)告知患者保持穿刺部位的清洁干燥,如贴膜有卷曲、松动或贴膜下有汗液、渗血及时通知护士。

(2)告知患者妥善保护体外导管部分。

## 五、要点解析

(1)中心静脉导管的维护应由经过培训的医护人员进行。

(2)出现液体流速不畅,使用 10mL 注射器抽吸回血,不应正压推注液体。

(3)输入化疗药物、氨基酸、脂肪乳等高渗、强刺激性药物或输血前后,应及时冲管。

(4)无菌透明敷料每 3 天更换 1 次,纱布敷料常规每 48 小时更换 1 次;出现渗血、出汗等导致的敷料潮湿、卷曲、松脱或破损时应立即更换。

(5)注意观察中心静脉导管体外长度的变化,防止导管脱出。

## 六、知识拓展

### (一)中心静脉导管(CVC)的规格型号

(1)型号:单腔/双腔/三腔/四腔。

(2)规格:单 14G/16G/18G/20G;双 4Fr/5Fr/7Fr/8Fr;三腔 5.5Fr/7Fr/8.5Fr;四腔 8.5Fr。其中,不同型号对应的导管长度也不同。

### (二)肝素封管液的配置

儿科患者应使用 1～10u/mL 浓度的肝素盐水封管。肝素液应根据不同的病情配制不同的浓度,如体外循环术后患者肝素液浓度要低,而血液高凝状态可较高,有出血倾向的患者禁用肝素盐水封管,而应用生理盐水 q8 小时封管 1 次。

### (三)深静脉置管常见并发症

感染、血栓形成与栓塞、导管阻塞。

### (四)导管留置时间

颈内静脉和锁骨下静脉置管留置时间一般为 0.5～1 个月。由于股静脉置管容易受排泄物的污染感染率高,所以股静脉置管留置时间不宜过长,以不超过 72 小时为宜。对于治疗期较长且经济负担重的患者,应尽量延长深静脉留置时间。

### (五)导管留置期间的护理要求

1. 认真交接班

交接导管置入的深度,可通过观察导管外露部分的长度,判断导管在血管内的长度,评估导管有无脱出。交接导管是否通畅,可通过回抽血液或检查液体点滴速度。交接穿刺处有无红、肿、热、痛,有无渗血、污染等。检查导管连接装置有无松动、脱落、打折、牵拉及回血等。

2. 防止意外情况发生

烦躁患者适当约束四肢防自行拔管。如果是股静脉置管,由于不易暴露,在不需要快速补液的情况下必须在导管末端接上肝素帽,以防导管连接处脱落、牵拉及回血。肝素帽原则上每周更换 1 次,如脱开、有回血及可疑污染应及时更换。

3. 严格无菌技术

凡接触中心静脉导管输液、注药、封管时必须严格洗手。经中心静脉导管进行输液、注药、测压等操作时必须对导管接头处消毒,操作结束后,接头处必须用无菌纱布包裹,以防细菌从衔接处侵入。定时更换输液导管系统,输液器每 24 小时应更换 1 次,更换时各连接处要常规消毒。一旦出现空气栓塞,立即置患者于左侧卧位,头部低置以使空气不能进入肺动脉,进入的少量空气一般在 30 分钟左右可被吸收。

(高文芳)

## 第四节　新生儿外周静脉置入中心静脉导管的置管及维护

外周静脉置入中心静脉导管是由外周静脉(贵要静脉、肘正中静脉、头静脉、大隐静脉等)穿刺置管,导管尖端定位于上腔静脉或下腔静脉,用于为患儿提供中长期的静脉输液治疗,保留时间为7天～1年。它主要适用于中长期静脉输液,应用高渗性、刺激性、毒性药物,需长期接受全胃肠外营养(TPN)的婴儿,特别是对早产儿建立持续有效安全的静脉通路,保证其顺利治疗与能量供应至关重要。肘部条件差,穿刺部位有感染或者损伤,凝血功能异常,父母不支持,血管过细的患儿禁用。PICC主要并发症有穿刺点渗血、水肿,导管异位,穿刺点感染,机械性静脉炎,导管堵塞,敷贴过敏等;而心律失常,心脏压塞,导管断裂,导管相关血流感染等则较少发生。PICC导管通常用软硅胶材料制成,新生儿通常选择导管型号为1.9Fr。

### 一、新生儿PICC的置管程序

(一)新生儿PICC置管术前准备

(1)签署知情同意书术前向患儿家属详细讲解,做好指导宣传工作,取得家属的配合。

(2)初步评估患儿血管情况。

(3)医师下达医嘱。

(4)了解患儿血常规及凝血四项。

(二)物品准备

1. 无菌物品

1.9Fr导管包及置管包、洞巾、治疗巾、无菌小纱布数块、无菌衣服、无菌无尘手套、无菌生理盐水、无菌肝素液(新生儿:6.25U/mL)、无菌透明贴膜、肝素帽(或正压接头)、10mL注射器(或预冲式注射器),50mL注射器、头皮针。

2. 皮肤消毒剂

2%碘酒、75%乙醇、吉尔碘。

3. 其他必须物品

软尺、止血带、备皮刀、胶布。

(三)环境准备

消毒PICC操作房间及操作辐射台,减少人员走动。

(四)操作者准备

着装整洁,洗手、戴口罩、戴一次性手术帽(无菌操作前穿一次性隔离衣)。

(五)穿刺步骤

(1)选择合适的外周静脉血管(首选贵要静脉)。

(2)选择穿刺点穿刺点常规首选肘窝区肘下1～2cm。

(3)备皮。

(4)定位测量置管深度

1)上腔静脉测量法:患儿平卧,上臂外展与躯干成90°,从拟穿刺点沿静脉走向至右胸锁关节再向下至第三肋间隙。

2)下腔静脉测量法:从预穿刺点沿静脉走向到腹股沟中点至脐部,再向上到剑突。

3)头静脉测量方法:从预穿刺点大致的静脉走向经耳到颈部,转向右胸锁关节,再向下至第三肋间隙。

(5)测量双上臂围/腿围以便维护时观察对比肢体有无肿胀。

(6)建立最大无菌屏障,严格无菌原则消毒穿刺点及周围皮肤。

(7)双人核对后修剪导管长度,预冲导管备用,并将导管置于生理盐水中(润滑作用)。

(8)助手扎止血带,操作者左手绷紧皮肤,右手执导管器穿刺血管,见回血后再进针少许。左手固定导管套管,右手撤针芯,助手用无菌纱布轻压穿刺点上方,减少出血。

(9)持小镊子缓慢匀速地送入 PICC 导管(每次 0.5~1cm)。当导管送到腋静脉位置时,将患儿头部转向穿刺侧,下颌靠近术侧肩部,阻止导管进入颈内静脉。

(10)将导管逐渐送至预定长度剥离并撤出导管鞘。

(11)用注射器抽吸回血通畅,推注液体无阻力,观察患儿有无不适症状。

(12)清洁穿刺点周围血迹,将穿刺点外导管呈:“S”、“C”、“U”型适当加压固定。透明敷贴完全覆盖导管,且导管全部需可视。

(13)经肝素帽或正压接头接输液装置,观察穿刺部位渗血及液体输注情况。

(14)摄 X 线片确定导管的位置:PICC 导管末端应放在上腔静脉的下 1/3 段到上腔静脉与右心房的连接处,若位置不对,可在严格无菌操作下做调整。

(15)记录 PICC 操作表并签字。

## 二、新生儿 PICC 的维护

### (一)A－C－L 导管维护程序

1. A－Assess 导管功能评估

观察输液速度,冲封管是否困难等。

2. C－Clear 冲管

(1)时间:每 8 小时一次(每班交班时)。

(2)冲管方法:生理盐水脉冲式正压冲管。

3. L－Lock 封管

(1)封管方法:先用生理盐水推注,再用肝素液(儿科患者建议 1~10U/mL)封管。

(2)有凝血功能障碍倾向者禁止用肝素液封管,可用生理盐水封管。

4. 注意事项

进行 PICC 推注必须选择大于等于 10mL 的注射器。冲、封管的液体量是导管和附加装置容量的 2 倍。

### (二)日常观察

(1)每班测量臂围(测量点取鹰嘴关节到腋窝中点)或者腿围(测量点取腹股沟中点下 3cm),两侧相差大于 1cm,先暂停输液,并抬高置管侧肢体,涂喜疗妥或者双氯芬酸(扶他林)等。

(2)观察管路是否通畅,导管外露部分的长度及完整性,有无盘绕打折。

(3)观察敷贴有无松动,穿刺点有无渗血,肝素帽(或正压接头)有无回血。

(4)观察穿刺静脉行走有无发红、肿胀、条索感、有无感染症状,置管侧肢体、肩、颈、胸、背部有无肿胀。

（三）防治感染

（1）置换后24小时更换敷贴，随后每周更换1次，以下情况应缩短敷料更换间隔时间：出汗、穿刺部位局部皮肤感染、油性皮肤、敷料卷边、污染、松动，必要时随时更换。

（2）肝素帽（或正压接头）每周更换1～2次，若其内有血迹残留、完整性受损或者有任何取下肝素帽（或正压接头）的操作则立即更换。

（3）置管后沿血管走形涂擦药物（如：双氯芬酸）预防静脉炎的发生。

（4）导管滑出后不能回送，情况允许时可当外周静脉使用。

（四）预防堵管

（1）更换液体时，将延长管回折连接后，适当快推，确保管路无回血。

（2）输液报警及时回应，及时解决。

（3）1.9Fr导管禁止输注全血且禁止抽回血。

（4）正确使用冲、封管液进行冲、封管。

（5）注意药物配伍禁忌，更换药物时充分冲洗导管。

（6）冲管时间为每8小时一次，输注浓度高的液体时可酌情多冲管一次。

（7）使用PICC输液速度控制在3～35mL/h。

（五）其他

（1）禁止在置管侧肢体进行操作（如动静脉穿刺、测血压、扎压脉带、高压推注血管造影剂等）。

（2）保证PICC导管固定稳妥，若有松动及时按要求重新固定。

（3）保持置管侧肢体平直，保持患儿安静，但切勿打婴儿包。

（4）每班做好监测并在新生儿PICC维护表上记录。

（5）拔管时应由两名护士核对长度，以便观察导管完整性，并做好记录。

（高文芳）

# 第二十八章　儿童静脉输液港的应用及安全管理

完全植入式静脉输液港(TIVAP)是一种完全可以置入体内的静脉输液器材,可用于输注各种药物、血液或输注营养液、血样采集等,输液港可将各种药物通过导管直接输送到中心静脉,依靠局部大流量、高流速的血液迅速稀释和弥散药物,防止刺激性药物对静脉的损伤。尤其是化疗药、营养支持类药物等对静脉的损伤,可减少反复穿刺的痛苦和难度。

TIVAP 由输液座和硅胶导管两部分组成,为需要长期输液治疗及化疗患者提供可靠的静脉通路。由于是完全置入皮下的装置,体外不暴露任何部件,不需要经常换药和护理,长期留置情况下局部和全身感染率低。此外,患者携带方便,日常活动不受限制,接受药物治疗方便轻松,提高了患者生活质量。

1982 年 TIVAP 在国外被首次报道,此后开始应用于临床。我国于 1988 年引进 TIVAP,并开始在国内广泛应用。

## 第一节　儿童静脉输液港置管规范及操作流程

### 一、儿童静脉输液港适用证

(1)肿瘤患儿,需长期或反复静脉输入液体或化疗药物儿童静脉治疗安全与管理者。

(2)胃肠功能障碍、重度营养不良患儿,需长期或反复从静脉输入营养液、新鲜血液等,还可进行抽血化验。

### 二、儿童静脉输液港禁忌证

(1)患有感染性疾病患儿,特别是有菌血症或败血症者。

(2)对输液港的材料有过敏反应患儿。

(3)严重凝血功能障碍。

(4)病情严重,不能耐受、配合手术。

### 三、儿童静脉输液港置管前准备

#### (一)术前准备

(1)推荐术前对拟置管血管做超声检查。

(2)完善术前相关常规检查,如胸部 X 线片、心电图、血常规、出凝血时间、肝、肾功能等。化疗间歇期患者应待血常规基本恢复正常时才能行输液港植入术。

(3)告知手术相关风险(包括患者病情、手术目的和方式)、术中术后注意事项、可能出现的并发症及治疗费用等,签署知情同意书。

#### (二)用物的准备

(1)植入式输液港套件:由硅胶导管和注射座两部分组成。注射座顶部是具有自动闭合功能的硅胶材料的穿刺隔膜,另一部分是放射显影的硅胶导管。可根据患儿年龄选择大小合适的输液港。

(2)C—臂X线机。

(3)无损伤蝶翼针:针头与针柄呈90°,便于插入输液港内。其针头与普通针头不同,不会损伤输液港的底槽。

(4)其他用物:一次性20mL无菌注射器2副、一次性10mL无菌注射器1副、0.5%活力碘、75%乙醇、棉签、弯盘、锯刀、无针输液接头、开口纱布、无菌透明敷料、无菌纱布、生理盐水、无菌手套、无菌治疗巾。

## 四、置管部位选择

(1)主要包括颈静脉、锁骨下静脉、股静脉、头臂静脉等,推荐首选右侧颈内静脉,左侧颈内静脉、双侧锁骨下静脉备选,股静脉用于最后选择。

(2)避开解剖扭曲、变异部位,局部有感染、肿瘤侵犯、放疗过的部位,或存在其他血管内设备(起搏器、透析导管等)的部位。

(3)置管部位取决于术者习惯、患儿病情、患儿要求等相关因素。

(4)置管方式以经皮穿刺为首选。

## 五、儿童静脉输液港置管流程

### (一)置管方法

置管由外科医师在手术室进行。儿童选用全麻,用穿刺针进行穿刺右侧颈内静脉,并在导丝的指引下将导管放入血管,借助C—臂X线机,确定导管头端送至上腔静脉,留置导管后,建立皮下隧道和皮袋,固定输液港的注射座,将导管与注射座连接。注射座固定在锁骨下,女性患者为了美观也可固定在腋中线平乳头处。

### (二)操作中注意事项

(1)严格无菌操作,消毒范围应超出拟置管、埋于输液港座部位的15cm以上。

(2)不推荐常规预防性应用抗生素,但对免疫力低下、新生儿等可酌情考虑使用。

(3)推荐超声引导下穿刺目标血管,如未配备超声仪,建议先用21～22G微创针穿刺。

(4)推荐术中X线辅助定位导管,如无X线设备,术后应立即拍摄X线片,确定导管位置。

(5)导管末端位置应位于上腔静脉与右心房连接处,胸部X线摄片上可以显影导管超出右侧主支气管3cm或气管隆突下6cm范围标准作评判。

(6)囊袋制作以TIVAP体大小为合适。

(7)注射座与导管连接时应避免暴力挤压、血管钳夹闭,以防导管破损。

(8)TIVAP连接完毕,应插针做抽吸测试,确保能无阻力回抽到血液和注入生理盐水、连接处无渗漏发生,才能将TIVAP放入囊袋中缝合。

(9)缝合囊袋前,应对囊袋进行充分止血。

### (三)根据儿童身高的简便公式,推算导管置入深度

(1)身高＜100cm:起始置入长度(cm＞＝身高(cm)/$10^{-1}$。

(2)身高≥100cm:起始置入长度(cm)＝身高(cm)/$10^{-2}$。

### (四)术后护理

(1)实施全麻后护理:观察生命体征变化,观察有无呼吸困难、气胸、血胸、出血、气栓、心律失常等术后并发症。麻醉清醒后,防止患儿抓脱伤口及输液港输液管路,做好肢体看护和宣教。

(2)观察输液是否通畅,回抽是否通畅,穿刺点及输液港切口的敷料有无渗血,港体上方局部皮肤有无隆起、肿胀。敷料48小时内更换,如有渗血、渗液多等情况随时更换。

(3)密切观察植入部位有无红肿、血肿、感染,浆液囊肿,观察无损伤针有无扭转。

(4)切口严格消毒并用无菌透明敷料或纱布敷料包盖。

(高文芳)

## 第二节　儿童静脉输液港维护规范及操作流程

### 一、输液港无损伤针插针的操作流程

(1)向患儿及家属解释操作过程,提醒患儿穿刺时会有痛感,鼓励患儿坚强、勇敢。

(2)操作者以输液港为圆心,用酒精、0.5%活力碘棉签各消毒3次,消毒面积大于敷料的尺寸。

(3)戴无菌手套,用生理盐水预冲无针输液接头和无损伤针以排出其中的气体。

(4)操作者左手拇指、示指和中指在输液港周围排成三角形,将输液港托起。右手将无损伤针头从中点垂直插入穿刺隔,直达储液槽的底部。回抽血液2～3mL,确认针头及导管位置无误,用生理盐水以脉冲方式冲管,观察穿刺局部是否肿胀。

(5)取开口纱布垫于无损伤针蝶翼下,其上再覆盖1块无菌纱布,然后用透明敷料固定无损伤针及其延长管。无损伤针可保留7天。

(6)输液时用输液器头皮针连接无损伤针的无针输液接头即可。

(7)输液港抽血时,消毒无针输液接头,用一次性10mL无菌注射器抽血5mL弃去,再用另一支一次性无菌注射器抽血至所需量,血标本注入备好的试管中。用生理盐水以脉冲方式冲洗管腔,再继续输液或封管。

### 二、输液港更换敷料及无针输液接头操作流程

#### (一)用物准备

无损伤蝶翼针、一次性20mL无菌注射器2副、0.5%活力碘、75%乙醇、棉签、弯盘、无菌剪刀、无针输液接头、无菌透明敷料、无菌纱布2～3块、生理盐水、无菌手法、无菌治疗巾、无菌孔巾。

#### (二)操作

洗手,戴口罩,备齐用物,戴清洁手套去除旧敷料,观察局部皮肤是否有红、肿、热、痛、皮疹及有无分泌物等感染、过敏症状。如果出现感染症状,需做细菌及药敏培养,通知医师并做记录。脱去清洁手套,洗手,戴无菌手套,围绕输液港周围皮肤由里及外消毒,方法同中心静脉输液港插针。酒精擦拭凸出于皮肤的针头及延长管,专用针头下垫无菌开口纱布,确保针头平稳,针头上盖无菌纱布,再用无菌透明敷料固定,然后移除旧无针输液接头,酒精棉球包裹擦拭无针输液接头接口15秒,换接新无针输液接头,注明敷料更换日期、时间。最后进行记录。

### 三、拔除无损伤针及封管方法

#### (一)拔除无损伤针指征

化疗间歇期;患者营养状况得以改善,暂时不需要静脉高营养者;暂时不需要静脉输液

治疗者。

（二）拔除方法

首先去除无损伤针上方透明敷料，戴无菌手套，左手拇、示指固定泵体，将抽有生理盐水的一次性20mL无菌注射器连接于无损伤针针尾，以脉冲方式冲净输液港内残留的血液或药物成分。当药液仅剩下最后0.5mL时，边推注生理盐水边拔除无损伤针，达到正压封管的目的。拔除无损伤针后检查针的完整性，防止部分无损伤针滞留于输液港内。

（高文芳）

## 第三节　儿童静脉输液港常见并发症的处理

### 一、儿童输液港手术时并发症

（一）气胸、血胸、误穿刺入动脉等

需要手术医师仔细操作，避免并发症的发生。手术过程中，护士应注意观察患儿呼吸情况，询问患儿的感觉，了解有无胸闷、疼痛等不适。操作完毕，仔细检查穿刺部位有无肿胀、渗血等情况。体内静脉港植入后立即进行X线检查以确认导管位置。了解导管及器材有无扭转或损耗。

（二）气体栓塞

中心静脉导管放置中气体栓塞非常少见，但是可能会致命。如果患儿出现明显呼吸急促、发绀、低血压和心前区涡轮样杂音（由气体和水混合后产生），需要考虑发生静脉气体栓塞的可能。此时应立刻让患儿呈左侧卧位，然后通过导管吸出气体，这样也会使气体移至右心室，气体可在右心室变成小的水疱，后者可能会顺利通过肺循环而不产生症状，同时给予高浓度氧气吸入。TIVAP置入过程中要尽量保持系统封闭，一次性无菌注射器退出时用示指堵住穿刺针针尾，以防止空气进入，向可撕脱鞘内插入导管时嘱患儿屏住呼吸，或让患儿做Valsalva动作（强力闭呼动作，即深吸气后紧闭声门，再用力做呼气动作，呼气时对抗紧闭的会厌

（三）心律失常

导丝、导管进入右心房，刺激到窦房结时，可引起患者心律失常。及时撤出导丝、导管，症状可消失。

（四）心包、血管穿透伤

无论是进入导管还是导丝，当遇到阻力时，均不应暴力强行送入。如有阻力，应退出并调整方向，或在透视监视下送入；必要时做造影，了解导管位置。

### 二、导管故障

（一）回抽障碍

指输液通畅但是不能回抽血液，一般情况如下：导管末端纤维蛋白鞘形成，起到单向活瓣的作用；也可能由于回抽时使导管末端侧壁孔紧贴血管壁所致。上述情况90%可以通过Tredelenburg体位［T位、头低足高位；重要的是头低足高（15°～20°）后向一侧倾斜30°～40°］、生理盐水冲管或输注纤溶药物得到缓解。

（二）管腔阻塞

发生率 1.9%～8%，当出现输液不畅合并回抽障碍时考虑为管腔阻塞。常见的原因为血凝块堵塞，当导管末端持续接触静脉壁时容易导致局部血栓的形成，另外输注的胃肠外营养物质、药物以及来自于输液港底座、硅胶导管及从穿刺处进入导管的皮下组织小颗粒物质，也可导致导管阻塞。小剂量溶栓剂（尿激酶）的应用可以使 40% 的导管再通。如果是药物沉淀堵管，需要咨询药剂师是否有可以增加沉淀药物溶解性的制剂。

（三）导管移位、扭转及导管破坏

导管移位及扭曲可导致管腔不通，通过胸部 X 线片可以协助诊断，一旦发生，需根据导管尖端位置决定是否拔除输液港装置。

导管的破坏比较罕见，但是在手术进行不顺利或者缝合伤口时可能会使导管穿孔或者破坏。一般在手术后短时间内便会出现症状，处理则为拔除置管。

（四）Pinch－off 综合征（导管夹闭综合征）

指导管经第一肋骨和锁骨之间的狭窄间隙进入锁骨下静脉时，受第一肋骨和锁骨挤压产生狭窄或夹闭而影响输液，严重时可致导管损伤或断裂。主要表现有：输液困难、锁骨下不适及输液时局部肿胀。输液时取仰卧位或者把肩臂轻微上抬可缓解导管压迫。临床可以根据胸部 X 片进行诊断。若出现狭窄严重、导管损伤或断裂应立即通知医师拔除。再次置管时最好在上次穿刺点的对侧进行。

（五）导管脱落

输液港的导管连接器是加强导管与输液港结合的装置，因而导管脱落是一个罕见的并发症。冲管时应该用 10mL 以上注射器缓慢进行，因为较小的注射器会产生较大的压力，增加了导管脱落或者破裂的危险。当确认注射针头位于输液座内，在盐水冲管后注射部位出现伴有疼痛的肿胀，则需进行胸部 X 线片排除导管脱落的可能。

## 三、相关性血栓形成

主要发生在导管进入静脉血管处或者导管与静脉壁持续接触的部位，但是 30%～70% 的患者会出现没有临床症状的导管相关性的血栓症，因此应警惕它们成为潜在的感染灶或者脱落形成肺栓塞。

患者在穿刺侧出现红、肿、疼痛及肩部、胸骨后疼痛时需要怀疑血栓形成，可利用彩色多普勒证实。目前尚没有确定治疗本并发症的最佳方法，但大多数医师认为需要抗凝治疗，必要时使用尿激酶或者 R－tpa（重组组织型纤溶酶原激活剂）溶栓，并且根据实际效果决定是否拔除输液港。

## 四、相关性感染

感染是植入型静脉输液港常见的并发症之一，可分为局部感染和系统性感染。

局部感染可分为出口处感染及皮袋感染 2 种。前者指皮肤伤口处感染或留置针穿刺部位感染，一般有疼痛、红肿、局部硬化等表现。大部分是由葡萄球菌感染所致，治疗上包括局部碘制剂处理及更换敷料，适当使用抗生素，可以对一部分患者有效而不需要拔除导管。皮袋感染的原因为微生物通过穿刺针移位至输液座周围皮袋，主要表现为输液座周围皮肤硬化、疼痛、红肿，多伴有周围软组织蜂窝织炎或者全身症状，部分患者可以自皮袋处抽出脓液，治疗上包括局部伤口护理及全身性抗感染治疗，在感染完全控制之前不应该使用输液港。

如果出现了原因不明的败血症，应该通过输液港及外周静脉分别抽血行细菌培养。由于最常见的致病细菌是葡萄球菌，万古霉素是一种好的选择。如果使用3天抗生素但是症状无明显改善或持续菌血症，而静脉输液港装置可以被其他静脉通道取代，则应该及时取出装置。如果需要尽量保持静脉港的使用，可以通过抗生素锁治疗，但经抗生素锁治疗后患者症状有恶化趋势时，应该重新考虑拔除装置。对抗生素反应不佳者可能存在感染的静脉血栓，须行静脉造影术协助诊断，如果确实存在血栓症，根据血栓的大小和治疗需要，考虑是否拔除输液港，部分患儿可能需要外科手术取出血栓。

## 五、输液座相关并发症

包括血肿或血清肿、伤口愈合障碍、输液座周围感染与导管脱落、输液座翻转、漏液、输液座破坏或膜脱落、皮肤坏疽、药物溢出等。本类并发症通过合理的使用装置及适当维护可以降低发生率。

当输液座表面皮肤较薄、被置于血供不好的组织中或者伤口在输液港上方时容易出现伤口裂开、皮肤坏死。出现上述并发症时应停止使用输液港，给予二次缝合、更换植入位置等处理，待伤口完全愈合后方可再次使用。

在使用非配套穿刺针或者穿刺针留置时间过长可出现渗液，在皮肤表面可见到泪滴样液体，液体渗入皮下组织可导致局部肿胀。

输液座破裂或者硅膜的脱落可导致疼痛，引起皮下血肿，这时应该以拇指按压局部止血，然后更换输液座。

## 六、漏液损伤

药物漏出可由以下原因引起：导管阻塞使药物倒流入周围组织中；导管损坏、断裂，输液座及导管接口断开，导管末端移位；针头脱落可以导致漏液，尤其是在长时间输液或者使用了非配套的穿刺针后。如果输液座被置入在活动的肌肉组织中，肩部及上臂的运动，可能会使穿刺针脱出输液座导致漏液，因而在选择输液座置入位置时应避开活动度大的肌肉组织。同样，输液座表面乳腺组织或脂肪组织过多也使穿刺针难以固定。如果硅胶膜因反复不正规穿刺出现损伤，药物会因为压力而漏出。

由于化疗药物漏出的危害很大，此类药物的输注应该由能够熟练掌握静脉输液港使用的护士操作。输注化疗药前应确定回抽血没有阻力，使用生理盐水冲管，冲管时应密切观察输液座部分软组织是否有轻度的肿胀并且注意询问患儿有无烧灼感、疼痛、麻木、瘙痒等不适。由于漏液症状如发热、红肿及皮下结节等可能在输液后几天出现，不应该忽略患儿的一些模糊不适感。

怀疑发生漏液时应立即停止输液，然后行胸部X线片检查，胸部X线片未发现异常时考虑行导管造影术以探查是否有纤维蛋白鞘形成、导管断裂、导管脱落等并发症。

一旦发生漏液损伤，应立即停止输液，回抽3～5mL血。局部注射相应的解毒药物。使用生理盐水冲洗局部是一种预防皮肤及软组织坏死安全有效的方法。冷敷和类固醇软膏涂抹可以减轻及缩小炎症范围。如果漏液造成了严重的后果如局部溃疡、组织坏死等，需要考虑手术治疗。

（李艳）

## 第四节 儿童静脉输液港的安全管理流程

### 一、科室建立静脉治疗小组，为每位患儿建立输液港使用情况登记表

内容包括：患儿的姓名、年龄、性别、病种、一般情况、输液港的型号、置入时间、插针日期、插针时有无回血、敷料更换日期、使用药物等情况，以便更好的管理。住院期间，登记表置于病历中，操作者逐项填写各项指标，出院时取出，统一专人管理，以便再次住院时使用。

### 二、严格无菌操作

在无菌原则下进行日常维护是预防 TIVAP 并发症最有效的措施。根据中心静脉护理常规并参照 2016 年美国《输液治疗护理实践标准》制订标准化流程，将相关步骤进行细化、量化、优化。护理人员要注重感染风险评估，并及时采取保护性隔离措施，每日评估患儿全身情况，观察局部皮肤是否有红肿、压痛、皮疹等感染、过敏症状。

### 三、儿童输液港置管麻醉前安全管理

(1)麻醉前禁食禁饮 6～8 小时。

(2)麻醉前常规检查如下：

1)心电图。

2)胸部 X 线片。

3)血常规。

4)肝肾功能电解质等。

(3)至少提前一天麻醉会诊，家属签署麻醉知情同意书。

(4)1 周之内无明显肺部或上呼吸道感染等。

(5)进介入手术室前建立静脉留置针。

### 四、儿童输液管置管麻醉后安全管理

(1)取仰卧位(头偏向一侧)或侧卧位。

(2)心电监护。

(3)鼻导管给氧。

(4)加强安全防护，必须专人看护，防止患儿坠床等。

(5)保持静脉通道的通畅。

(6)严密观察患儿的意识、瞳孔、呼吸的频率和节律、体温、血压、皮肤黏膜的颜色、肌张力、四肢末梢循环等的变化，若有异常情况立即通知医师处理。

(7)麻醉恢复期，可能会出现相关的并发症，及时正确的处理会得到缓解和消除。

1)全身麻醉后应加强呼吸道管理，保持呼吸道通畅至关重要。全麻后全身麻醉药等的残余作用，再加上小儿舌大、颈短、呼吸道狭窄，极易发生舌后坠或喉痉挛，表现为随呼吸发生强弱不等的鼾声，或血氧饱和度呈进行性下降，应及时正确的托起患儿下颌，使呼吸道梗阻缓解。

2)全身麻醉后可能会发生呕吐。一旦出现呕吐，应立即将患儿头偏向一侧，及时清除鼻腔、口腔、咽喉部分泌物，防止误吸，床边备吸痰器。

(8)严密观察患儿颈部情况，及时发现可能出现的血肿(严重可能压迫气管或大血管致

相关并发症)等。

## 五、儿童输液港使用过程中的安全管理

(1)严格执行无菌操作。

(2)使用前评估局部有无并发症,触摸输液港穿刺隔轮廓,检查同侧胸部和颈部静脉是否有血栓、红斑、渗液或漏液等现象。

(3)每次使用前必须抽回血。先推注生理盐水,然后缓慢回抽,以免负压过大、导管尖端紧贴血管壁而抽不出回血。如抽不到回血可变动体位或嘱患儿轻咳;如仍抽不出回血,可行胸部X线片检查,或B超检查导管定位情况。确定导管在血管内方可注入药物。

(4)推荐用2%葡萄糖酸氯己定或高效碘消毒皮肤。

(5)输液时压力不宜高于190mmHg,压力过高会损伤导管的三向瓣膜式结构。

(6)必须使用无损伤针。选择长短合适的穿刺针。穿刺针太短会致皮肤压伤或针尖脱出储液槽,针尖太长则固定不稳。

(7)无损伤针穿刺后,调整无芯针斜面背对注射座导管锁接口,冲管时应有效地冲刷注射座储液槽残余药液及血液,以免导管阻塞及相关感染发生。

(8)采用生理盐水脉冲冲管,稀释肝素液正压封管;含安全阀或前端闭合式设计导管用生理盐水冲洗;每次使用后均需冲洗,每个管腔均要冲洗;封管液为生理盐水或100U/mL浓度的肝素盐水,拔除无损伤针时需用肝素盐水,其使用量应掌握在导管容积加延长管容积的2倍。

(9)如果连续使用输液港,无损伤针和透明敷料应每周更换或松脱时随时更换;纱布敷料48小时内更换或敷料变湿、变脏、松脱时随时更换;输液接头每周更换,遇接头脱落、污染、受损、经接头采集血标本后随时更换。

(10)与患儿积极沟通交流,重视任何不适主诉;观察液体输注情况,出现输液速度减慢及需变换体位方可顺利输注等现象时应做X线检查,确定有无导管夹闭综合征发生,以便及早处理。

(11)输液港在使用中,如发生堵管,可用5000U/mL尿激酶溶栓。

(12)不可使用高压注射泵注射,或强行冲洗导管(耐高压TIAP除外)。治疗间歇期连续1个月未使用输液港,应进行常规维护。

(13)使用患儿维护手册并详细记录穿刺维护情况。

## 六、输液港拔除的安全管理

### (一)拔管指征

输液港置管时间为5年至终身。如患者整个治疗过程结束,确实不需要长期输液,经患者或家属主动要求,可以考虑拔管。

### (二)拔管方法

拔管需经外科医师在手术下完成,在注射座处皮肤上做一小切口,取出注射座及导管,取出后检查其完整性,缝合伤口。手术前做凝血功能、血常规等常规检查。

### (三)拔管后的护理

拔管后注意观察切口处有无红肿、感染及术后并发症等情况。

(高文芳)

## 第五节　儿童静脉输液港置管的健康教育及居家护理

输液港在国内主要用于肿瘤患者，大多数家属和患者对其认识不足，依从性差。因此，儿科护士在患儿体内置入输液港过程中的全程健康宣教显得尤为重要。

### 一、留置输液港前的健康教育

首先要让患儿及家属了解外周血管输入化疗药的危害，局部坏死的痛苦，仔细讲解需置入中心静脉置管必要性、置管的目的、方法、注意事项和优点等，将输液港的好处及不足之处都要告知患儿及家属，使其正确认识输液港。决定留置输液港前，患儿家属必须签订《知情同意书》；其次，护士需要针对患儿及家属的心理问题进行访谈，鼓励患儿说出自己不愿意留置输液港的主要原因，如疼痛、经济、并发症等，对每个患儿所关心的问题进行分析解答；带领患儿及家属了解相关资料或访谈已置入输液港的患儿，增加信心。

### 二、术后宣教

(1)术后 24 小时内告知患儿家属此期易出现输液港局部出血，应遵医嘱术后 1～2 小时用冰袋进行局部压迫，严格卧床休息，减少活动。

(2)植入 72 小时内告知患儿此期易出现疼痛、血肿、感染等，嘱患儿避免手术侧剧烈活动，防牵拉，拆线前禁止洗澡；由于输液港置入初期的局部刺激，患儿可自觉伤口酸痛不适，一般 1～2 天可自行缓解。鼓励患儿诉说疼痛的性质，教会患儿转移注意力的方法，必要时口服或肌内注射止痛药，保证舒适和良好的睡眠。此期患儿只能擦浴，待局部拆线伤口愈合后方可洗浴。嘱患儿在切口完全愈合前穿刺侧上肢尽量内收，减少活动，避免负重，并保持切口及其周围干燥，以降低切口裂开及感染的机会。

(3)术后第 5 天告知患儿此期易出现感染，讲解拆线后注意事项，观察伤口情况，如有红肿疼痛明显，及时通知护士，给予局部消毒，无菌敷料覆盖，保持局部清洁干燥。

(4)无损伤针使用前告知患儿进针时可有疼痛感，每周更换 1 次，每次换针时，均需更换进针位置，应保证固定针无移位、松动等；拔除无损伤针后，针眼处应覆盖无菌纱布，当日禁止沐浴，防止感染。

### 三、居家护理

(1)做好出院指导，患儿在出院前，组织家长和患儿进行系统讲解输液港相关知识。指导家属及患儿，妥善护理，以延长置管时间。家属及患儿通过“看、讲、示”即看护士操作、讲家庭护理要点，演示院外突发事件的紧急处理等措施，加强记忆。

(2)携带维护手册出院(内有置入时间、导管位置、医师姓名、联系电话、注意事项等)，嘱家长化疗间歇期应每月到有资质的医院维护 1 次，保管好记录卡，严格看护患儿，避免剧烈的肩部运动，如打篮球、网球等，观察局部皮肤有无红、肿、疼痛现象，发现异常，及时就诊。

（高文芳）

# 第二十九章　儿童静脉营养的应用及安全管理

1986 年，肠道外营养之父 Stanley Dudrick 首次成功由锁骨下上腔静脉输入高浓度的葡萄糖和蛋白质。由于此突破，应用中央静脉治疗的概念迅速发展。随着医学科技的发展，静脉营养在生产工艺和产品种类等方面已取得了显著进展，并成为各种危重疾病治疗中的一项重要措施。因此，静脉营养的应用无疑是近年来医学史上一项重大突破。

## 第一节　儿童静脉营养的定义及应用指征

静脉营养又称肠道外营养，包括部分肠道外营养(PPN)和全胃肠道外营养(TPN)，是指通过静脉途径提供人体所必须的能量、液体和营养素，以满足机体代谢及生长发育需要的营养支持方式。目的是在无法正常进食的状况下仍可以维持患儿营养状况，增加体重和促进创伤愈合，保障患儿的生长发育。

### 一、静脉营养液成分

静脉营养液基本成分包括氨基酸、葡萄糖、脂肪乳剂、维生素、电解质、微量元素和水。

(一)氨基酸

1. 小儿氨基酸代谢特点

(1)需要氨基酸量不同：除维持体内蛋白质代谢平衡外，还需要满足生长发育需要，因此每日需要量较成人多，且年龄不同，需要量亦不同。

(2)需要氨基酸品种多：氨基酸溶液应包括必需和非必需氨基酸，而且要保证两者的合理配制，才能使整个氨基酸组成的利用率增高。平衡的氨基酸溶液，其必需氨基酸应占到总供氮量的 40%。早产儿由于肝脏酶系发育未成熟，某些非必需氨基酸不能从必需氨基酸转变来，如苯丙氨基酸转化为酪氨酸的苯丙酸羟化酶活性低，甲硫氨基酸转化为胱氨酸的硫醚酶活性低等，因此用于早产儿或小婴儿的氨基酸注射液中还应该增加组氨酸、牛磺酸、酪氨酸、精氨酸和胱氨酸等才能满足其生长发育需要和维持正常的血浆氨基酸谱。牛磺酸对新生儿脑和视网膜发育有重要意义；支链氨基酸(异亮氨酸、亮氨酸、缬氨酸)主要在骨骼肌内代谢，是唯一能在肝外代谢的氨基酸，不增加肝脏负担，对小儿未成熟的肝脏有一定好处；精氨酸有刺激生长激素分泌，防止高氨血症和提高免疫作用，因此小儿静脉营养时需要量大。

(3)新生儿尤其是早产儿体内蛋白质和氨基酸代谢尚未成熟，不适当应用会引起一系列的血液生化改变，例如苯丙氨酸易引起高苯丙氨酸血症，蛋氨酸易引起高蛋氨酸血症，甘氨酸易引起高血糖及高血氨症，且在胆汁酸代谢中甘氨酸与牛磺酸竞争与胆汁酸结合，形成甘氨胆汁酸，后者对肝脏有毒性作用，故需慎用上述氨基酸。因此，应选用小儿专用的氨基酸溶液，其特点为：氨基酸种类多，必需氨基酸、支链氨基酸和精氨酸含量高，含一定量的胱氨酸、酪氨酸、组氨酸以及对小儿生长发育关系密切的牛磺酸。

2. 剂量和用法

除肾功能不全者外，新生儿出生后12～24小时即可开始应用。一般从1.0～2.0g/(kg·d)开始，早产儿从1.0g/(kg·d)开始，以后按0.5g/(kg·d)速度递增，直到该年龄蛋白质需要量：早产儿为3.5g/(kg·d)，足月儿和<1岁婴儿为3.0g/(kg·d)，1～3岁为2.0～3.5g/(kg·d)，4～12岁为2.0g/(kg·d)，青少年或成人为0.6～0.8g/(kg·d)。

应用过程中应根据小儿具体情况、不同疾病，合理应用氨基酸。如患儿肝功能不全时，应输注富含支链氨基酸的溶液以提高血中支链氨基酸浓度，竞争性减少芳香族氨基酸通过血脑屏障，从而起到预防和治疗肝性脑病的作用。肾功能不全患儿应输注富含必需氨基酸及组氨酸、精氨酸的氨基酸配方，以纠正氨基酸代谢失调。为保证氨基酸仅用于组织生长而不作为能源，非蛋白热卡/氮的比应为150～200∶1，即提供1g氮应同时提供627～824kJ(150～200kcal)非蛋白质能量。

（二）葡萄糖

葡萄糖是静脉营养中非蛋白质热能的主要来源，可节省氮的消耗，但不能作为唯一能量来源。其原因为：

(1)易致高血糖。

(2)葡萄糖供应量达到机体三羧酸循环所能氧化的最大量时，过多的葡萄糖被转化成脂肪酸，分别贮存在脂肪组织和肝脏，可导致肝大。

(3)糖氧化产生的$CO_2$要多于脂肪酸所产生的$CO_2$，增多的$CO_2$排出会加重肺的负担，同时耗氧量也增加。

(4)长期输注葡萄糖可导致必需脂肪酸的缺乏。

静脉营养中的葡萄糖以单糖形式出现，每克提供能量14.2kJ(3.4kcal)。营养液中葡萄糖的浓度视输入途径和患儿情况而定。中心静脉可用较高浓度，自10%～15%开始，逐步增加，可高达30%～35%；周围静脉营养一般为5%～10%，浓度超过10%～12.5%即能引起静脉炎。葡萄糖输入速率不宜过快，可从4～8mg/(kg·min)开始，按1～2mg/(kg·min)的速度逐渐增加，中心静脉最大剂量为15～20mg/(kg·min)。新生儿尤其是早产儿，对输入葡萄糖的耐受性差，输入速率应从小剂量开始。输注过程中应监测尿糖或血糖，当血糖>8.4mmol/L(150mg/dl)时可导致渗透性利尿、血渗透压升高、脱水甚至颅内出血。新生儿不推荐使用胰岛素。

（三）脂肪乳剂

脂肪乳剂是静脉营养的重要组成部分和能量的主要来源，其主要成分为脂肪酸和三酰甘油。脂肪乳剂乳化后所形成的脂肪微粒与天然乳糜极相似，具有能量密度大、溶液为等渗性、无利尿作用和在应激状态下代谢率不下降等优点，因此在静脉营养中发挥重要作用。其较葡萄糖双能源系统提供能量的优点在于：

(1)葡萄糖转变为脂肪的过程不需要消耗能量，因此更为有效。

(2)对氧化葡萄糖能力有限者，如新生儿、小婴儿或营养不良患儿更加适用。

(3)并发症少，能避免或减轻单独使用葡萄糖带来的许多不良反应。

(4)提供必须脂肪酸，高危儿和低出生体重儿出生后2～3天即可出现必需脂肪酸缺乏。

1. 剂型

常用的脂肪乳剂有长链脂肪乳(LCT)和中长链脂肪酸(MCT/LCT)。

(1)长链脂肪乳(LCT)：为第一代脂肪乳剂，如英脱利匹特(Intralipid)。其主要成分是大豆油，以多不饱和脂肪酸为主，其中亚油酸占55％，油酸占22.2％，亚麻酸占8％，对血浆胆固醇影响较小。Intralipid目前有10％和20％两种不同浓度，早产儿应选用20％Intralipid。因为两者均含有相同类型和数量的磷脂，而三酰甘油含量不同，即20％Intralipid可提供双倍三酰甘油而不增加磷脂量。由于磷脂可抑制脂蛋白和脂酶的活性和影响血脂的廓清，因此20％浓度的Intralipid更少发生高三酰甘油血症、高胆固醇血症和高磷脂血症。LCT不良反应包括：过敏反应（尤其对鸡蛋过敏者）、肝脾大、血清转氨酶水平升高、高脂血症以及抑制机体的免疫功能。因此对于有出血倾向或凝血功能障碍、严重感染者应慎用。另外，对有严重呼吸或心脏疾病的患儿以及高胆红素血症的新生儿应用LCT尚存争议。即输注LCT可能引起脂肪颗粒在肺巨噬系统沉积和红细胞膜改变，导致肺内分流增加，肺弥散能力降低，故加重肺功能不全者患者的通气/灌流比例失调，氧合能力下降。高胆红素血症时，不饱和脂肪酸作为阴离子进入体内，与胆红素竞争结合清蛋白，可能导致游离胆红素浓度升高。

(2)中链三酰甘油（MCT）：MCT主要成分是饱和脂肪酸，其优点为：分子量小、溶解度大，能直接被组织代谢，故半衰期较短、代谢和清除快而完全，不易沉积于肝、肺和网状内皮系统，不易再酯化而影响脂蛋白代谢；不需肉毒碱转运而直接通过线粒体膜进行β氧化为组织利用，氧化作用快；能刺激胰岛B细胞释放胰岛素，改善机体对葡萄糖的利用，减少糖异生，更具有节氮效应；对免疫系统无抑制作用。因此，MCT更适合于黄疸、低蛋白血症、肝功能不良或应激患儿以及早产儿。其缺点为不含必需脂肪酸，故以MCT作为唯一的脂类来源时可造成必需脂肪酸缺乏，且大剂量输入可产生毒性。因此用于临床的是LCT和MCT各占50％（重量比）的物理混合制剂。

(3)其他新型的脂肪乳剂：目前已有多种新开发的脂肪乳剂用于临床。如结构脂肪乳（STG）其优点是通过对MCT和LCT的内酯化作用形成三酰甘油分子，故水解、氧化率高，清除快，在代谢上较物理混合的MCT/LCT脂肪乳剂有更显著的优势。富含ω－3的脂肪乳剂，即在脂肪乳剂中添加鱼油，由于深海鱼油中ω－3脂肪酸含量丰富，故在保护组织微循环及机体免疫功能的同时减少炎性反应和血栓形成。含橄榄油的脂肪乳剂：其成分中含橄榄油80％，大豆油20％，使乳剂中多不饱和脂肪酸含量降至20％（通常脂肪乳剂中含量高达60％），故可选择性调节患儿免疫应答、维护机体免疫功能，减少炎性反应发生。目前最新开发的脂肪乳剂是由大豆油、MCT、橄榄油、鱼油和维生素E物理混合而成。其优点是减少ω－6而增加ω－3脂肪酸含量，并提供大量单不饱和脂肪酸，故可最佳调节机体免疫功能。

2. 用法和剂量

新生儿出生24小时即可应用。开始应用时早产儿剂量从0.5～1g/(kg・d)开始，足月儿无黄疸者从1.0～2g/(kg・d)开始。以后按0.5g/(kg・d)速度递增，直至最大剂量，即新生儿、婴儿可达到3～3.5g/(kg・d)，年长儿为2.5～3g/(kg・d)。输注速度应缓慢，一般用输液泵持续输注，时间应大于16小时，或24小时均匀输注，以适应机体的血脂廓清能力，必要时监测血清三酰甘油。极低出生体重儿输注速度不应＞0.12g/(kg・h)。营养不良患儿因其脂蛋白酶活性下降，一般在开始肠道外营养2～3天后才给予脂肪乳。

（四）水

水占人体的60％，对维持机体内环境稳定和正常代谢起重要作用。正常情况下，成人每天需水2000～2500mL，婴幼儿则为成人的2～5倍，但患有肾、肺或心功能代偿失调时不能耐受这一水量。

（五）维生素

维生素在人体代谢和生理功能上占有重要地位，三大营养成分的正常代谢及某些生化生理功能都需要各种维生素的参与，处于应激状态的危重患者对维生素的需要量显著增加。用于 TPN 的维生素制剂有复合水溶性维生素（含维生素 $B_1$、$B_2$、$B_6$、$B_{12}$、维生素 E、维生素 C、生物素、烟酰胺、泛酸及叶酸等）、复合脂溶性维生素（含维生素 A、维生素 $D_2$、维生素 E、维生素 $K_1$）等。短期应用 TPN 时，由于体内有储备，脂溶性维生素可不加。联合使用上述两种维生素可提供维持机体健康和正常代谢进行全静脉营养患者的特殊需要，可提供完全平衡的维生素，以满足机体每天的需求，避免长期全静脉营养期间易产生的维生素缺乏症。

（六）电解质和微量元素

电解质主要维持血液的酸碱平衡和水盐平衡，维持正常渗透压和机体细胞正常生理功能，保持机体内环境的稳定。静脉营养时应添加适量的矿物质，需每日给予钠、钾、氯，一般全静脉营养＞10 天应考虑给予钙、磷、镁，尤其是早产儿。值得强调的是电解质的每天补给量不是固定不变的，应根据疾病情况，根据血、尿定期检测结果予以调整。在这些电解质中，磷的补充不可忽视，它是细胞内的主要阴离子，是缓冲系统的一部分，参与 ATP 能量储存、细胞膜组成的氧化转运系统的一部分，是促进合成代谢的重要元素。微量元素具有重要的生理功能，长期应用 TPN 会引起微量元素的缺乏，应及时补充锌、铬、铜、锰等微量元素。最常用的复方微量元素制剂，内含铁、锌、锰、铬、铜、硒、钼、氟、碘等的每日正常需要量。无微量元素制剂，可输注干冻血浆或全血，每次 20mL/kg，每周 1～2 次，有时仍不能满足患儿的微量元素需求。按体重计算小儿对矿物质的需要量相对比成人高，各种矿物质的需要量详见表 29－1。

**表 29－1　应用 TPN 时矿物质需要置表**

| | 儿童每日量/kg | 婴儿每日量/kg |
|---|---|---|
| 钠 | 3～4mmol | 2～8mmol |
| 钾 | 2～3mmol | 2～6mmol |
| 氯 | 2～4mmol | 0～6mmol |
| 钙 | 0.25～0.5mmol | 0.45～1.15mmol |
| 磷 | 2mmol/L | 1～1.15mmol/L |
| 镁 | 0.125～0.25mmol | 0.125～0.25mmol |

为防止磷酸钙沉淀，每升中钙磷乘积不能超过 200mg/dl

## 二、静脉营养指征

长期不能耐受肠道内营养的小儿都是肠道外营养的指征。临床上常见的疾病有：

(1)早产儿和低出生体重儿，宫外生长迟缓等。

(2)处于应激或高代谢状态的危重患儿如严重感染、烧伤、多器官衰竭等。

(3)患儿营养状况差，5 天以上不能经胃肠道提供营养，3～5 天内经胃肠道提供营养少于机体营养需要量的 80%，或持续 1 个月以上，每日经胃肠道提供营养少于机体营养需要量的 60%。

(4)各种先天性消化道畸形手术前后。

(5)肠瘘。

(6)短肠综合征。

(7)重度营养不良患儿。

(8)恶性肿瘤患儿在放化疗期间有明显胃肠反应者。

（高文芳）

## 第二节 儿童静脉营养液的配制

静脉营养液中必须包括足够的氨基酸、能量、电解质、矿物质和维生素，以维持患儿良好的营养状况。每日应根据患儿实际情况，先将所需能量、营养素和液体计划好，然后在严格的无菌条件下配制成混合液使用。

### 一、能量需要

肠道外营养因无肠道排泄和食物消化吸收所致的能量损耗，故所需总能量比肠道内营养少。新生儿热卡 60～80kal/(kg·d)；婴儿和儿童 60～70kal/(kg·d)。一般大营养素的能量分配比例为蛋白质 15%、脂肪 35%、糖类 50%。当发热、严重败血症、长期生长发育落后、低体温时需酌情增加能量供给。

### 二、液体需要量

小儿体液需要量相对较大，年龄越小，需要量越大，不同年龄小儿的日需要量见表 29—2。

表 29—2 不同年龄小儿液体的日需量表

| 年龄 | 体重/kg | 日需液量/mL/kg |
|---|---|---|
| 2 周—2 个月 | 1～4 | 120 |
| 2—12 个月 | 3～10 | 100 |
| 12 个月—2 岁 | 10～12.5 | 90 |
| 2—4 岁 | 12.5～15 | 80 |
| 4—8 岁 | 15～25 | 70 |
| 8—12 岁 | 25～40 | 60 |
| 12 岁以上 | >40 | 50 |

当使用暖箱、光疗、呼吸窘迫、感染、腹泻或用脱水剂等情况下液量应酌情增加。液体渗透压不宜太高，外周静脉营养时约 550mOsm/L 左右，中心静脉营养输入时，渗透压可稍高。

### 三、全静脉營养制剂的质量要求和特征

(一)pH

pH 应调整在人体血液缓冲能力范围内。健康人血液的 pH 约为 7.4，平时只有极微小

的改变。在这一 pH 范围内,各组织及其酶系统才能进行正常的代谢活动。所以在配制此类输液时,对于 pH 的调整一方面应考虑药液维持本身稳定性的需要,另一方面必须注意被调整药液的 pH 在血液缓冲能力的范围以内。

(二)渗透压

血浆渗透压一般为 280～320mOsm/L,与 0.9%氯化钠溶液的渗透压相当。当输入低渗溶液时,水分子将进入细胞内,严重时可有溶血现象。若输入高渗溶液,细胞内水分子溢出而发生细胞皱缩,由于体内有中枢神经系统参与的调节机制,仅输入与血浆渗透压差异不大或差异虽大但输入量较小时,机体可以调整。但若注入量大或速率较快,机体调节失控,将引起细胞脱水,严重者可导致血栓形成。另外,输液时渗透压过高对血管刺激较大,尤其是外周静脉为全静脉营养的途径时,可以引起静脉炎、静脉栓塞,使全静脉营养不能进行。

(三)无菌、无热源

热源系指能引起恒温动物体温异常升高的致热物质。它包括细菌性热源、内源性高分子热源、内源性低分子热源及化学热源等。

(四)微粒异物

不能超过规定,目前各国药典中规定的微粒最大应不超过 10$\mu$m。

(五)无毒性

对于某些输液如水解蛋白,要求不能含有引起过敏反应的异性蛋白。

## 四、全静脉涔养液配制操作规程

(1)肠外营养支持所用营养液根据当日医嘱在层流室或配制室超净化工作台内,严格按无菌操作技术进行配制。

(2)核对已摆好的静脉输液药品是否与静脉药物配制单相符。

(3)检查一次性静脉营养输液袋包装是否密封完整。

(4)将不含磷酸盐的电解质和微量元素加入到复方氨基酸或葡萄糖溶液中,充分振荡混匀。

(5)将磷酸盐加入到其他葡萄糖溶液或氨基酸中,充分振荡混匀。

(6)将氨基酸溶液加入到葡萄糖溶液中。

(7)翻转静脉营养输液袋,使两种溶液充分混匀。肉眼检查确认袋内有无沉淀生成。

(8)将水溶性的维生素溶解到脂溶性的维生素中,充分混匀,然后将混合液加入到脂肪乳中,混匀。

(9)将含有维生素的脂肪乳溶液加入到静脉营养输液袋中。

(10)轻轻摇动静脉营养输液袋,使内容物充分溶解后,将静脉营养输液袋口朝上竖起,将袋子中多余的空气排出。

(11)挤压静脉营养输液袋,观察是否有液体渗出,如有须丢弃另配。

(12)将静脉药物配制单贴在静脉营养输液袋上,签名确认。

## 五、全静脉营养液配制操作过程中注意事项

(1)洁净台启动 20 分钟后使用。

(2)配制人员穿洁净工作衣或隔离衣,洗手,酒精擦拭至肘部以上。

(3)现配现用,如配制后暂不使用应置于 4℃冰箱内保存,但不能超过 24 小时。

(4)应用正确的混合顺序配制液体:电解质、水溶性维生素、微量元素均为高渗液体,不能直接加入脂肪乳剂中,以免破坏其完整性。在加入氨基酸和葡萄糖混合液后,肉眼检查袋内有无沉淀生成,如确认没有沉淀再加入脂肪乳液体。

(5)氨基酸液对脂肪乳剂的稳定性有保护作用,故配制 TPN 液中应有足量的氨基酸液,且不能加入其他药物。(一般氨基酸浓度不低于 2.5%)

(6)电解质浓度应有限制,一般控制一价阳离子总浓度<150mmol/L,镁离子浓度<3.4mmol/L,钙离子浓度<1.7mmol/L,以免引起阳离子中和脂肪颗粒上磷脂酸负电荷,最终导致水油分层。

(7)TPN 中葡萄糖最终浓度为 10%~23%,有利于混合液的稳定。

(8)避免将电解质、微量元素直接加入脂肪乳中,导致水油分层。

(9)配伍禁忌:硫酸镁不能与氯化钙配伍,但能与葡萄糖酸钙配伍;抗生素、血液制品、清蛋白等不能加入,应单独输注;钙剂与磷酸盐应分别加入不同的溶液内稀释,以免发生磷酸钙沉淀。微量元素不能和维生素直接混合配制,应分别加入氨基酸和葡萄糖液中。

(高文芳)

## 第三节　儿童静脉营养液的安全输注及注意事项

### 一、静脉营养安全输注支持途径

详见相应部分章节。

### 二、静脉营养安全输注方法

#### (一)持续输注法

将当日的营养液在 24 小时内均匀输入称为持续输注法。其优点为各种营养物质同时等量输入,对机体氮源、能量及其他营养物质的供应处于持续均匀状态,胰岛素分泌、血糖浓度均较为稳定。缺点为血清胰岛素持续处于高水平状态,脂肪和糖原合成均增加,易导致脂肪肝,甚至出现肝功能异常。

#### (二)循环输注法

指输注时间在 12~18 小时的静脉营养输注方式,适用于已稳定地接受持续全静脉营养并需继续长期应用的患儿。因输注期间循环负荷量大,因此不适合心功能差、感染或代谢亢进的患儿。

### 三、静脉营养液安全输注的注意事项

(1)签署知情同意书。TPN 治疗前及中心静脉置管前应家长参与选择治疗措施,加强医患沟通并请家长签字,为防范医疗纠纷提供法律依据。

(2)TPN 配制室管理。TPN 配制室的严格管理对营养液的质量起保障作用,TPN 营养液最好由专人在净化台配制。配制前要求紫外线照射 30 分钟,配制前后室内需做清洁消毒工作,按生理盐水—葡萄糖—电解质—氨基酸—维生素—脂肪乳剂的顺序混合配制,配制应不间断的一次完成。为保证 TPN 溶液的稳定,最好不在营养液中加入其他任何药物。

(3)如果静脉营养液不能及时输注,营养液要求保存在 4℃的冰箱内,但混合液不宜长时间保存,原则上不超过 24 小时。

(4)严格控制输液速度最好采用输液泵 24 小时内匀速输注。

(5)在营养液的配制和输入过程中严格执行无菌技术原则,防止营养液被污染。严格执行无菌操作,防止感染,每日按照无菌操作技术更换输液器,若已有感染时应及时拔管,并将剪下的导管尖端送细菌培养。

(6)置管部位的敷料应保持清洁及干燥,以防止感染。住院期间,护理人员应每日观察评估置管部位伤口的情形并记录及追踪,必要时将导管拔出并送培养检查;妥善固定导管,防止管道脱出、受压和扭曲;保持管道通畅,输液结束及时正压封管,每次输入营养溶液后及时用生理盐水脉冲式冲管。

(7)患儿沐浴时,应慎防置管部位的浸湿,并勿做剧烈的运动。

(8)密切观察患儿的临床表现,注意有无并发症的发生。停用胃肠外营养时应提前在 2～3 天内逐渐减量。

(高文芳)

## 第四节　儿童静脉营养的并发症及护理

### 一、静脉营养的并发症及护理

(一)组织损伤

常见的有气胸、空气栓塞、血管损伤、胸导管损伤、导管移位、臂丛神经损伤、导管过深靠近窦房结可诱发心律失常、心搏骤停等。

1. 气胸

气胸最常见,患者静脉穿刺时或置管后出现胸闷、胸痛、呼吸困难、同侧呼吸音减弱时,应考虑气胸的发生。胸部 X 线检查可明确诊断。临床可根据气胸的严重程度,给予继续观察、胸腔抽气减压或胸腔闭室引流等措施。

2. 血管损伤

在同一部位反复穿刺时易损伤血管,表现为出血或血肿形成,应立即拔针,局部压迫止血。

3. 胸导管损伤

发生于左侧胸骨下穿刺时,发现有清亮的淋巴液渗出应立即退针或拔除导管,偶尔可以发生乳糜瘘,少数需做引流或手术处理。

4. 导管移位

锁骨下或头静脉穿刺置管时,导管插入同侧颈内或颈外静脉,或因导管固定不佳而移位。X 线可明确导管位置,导管移位所致液体渗漏可使局部肿胀,若位于颈部则出现呼吸困难,甚至并发感染等。应给予停止输液,拔管和局部处理。

(二)静脉炎、血栓形成及空气栓塞

1. 静脉炎

多发生于经外周静脉营养支持时,主要原因有两个,第一个原因主要是输液的血管腔小,高渗营养液不能得到及时的稀释,化学损伤血管内皮。第二个原因是置有导管的静脉跨越关节时,导管与静脉壁接触,致静脉发生机械性损伤,输液部位可见静脉成条锁状,瘢印、红肿、触痛、发热等现象，一般经湿敷、更换部位或外涂可经皮吸收的具有抗凝消炎作用的软膏后，可以逐步消退。

2. 血栓形成

目前常用肝素来预防血栓形成，剂量为0.5～1U/mL。如已发生血栓而无败血症迹象，可用尿激酶溶栓。

3. 空气栓塞

发生于静脉穿刺置管时，锁骨下静脉穿刺时，致患者于平卧位，置管成功后，及时连接输液通道，输液过程及时更换液体，输液结束应及时封管。一旦考虑空气栓塞，立即致患者左侧卧位，头低足高。

（三）感染

病原菌可通过导管穿刺点、导管和输液器连接处等侵入营养液，常见的病原菌是革兰阳性菌，其次是革兰阴性菌和真菌。应拔除导管改为周围静脉营养，并做导管尖端细菌培养，同时抗生素治疗5～7天至体温正常，血培养阴性至少72小时，才能重新置管。

（四）代谢紊乱

(1)低血糖症：TPN期间因长期输入高浓度葡萄糖，胰岛素分泌适应性增加，如果突然终止或减慢输注营养液速度，婴幼儿在30分钟内血糖即可明显下降，出现头痛、出汗、烦渴、感觉异常、定向力障碍，甚至抽搐、昏迷、死亡。一旦发现血糖＜2.5mmol/L，可用25%～50%葡萄糖每次1～2mL/kg静脉注射，直至症状消失。监测血糖、尿糖，逐渐增加葡萄糖浓度，匀速维持可避免患儿代谢紊乱。

(2)高血糖症：主要发生于输入葡萄糖浓度过高或输注速度过快，部分与碳水化合物代谢途径不成熟、胰岛素反应低下、周围性胰岛素抵抗、应激或感染有关。防治的方法有以下四点：

1)降低葡萄糖输注速度。

2)要在肠外营养时应用脂肪乳剂，满足部分能量需求，减少葡萄糖的利用。

3)如果发生高渗性高血糖症，应立即停止肠外营养，并纠正高渗状态，输注等渗或低渗盐水，加用胰岛素，补充胶体，维持患儿的血容量，控制血糖浓度在11mmol/L以下。

4)对于一些糖尿病、胰腺炎、胰腺手术、全身感染、肝病及使用皮质激素的患儿应特别注意，防止高血糖及高渗性非酮性昏迷。血糖＞16.5mmol/L或持续在11.1mmol/L以上时，可加用胰岛素(5g糖加1U胰岛素)。

(3)脂肪超载综合征：易感因素有脂肪乳剂剂量偏大或输注速度过快、患儿存在严重感染、肝肾功能不全或脂类代谢失调等。主要特征有黄疸、发热、头痛、呕吐、贫血、血小板减低、出血倾向及肝功能损害等。因此在输注脂肪乳过程中应监测血清三酰甘油(输完后4～8小时测)，出现高脂血症可用肝素10～25U/kg。

(4)肝功能损害及胆汁淤积：常见的高危因素有早产儿、TPN应用＞4周、感染、能量过高、氨基酸配方不合理等。因此尽早经肠道内营养；选择小儿专用的氨基酸溶液；积极预防和治疗肠道感染；采用低能量营养[以210～234kJ(50～55kcal)/(kg·d)为宜]等。对TPN应用超过30天出现腹痛的患儿，应做B超排除胆囊淤泥或结石的可能。

(5)电解质紊乱及酸碱失衡：常因原发疾病(如肠瘘、营养不良、消化道畸形)或TPN成分配制不当引起。故应注意各种药物的配伍禁忌。

(6)微量元素缺乏:长期应用 TPN 时应输注微量元素制剂以防止其缺乏。

(7)肠黏膜萎缩和肠细菌移位:胃肠黏膜萎缩不仅是静脉营养使肠道长期废用的结果,另外的原因是传统的静脉营养氨基酸溶液中缺乏一种对肠道黏膜有特殊营养作用的谷氨酰胺。肠黏膜萎缩使屏障受损,肠内细菌和毒素可移出肠外,是全身性感染潜在的原因之一。

## 二、静脉营养监测

(1)一般情况:每日监测患儿呼吸、脉搏、体温、血压,记录 24 小时总出入量。

(2)TPN 开始阶段,每 12 小时测血糖、血气,每日测钾、钠、氯、钙、尿素氮、胆红素,情况稳定后每周测 1~2 次。

(3)磷、镁、碱性磷酸酶、清蛋白、转氨酶、血常规、血小板每周监测。

(4)如条件允许应测三酰甘油、胆固醇、氨基酸、微量元素。

(5)每日测体重、身高、头围,每周进行营养评估。

上述各项检查应依据患儿的具体情况而定,临床密切观察更为重要。

## 三、停用静脉营养注意事项

长期 TPN 可引起胃肠道功能衰退。因此,从 TPN 过渡到肠内营养必须逐步进行,逐渐经过肠内营养以使残余肠内细胞得到再生及适应,再逐渐增加肠内量而降低肠外量,直至肠内营养能满足代谢需求时,才能完全停止 TPN,最后至正常膳食。

(1)停用标准:如经肠道喂养量大于 50mL/(kg·d)或 1/3 的必须热量可经口摄取时,可停用 TPN,一般需 1 周。

(2)逐渐降低静脉输入营养液的浓度及使用量,停止静脉输入营养液的当日需外周静脉输注 10%葡萄糖注射液,防止低血糖发生。

(3)培养患儿饮食习惯:患儿持续接受葡萄糖输入,食欲明显减退,长期输入 TPN 的患儿消化道处于修复及休眠状态,胆汁黏稠,肠黏膜萎缩,肠腺分泌减少,因此准备停止 TPN 时,应先给予等渗葡萄糖液每次 1~2mL/kg 喂服,每日 3~4 次,逐渐增至每日 8 次,待患儿 24 小时内耐受量达 20~30mL/kg 时改为 2∶1 稀释奶,若患儿耐受良好,给予 1∶1 稀释奶继而过渡至正常浓度配方奶喂养。

(高文芳)

# 第三十章　儿童常见疾病护理

## 第一节　急性上呼吸道感染

### 一、概述

急性上呼吸道感染(AURI)简称上感,是由各种病原体引起的鼻、咽或喉部急性感染,是儿科最常见的呼吸道疾病。

各种病原体均可引起急性上呼吸道感染,但由病毒感染引起的占90%以上,主要有鼻病毒、呼吸道合胞病毒、流感病毒、副流感病毒、腺病毒、柯萨奇病毒等。病毒感染后可继发细菌感染,最常见的细菌为溶血性链球菌,其次是肺炎链球菌、流感嗜血杆菌等,肺炎支原体感染近年来逐渐增多。

婴幼儿上呼吸道的解剖和免疫特点决定了此年龄段小儿易患本病。尤其是营养不良、维生素D缺乏性佝偻病、先天性心脏病、免疫缺陷病患儿更容易发病。受凉、劳累、居住拥挤、环境污染、被动吸烟、密切接触呼吸道感染患者等均为上呼吸道感染的诱因。

### 二、临床表现

(一)一般类型的上感

年长儿主要以呼吸道局部症状为主,全身症状较轻;婴儿大多病情较重,多起病急骤,常伴有明显的全身症状。局部症状:鼻塞、流涕、打喷嚏、咳嗽、咽部痒痛等。全身主要表现:全身不适、乏力、发热、畏寒、头痛、烦躁不安、拒乳;部分患儿还可伴有食欲缺乏、呕吐、腹泻、脐周阵发性疼痛等消化道症状,少数患儿体温可高达39～40℃或更高,甚至可因高热出现热性惊厥。

体检可发现咽部充血,扁桃体肿大、颌下和颈淋巴结肿大、触痛等;肺部听诊呼吸音一般正常。部分肠道病毒感染的患儿伴有不同形态的皮疹。

(二)两种特殊类型的上感

1. 疱疹性咽峡炎

由柯萨奇A组病毒感染引起,好发于夏、秋季„临床特点为起病急,主要表现有高热、咽痛、流涎、拒食等。体检可见咽部充血,在咽腭弓、软腭、腭垂可见2～4mm大小的灰白色疱疹,周围有红晕,疱疹破溃后形成溃疡,病程1周左右。

2. 咽一结合膜热

由腺病毒3、7型感染引起,好发于春夏季,散发或有小流行。以发热、咽炎、结膜炎并存为特征。主要表现为高热、咽痛、眼部刺痛、畏光、流泪等。体检发现咽部充血,一侧或双侧滤泡性眼结合膜炎,颈及耳后淋巴结肿大,有时伴有胃肠道症状。病程1～2周。

(三)并发症

急性上呼吸道感染向邻近器官及下呼吸道蔓延可引起鼻窦炎、中耳炎、结膜炎、咽后壁脓肿、颈淋巴结炎、喉炎、支气管炎及肺炎等;婴幼儿可并发高热惊厥;年长儿链球菌感染后可引起的免疫反应性疾病,如急性肾小球肾炎、风湿热等。

## 三、辅助检查

病毒感染时白细胞计数正常或偏低,淋巴细胞计数相对较高;病毒分离和血清学检查可明确病原。细菌感染时白细胞计数及中性粒细胞可增高;在使用抗菌药物前行咽拭子培养可发现致病菌。C-反应蛋白(CRP)和前降钙素原(PCT)有助于鉴别细菌感染。

## 四、治疗原则

### (一)一般治疗

适当休息,多饮水,注意呼吸道隔离,预防并发症的发生。

### (二)病因治疗

无发热,免疫功能正常的患者一般无须应用抗病毒药物。有继发细菌感染或发生并发症时可加用抗生素治疗,如青霉素类、头孢菌素类、大环内酯类等。

### (三)对症治疗

高热患儿可采用物理降温或药物降温。对高热惊厥患儿给予抗惊厥药物治疗。咽痛者可含服咽喉片,也可遵医嘱服用中药制剂辅助治疗。

## 五、常见护理诊断/问题

### (一)体温过高

与上呼吸道感染和炎症有关。

### (二)舒适的改变

与鼻塞、咽痛、头痛等有关。

### (三)潜在并发症

高热惊厥、中耳炎。

## 六、护理措施

### (一)密切观察体温变化,适度降低体温

1. 休息与环境

急性期患儿应保证充分休息,充足睡眠。保持室内空气新鲜,但要注意避免对流风直接吹到患儿。必要时进行空气消毒。

2. 饮食护理

鼓励患儿多饮温开水,有助于加快毒素排泄和降低体温。给予易消化的流质或半流质清淡饮食,要注意少食多餐;必要时静脉补充营养和水分。

3. 观察体温变化,必要时遵医嘱降温

发热患儿每4小时测量一次体温,注意观察热型、发热程度及伴随的症状。高热、超高热或有高热惊厥史的患儿,每1～2小时测量体温1次。当体温达到38.5℃或38.5℃以上时,遵医嘱应用物理降温或药物降温。

### (二)改善患儿舒适度

(1)及时清理鼻腔及咽喉部位的分泌物和鼻痂,尤其是鼻塞严重影响吃奶的患儿,宜在哺乳前15分钟清除鼻腔分泌物,根据医嘱应用滴鼻剂通畅气道。

(2)做好口腔护理,保持口腔清洁,婴幼儿可在饭后喂少量温开水冲洗口腔,年长儿可饭后漱口,口唇涂油脂润唇避免干燥。

(3)采取退热措施出汗后要及时给患儿更换衣服,保持衣服干燥、清洁,使患儿舒适。

(三)观察病情变化

(1)应注意检查有无口腔黏膜斑和皮疹、注意咳嗽性质的变化、注意观察神志状态和神经系统症状,以便能早期发现麻疹,猩红热、脑脊髓膜炎等急性传染病。

(2)注意鼻窦炎、中耳炎、结膜炎、咽后壁脓肿、颈淋巴结炎、喉炎、支气管炎及肺炎、急性肾小球肾炎、风湿热等并发症的症状观察。

### 七、健康指导

指导家长掌握上呼吸道感染的预防知识。居室空气要新鲜,尽量减少居室环境污染及被动吸烟对小儿的危害;注意加强小儿体格锻炼,增加户外活动,避免到人员密集的公共场所;指导家长进行家庭护理,如注意休息,多饮水,饮食宜清淡;向家长介绍并发症的早期表现,一旦发现,要及时到医院就诊进行妥善处理;建议家长带儿童接种流感疫苗,提高呼吸道免疫力,减少上呼吸道感染。

(高文芳)

## 第二节　急性支气管炎

### 一、概述

急性支气管炎是指各种病原体引起的支气管黏膜感染,因气管常同时受累,所以又称为急性气管支气管炎。婴幼儿多见,常继发于上呼吸道感染之后,或为一些急性呼吸道传染病(麻疹、百日咳等)的一种表现。

病原体为各种病毒、细菌或病毒及细菌的混合感染。凡能引起上呼吸道感染的病原体皆可引起支气管炎,而以病毒为主要病因。特异性体质、免疫功能失调、营养不良、佝偻病及支气管局部的结构异常等均为本病的危险因素。

### 二、临床表现

起病可急可缓,大多先有上感的症状,之后以咳嗽为主要表现。初为刺激性干咳,1～2天后有痰液咳出。婴幼儿症状较重,常有发热,体温高低不一,多在38.5℃左右,可伴有呕吐、腹泻等消化道症状。一般全身症状不明显。肺部听诊呼吸音粗糙,或有少许散在干、湿啰音。啰音的特点是易变,常在体位改变或咳嗽后减少甚至消失。一般无气促和发绀。

血常规检查时,白细胞正常或稍高,合并细菌感染时,可明显增高。胸部X线检查无异常改变或有肺纹理增粗。

### 四、治疗原则

主要是控制感染和止咳、化痰、平喘等对症治疗。

### 五、常见护理诊断/问题

(一)体温过高

与病毒或细菌感染有关。

(二)清理呼吸道无效

与痰液黏稠不易咳出有关。

### 六、护理措施

(一)密切观察体温变化,适度降低体温

参见本章第一节。

(二)保持呼吸道通畅

保持室内空气清新,温湿度适宜,减少对支气管黏膜的刺激,以利于排痰。注意休息,保证充足的水分及营养的供给,鼓励患儿多饮水。指导并鼓励患儿有效咳嗽,以利于呼吸道通畅,易于排痰。痰液黏稠者可采用雾化吸入,促进排痰。遵医嘱使用抗生素、止咳祛痰剂、平喘剂等,并注意观察药物疗效及不良反应。注意观察有无缺氧症状,必要时给予吸氧。

(高文芳)

## 第三节　肺　炎

肺炎是由不同病原体感染或其他非感染因素(如羊水吸入、过敏等)所致的肺部炎症。儿童肺炎以支气管肺炎多见,主要表现为发热、咳嗽、气促、呼吸困难和肺部固定的中、细湿啰音。本病是儿科的常见疾病,也是我国住院小儿死亡的第一位原因。肺炎一年四季均可发病,以冬春寒冷季节及气候骤变时多见。

### 一、支气管肺炎

(一)概述

1. 病因

病因主要以细菌和病毒为主,也可由细菌、病毒混合感染引起。发达国家小儿肺炎以病毒感染为主,主要有呼吸道合胞病毒、腺病毒、流感病毒、副流感病毒、巨细胞病毒、肠病毒、鼻病毒等。发展中国家小儿肺炎以细菌感染为主,常见的细菌有肺炎链球菌、金黄色葡萄球菌、肺炎杆菌、流感嗜血杆菌、大肠埃希菌、军团菌等。近年来,肺炎支原体、衣原体、流感嗜血杆菌感染引起的肺炎有增加的趋势。

2. 发病机制及病理生理

病原体常由呼吸道入侵,少数经血行入肺。肺炎的病理变化以肺组织充血、水肿、炎性浸润为主,影响通气和换气功能,导致缺氧和二氧化碳潴留,出现低氧血症和高碳酸血症。进而导致机体代谢和器官功能障碍,使循环系统、神经系统、消化系统出现一系列症状及水、电解质与酸碱平衡紊乱。

(二)临床表现

1. 轻症肺炎

轻症肺炎仅表现为呼吸系统症状和肺部的相应体征。大多起病较急,主要表现为发热、咳嗽、气促和肺部固定的中、细湿啰音。

(1)发热:热型不定,多为不规则热,也可表现为弛张热或稽留热,新生儿、重度营养不良患儿可不发热,甚至体温降低。

(2)咳嗽:较频繁,初期为刺激性干咳,极期咳嗽减轻,恢复期为有痰咳嗽。

(3)气促:呼吸增快,可达40～80次/分,并有鼻翼翕动和吸气性凹陷,重者呈点头状呼吸,三凹征,唇周发绀等。

(4)肺部可闻及较固定的中、细湿啰音。新生儿及小婴儿症状、体征可不典型。此外可出现全身表现,如食欲减退或拒食、精神不振、烦躁不安、轻度腹泻或呕吐等。

2. 重症肺炎

除呼吸系统症状和全身中毒症状加重外,重症肺炎还可累及循环、神经、消化系统,出现相应的表现。

(1)循环系统:轻度缺氧可致心率增快,重症肺炎可合并心肌炎和心力衰竭。心肌炎主要表现为面色苍白、心音低钝、心律不齐,心电图显示 ST 段下移和 T 波低平、倒置。心力衰竭主要表现:

1)呼吸突然加快,安静时>60 次/分。

2)心率突然加快,安静时婴儿>180 次/分、幼儿>160 次/分。

3)心音低钝或出现奔马律。

4)骤发极度烦躁不安,明显发绀,面色发灰。

5)肝脏迅速增大。

6)少尿或无尿,颈静脉怒张,颜面或下肢水肿等。

(2)神经系统:轻度缺氧表现为烦躁或嗜睡。发生脑水肿时出现意识障碍、惊厥、昏迷、前囟隆起、瞳孔对光反射迟钝或消失、呼吸节律不齐甚至停止、有时有脑膜刺激征等。

(3)消化系统:轻度表现为食欲减退、呕吐和腹泻,重症可发生中毒性肠麻痹,出现腹胀、肠鸣音消失,发生消化道出血时可呕吐咖啡样物、便血或大便潜血试验阳性。

(4)其他:发生休克及 DIC 时,表现为血压下降、四肢发凉、脉搏细速以及皮肤、黏膜、胃肠道出血。

3. 并发症

若延误诊断或病原体致病力强可引起脓胸、脓气胸、肺大疱、肺不张等。

(三)辅助检查

1. 血常规

病毒感染时白细胞总数正常或降低,细菌感染时白细胞总数和中性粒细胞多增高,并伴有核左移。

2. 胸部 X 线检查

早期肺纹理增粗,以后两肺中、下野有散在的大小不等的斑、片状阴影,可融合成片。

3. 病原学检查

病原学检测对治疗有指导意义,临床采用的方法:鼻咽拭子或气管分泌物做病毒分离。免疫学方法检测病原特异性抗原及其代谢产物;病原特异抗体检测、冷凝集实验、核酸探针法检测病原体的 DNA 或聚合酶链反应技术(PCR)等检测手段。

(四)治疗原则

肺炎宜采用综合治疗措施,主要为控制感染,改善通气,对症治疗,防治并发症。

1. 控制感染

针对不同病原体选择敏感的抗感染药物。抗生素的使用原则:选用敏感且渗入下呼吸道浓度高的抗生素,早期理疗促进炎症吸收用药、联合用药、足量且疗程用药。细菌感染可选用青霉素类、头孢菌素类、大环内酯类等抗生素;肺炎支原体和衣原体感染,应选择大环内酯类抗生素;病毒性肺炎可选用利巴韦林等抗病毒药物。

2 对症治疗

缺氧患儿给予氧气吸入；发热患儿可采取物理降温或药物降温；有咳嗽、咳痰、喘憋症状患儿给予止咳、祛痰、平喘治疗。

3. 其他

对中毒症状明显、喘憋严重、脑水肿、感染性休克、呼吸衰竭患儿，可应用糖皮质激素治疗。

(五)常见护理诊断/问题

1. 气体交换受损

与肺部炎症所致通气、换气功能障碍有关。

2. 清理呼吸道无效

与呼吸道分泌物量多、不易咳出有关。

3. 体温过高

与肺部感染有关。

4. 营养失调:低于机体需要量

与摄入不足、消耗增加有关。

5. 潜在并发症

心衰竭、中毒性脑病、呼吸衰竭、中毒性肠麻痹。

(六)护理措施

1. 改善呼吸功能

(1)环境与休息:定时开窗通风，保持病室空气新鲜，温湿度适宜。患儿需卧床休息，尽量保持患儿安静，以减少氧的消耗。

(2)氧疗:凡有呼吸困难、喘憋、口唇发绀、面色发灰等缺氧症状，应立即给予氧气吸入，一般采用鼻导管给氧，氧流量为0.5～1L/min，氧浓度不超过40%。重症肺炎缺氧严重者应采用面罩给氧，氧流量为2～4L/min，氧浓度为50%～60%。若患儿出现呼吸衰竭，则改用机械通气正压给氧。氧疗过程中应定时评估给氧效果并记录。

(3)遵医嘱使用抗感染药物，消除肺部炎症，减少炎性分泌物，并注意科学用药，且观察药物疗效及不良反应。

2. 保持呼吸道通畅

鼓励患儿多饮水；采取半卧位或头抬高位，并经常变换体位，定时翻身、叩背，边拍边指导和鼓励年长儿进行有效咳嗽，促进痰液排出；对痰液黏稠不易咳出者，可使用超声雾化吸入；必要时吸痰清除痰液，吸痰不可过频和过慢，以免损伤呼吸道黏膜；遵医嘱给予止咳药、祛痰药、平喘药等。

3. 降低体温

密切监测发热患儿的体温变化，采取适当降温措施，避免发生高热惊厥

4. 补充营养及水分

鼓励患儿多饮水，给予营养丰富、易消化的流质，半流质饮食，少量多餐，防止过饱而影响呼吸。哺喂时将患儿头部抬高或抱起，防止食物呛入气管发生呛咳或窒息。重症患儿不能进食时，宜遵医嘱经鼻胃管喂养。必要时静脉输液补充液体和营养，输液时要严格控制输液量和输液速度，以免加重心脏负担，诱发心衰竭。

5. 密切观察病情、防治并发症

(1)如患儿合并心力衰竭,需立即报告医师,同时给氧并控制输液速度,做好抢救准备若患儿口吐粉红色泡沫样痰则为肺水肿的表现,可给患儿吸 20%～30%乙醇湿化氧,间歇吸入,每次吸入不宜超过 20 分钟,并注意观察患儿有无出现脑水肿、中毒性脑病、胃肠道出血、中毒性肠麻痹,及时报告医师并配合抢救。

(2)若患儿病情突然加重,烦躁不安、剧烈咳嗽,患侧呼吸运动受限、体温持续不降或退而复升等,提示并发了脓胸或脓气胸,应及时报告医师并配合医师进行胸腔穿刺术或胸腔闭式引流,并做好术后护理。

(七)健康指导

1. 护理指导

指导母乳喂养的乳母哺喂时防呛咳的方法;呛咳严重的可将乳汁挤出后,通过鼻胃管喂养。指导患儿家长给患儿叩背,有利于分泌物排除和肺部炎症消散。

2. 预防知识宣教

指导家长科学育儿,按时接种各种疫苗。患有营养不良、先天性心脏病、贫血等疾病的患儿应积极治疗。肺炎高发期应避免去人员密集的公共场所,避免交叉感染。教会家长在急性呼吸道感染初期及时带患儿就医,使疾病在早期能得到有效的控制。

## 二、几种不同病原体所致肺炎的特点(表 30－1)

**表 30－1　几种不同病原体所致肺炎的特点**

| | 呼吸道合胞病毒性肺炎 | 腺病毒肺炎 | 金黄色葡萄球菌肺炎 | 肺炎支原体肺炎 |
|---|---|---|---|---|
| 好发年龄 | 多见于 3 岁以内,尤其 1 岁以内婴儿 | 多见于 6 个月～2 岁婴幼儿 | 多见于新生儿、婴幼儿 | 各年龄段均可发病,学龄期儿童及青少年常见 |
| 临床特质 | 起病急,发热。喘憋为突出表现,迅速出现呼吸困难及缺氧症状。肺部听诊可闻及哮鸣音及中、细湿啰音。重症主要见于 6 个月以下婴儿 | 起病急骤,全身中毒症状明显,发热,多呈稽留高热;咳嗽频繁,阵发性喘憋、呼吸困难和发绀。肺部体征出现较迟,多在发热 3～5 日后开始出现湿啰音,常有肺气肿征象 | 金黄色葡萄球菌能产生多种毒素与酶,使肺部发生广泛的出血、坏死小脓肿,并可出现迁徙性化脓性病灶 3 起病急、病情重、发展快、全身中毒症状明显,多呈弛张热。患儿烦躁不安、面色苍白、咳嗽、呻吟、呼吸浅快和发绀。皮肤常见狂红热样皮疹。重症者可出现惊厥甚至休克。易并发脓胸、脓气胸、肺大泡等。肺部体征出现早,双肺可闻及散在中、细湿啰音 | 起病初全身不适,刺激性干咳为突出表现,初为干咳,后转为顽固性剧咳,常有黏稠痰液,少数病例有类似百日咳样阵咳,可持续 1～4 周。肺部体征多不明显,所以体征与剧咳及发热等临床表现不一致是本病特点之一 |

续表

| | 呼吸道合胞病毒性肺炎 | 腺病毒肺炎 | 金黄色葡萄球菌肺炎 | 肺炎支原体肺炎 |
|---|---|---|---|---|
| 胸部X线 | 可见两肺小点片胸部状、斑片状阴影。X线部分有不同程度肺气肿 | 胸部X线改变较体征出现早，为大小不等的片状阴影或融合成大病灶 | 起病初，临床症状已很严重，但X线却仅有小片状阴影 | 肺门阴影增浓；支气管肺炎改变；间质性肺炎改变；均一的实变影。体征轻微而胸部X线片阴影显著是本病另一特点 |
| 末梢血常规 | 白细胞总数大多正常 | 白细胞总数大多正常或偏低 | 白细胞总数和中性粒细胞增高伴核左移，并有中毒性颗粒 | 白细胞数量正常或增多，血清冷凝集试验多呈阳性 |

（高文芳）

# 第四节　支气管哮喘

## 一、概述

支气管哮喘，简称哮喘，是由多种因素参与、多种细胞介导的气道慢性炎症性疾病。患者具有气道高反应性特征，当接触到物理、化学、生物等刺激因素时，可发生广泛的、不同程度的、可逆性气流受限，临床表现为反复发作的喘息、呼吸困难、咳嗽、胸闷等症状。多数患儿可自行或经治疗后缓解。

哮喘的病因尚未完全清楚，遗传、过敏体质与本病发作有密切关系常见的诱发因素：室内变应原、室外变应原、食入变应原、呼吸道感染病原体、药品和食品添加剂、情绪过度激动、运动和过度通气、冷空气刺激、强烈气味、被动吸烟等均可触发哮喘发作。

## 二、临床表现

（一）症状

哮喘的典型表现为发作性、呼气性呼吸困难，伴有哮鸣音、胸闷、咳嗽、咳白色泡沫痰。发作前常有干咳、打喷嚏、眼痒流泪等征兆，发作时可短时间内出现严重的呼吸困难、低氧血症。患者被迫坐起，严重时表现为烦躁不安、喘憋、张口抬肩、大汗、发绀。咳嗽变异型哮喘患儿咳嗽为唯一症状。在夜间或凌晨发作或加重是哮喘的特征之一。有些症状轻者可自行缓解，但大部分需用药后缓解。

（二）体征

体检可见桶状胸、三凹征、颈静脉怒张。发作时双肺呈过度充气状态，叩诊呈鼓音。听诊可闻及弥散分布的呼气相哮鸣音，呼气相延长。严重发作时呼吸音低下甚至听不到，哮鸣音消失，临床上称为“闭锁肺”，闭锁肺的出现预示着病情危重。哮喘发作间歇期可无任何症状和体征。

（三）哮喘危重状态

若哮喘严重发作，经用药后严重呼吸困难仍未能缓解，甚至进行性加重者，称为哮喘危重状态(哮喘持续状态)。随着病情进展出现“闭锁肺”,闭锁肺是支气管哮喘最危险的体征。患儿可由挣扎状态转为软弱无力,甚至死于呼吸衰竭。

## 三、辅助检查

### (一)血常规

白细胞大多正常,白细胞分类可见嗜酸性粒细胞增高。

### (二)肺功能测定

可见峰流速值(PEF)或第一秒用力呼气量($FEV_1$)减低。

### (三)过敏源检测

有助于明确过敏源。

### (四)胸部X线检查

哮喘发作期间可见透亮度增加和肺气肿表现。

## 四、治疗原则

治疗方针:坚持长期、持续、规范、个体化治疗。

### (一)急性发作期

快速缓解症状。用药物缓解支气管痉挛、减轻气道水肿和炎症、减少痰液分泌。常用的药物有 $\beta_2$ 受体激动剂、糖皮质激素、茶碱类药物、抗胆碱药物。

### (二)慢性持续期和临床缓解期

患者应做好自我管理、预防复发、防止症状加重、提高生命质量。措施包括避免触发因素、抗感染、降低气道高反应、防止气道重塑。常用的药物有吸入型糖皮质激素、白三烯调节剂、缓释茶碱、长效 $\beta_2$ 受体激动剂、肥大细胞稳定剂等。

## 五、常见护理诊断/问题

### (一)低效性呼吸型态

与支气管痉挛、气道水肿和炎症所致气道阻力增加有关。

### (二)清理呼吸道无效

与呼吸道分泌物增加、黏稠及排痰无力有关。

### (三)焦虑

与哮喘反复发作有关。

### (四)知识缺乏

缺乏哮喘的防护知识。

## 六、护理措施

### (一)一般护理

保持室内空气新鲜、温湿度适宜。环境安静、舒适,无刺激性气味。护理操作尽可能集中进行,减少打扰。

### (二)缓解气道痉挛,减轻呼吸困难

置患儿于坐位或半坐位;吸氧,根据血气分析结果调整吸氧方式和流量;给予雾化吸入稀释痰液,痰液多、咳痰困难者可吸痰;痰液黏稠者注意保证摄入足够的水分,防止痰栓形

成；有感染者，遵医嘱应用抗生素抗感染；教会、鼓励患儿做深而慢的护理运动。

（三）密切观察病情变化

监测呼吸和心率，注意呼吸困难、喘憋的表现和变化。若发现患儿出现意识障碍、呼吸衰竭要及时通知医师，必要时采用机械通气。若发现患儿发绀、大汗、血压下降、呼吸音减弱等哮喘危重状态的症状和体征，应及时配合医师共同抢救。

（四）心理护理

哮喘发作时，护士要守护和安慰患儿，尽量满足患儿的合理要求，鼓励患儿及其家长表达不适和不安，采取措施缓解患儿的恐惧心理。在缓解期，给患儿及其家长讲解哮喘的病因、发作的诱因及预防发作的方法和用药，令其树立信心，争取他们的合作。

### 七、健康指导

(1)加强呼吸肌功能锻炼：指导患儿坚持体格锻炼，增强体质，提高呼吸道的免疫力；指导患儿采用腹部呼吸运动法、向前弯曲运动法、胸部扩张运动法，加强呼吸肌的力量，改善呼吸功能。

(2)介绍用药方法：教会家长与年长儿正确选择长期预防用药和快速缓解用药；教会家长和年长儿正确、安全用药，尤其是掌握吸入方法和技术；掌握药物不良反应的预防、识别和处理。

(3)介绍哮喘预防知识：过敏性体质者在日常的生活当中应避免接触容易引发哮喘的物质；预防呼吸道感染，避免密切接触呼吸道感染患者；饮食宜清淡，少刺激，不宜过饱，注意各种营养素的充足和平衡；发若现某种食物确实可诱发患者支气管哮喘发病，疢避免进食。

(4)指导家长和年长儿对病情进行监测，坚持写哮喘日记，自我监测呼气峰流速，并知晓个人峰流速最佳值；当在峰流速值<80%个人最佳值时，提示哮喘发作，需用药治疗。

（高文芳）

## 第五节 婴幼儿腹泻

### 一、概述

婴幼儿腹泻又称腹泻病，是一组由多病原、多因素引起的以大便性状改变和大便次数增多为特点的消化道综合征，是婴幼儿最常见的疾病之一，尤其以 6 个月～2 岁婴幼儿发病率高，1 岁以内者约占一半，四季均可发病，但夏秋季发病率最高。

（一）病因

1. 易感因素

(1)消化系统发育不成熟：胃酸及消化酶分泌不足，酶活力低，不能适应食物质和量的较大变化。

(2)生长发育快：对营养物质的需求相对较多，消化道功能经常处于紧张状态，易发生消化系统功能紊乱。

(3)机体防御功能较差：婴儿胃酸偏低，胃排空较快，对进入胃内的细菌杀灭能力较弱；血清免疫球蛋白(尤其是 IgM、IgA)及胃肠分泌型 IgA(SIgA)水平低，免疫功能较差。

(4)肠道菌群失调：新生儿生后尚未建立正常肠道菌群、改变饮食使肠道内环境改变，或

因长期大量使用广谱抗生素导致肠道正常菌群失调而引起肠道感染，

(5)人工喂养：由于不能从母乳中获得体液因子(SIgA、乳铁蛋白等)、巨噬细胞和粒细胞、溶菌酶和溶酶体等抗肠道感染的物质，而且牛乳加热过程中上述成分会被破坏，加上食物、食具易被污染，所以人工喂养儿肠道感染的发生率明显高于母乳喂养儿。

2. 感染因素

(1)肠道内感染：可由病毒、细菌、真菌、寄生虫引起，以前两者多见，尤其是病毒。

1)病毒感染：寒冷季节的婴幼儿腹泻80%由病毒感染引起，其中秋冬季以轮状病毒最多见，其次有星状和杯状病毒、肠道病毒(包括柯萨奇病毒、埃可病毒、肠道腺病毒)、冠状病毒等。

2)细菌感染(不包括法定传染病)：以致腹泻大肠埃希菌最多见。根据引起腹泻的大肠埃希菌不同致病毒性和发病机制，已知菌株可分为5大组，分别为致病性大肠埃希菌(EPEC)、产毒性大肠埃希菌(ETEC)、侵袭性大肠埃希菌(EIEC)、出血性大肠埃希菌(EGEC)、黏附—集聚性大肠埃希菌(EAEC)。其次为空肠弯曲菌、耶尔森菌、鼠伤寒沙门菌，金黄色葡萄球菌、绿脓杆菌、变形杆菌等。

3)真菌：有白色念珠菌、曲霉菌、毛菌，婴儿以白色念珠菌性肠炎多见。

4)寄生虫：常见为蓝氏贾第鞭毛虫、阿米巴原虫和隐孢子虫等。

(2)肠道外感染：如患中耳炎、上呼吸道感染、肺炎、泌尿系感染、皮肤感染或急性传染病时，可由于发热、感染原释放的曼素的作用而并发腹泻。

3. 非感染因素

(1)饮食因素

1)喂养不当：如喂养不定时，饮食量不当，突然改变食物品种，过早给予大量淀粉或脂肪类食品；果汁(特别是那些含高果糖或山梨醇的果汁)可产生高渗性腹泻；肠道刺激物(调料、富含纤维素的食物)也可引起腹泻。

2)过敏性腹泻：如对牛奶或大豆(豆浆)过敏而引起腹泻。

3)原发性或继发性双糖酶(主要为乳糖酶)缺乏或活性降低，对糖的消化、吸收不良而引起腹泻。

(2)气候因素：气候突然变化、腹部受凉使肠蠕动增加；天气过热使消化液分泌减少或由于口渴饮奶过多，都可能诱发消化功能紊乱而致腹泻。

(二)发病机制

1. 感染性腹泻

原微生物多随污染的食物或饮水进入消化道，也可通过污染的日用品、手、玩具或带菌者传播。病原微生物能否引起肠道感染，取决于宿主防御功能的强弱、感染菌量的多少以及微生物的毒力。

(1)病毒性肠炎：病毒侵入肠道后，在小肠绒毛顶端的柱状上皮细胞上复制，使之发生变性、坏死，其微绒毛肿胀，排列紊乱和变短，受累的肠黏膜上皮细胞脱落，遗留不规则的裸露病变，致使小肠黏膜回吸收水分和电解质的能力受损，肠液在肠腔内大量积聚而引起腹泻。同时，发生病变的肠黏膜细胞分泌双糖酶不足且活性降低，使食物中糖类消化不全而积滞在肠腔内，并被细菌分解成小分子的短链有机酸，使肠液的渗透压增高，进一步造成水和电解质的丧失。

(2)细菌性肠炎:肠道感染的细菌不同,发病机制亦不同。

1)肠毒素性肠炎:各种产生肠毒素的细菌可引起腹泻,如霍乱弧菌、产肠毒素性大肠埃希菌等。病原体侵入肠道后,一般不侵入肠黏膜,仅在肠腔内繁殖,释放肠毒素,即不耐热肠毒素(LT)和耐热肠毒素(ST),两者均可抑制小肠绒毛上皮细胞吸收 $Na^+$、$Cl^-$ 和水,并促进肠腺分泌 $Cl^-$,使小肠液总量增多,超过结肠的吸收限度而发生腹泻,排出大量水样便,导致患儿脱水和电解质紊乱。

2)侵袭性肠炎:各种侵袭性细菌可引起渗出性腹泻,如志贺菌属、沙门菌属、侵袭性大肠埃希菌、空肠弯曲菌、耶尔森菌和金黄色葡萄球菌等,可直接侵袭小肠或结肠肠壁,使黏膜充血、水肿,炎症细胞浸润致渗出和溃疡等病变,患儿排出含有大量白细胞和红细胞的菌痢样大便。结肠由于炎症病变而不能充分吸收来自小肠的液体,并且某些致病菌还会产生肠毒素,所以也可发生水样腹泻。

2. 非感染性腹泻

主要由饮食不当引起。当摄入食物的质和量突然改变并超过消化道的承受能力时,食物不能被充分消化和吸收而积滞在小肠上部,使肠腔内酸度降低,利于肠道下部的细菌上移和繁殖,使食物发酵和腐败而产生短链有机酸,致肠腔内渗透压增高,加之腐败性毒性产物刺激肠壁使肠蠕动增加导致腹泻,进而发生脱水和电解质紊乱。

## 二、临床表现

不同病因引起的腹泻常各具不同的临床特点和临床过程。根据病程可分为急性腹泻(病程在2周以内)、迁延性腹泻(病程2周～2个月)和慢性腹泻(病程在2个月以上)。

(一)急性腹泻的共同临床表现

1. 轻型

多由饮食因素及肠道外感染引起。起病可急可缓,以胃肠道症状为主,表现为食欲缺乏,偶有溢乳或呕吐,大便次数增多,但每次大便量不多,稀薄或带水,呈黄色或黄绿色,有酸味,常见白色或黄白色奶瓣和泡沫。一般无脱水及全身中毒症状,多在数日内痊愈。

2. 重型

多由肠道内感染引起。常急性起病,也可由轻型逐渐加重、转变而来,除有较重的胃肠道症状外,还有较明显的脱水、电解质紊乱和全身中毒症状,如发热、精神烦躁或萎靡、嗜睡,甚至昏迷、休克。

(1)胃肠道症状:食欲低下,常有呕吐,严重者可吐咖啡色液体;腹泻频繁,大便每日10次以上,多为黄色水样或蛋花汤样便,量多,可有少量黏液,少数患儿也可有少量血便。

(2)水、电解质及酸碱平衡紊乱症状:可发生脱水、代谢性酸中毒、低血钾、低血钙及低血镁等。

(3)全身中毒症状:发热、烦躁不安或萎靡、嗜睡,甚至昏迷、休克等。

(二)几种常见类型肠炎的临床特点

1. 轮状病毒肠炎

是婴儿腹泻最常见的病原,好发于秋、冬季节。经粪一口传播,也可通过气溶胶形式经呼吸道感染而致病。多见于6～24个月婴幼儿,潜伏期1～3天。起病急,常伴发热和上呼吸道感染症状,一般无明显感染中毒症状。病初时常发生呕吐,随后出现腹泻。大便次数多、量多、水分多，呈黄色水样或蛋花汤样便带少量黏液，无腥臭味。常并发脱水、酸中毒及电解质紊乱。本病为自限性疾病，自然病程3～8天。大便镜检偶有少量白细胞。轮状病毒感染可侵犯多个脏器，如心脏，引起心肌损害；侵犯神经系统，引起惊厥；侵犯呼吸系统，引起肺部炎症等。

2. 产毒性细菌引起的肠炎

多发生在夏季。潜伏期1～2天，起病较急：轻症仅大便次数稍增，性状轻微改变。重症腹泻频繁，童多，呈水样或蛋花汤样混有黏液，大便镜检无白细胞。伴呕吐，常发生脱水、电解质和酸碱平衡紊乱本病为自限性疾病，自然病程3～7天。

3. 侵袭性细菌性肠炎

全年均可发病，多见于夏季。潜伏期长短不等常引起志贺杆菌性痢疾样病变。起病急，可出现严重的全身中毒症状甚至感染性休克，如高热、烦躁、甚至昏迷和惊厥。腹泻频繁，大便呈黏液状，带脓血，有腥臭味常伴恶心、呕吐、腹痛和里急后重。大便镜检有大量白细胞及数量不等的红细胞，粪便细菌培养可找到相应的致病菌。

4. 出血性大肠埃希菌肠炎

大便次数增多，开始为黄色水样便，后转为血水便，有特殊臭味。大便镜检有大量红细胞，一般无白细胞。常伴腹痛，个别病例可伴发溶血尿毒综合征和血小板减少性紫癜。

5. 抗生素相关性腹泻

(1)金黄色葡萄球菌肠炎：多继发于使用大量抗生素后，表现为发热、呕吐、腹泻、不同程度中毒症状、脱水和电解质紊乱，甚至发生休克，典型大便为暗绿色，量多带黏液，少数为血便。大便镜检有大量脓细胞和成簇的革兰阳性球菌，培养有葡萄球菌生长。

(2)伪膜性小肠结肠炎：由难辨梭状芽孢杆菌引起。主要症状为腹泻，轻症大便每日数次，停用抗生素后很快痊愈重症腹泻频繁，呈黄绿色水样便，可有伪膜(为坏死毒素致肠黏膜坏死所形成的伪膜)排出，可出现脱水、电解质紊乱和酸中毒。伴有腹痛、腹胀和全身中毒症状，甚至发生休克。大便厌氧菌培养，组织培养法检测细胞毒素可协助确诊。

(3)真菌性肠炎：多为白色念珠菌所致。常并发于其他感染，或肠道菌群失调时。病程迁延，常伴鹅口疮。大便次数增多，黄色稀便，泡沫较多带黏液，有时可见豆腐渣样细块(菌落)。大便镜检有真菌孢子和菌丝。

(三)生理性腹泻

生理性腹泻多见于6个月以内的婴儿，外观虚胖，常有湿疹，表现为生后不久即出现腹泻，但除大便次数增多外，无其他症状，食欲好，不影响生长发育，添加换乳期食物后，大便即逐渐转为正常。近年发现此类腹泻可能是由于乳糖不耐受导致。

## 三、辅助检查

(一)血常规

细菌感染时白细胞总数及中性粒细胞增多，过敏性疾病或寄生虫感染时嗜酸性粒细胞增多。

(二)血液生化

电解质测定血钠水平反映脱水性质，血钾水平可反映体内有无缺钾；碳酸氢盐测定可了解酸碱平衡状况。

（三）大便常规

镜检有无脂肪球、白细胞、红细胞等。

（四）病原学检查

细菌性肠炎大便培养可检出致病菌，真菌性肠炎，大便镜检可见真菌孢子及假菌丝，病毒性肠炎可做病毒分离等检查。

## 四、治疗原则

（一）调整饮食

强调继续进食，以满足生理需要，补充疾病消耗，缩短康复时间。但应根据疾病的特殊病理生理状况、个体消化吸收功能和平时的饮食习惯进行合理调整。

（二）预防和纠正水，电解质和酸碱平衡紊乱

参见本章第六节。

（三）合理用药

根据病情合理使用抗感染药物、微生态制剂（益生菌制剂）、黏膜保护剂（蒙脱石散）、锌剂，避免使用止泻剂。

（四）预防并发症

对迁延性、慢性腹泻常伴有营养不良和其他并发症者，应积极寻找引起病程迁延的原因，采取综合治疗措施，

## 五、常见护理诊断/问题

（一）腹泻

与感染、喂养不当、肠道功能紊乱等有关。

（二）体液不足

与腹泻、呕吐使体液丢失过多和摄入不足有关。

（三）营养失调：低于机体需要量

与腹泻、呕吐使营养丢失过多和摄入不足有关。

（四）有皮肤完整性受损的危险

与大便次数增多刺激臀部皮肤有关。

（五）体温过高

与肠道感染有关。

（六）潜在并发症

代谢性酸中毒、低钾血症。

（六）知识缺乏

家长缺乏喂养知识及腹泻患儿的护理知识。

## 六、护理措施

（一）控制腹泻

（1）调整饮食：强调继续进食，以满足生理需要，补充疾病消耗，缩短康复时间呕吐严重者，可暂禁食 4～6 小时（不禁水），尽快恢复母乳及原来已经熟悉的饮食，原则为由少到多，

由稀到稠，喂给与患儿年龄相适应的易消化饮食，病毒性肠炎多有双糖酶缺乏，不宜用蔗糖，并暂停乳类喂养，改为豆类、淀粉类食品或去乳糖配方奶粉喂养。腹泻停止后，逐渐恢复营养丰富的饮食，如适应良好，可每日加餐1次，共2周、急性腹泻病治愈后，应额外补充因疾病所致的营养素缺失，但高浓度单糖的食物和高脂肪食物不推荐食用。

(2)遵医嘱给予抗生素、微生态制剂和黏膜保护剂等药物治疗。

(3)严格消毒隔离，防止交叉感染：对感染性腹泻的患儿实施消化道隔离。护理患儿前后需认真洗手，对患儿的衣物、尿布、用具、玩具及便盆进行分类消毒。

(二)维持水、电解质及酸碱平衡

遵医嘱给予口服和(或)静脉补液，根据病情及时调整补液方案。

(三)维持皮肤的完整性

指导家长保持患儿臀部皮肤清洁干燥，勤换尿布。每次便后用温水清洗臀部及会阴部并拭干。局部皮肤发红处或涂以5%鞣酸软膏或40%氧化锌油并按摩片刻，促进局部血液循环。局部皮肤糜烂或溃疡者，可采用红外线灯或鹅颈灯局部照射，每日2次，每次20～30分钟，照射时由专人看护，避免烫伤，照射后局部涂以油膏。局部皮肤发红、糜烂、溃疡者也可采取暴露法，使臀部皮肤暴露于空气中或阳光下。

(四)降低体温

密切监测患儿体温的变化，发热时应给患儿多饮水，做好口腔护理。高热时给予物理降温，必要时遵医嘱给予药物降温。

(五)密切观察病情

(1)严密监测生命体征：如神志、体温、脉搏、呼吸、血压等。

(2)观察并记录大便颜色、次数、气味、性状、量，做好动态比较，为输液方案和治疗提供可靠依据。

(3)观察水、电解质和酸碱平衡紊乱表现：如脱水情况及其程度、酸中毒、低血钾等。

## 七、健康指导

(一)护理指导

向家长介绍腹泻的病因、临床表现、治疗及护理措施；指导家长正确洗手，正确处理污染的尿布及衣物，正确观察脱水的表现及监测出入量；指导患儿家长正确配制和使用ORS溶液；讲解臀部皮肤护理的方法，解释调整饮食的重要性及原则。

(二)预防知识宣教

(1)指导合理喂养，提倡母乳喂养，避免在夏季断奶，合理添加辅食。

(2)养成良好的卫生习惯，食物要新鲜，食具、奶具及玩具等要定期消毒，教育儿童饭前便后要洗手，勤剪指甲。

(3)加强体格锻炼，适当参加户外活动，注意气候变化，防止受凉或过热。

(4)避免长期滥用广谱抗生素。

(高文芳)

## 第六节 儿童体液平衡的特点及液体疗法

体液是人体的重要组成部分,保持其生理平衡是维持生命所必须的条件。体液平衡主要依赖于神经、内分泌系统和肺、肾脏等器官的正常调节功能。由于儿童各器官功能发育尚未成熟、体液平衡调节功能差等生理特点,极易受疾病和外界环境的影响而发生体液平衡失调,如处理不当或不及时,可危及小儿生命。因此,液体疗法是儿科治疗护理的重要内容。

### 一、儿童体液平衡特点

(一)体液的总量和分布

体液由细胞内液和细胞外液组成,其中血浆、间质液合组成细胞外液。年龄越小,体液总量相对越多,这主要是间质液量所占的比例较高(表 30－2),而细胞内液和血浆液量比例与成人相似,相对稳定。

**表 30－2 不同年龄的体液分布(占体重的%)**

| 年龄 | 细胞外液 | | 细胞内液 | 总量 |
|---|---|---|---|---|
| | 血浆 | 间质液 | | |
| 足月新生儿 | 6 | | | 78 |
| 1 岁 | 5 | 25 | 40 | 70 |
| 2～14 岁 | 5 | 20 | 40 | 65 |
| 成人 | 5 | 10～15 | 40～45 | 55～65 |

(二)体液的电解质组成

儿童体液电解质成分与成人相似,新生儿生后数日内新生儿血钾、氯、磷和乳酸偏高,血钠、钙和碳酸氢盐偏低。细胞内液和细胞外液的电解质组成有显著的差别,细胞外液血浆的阳离子主要为 $Na^+$、$K^+$、$Ca^{2+}$ 和 $Mg^{2+}$,其中 $Na^+$ 占总量的 90%以上,对维持细胞外液的渗透压起主导作用。血浆主要阴离子为 $Cl^-$、$HCO_3^-$、蛋白质。细胞内液阳离子以 $K^+$、$Ca^{2+}$、$Mg^{2+}$ 和 $Na^+$ 为主,其中 $K^+$ 占 78%,阴离子以蛋白质、$HCO_3^-$、$HPO_4^{2-}$、$Cl^-$ 等离子为主。

(三)水代谢的特点

1. 水的需要量相对较大,交换率高

体内水的出入量与体液保持动态平衡,即水的摄入量大致等于排出量。每日所需水量与热量消耗成正比。小儿由于新陈代谢旺盛,排出水的速度也较成人快。年龄越小,出入水量相对越多。婴儿每日水的交换量为细胞外液量的 1/2,而成人仅为 1/7,故婴儿体内水的交换率比成人快 3～4 倍。此外,小儿体表面积相对较大,呼吸频率快,因此,小儿年龄越小,水的需要量相对越大,不显性失水相对愈多,对缺水的耐受力也愈差,在病理情况下较成人更易发生脱水。

2. 体液平衡调节功能不成熟

肾脏的浓缩和稀释功能对于体液平衡调节起着重要作用。小儿肾脏功能不成熟,年龄越小,肾调节能力越差,其浓缩、稀释功能、酸化尿液和保留碱基的能力均较低。因此,婴儿补液时更应注意补液量和速度，并根据病情和尿量、尿比重等变化调整输液计划。

## 二、水、电解质和酸碱平衡紊乱

（一）脱水

脱水是指水分摄入不足或丢失过多所引起的体液总量尤其是细胞外液量的减少，脱水时除水分丢失外，同时伴有钠、钾和其他电解质的丢失。

1. 脱水程度

脱水程度即患病后累积的体液损失量。脱水程度常依据损失体液占体重的百分比来表示，临床工作中还要根据病史和前囟、眼窝、皮肤弹性、循环情况和尿量等临床表现综合估计判断，不同性质的脱水其临床表现不尽相同，等渗性脱水的临床表现与分度见表 30－3。

**表 30－3　等渗性脱水的临床表现与分度**

| | 轻度 | 中度 | 重度 |
|---|---|---|---|
| 失水占体重比例（mL/kg） | <5%（30～50） | 5%～10%（50～100） | >10%（100～200） |
| 精神状态 | 稍差或略烦躁 | 萎靡或烦躁不安 | 淡漠或昏迷 |
| 皮肤 | 稍干或弹性较差 | 干、苍白、弹性差 | 干燥、花纹、弹性极差 |
| 黏膜 | 稍干燥 | 干燥 | 极干燥或干裂 |
| 前囟门和眼窝 | 稍凹陷 | 凹陷 | 明显凹陷 |
| 眼泪 | 有 | 少 | 无 |
| 口渴 | 轻 | 明显 | 烦渴 |
| 尿量 | 稍减少 | 明显减少 | 极少或无尿 |
| 四肢 | 温 | 稍凉 | 厥冷 |
| 周围循环衰竭 | 无 | 不明显 | 明显 |

2. 脱水的性质

脱水的性质常反映水和电解质的相对丢失量，临床上常血清钠的水平来判定细胞外液的渗透压据此，将脱水分为等渗性脱水、低渗性脱水和高渗性脱水种。其中以等渗性脱水最为常见，其次为低渗性脱水，高渗性脱水少见。

（1）等渗性脱水：水和电解质成比例丢失，血清钠浓度为 130～150mmol/L，出现一般脱水症状。

（2）低渗性脱水：电解质的丢失多于水的丢失，血清钠<130mmol/L，多见于营养不良伴较长时间腹泻者，或腹泻时口服大量清水、静脉滴注大量非电解质溶液等，由于其渗透压低，水向细胞内转移，细胞外液进一步减少，所以在脱水量相同的情况下其脱水表现较重，除有一般脱水体征（皮肤弹性减低，眼窝及前囟凹陷）外，易出现循环衰竭，表现为四肢厥冷、皮肤发花、血压下降、尿少或无尿等休克症状。由于细胞内液不减少，初期口渴不明显，低钠严重者可致脑水肿，出现嗜睡、惊厥、昏迷等。

（3）高渗性脱水：水的丢失多于电解质的丢失，血清钠>150mmol/L，多见于腹泻伴高热、饮水不足，或输入电解质过多等。由于细胞外渗透压高，细胞内水分向细胞外流动产生细胞内脱水，表现为明显口渴、高热、烦躁不安、皮肤黏膜干燥、肌张力增高，甚至惊厥。

（二）低钾血症

正常血清钾浓度为3.5～5.0mmol/L，当血清钾浓度低于3.5mmol/L时称为低钾血症。

1. 病因

（1）胃肠道失钾过多：如呕吐、腹泻、长期胃肠引流。

（2）肾排钾过多：如长期应用脱水剂、利尿剂、肾上腺皮质激素等。

（3）钾摄入不足：如长期禁食等。

（4）钾在体内外分布异常：如碱中毒、胰岛素治疗、周期性麻痹等。

2. 临床表现

（1）神经肌肉兴奋性降低：表现为肌肉软弱无力，重症时出现呼吸肌麻痹或麻痹性肠梗阻；腱反射减弱或消失，腹胀、肠鸣音减弱或消失。

（2）心脏损害：心申增快、心音低钝，心律失常；心电图表现T波低平、双相或倒置，S－T段下降、Q－T间期延长、出现U波等；严重时出现心搏骤停。

（3）肾脏损害：长期低钾可出现多尿和反常性酸性尿等。

3. 治疗原则

主要治疗原发病及补充钾盐。低钾血症一般采用补氯化钾的方法，每日氯化钾剂量为3～4mmol/kg，严重低钾者每日4～6mmol/kg。临床中补钾常以静脉输入，但是患者病情允许的情况下，口服可能更安全。静脉补钾原则为见尿补钾，液体中钾的浓度不能超过0.3%，每日给钾总量静脉滴注时间不应短于8小时。切忌静脉推注，以免发生心肌抑制而导致死亡。一般补钾需持续4～6天。补钾时应监测血清钾水平，有条件时给予心电监护。

（三）代谢性酸中毒

代谢性酸中毒主要由于细胞外液$H^+$增加或$HCO_3^-$丢失所致，是儿童最常见的酸碱平衡紊乱。

1. 病因

（1）细胞外液$H^+$增加：酸性代谢产物产生过多或排出障碍，如糖尿病酮症、肾衰竭及各种原因所致的乳酸血症等；摄入酸性物质过多，如长期应用水杨酸制剂或复合氨基酸等。

（2）细胞外液$HCO_3^-$丢失：减性物质经消化道或肾脏大量丢失，如腹泻、呕吐等。

2. 临床表现

根据血$HCO_3^-$测定结果不同而分为3型：轻度酸中毒为13～18mmol/L，中度酸中毒为9～13mmol/L，重度酸中毒＜9mmol/L。轻度酸中毒时症状不明显，体征不明显；中度酸中毒出现呼吸深长，精神萎靡或烦躁不安，口唇樱桃红色等典型症状；重度酸中毒症状、体征进一步加重，恶心呕吐、呼气有酮味，心率加快，昏睡或昏迷。新生儿及小婴儿无典型的呼吸变化，表现为有非特异性的精神萎靡、拒食和面色苍白等。

3. 治疗原则

积极治疗原发病改善循环、肾脏和呼吸功能。一般主张pH＜7.30时可用碱性液，首选碳酸氢钠。所需5%碳酸氢钠溶液毫升数＝（－BE）（剩余碱）×0.5×体重。临床应用时一般应加5%或10%葡萄糖液稀释3.5倍呈等张液体（1.4%碳酸氢钠），在抢救重度酸中毒患者时可不稀释直接静脉注射，但不宜过多使用。先给予计算量的1/2，复查血气后调整剂量。如病情危重先给予5%碳酸氢钠5mL/kg，可提高$HCO_3^-$至4.5mmol/L。纠酸后钾离子进入细胞内使血清钾降低，游离钙也减少，所以应注意补钾、补钙。

（四）低钙、低镁血症

当腹泻、营养不良或有活动性佝偻病的患儿，出现手足抽搐、惊厥时，可考虑给予10%葡萄糖酸钙补钙无效者考虑低镁血症，可给予25%硫酸镁深部肌内注射。

## 三、液体疗法

（一）常用溶液

1. 非电解质溶液

常用5%和10%的葡萄糖溶液。前者为等渗液，后者为高渗液：主要作用是补充机体水分和部分热能，因其输入体内后很快被氧化为二氧化碳和水，失去渗透压作用，因此为无张力溶液。

2. 电解质溶液

电解质溶液主要用于补充液体和所需电解质，纠正渗透压和酸碱平衡紊乱。

（1）0.9%氯化钠和复方氯化钠溶液：两者为等渗液，输入过多时可导致血氯过高，出现高氯性酸中毒危险。

（2）碱性溶液：主要用于快速纠正酸中毒。常用碳酸氢钠溶液（1.4%碳酸氢钠为等渗液，5%碳酸氢钠为高渗液）、乳酸钠溶液（1.87%乳酸钠为等渗液，11.2%乳酸钠为高渗液肝功能不全、缺氧、休克、新生儿期及乳酸潴留性酸中毒时，不宜使用）。

（3）氯化钾溶液：用于纠正低钾血症，常用10%氯化钾溶液，静脉滴注需要稀释到0.2%～0.3%，禁止直接静脉推注，以免发生心肌抑制而死亡。

3. 混合溶液

临床常根据患儿病情不同选择将几种溶液按一定比例配成不同的混合液，以满足患儿不同病情时输液的需要。几种常见混合液的组成见表30－4。

**表30－4　几种常用混合液的组成**

| 溶液种类 | 0.9%氯化钠 | 5%或10%葡萄糖 | 1.4%碳酸氢钠 | 渗透压或张力 |
|---|---|---|---|---|
| 2∶1含钠液 | 2份 | — | 1份 | 等张 |
| 1∶1液 | 1份 | 1份 | — | 1/2 |
| 1∶2液 | 1份 | 2份 | — | 1/3 |
| 1∶4液 | 1份 | 4份 | — | 1/5 |
| 2∶3∶1液 | 2份 | 3份 | 1份 | 1/2 |
| 4∶3∶2液 | 4份 | 3份 | 2份 | 2/3 |

4. 口服补液盐（ORS）

口服补液盐是世界卫生组织推荐的用于治疗急性腹泻合并脱水的一种溶液，2006年WHO推荐使用的配方是：氯化钠2.6g、氯化钾1.5g、枸橼酸钠2.9g、无水葡萄糖13.5g，张力为1/2张，总渗透压为245mmol/L一般适用于轻、中度脱水无严重呕吐者，在用于补充继续损失量和生理需要量时需要适当稀释。

（二）液体疗法的实施

液体疗法是儿科治疗的重要组成部分，目的是纠正水、电解质和酸碱平衡紊乱，帮助机体恢复正常的生理功能。补液方案应根据病史、临床表现及必要的实验室检查结果,综合分析水和电解质紊乱的程度、性质而定。补液时应遵循"先盐后糖、先浓后淡、先快后慢、见尿补钾、防惊补钙补镁"的原则。补液总量包括补充累积损失量、继续损失量及供给生理需要量。

1. 累积补充损失量

指发病后至补液时所损失的水和电解质量。

(1)补液量:根据脱水严重性质而定。原则上轻度脱水补 30~50mL/kg,中度脱水补 50~100mL/kg,重度脱水补 100~150mL/kg。

(2)补液种类:根据脱水性质而定、低渗性脱水一般补充 2/3 张溶液,等渗性脱水补充 1/2 张溶液,高渗性脱水补充 1/3~1/5 张溶液若临床判断脱水性质有困难,可先按等渗性脱水处理,有条件者最好测血钠含量,以确定脱水性质。

(3)补液速度:补液的速度取决于脱水的程度,原则上应先快后慢。重度脱水伴有循环衰竭者,应首先静脉推注或快速静脉滴入以扩充血容量,改善血液循环及肾功能,一般用 2∶1 等张含钠液,按 20mL/kg 于 30~60 分钟输入,总量不超过 300mL。其余累积损失量应在开始输液的 8~12 小时内补足。

2. 补充继续损失量

指补液开始后,因呕吐、腹泻等继续损失的液体量。应按实际损失量补充,即"丢多少,补多少",但腹泻患儿的大便量较难准确计算,一般按每日 10~40mg/kg 估计,适当增减。补充继续损失量的液体,一般用 1/3 张~1/2 张含钠液。

3. 供给生理需要量

供给生理需要量是指补充基础代谢所需的量,包括热量、水和电解质年纪越小,需水量相对越多,生理需要量尽量口服补充,口服有困难者,静脉滴注 1/4~1/5 张含钠液。

在实际补液中,要对上述 3 方面需要综合分析,混合使用。对腹泻等丢失液体引起脱水的补液量:第一天补液总量轻度脱水为 90~120mL/kg,中度脱水为 120~150mL/kg,重度脱水为 150~180mL/kg;第二天以后的补液,一般只补继续损失量和生理需要量,于 12~24 小时内均匀输入,能口服者应尽量口服。因此,患儿补液时,要不断评估患儿的脱水情况,随时进行适当调整。

(三)液体疗法的护理要点

1. 补液前的准备阶段

要对患儿的病史、病情、补液目的及其临床意义进行全面了解,负责认真地做好补液的各项准备工作,并向患儿家长解释补液的原因、所需时间及可能发生的情况,以取得家长的配合。对年长患儿也应做好鼓励和解释工作,以消除其恐惧心理。

2. 输液过程中的护理

(1)输液护理:遵医嘱进行静脉输液,严格掌握输液速度,明确每小时输入量,计算出每分钟输液滴数。有条件者最好使用输液泵,以便更精确地控制输液速度。

(2)密切观察病情变化:观察生命体征,并监测体重变化、若生命体征突然变化,应及时记录并报告,以调整治疗方案;观察脱水情况,比较治疗前后的变化,判断补液效果;观察酸中毒表现,并注意当酸中毒被纠正后,是否出现低钙或低镁惊厥,补液过程中应注意碱性液体及钙剂勿漏出血管外,以免引起局部组织坏死;观察低血钾表现,补充钾时应按照见尿补钾的原则,严格掌握补钾浓度和速度,禁忌静脉推注。

3. 准确记录24小时出入量

24小时液体入量包括静脉输液量、口服液体量及食物中含水量；液体出量包括尿置、呕吐置、大便丢失的水分和不显性失水。

（高文芳）

## 第七节　病毒性心肌炎

### 一、概述

病毒性心肌炎是指因病毒侵犯心脏所致的心肌细胞变性、坏死和间质性炎症，有时可伴有心包炎和心内膜炎。本病临床表现轻重不一，大多轻症仅有似"感冒"样表现，或表现为乏力、多汗、心悸、胸闷等不适；重症者为少数，可发生心力衰竭、心源性休克、严重心律失常甚至猝死。绝大多数患儿经及时、有效的综合治疗，预后良。

（一）病因

多种病毒感染都可以引起病毒性心肌炎，以肠道病毒和呼吸道病毒最常见，柯萨奇病毒$B_1$型最常见，占50%以上。其次为埃可病毒。腺病毒、脊髓灰质炎病毒、流感病毒、副流感病毒、腮腺炎病毒、麻疹病毒、风疹病毒、单纯疱疫病毒、轮状病毒等均可引起心肌炎。

（二）发病机制

本病的发病机制尚不完全清楚，一般认为与病毒及其毒素直接侵犯心肌，引起急性炎症反应有关。此外，病毒感染触发的人体自身免疫反应，也与发病有关。免疫介导的心肌病变是严重、持续、慢性的病理改变。

### 二、临床表现

（一）症状

1. 前驱症状

发病前1～3周内有上呼吸道或肠道感染史，有全身不适、发热、咽痛、肌痛、腹痛、腹泻等前驱症状。

2. 心肌炎表现

轻症患儿可无自觉症状，仅有心电图异常，常未引起重视，体检时发现心动过速、期前收缩等。典型病例表现为精神萎靡、疲乏、食欲减退、气促、心悸和心前区不适、胸痛或腹痛。重症患者可出现心力衰竭并发严重心律失常、爆发心源性休克，甚至可在数小时或数日内死亡部分患儿呈慢性病程，演变为心肌病。

（二）体征

心脏大小正常或扩大，听诊可闻及心音低钝、心动过速、心律失常、奔马律、心包摩擦音等。反复发生心力衰竭者，心脏明显扩大，伴有肺部湿啰音，肝、脾大；重症患儿可突然发生严重心律失常、血压下降，甚至心源性休克、心脑综合征。

### 三、辅助检查

（一）心电图

心电图呈持续性心动过速、多导联ST段偏移和T波低平、双相或倒置，QT间期延长、低血压心律失常以期前收缩为多见，可有部分或完全性传导阻滞。

(二)实验室检查

1. 血常规及血沉

急性期白细胞总数轻度增高，分类以中性粒细胞为主。部分病例血沉增快。

2. 血清心肌酶谱测定

肌酸磷酸激酶(CK)及其来自心肌的同工酶(CK－MB)在病程早期多有增高血清乳酸脱氧酶(LDH)及其同工酶($LDH_1$)，在发病早期即增高，而且持续较久。心肌肌钙蛋白T(cTnT)的变化对心肌炎的诊断特异性强。

3. 病毒学检查

进行病毒分离，但阳性率偏低。在疾病早期，应用聚合酶链反应PCR技术检测病毒核酸能直接揭示病原体的存在。

(三)超声心动检查

可查明心房、心室的结构和大小，评估心脏的收缩和舒张功能。

## 四、治疗原则

(一)休息

休息可减轻心脏负荷，改善心肌代谢及心脏功能，促进心肌修复

(二)药物治疗

常用大剂量维生素C、能量合剂、1，6－二磷酸果糖改善心肌能量代谢，促进受损细胞修复；重症病例可用大剂量丙种球蛋白、肾上腺糖皮质激素等。

## 五、常见护理诊断/问题

(一)舒适的改变

与心肌受损后胸闷、心悸有关。

(二)活动无耐力

与心肌收缩力下降，组织供血，供氧不足有关。

(三)潜在并发症

心律失常、心衰竭、心源性休克。

## 六、护理措施

(一)减轻心脏负荷

急性期应卧床休息至体温恢复正常后3～4周，病情恢复期再逐渐增加活动量，但至少仍应限制活动至6个月。有心脏扩大的重症患儿，需卧床休息半年至1年。有心力衰竭者应严格卧床休息，待心力衰竭症状控制、心脏功能好转后再逐渐开始活动。胸闷、气促、心悸者应给予吸氧。

(二)用药护理

处于炎症期的心肌敏感性增高，应用洋地黄时剂量应偏小，并需要密切观察有无心率过慢或出现新的心律失常以及消化系统反应。若出现中毒反应，需暂停用药并与医师联系。心源性休克患儿应用血管活性药物时尽量使用输液泵准确控制液体流速和药物剂量，避免血压波动过大。在静脉输注1，6－二磷酸果糖和维生素C时，由于药物对血管内膜的刺激

性较强，尽量选用粗大、血流丰富的血管输注药液。

（三）严密观察病情，及时发现和处理并发症

定时观察并记录精神状态、面色、心律、心率、血压、呼吸和体温，对有高度房室传导阻滞和严重心律失常的患儿需进行连续心电监护，发现问题及时与医师联系并采取紧急措施。做好抢救药品和器械的准备。

## 七、健康指导

向患儿及其家长讲解本病的治疗过程和预后，减轻他们的心理压力，并取得他们的理解和支持；强调休息是本病治疗和恢复的重要基础，确保休息措施执行到位出院宣教应包括告知患儿及其家长预防呼吸道感染和消化道感染的重要性。嘱其按医嘱服药，注意用药方法、药物的不良反应观察；提供常规复诊的时间安排，介绍需要及时就诊的情况。

（高文芳）

# 第三十一章　妊娠相关疾病护理

## 第一节　自然流产

### 一、疾病概述

（一）概念与特点

流产是指妊娠不足28周，胎儿体重不足1000g而终止者。流产分为自然流产和人工流产。自然流产分早期流产和晚期流产，前者发生于孕12周前自然终止者，后者则发生于孕12周之后至27周自然终止者。自然流产是产科常见的并发症之一。胚胎着床后31%发生自然流产，多数为早期流产，占80%。导致患者发生自然流产的原因较为复杂，包括胚胎发育不正常、免疫功能异常、内分泌功能失调和外界因素的影响等，染色体异常是早期流产的最常见原因，应引起足够重视。

（二）临床特点

1. 症状

主要症状为阴道流血和腹痛。

(1)先兆流产：阴道流血少和（或）下腹痛。

(2)难免流产：阴道出血量多，阵发性腹痛加重或阴道流水。

(3)不全流产：流血持续不止，量多。

(4)完全流产：阴道流血逐渐停止，腹痛随之消失。

(5)稽留流产：早孕反应消失或孕中期时腹部不增大、胎动消失。

(6)复发性流产：同一性伴侣连续发生3次及3次以上自然流产。

2. 体征

(1)先兆流产：宫口闭、子宫大小与停经月份相符。

(2)难免流产：宫颈口扩张，有时见胚胎组织或胎囊堵塞于宫颈口内，子宫大小与停经相符或略小。

(3)不全流产：宫颈口开大，不断有血液自宫口流出，有时可见胎盘组织堵于宫口或部分妊娠产物已排出于阴道内，部分仍留于宫腔内。子宫一般小于停经月份。

(4)完全流产：宫口闭，子宫大小接近正常。

(5)稽留流产：宫口闭，子宫较停经月份小，质地不软，未闻及胎心。

(6)复发性流产：大多为早期流产，少数为晚期流产。

（三）辅助检查

1. 实验室检查

(1)妊娠试验：胚胎或绒毛滋养细胞存活时，妊娠试验阳性，当妊娠物与子宫壁分离已久失活时妊娠试验阴性。

(2)激素测定：定期测定绒毛膜促性腺激素、胎盘生乳素、雌二醇及孕酮的含量，动态观察其变化情况，如有进行性下降，提示将发生流产。hCG 48 小时增长速度<66%，提示妊娠预后不良。

(3)细菌培养：疑有感染时做阴道或宫腔拭子的细菌培养及药物敏感试验，有助于感染的诊断和治疗。

2. 特殊检查

(1)B 超检查：显示子宫增大，明确宫腔内有无孕囊、胚胎、胎心搏动及残留组织或积血，以协助诊断。

(2)病理检查：对于阴道排出的组织，可以用水冲洗寻找绒毛以确定是否为妊娠流产。对于可疑的病例，要将组织物送病理检查以明确诊断。

(四)治疗原则

除先兆流产需保胎外，完全流产一般不需处理，其余类型流产均应尽快清除子宫腔内容物，即行清宫术，术后防感染与出血。

## 二、主要护理问题

(一)有感染的危险

与阴道流血时间长、子宫腔残留组织等有关。

(二)焦虑

与担心胎儿安危有关。

## 三、护理措施

(一)常规护理

(1)注意休息，先兆流产患者禁止性生活。

(2)加强营养，指导患者进食富含蛋白质、铁质的食物。

(3)保持外阴清洁卫生。

(4)告知患者情绪波动会影响保胎效果，给予患者心理护理，并向患者宣传优生优育的重要意义，鼓励患者面对现实，顺其自然。同时与患者家属沟通，促使其理解与配合。

(二)专科护理

对于不同类型的自然流产患者，应遵循不同的临床护理原则。

1. 先兆流产

(1)多休息，禁性生活，避免不必要的妇科检查。

(2)重视患者情绪和心理方面的改变，加强患者的心理护理，以帮助患者树立信心，保持情绪的稳定。

(3)按病情选用安胎药物，例如维生素 E、叶酸、黄体酮和甲状腺素等。

(4)观察腹痛及阴道出血情况，如有组织排出，应送病理检查。

(5)加强会阴护理，使用无菌会阴垫以防感染。

(6)多食用蔬菜、水果，防止便秘发生。出现便秘时禁用肥皂水灌肠，必要时选用开塞露。

2. 难免流产及不全流产

(1)稳定患者情绪，消除因大量出血引起的紧张心理。

(2)主动做好清宫术前的准备。

(3)仔细检查宫腔排出物的性质及完整性。

(4)出现休克状况时,予以输液和输血,配合抗休克抢救。

(5)观察阴道出血及子宫收缩情况,酌情使用宫缩药。

(6)加强会阴护理,防止感染。

(7)做好出院指导,1 个月内禁盆浴及性生活,落实避孕措施。

3. 完全流产

(1)做好心理护理。

(2)加强会阴护理,防止感染。

4. 稽留流产

(1)处理前应查血常规及凝血功能,并做好输血准备。

(2)根据孕周及病情选择合适的引产方式。

(3)引产过程警惕子宫穿孔、出血及感染等并发症。

(4)术后根据病情使用宫缩剂及抗生素。

5. 复发性流产

(1)怀孕前男女双方做详细检查,包括内分泌功能测定、染色体检查等,确定是否可以妊娠。

(2)已经受孕者,多休息,禁止性生活,按先兆流产处理,保胎治疗时间必须超过原先发生流产的妊娠时间。

(3)针对病因治疗。

(三)病情观察

严密观察阴道流血量有无增多、腹痛有无加重、阴道有无肉样组织排出。阴道长时间流血可能合并感染,应定时监测体温、脉搏、血压、呼吸,观察有无发热、贫血及休克征象,及时掌握患者的病情变化,以便及时处理。

(四)健康指导

(1)注意休息,加强营养,保持外阴清洁。

(2)术后禁止盆浴及性生活 1 个月,若阴道流血量增多淋漓不尽超过 10 日或出现发热腹痛等情况,应及时复诊。

(3)指导再孕时预防流产,如避免感染、接触有害物质等;复发性流产患者,一旦确诊妊娠,应立即卧床保胎,保胎时间需超过以往发生流产的妊娠周数。

(沈青)

## 第二节 早 产

### 一、疾病概述

(一)概念与特点

妊娠满 28 周至不足 37 周终止者,称早产。此时娩出的早产儿各器官发育尚不健全,新生儿期死亡的婴儿约 2/3 为早产儿。研究显示,胎膜早破、妊娠期高血压疾病、多胎妊娠和前置胎盘占早产原因的前 4 位。

(二)临床特点

主要是子宫收缩,最初为不规律的宫缩,常伴有少量阴道出血或血性分泌物,以后逐渐发展为规律宫缩,宫颈管逐渐缩短,继而扩张,其过程与足月产相似。

(三)治疗原则

若胎膜未破,胎儿存活,母儿一般情况良好,应抑制宫缩,尽量保胎;若胎膜已破,早产不可避免,应适时终止妊娠,尽量提高早产儿存活率。

## 二、主要护理问题

(一)有新生儿受伤的危险

与早产儿发育不成熟有关。

(二)焦虑

与担心早产儿预后有关。

## 三、护理措施

(一)常规护理

(1)嘱患者左侧卧位休息,抬高床尾,减轻胎先露对子宫颈的刺激,可减少自发宫缩频率。

(2)禁止性生活,减少不必要的肛门检查与阴道检查。

(3)鼓励进食,增加营养。

(4)保持外阴清洁。

(二)专科护理

1. 预防早产

(1)做好妊娠期保健,加强营养,保持平静心情。

(2)避免诱发宫缩的活动。

(3)高危孕妇多休息,以左侧卧位为宜,谨慎做直肠指检和阴道检查。

(4)宫颈内口松弛者妊娠14～18周行子宫颈内口缝合术。

2. 早产先兆的护理

(1)注意休息,采取左侧卧位,按时吸氧。

(2)保持环境安静,取得家属心理支持。

(3)严密监测宫缩、胎心、胎动、羊水等情况。

(4)提供高营养、富含膳食纤维的食物,保持大便通畅,必要时遵医嘱使用开塞露。

(5)一切活动轻柔、缓慢,保持会阴清洁。

(6)定期进行B超、胎心监护。

(7)遵医嘱给药,注意药物反应。

3. 早产的护理

(1)做好分娩时的药品、物品、人力的准备。

(2)产程中严密观察胎心、羊水等情况。

(3)产程中遵医嘱吸氧,监测胎心及血压。

(4)临产后慎用吗啡、哌替啶。

(5)遵医嘱使用地塞米松 6mg 肌内注射，每日 2 次，共 4 次。

(6)第二产程行会阴切开。

(7)新生儿出生后，立即结扎脐带。

(8)为产妇及家属提供心理支持。早产常出乎意料，向患者讲解早产的原因、发展与处理，让其明白早产与产妇无关，减轻自责心理。向患者家属介绍早产的经过，嘱患者家属细心呵护患者转危为安，健康成长。让产妇以良好的心态承担母亲的角色。

(三)病情观察

密切观察有无阴道排液，观察阵发性腹痛的频率与强度、子宫口扩张程度等。

(四)健康指导

(1)未分娩的孕妇：告知易造成早产的原因，嘱其出院后做好妊娠期保健，加强营养，多食蔬菜和水果，避免因便秘增加腹压。卧床休息，保持平静心态，避免诱发宫缩的活动及各种刺激；有早产征兆及时就诊。

(2)早产先兆的孕妇：严格卧床休息，采取左侧卧位，按时吸氧。鼓励家属给予心理支持。提供高营养、富含膳食纤维的食物，保持大便通畅。尽量减少焦虑和紧张情绪。

(3)分娩过程中，指导产妇正确运用腹压，防止发生阴道壁裂伤和新生儿损害。

(4)指导产妇及家属学习早产儿喂养和护理方法。鼓励并协助母乳喂养，如早产儿转儿科治疗，应给予产妇保持泌乳方法的指导，如挤奶手法、母乳保存方法等。

(5)为新生儿不健康或死亡的产妇及家庭提供心理支持。

(沈青)

## 第三节 过期妊娠

### 一、疾病概述

(一)概念与特点

平时月经周期规律，妊娠达到或超过 42 周未分娩，称过期妊娠，占妊娠总数的过期妊娠使胎儿窘迫、胎粪吸入综合征、新生儿窒息等发病率增加，围生儿病死率也大大增加，危险性随着妊娠期延长而升高。

(二)临床特点

(1)症状部分孕妇感到胎动异常，体重不再增加或稍微减轻。

(2)体征检查时胎体部分清楚，破水时羊水少、黏稠，有时混有胎粪，胎儿有过熟表现，如皮下脂肪减少、皮肤干皱、黄染、脱皮、头颅硬、指(趾)甲过长，巨大儿发生率增加。

(三)辅助检查

1. B超检查

测定胎儿双顶径、股骨长度、腹围值以推断胎龄，同时还可了解羊水量及胎盘成熟度。检查脐动脉血流 S/D 比值，有助于判断胎儿安危状况。

2. 胎盘功能检查

通过胎动计数、尿雌三醇测定、E/C 值测定、胎心监护仪检测，以了解胎盘老化情况。

3. 羊膜镜检查

观察羊水量及颜色以了解胎粪污染程度，确定有无胎儿窘迫。

（四）治疗原则

加强产前检查，预防过期妊娠。一旦发生过期妊娠，应尽早终止妊娠。严密监测胎盘功能及胎儿安危，如胎盘功能正常，胎儿无异常，则可行人工破膜引产；如胎盘功能异常或胎儿窘迫，需立即行剖宫产结束分娩。

## 二、主要护理问题

（一）知识缺乏

缺少对过期妊娠会危害胎儿的认知。

（二）焦虑

与担心胎儿安危有关。

（三）有胎儿受伤的危险

与担心胎盘发生退行性变化，胎盘钙化致胎儿缺氧、新生儿窒息有关。

（四）潜在并发症

胎儿窘迫。

## 三、护理措施

（一）常规护理

(1)充分休息，多采取左侧卧位。

(2)注意营养，合理搭配食物，以免营养过剩。

(3)协助核实预产期，指导自我监测胎动，积极配合检查与操作。

（二）专科护理

1. 对住院孕妇的监护

(1)嘱孕妇取左侧卧位，遵医嘱需要时给予吸氧 30 分钟。

(2)指导孕妇自数胎动。

(3)严密监测胎心变化，如发现异常，及时通知医师处理。

(4)对宫颈评分≥6 分采用缩宫素引产者，严格执行缩宫素(引产)静脉滴注护理常规。

2. 产程监测及护理

(1)第一产程护理

1)氧气吸入。

2)左侧卧位。

3)做好新生儿窒息的抢救准备工作。

4)严密观察产程进展、羊水性状及胎心音情况，使用胎心监护仪连续监护。

5)宫口开大 3cm、产程进展缓慢或胎心音改变时，及时通知医师给予人工破膜，了解羊水性状。

(2)第二产程护理

1)宫口开全后，尽量缩短产程。

2)胎肩娩出前吸净胎儿鼻咽部黏液，同时检查胎儿发育情况。

(3)第三产程护理

1)胎盘娩出后检查胎盘胎膜是否完整及胎盘的老化程度。

2)仔细检查软产道,及时修补裂伤。

3)按摩子宫和遵医嘱给予缩宫素。

(4)新生儿护理

1)分娩时应做好抢救新生儿的准备。

2)胎儿娩出后立即清理呼吸道。

3)加强监护,及早发现和处理新生儿异常情况。

(三)病情观察

严密监护胎儿安危,自数胎动,勤听胎心音,必要时行胎心监护,发现异常及时通知医师,尽快终止妊娠。

(四)健康指导

(1)加强妊娠期教育,使孕妇及家属认识过期妊娠的危害性。

(2)向孕妇及家属讲解适时终止妊娠的必要性,以减轻他们的顾虑和矛盾心理,取得合作。

(3)告知孕妇自我监测胎动的重要性,使其自觉遵从医嘱。

(4)告知孕妇静脉滴注缩宫素的必要性,耐心回答提问,消除紧张情绪。

(沈青)

## 第四节　妊娠期高血压疾病

### 一、疾病概述

(一)概念与特点

妊娠期高血压疾病是妊娠期特有的疾病。主要特征为妊娠 20 周以后出现高血压、蛋白尿及水肿,严重时抽搐、昏迷甚至母婴死亡的一组临床综合征。该病严重威胁母婴健康、常伴较高的孕产妇和围生儿病死率。妊娠期高血压疾病分为五类:妊娠期高血压、子痫前期、子痫、慢性高血压并发子痫前期、慢性高血压合并妊娠。

(二)临床特点

妊娠期高血压疾病主要表现为妊娠中期或晚期出现高血压、较为严重的水肿、蛋白尿,严重时发生头晕、眼花,甚至抽搐、昏迷等。分类及临床表现如下:

1. 妊娠期高血压

妊娠 20 周后首次出现高血压,收缩压≥140mmHg(1mmHg=0.133kPa)和(或)舒张压≥90mmHg,于产后 12 周内恢复正常;尿蛋白检测阴性。收缩压≥160mmHg 和(或)舒张压≥110mmHg 为重度妊娠期高血压。

2. 子痫前期

(1)子痫前期:妊娠 20 周后出现收缩压≥140mmHg 和(或)舒张压≥90mmHg,且伴有下列任一项:尿蛋白≥0.3g/24 小时,或尿蛋白/肌酐比值≥0.3,或随机尿蛋白≥(+)(无法进行尿蛋白定量时的检查方法);无蛋白尿但伴有以下任何一种器官或系统受累:心、肺、肝、肾等重要器官或血液系统、消化系统、神经系统的异常改变,胎盘一胎儿受到累及等。血压和(或)尿蛋白水平持续升高，发生母体器官功能受损或胎盘－胎儿并发症是子痫前期病情向重度发展的表现。

子痫前期孕妇出现下述任一表现可诊断为重度子痫前期：

1)血压持续升高：收缩压≥160mmHg和(或)舒张压≥110mmHg。

2)持续性头痛、视觉障碍或其他中枢神经系统异常表现。

3)持续性上腹部疼痛及肝包膜下血肿或肝破裂表现。

4)肝酶异常：血丙氨酸氨基转移酶或门冬氨酸氨基转移酶水平升高。

5)肾功能受损：尿蛋白＞2.0g/24小时；少尿(24小时尿量＜400mL，或每小时尿量＜17mL)，或血肌酐＞106μmol/L。

6)低蛋白血症伴腹腔积液、胸腔积液或心包积液。

7)血液系统异常：血小板计数呈持续性下降并低于 $100\times10^9$/L；微血管内溶血表现有贫血、黄疸或血乳酸脱氢酶水平升高。

8)心衰竭。

9)肺水肿。

10)胎儿生长受限或羊水过少、胎死宫内、胎盘早剥等。

(2)子痫：子痫前期基础上发生不能用其他原因解释的抽搐。

3. 妊娠合并慢性高血压

既往存在的高血压或在妊娠20周前发现收缩压≥140mmHg和(或)舒张压≥90mmHg，妊娠期无明显加重；或妊娠20周后首次诊断高血压并持续到产后12周以后。

4. 慢性高血压并发子痫前期

慢性高血压孕妇，孕20周前无蛋白尿，孕20周后出现尿蛋白身0.3g/24小时或随机尿蛋白≥(＋)；或孕20周前有蛋白尿，孕20周后尿蛋白定量明显增加；或出现血压进一步升高等上述重度子痫前期的任何一项表现。

(三)辅助检查

1. 血液检查

(1)血液黏稠度检查：若血浆黏度比＞1∶6、全血黏度比＞3∶6、血细胞比容≥0.35，则提示有血液浓缩情况。

(2)凝血功能检查：血小板减少、出凝血时间延长、凝血酶原时间延长、纤维蛋白原下降、3P试验阳性提示弥散性血管内凝血存在。

(3)血常规化验：可了解贫血程度。

(4)肝肾功能检查：了解肝肾受损程度，清蛋白降低表示有低蛋白血症。

(5)电解质及 $CO_2$－CP测定：了解有无电解质紊乱及酸中毒。

2. 尿液化验

包括尿常规及尿蛋白定性、定量测定，凡24小时尿蛋白定量≥0.3g为异常。当尿蛋白(＋＋＋＋)以上时、24小时尿蛋白＞5g、尿比重＞1.020提示尿液浓缩。

3. 眼底检查

正常眼底A∶V为2∶3，若变为1∶2或1∶3表示血管痉挛，重者出现视网膜水肿、剥离，甚至失明。

4. B超

了解胎儿发育、胎盘及羊水情况。

5. 胎盘功能测定

测定24小时尿雌三醇含量、E/C比值、胎盘生乳素等，以了解胎盘功能及胎儿安危情况。

6. 胎儿成熟度检查

通过估算胎儿大小，测定羊水中L/S比值、肌酐、胆红素类物质、淀粉酶等含量，了解胎儿成熟情况，以便适时终止妊娠。

(四)治疗原则

妊娠期高血压疾病的治疗目的和原则是争取母体可以完全恢复健康，胎儿出生后能够存活，以对母儿影响最小的方式终止妊娠。患妊娠期高血压的患者可在家或留院观察，密切监护母儿安危；子痫前期患者应住院治疗，治疗原则为休息、解痉、镇静、降压、合理扩容和必要时利尿，密切监测母儿安危，适时终止妊娠。一旦发生子痫，应控制抽搐、纠正缺氧和酸中毒、控制血压，抽搐控制后终止妊娠。

## 二、主要护理问题

(一)有孕妇外伤的危险

与子痫时抽搐导致孕妇外伤有关。

(二)有误吸的危险

与子痫患者抽搐频繁、持续时间长而陷入昏迷有关。

(三)焦虑

与担心自身及胎儿安危有关。

(四)有胎儿受伤的危险

与胎盘血流量降低、胎盘早剥、子痫有关。

(五)知识缺乏

缺乏对妊娠期高血压疾病的预防、处理的相关知识。

(六)组织灌注量改变

与全身小血管痉挛有关。

(七)体液过多

与增大的子宫压迫下腔静脉、低蛋白血症等有关。

(八)潜在并发症

如胎盘早剥等。

## 三、护理措施

(一)常规护理

(1)保持病房安静，保证充足的休息，每天睡眠不少于10小时，取左侧卧位，可改善子宫胎盘血供。

(2)间断吸氧，每天3次，每次30分钟。

(3)指导摄入丰富蛋白质、热量、维生素、纤维素饮食，不限液体和盐，但全身水肿者应当限盐。

(4)嘱咐患者增加产前检查次数,督促孕妇自测胎动、体重,及时发现病情变化。

(二)专科护理

1. 妊娠期高血压疾病、轻度子痫前期的产前专科护理

(1)遵医嘱测体重。记录 24 小时出人液量。正确留取血标本、尿标本,并及时送检。

(2)注意询问孕妇有无自觉症状,重视孕妇头晕、头痛、恶心、胸闷、眼花等主诉,及时报告医师。

(3)密切观察血压、脉搏、呼吸变化、水肿分布及程度,及时详细记录。

(4)观察宫缩及阴道出血情况,加强胎儿监护,必要时进行胎心监护。

(5)遵医嘱使用镇静剂或降压药时,预防直立性低血压。

(6)协助患者进行血常规、凝血功能、肝肾功能、尿常规、眼底检查、24 小时动态血压监测、心电图、超声心动图检查。

(7)心理护理为患者及家属提供相关信息与支持。指导孕妇尽量保持精神放松与心情愉快。

(8)应用硫酸镁的注意事项:

1)严格观察其毒性,并准确控制硫酸镁的入量,滴速以 1g/h 为宜,不超过 2g/h,总量不超过 30g/h。

2)随时准备 10%葡萄糖酸钙注射液 10mL,每次用药前和用药期间均应监测血压,同时监测以下指标:膝腱反射必须存在;呼吸不少于 16 次/分;尿量不少于 400mL/17 小时。

3)发现硫酸镁中毒症状,及时报告医师,遵医嘱处理。

2. 重度子痫前期的产前专科护理

(1)将孕妇安排在备有呼叫器、安静且光线较暗的病室,医护活动尽量集中,避免因刺激诱发抽搐。

(2)严密监测生命征及病情变化,注意孕妇安全,准备下列物品:

1)将呼叫器置于孕妇随手可及之处。

2)加用床档,防止孕妇坠床、受伤。

3)准备急救车、吸引器、氧气、开口器等,以备随时使用。

4)准备急救物品,如硫酸镁、10%葡萄糖酸钙注射液等。

5)备好产包。

(3)防止外伤

1)向孕妇解释可能发生外伤的原因及预防措施。

2)加强安全防护措施。孕妇若需外出、检查、活动、如厕需有人陪伴;告知孕妇起床或改变体位时,动作要缓慢。

3)告知孕妇减少活动,如有头晕、头痛、眼花表现时立即躺下或坐下休息,防止摔伤。

3)使用冬眠合剂时,告知孕妇绝对卧床休息,密切监测血压变化。

3. 子痫的产前专科护理

(1)设单人暗室,避免声、光刺激,嘱孕妇绝对卧床休息,进行各项治疗及护理操作应相对集中进行,动作轻柔。

(2)监测并记录体温、脉搏、呼吸、血压。

(3)观察孕妇精神状态及神志变化,注意有无头晕、头痛、眼花、胸闷、恶心等自觉症状,

有异常及时报告医师。

(4)备好抢救物品,如压舌板、开口器、急救车、吸引器、氧气等。

(5)按医嘱使用镇静、解痉、降压药物,观察药物治疗效果,并及时报告医师。

(6)做好孕妇的心理护理。

(7)子痫护理

1)按医嘱使用硫酸镁或冬眠合剂静脉注射。

2)氧气吸入。

3)加用床档,用开口器或纱布包裹压舌板,置于孕妇上下磨牙间。抽搐时切勿暴力按压患者肢体。

4)专人监护,监测并记录生命体征,观察抽搐次数、持续及间歇时间、昏迷时间,注意观察瞳孔变化、四肢运动、膝腱反射情况,及早发现脑出血征兆。详细记录病情、检查结果及治疗经过、护理措施。

5)观察有无临产征象,勤听胎心音。

6)昏迷孕妇应禁食,取平卧位,头偏向一侧,取出义齿,随时吸出呼吸道分泌物及呕吐物,必要时用舌钳将舌拉出。

7)留置导尿管,观察尿量及性状,准确记录24小时出入液量,及早发现肾功能障碍或肾衰竭征兆。

8)定时帮助孕妇翻身,按摩受压部位。

9)进行口腔及外阴护理。

4. 妊娠期高血压疾病的产时专科护理

(1)第一产程

1)建立静脉通道。注意产妇的自觉症状、血压、脉搏、尿量、胎心、宫缩及产程进展情况。

2)指导产妇减轻宫缩疼痛或建议采用镇痛分娩。

3)血压升高时及时报告医师,遵医嘱给药。

4)宫缩弱者,遵医嘱给予静脉滴注缩宫素加强宫缩,注意观察血压变化。

5)遵医嘱给予肌内注射哌替啶(潜伏期)、地西泮(活跃期)镇静。

(2)第二产程:尽量缩短产程,避免产妇用力诱发产时子痫,可行会阴侧切术、胎头吸引或低位产钳助产。

(3)第三产程:预防产后出血。

1)胎儿前肩娩出后立即肌内注射缩宫素,及时娩出胎盘并按摩子宫。

2)观察血压变化,重视产妇主诉。

(4)整个产程中应加强母婴安危状况及血压监测,如出现头痛、眼花、恶心、呕吐等症状,立即通知医师,准确执行医嘱。

(5)产后严密监测血压、脉搏变化,注意休息,观察2小时,病情稳定后送回病房。

4. 妊娠期高血压疾病的产后专科护理

(1)遵医嘱继续监测血压及使用硫酸镁。

(2)严密观察子宫复旧及阴道出血情况,严防产后出血。

(3)密切观察并及时处理疼痛。

(4)如产后血压稳定,指导产妇参与新生儿喂养和护理。

(5)如果妊娠失败,帮助孕妇及其家属度过哀伤期,并提供有关疾病预后相关知识。

5. 血小板减少综合征

(1)预防出血及静脉通道的护理

1)尽可能避免肌内注射。

2)静脉穿刺时先消毒,后扎止血带,拔针时局部按压至少3分钟。

3)加强输血管理。

(2)产时护理

1)注意观察胎心、胎动变化,严密监护产程进展、羊水性状、阴道出血量。

2)注意观察子宫形状和子宫收缩情况。

3)经阴道分娩护理。第一产程:密切监测产妇血压、脉搏、尿量、胎心、子宫收缩情况以及自觉症状。第二产程:应缩短产程,避免产妇用力,初产妇可行会阴侧切并助产。第三产程:胎儿娩出前肩后静脉注射缩宫素,及时娩出胎盘并按摩宫底,观察血压变化,重视产妇主诉。

(3)产后护理

1)产后1小时内每15分钟观察1次宫底高度、阴道出血及会阴伤口有无渗血情况,观察脉搏、血压。

2)产后2~3小时内每30分钟观察1次宫底高度、阴道出血、会阴伤口渗血情况,观察脉搏、血压,以后每小时观察1次,至每4小时观察1次并记录。

3)重视产妇主诉。

4)剖宫产者腹部切口压沙袋8小时,同时观察腹部切口有无渗血。

(三)病情观察

密切注意病情变化,每天监测血压、尿蛋白、体重、水肿情况。注意观察患者,一旦出现头晕、眼花、胸闷等自觉症状,提示病情发展至子痫前期,应警惕子痫的发生,严防抽搐、昏迷出现。同时密切监护胎心音,必要时进行胎心监测,发现异常及时通知医师尽快处理。

(四)健康指导

1. 妊娠期高血压疾病及轻度子痫前期患者的产前健康指导

(1)告知孕妇及家属妊娠期高血压疾病相关知识及诊疗、护理措施,减轻产妇的紧张、焦虑情绪,增进护患配合。

(2)指导孕妇及家属配合留取各种标本。

(3)告知孕妇自数胎动的意义和方法,使其能自觉遵从医嘱。

(4)告知孕妇如出现头晕、头痛、恶心、胸闷、眼花等症状,应及时与医师或护理人员联系。

(5)指导孕妇左侧卧位,避免平卧。

(6)保证充足睡眠,保持心情舒畅。

(7)指导孕妇合理饮食,增加蛋白质、维生素以及富含铁、钙、锌的食物,减少脂肪和盐的摄入。

(8)督促孕妇监测体重。

2. 重度子痫前期患者的产前健康指导

(1)告知孕妇及家属妊娠期高血压疾病—重度子痫前期的相关知识及治疗护理措施,减轻产妇的紧张、焦虑情绪，增进护患配合。

(2)告知孕妇卧床休息的重要性，以取得配合。

(3)向孕妇及家属解释可能发生外伤的原因及预防措施，使孕妇及家属能自觉遵守。

(4)告知孕妇如出现头晕、头痛、恶心、胸闷、眼花等症状，应及时与医护人员联系。

3. 子痫患者的产前健康指导

(1)告知孕妇及家属子痫的相关知识及诊疗护理措施，增进护患配合。

(2)告知孕妇和家属子痫对母婴的影响及适时终止妊娠的必要性。

4. 妊娠期高血压疾病患者的产时健康指导

(1)指导产妇减轻宫缩疼痛的技巧(如深呼吸、按摩下腹部)或建议采用镇痛分娩。

(2)鼓励产妇口服进食，以补充能量。

(3)指导产妇正确运用腹压，宫缩间歇放松休息。

(4)如产后血压稳定，鼓励产妇参与新生儿喂养和护理。

5. 妊娠期高血压疾病患者的产后健康指导

(1)告知产妇及家属产后继续使用硫酸镁及监测血压的意义，使其积极配合。

(2)鼓励产妇参与新生儿喂养和护理。

(3)提供有关疾病预后相关知识，指导其定期随访。

(4)如果妊娠失败，帮助产妇及家属度过哀伤期。

(5)指导再次妊娠的时间(间隔 1～2 年)、注意事项，并使其了解妊娠期监护的重要性，坚持定期检查，及时发现异常，给予治疗及纠正。

6. 血小板减少综合征的健康教育

(1)告知产妇及家属血小板减少综合征的相关知识及诊疗护理措施，增进护患配合。

(2)指导产妇及家属配合留取各种标本。

(3)告知产妇及家属如出现头痛、眼花、胸闷、气急、恶心、呕吐、右上腹或上腹部疼痛等症状，应及时与医护人员联系。

(4)告知产妇，产后注意下肢被动活动，保持大便通畅。

(5)鼓励产妇倾诉，预防产后抑郁。

(6)做好出院指导，定期门诊复查血压及肝、肾功能。

(沈青)

## 第五节　妊娠肝内胆汁淤积症

### 一、疾病概述

#### (一)概念与特点

妊娠肝内胆汁淤积症(ICP)是发生于妊娠中、晚期，以瘙痒和黄疸为特征的疾病，又称特发性黄疸或妊娠复发性黄疸，可导致早产、胎儿窘迫和围生儿死亡。

#### (二)临床特点

1. 症状

(1)瘙痒：多以孕中、晚期始发，进行性加重、夜重昼轻，多于产后 24～48 小时缓解，少数在1周或1周以上缓解。

(2)黄疸:多发生于瘙痒后的数日至数周,较轻,于分娩后数日消失。

(3)其他:失眠及情绪变化、乏力、食欲减退、恶心呕吐,个别患者有轻度脂肪痢。

(4)复发性和家族性发病。

2. 体征

(1)前胸、腹部及上下肢抓痕。

(2)巩膜和皮肤轻度黄染。

(3)有时右肋下可触及肝脏边缘,质软且有轻微触痛。

(4)尿色加深,粪便变浅。

(5)产科检查,胎儿偏小,胎心音一般正常,有时减慢,临产过程中可有胎心音消失。

(三)辅助检查

(1)血清胆汁酸测定血清总胆汁酸测定是诊断ICP的最主要实验证据,无诱因、皮肤瘙痒及血清总胆汁酸≥10μmol/L可作为诊断,≥40μmol/L提示病情重。

(2)肝功能测定门冬氨酸氨基转移酶:丙氨酸氨基转移酶升高,为正常水平的2～10倍,一般不超过1000U/L。

(3)病理检查诊断不明病情严重时可行肝组织活检。

(4)分娩后瘙痒症状消失,肝功能恢复正常。

(四)治疗原则

缓解瘙痒症状,恢复肝功能,降低血胆酸。注意胎儿宫内状况的监护,及时发现胎儿缺氧并采取相应措施,以改善妊娠结局。

## 二、主要护理问题

(一)睡眠形态紊乱

与全身皮肤瘙痒有关。

(二)知识缺乏(特定的)

缺乏有关本病的知识。

(三)焦虑

与担心自身及胎儿安危有关。

(四)有胎儿伤亡的危险

与胎盘绒毛间隙变窄,胎儿供血不足致窘迫有关。

## 三、护理措施

(一)常规护理

(1)适当休息,取左侧卧位。保持病室环境安静、舒适,床单位整洁。

(2)清淡饮食,禁食辛辣刺激性食物,多食水果、蔬菜,补充维生素及微量元素。

(3)指导孕妇选择宽松,舒适、透气性及吸水性好的纯棉内衣裤和袜子,禁用过热水洗浴,勿使用肥皂擦洗瘙痒部位。

(二)专科护理

(1)每次产前检查时应常规询问是否有皮肤瘙痒,及时跟踪检查。

(2)一旦确诊ICP应视为高危妊娠，在高危门诊定期随访。

(3)定期复检肝功能、血清总胆汁酸。B超检查胎盘成熟度及生物物理评分。

(4)指导孕妇自数胎动，如12小时胎动数<10次或减少到平日的50%以下，应及时就诊。

(5)妊娠34周开始每周行NST试验。

(6)妊娠32周内发病的ICP孕妇，应住院监护，每日吸氧2次，每次30～60分钟，左侧卧位。

(7)术前预防性使用维生素K，预防产后出血。

(8)遵医嘱给药，做好药物治疗的护理。

(9)产后需退乳者，禁用雌激素。

(10)做好孕妇及家属心理疏导。

(11)讲解疾病相关知识，介绍缓解皮肤瘙痒的方法，减轻孕妇及家属的不良情绪。

(三)病情观察

(1)加强胎儿监测，如自数胎动，孕34周每周行胎儿电子监护(NST检查)。

(2)评估孕妇皮肤瘙痒、黄疸情况，有无恶心、呕吐、失眠等症状。勿搔抓皮肤，避免使用刺激性化学护肤品。

(3)观察有无皮下出血点、皮下瘀斑等凝血功能障碍情况。

(4)按医嘱正确使用腺苷蛋氨酸、地塞米松、熊去氧胆酸等药物，必要时予吸氧、静脉营养治疗。

(5)做好终止妊娠的准备注意观察产后恶露的，出现出血异常增多，颜色变红及时就诊。

(四)健康指导

(1)告知孕妇如妊娠期出现皮肤瘙痒，持续3日仍未消失，需就诊。

(2)指导孕妇自数胎动，如12小时胎动数<10次或减少到平日的50%以下，应及时就诊。

(3)向孕妇及家属解释ICP发生的原因、相关知识及诊疗护理措施，取得孕妇及家属的理解与支持。

(4)告知孕妇禁用过热水洗浴，勿使用肥皂擦洗瘙痒部位。

(5)清淡饮食，禁食辛辣刺激性食物，多食水果、蔬菜，补充维生素及微量元素。

(6)指导孕妇放松心情，帮助其正确认识和对待自己的妊娠与分娩，消除紧张情绪。

(沈青)

## 第六节　妊娠剧吐

### 一、疾病概述

(一)概念与特点

少数孕妇早孕反应严重，频繁恶心呕吐，不能进食，以致发生体液平衡失调及新陈代谢障碍，甚至危及孕妇生命，称为妊娠剧吐，发生率为0.5%～2%。

(二)临床特点

多见于年轻初孕妇，停经40天左右出现早孕反应，逐渐加重直至频繁呕吐不能进食，呕吐物中有胆汁或咖啡样物质。严重呕吐引起失水及电解质紊乱，动用体内脂肪，其中间产物丙酮聚积，引起代谢性酸中毒。患者体重明显减轻，面色苍白，皮肤干燥，脉搏细数，尿量减少，严重时出现血压下降，引起肾前性急性肾衰竭。

(三)治疗原则

(1)心理治疗：对于精神情绪不稳定的孕妇，给予心理治疗，解除思想顾虑。

(2)根据检验报告，酌情补充水分和电解质。必要时静脉补充营养。

(3)根据病情使用止吐药。

## 二、主要护理问题

(一)精神状态差

与反复呕吐、脱水、电解质平衡失调有关。

(二)焦虑

与担心剧烈呕吐影响胎儿生长发育有关。

(三)潜在并发症受伤

与不能进食，低血糖导致的头晕、体力不足、跌倒等有关。

(四)酮症酸中毒

与不能进食导致的机体体液平衡失调及新陈代谢障碍有关。

## 三、护理措施

(一)常规护理

安置孕妇在安静、清洁、舒适的病室中，消除一切可能引起呕吐的因素，嘱患者卧床休息。轻症患者，护士应鼓励其少食多餐，适当进食；对重症患者，嘱暂不进食，待病情好转后才能进少量流质食物。

(二)专科护理

(1)指导孕妇饮食：鼓励少量多餐，避免辛辣、油腻以及有刺激性气味的食品，在起床前30分钟进食少量饼干或者面包，就寝前进食富含高蛋白的点心，避免边饮水边进食。

(2)心理护理：由责任护士根据患者不同的心理状态，有针对性地与患者进行交流，主要讲解妊娠剧吐的发生、发展及转归特点，让患者了解该疾病的相关知识，解除思想顾虑，以正常的心态对待妊娠。

(3)对于不能起床活动的患者做好生活护理：协助洗脸、床上浴、床上如厕等，呕吐物及时清理，并予以漱口。保持房间清洁、安静、舒适、温馨。

(三)病情观察

定时测量体温、脉搏、呼吸、血压。密切观察呕吐情况，巩膜、皮肤变化，记录24小时出入量。出现异常情况，应及时报告医师。遵医嘱及时送检血、尿等标本，检测肝、肾功能及尿酮体等。

(四)健康指导

(1)保持口腔清洁，呕吐后用淡盐水漱口，及时清除呕吐物，并注意观察呕吐物的色、质、量及尿量、进食量等。

(2)饮食宜清淡富有营养，易于消化，随喜好选择食物，少量多餐，避免油腻生冷之品及其他刺激气味。

(3)注意保暖,避免受寒,忌当风直吹。

(4)保持心情舒畅,劳逸有度,多听优美的音乐。

(5)保持大便通畅,便秘时可予蜂蜜调服。

(沈青)

## 第七节 异位妊娠

### 一、疾病概述

(一)概念与特点

受精卵在子宫体腔以外着床发育称为异位妊娠,俗称宫外孕。异位妊娠是妇科最常见的急腹症之一。由于吸烟、盆腔感染、辅助生殖技术等原因,其发病率有所增加,由于其发病急,一旦发生妊娠破裂导致出血,就有导致孕产妇死亡的危险。

异位妊娠根据受精卵在子宫体腔外种植的部位不同可分为:输卵管妊娠、卵巢妊娠、腹腔妊娠、阔韧带妊娠、宫颈妊娠,其中以输卵管妊娠最多见。

(二)临床特点

输卵管妊娠流产或破裂后,根据病情缓急分为急性和陈旧性两种类型。

1. 急性异位妊娠

(1)症状

1)停经。

2)腹痛:破裂时,患者突感一侧下腹部撕裂样疼痛,常伴恶心、呕吐,然后因血液由局部、下腹流向全腹,疼痛遍及全腹者占44%;刺激横膈下或放射至肩部疼痛者占22%,当血液积聚于直肠子宫陷凹处,可出现肛门坠胀感。

3)阴道出血:胚胎死亡后,由于内分泌发生变化,使子宫内膜开始脱落导致阴道出血,量不多,往往淋漓不净,个别阴道出血较多,似月经,有时排出内膜碎片或蜕膜管型,当病灶清除后,出血则停止。

4)昏厥与休克:输卵管妊娠破裂,腹腔内急性出血,加之剧烈腹痛,轻者可以昏厥,出血多者出现休克,严重程度与腹腔内出血量成正比。

(2)体征

1)一般情况:出血较多时,呈急性贫血貌,大量出血时有休克症状。

2)腹部检查:下腹部有明显压痛及反跳痛,患侧尤其剧烈,叩诊有移动性浊音,历时较长后形成血凝块,下腹可触及软性肿块。

3)盆腔检查:阴道后穹窿饱满、触痛,宫颈有明显举痛,子宫稍大而且软,但不随妊娠期限增长,内出血多时,子宫有漂浮感。

2. 陈旧性异位妊娠

陈旧性异位妊娠指输卵管妊娠流产或破裂后病程长,经反复内出血病情逐渐稳定,此时胚胎死亡,绒毛退化,内出血停止,腹痛减轻,形成的血肿逐渐机化变硬,与周围组织及器官粘连。临床特点为阴道不规律出血、阵发性腹痛、附件肿块及低热,低热为腹腔内血液吸收引起，如并发感染则表现为高热。

（三）辅助检查

1. 实验室检查

在怀疑异位妊娠时，一般先进行妊娠试验检查。可以用尿液进行定性试验，阳性者要进一步鉴别是宫内妊娠还是异位妊娠；阴性者如果临床症状提示有异位妊娠的可能性，还需要重复测定或是抽血进行定量β－hCG（人绒毛膜促性腺激素）检测，因为尿试验有假阴性的可能。对于停经时间较短，不能判断是宫内妊娠还是异位妊娠时，要连续测定血β－hCG。一般情况下，宫内妊娠时，β－hCG倍增时间小于48小时；异位妊娠时，β－hCG倍增时间往往会大于48小时。

2. 特殊检查

（1）后穹窿穿刺：腹腔内血液易积聚在子宫直肠陷凹处，多能经后穹窿穿刺抽出。18号长针自阴道后穹窿刺入子宫直肠凹，抽出暗红色不凝血为阳性，说明有腹腔内出血。

（2）超声检查：B超诊断异位妊娠准确率为70%～94%，如在输卵管部位看到妊娠囊或胎心搏动即可确诊。

（3）腹腔镜检查：适用于早期和诊断有困难，但无腹腔大出血和休克的病例。腹腔镜检查若为早期病例，可见一侧输卵管肿大，表面紫蓝色，腹腔内无血液或少量血液。陈旧性异位妊娠时可见一侧输卵管肿大，周围有血肿形成或与邻近器官粘连。

（4）子宫内膜病理检查：阴道出血较多的病例，为排除宫内妊娠，应做诊断性刮宫，刮出物送病理检查，呈A－S反应可协助诊断，结果仅见蜕膜未见绒毛者应考虑输卵管妊娠，但不能确诊，需要结合病情做出诊断。

（四）治疗原则

输卵管妊娠未流产或破裂、病情轻，可行期待疗法或药物治疗。一旦发生输卵管妊娠流产或破裂，应抗休克同时尽快手术治疗，术中根据患者的病情及有无生育要求选择合适的手术方式。

## 二、主要护理问题

（一）疼痛

与输卵管膨胀和血液局部刺激及放射有关。

（二）恐惧

与生命受到威胁及今后受孕障碍有关。

（三）潜在并发症

1. 出血性休克

与腹腔内大出血有关。

2. 感染

与出血多身体虚弱及手术切口有关。

（四）有体温升高的危险

与无菌性组织损伤、感染有关。

## 三、护理措施

（一）常规护理

（1）行期待疗法治疗的患者应嘱其绝对卧床。

(2)护士应经常巡视为其提供生活护理，患者应减少活动。

(3)患者宜摄人富含营养、维生素的半流质饮食，避免腹压增加与便秘，以免诱发活动性出血。

(4)密切注意有无出现腹痛、出血、保持外阴清洁。

### (二)专科护理

1.非手术治疗的护理

(1)基础护理：绝对卧床休息，避免一切引起腹压增加的行为，如咳嗽、便秘等。

(2)严密观察：定时监测生命体征的变化，详细记录腹痛的性质和伴随症状，阴道出血情况。如有异常及时报告医师，并做好术前准备。嘱咐患者注意是否有阴道排出物，如有及时通知医护人员察看。

(3)药物不良反应护理：保持口腔清洁，可每日用生理盐水漱口；病房内温、湿度适宜，空气流通性良好，以防上呼吸道感染引发继发感染；若药物引起腹泻、恶心等不适症状时，需积极对症处理；用药期间动态监测血 hCG 的变化情况。B 超复查包块消退情况。

(4)饮食护理：宜食含粗纤维、易消化、营养丰富的食物，以保持大便通畅，避免因腹压增大引起妊娠包块破裂。

(5)心理护理：对患者进行有针对性的心理疏导，告知非手术治疗的成功率高，对后续继续妊娠无影响，消除患者的后顾之忧。

2.手术治疗的护理

(1)术前护理：破裂出血者应绝对卧床休息，休克者取平卧或中凹位，保暖，吸氧，出血少者暂时观察。严密监测患者生命体征的同时，开放静脉，做好输血、输液的准备，以便配合医师积极纠正休克，补充血容量，并迅速做好术前准备。

(2)术后护理：全身麻醉未清醒者应去枕平卧头偏向一侧，密切监测生命体征变化，切口以腹带加压包扎，随时观察有无渗血，必要时通知医师。保持尿管通畅，外阴清洁。6 小时后(患者清醒，生命体征平稳)可协助其床上翻身活动，进食流质饮食，有肛门排气后可进食高蛋白、高热量、富含维生素等营养丰富、易消化的食物。做好心理护理，如实告知手术情况，使其安心接受治疗。

### (三)病情观察

输卵管妊娠流产或破裂的患者病情发展迅速，应定时监测体温、脉搏、血压、呼吸并做好记录。注意观察腹痛的部位、性质及有无伴随症状，了解阴道流血的量、色等，及时掌握患者的病情变化，正确处理。

### (四)健康指导

(1)保持外阴清洁，积极治疗盆腔炎，减少再次异位妊娠的发生率。

(2)禁止盆浴及性生活 1 个月。采取有效的避孕措施，再次妊娠至少应在术后 6 个月，妊娠后及早检查。

(3)注意休息、加强营养与锻炼。

(沈青)

# 第八节　胎盘早剥

## 一、疾病概述

### （一）概念与特点

妊娠20周后或分娩期，正常位置的胎盘在胎儿娩出前部分或全部从子宫壁剥离，称为胎盘早剥。胎盘早剥是妊娠期一种十分严重的并发症。国内报道其发生率为4.6‰～21‰。

胎盘早剥分为显性剥离，即胎盘后血液冲开胎盘边缘，沿胎膜与宫壁间经宫颈管向外流出；隐性剥离，胎盘后血液不能外流，而积聚于胎盘与子宫壁之间；混合性出血，随着胎盘后积血增多，血液最后冲开胎盘边缘与胎膜，经颈管外流。

胎盘早剥发生内出血时，由于局部压力大，血液侵入子宫肌层而发生子宫胎盘卒中，易发生产后出血。严重胎盘早剥可发生凝血功能障碍。

### （二）临床特点

1. 症状

（1）轻型，以外出血为主，多见于妊娠晚期，剥离面＜1/3者，可有阴道出血，较多，色暗红；轻微腹痛或无；贫血症状不明显。

（2）重型，以内出血为主，剥离面＞1/3，多见于妊娠期高血压疾病患者，可有突然发生持续性腹痛和（或）腰酸、腰痛；恶心、呕吐、出汗；可有少量或无阴道流血。

2. 体征

（1）轻型，贫血体征不显著。腹部检查子宫软，与停经月份相符；宫缩有间歇，胎位清楚，胎儿多正常；仅局部压痛。产后检查胎盘见有凝血块及压迹。

（2）重型，面色苍白、脉弱及血压下降；可见少量阴道出血或无。腹部检查子宫硬如板状，压痛，子宫比妊娠月份大；子宫底渐升高，压痛渐明显；宫缩偶见，间歇期子宫不完全松弛，胎位触不清；胎心弱、慢或无。

### （三）辅助检查

1. 实验室检查

（1）血常规检查：可以出现不同程度的血红蛋白水平下降，但是阴道出血量不一定和血红蛋白下降程度呈正比。血小板减少，出、凝血时间延长。

（2）尿常规检查：在出血量比较多，导致肾脏受损害时，可以表现出不同程度的肾功能减退。

（3）凝血功能检查：如怀疑有DIC，应进行纤维蛋白原定量、凝血酶原时间、部分凝血活酶时间测定，在纤溶方面可进行凝血时间及血浆鱼精蛋白副凝试验（3P试验）。

2. 特殊检查

B超检查底蜕膜区回声带消失，常为早剥的最早征象。在胎盘及子宫壁之间出现液性暗区或界限不清，常提示胎盘后血肿存在。如见胎盘绒毛板向羊膜腔内凸出，乃胎盘后血肿较大的表现。然而，B超检查阴性，不能除外胎盘早剥。仅25％的胎盘早剥病例可经B超证实，但B超检查有助于除外前置胎盘。

### （四）治疗原则

胎盘早剥的治疗以防治休克、及时终止妊娠、控制并发症为原则。胎盘早剥一旦发生，病情发展迅速，常出现休克，危及母儿生命，因此，应在防治休克的基础上尽快终止妊娠，目前多采取剖宫产术结束分娩；Ⅰ度胎盘早剥一般情况良好，短时间内能经阴道分娩者，可考虑试产。产后易发生产后出血、DIC、急性肾衰竭、新生儿窒息等并发症，应积极处理，避免对母儿造成严重的损害。

## 二、主要护理问题

(一)疼痛

与胎盘早剥后积血越来越多，血肿增大刺激及膨胀有关。

(二)焦虑

与担心自身及胎儿安危等有关。

(三)有胎儿受伤的危险

与胎盘功能障碍、胎盘剥离面积有关。

(四)有感染的危险

与大出血、抵抗力低有关。

(五)潜在并发症

出血性休克、弥散性血管内凝血(DIC)。

## 三、护理措施

(一)常规护理

(1)绝对卧床休息，协助左侧卧位，提供一切生活护理。

(2)加强营养，纠正贫血。

(3)定期间断吸氧以改善胎儿宫内供氧。

(4)加强会阴护理。

(5)保持会阴部清洁卫生。

(二)专科护理

1. 心理护理

建立良好的护患关系，允许孕产妇及家属表达心理感受，并给予心理方面支持。尤其是产妇因病情严重失去孩子，或产妇因产后出血各种处理无效而行子宫切除者，护士要多安慰，使其接受现实。

2. 治疗的护理

(1)治疗要点：纠正休克，及时终止妊娠，防治并发症。

1)纠正休克：对处于休克状态的危重患者，应吸氧、开放静脉通道，迅速补充血容量。

2)及时终止妊娠：确诊胎盘早剥后，无论剥离面积的大小，应及时终止妊娠。终止妊娠的方式：根据孕妇病情轻重、胎儿宫内状况、产程进展、胎产式等决定终止妊娠的方式。①阴道分娩：患者一般情况良好，出血少，宫口已扩张，估计短时间内能结束分娩者，可行人工破膜后经阴道分娩。②剖宫产：适用于重型胎盘早剥、估计短时间内不能从阴道分娩、胎儿窘迫，产妇情况恶化者。

(2)急救护理

1)确诊为胎盘早剥，立即做好阴道分娩或剖宫产手术的准备及抢救新生儿准备。

2)采取中凹卧位、给氧、保暖,迅速建立静脉通道,遵医嘱输血、输液、补充血容量,尽快维持生命体征的平稳。

3)为防止 DIC 发生,遵医嘱及时输入足量新鲜血,补充血容量和凝血因子。

4)当出现少尿或无尿症状时,应考虑肾衰竭的可能。遵医嘱用呋塞米 20～40mg 静脉推注,必要时重复使用。

5)分娩过程中及胎盘娩出后,遵医嘱立即肌内注射宫缩剂,加强宫缩,防止产后出血。

6)胎死宫内或死产者遵医嘱给予退乳。

(三)病情观察

(1)患者病情急重,应密切监测体温、脉搏、血压、呼吸并及时记录。

(2)密切观察阴道流血量的变化、腹痛的程度,有无头晕及早期休克表现。

(3)监测胎心音,必要时胎心监护,了解胎儿宫内安危情况。

(4)注意观察有无阴道流血不止、牙龈出血、皮下点状出血及注射部位淤血,有无少尿、无尿等,以及早发现 DIC、急性肾衰竭等并发症。

(四)健康指导

(1)加强妊娠期保健,指导孕妇在妊娠晚期避免长时间仰卧位及腹部外伤。

(2)做好预防教育,对妊娠期高血压疾病孕妇或合并慢性高血压、肾病的孕妇,应增加产前检查次数,积极配合医师进行治疗。

(3)向孕妇及家属解释胎盘早剥发生的原因、相关知识及诊疗护理措施,取得孕妇及家属的理解与支持。

(4)指导孕妇绝对卧床休息,保持会阴清洁,预防感染。

(5)指导孕妇如有腹痛、鼻出血、皮下瘀斑或阴道出血等表现,及时告知医护人员。

(6)指导出院后注意休息,加强营养,纠正贫血。

(7)为胎儿死亡和子宫切除的产妇提供心理支持,鼓励家属陪伴,帮助度过哀伤期。

(沈青)

## 第九节　前置胎盘

### 一、疾病概述

(一)概念与特点

胎盘正常附着位置为子宫体部,如边缘达子宫下段,甚或覆盖子宫颈内口的部分或全部,其位置低于胎儿的先露部称为前置胎盘。因子宫下段随妊娠进展而不断伸展,附着于子宫下段的胎盘与子宫壁发生错位可引起出血,故本病是妊娠晚期流血的主要原因之一,为妊娠期严重并发症,其发生率为 0.24%～1.57%。

(二)临床特点

1. 临床表现

(1)症状:妊娠晚期或临产时,发生无诱因的无痛性反复阴道流血,偶有发生于妊娠 20 周左右者。出血多时出现贫血甚至休克症状,亦可有胎动、胎心消失或胎动频繁。

(2)体征

1)休克时面色苍白,脉细弱、血压下降。

2)腹部检查,子宫大小与停经月份相符,先露部高浮,可有胎位异常。临产后,宫缩为阵发性,间歇期子宫可完全松弛。有时在耻骨联合上可闻及胎盘杂音。胎心音可有不同的改变甚至消失。

2. 辅助检查

(1)实验室检查:查血常规、血小板、出凝血时间以了解贫血的程度及排除凝血功能障碍性疾病。

(2)超声检查:B超已成为诊断前置胎盘的最基本方法,从胎盘显像可看到其边缘与宫颈内口的关系,从而确定前置胎盘的诊断和类型,其最大优点为准确,无创伤及可重复性。在妊娠中期,B超检查约1/3的胎盘位置较低甚至越过内口,但是以后随子宫长大,宫体上升、下段形成、胎盘随之上移,故妊娠中期B超检查发现胎盘低置时,不宜过早做出诊断,应嘱患者随访,以观察其位置的变化。

(3)产后检查:胎盘见胎盘边缘或部分胎盘有凝血块,胎膜破口距胎盘边缘在7cm以内提示胎盘前置。

(三)治疗原则

前置胎盘的处理以止血、纠正贫血、预防感染为原则。当妊娠不足34周,胎儿体重小于2000g,阴道流血量不多,胎儿存活,胎儿一般情况良好时,适于采取期待疗法。当反复大量阴道流血甚至休克或胎儿窘迫甚至死亡时,需及时终止妊娠;如实施期待疗法过程中,病情稳定,胎龄达到36周,胎儿发育基本成熟,应考虑适时终止妊娠,以避免病情变化危及母儿生命。剖宫产术可以迅速结束分娩,对母儿比较安全,是目前处理前置胎盘的主要手段。

## 二、主要护理问题

(一)自理能力缺陷

与疾病需卧床休息有关。

(二)有大出血危险

与完全性前置胎盘或部分性前置胎盘有关。

(三)有胎儿伤亡的危险

与大出血时胎儿窘迫以致死亡有关。

(四)有感染的危险

与反复出血、贫血、抵抗力低、有伤口存在有关。

(五)焦虑、恐惧

与反复阴道出血,担心自身及胎儿安危有关。

(六)组织灌注量不足

与反复阴道流血有关。

## 三、护理措施

(一)常规护理

期待疗法患者,应取左侧卧位,卧床休息,出血停止后方可轻微活动。减少刺激,禁止肛门检查、阴道检查及性生活,医务人员行腹部检查时动作应轻柔。进食富含蛋白质及铁质的食物，如动物肝脏、鸡蛋、绿叶蔬菜及豆类等。

（二）专科护理

1. 增进孕妇与胎儿的健康

（1）期待疗法：嘱孕妇绝对卧床休息，左侧卧位；间断吸氧或需要时，每日 2 次，每次 30 分钟；严密观察阴道出血情况，常规配血备用；注意观察有无宫缩，如阴道出血增多或出现宫缩应立即通知医师；指导正确计数胎动，必要时进行胎心监护；指导孕妇进食高蛋白、富含维生素、富含铁及粗纤维食物；禁止直肠指检，慎做阴道检查；妊娠不能继续时遵医嘱给予地塞米松促胎肺成熟。

（2）休克患者：立即开放静脉，遵医嘱输液或输血，给予止血剂；持续吸氧。

（3）严密监测血压、脉搏、呼吸及阴道出血量，记录 24 小时出入液量。

（4）严密监测胎儿宫内情况，必要时进行连续胎心监护，做好新生儿抢救准备。

（5）术前准备。

2. 预防感染

（1）严密观察与感染有关的体征，发现异常及时通知医师。

（2）会阴护理，使用消毒卫生巾，勤换内衣裤。

（3）遵医嘱使用抗生素，并观察药物疗效。

（4）鼓励患者进食，注意摄入高蛋白食物。

（5）产后鼓励产妇勤翻身、早下床活动。

3. 加强生活护理

（1）加强巡视，将呼叫器及生活用品置于患者伸手可及之处。

（2）协助进食，提供吸管。

（3）大小便后会阴护理。

4. 提供心理支持，做好解释、安抚工作。

（三）病情观察

（1）测量生命体征，注意阴道出血时间及量，注意孕妇有无头晕、眼花、心悸等症状。

（2）定时听诊胎心或进行电子胎心率监护，注意宫缩情况。遵医嘱使用宫缩抑制药。

（3）禁止肛查和灌肠，慎做阴道检查。

（4）防止便秘，避免过度使用腹压。

（5）出现阴道出血增多，立即报告医师，按病情需要配合行术前准备。

（6）按医嘱使用抗生素，保持外阴清洁。

（四）健康指导

（1）做好计划生育知识宣传教育，指导避孕，防止多产，避免多次刮宫或宫内操作，减少子宫内膜损伤和子宫内膜炎的发生。

（2）加强产前检查及教育，对妊娠期出血及时就医。

（3）向孕妇及家属解释前置胎盘发生的原因、相关知识及诊疗护理措施，取得孕妇及家属的理解与支持。

（4）指导孕妇卧床休息，进食高营养、富含维生素、铁及高纤维素的食物，避免便秘和增加腹压的动作。

（5）指导孕妇自数胎动，按时吸氧。

(6)保持会阴清洁,预防感染。

(7)指导孕妇保持平静心态、精神愉快。

(沈青)

## 第十节　多胎妊娠

### 一、疾病概述

(一)概念与特点

多胎妊娠是指一次妊娠宫腔内同时有两个或两个以上胎儿。人类的多胎妊娠中以双胎妊娠多见,三胎少见、四胎及四胎以上罕见。本节主要讨论双胎妊娠。双胎类型可分为双卵双胎及单卵双胎。两个卵子分别受精形成的双胎妊娠称双卵双胎,约占双胎妊娠的70%,与应用促排卵药物、多胚胎宫内移植及遗传因素有关。由一个受精卵分裂形成的双胎妊娠称单卵双胎,约占双胎妊娠的30%,形成原因不明。单卵双胎由于受精卵在早期发育阶段发生分裂的时间不同,可形成4种类型:

(1)双羊膜囊双绒毛膜单卵双胎:分裂发生在受精后3日内占单卵双胎的30%。

(2)双羊膜囊单绒毛膜单卵双胎:分裂发生在受精后4～8天内占单卵双胎的68%。

(3)单羊膜囊单绒毛膜单卵双胎:分裂发生在受精后9～13天内占单卵双胎的1%～2%。

(4)联体双胎:分裂发生在受精13天后占单卵双胎的1/1500。

(二)临床特点

多有家族史,孕前曾用促排卵药或体外受精多个胚胎移植。早孕反应重。中期妊娠后体重增加迅速,腹部增大明显,下肢水肿、静脉曲张等压迫症状出现早且明显,妊娠晚期常有呼吸困难,活动不便。自诉多处有胎动。

(三)辅助检查

1. 产科检查

子宫大于停经周数,妊娠中、晚期可触及多个小肢体或3个以上的胎心;胎头较小,与子宫大小不成比例;不同部位可听到两个胎心,其间有无音区或同时听诊1分钟,两个胎心率相差10次以上。

2. B超检查

孕6～7周,同时宫腔内可见两个妊娠囊,孕9周时可见两个原始心管搏动,孕13周后清楚显示两个胎头光环及各自拥有的脊柱、躯干、肢体等。胎儿性别不一致,可确诊为双卵双胎;胎儿性别一致,根据两个羊膜囊间隔厚度估计,间隔厚度＞2mm提示双羊膜囊、双绒毛膜双胎,间隔厚度＜2mm提示双羊膜囊、单绒毛膜双胎。

(四)治疗原则

1. 妊娠期

及早诊断出双胎妊娠,加强孕期的管理,增加产前检查的次数。注意休息,加强营养。预防贫血、妊娠期高血压疾病的发生;预防早产、产前出血的发生;及时发现羊水过多的症状和体征,及时处理。

2. 分娩期

密切观察产程进展和胎心变化。若双胎为双头位可行阴道自然分娩;非头位双胎以剖宫产为宜。

3. 产褥期

第二个胎儿娩出后立即肌内注射或静脉滴注缩宫素,以防止产后出血的发生,同时腹部放置沙袋,防止腹压骤降引起休克。

## 二、主要护理问题

(一)舒适改变

与双胎妊娠导致肢部明显增大所导致的压迫症状有关。

(二)焦虑

与担心孕期及分娩时母儿的安危有关。

(三)知识缺乏

缺乏双胎妊娠保健及分娩的相关知识。

(四)潜在并发症

如早产、脐带脱垂、胎盘早剥等。

(五)有围生儿受伤的危险

与早产、新生儿发育不良、畸形、产伤等有关。

## 三、护理措施

(一)常规护理

(1)加强营养,摄取足够热量、蛋白质、维生素、必须脂肪酸及富含铁的食物,适当增加铁剂、钙剂、叶酸,一般以控制体重增加 16～18kg 为宜。

(2)嘱增加产检次数,密切注意血压、子宫底高度、腹围和体重的变化,检查有无贫血。

(3)注意休息,减少活动量,防止跌伤意外,每日增加卧床时间,取左侧卧位,抬高下肢,增加子宫胎盘血供,避免早产、胎膜早破的发生,腰背部不适可行局部按摩、热敷。

(二)专科护理

1. 妊娠期

(1)补充足够营养。

(2)避免过多运动,预防早产。

(3)防止妊娠期并发症,注意血压及尿蛋白变化,注意孕妇瘙痒等主诉。

(4)监测胎儿生长发育情况及胎位变化。

2. 分娩期

(1)保证足够饮食摄入量及睡眠。

(2)严密观察胎心、宫缩变化,做好输液、输血、新生儿急救准备。

(3)第二产程行会阴侧切,第 1 个胎儿娩出后,胎盘侧脐带立即夹紧,防止第 2 个胎儿失血。

(4)助手在腹部固定第 2 个胎儿为纵产式,密切观察胎心、宫缩情况,15 分钟仍无宫缩,遵医嘱静脉滴注低浓度缩宫素。若发生脐带脱垂、胎儿窘迫、胎盘早剥等,立即通知医师,给予相应处理。

(5)第 2 个胎儿前肩娩出后立即使用缩宫素，腹部放置沙袋。

(6)正确处理第三产程。

3. 产褥期护理

(1)严密观察生命体征变化，严密观察子宫收缩及阴道出血情况，准确测量产后出血量。

(2)按摩子宫 15～30 分钟 1 次，产后 2 小时或术后 4 小时按护理级别执行。

(3)产后 4 小时内督促产妇排空膀胱。

(4)鼓励母乳喂养，促进母婴亲情建立。

(三)病情观察

及时发现并发症，及时处理。

(四)健康指导

(1)定期进行产前检查，早期确诊多胎妊娠，尽早完成母亲角色转换。

(2)加强营养，防止负重，保持大便通畅，以防腹压增加，引起胎膜早破。

(3)妊娠期保证休息和睡眠，保持心情舒畅，预防早产。

(4)提早住院待产，如有腹痛、阴道出血或阴道流液、呼吸困难等应及时就诊。

(5)注意产后营养补充，协助产妇进行母乳喂养。

(6)保证产妇充分休息，指导产妇家属参与护理，预防产后抑郁症的发生。

(沈青)

## 第十一节　巨大儿

### 一、疾病概述

(一)概念与特点

胎儿体重达到或超过 4000g 称巨大胎儿。国内发生率约 7%，国外发生率为 15.1%。男胎多于女胎。糖尿病孕妇，孕妇营养过剩、肥胖、体重过重，身材高大的父母，经产妇，过期妊娠胎盘功能正常者，羊水过多孕妇巨大儿发生率高。

(二)临床特点

1. 临床表现

(1)病史：患有糖尿病，孕妇肥胖，过期妊娠而胎盘功能正常者，另外，孕妇营养及遗传因素与胎儿体重也有一定关系。

(2)症状：孕期体重增加迅速，常在孕晚期出现呼吸困难，腹部沉重及两肋部痛胀等症状。

(3)腹部检查：腹部明显膨隆，宫高＞35cm。触诊胎体大，先露部高浮，若为头先露，多数胎头跨耻征为阳性。听诊时胎心清晰，但位置较高。

2. B 超检查

B 超常提示羊水过多，胎体大，胎儿双顶径＞10cm。腹径/股骨长度＞1.385 时，80%～85%为巨大儿。

(三)治疗原则

(1)孕期行糖尿病筛查，坚持运动，科学摄取营养。

(2)对糖尿病孕妇进行疾病治疗,妊娠 38 周后,根据胎儿成熟度、胎盘功能及糖尿病控制程度,择期引产或行剖宫产,合并胎位不正者应行剖宫产。

(3)巨大儿阴道分娩前应及时行会阴侧切。另外,阴道分娩时,注意肩难产。

## 二、主要护理问题

(一)知识缺乏

初次妊娠,无经验,新出现的健康问题,操作程序,治疗等知识缺乏。

(二)潜在并发症

母儿受伤、头盆不称、肩难产、新生儿臂丛神经损伤、胎儿畸形、产道撕裂伤、产后出血、产褥期感染等。

(三)焦虑

与担心胎儿发育有关。

(四)有感染的危险

与糖尿病或手术等有关。

(五)预感性悲哀

与得知胎儿异常有关。

## 三、护理措施

(一)常规护理

(1)休息。

(2)提供产妇及家属的情绪支持,针对他们的疑问,应给予相应的解释,护理人员可以通过摸触方式、手拉手方式为产妇提供较为舒适的感觉,以增强其对分娩的信心。

(二)专科护理

1. 妊娠期

(1)加强孕期营养教育,转变观念,告知孕妇巨大儿的发生率是可以通过人为努力降低的,指导合理饮食,使新生儿平均出生体重保持在 3100g 左右。

(2)设立孕期营养门诊,指导孕妇定期去接受医师的营养指导,科学摄取营养,调整生活节奏,合理选择每天的饮食。

(3)孕期坚持运动,指导孕妇参加适当的运动,比如散步、做孕妇保健操,以消耗掉过多的热能,避免营养过剩,形成巨大儿。

(4)诊断为妊娠期糖尿病者,应行严格饮食控制及血糖监测。

2. 分娩期

(1)密切监测产程的进展情况,巨大儿常使产程延长,增加胎儿窘迫的机会。临产过程中,行持续胎心监测,及早发现异常及胎儿窘迫,随时做好剖宫产准备。

(2)若胎头双顶径已达坐骨棘平面以下 3cm,宫口已开全者,可在会阴侧切后,以产钳助产,尽快经阴道娩出胎儿,同时做好处理肩难产的准备工作。分娩后检查有无软产道损伤,并预防产后出血。

3. 新生儿处理

(1)预防新生儿低血糖,于出生后 30 分钟内监测血糖,并开始喂糖水,每次喂糖水 10~

20mL,及早开奶。

(2)按要求新生儿娩出后1、4、8、12、24、48、72小时分别进行微量血糖测定,如有异常及时报告医师。对巨大儿应常规按高危儿护理。

(三)病情观察

密切监测产程进展。

(四)健康指导

加强孕期保健指导,指导孕妇合理饮食,科学营养,防治过期妊娠,降低巨大胎儿的发生率。

(沈青)

## 第十二节　羊水过多

### 一、疾病概述

(一)概念与特点

妊娠期的任何时期羊水量超过2000mL时称羊水过多。其中在数周内或更长时间,羊水缓慢增加者,为慢性羊水过多;而羊水量在数日至2~3周内急剧增加者为急性羊水过多。本病病因尚不清楚,但多与胎儿畸形、双胎或多胎妊娠、母儿血型不合、孕妇糖尿病等因素有关。

(二)临床特点

1. 症状

一般羊水量超过3000mL时才出现临床症状。急性羊水过多约占2%,由于羊水急剧增加,子宫过度膨胀,横膈上抬,引起腹部胀痛,不能平卧,呼吸困难,甚至发生发绀,膨大的子宫压迫下腔静脉,影响静脉回流,可引起下肢及外阴部水肿和静脉曲张,患者行走不便,喜侧卧,有时伴消化不良和便秘。慢性羊水过多占98%,由于羊水增长较慢,子宫逐渐膨大症状比较缓和,多数孕妇能逐渐适应。

2. 体征

腹部检查时,可见腹部明显大于正常妊娠月份,腹壁皮肤发亮,触诊时,皮肤张力大,有液体震颤感,胎位不清,有时触及胎儿部分浮沉感,胎心音遥远或听不到。由于子宫过度膨大,易发生胎膜早破、早产,胎位异常发生率高,破水时,极强的宫内压变化,易发生脐带脱垂及胎盘早剥,分娩后因子宫收缩不好易发生产后出血,围生儿病死率增加。

(三)辅助检查

1. 实验室检查

如有羊水过多,通常需考虑有无胎儿畸形可能。有开放性神经管缺陷的胎儿(如无脑儿、脊柱裂及脑脊膜膨出等),羊水中AFP值超过同期正常妊娠平均值3个标准差以上,而母血清AFP值超过同期正常妊娠平均值2个标准差以上。

2. 特殊检查

(1)B超检查:以单一最大羊水暗区垂直深度(AFV)测定表示羊水量的方法,超过8cm即可考虑为羊水过多;若用羊水指数法(AFI),则>25cm为羊水过多。经比较,AFI法显著优于 AFV 法，当 AFV 法发现羊水过多时需以 AFI 法测定羊水量。B 超可见胎儿在宫腔内只占小部分，胎儿与子宫壁间的距离增大，肢体呈自由体态，漂浮于羊水中，并可同时发现胎儿畸形、双胎等。

(2)胎儿疾病检查：可做羊水细胞培养或脐带血红胞培养。

(四)治疗原则

主要取决于胎儿有无畸形、孕周和孕妇自觉症状的严重程度。

1. 羊水过多合并胎儿畸形

选择合适的方法及时终止妊娠。

2. 羊水过多合并胎儿正常

寻找病因，积极治疗母体疾病。若胎肺不成熟需延长孕周，而压迫症状明显者，可在 B 超检测下行羊水减量治疗。胎儿方面应进行促胎肺治疗。

## 二、主要护理问题

(一)低效性呼吸形态

与腹部过度膨胀，膈肌上升，胸腔体积减少有关。

(二)焦虑

与担心胎儿有出生缺陷有关。

(三)便秘

与肢胀痛、进食减少有关。

(四)有胎儿受伤的危险

与胎儿发育异常有关。

## 三、护理措施

(一)常规护理

1. 休息

嘱孕妇多卧床休息，左侧卧位。有压迫症状者可取半卧位以改善呼吸情况，必要时遵医嘱用镇静药。若胎膜早破，立即嘱孕妇平卧，抬高臀部，防止脐带脱垂。

2. 吸氧

每日吸氧 1～2 次，每次 30 分钟，以改善胎儿缺氧症状。

3. 饮食

指导孕妇低盐饮食，注意多食蔬菜、水果，保持大便通畅，防止用力排便导致胎膜破裂。勿刺激孕妇乳头或腹部，以免诱发宫缩导致早产。

(二)专科护理

1. 心理护理

向孕妇及家属讲解羊水过多的有关知识，耐心听取和解答孕妇和家属的疑问，做好心理疏导，取得孕妇和家属的理解，使其积极参与并配合治疗、护理。

2. 治疗护理

(1)羊膜腔穿刺放羊水：如胎儿无畸形，压迫症状严重，未足月者，可在 B 超监测下行羊膜腔穿刺放羊水，以改善压迫症状。应做好向孕妇和家属介绍穿刺的目的、过程，并取得同意；术前测生命体征，做好输液和腹部皮肤准备；嘱孕妇排空膀胱，取平卧或半卧位，用B超监测，确定穿刺部位；协助医师完成羊膜腔穿刺，缓慢放出羊水，羊水流出的速度每小时不超过500mL，一次放羊水量不超过1500mL；要严格执行无菌操作技术，防止感染；放羊水过程中注意询问孕妇自觉症状，观察生命体征、有无宫缩、胎心变化、阴道流血等，以便及时发现胎盘早剥、早产等异常情况的发生；遵医嘱用镇静药、宫缩抑制药、抗生素等。

(2)终止妊娠：妊娠已足月或有胎儿畸形可行人工破膜，终止妊娠。应做到以下几点：做好输血、输液准备；严格无菌操作，协助医师进行高位人工破膜，使羊水缓慢流出，若羊水流出速度过快，可抬高孕妇臀部，将手裹上多层纱布，堵住阴道口，控制羊水流速，防止脐带脱垂；在放羊水过程中，孕妇腹部放置沙袋或加压包扎，以免因腹压骤降引起胎盘早剥、休克，同时应将胎位控制为纵产式；监测母儿情况，注意观察孕妇血压、脉搏、阴道流血、腹痛以及胎心、胎位的变化；遵医嘱给药，破膜24小时仍无宫缩，静脉滴注缩宫素引产。破膜12小时未分娩，给予抗生素预防感染。产后注射宫缩药预防产后出血。

(三)病情观察

(1)测量生命体征，注意孕妇的自觉症状，有无心悸、气短、不能平卧等不适。

(2)测量子宫高度、腹围，监测胎心、宫缩情况，观察有无胎盘早剥征象。

(3)对破膜引产者，注意保持外阴清洁卫生，观察有无脐带脱垂。

(4)产后加强子宫收缩，腹部加压沙袋6～12小时，密切观察阴道出血情况，应用宫缩剂、按摩子宫等方法防治宫缩乏力性产后出血。

(四)健康指导

(1)告诉孕妇及家属羊水过多的相关知识及诊疗护理措施，让孕妇及家属有充分的心理准备。

(2)未分娩的孕妇应注意卧床休息，采取低盐饮食。做好妊娠期保健，严密观察羊水量的变化。注意避免诱发宫缩的活动及各种刺激。寻找引起羊水过多的原因，及时治疗。

(3)如阴道流液应立即采取卧位，避免脐带脱垂。出现呼吸困难者，取半卧位，并及时就诊。

(4)产后注意个人卫生，预防感染。

(5)为新生儿不健康或死亡的产妇及家庭提供心理支持。

(6)合并胎儿畸形者，应建议查明原因，指导再次妊娠前进行孕前咨询。

(沈青)

## 第十三节　羊水过少

### 一、疾病概述

(一)概念与特点

妊娠足月时羊水量少于300mL者，称为羊水过少。临床多发生于妊娠28周以后，发生率约占分娩总数的0.4%～4%。其原因尚不清楚，多与胎儿畸形、过期妊娠、双胎、胎膜早破及本身病变有关。羊水过少可导致胎儿发育畸形(如胎体粘连、肢体短缺、斜颈、曲背等)、胎儿宫内生长受限，还可引起胎儿窘迫、新生儿窒息，因而新生儿发病率和围生儿病死率均较高。

（二）临床特点

1. 症状

孕妇于胎动时常感腹痛，腹部增大不明显，胎动异常，临产后阵痛剧烈。

2. 体征

宫高、腹围均小于妊娠月份；子宫敏感性高，紧裹胎体、宫内胎体呈“实感”，羊水振荡感不明显；临产后宫缩不协调，宫口扩张缓慢，产程延长，听胎心有异常。破膜时见羊水少；量<300mL，甚至只有几毫升黏稠、黄绿色液体。娩出的胎儿部分可有肢体畸如、畸形，泌尿发育异常，肺发育不良等各种出生缺陷。

（三）辅助检查

1. B超检查

(1)AFV法：测最大羊水池与子宫轮廓相垂直径线≤2cm为羊水过少，≤1cm为严重羊水过少。

(2)AFI法：测子宫4个象限的最大羊水池径线之和≤8cm作为诊断的临界值，5cm为诊断羊水过少的绝对值。B超下可见胎儿与子宫壁之间几乎无液性暗区，胎儿肢体有挤压卷曲等征象。B超可以发现合并存在的胎儿肾脏畸形。

2. 胎盘功能检查

通过超声的生物物理评分、胎心监护、尿雌三醇以及胎盘泌乳素的检查，常发现在羊水过少时会同时合并胎盘功能减退。

（四）治疗原则

根据胎儿有无畸形及孕周大小选择治疗方案。

1. 羊水过少合并胎儿畸形

确诊胎儿畸形应尽早终止妊娠。

2. 羊水过少合并胎儿正常

去除病因，自我检测，严密检查胎儿宫内情况。足月者应及时终止妊娠，未足月及胎肺不成熟者可行羊膜腔灌注治疗。

## 二、主要护理问题

（一）疼痛

与子宫敏感性较高，轻微刺激引起宫缩有关。

（二）焦虑

与担心胎儿先天发育异常或疾病对胎儿不利影响有关。

（三）有胎儿受伤的危险

与胎儿发育异常和胎儿缺氧有关。

## 三、护理措施

（一）常规护理

(1)嘱孕妇取左侧卧位休息。

(2)教会孕妇自测胎动及自我监护胎儿安全。

(3)遵医嘱每天吸氧2次,每次30分钟。

(4)嘱孕妇加强营养。

(二)专科护理

1. 心理护理

与患者进行良好沟通,使其积极配合治疗,对于羊水过少且合并胎儿畸形者,应多关心、多陪伴,鼓励其接受现实与配合治疗。

2. 分娩期护理

(1)做好终止妊娠的准备,临产后严密观察宫缩及胎心率。

(2)做好剖宫产和抢救新生儿窒息的准备。

(3)为孕产妇及家属提供连续心理支持。

(三)病情观察

(1)教会孕妇自我监测胎儿宫内情况,如自数胎动,评估胎动后腹痛部位、性质、持续时间、强度,有无其他伴随症状。

(2)每周至少2次胎儿电子监护了解胎儿宫内情况。

(3)终止妊娠者,根据其分娩方式给予分娩期护理。阴道试产者试产过程须警惕胎儿窘迫征象。做好新生儿急救准备,产后认真检查新生儿有无畸形。

(4)按医嘱配合完成羊膜腔内输液治疗。

(四)健康指导

(1)告知孕妇及家属羊水过少的相关知识及诊疗护理措施,让孕妇及家属有充分的心理准备,以取得配合和理解。

(2)未分娩的孕妇应做好妊娠期保健,严密观察羊水量的变化,指导孕妇自数胎动,按时吸氧。

(3)指导孕妇左侧卧位,多饮水。

(4)告知产科相关知识。

(5)为新生儿不健康或死亡的产妇及家庭提供心理支持。

(沈青)

## 第十四节　胎儿生长受限

### 一、疾病概述

(一)概念与特点

胎儿生长受限是指胎儿受各种不利因素影响,未能达到其潜在所应有的生长速率。表现为足月胎儿出生体重<2500g;或胎儿体重低于同孕龄平均体重的两个标准差;或低于同孕龄平均正常体重的第10百分位数。病因多而复杂,约40%病因尚不明确„

主要危险因素有以下几点:

1. 孕妇因素

最常见,占50%~60%。包括:

(1)遗传因素:胎儿遗传性疾病。

(2)营养因素:孕妇偏食、妊娠剧吐等。

(3)妊娠病理:妊娠期高血压疾病、多胎妊娠、前置胎盘、胎盘早剥、过期妊娠、妊娠肝内胆汁淤积症等。

(4)其他:孕妇年龄、体重、身高、子宫发育(如畸形)、吸毒、酗酒、接触放射线或有毒物等。

2. 胎儿因素

胎儿基因或染色体异常、胎儿代谢紊乱、各种因子缺乏等。

3. 胎盘脐带因素

胎盘的各种病变导致胎盘血流量减少、胎儿血供不足,脐带过长过细、脐带扭转、打结等。

国内外报道胎儿宫内生长受限发生率为4.5%~10%。胎儿宫内生长受限分为三型:

(1)内因性匀称型。

(2)外因性不匀称型。

(3)外因性匀称型,亦称混合型。

(二)临床特点

1. 症状

感觉腹部增大缓慢或不明显。

2. 体征

妊娠期,测量宫高及腹围落后于正常生长的胎儿,子宫小于相应妊娠周数;孕妇体重增长缓慢或不增长;可有胎动及胎心音改变,甚至消失。临产后,羊水可有污染,胎心率异常。新生儿可有窒息;低血糖、低钙、体温偏低;如为内因匀称型者,其身长、体重、头围相称,但小于同龄儿,外表无营养不良,但半数以上有先天畸形。外因不匀称型,身长、头围与胎龄相符,体重低;外表有营养不良。外因匀称型者,其身长、头围、体重均小,同时有营养不良表现。

(三)辅助检查

1. B超检查

主要测量的指标有胎儿双顶径、头面积、头围、躯干面积、躯干围长、躯干横截面直径、坐高、坐高×躯干面积、头面积/躯干面积、长骨长度等。许多B超内的软件系统可对胎儿的各测量值进行计算,预测胎儿体重以及胎龄,一般误差在±2周内。更精确的计算方法是将母亲的各种数据输入,得到更加准确的计算值。

2. 多普勒超声

脐动脉多普勒超声可作为诊断胎儿宫内生长受限的筛选方法。约50%的胎儿生长受限被认为是胎盘滋养细胞侵蚀性差,表现为子宫胎盘的血管阻力增大。

3. 雌三醇($E_3$)测定

动态观察$E_3$在整个妊娠期的水平可以鉴别对称型和非对称型的胎儿宫内生长受限。非对称型的胎儿宫内生长受限其$E_3$在妊娠前半期在正常范围,而以后渐渐偏离正常范围,对称型的$E_3$水平持续在较低值。

(四)治疗原则

治疗越早,效果越好,<孕32周开始治疗效果好,孕36周后疗效差。

(1)避免胎儿生长受限的危险因素:积极治疗妊娠合并症及并发症,并避免应用对胎儿生长有影响的药物。

(2)一般治疗:卧床休息,左侧卧位为主,改善子宫胎盘的血液循环,必要时予吸氧。

(3)补充营养物质:口服氨基酸片、多种维生素、钙剂、铁剂及进食富含蛋白质的食物等;静脉用脂肪乳注射剂、葡萄糖注射液加维生素 C 或能量合剂。

(4)药物治疗:针对病因选择合适的药物,妊娠期高血压疾病,慢性肾炎合并妊娠或慢性高血压者可用β肾上腺素受体激动药,如沙丁胺醇(沙丁胺醇)等,也可用其他扩血管药物,如氨茶碱或静脉滴注硫酸镁;因抗磷脂抗体综合征引起胎儿生长受限者可用低分子肝素、阿司匹林。

(5)胎儿安危状况监测:胎儿无负荷试验(NST)、胎儿生物物理现象综合评分(BPS)、产科 B 超检查。

(6)产科处理:适时终止妊娠,根据检查结果进行综合评估,选择分娩方式。孕周未达 34 周终止妊娠者,应促胎肺成熟后再终止妊娠。

## 二、主要护理问题

### (一)营养失调,低于机体需要量

与营养物质需要量增加,而孕妇因各种原因摄入不足有关。

### (二)焦虑

与担心胎儿畸形或遗留脑功能障碍有关。

### (三)有胎儿受伤的危险

与胎儿发育异常及胎盘供血不足有关。

## 三、护理措施

### (一)常规护理

(1)卧床休息:左侧卧位,可使肾血流量和肾功能恢复正常,从而改善子宫胎盘的供血。必要时间歇吸氧。

(2)增加营养,均衡膳食,保障胎儿生长发育需要。

(3)定期产前检查,早发现、早诊断、早治疗。

(4)孕早期避免接触各种有害理化物质。

(5)保持平静心态、精神愉快。

### (二)专科护理

(1)记录胎动及胎心率,注意胎心音强弱及规则性。

(2)产程中加强监测,注意胎心、羊水情况,做好新生儿窒息的抢救准备。

(3)胎儿娩出后注意保暖,做好新生儿监护。

(4)心理护理:评估孕妇的心理状态,鼓励孕妇诉说心理的担忧,讲解相关知识,指导正确的应对方式。鼓励和指导家人的参与和支持。将成功的病例介绍给她们,让她们重建信心,消除其心理上的紧张情绪。

(5)积极配合医师:去除引起胎儿生长受限的高危因素。

(6)药物治疗的护理:配合遵医嘱给胎儿生长受限孕妇营养物质,如氨基酸片、脂肪乳注射剂、能量合剂、叶酸、维生素 E、B 族维生素、钙、铁、锌剂等。另外,丹参能促进细胞代谢、改善微循环、降低毛细血管通透性，有利于维持胎盘功能，用法：右旋糖酐 40 注射液 500mL 加复方丹参注射液 4mL 静脉滴注。用药过程中应注意药物用量、用法正确，在采取静脉滴注时应加强巡视，及早发现异常，及时停药。

(7)终止妊娠的护理配合：协助医师确定终止妊娠的指征，积极做好终止妊娠的准备，加强分娩过程中的护理配合，新生儿娩出后加强监护，出现窒息者应积极配合抢救。

(三)病情观察

密切注意胎心、胎动、体重和宫高等变化。每天行胎儿电子监护，发现异常及时报告医师。

(四)健康指导

(1)告知孕妇及家属胎儿生长受限的相关知识及诊疗护理措施，让孕妇及家属有充分的心理准备，以取得配合和理解。

(2)妊娠早期避免各种感染、避免接触各种有害理化物质，积极治疗各种慢性病。

(3)妊娠期均衡膳食，摄入足够蛋白质、糖类和各种维生素、矿物质，以保证充足营养。

(4)孕妇在妊娠期保持平静心态、精神愉快。

(5)指导孕妇自数胎动，按时吸氧，指导孕妇左侧卧位。

(6)指导产妇及家属学习新生儿护理的相关知识和技能。

(沈青)

## 第十五节　胎儿先天畸形

### 一、疾病概述

(一)概念与特点

胎儿先天畸形是指胎儿在子宫内发生的结构或染色体异常。它是出生缺陷的一种，也是造成围生儿死亡的主要原因。

(二)临床特点

在妊娠 18～24 周进行 B 超筛查能检查出一些常见的胎儿先天畸形。而及时检查出严重胎儿先天畸形并进行引产是提高出生人口质量的重要手段之一。人类的出生缺陷发生率国外约 15%，我国 2012 年由相关部门最新统计的结果为 5.6%。胎儿先天畸形的种类繁多，致病因素多种多样，仅单基因病就有上百种之多。

(三)治疗原则

胎儿先天畸形为无脑儿、严重脊柱裂、脑积水应终止妊娠，羊水过多及羊水过少合并胎儿先天畸形经确诊后应终止妊娠。处理时应以产妇免受伤害为原则。

### 二、主要护理问题

(一)焦虑

与担心胎儿先天畸形或遗留脑功能障碍有关。

(二)潜在并发症—感染

与手术操作有关。

(三)疼痛

与手术有关。

## 三、护理措施

(一)常规护理

(1)引产后,女性注意休息,加强营养。引产手术后应按医嘱在观察室休息,无特殊情况方可返家,引产后最好休息 2～3 天,以后可下床活动,逐渐增加活动时间。

(2)做好心理护理,解除患者的心理顾虑,取得患者合作。

(二)专科护理

注意保持外阴清洁,严禁夫妻生活,引产后第一天有低热,术后 2～3 天内有轻度、阵发腹痛且趋向缓解,术后 1 周之内有少量阴道出血,术后 1 个月左右不来月经及术后 2～3 个月内月经偏多,此为引产后的正常情况。但是如果引产后不适的感受持续不退,要及时去医院进行检查,这也是引产后的护理要点。

(三)病情观察

在引产后的护理中如果引产后发生以下任何一种情况者,可能是某种手术并发症的表现,应及时到医院复诊。

(1)阴道出血超过月经量或持续时间超过 10 天。

(2)腹痛、发热、阴道分泌物混浊味臭。

(3)月经过少或术后超过 40 天不来月经或者还有妊娠反应。

(4)突然发生剧烈腹痛、面色苍白、出汗、心悸、脉快弱、血压下降。

(四)健康指导

(1)查明胎儿先天畸形的原因,必要时进行全面的检查,在医护人员指导下,选择适宜时机再次妊娠。

(2)产妇应心情舒畅,树立信心,尽快恢复身体健康。

(沈青)

# 第三十二章　肿瘤放射治疗患者的护理

## 第一节　肿瘤放射治疗概述

放射治疗简称放疗，是一种利用放射线的辐射能治疗疾病，特别是对恶性肿瘤的治疗。它是治疗恶性肿瘤的主要手段之一，70%的肿瘤患者在疾病治疗过程中需要使用放疗。放疗的目的是最大限度消灭肿瘤，同时最大限度地保存正常组织的结构与功能，提高患者的长期生存率和生活质量。放疗已成为一门独立的学科，即放射肿瘤学，它是研究放射线单独或结合其他方法治疗肿瘤的临床学科，它包括放射物理学、放射生物学和用于肿瘤临床治疗的临床放疗学。放疗患者的护理也因此成为一个特殊的专科护理领域。

### 一、放疗发展简史

1895 年物理学家伦琴发现 X 线，1896 年居里夫人发现了放射性元素 Ra(镭)，这两种射线的发现为人类诊治肿瘤奠定了基础。1896 年治疗了第一例患者，1922 年美国的 Coutard 用 X 线治愈了晚期喉癌，并且没有并发症，确立了放疗的临床地位。1934 年 Coutard 建立了沿用至今的外照射剂量分割方式一分次放疗方法。20 世纪 50 年代开始用$^{60}$Co 治疗机治疗恶性肿瘤，使肿瘤放疗疗效成倍提高，1955 年 Kaplan 在斯坦福大学安装了直线加速器，它明显减轻了放疗不良反应，逐渐成为放疗设备的主流。20 世纪 70 年代随着电子计算机的发展，模拟机、CT、MRI、治疗计划系统相继问世，进一步提高了临床放疗精度。20 世纪 70 年代至 80 年代，Withers HR 等学者系统提出了放疗生物学研究基础一4“R”理论。90 年代开创了立体适形放疗技术，其中最先进的技术一束流调强适形放疗是照射肿瘤适形性最好的技术，这也代表着 21 世纪放射肿瘤学发展的方向。

### 二、放射物理学概述

放射物理学是研究放疗设备的结构、性能以及各种射线在人体的分布规律，探讨提高肿瘤组织受量、降低正常组织受量的物理方法的学科。它是学习放射肿瘤学的基础。

(一)放射源的种类

放射治疗所用的放射源主要有三类：

(1)各种放射性同位素发出的 α、γ 射线。

(2)X 线治疗机和各类加速器产生的不同能量的 X 线。

(3)各类加速器产生的电子束、质子束、中子束和一些重粒子束。

(二)放疗常用的照射方式

产生放射线的放射源以两种基本照射方式进行治疗，即远距离照射和近距离照射。

1. 远距离照射

又称外照射，是放射源位于人体一定距离，集中照射人体某一部位，这是放疗常用的方式。一般距离人体 80 81 1300cmA。4放射线必须通过皮肤和正常组织才能到达肿瘤，因此肿瘤照射的剂量受到皮肤和正常组织耐受量的限制。为了使肿瘤受到高剂量照射，并尽可能地保护正常组织，临床上需要选择不同种类、能量的射线，并采用同中心照射技术，即以病灶为中心，在体外从多个角度向病灶照射，使病灶受到较高的剂量。外照射多采用分次放疗方式，即每周5次、每日1次的常规分割，或每周5次、每日2 8 13次的非常规分割。

2. 近距离放疗

是把放射源放入被治疗的组织内或放入人体的自然腔道内，直接在病灶区域进行的近距离放射，通常作为外照射的补充。其主要特点是放射源离瘤体较近，肿瘤组织受照剂量较高，周围的正常组织由于剂量的迅速跌落而受量较低(它利用高强度的放射线，在一定距离后剂量明显下降的物理特点)，但靶区剂量分布的均匀性较外照射差。近距离放疗主要有两种形式，一种是组织间插植，即通过放疗计划设计将它们由手术种入或插植于病灶，常用放射源是$^{125}$I、$^{198}$Au等；另一种是腔内后装治疗，先将施源器(管)置入人体自然腔道，如子宫、阴道、鼻咽、气管、食管、直肠等，然后通过计算机控制将放射源输入施源器，并由计算机控制放射源在肿瘤表面的驻留时间，以获得理想的剂量分布。常用的放射源是$^{192}$Ir、$^{60}$Co、$^{137}$Cs等。

(三)常用的放疗设备

临床上常用于外照射的治疗机有千伏X线治疗机、$^{60}$Co治疗机和直线加速器。

1. 千伏X线治疗机

是利用低能X线治疗肿瘤的装置。这种设备产生的X线能量较低，能量在6 8 1400kv,A 4 3 1有效治疗深度为5cm，穿透力弱，只适用于浅部病灶的治疗。它的最高剂量在皮肤表面，因此放疗的皮肤反应大。

2. $^{60}$Co治疗机

是利用放射性同位素$^{60}$Co发射的7射线治疗肿瘤的装置$^{60}$Co是一种人工放射性核素，产生两种γ线，平均能量为1.25MeV(百万电子伏特)，有效治疗深度为10cm，穿透力明显高于千伏X线治疗机，因此它被用于深部肿瘤的放疗。它的最高剂量在皮下0.5cm，使放疗的皮肤反应减轻。由于$^{60}$Co是人工放射源，它的半衰期为5.27年，需要定期更换放射源，所以带来放射防护的困难。

3. 直线加速器

是利用微波电场沿直线加速电子，然后发射X线或电子线治疗肿瘤的装置。是目前临床使用较理想和最广泛的放疗设备，既能产生高能X线又能产生高能电子线。高能X线的能量多在6 8 118MeV，穿透力较$^{60}$Co的γ线强，随能量增大而增强，适用于大部分肿瘤的治疗。它的最高剂量在皮肤下一定深度，因而皮肤反应很轻。高能电子线的能量多在6 8 1 3 9 25MeV，其最高剂量在组织中达到一定深度后，剂量迅速降低，这样可使治疗深度的正常组织因剂量减少而得以保护，临床上用于偏中心的浅表肿瘤治疗，由于皮肤表面剂量较高，其放疗的皮肤反应较大。

(四)放疗的辅助设备

放疗的辅助设备已是现代放疗中不可缺少的部分，它既可用于治疗前的放疗计划设计和验证，也用于对放疗精确度的检查。

1. X线计算机体层摄影术(CT)、磁共振成像(MRI)、正电子发射计算机断层扫描(PET)

这些影像诊断手段已被临床广泛应用。CT或MRI可以清楚地显示肿瘤的部位大小、肿瘤的侵犯范围以及与周围正常组织的解剖关系，是定位的重要依据。在中枢神经系统和头颈部肿瘤的诊断，以及脊柱、四肢、骨关节、腹部实质性脏器病变的诊断及鉴别诊断中，MRI优于CT。PET作为肿瘤功能显像，通过与解剖图像的同机融合，可进一步提高肿瘤定性、肿瘤分期、疗效分析的准确性。

2. 模拟机

是一种能够模拟放疗机的X线透视设备，它可观察肿瘤和正常脏器的形状和解剖位置，定出放射野的形状和入射方向，将其反映于体表。另外它可用来验证放疗计划系统所设计的放疗计划是否正确。近年来出现的CT模拟机，它既可采集到肿瘤和正常脏器的CT图像，又可利用计算机重建肿瘤和正常脏器的三维立体结构，在此基础上设计出放射野的几何形状和入射方向。

3. 放疗计划系统(TPS)

指通过电子计算机系统，将CT模拟机的CT图像输入，优化并确定最佳的放射野分布方案，计算出肿瘤及周围正常组织所受的放射剂量，以及照射靶区内的剂量均匀度。通常连有打印机和绘图区，可获得二维、三维的剂量分布图。随着计算机的发展，三维适形放疗和调强放疗的计划设计，可立体观察肿瘤和正常组织的剂量分布情况，最终使肿瘤组织照射剂量最大而周围正常组织受照剂量最小，使放疗更为精确。

（五）放疗的剂量

放射线通过任何物质时，在与其原子相互作用过程中，能量逐渐减弱，所丧失的能量被所通过的物质吸收，称为能量吸收。X线和γ线通过物质主要发生三种效应：光电吸收、康普顿吸收和电子对效应，电子线通过物质时发生电离、激发和弹性散射。

1. 放射治疗的剂量单位

目前国际上采用Gy(戈瑞，Gray)，它是组织吸收剂量单位，1Gy＝1J/kg，另一剂量单位是cGy，100cGy＝1Gy。

2. 照射区域

临床上通常先选定肿瘤区，估计临床靶区，最后确定放疗的照射区域即计划靶区。

(1)肿瘤区(GTV)：即肿瘤临床灶，是临床体检和影像学检查可见的具有一定形状和大小的肿瘤范围。

(2)临床靶区(CTV)：包括肿瘤临床灶、亚临床灶以及肿瘤可能侵犯的范围。在设计治疗计划时要尽量保证CTV的放射剂量在90%以上。

(3)计划靶区(PTV)：包括临床靶区和安全边界，安全边界是指日常摆位、照射中患者(或器官)运动，引起靶区和靶体积的变化而导致扩大照射的组织范围。计划靶区将决定照射野的大小。

3. 临床对放射线的选择

由于不同的放射线，其最高剂量位置不同，穿透力不同，所以临床上可根据不同部位采用最佳能量的射线进行治疗。对于浅表肿瘤如皮肤癌、乳腺癌、胸壁等肿瘤结节，为了保护或减少肿瘤深部的正常组织，临床上采用穿透力不强的千伏X线或低能电子线进行治疗。对于头颈部肿瘤，多使用高能X线和$^{60}Co$的γ线。体腔深部的肿瘤如肺癌、食管癌、肝癌等常用穿透力高的高能X线，以达到较高的深部剂量。有时临床上联合应用不同种类或能量的射线，以改善剂量分布。

4. 临床确定剂量的原则

肿瘤放疗剂量要求准确治疗的肿瘤区域内，剂量分布要均匀或有目的的不均匀；放射野设计应尽可能地提高肿瘤照射剂量，而尽可能降低肿瘤周围正常组织的受量；保护重要脏器。

## 三、放射生物学概述

放射生物学是研究射线对肿瘤和正常组织作用的生物学机制，探讨提高肿瘤放射敏感性，减少正常组织损伤的途径的一门学科。研究表明放射线进入人体后，在细胞、组织和肿瘤中发生了生物效应。另外，放射生物学的4“R”理论作为肿瘤放射治疗的理论基础，指导着放射治疗的临床实践。人们不断探索着正常组织和肿瘤的放射敏感性和肿瘤放疗的治愈性，以提高肿瘤治疗的疗效。

### （一）放疗的生物效应

1. 细胞水平的生物效应

它包括直接效应和间接效应，进入人体的放射线直接作用于细胞核的DNA链，产生单链或双链断裂，即称为射线的直接作用。人体的水分子受射线的作用后，发生电离产生自由基$H^+$、$OH^-$，这些自由基对DNA分子产生破坏作用，称为间接效应。被射线损伤的细胞有以下结果：细胞凋亡、分裂死亡、分裂畸变、不能分裂并保持生理功能、没有改变或改变很少。

2. 组织水平的生物效应

放射线对细胞的作用必定反映到组织水平，组织实际上是细胞群体。由于细胞本身处于细胞周期的不同时相，其包括不参加细胞周期分裂活动的休眠期（$G_0$期），以及出现细胞增生的DNA合成前期（$G_1$期）、DNA合成期（S期）、DNA合成后期（$G_2$期）和细胞有丝分裂期（M期），组织就是由这5种时相的细胞组成，细胞增生周期包括$G_1$期、S期、$G_2$期、M期4个时相，一旦机体需要或接到某种信号后$G_0$期细胞就开始准备DNA的合成而变成$G_1$期细胞。$G_2$和M期细胞对放射线最敏感，$G_1$、S和$G_0$期细胞对放射线的敏感性较低。

### （二）放射线治疗肿瘤的理论依据

多年来的实践证实，采用分割放疗方式，可达到提高射线对肿瘤杀伤而减少对正常组织损害的目的。放射生物学的4“R”理论为目前的分割放疗（常规分割即每日1次，每次1.8～2Gy，每周照射5次。非常规分割即每日照射2～3次，每次分割剂量低于常规剂量，每次照射间隔时间大于6小时，总剂量增加15%～20%，总的治疗时间和常规分割放疗相近）提供了坚实的理论基础。4“R”即细胞的损伤修复、细胞的再增生、再氧化和细胞周期的再分布。

1. 细胞的损伤修复

即肿瘤和其周围正常组织受照射发生损伤后会产生修复，而正常细胞修复放射损伤的能力强于肿瘤，分割照射就是利用这一差异来治疗肿瘤的。

2. 细胞的再增生

细胞的增生意味着细胞的分裂及细胞数量增加。正常组织是通过细胞的增生来补偿放射致死的正常细胞。由于肿瘤组织开始细胞再增生的潜伏期较长及增生速度较慢，因而反复多次照射后，肿瘤组织较正常组织受到更明显的损伤。但随着放疗的进行，会出现肿瘤细胞的加速再增生，即增生的速度快于放疗前，这时需采用非常规分割照射如加速超分割或加用化疗等，来遏制肿瘤细胞的加速再增生。

3. 再氧化

正常组织中不存在乏氧细胞和再氧化，只是在肿瘤中由于血供差而存在乏氧细胞，这些细胞对放射性有抵抗性，在一次次的分割放疗后，肿瘤逐步缩小，并因血供改善和营养的供应，使原先的乏氧细胞转为富氧细胞，而对放疗敏感，这就是再氧化过程。

4. 细胞周期的再分布

在分割照射中，处于敏感期的 $G_1$ 和 M 期细胞首先被杀灭，通过细胞周期的再分布，残留的细胞中对放疗有阻抗的 S 期向 $G_2$ 和 M 期推进，从而对放疗敏感。

（三）放射敏感性

放射敏感性是指放射对正常组织和肿瘤杀灭的敏感性。不同组织器官及各种肿瘤组织在受到照射后，出现变化的时间和反应程度各不相同。放疗的敏感性与下列因素有关。

1. 肿瘤细胞对放射固有的敏感性

包括以下类型：

（1）高度敏感：50Gy 以下的照射剂量即将细胞杀灭，如精原细胞瘤、白血病、恶性淋巴瘤、小细胞肺癌等。

（2）中度敏感：60 81 70Gy 的剂量细胞才被杀灭，如大多数腺癌、乳腺癌、基底细胞癌、鳞状细胞癌、非小细胞肺癌等。

（3）低度敏感：大于 70Gy 的剂量才能严重损害它们，如大部分脑瘤、肌肉和软组织肿瘤、骨肉瘤及恶性黑色素瘤等。

2. 肿瘤细胞的分化程度和增生能力

同一肿瘤因其分化程度不同，对放射的敏感性也不同，一般放射敏感性与细胞的分化程度成反比，即分化程度低的放射敏感性高。另外放射敏感性与细胞的增生能力成正比，一般增生快的肿瘤放射敏感性高。

3. 肿瘤细胞的血供

肿瘤细胞的血供差，使肿瘤细胞增生所需的营养物质供应少，肿瘤细胞的增生率就低，致使放疗的敏感性下降。同时血供差造成肿瘤缺氧也使放疗的敏感性降低。因此，患者的健康指数下降，如营养差、贫血、感染会加重组织缺氧，而影响肿瘤对放疗的敏感性。

4. 放疗的敏感性与放疗的治愈性不存在明确的相关性

放疗的治愈性是指通过放疗治愈肿瘤的可能性。一部分恶性程度高的肿瘤，分化低，对放疗的敏感性高，但容易发生远处转移，未必具有高治愈性。照射期间肿瘤退缩的速度与放疗的治愈性关系较小，肿瘤受照后，生物效应表达时间长短范围较大，大部分肿瘤要在照射开始后几周才产生退缩，部分细胞周期较长的肿瘤要在数月产生退缩。

（刘琼）

## 第二节　临床放射治疗的方法及选择

放疗的原则是最大限度消灭肿瘤，同时最大限度保护正常组织。按照放疗的目的可以分根治性放疗和姑息性放疗。为了提高肿瘤的治疗效果，临床上运用放疗和其他方法综合的治疗，并采用了先进的放疗技术。

## 一、放疗的方法

放射治疗按其目的可分为根治性放疗和姑息性放疗。

### (一)根治性放疗

是希望通过放疗彻底杀灭肿瘤,患者可生存较长时间且无严重后遗症。放射治疗量与周围正常组织的耐受量相近,常采用常规和非常规分割放疗。

1. 适应证

根治性放疗的适应证为不能手术,对放疗敏感的Ⅰ期、Ⅱ期、部分Ⅲ期,以及术后补充放疗的患者。经过患者一般状况评价,卡氏评分必须大于60分,能耐受放疗的患者才能选择根治性放疗。

2. 放疗为首选根治疗法的肿瘤

(1)头面部皮肤癌:皮肤癌的治疗可用手术、冷冻、激光、电灼等,这些方法常遗留瘢痕,影响美容,选用放疗可保持较好的头面部外观。

(2)鼻咽癌:鼻咽位于重要部位,周围有许多重要的血管和神经,手术治疗难以达到根治效果。加之70%～80%的患者有颈部淋巴结转移,手术已不能解决。鼻咽癌多为低分化鳞癌,对放射中等程度敏感,所在周围正常组织对放射线耐受性好,因此鼻咽癌即使有脑神经损伤、颅底骨质破坏,或者颈部淋巴结转移,放疗也能使患者长期生存。

(3)扁桃体癌、口咽癌:常见的肿瘤有鳞状细胞癌、恶性淋巴瘤、未分化癌等。由于解剖部位的特点,手术切除不彻底,而放疗的效果较好,并且它有保留局部功能的特点。

3. 通过根治性放疗获得满意疗效的肿瘤

对口腔癌、喉癌、精原细胞癌、乳腺癌、Hodgkin淋巴瘤、宫颈癌、食管癌、肺癌,放疗已作为主要的治疗手段。

### (二)姑息性放疗

姑息性放疗是指对一些无法治愈的晚期患者,经过给予适当剂量的放疗,达到缓解患者的某些症状和解除患者痛苦的目的。

1. 适应证

已有远处转移的肿瘤,对放射敏感的原发灶给予姑息性放疗;因肿瘤引起的出血、神经症状、疼痛、梗阻、咳嗽气急等可用姑息性放疗解除或预防上述症状的发生;因肿瘤转移而出现的脑转移、骨转移或其他部位的转移灶的放疗。

2. 特点

一般采用单次剂量较大、次数较少的分割照射方式,总剂量一般是肿瘤根治量的2/3。姑息性放疗不是简单的推迟死亡,而是延长有效生命力。由于患者的全身状况差,在进行姑息性放疗的同时,还需全身支持疗法。有时姑息性放疗效果显著,再通过支持治疗及其他治疗方法的作用可使病情好转,进而可转为根治性放疗。

## 二、放疗与其他方法的综合治疗

为了提高肿瘤的治疗效果,目前采用综合治疗的方法。综合治疗即根据患者的机体状况、肿瘤的病理类型、侵犯范围和发展趋势,合理地、有计划地综合应用现有治疗手段,以较大幅度地提高生存率和生活质量。有时一种疾病的治疗会采用手术、放疗、化疗等多种治疗手段,关键在于目的明确、手段合理、安排有序和因人而异。

(一)放疗与手术的综合治疗

1. 术后放疗

术后放疗在恶性肿瘤治疗中相当普遍,几乎所有肿瘤手术后,凡有亚临床灶残留或肉眼残留均可接受术后放疗。对于生长局限、无远处转移、术后残留少(如镜下残留),且周围组织可耐受高剂量照射的恶性肿瘤,术后放疗即可明显提高肿瘤的局部控制率,还能明显提高患者的生存率。但对于恶性程度高、早期易发生远处转移的恶性肿瘤,还需术后放疗和化疗联合使用,可望进一步提高肿瘤的局部控制率和患者的生存率。如肺癌、乳腺癌、直肠癌、胰腺癌等通过进行术后放疗和化疗联合使用,可降低肿瘤局部复发率,从而改善患者的生存率。

2. 术前放疗

术前放疗是肿瘤手术治疗的辅助手段,通过术前放疗,使一部分肿瘤缩小,达到降低分期的效果,使这部分不能手术切除的肿瘤变得可以手术切除。但单纯的术前放疗在临床开展并不广泛,主要是患者的选择、术前放疗的剂量、放疗和手术的间隔时间,以及手术并发症的增加等因素。目前应用较多的是术前放疗与化疗联合使用(称为新诱导治疗),这样可增加肿瘤的退缩率,从而增加手术的切除率,达到提高肿瘤局部控制率和患者生存率的目的。如食管癌、肺癌、宫颈癌、直肠癌及胰腺癌等,通过术前放疗及联用化疗,提高了肿瘤的切除率。

3. 术中放疗

术中放疗是利用术中直视的机会,尽可能避开正常组织和器官,对未切除肿瘤或残留肿瘤、肿瘤床和淋巴引流区,进行直接外放射。通过手术方式将所要照射的区域和需要保护的周围正常组织器官分开,将限光筒直接置入靶区,用加速器产生的电子线进行一次性大剂量的照射(剂量多为10～20Gy)。其目的是最大限度杀死肿瘤和最大程度地保护正常组织。术中放疗主要应用于腹部胃肠道肿瘤,近年来术中放疗已开始应用于头、颈、胸腹和四肢等部位肿瘤。然而术中放疗需要外科医师的参与,过程较复杂,还涉及手术室区域的放射防护问题,因此术中放疗多作为外照射剂量增加的补充。

(二)放疗与化疗的综合治疗

1. 目的

(1)提高肿瘤局部控制:肿瘤局部控制是治愈肿瘤的重要因素之一,几乎全部脑胶质瘤、绝大部分头颈及妇科肿瘤、大多数肺癌、消化道和泌尿道肿瘤致死的主要原因之一是肿瘤局部控制率问题。提高肿瘤局部和区域性控制将会显著提高患者的生存率。

(2)降低远处转移:根据不同肿瘤的生物学特性,在放疗前、中、后不同时期使用化疗能消灭患者体内的亚临床病灶,进而降低远处转移率。对于一些被认为可能是全身性疾病局部表现的肿瘤,如淋巴瘤、小细胞肺癌、急性淋巴细胞白血病等,人们使用放疗对一些特殊部位,如化疗药物难以到达的区域,中枢神经系统等进行照射可降低该特殊部位肿瘤的出现,进而延长患者生存率。另外,对临床可见的肿瘤局部放疗可消灭耐药的细胞亚群,进而降低远处转移率。

(3)器官结构和功能的保存:应用放、化疗综合治疗,可使部分患者避免手术和因此所致的器官阙如、功能显著降低或丧失。如同步应用以连续静脉滴注氟尿嘧啶为基础的化疗加上放疗,可使75%～80%无远处转移的肛管癌患者避免手术和因此所致的肛门功能的丧失。

2. 放疗与化疗综合治疗的理论基础

(1)空间联合作用:放疗与化疗分别作用在同一疾病的不同病变部位,两种治疗方法间无相互作用。如化、放疗综合治疗儿童淋巴细胞白血病，化疗用于消灭全身疾病，放疗作用于药物所难以到达的脑等部位亚临床灶。再如放疗后辅助化疗，放疗控制肿瘤的局部病灶，化疗来消灭放射野外亚临床灶。

(2)化疗与放疗独立的肿瘤杀灭效应：这是最基本的化、放疗综合治疗模式，即化、放疗间肿瘤杀灭效应无交互作用，也无治疗不良反应重叠，使用全量化疗和放疗能产生肿瘤杀灭效应优于其中任一治疗方法。

(3)提高杀灭肿瘤的效应：此是化、放疗综合治疗的最主要目的。化、放疗综合治疗产生的疗效要高于两种治疗方法独立应用所产生的疗效之和。化疗药起着类似放射增敏剂的作用，例如：化疗药如紫杉醇改变了肿瘤中各细胞群的分布，使肿瘤细胞聚集在放射敏感期内即 $G_2$/M 期；化疗药如顺铂改变乏氧细胞的氧代谢；化疗药如丝裂霉素直接作用于乏氧细胞；化疗药抑制肿瘤细胞放疗后的修复，如顺铂等。

(4)正常组织的保护作用：放疗前应用诱导化疗，可使瘤体缩小，进而根据化疗后瘤体大小再给予较小射野放射，可有效保护正常组织或器官。

(5)阻止耐药肿瘤细胞亚群出现：相当多肿瘤细胞表现出对某一治疗方式耐受，而对另一治疗仍保持一定敏感的特征。

(6)降低放疗剂量：这是最根本的预防正常组织和器官急性和后期放射损伤的方法。

3. 放疗与化疗综合治疗方法

(1)序贯疗法：即一种疗程完成后再给予另一疗程的治疗。具体形式是全程化疗－全程放疗，或全程放疗－全程化疗，优点是避开了两种治疗方法同步应用时的毒副反应增加，但治疗强度小，肿瘤杀灭效应低。

(2)同步治疗：即化疗的当日同步应用放疗。如放化→放→放化→放→放化，或放化→放化→放化。化疗与放疗同步治疗缩短了总疗程，减少了肿瘤治疗过程中加速再增生可能性及肿瘤细胞亚群出现的概率，肿瘤的杀灭效应较强，但这也增加了正常组织治疗的毒副反应。

(3)交替治疗：将根治性放疗疗程分段，在每段期间穿插化疗，如化→放→化→放，或放→化→放→化。这种方法较同步治疗能降低治疗的毒副反应，但对治疗效果是否影响要进一步研究。

(三)放疗与热疗综合

对一些较大的表浅病灶，估计单纯通过放疗疗效较差时，临床上常采用加热辅助治疗的方法。热疗可以杀灭对放射线不敏感的 S 期肿瘤细胞和乏氧细胞，并能降低肿瘤细胞对放射线的损伤修复，因此热疗能提高放疗的敏感性。

适宜的加热温度是 41.5～43℃。由于肿瘤细胞存在热耐受现象，实验结果又提示，每周 3 次加热并没有增加放射线对肿瘤的杀灭，相反却明显增加了对正常组织的损伤，所以国内外比较一致意见是每周加热 1～2 次。目前临床上一般是 41.5～43℃局部加热 30 分钟，加热后 30 分钟内给予放疗。

肿瘤加热有局部加热和全身加热两大类，局部加热的方法有电磁波加热如微波、射频，以及非电磁波加热如超声波。由于全身加热目前还没有理想的治疗机，同时各组织的温度无法控制和监测，并且局部加热和全身加热一样能有效抑制肿瘤的生长，所以局部加热较全身加热应用更广泛。临床应用证明放射与热疗综合可以提高软组织肉瘤、浅表淋巴结转移癌、胸腹壁转移癌等治疗的疗效。

(四)放射保护药

对一些照射体积较大而正常组织无法很好保护时,临床上采用放射保护药。它能选择性地对正常组织起保护作用,提高正常组织的耐受剂量而不影响到肿瘤的控制率。

目前最著名的是氨磷汀(阿米福汀,也称 WR－2721),氨磷汀在正常组织中具有较高的浓度,而在肿瘤中浓度很低,因而能对正常组织起到选择性保护。氨磷汀的保护作用几乎可以保护除了中枢神经系统以外的全部正常组织,却不保护肿瘤组织。临床研究表明,氨磷汀能提高正常组织对放射性损伤的耐受性。对头颈部肿瘤放疗的黏膜炎和口干,肺部放疗的放射性肺炎和食管炎,直肠癌放疗的直肠黏膜急性反应等,氨磷汀的保护作用已被临床证实。氨磷汀主要通过静脉滴注,由于氨磷汀用药后 15 分钟达到最高组织浓度,其分布和清除半衰期很短,所以药液需 15 分钟滴完,并必须在用药后 30 分钟内照射。但氨磷汀的主要毒副反应是低血压,因此氨磷汀在临床上尚没有广泛使用。

### 三、运用先进的放疗技术,提高放疗的疗效

理想的肿瘤放疗是只照射肿瘤,而不照射肿瘤周围的正常组织。虽然至今还未达到这种目标,然而随着电子计算机技术的迅速发展,现已建立了肿瘤及其周围正常组织虚拟三维结构重建技术,改进了放射物理剂量的计算方法,使肿瘤放疗朝着理想化的目标前进。

立体适形放疗(3－DCRT)和束流调强放疗(IMRT)是当今肿瘤放疗最先进的技术,它将先进的计算机技术应用于成像、治疗计划设计、放疗实施和验证,使放射高剂量分布与肿瘤立体形态基本保持一致。由于肿瘤组织获得比常规放疗高得多的剂量,而正常组织的照射量显著减少,因此提高了肿瘤的局部控制率和无严重并发症的生存率。立体适形放疗使用多野同中心照射,各个放射野的几何形态必须和肿瘤在该射野视观的形态一致,在与射野线束垂直的平面上,放射强度是均匀的。束流调强放疗也是采用多野同中心照射,然而在每个放射野内的各部位,射线的强度是不一样的。IMRT 是 3－DCRT 的高级阶段,特别适合肿瘤形态不规则并与周围正常关键脏器互相交错的情况。

(刘琼)

## 第三节　放射治疗的不良反应及防治原则

任何治疗措施都有利有弊,放射治疗亦不例外,但总体来讲放疗的不良反应较小,比手术、化疗易接受。放疗不良反应的程度与照射剂量、照射体积的大小、个人对放射线的敏感程度以及是否运用化疗有关。放疗不良反应可分为全身反应和局部反应,放疗不良反应按发生时间又可分为急性放射反应和晚期放射反应。

### 一、全身反应与局部反应

(一)全身反应

全身反应主要是一系列的功能紊乱与失调,表现为乏力、虚弱多汗、低热、食欲下降、恶心呕吐、睡眠欠佳,以及骨髓抑制。

(二)局部反应

局部反应因照射部位不同而异,如放疗局部的皮肤反应、口腔食管黏膜反应、肺部反应、

消化系统反应、泌尿系统反应等。

## 二、急性放射反应和晚期放射反应

在放疗第 1 8 90 日内发生的放射损伤为急性放射反应(又称急性损伤、急性反应),在放疗第 90 日后发生的放射损伤则是晚期放射反应(又称后期损伤、后期反应)。

美国放射肿瘤学研究组(RTOG)和欧洲放射肿瘤学会(EORTC)提出了急性放射反应评分标准(1992 年)和晚期放射反应评分标准(1987 年),评分标准是用来评价放射治疗毒性的等级。表 32－1 是急性放射反应评分标准,表 32－2 是晚期放射反应评分标准,评价者在评估放射反应时须注意:

(1)将疾病和治疗引起的体征和症状区分开来。

(2)必须准确评价患者治疗前的基线。

(3)所有 3、4 或 5 级反应必须经主要医师确认。

(4)任何引起死亡的毒性为 5 级。

**表 32－1 RTOG/EORTC 急性放射反应评分标准(1992 年)**

| 部位 | 0 级 | 1 级 | 2 级 | 3 级 | 4 级 |
|---|---|---|---|---|---|
| 皮肤 | 无变化 | 点状或片状红斑,或脱毛,或干性脱皮,或出汗减少 | 明显红斑,或斑状湿性脱皮,或水肿 | 融合性湿性脱皮,凹陷性水肿 | 溃疡、出血或坏死 |
| 黏膜 | 无变化 | 红斑或轻微疼痛,不需止痛药 | 斑状黏膜炎,浆液渗出炎或中度疼痛,需止痛药 | 融合纤维黏膜炎或严重疼痛,需麻醉药 | 溃疡、出血或坏死 |
| 眼 | 无变化 | 轻微结膜炎可伴有或不伴有巩膜充血,流泪增加 | 伴有或不伴有需用激素或抗生素处理角膜炎的中度角膜炎,需人工泪液的干眼症,伴有畏光的虹膜炎 | 伴有角膜溃疡的严重的角膜炎,客观的视力、视野减少,急性青光眼,全眼球炎 | 失明(单侧或双侧) |
| 耳 | 无变化 | 伴红斑疼痛的外耳道炎,可有继发性干性脱皮,但无须药物治疗 | 需用药物治疗的中度外耳道炎,浆液性中耳炎 | 经检查有渗出或湿性的严重外耳道炎,症状性听力下降,非药物性耳鸣 | 耳聋 |
| 咽和食管 | 无变化 | 轻微吞咽困难需一般的止痛药或非麻醉药镇痛,需半流质饮食 | 中度吞咽困难,麻醉药镇痛,流质饮食 | 严重吞咽困难,脱水或体重下降大于 15%,需胃饲或静脉输液 | 完全阻塞,溃疡,穿孔,窦道 |
| 喉 | 无变化 | 轻、中度声嘶,不需止咳药水的咳嗽,黏膜水肿 | 持续声嘶但能发声,牵涉性耳痛、喉痛、片状纤维渗出或轻度杓状水肿但不需麻醉药,需止咳药的咳嗽 | 轻声讲话,喉痛或牵涉性耳痛需麻醉药,融合性纤维渗出,明显杓状软骨区水肿 | 明显呼吸困难、喘鸣、需气管切开的咯血或需插管 |

续表

| 部位 | 0级 | 1级 | 2级 | 3级 | 4级 |
|---|---|---|---|---|---|
| 上消化道 | 无变化 | 厌食伴体重下降不大于5%治疗前水平，恶心但不需止呕药，不需抗副交感神经药或止痛药的腹部不适 | 厌食伴体重下降在5%～15%治疗前水平，恶心、呕吐需止呕药，需抗副交感神经药或止痛药的不适 | 厌食伴体重下降大于15%治疗前水平，需鼻胃管或肠道外营养支持，恶心、呕吐需鼻胃管或肠道外营养支持，药物不能止的严重腹痛，腹胀（X线检查证实扩张肠环） | 亚急性或急性肠梗阻，胃肠穿孔，需输血的出血，需胃肠减压或肠管改道的腹痛 |
| 下消化道 | 无变化 | 不需药物处理的大便次数增加或者习惯的改变，不需止痛药的直肠不适 | 需抗副交感神经药的腹泻，不需卫生纸垫的黏液排除，需止痛药的腹痛 | 需鼻肠外营养支持的腹泻或需卫生纸垫的出血，腹胀（X线检查证实扩张肠环） | 急性或亚急性肠梗阻，窦管，穿孔和需输血的出血，需胃肠减压或肠管改道的腹痛或里急后重 |
| 肺 | 无变化 | 轻度干咳或用力性呼吸困难 | 需麻醉药、止咳药的持续咳嗽、轻微活动时呼吸困难 | 麻醉药、止咳药无效的严重咳嗽或静息时呼吸困难，有临床或放射学证据的肺炎，需间隙吸氧或激素治疗 | 严重通气不足，持续吸氧或辅助通气 |
| 生殖泌尿 | 无变化 | 小便次数或夜尿2倍于治疗前水平，不需药物治疗的小便困难、尿急 | 小便或夜尿间隔超过1小时，需局部麻醉的小便困难、尿急、膀胱痉挛 | 小便或夜尿间隔小于1小时，需频繁定时麻醉药治疗的小便困难、盆腔痛、膀胱痉挛，伴或不伴血块的肉眼血尿 | 需输血的血尿，不是继发于尿道血块溃疡或坏死的急性膀胱阻塞 |
| 心 | 无变化 | 无症状但心电图有客观改变或无其他心脏病的心包异常 | 有症状伴心电图有客观改变和放射学发现充血性心衰或心包疾病，不需特别治疗 | 对治疗有反应的充血性心衰、心悸或心包疾病 | 充血性心衰、心悸或心包疾病，对非外科治疗无反应的心律失常 |
| 中枢神经系统 | 无变化 | 功能完全正常（如能工作）伴有轻微神经症状，不需用药治疗 | 需家庭护理的神经症状，需护理支持，需激素、抗癫痫药 | 需住院治疗的神经症状 | 严重神经损害包括瘫痪、昏迷，癫痫发作大于每周3次，需住院治疗 |
| 白细胞计数（$\times 10^9$/L） | ≥4.5 | 3.0～4.5 | 2.0～3.0 | 1.0～2.0 | <1.0 |
| 血小板计数（$\times 10^9$/L） | >130 | 90～130 | 50～90 | 25～50 | <25，或自发出血 |

续表

| 部位 | 0级 | 1级 | 2级 | 3级 | 4级 |
|---|---|---|---|---|---|
| 中性粒细胞绝对值（$\times 10^9$/L） | ≥1.9 | 1.5 8131.9 | 9A4 3 110～1.5 | 0.5～1.0 | <0.5，或败血症 |
| 血红蛋白（g/L） | >110 | 95 813110 | 9A4 3 1<95 | 需成分输血 | |
| 血细胞比容（%） | ≥32 | 28 81 32 | 39 A4 3281 | 需成分输血 | |

**表 32－2　RTOG/EORTC 晚期放射反应评分标准(1987 年)**

| 部位 | 0级 | 1级 | 2级 | 3级 | 4级 |
|---|---|---|---|---|---|
| 皮肤 | 无变化 | 轻度萎缩，色素沉着，部分头发脱落 | 片状萎缩，中度毛细血管扩张，全部头发脱落 | 明显萎缩，交叉性毛细血管扩张 | 溃疡 |
| 皮下组织 | 无变化 | 轻度硬化（纤维化）和皮下脂肪组织丧失 | 中度纤维化但无症状，轻度照野内组织收缩，小于边长10% | 严重硬化和皮下组织丧失，照野内组织收缩大于10% | 溃疡 |
| 黏膜 | 无变化 | 轻度萎缩和干燥 | 中度萎缩和毛细血管扩张，少黏液 | 明显萎缩和完全干燥，严重毛细血管扩张 | 溃疡 |
| 唾液腺 | 无变化 | 轻微口干，对刺激反应好 | 中度口干，对刺激反应差 | 明显口干，对刺激无反应 | 纤维化 |
| 脑 | 无变化 | 轻度头痛或昏睡 | 中度头痛，严重昏睡 | 严重头痛，严重中枢神经系统(CNS)障碍（部分肌力减退或运动障碍） | 癫痫发作，瘫痪，昏迷 |
| 眼 | 无变化 | 无症状性白内障，轻微角膜溃疡或角膜炎 | 症状性白内障，中度角膜溃疡，轻度视网膜病变或青光眼 | 严重角膜炎，严重视网膜病变或脱离，严重青光眼 | 全眼球炎，眼盲 |
| 喉 | 无变化 | 声嘶，轻度杓状软骨区水肿 | 中度杓状软骨区水肿，软骨炎 | 严重水肿，严重软骨炎 | 坏死 |
| 肺 | 无变化 | 无症状或轻微症状（干咳），轻微放射影像征象 | 中度有症状的纤维化或肺炎（严重咳嗽），低热，斑点状放射影像征象 | 严重有症状的纤维化或肺炎，致密状放射影像征象 | 严重通气不足，持续吸氧或辅助通气 |
| 心 | 无变化 | 无症状或轻微症状，暂时性T波倒置和ST段改变，窦性心律过速，心率大于110次/分 | 中度劳力后心悸，轻微心包炎，正常心形，持续性异常T波和ST段改变，低QRS | 严重心悸，心包积液，缩窄性心包炎，中度心衰，心脏增大，心电图异常 | 心脏压塞，严重心衰，严重缩窄性心包炎 |

续表

| 部位 | 0级 | 1级 | 2级 | 3级 | 4级 |
|---|---|---|---|---|---|
| 食管 | 无变化 | 轻微纤维化，进食固体食物时轻微吞咽困难，无吞咽痛 | 不能正常地进食固体食物，半流质饮食，有扩张指征 | 严重纤维化，流质饮食，有吞咽痛，需扩张 | 坏死，穿孔，窦道 |
| 小肠、大肠无变化 | 轻微腹泻，轻微痉挛，每日大便5次，轻微直肠渗液或出血 | 中度腹泻，中度痉挛，每日大便大于5次，过多直肠渗液或间歇出血 | 需外科处理的阻塞或出血 | 坏死，穿孔，窦道 | |
| 肝 | 无变化 | 轻微疲倦、恶心、消化不良、轻微异常肝功能 | 中度症状，某些肝功能异常，血清清蛋白正常 | 肝功能不全，肝功能明显异常，低清蛋白，水肿或腹腔积液 | 坏死，肝性昏迷或脑病 |
| 肾 | 无变化 | 暂时蛋白尿，无高血压，轻微肾功能损害，尿素4.2～5.9mmol/L，肌酐32.6 8139A431 176.8μmol/L，肌酐清除率大于75% | 持续中度蛋白尿(＋＋)，轻微高血压，无相关贫血，中度肾功能损害，尿素6.0 8139A431 10.0mmol/L，肌酐221 8139A431 353.6μmol/L，肌酐清除率50% 8139A431 74% | 严重蛋白尿，严重高血压，持续贫血，重度肾功能损害，尿素大于8139A431 10.0mmol/L，肌酐大于8139A431 353.6μmol/L，肌酐清除率小于50% | 恶性高血压，尿毒症昏迷，尿素大于16.7mmol/L |
| 膀胱 | 无变化 | 轻微上皮萎缩，轻微毛细血管扩张(显微镜下血尿) | 中度尿频，全面毛细血管扩张，间歇性肉眼血尿 | 严重尿频，排尿困难，严重毛细血管扩张(常为淤点)，常血尿，膀胱容量减小(小于150mL) | 坏死缩窄性膀胱(容量小于100mL)，严重出血性膀胱炎 |
| 骨 | 无变化 | 无症状，无生长迟缓，骨密度减少 | 中度疼痛或压痛，生长迟缓，不规则骨硬化 | 严重疼痛或压痛，生长停滞，致密性骨硬化 | 坏死，自发性骨折 |
| 关节 | 无变化 | 轻度关节僵硬，轻度运动受限 | 中度关节僵硬，中度关节痛，中度关节运动受限 | 严重关节僵硬，疼痛并严重关节运动受限 | 坏死，完全固定 |

## 三、放疗不良反应的防治

放疗不良反应的临床表现类似炎症，如食管炎、肠炎等，但事实上并非感染。放疗引起的急性反应会给患者带来很大的痛苦，反应严重时患者的全身状况急转直下，一般经对症处理或停止放疗后多可逐步恢复。放疗的后期反应一旦发生，则不容易恢复，故以预防为主。

(一)放疗不良反应的预防措施

(1)放射野内局部做好准备,如拔除严重龋齿、控制病灶的局部感染以及伤口愈合等。

(2)注意患者是否伴有可能增加正常组织放射敏感性的因素,如曾接受化疗、糖尿病、动脉硬化等。

(3)精心设计放疗计划最关键,特别注意相邻野间热点问题(即放射剂量重叠)和各种正常组织的耐受量,严重不良反应如放射性截瘫必须避免。

(4)放疗期间密切观察病情变化,及时处理急性放射反应。

(二)放疗不良反应的治疗原则

放疗不良反应病理上多为无菌性炎症,采用激素可以减少渗出,防止炎症进一步扩展。开放部位(如肺)的放疗不良反应,多伴有细菌感染,而细菌感染又会促进病变扩散,因此抗生素的使用有助于控制放疗不良反应。另外积极对症处理,如止咳、化痰等,一方面减轻患者症状,另一方面避免急性反应转向后期反应。

(刘琼)

## 第四节　放疗患者的护理

由于放疗期间患者可能出现一系列的并发症,所以对放疗患者的护理尤为重要。对于放疗前、中、后的护理,健康教育贯穿于整个过程。近距离照射(内照射)之一的腔内后装治疗与外照射有所不同,因此要做好腔内后装治疗的特殊护理。

### 一、放疗期间的护理

(一)放疗前护理

1. 放疗实施步骤的介绍

放疗实施前需经历一系列的步骤。第一步,依据患者的病情、病期确定治疗原则,患者需提供病史记录,并进行一系列的检查。第二步,制作放疗体位固定装置(如塑料面膜、真空垫等),在模拟机下准确定位,并拍摄模拟订位片。第三步,根据前两步提供的资料,放疗临床医师勾画出临床靶区和计划靶区的范围,预计肿瘤照射的致死剂量和周围正常组织特别是重要脏器的最大允许剂量,随后由物理师,借助放疗计划系统(TPS),制订出最佳的放射野剂量分布方案。第四步,将设计好的放疗计划移至具体的治疗机,在治疗机下拍摄照射野片,与模拟机拍摄的定位片相比较、核准。第五步,确定无误后,由放疗技术员再执行放疗。对于一些脑转移、骨转移等需尽快治疗的患者,在经历了第一、第二步骤后,临床医师及主管医师直接计算并确立照射的范围及剂量,马上就由放疗技术员执行放疗。护理人员了解了放疗的实施步骤,可以向患者进行讲解,有时当放疗计划设计时间较长时,患者能够理解。

2. 心理护理

了解患者的病情、心理状况以及治疗方案,有针对性地对患者进行健康教育。放疗前,向患者和家属发放一些通俗易懂的放疗宣教手册,以简明扼要地介绍放疗有关的知识,以及放疗中可能出现的不良反应和需要配合的事项,使患者消除紧张的心理,积极配合放疗。另外还嘱咐患者进放射治疗室不能带人金属物品如手表、钢笔等。

3. 饮食指导

放疗在杀伤肿瘤细胞的同时，对正常组织也有不同程度的损害，加强营养对促进组织的修复，提高治疗效果，减轻毒副反应有着重要作用。

(1)护士应加强对患者及家属营养知识的宣教，提供一些针对疾病治疗的食谱。

(2)在食品的调配上，注意色、香、味，饭前适当控制疼痛，为患者创造一个清洁舒适的进食环境。

(3)在消化吸收功能良好的情况下，可采用“超食疗法”，即给予浓缩优质蛋白质及其他必须的营养素，以迅速补足患者的营养消耗。对于食欲差的患者，提倡进高热量、高蛋白质、高维生素、低脂肪、易消化营养丰富的食物，并少量多餐。对一些放疗反应严重的患者，如流质饮食或禁食的患者，可提供要素饮食或完全胃肠外营养。

(4)放疗期间鼓励患者多饮用绿茶，以减轻射线对正常组织的辐射损伤。多饮水(每日约 3000mL)，可使放疗所致肿瘤细胞大量破裂、死亡而释放的毒素随尿量排出体外减轻全身放疗反应。

(5)提倡营养丰富的食物，出现进食、消化吸收方面的放疗反应时才注意相对“忌口”。

4. 保持良好的、能耐受放疗的身体状况，并做好各项准备

对全身状况差的患者如血常规异常、进食差、感染和局部疼痛等，要进行对症支持治疗，使他们能耐受放疗。

劝导患者戒烟忌酒。头颈部肿瘤特别是涉及口腔照射的患者，要注意口腔健康，如先拔除龋齿，治疗牙周炎和牙龈炎，经常用医用漱口液清洁口腔等。涉及耳部的放疗，要避免对浆液性中耳炎手术。口腔照射的患者还应摘掉假牙、金牙才能放疗，以减轻口腔黏膜反应。照射野经过口腔或食管时，指导患者要忌食辛辣、过热、过硬等刺激粗糖的食物。照射部位有切口的，一般待愈合后再行放疗；全身或局部有感染情况，必须先控制感染才能放疗。对于脑部照射的患者，要剃去照射区的所有头发。

5. 保持放疗位置准确的的宣教

嘱患者在每次照射时都要与定位时的体位一致，胸部肿瘤照射时，要保持呼吸平稳，食管下段、腹部及盆腔照射时要注意进食或膀胱充盈程度保持与定位时一致，胃部放疗应空腹，食管下段放疗不应进食过饱，小肠、结肠、直肠的放疗前应排空小便，膀胱放疗时应保留适量小便。

放射标记模糊不清时，要及时请医师补画。放疗前要注意保管好自己的放疗固定装置，避免锐器刺破、重物挤压等，放疗中要查看真空垫有无漏气变软。当过瘦、过胖致使放疗固定装置不相适应，要和医师联系。

6. 保护放射野(区域)皮肤的宣教

外照射的射线都需经过皮肤，因此不同的放射源、照射面积及照射部位，可出现不同程度的放射皮肤反应，应向患者说明保护照射野皮肤对预防皮肤反应的起着重要作用。

保护放射野(区域)皮肤的原则是清洁、干燥、避免损害，应对患者做以下宣教：

(1)如体腔照射者贴身衣服应选择宽大柔软的全棉内衣。

(2)照射野(区域)可用温水和柔软毛巾轻轻沾洗，但禁止使用肥皂和沐浴露擦洗或热水浸浴。

(3)局部放疗的皮肤禁用碘酒、乙醇等刺激性药物，不可随意涂抹药物和护肤品。

(4)局部皮肤避免粗糙毛巾、硬衣领、首饰的摩擦；避免冷热刺激如热敷、冰袋等；外出

时，局部放疗的皮肤防止日光直射，如头部放疗的患者外出要戴帽子，颈部放疗的患者外出要戴围巾。

(5)放射野位于腋下、腹股沟、颈部等多汗、皱褶处时，要保持清洁干燥，并可在室内适当暴露通风。

(6)局部皮肤切忌用手指抓搔，并经常修剪指甲，勤洗手。

(7)避免外伤。

(二)放疗中(期间)护理

在放疗第1～90日内发生的放射损伤为急性放射反应，有时患者放疗一开始，放疗的不良反应也随之而来，因此什么时候放疗开始，我们就要做好放疗不良反应的观察护理。

1. 放疗患者全身反应的护理

放疗引起的全身反应可表现为一系列的功能紊乱和失调，如乏力、虚弱多汗、低热、食欲下降、恶心呕吐、睡眠欠佳等。一般只要适当休息，调整饮食加强营养，多饮水，并结合中医中药治疗即可。严重者需对症支持治疗。另外还要加强护患间沟通、患者间交流，鼓励和帮助患者适应放疗。

2. 放疗皮肤反应的护理

放疗引起皮肤反应的程度与射线的种类、是否采用超分割治疗等有关。一般千伏X线或电子线照射，其皮肤反应较其他射线明显，联用热疗或化疗其皮肤反应也可能会加重。护士从一开始放疗就应强调，要遵循保护放射野(区域)皮肤的护理原则，避免因人为因素加重放疗反应。

根据皮肤反应的程度，目前临床上常见有Ⅰ度反应(干性反应)和Ⅱ度反应(湿性反应)。

(1)Ⅰ度反应：表现为局部皮肤红斑、色素沉着、无渗出物的表皮脱落，并有烧灼感、刺痒感。护理中要注意保持局部皮肤的清洁、干燥，刺痒厉害可涂三乙醇胺乳膏(比亚芬)。

(2)Ⅱ度反应：表现为充血、水肿、水疱，有渗出物的表皮脱落，严重时造成破溃和继发感染，多发生在皮肤皱褶处如腋下、腹股沟、会阴等。一旦出现立即停止放疗，并用生理盐水换药，喷康复新液，并尽量采用暴露疗法。由于放疗的皮肤反应最常见，因此临床上常采用三乙醇胺乳膏外涂进行预防(放疗开始至放疗结束期间，每日2～3次，避开放疗前后的2小时内)。

3. 放疗患者造血系统反应的护理

放疗可引起骨髓抑制，其程度与照射范围，是否应用化疗有关，大面积放射、髂骨放疗以及合并化疗会较明显影响造血细胞的功能，先是白细胞下降，以后是红细胞、血小板下降。

(1)在接受放射治疗期间要定期测定血常规(每周1～2次)，并观察患者有无发热、出血等现象。

(2)如白细胞<$2\times10^9$ g/L或血小板<$50\times10^9$ g/L，或体温>38.5℃应暂停放疗。

(3)如白细胞低于正常，予以对症处理，如升高白细胞治疗：皮下注射G－CSF或GM－SF类药物如重组人粒细胞集落刺激因子(格拉诺赛特、惠尔血)等，或地塞米松双侧足三里注射；中性粒细胞低下予以抗生素预防感染。如白细胞低于$1\times10^9$/L，还需采用保护性隔离措施，并输注白细胞悬液。在白细胞低于正常期间，嘱患者注意休息，不去公共场所，尽量减少亲友探望，以预防感染。皮下注射G－CSF类药的患者，会有发热、全身骨酸痛等不适主诉，一般只要注意休息，多饮水即可。

(4)贫血会使放疗的敏感性下降,另外血小板过低会引起出血,可皮下注射升红细胞的重组人红细胞生成素(利血宝)、重组人促红素(益比奥)等,或升血小板的重组人白介素－2(巨和粒、吉巨芬)等,必要时需成分输血。告诉贫血患者,要多卧床休息以减少氧耗,多吃赤豆、红枣等补血食品。对于血小板低下患者,要注意自身保护,避免受伤。

4. 放疗的口咽黏膜反应及护理

口咽黏膜反应多发生于鼻咽癌、口咽癌等头颈部肿瘤的放疗。口咽黏膜因放疗的进行可相继出现充血水肿、斑点或片状白膜、溃疡、糜烂出血甚至伴有脓性分泌物等感染,患者主诉口咽部疼痛、进食困难、口干、味觉改变,其程度随剂量的增加而加重,护理中应注意:

(1)加强口腔清洁,即饭后用软毛牙刷、双氟牙膏刷牙,定期用口泰漱口液含漱,鼻咽癌患者坚持鼻咽冲洗。

(2)根据医嘱局部采用康复新、锡类散、桂林西瓜霜、口腔溃疡合剂等,以保护口咽黏膜,消炎止痛,促进溃疡的愈合。

(3)吞咽疼痛明显者,可在进食前 15 81 30 分钟用 2%利多卡因喷或含漱止痛。

(4)鼓励患者进高蛋白质、高热量、高维生素、易消化、易吞咽的半流质或流质,选择富含维生素 B、维生素 C、维生素 E 的新鲜水果和蔬菜,多饮水,少量多餐,细嚼慢咽。避免过硬、油炸、过热、过咸、酸、辣等粗糙刺激的食物,并必须禁烟忌酒。

(5)对口咽黏膜反应严重无法进食者,可静脉补充高营养液。

5. 放疗的食管黏膜反应及护理

放疗的食管黏膜反应多发生于肺癌、食管癌、甲状腺癌、下咽癌等胸部肿瘤的放疗。临床表现是吞咽困难、进食困难、胸骨后疼痛和烧灼感,其程度随剂量的增加而加重。除了给予口咽黏膜反应的一系列护理外,还需提醒患者每餐后饮少量温开水,进食后不能马上平卧。经常观察患者疼痛的性质,以及体温、脉搏、血压等变化,了解有无呛咳,以便及时发现食管穿孔,一旦出现食管穿孔,立即禁食、禁水,停止放疗,并补液支持治疗。

6. 放疗的脑部反应及护理

全脑放疗可引起或加重脑水肿,表现为恶心、呕吐、头痛及嗜睡等,放疗结束后可有记忆力减退的表现。

护理应注意:

(1)观察颅内高压症状及其程度,并遵医嘱积极处理,保证甘露醇治疗的有效性(放疗结束 30 分钟内用药,用药时间小于 30 分钟)。

(2)头痛、恶心、呕吐严重时,要限制入水量,并抬高床头 15°81 30°。A 4 3 1

(3)脱发和头皮瘙痒是脑部放疗最常见的不良反应,放疗前需剃去全部头发。

(4)避免剧咳、便秘,并积极治疗。

(5)对于脑部放疗的患者,要做好安全、防跌倒的宣教及管理。

(6)鼓励患者应多和家人交谈、下棋、看报、玩游戏、散步等,以促进脑功能的恢复。

7. 放疗的肺部反应及护理

肺、食管、纵隔以及乳腺等肿瘤的放疗可引起放射性气管炎和放射性肺损伤,临床表现为低热、咳嗽、胸闷,严重的出现高热、胸痛、呼吸困难,肺部咳听见干湿嗅音。

护理应注意:

(1)根据医嘱给予止咳或镇咳剂,雾化吸入,吸氧等处理。

(2)嘱患者多卧床休息，既要注意保暖又要保持空气流通。发热者给予发热患者的护理。

(3)严重者须停止放疗，并使用大剂量激素和抗生素。

8. 放疗的肝脏反应及护理

胰腺癌、肝癌、乳腺癌、肺癌、胃癌、肾癌等放疗可发生肝脏损害，最常发生在放疗后 4 8 1 3 9 8 周，表现为：恶心、肝区胀痛、肝肿大、非癌性腹腔积液、黄疸及肝功能障碍等。

护理应注意：

(1)卧床休息，保持情绪平稳。

(2)鼓励患者少食多餐。多进食高蛋白质、高热量、高维生素、低脂肪及清淡食物。多吃富含维生素的蔬菜和水果，忌食生冷、有刺激性及油腻食物。对有腹腔积液患者应限制水的摄入量，给予低钠饮食。伴有肝硬化失代偿时，需给予优质蛋白质。

(3)当放疗开始不久，出现肝区胀痛及腹胀时，可给予 20%甘露醇加地塞米松静脉滴注或解热镇痛等药物治疗。对于间隙性肝区疼痛的患者，应耐心询问患者疼痛的程度和持续时间。根据医嘱采用三阶梯止痛，并观察止痛效果及用药后的不良反应。

(5)放疗期间给予健脾理气中药，可减轻放射性肝损害。当患者出现非癌性腹腔积液、黄疸、肝进行性增大、碱性憐酸酶升高>2 倍，转氨酶比正常或治疗前水平至少升高 5 倍，即停止放疗，并给予中西医保肝治疗。

9. 放疗的心血管系统反应及护理

乳腺癌、食管癌、肺癌等放疗可发生心脏损伤，最常见为心包积液，急性期表现为发热、胸闷、心包摩擦音等；慢性期表现为缩窄性心包炎，如呼吸困难、干咳、颈静脉高压、肝肿大等。

护理中应注意：

(1)观察病情变化，根据医嘱给予对症支持治疗，如皮质激素、心包穿刺等。

(2)卧床休息，保持安静，注意保暖，预防感冒。

(3)少量多餐，避免过饱。

(4)保持大便通畅，避免过度用力。

10. 放疗的消化系统反应及护理

胃、肠、肝肿瘤，以及腹腔淋巴瘤、肾上腺、精原细胞瘤、前列腺癌等放疗会造成胃、肠功能紊乱，肠黏膜水肿渗出，常表现为食欲缺乏、恶心呕吐、腹痛、腹胀、腹泻、里急后重、便血，严重者还会造成肠梗阻、肠穿孔或大出血。

护理中应注意：

(1)根据医嘱予以对症支持治疗，如采用昂丹司琼、甲氧氯普胺等止吐；腹泻可口服复方地芬诺酯(复方苯乙哌啶)、盐酸洛哌丁胺等；放射性直肠炎可用镇静剂，激素抗生素灌肠；反应严重则需停止放疗，给予对症、支持治疗。

(2)进高蛋白质、高维生素、低脂肪、易消化的食物，避免刺激性食物，注意饮食卫生，腹胀腹泻者应进少渣、低纤维食物，避免糖、豆类等产气食物。

(3)每次放疗要保持与定位时一致的进食状态或膀胱充盈程度，以减轻放疗反应。

11. 放疗泌尿系统反应的护理

盆腔、肾脏肿瘤的放疗，常出现尿频、尿急、尿痛、排尿困难、血尿等症状。

护理中应注意：

(1)嘱患者平时多饮水，以减轻放疗反应。

(2)根据医嘱给予口服消炎利尿药，如反应严重则停止放疗，并补液支持治疗。

(3)放疗前适当饮水，使膀胱适当充盈，利于放疗。

### (三)放疗后护理

放疗的康复指导包括：

(1)均衡饮食，仍需注重营养，如仍有相应的放疗反应，放疗结束后2～3个月内须继续遵循有关防治放射性反应的护理要求。

(2)放疗结束后1～2个月内仍保持放射野皮肤清洁、干燥，避免损害，不能用肥皂和沐浴露擦洗局部皮肤，可用温水轻轻沾洗。

(3)保持良好的生活习惯及作息规则，可适当活动，如散步、练气功、做家务等，以增强体质，但要注意活动的幅度。保持心情舒畅。

(4)注意预防各种感染，如牙龈牙髓炎(口腔放疗3～4年内不能拔牙)、呼吸道感染、肠道感染等。

(5)加强有关的功能锻炼，如张口练习，患肢功能锻炼，肩关节活动等。

(6)介绍定期随访检查的重要性。

1)向患者及家属讲述如何了解放疗疗效，接受放疗的部分患者其肿瘤不是放疗一结束就能消退，而是放疗结束后1～2个月才能看到明显缩小。同样，放疗出现的急性反应也不是放疗结束就能马上缓解，一般还要持续一段时间才能缓解。

2)晚期放射性损伤的发生率随着放疗后时间的推延而逐步增加，患者生存的越长，出现的概率越大，因此放疗后患者需长期随访。

3)长期随访时间安排：放疗后1～2个月应进行第1次随访。以后应遵守医师的吩咐，按时来院随访。一般治疗后2年内1～3个月随访1次，2年后3～6个月随访1次。以了解肿瘤控制情况，以及有无放疗后期反应等。

## 二、腔内后装治疗及护理

腔内后装治疗是近距离照射常用方法之一，通常作为外照射的补充。目前适用于宫颈癌、鼻咽癌、食管癌、支气管肺癌等肿瘤治疗。后装治疗室护士了解一些后装技术的配合及护理，为患者介绍治疗过程和注意事项，解除患者的思想顾虑及紧张情绪，使患者能积极配合后装治疗。

### (一)鼻咽癌腔内后装治疗与护理

治疗前鼻腔喷2%利多卡因和麻黄素，起麻醉和局部血管收缩作用。施源器置放前，其头部要涂石蜡油，使鼻腔润滑，避免插入时黏膜受损出血。施源器置放后，用胶布牢固固定在鼻翼部，让患者托住体外部分，以免分泌物浸湿胶布，或施源器因重力脱出。治疗结束将施源器轻轻拔出，并嘱患者不能用力擤鼻涕，以免局部出血。

### (二)食管癌腔内后装治疗与护理

治疗当日早晨禁食，治疗前先口服2%利多卡因5mL，分3次慢慢咽下。置放施源器时，嘱患者不断做吞咽动作，置放到位后，将食管施源器固定旋紧，并让患者衔住咬口器，以免施源器活动，影响治疗准确性。置入施源器后，患者的分泌物增多，可用纸杯承接。治疗结束后嘱患者2小时后方可进食，当日以稀软食物为好。

（三）支气管肺癌腔内后装治疗与护理

治疗当日早晨禁食，插管前肌内注射苯巴比妥、阿托品，2%利多卡因喷雾口鼻部。协助医师在气管镜下插入消毒干净的施源器，然后将施源器的体外部分用胶布牢固粘接在鼻翼部。治疗前还需定位和治疗计划设计，嘱患者不要打喷嚏、咳嗽，以免施源器脱出。如有呼吸困难予以吸氧。治疗结束拔出施源器的动作轻快，以减轻拔管时的刺激。嘱患者1小时后方可进食。

（四）宫颈癌的腔内后装治疗与护理

宫颈癌的腔内后装治疗，一般用于宫颈癌术前、术后，以及宫颈癌外放射的补充，具体的配合护理见宫颈癌患者的护理。

（刘琼）

## 第五节　放射防护

人体受到放射线照射后会发生各种不良反应，因此必须防止非治疗性照射。对于长期接触放射线的放射工作者，防护目的在于将照射量减少到安全照射量之下。

### 一、安全照射量

安全照射量（最大允许照射量）是指不管哪种器官，无论照射多长时间，在人的一生中对人体健康不应引起任何损伤的照射量。职业性放疗人员的每年最大允许剂量和工作场所相邻及附近地区工作人员与居民的每年限制剂量，已在我国的放疗防护作了详细规定。如：在职业性放疗人员的每年最大允许剂量中，全身、晶状体、红骨髓、性腺的受照剂量最大为5rem（当量），其他器官为15rem。同样，在工作场所相邻及附近地区工作人员和居民的每年限制剂量中，全身、晶状体、红骨髓、性腺的最大剂量为0.5rem，其他器官为1.5rem。这些规定剂量都是最大值，一般不容许超过，尤其避免任何情况的曝射（包括在容许剂量范围内）。

### 二、防护措施

（一）基础建筑的防护措施

（1）放射治疗机应尽可能远离非放射工作场所。

（2）治疗室和控制室一定要分开。

（3）治疗室面积不应小于30m²。四壁应有足够厚度的屏蔽防护。

（4）治疗室的入口科采用迷路方式，以有效地降低控制室的辐射水平。门外设指示灯，并安装连锁装置，只有关门后才能照射。

（5）治疗室内必须有通风设备。可在顶棚或无射线辐射的高墙区开窗，每日换气4次。

（6）室内应有监视和对讲等设备，尽量减少工作人员的放射剂量。

（二）患者的防护措施

（1）电源、机头等设备要经常检查、维修，防止发生意外事故。

（2）照射部位和照射时间要准确无误，并保护好正常组织及器官。

(3)体内置放射源的患者,一定要卧床休息防止身体移动,以免放射性物质脱落或移位,影响患者的治疗效果和增加正常组织的损伤。在治疗期间禁止会客或探视。

(三)工作人员的防护措施

工作人员应自觉遵守防护规定,避免不必要的照射,防护的基本原则是:缩短时间、增加距离和使用屏蔽。

(1)在护理带有放射源的患者时,护士要尽量减少接触时间,即做好护理计划,安排好每一步骤,短时间做完护理工作。

(2)距离对于射线的防护有极大作用,因此在给带有放射源的患者进行护理时,应尽可能保持一定的距离。

(3)防护屏蔽有一定防护作用,铅围裙只能在放射诊断时作用,但对高能量射线来说,其防护屏蔽作用较小。

(4)对被放射源污染的物品和器械、敷料以及排泄物、体液等,必须去除放射性污染后才可常规处理,处理时应戴双层手套。

(四)健全的管理制度

(1)准备参加放射工作的人员必须先进行体检,合适者才能参加。

(2)一年一次定期对放射工作人员进行体检,如特殊情况一次外照射超过年最大允许剂量当量者,应及时进行体检并做必要的处理,放射病的诊断须由专业机构进行。

(3)体检除一般性检查内容,应注重血常规、晶状体、皮肤、毛发、指甲、毛细血管等方面,并做肝、肾功能检查。

(4)建立放射工作人员档案,工作调动时带走。

(刘琼)

# 第三十三章　恶性肿瘤的化疗及护理

## 第一节　原发性脑肿瘤及脑转移瘤化疗及护理

### 一、概述

脑肿瘤即各种颅内占位性病变，是神经系统中常见的疾病之一，对人类神经系统的功能有很大的危害。一般分为原发和继发两大类。原发性颅内肿瘤可发生于脑组织、脑膜、脑神经、垂体、血管残余胚胎组织等；继发性颅内肿瘤，是指身体其他部位的恶性肿瘤转移或侵入颅内，形成的转移瘤。

### 二、临床表现

视其病理类型、发生部位、进展速度的不同差异很大，其共同特征有三个。

(一)颅内压增高症状

颅内压增高症状在90%以上脑瘤患者中出现，其表现为以下几点。

(1)头痛、恶心、呕吐：头痛多位于前额及颞部，为持续性头痛阵发性加剧，常在早上头痛更重，间歇期可以正常。

(2)视盘水肿及视力减退。

(二)精神、意识障碍及其他症状

头晕、复视、一过性黑矇、猝倒、意识模糊、精神不安或淡漠，可发生癫痫，甚至昏迷。

(三)生命体征变化

中度与重度急性颅内压增高时，常引起呼吸、脉搏减慢，血压升高。

### 三、局部症状与体征

局部症状与体征主要取决于肿瘤生长的部位，因此可以根据患者特有的症状和体征做出肿瘤定位诊断。

(一)大脑半球肿瘤的临床表现

1. 精神症状

多表现为反应迟钝，生活懒散，记忆力减退，甚至丧失，严重时丧失自知力及判断力，亦可表现为脾气暴躁，易激动或欣快。

2. 癫痫发作

包括全身大发作和局限性发作，以额叶最为多见，依次为颞叶、顶叶，枕叶最少见，有的病例抽搐前有先兆。如颞叶肿瘤，癫痫发作前常有幻想、眩晕等先兆，顶叶肿瘤发作前可有肢体麻木等异常感觉。

3. 锥体束损害症状

表现为肿瘤对侧半身，或单一肢体肌力减弱或瘫痪或病理征阳性。

4. 感觉障碍

表现为肿瘤对侧肢体的位置觉、两点分辨觉、图形觉、重量觉、实体觉的障碍。

5. 失语

分为运动性失语和感觉性失语。

6. 视野改变

表现为视野缺损，偏盲。

(二)蝶鞍区肿瘤的临床表现

1. 视觉障碍

肿瘤向鞍上发展压迫视交叉神经引起视力减退及视野缺损，常常是蝶鞍肿瘤患者前来就诊的主要原因，眼底检查可发现原发性视神经萎缩。

2. 内分泌功能紊乱

如性腺功能低下，男性表现为阳痿、性欲减退。女性表现为月经期延长或闭经，生长激素分泌过剩在发育成熟前可导致巨人症，发育成熟后表现为肢端肥大症。

(三)松果体区肿瘤临床症状

四叠体受压迫症状：集中表现在四个方面。

(1)眼征：肿瘤压迫四叠体上丘可引起眼球向上、下运动障碍，瞳孔散大或不等大等。

(2)听力障碍：肿瘤体积较大时可压迫四叠体下丘及内侧膝状体而出现双侧耳鸣和听力减退。

(3)小脑征：肿瘤向后下发展可压迫小脑上脚和上蚓部，故出现躯干性共济失调及眼球震颤。

(4)下丘脑受损症状表现为：尿崩症，嗜睡，肥胖，全身发育停滞，男性可见性早熟。

(四)颅后窝肿瘤的临床症状

1. 小脑半球症状

主要表现为患侧肢体共济失调，还可出现患侧肌张力减弱或无张力，膝腱反射迟钝，眼球水平震颤，有时也可出现垂直或旋转性震颤。

2. 小脑蚓部症状

主要表现为躯干和下肢远端的共济失调，行走时两足分离过远，步态蹒跚，或左右摇晃如醉汉。

3. 脑干症状

临床表现为交叉性麻痹，如中脑病变，多表现为病变侧动眼神经麻痹；脑桥病变，可表现为病变侧眼球外展及面肌麻痹、同侧面部感觉障碍及听觉障碍；延髓病变可出现同侧舌肌麻痹、咽喉麻痹、舌后1/3味觉消失等。

4. 小脑脑桥角症状

常表现为耳鸣、听力下降、眩晕、颜面麻木，面肌抽搐，面肌麻痹及声音嘶哑，饮水呛咳，病侧共济失调及水平震颤。

肿瘤早期可不出现压迫症状，随着瘤体的增大，临床常表现不同程度的压迫症状，根据肿瘤生长部位及恶性程度的高低，肿瘤增长的速度快慢不同，症状进展的程度亦有快有慢。

## 四、治疗方法

手术治疗、放疗、化疗、中药治疗。

## 五、化疗方案

(1)替莫唑胺150～200mg/$m^2$，口服，第1～5天。每4周重复。

(2)卡莫斯汀200静脉注射，第1天。每8周重复。

(3)尼莫斯汀80～100mg/$m^2$，静脉注射，第1天。每5～8周重复。

## 六、症状的观察及护理

脑转移瘤侵犯的部位不同，临床表现各异，如意识障碍、头痛、恶心、呕吐、视盘水肿等颅内压增高征象，以及癫痫、眩晕、偏瘫等。

### (一)颅内压增高时的观察及护理

脑转移瘤患者随着病情发展，颅脑容积不断加大，颅内压逐渐升高，颅内痛觉敏感组织如脑膜、血管等受牵连、扩张、挤压，患者出现剧烈头痛，呈喷射的频繁呕吐等，严重时还会发生脑筋，危及生命。因此要严密观察病情，发现异常，及时与医师联系，严防意外。

(1)绝对卧床休息，取头高足低位，头部抬高15°～30°为宜，使颅内压有所下降，减轻头痛；避免和减少咳嗽及大幅度转头，保持病房安静，以免不良刺激加重头痛。

(2)恶心、呕吐者，注意观察呕吐的次数、呕吐物的性状及伴随症状，及时做好口腔护理，保持口腔清洁，防止患者将呕吐物吸入呼吸道发生窒息或引起吸入性肺炎。

(3)合理应用脱水剂。按照医嘱采取有效的脱水疗法，一般常用20％甘露醇250mL快速静脉滴注，每日1～2次，要求20～30分钟滴完，否则效果不明显。同时注意不得外渗，长期应用者注意监测有无电解质紊乱。

(4)控制液体入量，防止水分过多进入体内，加重颅内高压。

(5)保持大便通畅。便秘时可给予番泻叶、果导片等口服，亦可用开塞露等润肠协助排便，避免因用力排便导致颅内压力升高，加剧头痛。

### (二)意识障碍的观察及护理

脑转移瘤患者典型临床表现除颅内压增高症状外，多存在不同程度的意识障碍，当脑转移瘤患者出现神志不清时表明患者即将进入临终阶段，所以，护理人员应密切观察全身情况，及时与医师联系，积极预防并发症。

(1)将患者安置在备有抢救设备的危重病室，保持室内空气清新，温湿度适宜；颅内压增高者取头高脚低位，昏迷患者取仰卧位，头偏向一侧，使口腔分泌物自口角流出，以防吸入呼吸道，引起窒息。

(2)按时测量体温、脉搏、呼吸、血压，观察意识、瞳孔变化，病情危重时，应设专人护理，随时观察，待病情稳定后，可减少观察次数。

(3)保持呼吸道通畅，随时清除患者口、鼻腔分泌物，吸痰时动作轻柔，防止损伤黏膜。持续氧气吸入，保持氧气管道通畅。

(4)做好口腔护理：对于张口呼吸的昏迷患者应用两层湿纱布敷于患者口、鼻部，口唇部涂液状石蜡，避免口唇干燥。做好口腔护理，每日两次，观察口腔黏膜变化，预防口腔溃疡发生。

(5)加强皮肤护理，预防压疮。做到勤观察、勤翻身、勤擦洗、勤按摩、勤整理、勤更换，保持床铺平整、干燥，严格交接班等措施。正确使用便盆。避免因便盆使用不当擦伤皮肤。同时，根据医嘱加强全身营养。

(6)做好大小便护理。对于尿潴留和尿失禁患者应留置导尿管,长期置尿管者,周更换一次,给予膀胱冲洗一日 2 次,病情允许时,鼓励患者多喝水,预防逆行尿路感染。大便失禁者,做好肛周皮肤护理,及时应用温水擦洗,保持肛周皮肤清洁、干燥。便秘者,酌情给予缓泻剂或开塞露,保持大便通畅,避免因用力排便导致颅内压迅速增高。

(7)保持静脉输液通畅,保证营养供给,维持水、电解质及酸碱平衡。同时通过检测电解质浓度、血气分析,适当控制输液速度和成分。

(三)眩晕的护理

当肿瘤侵犯脑干、前庭系统使维持机体平衡的协同作用发生障碍,使机体平衡紊乱而发生眩晕。

(1)卧床休息,避免声、光刺激。

(2)做好心理护理,安慰患者减轻恐惧心理,必要时遵医嘱应用镇静剂。

(3)协助患者家属做好生活的护理,减少不必要的活动,严防摔伤。

(4)眩晕患者常伴有恶心、呕吐,做好呕吐患者的护理。

## 七、治疗时的护理

脑转移患者主要治疗手段是放疗和化疗,其次是内分泌治疗和免疫治疗等,这里主要谈一下化疗时的护理。

脑转移的化学治疗一般采用环己亚硝脲(CCNU)、替尼泊苷(Vm－26)等易通过血脑屏障的药物加上其他对原发肿瘤有效的药物组成的联合化疗方案,化疗时应做好以下护理。

(1)按要求按时给药,CCNU200mg 于晚上睡前口服,一般同时服用甲氧氯普胺 20mg 或多潘立酮 20mg、艾司唑仑 2mg。目的是减轻胃肠道反应。

(2)Vm－26 用法:替尼泊苷每个疗程总剂量为 300mg/m$^2$,在 3 8 13 59 A 4 3 1 天期间给予,每 3 周或待骨髓恢复后可重复一个疗程。护士应按医嘱及时准确给药。

(3)治疗原发肿瘤的药物有许多种,如环磷酰胺(CTX)、氟尿嘧啶(5－FU)、盖诺(NVB)、紫杉醇(TAXEL)、阿霉素(ADM)等,用药时根据不同的不良反应做好相应的护理,确保患者顺利完成化疗。

(刘琼)

# 第二节　鼻咽癌化疗及护理

## 一、概述

鼻咽癌是发生在鼻咽部的一种恶性肿瘤,尤以我国南方及东南亚地区为多见。鼻咽部位于面部中央,口腔后部腭垂上方,其上方紧贴头颅的底部,后面紧贴脊椎骨。鼻咽腔是一个立方体,有 6 个壁。前壁为后鼻孔、鼻中隔后缘;顶壁与后壁不易分开而称为顶后壁,为蝶窦底、斜坡;底壁为软腭、口咽;两侧壁为咽鼓管隆突,咽鼓管开口。前、后壁长 2 8 13 cm 9 上 A 4 3 1 下径 3 8 14 3 cm 9,左、右径 1 3 8 14 3 cm 9。A 4 3 1

## 二、临床表现

(一)颈部淋巴结肿大

颈部淋巴结肿大是最常见的症状。患者往往在无意中摸到颈部有一个肿块,或照镜子时发现两侧颈部不对称，或被别人发现肿块。它位于颈深淋巴结的上群，即乳突尖下方或胸锁乳突肌上段前缘处。肿块常较硬，触之无疼痛，活动常较差。具有转移早、转移率高的特点。病情晚期时其淋巴结转移可累及锁骨上，甚至到腋窝、纵隔。鼻咽癌淋巴结很少转移到颌下、颏下、枕部淋巴结等。

(二)回缩性血涕

回吸鼻腔后，从口腔吐出带涕血丝，尤以早晨起床后为甚。可以持续一段时间，为肿瘤血管破裂出血所致，是鼻咽癌的一个早期症状。

(三)耳鸣或听力减退

耳鸣、耳部闷胀，或者耳聋，听力下降。因为鼻咽部肿瘤生长在侧壁上，压迫或堵塞咽鼓管开口，或肿瘤直接侵犯破坏咽鼓管周围组织，或直接向咽鼓管内浸润，或引起咽鼓管周围组织水肿等，均可引起耳部症状。部分患者可以出现分泌性中耳炎，检查可见鼓膜内陷或有液平面，穿刺抽液后很快复发，是鼻咽癌的一个较早症状。

(四)头痛

常表现为枕部或颞部的疼痛，常为钝痛。早期可能为神经血管反射性头痛，常为间歇性；晚期多为肿瘤破坏颅底骨或脑神经、肿瘤感染、颈淋巴结转移压迫血管与神经等，常为持续性。鼻咽癌患者放疗后出现头痛，可能与肿瘤复发或放疗后感染有关。

(五)鼻塞

鼻塞可为单侧或双侧。与肿瘤的部位、大小和类型有较大的关系。为肿瘤阻塞后鼻孔或侵犯鼻腔，导致鼻腔通气不畅。有些患者可鼻腔完全堵塞，并且有较多的分泌物，可有血丝。

(六)面部麻木

面部麻木为肿瘤侵犯或压迫三叉神经所致，可以是感觉减退、痛觉过敏或者是痛觉缺失。三叉神经是支配整个面部的感觉神经，分为3支，分别支配额部、脸颊部和下颌，其运动支受侵犯可引起张口时下颌骨的偏斜。

(七)岩蝶综合征

岩蝶综合征亦称海绵窦综合征。鼻咽癌好发在顶前壁，极易向两侧咽旁或顶后壁黏膜下浸润进展，肿瘤沿着颅底筋膜达岩蝶裂区周围的蝶骨大翼、破裂孔、岩骨等。脑神经受损次序为第Ⅴ、Ⅵ、Ⅳ、Ⅲ、Ⅱ对，最后出现麻痹性视野缺损。病变发生在颅内鞍旁海绵窦者，突眼不多见。

(八)垂体一蝶骨综合征

鼻咽癌直接向上侵犯蝶窦、垂体、视神经，引起视力障碍。还可进一步扩展到海绵窦，产生第Ⅲ、Ⅳ、Ⅴ、Ⅵ对脑神经损伤症状。鼻咽癌侵犯垂体和蝶窦常为首发症状。

(九)眼眶综合征

鼻咽癌转移至眼眶或肿块压迫眼球运动神经周围分支，可引起眼球运动神经瘫痪，如三叉神经眼支或视神经均可受累。

(十)颈交感受损的 Horner 综合征

肿瘤侵犯或肿大淋巴结转移，累及压迫颈交感神经节，可引起同侧瞳孔缩小、眼球内陷、眼裂缩小及同侧面部皮肤无汗。

## 三、病理

世界卫生组织的鼻咽癌病理形态学描述分为以下几类。

### (一)角化性鳞癌或鳞癌

(1)分化好的和中等分化的角化鳞癌。

(2)分化差的鳞癌。

### (二)非角化性鳞癌

此型在高发区占95%以上,与EB病毒的关系更密切,绝大多数非角化性鼻咽癌患者,血清EB病毒抗体水平高。又可分为以下几类。

(1)分化型非角化癌,与EB病毒的关系密切。

(2)未分化癌或鼻咽型未分化癌,以前又称淋巴上皮癌,泡状核细胞癌或大圆形细胞癌是其中的亚型之一。

## 四、治疗方法

鼻咽癌综合治疗原则以放疗为主,辅以化疗及手术治疗。

### (一)初诊鼻咽癌的综合治疗

(1)早期鼻咽癌(Ⅰ/Ⅱ期):单纯放疗,包括外照射或外照射加腔内后装治疗。

(2)中、晚期病例:可选用放疗或化疗的综合治疗,包括同期放化疗、诱导化疗或辅助化疗。

(3)有远处转移的病例:应选用化疗为主,辅以放疗。

### (二)复发鼻咽癌的综合治疗

(1)放疗后1年以内鼻咽癌复发者,尽量不采用常规外照射放疗。可以选用辅助化疗、近距离放疗或适形调强放疗。

(2)放疗后颈部淋巴结复发者建议手术治疗,不能手术者可采用化疗。

(3)放疗后1年以上鼻咽或颈部淋巴结复发者可做第2周期根治性放疗。

(4)复发鼻咽癌再程放疗:只照射复发部位,一般不做区域淋巴结引流区的预防性照射。

### (三)化疗方案

目前常用的化疗方案有顺铂+氟尿嘧啶、顺铂+氟尿嘧啶+亚叶酸钙、顺铂+博来霉素注射液+多柔比星,近年来紫杉醇、多西紫杉醇、吉西他滨也用于鼻咽癌的治疗。

## 五、症状的观察与护理

鼻咽癌是发生在鼻咽部的恶性肿瘤,临床表现较为明显,如头痛、涕中带血、鼻塞、面部麻木、颈部淋巴结转移、耳鸣或听力减退、眼眶综合征等。

### (一)头痛的观察与护理

常表现为枕部或颞部的疼痛,常为钝痛。初诊鼻咽癌时,大约70%的患者有头痛症状。鼻咽癌的头痛症状常表现为偏头痛、颅顶枕后或颈项部疼痛。鼻咽癌头痛大多与癌组织侵犯颅底骨质、神经和血管有关。

(1)卧床休息,避免剧烈活动,减轻头痛,保持病房安静舒适,避免情绪激动,以免不良刺激加重头痛。

(2)疼痛剧烈的患者应注意观察其神志及生命体征,预防脑血管意外的发生,必要时可遵医嘱适当地给予止痛药物，观察患者的疗效及不良反应，做好记录，认真交接班。

(3)保持大便通畅。便秘时可给予番泻叶、乳果糖等药物口服，也可用开塞露灌肠，避免用力排便导致颅内压升高，加剧头痛。

(4)做好心理护理，安慰患者减轻恐惧心理。

(二)鼻塞的观察与护理

鼻塞是鼻咽癌另一个早期表现。大多表现为单侧鼻塞。当鼻咽肿瘤增大时，可能出现双侧鼻塞。另外，鼻咽癌放疗后鼻腔黏膜腺体减少而干燥，鼻塞是鼻腔干燥结痂痂块堵塞的结果，经常冲洗鼻腔就好些，应多注意观察。

(1)保持口腔及鼻腔的清洁，保持呼吸道通畅，患者如感觉胸闷、呼吸不畅，可给予氧疗，可根据医嘱用药，减轻患者鼻塞症状。

(2)引起鼻咽癌的原因主要有环境因素、遗传因素、饮食习惯等。鼻咽癌患者经过治疗后，目前生存期还是比较不错的。治疗期间要增加饮食营养，提高自身免疫功能。预后要多复查，注意平时生活规律，特别是饮食规律。

(3)鼻塞严重的患者可进行鼻腔冲洗，每日1～2次，或者用1%呋喃西林滴鼻，保持通畅，缓解鼻塞症状。

(4)尽量避免有害烟雾吸入，如煤油灯气、杀虫气雾剂等，并积极戒烟、戒酒。

(三)涕中带血的观察与护理

鼻咽癌放疗后鼻出血的主要原因是肿瘤复发侵犯血管及大剂量放疗对鼻咽部组织损伤所致。分析其原因为：大剂量放疗后鼻咽部黏膜坏死严重，组织修复困难，形成溃疡经久不愈，咽旁主要血管裸露，管壁变硬，侵及血管的肿瘤接受治疗后逐渐消退、崩解，血管壁不能有效修复及闭塞，血管破溃发生大出血。

(1)少量涕中带血时，局部可用麻黄素止血；中量出血时，可局部用麻黄素、肾上腺素纱条或鼻棉填塞止血、肌内注射止血药；大量出血时，嘱咐患者不要咽下流血，保持镇静，及时报告医师进行抢救。

(2)使患者平卧，输液、输血，备好氧气和吸痰器。

(3)鼻上放置冰袋，鼻咽腔用凡士林油纱填塞鼻后孔压迫止血。

(4)静脉滴注大量止血剂，并严密观察血压、脉搏、呼吸的变化。

## 六、治疗时的护理

鼻咽癌的主要治疗手段是放疗和静脉化疗，下面主要谈一下化疗的护理。

(一)饮食指导

由于鼻咽癌患者受其疾病的影响，心理负担重，食欲差，抵抗力低，所以要指导家属鼓励患者进食，且给予高蛋白、高维生素、低脂肪、易消化的食物。如豆类、牛奶、木耳、胡萝卜等。告诉患者戒烟酒、忌生冷和硬食、忌辛辣、忌食霉变食物。同时指导家属要为患者创造一个清洁、舒适的进食环境，注意饮食的色香味，为患者提供可口的食品，为患者提供丰富的营养。

(二)用药指导

告诉患者及其家属化疗期间随时与医师联系，多数患者会出现恶心、呕吐，轻者可根据医嘱给予健胃、镇静药，症状重者要及时与医师联系，必要时根据医嘱给予补液治疗。教会家属掌握白细胞计数(WBC)、红细胞计数(RBC)、血小板计数(PTL)的正常值,化疗期间每3～4天查血常规1次,如有异常及时与医师联系,必要时停止化疗或遵医嘱给予升白细胞药物治疗。

(三)口腔清洁

鼻咽癌患者在治疗期间由于唾液腺分泌的减少,口腔的自洁功能消失,导致咽干、咽痛、口腔溃疡、吞咽困难,甚至还会影响到患者进食,所以告诉患者及其家属口腔清洁的重要性。具体措施:晨起、睡前、饭后用软毛牙刷刷牙,饭前用清水或生理盐水漱口。口干时用1%甘草液漱口或用麦冬、金银花、胖大海泡服。口腔溃疡者局部用西瓜霜喷剂或双料喉风散喷剂喷涂,并做张口运动,使口腔黏膜皱襞处充分进行气体交换,破坏厌氧菌的生长,防止口腔继发感染。咽痛者可在餐前30分钟用维生素B溶液加2%利多卡因稀释后含2～3分钟,可减轻疼痛,增进食欲。

(刘琼)

# 第三十四章　糖尿病患者综合护理

## 第一节　糖尿病的定义、诊断和分型

### 一、定义

糖尿病(DM)是由遗传因素和环境因素相互作用而引起的一组以慢性高血糖为特征的代谢异常综合征。因胰岛素分泌或作用缺陷,或者两者同时存在而引起糖类、蛋白质、脂肪、水和电解质等代谢紊乱。随着病程延长可出现多系统损害,导致眼、肾、神经、心脏、血管等组织的慢性进行性病变,引起功能缺陷及衰竭。重症或应激时可发生酮症酸中毒、高血糖高渗状态等急性代谢紊乱。

### 二、诊断

(一)临床表现

1 型糖尿病多在 30 岁以前的青少年期起病,起病急,症状明显,如不给予胰岛素治疗,有自发酮症倾向,以致出现糖尿病酮症酸中毒。2 型糖尿病多发生在 40 岁以上成年人和老年人,但近年来发病也有低龄化的趋势;患者多有肥胖,体质指数常高于正常,起病缓慢,部分患者可长期无代谢紊乱症状,常在体检发现高血糖,随着病程延长可出现各种急慢性并发症;通常此类型患者还有代谢综合征表现及家族史。

糖尿病的典型临床表现为多尿、多饮、多食和体重减轻,常被描述为"三多一少"。另外,由于高血糖及末梢神经病变导致皮肤干燥和感觉异常,患者常有皮肤瘙痒。女性患者可因尿糖刺激局部皮肤,出现外阴瘙痒。其他症状多没有特异性,如可有四肢酸痛、麻木、腰痛、性欲减退、阳痿不育、月经失调、便秘、视力模糊等。

(二)诊断方法

1. 糖尿病普查

医疗机构和预防机构应在医疗保险公司及政府的支持下,定期开展糖尿病的普查工作。凡 40 岁以上者,每年均应接受常规体检,实验室检查必须包括空腹血糖和 HbA1c 项目。

2. 血糖测定

血糖升高是诊断糖尿病的主要依据,也是监测糖尿病病情变化和治疗效果的主要指标。血糖测定的方法有:静脉血葡萄糖测定、毛细血管血葡萄糖测定和 24 小时动态血糖测定三种,糖尿病诊断需依据静脉血浆葡萄糖测定。在就诊的患者中,对糖尿病高危者要常规进行血糖、HbA1c 检查,对可疑者应进一步行口服葡萄糖耐量试验(OGIT 试验)。2010 年美国糖尿病协会(ADA)指南已将 HbA1c≥6.5%作为糖尿病诊断标准之一。但 HbA1c<6.5%也不能排除糖尿病,需进一步行糖耐量检查。我国 HbA1c 检测方法的标准化程度不够,测定的仪器和质量控制尚不能符合糖尿病诊断标准的要求,目前还不能使用 HbA1c 作为诊断标准。

3. 胰岛自身抗体检查

成人隐匿性自身免疫性糖尿病(LADA)的早期诊断有时甚为困难,对可疑患者及高危人群可进行胰岛细胞抗体、GAD体及其他自身抗体检查。必要时可进行HLA亚型鉴定及其他免疫学与分子生物学方面的检查。

(三)诊断标准

糖尿病的诊断需要依据静脉血浆葡萄糖。目前常用的诊断标准和分类有WHO(1999年标准)和ADA(2003年)标准。我国目前采用WHO(1999年标准)(表34-1、表34-2)。

**表34-1　(糖尿病诊断标准)**

| 诊断标准 | 静脉血浆葡萄糖水平(mmol/L) |
|---|---|
| (1)糖尿病症状+随机血糖 | ≥11.1 |
| 或(2)空腹血浆血糖(FPG) | ≥7.0 |
| 或(3)葡萄糖负荷后2小时血糖(2小时PG) | ≥11.1 |
| 无糖尿病症状者,需改天重复检查,但不做第3次OGTT | |

注:空腹血糖的定义是至少8小时没有热量的摄入;随机是指一天当中的任意时间而无论上次进餐的时间及食物摄入量。对无糖尿病症状,仅一次血糖值达到糖尿病诊断标准,复查结果未达到糖尿病诊断标准者,应定期复查。

**表34-2　(糖代谢状态分类(WHO,1999年)**

| 糖代谢分类 | 静脉血浆葡萄糖(mmol/L) | |
|---|---|---|
| | FPG | 2小时PG |
| 正常血糖 | <6.1 | <7.8 |
| 空腹血糖受损(IFG) | 6.1~<7.0 | <7.8 |
| 糖耐量减低(IGT) | <7.0 | ≥7.8~<11.0 |
| 糖尿病(DM) | ≥7.0 | ≥11.1 |

注:IFG和IGT统称为糖调节受损(IGR),即糖尿病前期

(四)诊断要点

大多数糖尿病患者,尤其是早期2型糖尿病患者并无明显症状,临床工作中要尽可能早诊断、早治疗。典型病例根据"三多一少"症状,结合实验室检查结果,诊断不困难。轻症及无症状者主要依据静脉血葡萄糖检测结果,然后追溯及本病。应注意单纯空腹血糖正常并不能排除糖尿病的可能性,应加测餐后血糖或进行OGTT。

在急性感染、创伤或各种应激情况下可出现血糖暂时升高,不能以此诊断糖尿病,应追踪随访。同时,注意鉴别肾性尿糖,非葡萄糖尿糖,甲亢、胃空肠吻合术后、弥散性肝病出现的餐后1/2~1小时血糖升高,以及使用激素后出现的一过性高糖等。

## 三、糖尿病的分型

(一)1型糖尿病

β细胞毁坏,常导致胰岛素绝对不足。

1. 自身免疫性。急发型及缓发型(GAD抗体及/或ICA抗体阳性)。

2. 特发性。无自身免疫证据。

(二)2型糖尿病

胰岛素抵抗和(或)胰岛素分泌障碍。

(三)特殊类型糖尿病

1. β细胞功能基因缺陷。MODY1、2、3型;线粒体DNA。

2. 胰岛素作用遗传性缺陷。胰岛素基因突变;胰岛素受体缺陷A型胰岛素抵抗、矮妖精貌综合征、脂肪萎缩性糖尿病等。

3. 胰腺外分泌病。胰腺炎症、外伤、手术或肿瘤。

4. 内分泌疾病。肢端肥大症、库欣综合征、胰高血糖素瘤、嗜铬细胞瘤、甲状腺功能亢进症等。

5. 药物或化学品所致糖尿病。杀鼠药、烟酸、糖皮质激素、甲状腺激素、噻嗪类药物、β肾上腺素能激动剂、苯妥英钠、α干扰素等,大多数均能引起糖耐量减退。

6. 感染所致糖尿病。风疹、巨细胞病毒等。

7. 少见的免疫介导糖尿病。stiff－man综合征、抗胰岛素受体抗体等。

8. 伴糖尿病的其他遗传综合征。Down、Klinefelter、Turner、Wolfram、Laurence(Moon(Biedl等综合征,Huntington舞蹈病等。

(四)妊娠期糖尿病

妊娠期糖尿病(GDM)指在妊娠期发现的糖尿病,但不能排除于妊娠前原有糖耐量异常而未被确认者,已知糖尿病者妊娠时不属于此型。

(李雪华)

## 第二节　饮食治疗及护理

### 一、概述

糖尿病饮食治疗是糖尿病综合治疗管理的基石,也是糖尿病疾病发展各阶段预防与控制必不可少的措施。2010年中华医学会糖尿病学分会颁布的《中国糖尿病医学营养治疗指南》中指出:糖尿病医学营养治疗(MNT)的意义在于有效降低血糖、降低血脂及低密度脂蛋白(LDL)等风险因素;减轻体重和降低血压、预防糖尿病的发生、治疗糖尿病、预防或延缓糖尿病并发症的发生。

### 二、饮食治疗的原则及意义

(一)饮食治疗的原则

1. 合理控制总能量

它是糖尿病饮食治疗的首要原则。总能量的多少根据年龄、性别、身高、体重、活动量大小、病情、血糖、尿糖以及有无并发症确定(表34－3)。每周测量体重一次,并根据体重的变化及时调整能量供给量。能量摄入的标准,在成人以能够达到或维持理想体重为标准;儿童青少年则保持正常生长发育为标准;妊娠期糖尿病则需要同时保证胎儿与母体的营养需求。

表 34－3 （糖尿病患者营养摄入原则）

| 营养素 | 建 议 |
|---|---|
| 脂肪 | 占饮食总热卡≤30％ |
| 饱和脂肪酸 | 占饮食总热卡≤10％ |
| 胆固醇 | ＜300g/d |
| 复合糖类 | 占饮食总热卡 50％～60％ |
| 蛋白质 | 肾功能正常者占总热卡的 10％～15％，明显蛋白尿者每天每公斤体重 0.8g，肾小球滤过率下降起蛋白控制在每天每公斤体重 0.6g，同时补充复方 α－酮酸 |
| 膳食纤维 | 每天摄入 14g/kcal |

2. 保证糖类的摄入

糖类是能量的主要来源。在其充足的状态下，可减少体内脂肪和蛋白质的分解，预防酮症发生。糖类供给量占总能量的 50％～60％为宜。糖类过多会使血糖升高，增加胰岛负担。食物血糖指数（GI）可用于比较不同糖类对人体餐后血糖反应的影响。

$$血糖指数=\frac{食物餐后 2 小时血浆葡萄糖曲线下总面积}{等量葡萄糖餐后 2 小时血浆葡萄糖曲线下总面积\times 100}$$

欧洲糖尿病营养研究专家组以及 WHO 均推荐低 GI 食物。低 GI 食物包括燕麦、大麦、谷麦、大豆、小扁豆、豆类、裸麦粗（粗黑麦）面包、苹果、柑橘、牛奶、酸奶等。低 GI 饮食可降低糖尿病患者的血糖。另外，糖类中红薯、土豆、山药、芋头、藕等根茎类蔬菜的淀粉含量很高，不能随意进食，需与粮食交换。糖尿病患者应严格限制白糖、红糖、蜂蜜、果酱、巧克力、各种糖果、含糖饮料、冰激凌以及各种甜点心的摄入。

3. 限制脂肪和胆固醇

有研究表明，过高的脂肪摄入量可导致远期的心血管病发病风险增加，并导致不良临床结局。因此，膳食脂肪摄入量应适当限制，占总能量的 20％～30％，饱和脂肪酸和反式脂肪酸占每天总能量比不超过 10％。对于超重或肥胖的患者，脂肪摄入占总能量比还可进一步降低。富含饱和脂肪酸的食物主要是动物油脂，如猪油、牛油、奶油，但鱼油除外；富含单不饱和脂肪酸的油脂有橄榄油、茶籽油、花生油、各种坚果油等；而植物油一般富含多不饱和脂肪酸，如豆油、玉米油、葵花子油等，但椰子油和棕榈油除外。胆固醇摄入量应少于每天 300mg，合并高脂血症者，应低于每天 200mg。因此，糖尿病患者应避免进食富含胆固醇的食物，如动物内脏，鱼籽、虾籽、蛋黄等食物。

4. 适量的蛋白质

糖尿病患者蛋白质供给量与正常人接近，为 0.8～1.2g/（kg・d），占总能量的 15％～20％。膳食中的蛋白质分为植物蛋白质和动物蛋白质，应有 1/3 以上的蛋白质为优质动物蛋白质，如瘦肉、鱼、乳、蛋、豆制品等。对于有肾功能损害者，蛋白质的摄入为 0.6～0.8g/（kg・d），并以优质动物蛋白为主，限制主食、豆类及豆制品中植物蛋白。有研究表明大豆蛋白质对于血脂的控制较动物蛋白质更有优势。乳清蛋白具有降低超重者餐后糖负荷的作用，可有效减少肥胖相关性疾病发生的风险。

5. 充足的维生素

流行病学研究显示,接受饮食治疗的糖尿病患者常存在多种维生素的缺乏。1型糖尿病患者常存在维生素A、维生素$B_1$、维生素$B_2$、维生素$B_6$、维生素C、维生素D、维生素E等缺乏;2型糖尿病患者则以B族维生素、p-胡萝卜素及维生素C缺乏最为常见。因此,供给足够的维生素也是糖尿病营养治疗的原则之一。补充B族维生素(包括维生素$B_1$、维生素$B_2$、维生素PP、维生素$B_{12}$等)可改善患者的神经系统并发症;补充维生素C可防止微血管病变,供给足够的维生素A可以弥补患者难以将胡萝卜素转化为维生素A的缺陷;充足的维生素E、维生素C和胡萝卜素能加强患者体内已减弱的抗氧化能力。

6. 合适的矿物质

调查研究发现,锌、铬、硒、镁、钙、磷、钠与糖尿病的发生、并发症的发展之间有密切关联。比如血镁低的糖尿病患者容易并发视网膜病变;钙不足易并发骨质疏松症;锌与胰岛素的分泌和活性有关,并帮助人体利用维生素A;三价铬是葡萄糖耐量因子的成分;锰可改善机体对葡萄糖的耐受性;锂能促进胰岛素的合成和分泌。因此,糖尿病患者应均衡饮食,在日常生活中可适当补充含多种微量元素的营养制剂,保证矿物质的供给量满足机体的需要。但应限制钠盐摄入,以防止和减轻高血压、高脂血症、动脉硬化和肾功能不全等并发症。

7. 丰富的膳食纤维

膳食纤维能有效地改善糖代谢,降血压、降血脂和防止便秘等。膳食纤维又可根据其水溶性分为不溶性膳食纤维和可溶性膳食纤维。前者包括纤维素、木质素和半纤维素等,存在于谷类和豆类的外皮及植物的茎叶部,可在肠道吸附水分,形成网络状,使食物与消化液不能充分接触,减慢淀粉类的消化吸收,可降低餐后血糖、血脂,增加饱腹感并软化粪便;后者包括果胶、豆胶、藻胶、树胶等,在豆类、水果、海带等食品中较多,在胃肠道遇水后与葡萄糖形成黏胶,从而减慢糖的吸收,使餐后血糖和胰岛素的水平降低,并具有降低胆固醇的作用。膳食纤维不宜摄入过多,否则影响矿物质的吸收,建议膳食纤维供给量每天20~30g。

(二)饮食治疗的意义

1. 纠正代谢紊乱

糖尿病患者由于体内葡萄糖难以进入组织细胞被利用,使机体分解自身的蛋白质、脂肪来提供人体所需的能量;同时胰岛素不足使体内蛋白质和脂肪合成减少,机体出现负氮平衡、血脂增高。通过合理的平衡膳食,可以纠正糖、脂代谢紊乱,补充优质蛋白质及预防其他必须的营养素缺乏。

2. 减轻胰岛β细胞的负荷

糖尿病患者长期稳定的高血糖状态导致胰岛β细胞不可逆受损,通过合理的饮食可减少胰岛β细胞的负担并帮助恢复部分功能。

3. 防治并发症

个体化的糖尿病饮食治疗,并在疾病各阶段提供适当、充足的营养素,能有效防治糖尿病并发症的发生与发展。

4. 提高生活质量,改善患者整体健康水平。

5. 为1型糖尿病或2型糖尿病的儿童青少年患者、妊娠期或哺乳期妇女及老年糖尿病患者制订合理膳食,满足其在特定时期的营养需求。

6. 对于无法经口进食或进食不足超过7天的高血糖患者(包含应激性高血糖)提供合理的肠外营养或肠内营养治疗,改善临床结局。

## 三、制订饮食计划

有研究提示，短期坚持糖尿病饮食治疗，可使2型糖尿病患者HbA1c在治疗月后出现显著下降(0.25%～2.90%)。1型糖尿病患者的HbA1c可降低约1%。由于患者的饮食受年龄、性别、病程、文化风俗、地域差异等因素的影响，制订个体化、符合病情及风俗、尊重个人喜好的饮食计划尤为重要。制订饮食计划步骤包括营养评估、计算总热量、营养分配。

(一)营养评估

通过对糖尿病患者进行营养状况评估，初步判断营养状况，从而为确定营养治疗方案提供依据。营养状况评估一般包括膳食调查、体格检查、临床检查和实验室检查四个部分：

1. 膳食调查

是基础的营养评估方法，其内容包括调查期间被调查者每天摄入食物的品种、数量；分析其摄入营养素的数量、来源，比例是否合理，能量是否充足，供能营养素比例是否合理；分析饮食结构和餐次分配是否合理等。膳食调查的方法有定量和定性两大类。定量调查包括询问法、记录法、化学分析法等，其中询问法主要包括24小时膳食回顾法和饮食史法，记录法包括称重法、记账法等，另外还有食物频率法。

2. 体格检查

可以反映患者的营养状况，发现营养不良，尤其是蛋白质—能量营养不良，并评价营养治疗的效果。身高、体重是临床常用的营养状况评估指标，而体质指数(BMI)是目前最常用的方法，是评价肥胖和消瘦的良好指标。BMI的计算公式为：

$$BMI=\frac{体重(kg)}{[身高(m)]^2}$$

BMI正常或处于边缘值的患者，这种情况下可以用腰/臀比(WHR)，即腰围与臀围的比值。与BMI等指标结合，判断患者营养状况和疾病风险。我国的WHR参考值是男性＜0.9，女性＜0.8。超过此值者称为中央性(内脏型、腹内型)肥胖。

3. 临床检查

包括询问病史、主诉、症状及寻找与营养状况改变有关的体征。检查时通常要注意头发、面色、眼、唇、舌、齿、龈、面(水肿)、皮肤、指甲、心血管、消化、神经等系统。

4. 实验室检查

是借助生理、生化实验手段评价营养状况的临床常用方法。通过对血液、尿液中营养素、营养素代谢产物、其标志物含量、与营养素有关的血液成分或酶活性的测定可及时发现患者的生理、生化改变，并制订合理的治疗方案，预防营养不良的发生。

(二)计算总热量

1. 理想体重的计算

目前常用的公式：理想体重(kg)＝身高(cm)－105。在理想体重±10%以内均属正常范围，小于－20%为消瘦，大于20%为肥胖。国际上多采用BMI来评估患者的体型，以鉴别患者属于肥胖、消瘦或正常。中国成年人BMI：18.5～24为正常；少于18.5为体重过轻；超过28为肥胖。

2. 根据理想体重和劳动强度热量级别(表34—4)，计算出每天摄入总热量。

每天所需要的总热量＝理想体重×每公斤体重需要的热量

表 34—4 劳动强度热量级别

| 劳动强度 | 举例 | 千卡/公斤理想体重/天 | | |
|---|---|---|---|---|
| | | 消瘦 | 正常 | 肥胖 |
| 卧床休息 | — | 20～25 | 15～20 | 15 |
| 轻体力劳动 | 办公室职员、教师、售货员、简单家务或与其相当的活动量 | 35 | 30 | 20～25 |
| 中体力劳动 | 学生、司机、外科医师、体育教师、一般农活或与其相当的活动量 | 40 | 35 | 30 |
| 重体力劳动 | 建筑工、搬运工、冶炼工、重的农活、运动员、舞蹈者或与其相当的活动量 | 45 | 40 | 35 |

摘自：中国糖尿病教育与管理指南(2010 年)

(三)营养分配

1. 营养分配原则

糖尿病患者至少一日 3 餐，将主食、蛋白质等均匀分配，并定时定量。可按早、午、晚各占 1/3、1/3、1/3 或 1/5、2/5、2/5 的能量比例分配。注射胰岛素或口服降糖药易出现低血糖的患者，可在三顿正餐之间加餐。加餐时间可选择为上午 9～10 点，下午 3～4 点和睡前 1 小时。加餐食物的选择方法：

(1)可从正餐中匀出 25g 主食作为加餐或选用 100g 苹果等水果，但上一餐要扣除主食 25g。

(2)选择一些低糖蔬菜，如 150～200g 黄瓜或西红柿。

(3)睡前加餐除扣除主食外，还可选择 125mL 牛奶或 50g 鸡蛋、100mL 豆浆等蛋白质食物，以延缓葡萄糖的吸收，有效预防夜间低血糖。

2. 食物交换份法

为达到均衡合理膳食，方便糖尿病患者进行日常食品的替换，目前多采用食物交换份法。食品交换份法是将食物按照来源、性质分成四大类(谷薯类、菜果类、肉蛋类及油脂类)，八小类(谷薯、蔬菜、水果、肉蛋、豆类、奶制品、坚果及油脂类)。同类食物在一定重量内所含的蛋白质、脂肪、糖类和热量相似，不同类食物间所提供的热量也是相同的，即每份食物供能 90kcal。但需注意，同类食物之间可以互换，非同类食物之间不得交换。部分蔬菜、水果可与谷薯类互换。

3. 举例

张女士，49 岁，身高 160cm，体重 53kg，银行职员(轻体力劳动)，糖尿病 2 年，目前采用口服降糖药治疗。

(1)计算张女士的理想体重：理想体重＝身高(cm)－105＝160－105＝55kg

(2)体型评价：理想体重 55kg，实际体重 53kg，(53－55)/55×100%＝－3.6%，属正常体型。

(3)计算每天所需要的总热量：查表 34－4，轻体力活动者每天每公斤标准体重需

30kcal。55kg×30kcal＝1650kcal。

(4)确定糖类、蛋白质、脂肪供给量：糖类、蛋白质和脂肪分别占总能量的50％～60％、15％～20％、20％～30％。每克糖类、蛋白质和脂肪分别产生4kcal、4kcal、9kcal的热量：

①糖类供给量：(1650×50％～60％)÷4＝206～247g。

②蛋白质供给量：(1650×15％～20％)÷4＝61～82g。

③脂肪供给量：(1650×20％～30％)＋9＝36～55g。

(5)餐次分配：根据本例患者的饮食习惯，主食量三餐分配比例为1/5、2/5、2/5。

## 四、饮食治疗的注意事项

### (一)饮酒

(1)乙醇可使血糖控制不稳定，饮酒初期可引起使用磺脲类降糖药或胰岛素治疗的患者出现低血糖，随后血糖又会升高。大量饮酒，尤其是空腹饮酒时，可使低血糖不能及时纠正。一个乙醇单位可提供377kJ的热量，饮酒的同时摄入糖类更容易使血糖明显增高，因此在饮酒时应减少糖类的摄入。

(2)有研究报道，持续过量饮酒(每天3个或3个以上乙醇单位)可引起高血糖。乙醇的摄入量与2型糖尿病、冠心病和卒中的发病风险有显著相关性，为此不推荐糖尿病合并肥胖、高三酰甘油血症、肾病及糖尿病妊娠患者饮酒。

(3)如要饮酒，《中国糖尿病医学营养指南》推荐的饮酒量为：女性每天不超过1个乙醇单位，男性每天不超过2个乙醇单位。1个乙醇单位大约相当于350mL啤酒、150mL葡萄酒或45mL蒸馏酒。建议每周不超过2次饮酒。

### (二)水果

水果中富含膳食纤维和维生素，糖尿病患者在血糖平稳情况下，如空腹≤7mmol/L，餐后2小时血糖≤10mmol/L，HbA1c≤7.5％，可适量摄入水果。一般在两餐之间加水果，血糖波动大的患者可暂不食用水果。水果中的糖类含量为6％～20％，因此进食水果要减少主食的摄入量。

### (三)特殊情况下的饮食治疗

1. 糖尿病合并肾病

出现显性蛋白尿起即需适量限制蛋白质，推荐蛋白质摄入量为0.8g/(kg・d)。从肾小球滤过率下降起，即应实施低蛋白饮食，推荐蛋白质摄入量0.6g/(kg・d)，并可同时补充复方α－酮酸制剂0.12g/(kg・d)。

2. 糖尿病视网膜病变

忌吃辛辣食品，如生姜、生蒜等。另有研究报道牛磺酸具有较强的抗氧化活性，适量补充可以提高视神经传导及改善视觉功能。

3. 糖尿病合并肝功损害

已有非乙醇性脂肪肝的患者应在营养评估下制订个体化饮食计划进行减重；合并肝功能不全的患者应供应热量35～40kcal/(kg・d)，蛋白质0.8～1.0g/(kg・d)；肝硬化或肝性脑病的患者，可给予适量的直链氨基酸。

4. 糖尿病合并高血压

平衡饮食、适量运动有益于血压的控制，每天盐摄入量＜3 8 15g3,钠＜A 14/030mhg。

5. 糖尿病合并神经病

变维生素是治疗糖尿病神经病变最基本、应用最早的药物，糖尿病合并神经病变时可运用维生素 $B_{12}$ 改善糖尿病患者自发性肢体疼痛、麻木、神经反射及传导障碍。

6. 糖尿病合并高尿酸血症

由于嘌呤摄入量与血尿酸水平呈正相关，因此糖尿病合并高尿酸血症的患者应限制高嘌呤类食物，如：海鲜、动物内脏、肉汤、酵母等。

(四)烹调方式

糖尿病患者少吃煎炸食物，宜多采用清蒸、白灼、烩、炖、凉拌等烹调方式。

(李雪华)

## 第三节　运动治疗及护理

### 一、运动治疗的意义

(一)改善糖、脂代谢

(1)运动可减轻胰岛素抵抗，提高胰岛素的敏感性，可通过改善胰岛素受体前、胰岛素受体、胰岛素受体后作用机制改善胰岛素抵抗。

(2)单次运动能够降低运动时和运动后的血糖，长期规律的运动则能改善糖尿病患者的葡萄糖耐量、降低 HbA1c 的水平。

(3)长期规律运动使肾上腺激素诱导的脂解作用降低，提高卵磷脂一胆固醇转酰基酶的活性，减少胆固醇在动脉内膜的沉积，还可降低 TG、LDL 并增加高密度脂蛋白(HDL)的水平，从而减少心血管疾病的发生。

(二)改善糖尿病机体内分泌紊乱状态、炎症状态及氧化应激状态

(1)糖尿病患者胰岛素及脂肪细胞因子都处于内分泌紊乱状态，造成机体高胰岛素血症或胰岛素分泌功能障碍，规律的运动可以改善其紊乱状态。

(2)2 型糖尿病表现为慢性低度炎症，规律运动能有效改善炎症状态。

(3)氧化应激在糖尿病并发症发生中的作用十分重要，而规律的运动是重要的防治方法之一。

(三)改善治疗效果

(1)病情较轻的 2 型糖尿病患者在饮食控制的基础上进行运动治疗可使血糖控制在正常水平。

(2)运动治疗同样也能减少需要胰岛素和口服降糖药治疗的糖尿病患者用药的剂量。

(四)改善心理健康

(1)患者因“糖尿病治疗疲竭”，使心理负担沉重，抑郁、焦虑发病率明显高于普通人群。

(2)参加运动能增加人与人之间交流的机会，使其减轻对疾病的焦虑和担心，保持心情愉快，从而增强战胜疾病的信心。

(五)预防骨质疏松、增强心肺功能

(1)糖尿病患者骨质疏松发生风险较高，规律的运动可以增加骨密度，外出日照可增加维生素 $D_3$ 的合成，促进钙吸收。

(2)有氧耐力锻炼可以增强患者的心肺负荷能力,加强心肌收缩力,促进血液循环,改善心肌代谢状况,增加呼吸肌的力度及肺活量,改善肺的通气功能。

## 二、运动治疗的原则及目标

### (一)运动治疗的原则

1. 安全性

指合理运动治疗,改善代谢紊乱的同时应避免发生运动不当导致的心血管事件、代谢紊乱以及外伤等。

2. 科学性、有效性

运动治疗切忌急功近利,应循序渐进、量力而行、持之以恒。高强度的运动有可能使血糖进一步升高,并加重原有脏器的损伤,提倡进行中等强度以下的运动,以有氧耐力训练为主,适当辅以轻度的抗阻力运动。运动方式应在患者病情、治疗方案以及自身实际情况的基础上,尽量选择喜好的运动方式,并维持终身。

3. 个体化

在指导患者运动治疗前,应了解患者年龄、体重指数 BMI、腰臀比、病程、足背动脉搏动及骨关节运动器官情况、有无并发症,以及患者工作生活特点、文化背景、喜好、以往运动能力和习惯、社会支持系统、目前对运动的积极性及主要障碍等,根据他们的情况进行个体化的运动指导。

4. 专业人员指导

患者运动治疗应在专业人员指导下进行,包括内分泌医师、糖尿病教育护士、运动康复师等,并定期接受其他专业人员指导,如心血管医师、眼科医师、营养师等,建立糖尿病团队治疗。

### (二)运动治疗目标

(1)改善糖尿病状态,降低糖尿病发病率。

(2)改善身心状态,消除应激紧张状态,扩大患者的日常生活和社交网络。

(3)改善对代谢指标,如胰岛素水平、血糖、血脂、HbA1c 等。

(4)阻止和减轻并发症,改善生活质量。

## 三、运动治疗的适应证和禁忌证

### (一)运动治疗的适应证

(1)2 型糖尿病患者,特别是肥胖型患者。

(2)处于稳定期的 1 型糖尿病患者。

(3)无早产、先兆流产等异常情况的妊娠糖尿病患者。

(4)IGT 及糖尿病高危人群。

### (二)运动治疗的禁忌证

(1)血糖明显升高,超过 14～16mmol/L,尤其有明显酮症倾向的患者。

(2)血糖波动大或频发低血糖患者。

(3)各种急性感染。

(4)合并严重心、肾功能不全。

(5)合并新近发生的血栓。

(6)合并未控制高血压,血压＞180/120mmHg。

(7)合并糖尿病肾病、糖尿病血管病变、糖尿病眼病等并发症,应咨询医师,在专业人士指导下进行运动治疗。

## 四、运动治疗的方法

### (一)运动方式的选择

运动方式要选择能改善和维持心肺功能、增进心血管健康的运动,应以等张、持续时间长、有节律、并有大肌肉群参与的有氧运动为主,辅以轻度抗阻力运动,并且运动间隔时间不宜超过3天。

1. 散步

运动强度小,适合于体质较差的老年糖尿病患者和消瘦且体力不足的1型糖尿病患者。行走时应全身放松,眼观前方,自然而有节律地摆动上肢,每次10～30分钟。

2. 医疗步行

医疗步行是在平地或适当的坡上做定距离、定速的步行,中途做必要的休息。按计划逐渐延长步行距离(如从1500m至4000m)提高步行速度(由50m/min至100m/min),以后可加入一定距离的爬坡或登阶梯运动。例如,每次来回各步行400～800m,每3～5分钟走200m,中间休息3分钟;或来回各步行1000m,用18分钟走完1000m,中间休息3～5分钟;或来回各步行1000m,其中要走一段斜坡,用25分钟走完1000m,中间休息8～10分钟。可根据环境条件设计具有不同运动量的几条路线方案,根据患者的功能情况选用,每天或隔天进行1次。

3. 慢跑

属中等偏高的运动强度,适合于身体条件较好、无心血管疾病的2型糖尿病患者,慢跑时要求全身放松。

此外,还可选择骑自行车、游泳、登山、打太极拳、跳健身操、跳交谊舞等运动方式。对糖尿病患者来说,应选择适量的、全身性的、有节奏的锻炼项目为宜,也可结合自己的兴趣爱好,因地制宜地选择适合自己的运动方式。

### (二)运动强度

1. 运动量

一般人运动量的计算公式为:运动量＝运动强度×运动时间。細于肥胖的2型糖尿病患者,为了减轻体重,每天消耗的热量应大于摄入的热量,计算公式为:X＝(Q＋S)－R。

X:所需施加的运动量;Q:摄入的热量;S:需要增加机体消耗的热量;R:日常生活活动所消耗的热量(如:吃饭、工作、梳洗、睡觉等),具体见表34－5。

**表34－5　日常活动消耗的热量[kcal/(kg·min)]**

| 项目 | 消耗热量 | 项目 | 消耗热量 |
|---|---|---|---|
| 梳洗穿衣 | 0.0287 | 睡眠 | 0.0170 |
| 吃饭 | 0.0269 | 做饭 | 0.0481 |
| 普通步行 | 0.0570 | 打扫卫生 | 0.0676 |
| 散步 | 0.0464 | 洗衣(手洗) | 0.0587 |

续表

| 项目 | 消耗热量 | 项目 | 消耗热量 |
|---|---|---|---|
| 乘车 | 0.Q375 | 洗衣(机洗) | 0.0410 |
| 骑自行车 | 0.0658 | 读书 | 0.0233 |
| 上楼梯 | 0.1349 | 购物 | 0.0481 |
| 下楼梯 | 0.0658 | 闲谈 | 0.0233 |

摘自:许曼音．糖尿病学．上海:上海科学技术出版社,2003.

2．运动量计算的具体方法

(1)记录1天日常生活的活动量,可连续记录几天然后算平均值。

(2)根据表34－5计算1天日常生活活动所消耗的总热量。

(3)根据性别、年龄,参照表34－6中的校正系数计算出每天实际消耗的热量。

**表34－6　活动消耗热量校正系数**

| 年龄(岁) | 18 | 19 | 20～29 | 30～39 | 40～49 |
|---|---|---|---|---|---|
| 男 | 1.06 | 1.04 | 1.00 | 0.95 | 0.84 |
| 女 | 3.95 | 0.93 | 0.90 | 0.85 | 0.83 |

摘自:许曼音．糖尿病学．上海:上海科学技术出版社,2003.

3．根据自身情况选择运动方式。

4．按所选择的运动方式每分钟的热量消耗计算运动所需持续的时间。

适当的运动强度为运动时患者的心率(HR)达到个体60%的最大耗氧量。个体60%最大耗氧时心率的简易计算公式为:HR＝170或18－年龄(岁)。其中常数170适用于病后恢复时间较短者或病情复发、体质较弱者;180适用于已有一定锻炼基础、体质较好的康复患者和老年人。

(三)运动时间

(1)中国的糖尿病患者多为餐后血糖增高,故运动的最佳时间应该在餐后1～3小时进行。

(2)运动前首先做5～10分钟的准备活动或热身运动,活动一下肌肉、关节,同时可使心搏、呼吸的频率逐渐加快,以适应下一步将要进行的运动。达到运动强度后持续时间为20～30分钟,可根据患者的具体情况逐渐延长,每天1次,运动应缓慢活动5～10分钟,不宜立即停止运动。

(3)口服降糖药或使用胰岛素的患者最好每天定时运动,注意不要在胰岛素或口服降糖药作用最强的时候运动,否则有可能导致低血糖。

(4)肥胖患者可适当增加运动次数。

(5)合理运动频率通常为每周3～4次,并平均分配在1周中(对体力不佳的患者每周1～2次的运动亦可)。

(四)运动治疗计划调整原则

运动效果与运动强度、运动量密切相关,个体疾病状况及运动能力的差异不同,运动治疗的计划应循序渐进、量力而行、因人而异,并根据患者的病情及运动能力的变化等情况调整治疗计划。

1. 由少至多

运动治疗起始期,时间可控制在10～15分钟,待机体适应后,将时间提高至每次至少30分钟。抗阻力运动训练每周2～3次。

2. 由轻到重

在运动治疗起始阶段,运动强度可从最大耗氧量的50%开始,慢慢增加,至6周后逐渐增加到最大耗氧量的70%～80%。

3. 由稀至繁

运动的频率,需要结合患者的身体情况,参考运动的强度和持续时间,如果达到了中到较大强度的运动量持续时间至少30分钟,推荐刚开始每周至少3次,逐步增加到每周5次或每天1次。

4. 适度恢复

如患者经过强度较大,时间过长的耐力训练后产生疲劳、肌肉酸痛,不建议天天运动,应给予适当休息。如为抗阻力训练推荐间隔1～2天。

5. 周期性原则

运动治疗后,患者会对同样的运动强度产生适应,需重新调整运动方案,逐渐增加患者负荷。

(五)合并不同疾病糖尿病患者的运动治疗

1. 冠心病

对糖尿病患者每年应评估一次心血管危险因素,冠心病并不是运动的绝对禁忌证,运动强度取决于病情及心功能,必须个体化,一般选择较低运动强度,每次20～45分钟,每周3～4次为宜,适当的规律运动比单纯药物治疗有更好的疗效。

2. 高血压

运动强度应为低、中度,避免憋气动作或高强度运动,建议血压控制稳定后,在专业人员的监控下进行中等强度的运动。

3. 糖尿病外周血管病变以及周围神经病变

可进行监督下的平板训练和下肢抗阻训练,有周围神经病变而没有急性溃疡的患者可参加中等强度的负重运动,有足部损伤或溃疡的患者建议进行非负重的上肢运动训练(如肢体等长收缩训练或渐进抗阻训练)。若保护性感觉丧失,可选择骑单车、划船、坐式运动及手臂锻炼等非负重运动。运动时穿合适的鞋子,运动前后检查足部皮肤,穿鞋前检查鞋子。

4. 糖尿病肾病

微量蛋白尿的出现本身不是运动受限的指征,体力活动会急剧增加尿蛋白分泌,但没有证据证明高强度锻炼会增加糖尿病肾病的进展。研究表明,适当的运动对降低糖尿病肾病微量蛋白尿有积极作用,即使是透析期间也可以适当进行运动训练。运动方式的选择应根据肾脏受损的程度及全身情况而定,避免高强度的运动。

5. 视网膜病变

因存在玻璃体积血和视网膜脱落的风险,禁忌做大强度有氧运动和抗阻运动。应注意避免可能冲撞或头低于腰部的运动,切忌潜水和剧烈运动,以免加速视网膜脱落。不鼓励进行的运动：举重、慢跑、冲撞剧烈的球类运动、用力吹的运动，可进行的运动：散步、蹬车等。

6. 血糖反应异常

对于偶发血糖反应异常者，临床观察，暂不做特别处理，对频发血糖异常者，帮助寻找及消除血糖反应异常的原因(如胰岛功能丧失、消化功能障碍、胰岛素降解和利用障碍等)，及时与医师联系。强化合理的饮食运动治疗，加强运动前的个体评估，密切监测血糖，及时调整用药。

(六)运动治疗的注意事项

(1)参加运动前要对所有接受运动疗法的糖尿病患者都要进行全面的病史询问和体格检查，尤其对年龄在35岁以上或病程较长的患者。检查内容包括肝、肾功能，血糖变化、尿常规等，心电图检查，眼底检查，足部及关节检查，下肢血管检查等：

1)运动前筛查：对患者进行危险因素的系统评估，如心理状况、心电图或运动负荷试验，检查神经系统、足部、关节等，查眼底、尿常规或尿微量蛋白，35岁以上以及病程10年以上患者进行冠状动脉疾病筛查。

2)运动前各项代谢指标应控制良好：A. 未出现酮体的患者，血糖控制应＜16.7mmol/L；出现酮体的患者，血糖控制应≤14mmol/L；B. 收缩压＜180mmHg；C. 运动前血糖＜5.6mmol/L，应摄入额外的糖类后运动。

(2)运动前要准备足够的水，便于携带的含糖食物，如水果、糖等。

(3)运动时选择合适、宽松的衣物，严禁赤脚，选择鞋底厚软、透气、不露脚趾的鞋子。

(4)低血糖的防范文献报道，超过70%患者有运动后低血糖经历，因此运动前血糖值＜5.5mmol/L时应补充含糖的食物；不宜在空腹和注射胰岛素后立即运动；胰岛素注射液皮下注射患者，不宜在血流丰富的运动部位注射胰岛素；每餐定时定量，运动时间和强度相对固定；必要时随身携带便携式血糖仪在运动前后监测血糖。

(5)心血管事件及意外创伤的防范选择舒适的鞋袜及衣裤；选择安全舒适的运动场所，避免过冷过热天气；糖尿病伴心脏病变或潜在冠状动脉病变患者应在医师评估下做适量运动。

(6)防寒防暑，注意添减衣服，天气较冷或较热时最好选择室内运动。

(7)运动周围环境应安静、空气清新，暮练好过晨练。

(8)选择患者喜欢及能坚持的运动方式，制订切实可行的运动计划，帮助患者长期坚持运动治疗。

(9)指导患者做好运动记录、血糖监测记录，分析运动治疗失败的原因，寻找影响因素，及时予以解决，确保运动治疗有效、安全地进行。

(10)最好结伴运动，准备个人急救卡，防止意外。

(李雪华)

## 第四节　药物治疗及护理

### 一、概述

高血糖的药物治疗多基于导致人类血糖升高的两个主要病理生理改变：胰岛素抵抗和胰岛素分泌受损，适用于饮食治疗和运动治疗不能很好控制血糖的2型糖尿病患者，也可与胰岛素合用于1型糖尿病患者。由于糖尿病为进展性疾病,临床上常常需要口服药间的联合用药。口服降糖药根据作用效果的不同,可以分为促胰岛素分泌剂,包括磺脲类、格列奈类、二肽基肽酶－4(DPP－4)抑制剂;非促胰岛素分泌剂,包括双胍类、噻唑烷二酮类(TZDs)、α－糖苷酶抑制剂。

2型糖尿病药物治疗的首选药物是二甲双胍。如果没有禁忌证,二甲双胍应一直保留在糖尿病的治疗方案中。中国2型糖尿病防治指南(2010年版)提出2型糖尿病高血糖控制的策略和治疗路径。绿色路径是根据药物卫生经济学、疗效和安全性等方面的临床证据以及我国国情等因素权衡考虑后推荐的主要药物治疗路径,与国际上大部分糖尿病指南中建议的药物治疗路径相似。

## 二、口服药物及护理

### (一)磺脲类降糖药

中国2型糖尿病防治指南2010年版(以下简称指南)明确指出磺脲类药物可以使HbA1c降低1%～2%,是目前许多国家和国际组织制订的糖尿病指南中推荐的控制2型糖尿病患者高血糖的主要用药。

1. 作用机制

(1)胰腺内作用机制:促进胰岛β细胞释放胰岛素,有功能的胰腺是发挥这种作用的前提。这种作用通过两条途径实现,包括依赖ATP敏感的钾离子通道(K＋－ATP)以及不依赖K＋－ATP通道的途径。

(2)胰外作用机制:加强胰岛素介导的肌肉、脂肪组织对葡萄糖的摄取和利用,其主要形式是糖原和脂肪的合成。

(3)磺脲类降糖药的其他作用:第三代格列美脲具有抗动脉粥样硬化斑块形成的作用,可能对大血管病变有一定的保护作用。格列美脲和格列齐特影响血栓素诱导的活化和聚集作用对糖尿病微血管慢性并发症有一定的作用。

2. 作用特点

(1)此药与血浆蛋白结合率高,血浆蛋白降低或同时使用非甾体抗感染药可使血药浓度增高,引起低血糖反应。

(2)常致高胰岛素血症,导致胰岛β细胞出现疲劳,甚至衰竭。

(3)20%～30%糖尿病患者出现对磺脲类产生耐受性,并且每年有5%～10%的糖尿病患者继发失效。

3. 适应人群

(1)中年以上的2型糖尿病患者,经饮食、运动等治疗血糖未能控制者。

(2)未用过胰岛素或每天应用胰岛素剂量在20～30IU以下者。

(3)体重正常或轻度肥胖的患者。

4. 不适应人群

(1)1型糖尿病或胰岛衰竭的2型糖尿病。

(2)妊娠及哺乳期。

(3)严重肝、肾功能不全。

(4)糖尿病患者发生急性代谢紊乱、严重感染、急性心肌梗死、严重创伤及手术等应激状态。

(5)严重的慢性并发症或并发症进展迅速时。

(6)磺脲类、磺胺类药物过敏者。

(7)白细胞减少的患者。

(8)高胰岛素血症者。

5. 护理要点

(1)服用方法和时间:饭前口服。

(2)常见不良反应的观察及护理

①低血糖反应:是磺脲类降糖药最重要、最危险的不良反应。各种磺脲类降糖药引起低血糖反应的危险性区别很大,与药物的降糖强度、剂量和患者本身有关。

②体重增加:磺脲类降糖药使用后,胰岛素分泌量增加,糖分得到较充分利用,如不注意饮食调节和适当的运动/可能使患者体重增加。

③其他:如消化道反应、皮肤过敏反应、骨髓抑制、神经系统反应,个别有肝酶升高,但均不常见。

(3)药物间相互作用:此药物与磺胺类、水杨酸制剂、β受体阻滞剂、利血平等药物合用时会产生协同作用,可增加其降糖效应,注意观察血糖变化。而噻嗪类利尿剂、糖皮质激素和口服避孕药则减弱其效果。

(4)其他注意事项

①在高血糖得到纠正后,胰岛β细胞的分泌功能可能会部分地恢复,要及时调整磺脲类药物的剂量,尽量避免发生低血糖反应。

②教会患者掌握低血糖的症状及处理原则。

③磺脲类药物普遍存在继发性失效的问题,一定要定期复查血糖,及时调整治疗方案。

(二)格列奈类

非磺脲类胰岛素促泌剂,主要通过刺激胰岛素的早期分泌而降低餐后血糖,模仿胰岛素生理性分泌。指南指出,此类药物可使 HbA1c,降低 0.3%～1.5%,发生低血糖风险相对较低。

1. 作用机制。作用机制与磺脲类药物相似,但其结合位点与磺脲类不同,故结合和解离迅速。该药不进入β细胞内,不抑制细胞内蛋白质合成,不影响胰岛素的直接胞泌作用,因此不会导致β细胞衰竭。

2. 作用特点

(1)具有吸收快、起效快和作用时间短的特点,故又名餐时血糖调节剂。

(2)能模拟胰岛素的生理分泌,主要抑制餐后高血糖,可单独使用或与其他降糖药物联合应用。

(3)瑞格列奈主要在肝脏中降解,代谢产物经胆道排出,只有8%的剂量经泌尿系统排出,因此非常适合合并肾脏病变的2型糖尿病患者。该药对功能受损的胰岛细胞能起到保护作用,且其作用强弱取决于投药剂量和体内血糖浓度,过高的血糖及低血糖均不利于药效发挥,然而这对饮食不规律或漏餐的患者却起到了保护作用。

(4)能延缓糖尿病患者血管及微血管并发症的进程,可降低餐后血浆游离脂肪酸以及血小板黏附等。

3. 适应人群

(1)饮食控制、降低体重及运动锻炼不能有效控制高血糖的2型糖尿病患者,尤其是基础血糖正常,餐后血糖高。

(2)肾功能不全的患者。

4. 不适应人群

与磺脲类药物类似:

(1)糖尿病急性并发症,如酮症酸中毒、高渗昏迷等。

(2)1型糖尿病,C—肽阴性糖尿病患者。

(3)肝肾功能严重受损的糖尿病患者。

(4)妊娠或哺乳妇女。

(5)12岁以下儿童。

(6)已知对瑞格列奈或那格列奈过敏的患者。

5. 护理要点

(1)服用方法和时间:此类药物需在餐前即刻服用,不进餐不服药,可单独使用或与其他降糖药联合应用。

(2)常见不良反应的观察及护理

①低血糖:发生率较磺脲类药物相对较少,也较轻微。

②视觉异常:极少见,多见于治疗开始时,血糖水平改变可导致暂时性视觉异常。

③胃肠道反应:如腹痛、腹泻、恶心、呕吐和便秘。

④肝酶指标升高:治疗期间发生,多为轻度和暂时性。

⑤过敏反应:皮肤瘙痒、发红、荨麻疹。

(3)药物间相互反应

①单胺氧化酶抑制剂(MAOI)、非选择性β细胞阻滞剂、血管紧张素转换酶抑制剂(ACEI)抑制剂、非甾体抗感染药、水杨酸盐、奥曲肽、乙醇以及促合成代谢的激素类可增强该类药物疗效,应注意观察血糖变化。

②口服避孕药、噻嗪类药、皮质激素、甲状腺激素和拟交感神经药可拮抗该类药物作用。

③瑞格列奈片禁忌与酮康唑、伊曲康唑、红霉素、氟康唑、米比法地尔、利福平或苯妥英合用。

(4)其他注意事项

①衰弱和营养不良的患者,应谨慎调整剂量。

②预防和及时纠正低血糖。

(三)双胍类

目前临床上使用的双胍类药物主要是盐酸二甲双胍,苯乙双胍因其乳酸酸中毒发生率高,在欧美国家已停止使用,在我国也已趋淘汰。许多国家和国际组织制订的糖尿病指南中推荐二甲双胍作为2型糖尿病患者控制高血糖的一线用药和联合用药中的基础用药。二甲双胍可以使患者HbA1c下降1%~2%,并可使体重下降,减少肥胖2型糖尿病患者心血管事件和死亡。

1. 作用机制

(1)增加胰岛素敏感性。

(2)抑制肠道葡萄糖吸收,抑制食欲。

(3)抑制肝糖生成,减少肝糖输出。

(4)增加周围组织对葡萄糖转运利用及氧化。

(5)抑制糖原分解。

(6)降低极低密度脂蛋白(V－LDL)、TG 水平,抑制肠道胆固醇生物合成和储存。

(7)抑制血小板聚集、增加纤溶活性,降低血管通透性,延缓血管并发症发生。

2. 作用特点

(1)不刺激胰岛 β 细胞分泌胰岛素,主要是胰外作用降血糖,单用不会导致低血糖,正常人服用无降糖作用。

(2)不会加重胰岛 β 细胞的负担,不会导致高胰岛素血症,可有效控制体重。

(3)可以改善血脂,减少血小板凝聚力,改善纤溶酶活性,因而对心脑血管具有保护作用,是目前唯一有证据表明可以降低 2 型糖尿病患者心血管并发症的降糖药物。

(4)无致癌、致突变作用,对生育能力无影响,是目前唯一被美国食品与药品管理局(FDA)批准可用于儿童 2 型糖尿病的口服降糖药物。

(5)美国糖尿病预防计划(DDP 研究)证明,二甲双胍可减少糖耐量减低者发展成糖尿病的概率,对青少年及肥胖 IGT 人群最明显。

3. 适应人群

(1)肥胖 2 型糖尿病患者经饮食、运动治疗后,血糖控制不佳者,可作为首选药物。

(2)非肥胖 2 型糖尿病患者与磺脲类或 α－葡萄糖苷酶抑制剂合用可增强降糖效果。

(3)接受胰岛素治疗者(包括 1 型糖尿病、2 型糖尿病和一些特殊类型的糖尿病),血糖波动大或胰岛素用量大,有胰岛素抵抗者可合用双胍类药物。

(4)可用于治疗肥胖的非糖尿病患者及多囊卵巢综合征患者。

(5)糖耐量受损或空腹葡萄糖受损者,使用双胍类药物可防止和延缓其发展为糖尿病。

(6)青少年 2 型糖尿病,尤其是肥胖和超重者。

(7)代谢综合征患者。

4. 不适应人群

(1)糖尿病代谢急性紊乱期,如酮症酸中毒等。

(2)糖尿病患者应激状况下,如重度感染、高热、创伤、手术、妊娠、分娩等。

(3)糖尿病合并严重慢性并发症,肝肾功能不全等。

(4)慢性营养不良、消瘦。

(5)低氧血症,如慢性心功能不全、心力衰竭、慢性阻塞性肺气肿、肺源性心脏病、贫血等。

(6)既往有乳酸性酸中毒史者。

(7)对双胍类药物过敏者。

(8)1 型糖尿病不能单独使用。

(9)线粒体糖尿病患者。

(10)近期有上消化道出血或消化道反应剧烈及原有慢性消化道疾病者。

5. 护理要点

(1)服用方法和时间:可饭后服用,若无胃肠道反应亦可饭前服用。

(2)常见不良反应的观察及护理:

①常见胃肠道反应,与剂量有关,减量后可减轻或消失。服药时从小剂量开始,逐渐加量是减少不良反应的有效方法。

②肝、肾功能损害。

③乳酸性酸中毒,老年人或者合并心血管、肺、肝、肾并发症等低氧状态的糖尿病患者容易发生。

④加重酮症酸中毒,有酮症酸中毒或酮症酸中毒倾向的糖尿病患者不宜使用。

(3)药物间相互反应:与磺脲类降糖药或胰岛素合用时可能引起低血糖。

(4)其他注意事项

①造影检查前、后48小时内暂停二甲双胍,造影检查48小时后,检查肾功能正常后恢复二甲双胍。

②血肌酐:男性≥1.5mg/dl,女性≥1.4mg/dl时停用二甲双胍。

③长期服用二甲双胍可能干扰维生素 $B_{12}$ 的吸收导致贫血,应至少每年检查一次血常规。

④计划怀孕、妊娠期间或哺乳期妇女避免服用双胍类药物。

⑤各种原因导致脱水、尿量减少时应停用二甲双胍。

⑥服用二甲双胍时饮酒易致乳酸性酸中毒,尽量避免饮酒。

(四)α—糖苷酶抑制剂

该药适用于以糖类为主要食物成分和餐后血糖升高的患者,可使HbA1c下降0.5%~1%,不增加体重,并且有使体重下降的趋势,可与磺脲类、双胍类、TZDs或胰岛素合用。

1. 作用机制。抑制小肠壁细胞和寡糖竞争,与α—葡萄糖苷酶可逆性结合,抑制酶的活性,使淀粉类分解为葡萄糖的速度减慢,从而延缓糖类的降解,造成肠道葡萄糖吸收缓慢,降低餐后高血糖。

2. 作用特点

(1)不抑制蛋白质和脂肪的吸收,一般不引起营养吸收障碍。

(2)本药可使HbA1c下降与磺酰脲类或双胍类药物合用可使HbA1c下降1.5%~2%。

(3)低剂量时几乎完全不吸收,安全性高。

(4)能降低餐后血糖、安全和不增加胰岛素分泌,但其降糖作用较弱,单用不会导致低血糖。

3. 适应人群

(1)2型糖尿病患者、肥胖超重者、高胰岛素血症者。

(2)磺脲类或双胍类口服降糖药疗效不满意,尤其是餐后血糖控制不佳者。

(3)1型糖尿病患者作为胰岛素的辅助治疗用药,可减少餐后血糖波动。

(4)预防和延缓IGT转化为显性糖尿病。

4. 不适应人群

(1)糖尿病急性并发症,如酮症酸中毒等。

(2)炎症性肠道疾病、肠梗阻、消化道溃疡、腹腔积液明显的患者。

(3)部分性小肠梗阻或有小肠梗阻倾向的患者。

(4)妊娠或哺乳妇女及小于18岁的儿童。

(5)肝肾功能受损的患者。

(6)酗酒者。

5. 护理要点

(1)服用方法和时间:服药时应与前几口糖类类食物一起嚼服,且服药期间保证一定量碳水化合物的摄入。

(2)常见不良反的观察及护理

①常见胃肠道反应,常有胃肠胀气和肠鸣音,肛门排气增多,偶有腹泻,极少见腹痛。使用该药若出现较明显的胃肠道反应,可继续使用或减量后消失。

②偶见红斑、皮疹和荨麻疹等皮肤过敏反应。

③个别患者在使用大剂量时会发生无症状的肝酶升高,故应在用药前6～12个月监测肝酶的变化。停药后肝酶值会恢复正常。

(3)药物间相互反应:服用抗酸剂、消胆胺、肠道吸附剂和消化酶类制剂,会影响疗效。

(4)其他注意事项:

①服药期间患者如果出现低血糖,不能食用淀粉类食物纠正低血糖,需使用葡萄糖或蜂蜜等单糖。

②如果饮食中淀粉类比例太低,而单糖或啤酒过多则该药治疗疗效不佳,应加强对患者饮食健康宣教。

(五)噻唑烷二酮类

噻唑烷二酮类(TZDs)降糖药为高选择性过氧化物酶体增生激活的γ受体(PPARγ)的激动药,明显降低空腹血糖及胰岛素和C—肽水平,对餐后血糖和胰岛素亦有明显的降低作用。指南指出TZDs可以使HbA1c下降1.0%～1.5%。目前在我国上市的主要有马来酸罗格列酮和盐酸吡格列酮。

1. 作用机制。激活脂肪、骨骼肌和肝脏等胰岛素所作用组织的PPAR7核受体,增加肝脏、肌肉和脂肪组织对胰岛素作用的敏感性。

2. 作用特点

(1)单独使用不引起低血糖,无继发性失效。

(2)不刺激胰岛素分泌,明显降低空腹及餐后血清胰岛素及前胰岛素水平。

(3)不增加体重。

(4)该药95%经肝代谢,故也可适用于糖尿病肾病患者。

(5)本品需内源性胰岛素作为发挥作用的基础,故对1型糖尿病患者及胰岛衰竭的2型糖尿病患者无效。

(6)有降血压、调节脂质代谢、抑制炎症反应、抗动脉粥样硬化以及保护肾脏的作用。

3. 适应人群

(1)单独用于经饮食和运动控制不佳的2型糖尿病患者。

(2)与双胍类、磺脲类药物或胰岛素合用于2型糖尿病患者。

(3)伴有胰岛素抵抗的患者,代谢综合征及多囊卵巢综合征。

4. 不适应人群

(1)已知对药物过敏者。

(2)伴糖尿病急性并发症如酮症酸中毒者。

(3)1 型糖尿病患者。

(4)有心力衰竭(纽约心脏学会心功能分级Ⅱ级以上)、活动性肝病或转氨酶升高超过正常上限 2.5 倍以及严重骨质疏松和骨折病史的患者应禁用本类药物。

(5)妊娠和哺乳妇女以及 18 岁以下儿童。

(6)水肿患者慎用。

5. 护理要点

(1)服用方法和时间:应在空腹或进餐时服用,食物不影响药物吸收。

(2)常见不良反应的观察及护理

①体重增加和水肿是 TZDs 的常见不良反应,与胰岛素联合使用时表现更加明显。

②TZDs 的使用还与骨折和心力衰竭风险增加相关。

③肝酶增高,其发生率为 0.54%～1.9%,用药前常规监测肝功,用药期间定期监测肝功,最初一年每 2 个月复查,以后定期检查。

(3)其他注意事项

①此药起效时间较其他降糖药慢,一般需数周至数月才能达到最大作用。

②单用不发生低血糖,但与其他口服降糖药或胰岛素合用时可能发生低血糖,应密切监测血糖。

③加强健康宣教,药物治疗必须与饮食控制和运动锻炼相结合,监测血糖,按时就医。

(六)DPP－4 抑制剂

目前在国内上市的 DPP－4 抑制剂为西格列汀、沙格列汀和维格列汀。包括我国 2 型糖尿病患者在内的临床试验显示西格列汀可使 HbA1c 降低 1.0%。

1. 作用机制。该药通过抑制 DPP－4 而减少胰高血糖素样肽－1(GLP－1)在体内的失活,增加 GLP－1 在体内的水平。GLP－1 以葡萄糖浓度依赖的方式增强胰岛素分泌,抑制胰高血糖素分泌。

2. 作用特点

(1)不增加低血糖发生的风险,不增加体重。

(2)GLP－1 主要的优点之一是具有血糖依赖性的肠促胰岛素分泌作用,从而明显减少了糖尿病药物治疗中常存在的低血糖的危险。

(3)阻止胰岛 β 细胞退化,刺激 β 细胞的增生和分化,从根本上改善糖尿病病程的发展。

(4)延缓胃排空,抑制食欲。

3. 护理要点

(1)常见不良反应的观察及护理:沙格列汀最常见不良反应为上呼吸道感染、尿路感染和头痛。

(2)在有肾功能不全的患者中使用时,应注意按照药物说明书来减少药物剂量。

(3)加强健康宣教,药物治疗必须与饮食控制和运动锻炼相结合,监测血糖,按时就医。

## 三、胰岛素治疗及护理

胰岛素是由胰岛 β 细胞受内源性物质或外源性物质如葡萄糖、乳糖、核糖、精氨酸、胰高血糖素等的刺激而分泌的一种蛋白质激素,是机体内唯一直接降低血糖的激素,也是同时促进糖原、脂肪、蛋白质合成的激素。胰岛素治疗是控制高血糖的重要手段,1 型糖尿病患者需终身胰岛素替代治疗，2 型糖尿病患者在生活方式和口服降糖药联合治疗后血糖未达标时即可开始胰岛素治疗。在某些时候，如妊娠、围术期、急性并发症或应激状态等，胰岛素治疗是最主要的控制血糖措施。胰岛素治疗是一个复杂而有效的过程，涉及药物选择、治疗方案、注射装置、注射技术、自我血糖监测（SMBG）、根据血糖监测结果所采取的行动、居家护理等。开始胰岛素治疗后医护人员应指导患者坚持饮食控制和运动，正确使用胰岛素，进行 SMBG，加强健康教育，以控制高血糖和预防低血糖的发生。

（一）胰岛素治疗

1. 胰岛素治疗的适应证

（1）1 型糖尿病。

（2）糖尿病伴急、慢性并发症、合并症者：如酮症酸中毒、高渗性高血糖状态、乳酸性酸中毒，急性感染、创伤、手术前后的糖尿病者，妊娠合并糖尿病、尤其在分娩前的阶段，糖尿病合并有心、脑、眼、肾、神经等并发症，消耗性疾病者。

（3）2 型糖尿病患者经饮食、运动、口服降糖药物治疗，血糖不能满意控制者，β 细胞功能明显减退者。

2. 胰岛素制剂分类

（1）根据胰岛素的来源不同又分为：动物胰岛素（猪、牛）、人胰岛素、胰岛素类似物。

（2）根据作用快慢和维持时间长短，胰岛素又可分为超短效胰岛素类似物、常规（短效）胰岛素、中效胰岛素、长效胰岛素制剂（包括长效胰岛素和长效胰岛素类似物）和预混胰岛素制剂（包括预混胰岛素和预混胰岛素类似物）。常用胰岛素及其作用特点见表 34－7。

**表 34－7　常用胰岛素及其作用特点**

| 胰岛素制剂 | 起效时间 | 峰值时间 | 作用持续时间 |
|---|---|---|---|
| 短效胰岛素（RI） | 15～60 分钟 | 2～4 小时 | 5～8 小时 |
| 速效胰岛素类似物（门冬胰岛素） | 10～15 分钟 | 1～2 小时 | 4～6 小时 |
| 速效胰岛素类似物（赖脯胰岛素） | 10～15 分钟 | 1.0～1.5 小时 | 4～5 小时 |
| 中效胰岛素（NPH） | 2.5～3 小时 | 5～7 小时 | 13～16 小时 |
| 长效胰岛素（PZI） | 3～4 小时 | 8～10 小时 | 长达 20 小时 |
| 长效胰岛素类似物（甘精胰岛素）_ | 2～3 小时 | 无峰 | 长达 30 小时 |
| 长效胰岛素类似物（地特胰岛素） | 3～4 小时 | 3～14 小时 | 长达 24 小时 |
| 预混胰岛素（HI30R，HI70/30） | 0.5 小时 | 2～12 小时 | 14～24 小时 |
| 预混胰岛素（50R） | 0.5 小时 | 2－3 小时 | 10～24 小时 |
| 预混胰岛素类似物（预混门冬胰岛素 30） | 10～20 分钟 | 1～4 小时 | 14～24 小时 |
| 预混胰岛素类似物（预混赖脯胰岛素 25） | 15 分钟 | 30～70 分钟 | 16～24 小时 |
| 预混胰岛素类似物（预混赖脯胰岛素 50） | 15 分钟 | 30～70 分钟 | 16～24 小时 |

摘自：中国 2 型糖尿病防治指南（2010 年）

3. 胰岛素的使用原则和剂量调节。胰岛素是双链多肽结构，在胃肠道的消化酶和酸性条件下易被降解，因此不能口服给药。有研究提到胰岛素可通过肺部或口腔黏膜给药，新的给药方式因尚存在自身的不足而未推广。目前，临床上胰岛素的给药途径分为皮下注射、静脉滴注、微量泵静脉泵入、胰岛素泵持续皮下输注。皮下注射是最常用的胰岛素给药途径，注射部位有腹部(脐周 5cm 外)、大腿外侧、上臂外侧和臀部外上侧；静脉滴注和微量泵静脉泵入主要适用于糖尿病酮症酸中毒、高渗性高血糖状态、严重外伤、感染、外科治疗围术期者，胰岛素泵持续皮下输注则常用于胰岛素强化治疗患者。

(1)在起始治疗中基础胰岛素的使用：基础胰岛素包括长效动物胰岛素(PZI)、中效人胰岛素(NPH)及长效胰岛素类似物。当仅使用基础胰岛素治疗时，不必停用胰岛素促泌剂口服药。使用方法：继续口服降糖药，联合 PZI、NPH 或长效胰岛素类似物睡前注射。起始剂量为 0.2IU/(kg · d)。根据患者空腹血糖水平调整胰岛素用量，通常每 3～5 天调整 1 次，根据血糖的水平每次调整 1～4IU 直至空腹血糖达标(推荐调整方案见表 34－8)。如 3 个月后空腹血糖控制理想但 HbA1c 不达标，应考虑调整胰岛素治疗方案。

**表 34－8　胰岛素剂量调整方法**

| 餐前血糖值 | | 胰岛素剂量调整 |
|---|---|---|
| mmol/L | mg/dl | IU |
| ＜4.4 | ＜80 | －2 |
| 4.4～6.1 | 80～110 | 0 |
| 6.2～7.8 | 111～140 | ＋2 |
| 7.9～10.0 | 141～180 | ＋4 |
| ＞10.0 | ＞180 | ＋6 |

摘自：中国糖尿病患者胰岛素使用教育管理规范(2011)

(2)在起始治疗中预混胰岛素的使用：预混胰岛素包括预混人胰岛素(HI30R、HI50R、HI70/30)、预混胰岛素类似物(预混门冬胰岛素 30、预混赖脯胰岛素 25、预混赖脯胰岛素 50)。根据患者的血糖水平，可选择每天 1～2 次的注射方案，当使用每天 2 次注射方案时，应停用胰岛素促泌剂。①每天 1 次预混胰岛素注射方案：起始的胰岛素剂量一般为 0.2IU/(kg · d)，晚餐前注射，根据患者空腹血糖水平调整胰岛素用量，通常每 3～5 天调整 1 次，根据血糖水平每次调整 1～4IU 直至空腹血糖达标。②每天 2 次预混胰岛素注射方案：起始的胰岛素剂量一般为 0.2～0.4IU/(kg · d)，按 1∶1 的比例分配到早餐前和晚餐前，根据空腹血糖和晚餐前血糖分别调整早餐前和晚餐前的胰岛素用量，每 3～5 天调整 1 次，根据血糖水平每次调整的剂量为 1～4IU，直到血糖达标(推荐调整方案见表 34－8)。1 型糖尿病在刚开始胰岛素治疗时，可短期使用预混胰岛素每天 2～3 次注射，但不宜用于 1 型糖尿病的长期血糖控制。

(3)强化治疗：胰岛素强化治疗方案是 WHO 于 1993 年 6 月公布的北美“糖尿病控制与并发症试验”的临床研究报告中提出的，适用于：1 型糖尿病，严重血糖代谢紊乱或简单的胰岛素治疗方案不能有效控制血糖的 2 型糖尿病，妊娠糖尿病等。有 2 种治疗方案，即多次皮下注射胰岛素、持续皮下胰岛素输注，具体如下：

①多次皮下注射胰岛素:在上述胰岛素起始治疗的基础上,经过充分的剂量调整,如果患者的血糖水平仍未达标或出现反复的低血糖时,可采用餐时+基础胰岛素或每天3次预混胰岛素类似物进行强化治疗。使用方案有:A. 餐时+基础胰岛素:根据血糖水平分别调整睡前和三餐前的胰岛素用量,每3~5天调整1次,根据血糖水平每次调整的剂量为1~4IU,直到血糖达标。开始使用餐时+基础胰岛素方案时,可在基础胰岛素的基础上采用仅在一餐前(如主餐)加用餐时胰岛素的方案。之后根据血糖的控制情况决定是否在其他餐前加用餐时胰岛素。B. 每天3次预混胰岛素类似物:根据睡前和H餐前血糖水平进行胰岛素剂量调整,每3~5天调整1次,直到血糖达标(推荐调整方案见表34-8)。

②持续皮下胰岛素输注(CSII):是胰岛素强化治疗的一种形式,需要使用胰岛素泵来实施治疗,即胰岛素泵注射治疗。经CSII给人的胰岛素在体内的药代动力学特征更接近生理性胰岛素分泌模式,与多次皮下注射胰岛素方案相比,CSII治疗控制血糖更有效,低血糖发生的风险小,但费用贵。在胰岛素泵中只能使用短效胰岛素或超短效胰岛素类似物。CSII主要适用于1型糖尿病患者,计划受孕和已受孕的糖尿病妇女或需要胰岛素治疗的妊娠糖尿病患者,需要胰岛素强化治疗的2型糖尿病患者。

(4)特殊情况下胰岛素的应用

①初诊糖尿病患者的高血糖:新诊断的2型糖尿病伴有明显高血糖时可短期使用胰岛素治疗,替代β细胞分泌的胰岛素,使β细胞得到有效休息而恢复部分功能,在高血糖得到控制和症状缓解后可根据病情调整治疗方案,如改用口服药治疗或医学营养治疗和运动治疗应注意加强血糖的监测,及时调整胰岛素剂量,并注意尽量避免低血糖的发生。

②妊娠:单纯饮食控制不佳者应采用短效胰岛素和中效胰岛素,忌用口服降糖药,妊娠中晚期不建议腹部注射胰岛素。

③围术期:一般在术前3~7天改为短效胰岛素或速效胰岛素治疗;已用长效胰岛素或中效胰岛素治疗的患者,亦应改为短效胰岛素或速效胰岛素治疗,以便于调整剂量。空腹血糖控制在7.8mmol/L以下,餐后血糖控制在10mmol/L以下时可进行手术,但需注意防止发生低血糖反应。术后尽快使患者恢复进食,不能进食的患者,需输注葡萄糖时应加用胰岛素,可按2~4g葡萄糖加1IU胰岛素计算,使血糖控制在7.8~10.0mmol/L为宜。

④急性并发症或应激状态:如糖尿病酮症酸中毒(DKA)、高渗性高血糖状态、乳酸性酸中毒、严重感染等。

⑤严重慢性并发症:如重症糖尿病肾病、DF等。

(二)胰岛素治疗的护理

1. 影响胰岛素吸收的因素

(1)胰岛素类型和剂量:中、长效胰岛素吸收慢,短效、速效吸收快;注射大剂量高浓度的胰岛素吸收会延缓,建议剂量大于40IU时应分次给药。

(2)患者因素:运动、按摩注射部位、高热会增加胰岛素吸收速度;环境温度低、吸烟会减慢胰岛素吸收速度。

(3)注射技术与部位:腹部吸收最快,依次为上臂、臀部,大腿吸收最慢。应确保胰岛素注射到皮下组织,注射到血管时胰岛素吸收加快。

2. 胰岛素与其他药物间的相互作用。与胰岛素有拮抗作用的药物有:糖皮质激素、促肾上腺皮质激素、胰高血糖素、雌激素、口服避孕药、肾上腺素、生长激素、噻嗪类利尿剂、$\beta_2$

一受体激动剂(利托君、沙丁胺醇、特布他林)、$H_2$受体拮抗剂、可乐定、吗啡、尼古丁等可不同程度升高血糖,合用时应调整药物或胰岛素的剂量。与胰岛素有协同作用的药物有:口服降糖药、抗凝血药、水杨酸盐(例如阿司匹林)、磺胺类药、甲氨蝶呤、非甾体类抗炎镇痛药、抗抑郁剂(例如单胺氧化酶抑制剂)、血管紧张素转化酶抑制剂(卡托普利、依拉普利)、$\beta_2$一受体阻滞剂、奥曲肽、乙醇等,可增强胰岛素降糖作用,合用时应减少胰岛素的剂量。

3. 胰岛素常见不良反应及护理

(1)低血糖反应:最常见,多种原因导致:

①原因:A. 胰岛素剂量过大;B. 混合胰岛素比例不恰当,预混制剂使用前未充分摇匀;C. 注射胰岛素后未正常进食;D. 高糖毒性纠正后胰岛素未及时减量;E. 运动量增加;F. 合用与胰岛素有协同作用的药物;G. 女性月经前期、妊娠早期、分娩后;H. 合并甲减、肝、肾功能不全等疾患;I. 胰岛素注入肌肉、血管;⑩饮酒等。

②护理:A. 规范操作,加强教育,预防低血糖发生;B. 胰岛素注射后作用最强时要密切观察患者有无低血糖症状出现;C. 处理过程中密切监测血糖,观察病情;D. 寻找和祛除诱因,预防再次发生。

(2)胰岛素水肿:胰岛素有水钠潴留的作用,胰岛素水肿可表现为下肢轻度水肿甚至全身性水肿,可持续4～6天,甚至更长时间,但一般均能自行缓解。应给予低盐饮食,水肿明显时限制水摄入,注意保护皮肤,防止损伤,必要时用双氢克尿噻、呋塞米等利尿剂以促进水肿消退。

(3)视力模糊:胰岛素治疗过程中有时患者感觉视力模糊,这是由于治疗时血糖迅速下降,影响晶状体及玻璃体内渗透压,使晶状体内水分逸出而屈光率下降,发生远视,属暂时性变化。一般随血糖浓度恢复正常而迅速消失,不至于发生永久性改变,故不必配镜矫正,一般无须特殊处理。此种屈光不正多见于胰岛素使用初期或者血糖波动较大的幼年型患者。

(4)胰岛素抵抗:即在没有酮症酸中毒的情况下,每天胰岛素需用量高于200IU。其主要原因为感染,使用皮质激素或体内存在有胰岛素抗体和胰岛素结合,此时可更换胰岛素制剂或加口服降糖药。

(5)过敏反应:主要因所含杂质(如防腐剂甲苯)及鱼精蛋白等引起。表现为注射部位针刺感、发痒、发热,常在注射后1.5～2.0小时发生,局部肿胀或硬结、紫癜,个别患者可有虚脱或急性肺水肿甚至过敏性休克发生。反应轻者有的能自动脱敏,无须干预,也可更换制剂类型或者加用抗组胺药。严重过敏而又必须使用者可行脱敏疗法,先通过胰岛素皮试试验,选择过敏症状较轻的胰岛素种类行脱敏治疗,脱敏治疗时首次皮下注射0.00001IU胰岛素,逐渐以10倍浓度递增,间隔30分钟注射一次,直至注射到治疗剂量。脱敏疗法后需持续使用胰岛素,中途停用可再发生过敏反应。

(6)局部反应:注射部位出现皮下脂肪萎缩、皮下脂肪增生、红斑和皮下硬结等。更换纯度较高的胰岛素,选择注射器并注意轮换注射部位,1周内不要在同一部位注射2次,同时采用热敷、按摩等理疗,可使其慢慢恢复,也可用局部氧疗法或用地塞米松局部注射。

(7)皮肤感染:胰岛素需长期注射,无菌操作不严可造成局部皮肤红肿热痛,甚至发生脓肿感染。要注意无菌操作、皮肤清洁、有计划轮流注射,出现脓肿时及时正确处理。

(8)体重增加:最初使用胰岛素治疗的患者大多有体重增加,这可能与胰岛素的水钠潴留作用及改善代谢有关,或者当开始胰岛素治疗时,有的患者害怕会发生低血糖,多吃一些食物来预防而导致体重增加。体重增加是可控制的，通过学习交流、监测体重、协调胰岛素、饮食和运动间的平衡，使体重增加的幅度减少至最小，保持在合理体重之内。联合使用二甲双胍可以避免或减少胰岛素引起的体重增加。

4. 胰岛素使用的注意事项

(1)消毒剂的选择：建议用75%乙醇消毒，因为碘伏或碘酊消毒可能破坏胰岛素的蛋白质结构，影响胰岛素的活性。

(2)胰岛素的存放：未启封的胰岛素储存于冰箱2～8℃冷藏，在有效期内使用；胰岛素开启后可在2～25℃室温下保存，使用28天。保存时避免强光直射。

(3)养成规律的进食习惯：接受胰岛素治疗的患者进食应定时、定量、适时加餐，注射前确定进餐时间以避免因注射后未及时进餐导致的低血糖。另外，胰岛素的吸收有个体差异，可根据患者血糖变化规律适当调整注射时间。

(4)注意运动的影响：患者刚运动后或准备活动之前应避免在运动肢体上进行注射。

(5)注意注射的深度：勿将针头刺入过深，如过深易将胰岛素注入肌肉组织，导致胰岛素吸收速度过快，改变了药物对人体的功效。

(6)中效胰岛素、预混胰岛素静置时易产生沉淀，在注射前要充分摇匀(倾倒混摇10次以上)。

(7)定期自我监测血糖：每天注射胰岛素的患者应定期进行SMBG。

(8)监测体重：注射胰岛素的患者通常体重会增加，每个人增加程度不同，也有人体重无变化。应定期监测体重、体质指数和腰围，以指导胰岛素用量。

(9)居家胰岛素的使用：胰岛素注射治疗往往是一个长期甚至终身的过程，患者大多数时间需要在家中自行注射胰岛素，在使用胰岛素的过程中需要注意以下几个方面：

①胰岛素注射针头应一次性使用，使用过的注射器和针头应丢弃在专门盛放尖锐物的容器中。如果没有专用废弃容器，也可使用加盖的硬壳容器等不会被针头刺穿的容器替代。容器装满2/3后，盖上盖，密封后贴好标签，放到指定地点。

②特殊情况下的胰岛素注射和剂量调节：如忘记注射胰岛素，使用速效胰岛素的患者可在餐后即刻注射，使用早、晚餐前注射预混胰岛素者，早餐前忘注射，可餐后立即补注并监测血糖，若接近中午时才想起，应先检查血糖，超过10mmol/L时可在午餐前临时注射一次短效胰岛素或超短效胰岛素。

③外出就餐时勿暴饮暴食，按时注射胰岛素。

④生病或发生其他特殊情况时应及时就医，并告知医师自己患有糖尿病，在医师的指导下调节胰岛素用量。

(10)旅行中胰岛素的使用：注射胰岛素的糖尿病患者可以外出旅游，但应注意以下几点：

①外出旅游前应准备足够的胰岛素、注射和消毒用品，以及血糖仪、试纸等，携带胰岛素应避免过冷、过热及反复震荡，最好能随身携带一个保温箱。

②乘坐飞机旅行时，胰岛素和其他降糖药物应装入随身携带的包中，不可随行李托运，因为托运的行李容易丢失且托运舱温度过低，会使胰岛素变性。

③旅行过程中避免过度劳累，尽量不使作息时间有很大的变动，按时注射胰岛素和进餐，坚持饮食控制，定时监测血糖，随身携带病情卡和含糖食品，并告诉同伴处理低血糖的

方法。

5. 胰岛素治疗心理性抵抗及护理

(1)概念：Leslies 在 1994 年首次将"尽量延迟开始胰岛素治疗时间的心理障碍，称为心理性胰岛素抵抗(PIR)，这种障碍不仅存在于初始使用胰岛素和已经使用胰岛素的患者之间，也存在于医师之间。"糖尿病态度、愿望及要求(DAWN)研究把 PIR 总结为 6 个方面：认知、生活管理、态度、注射相关问题、不良反应及花费障碍，并发现一半以上的患者担心使用胰岛素，50%认为使用胰岛素意味着病情加重。

(2)护理：医护人员应对糖尿病患者加强健康教育，使患者正确认识胰岛素治疗，预防心理性胰岛素抵抗发生。针对存在心理性抵抗的胰岛素治疗患者，先评估其主要的心理障碍，可通过开放式提问探寻患者胰岛素使用障碍背后的原因，然后利用有趣、生动形象的图片，协助患者对糖尿病病程、临床表现、并发症、生活管理等相关知识以及胰岛素的作用及胰岛素注射相关问题的理解，澄清患者在胰岛素认知、管理、态度及使用等方面的顾虑与担心。坚持饮食和运动治疗，尽早使用胰岛素，根据患者病情和治疗情况制订个体化的胰岛素治疗方案，告知患者胰岛素注射时间及注意事项，指导患者进行胰岛素注射、SMBG 等。

## 四、GLP－1 受体激动剂

胰高血糖素样肽－1(GLP－1)是一种肠促胰岛素，主要由小肠黏膜 L 细胞分泌，并由胰高血糖素原基因转录、翻译及加工而成的多肽。有两种活性形式：GLP－1－(7－37)和 GLP－1－(7－36)－酰胺。GLP－1 半衰期极短，分泌后很快被二肽基肽酶－Ⅳ(DPP－Ⅳ)或中性肽链内切酶(NEP)降解，针对内源性 GLP－1 的优点和不足，研制的药物因分子结构不同，分为 GLP－1 受体激动剂和 GLP－1 类似物。主要生理功能有：改善胰岛 β 细胞功能、促进胰岛素分泌、降低餐后血糖而维持血糖稳态、加强胰岛素生物合成、抑制胰高血糖素分泌、抑制胃肠蠕动尤其是胃排空从而增加饱足感、降低食欲并控制体重。

### (一)作用机制

GLP－1 通过与特异性受体结合而发挥抗糖尿病作用，当 GLP－1 与位于胰岛 β 细胞上的 GLP－1 受体结合后，激活腺苷酰环化酶，产生 cAMP，cAMP 可激活 PKA，抑制胰岛 β 细胞膜上的 $K^+$－ATP 通道，引起胰岛 β 细胞去极化，使电压依赖性的钙离子通道激活而导致细胞内钙离子内流增加，触发胰岛素的分泌和释放。这种促进胰岛素分泌作用是葡萄糖依赖性的，当高血糖时 GLP－1 可促进胰岛素分泌降低血糖；当血糖恢复正常时，GLP－1 的作用减弱或停止。GLP－1 还作用于胰岛 α 细胞，强烈抑制胰高血糖素的分泌，因而抑制肝糖输出，降低空腹血糖；对胰岛 δ 细胞促进生长抑素的分泌，生长抑素又作为旁分泌激素参与抑制胰高血糖素的分泌。

1. 适应证

用于改善 2 型糖尿病患者的血糖控制，适用于单用二甲双胍、磺脲类以及二甲双胍合用磺脲类，血糖仍控制不佳的患者。

2. 禁忌证

对药品或本品其他成分过敏的患者。

3. 常用药物及用法

目前国内已上市的新药有艾塞那肽、利拉鲁肽。

(1)艾塞那肽。商品名为百泌达(bytta),无色澄明液体。推荐起始剂量为每次 5μg,每天 2 次。在早餐和晚餐前 60 分钟内或每天 2 次主餐前(给药间隔大约 6 小时或更长)皮下注射,不应在餐后注射。根据疗效,在治疗 1 个月后剂量可增加至每次 10μg,每天 2 次。

(2)利拉鲁肽。商品名为诺和力(victoza),无色澄明液体,GLP－1 类似物。推荐起始剂量为每天 0.6mg。至少 1 周后,剂量应增加至 1.2mg/d。预计一些患者在将剂量从 1.2mg/d 增加至 1.8mg/d 时可以获益,为了进一步改善降糖效果,在至少一周后可将剂量增加至 1.8mg/d。推荐每天剂量不超过 1.8mg。每天一次,可在任意时间注射,无须根据进餐时间给药,推荐每天固定在最为方便的时间注射。

(二)护理要点

1. 注射部位

与胰岛素相同,可选择大腿、腹部、臀部或上臂皮下注射,不可静脉或肌内注射。

2. 存储和使用

在使用前,2～8℃冷藏保存。首次使用后,百泌达在不高于 25℃的室温条件下可保存 30 天;诺和力在 30℃以下贮藏或冷藏在 2～8℃冰箱中。两种药物均需避光保存,不得冷冻,冷冻后或当药物有颗粒、浑浊或变色时均不得使用。百泌达注射笔使用方法与胰岛素笔不同,使用前仔细阅读注射笔使用手册。

3. 观察用药后不良反应

遵医嘱准确用药,观察患者出现不良反应后及时通知医师处理。常见不良反应有恶心、呕吐、腹泻等胃肠道反应;无力、不安感等一般状况反应;注射部位反应;食欲下降、低血糖等代谢及营养异常;眩晕、头痛等神经系统异常等。与磺脲类降糖药合用后低血糖发生率增加,告知患者低血糖反应的症状、预防措施等,特别是从事驾驶和操作机器工作的患者更应注意。

(李雪华)

## 第五节　健康教育

### 一、概述

(一)概述

糖尿病教育(DE)是糖尿病综合治疗方案中一个重要的组成部分,是实行糖尿病三级预防的重要手段之一。美国糖尿病控制与并发症的临床试验(DCCT)结果显示开展 DE,取得患者主动合作是达到良好控制的前提。因此,DE 作为一种治疗性教育,在综合疗法中发挥着举足轻重的作用。美国著名的 Joslin 糖尿病中心创办人 Dr. Elliott P. Joslin 提出:DE 不仅是治疗的一部分,它本身就是一种治疗,应让糖尿病患者参与糖尿病的治疗与控制,并指出"那些对糖尿病的知识了解得最多的糖尿病患者,活得最长"。1995 年世界糖尿病日的主题为 DE,口号是"减少无知的代价",重点指出 DE 是防治糖尿病的核心。

近年来国内外许多研究结果都表明,通过 DE 不但可以增强患者对临床治疗的依从性,改善糖尿病控制状况,防止各类急、慢性并发症的发生和发展,而且对提高患者的生存质量均有较大的价值。近年来关于 DE 的文献系统回顾显示,在所有的 DE 中均能得到不同程度教育后效果。这些都证明了 DE 的有效性。

DE 主要包括个体化教育、小组教育和大课堂教育等，教育的形式多种多样，可根据患者需求和不同的具体教育目标以及资源条件，可采取多种形式的教育。包括常见的演讲、讨论、示教与反示教。另外还有场景模拟、角色扮演、电话咨询、网络平台、联谊活动、媒体宣传、美食大赛、病友沙龙、抗糖达人选拔等。可以通过应用视听设备、投影、幻灯、印刷品、食物模型等教育工具来开展不同形式的教育活动。健康教育的内容应包括：

(1)糖尿病基础知识及概况。

(2)糖尿病的急性并发症预防和治疗。

(3)慢性并发症的预防、筛查和治疗。

(4)糖尿病的饮食和运动治疗方法。

(5)合理服用降糖药物。

(6)规范的胰岛素注射指导。

(7)SMBG 的方法和意义。

(8)家庭日常护理及皮肤的护理。

(9)糖尿病患者的心理压力调试与应对。

(10)生活中自我管理的注意事项。下面就对 DE 的模式、工具和形式进行介绍。

## 二、健康教育模式

### (一)授权教育模式

授权定义为帮助患者发现和发展自我管理责任的内在能力。该理论模式认为，有效的糖尿病治疗需要专家和患者一起努力，制订适合患者疾病和生活的自我管理计划。糖尿病自我管理没有绝对原则，影响糖尿病患者健康的最重要决定是由患者自己做出，教育者需要放弃自己是权威的理念。他们只会提供指导、教育和建议，支持患者的每一步，使患者能管理自己的糖尿病，过上想要的生活。

1. 授权教育的特点

(1)患者自己明确问题，主动改变生活方式。

(2)患者宣泄情绪并做出改变的决定。

(3)教育者采用中立和非批判的态度，让患者自我确认行为的益处和不利的方面，达到行为改变的目标。

(4)教育者能够研究发现更好的教育技巧。

(5)授权教育不是因为它能够提供答案，而是因为它能够同时引导教育者、患者合作式地解决问题，达到共同提高糖尿病自我管理技巧的目的。授权教育与传统教育模式区别见表 34－9。

**表 34－9　授权教育与传统教育模式的区别**

| | 传统模式 | 授权模式 |
|---|---|---|
| 理念 | 糖尿病是一种生理疾病 | 糖尿病是一种心理社会疾病 |
| 教学双方关系 | 教育者为专家的权威关系 | 互为专家的民主关系 |
| 确定要解决的问题和学习需要 | 由专业人员确定 | 由患者自己确定 |

续表

| | 传统模式 | 授权模式 |
|---|---|---|
| 问题解决者和管理者 | 专业人员 | 患者 |
| 教育目标 | 行为改变,以依从性高低来判断教育的有效性 | 帮助患者做出知情选择 |
| 激发动力 | 行为改变是外部激发的 | 行为改变是内部激发的 |
| 自主权 | 患者受专业人员控制,没有自主权 | 专业人员和患者分享权力 |

2. 授权教育分 5 个步骤

(1)确定问题:对糖尿病最关心的是什么。探求患者的感受或想法。

(2)制订计划:怎样做能使患者感觉好一点。

(3)制订具体目标:在实施计划上,你第一步会做什么。

(4)随访评价:结果如何? 发生了什么。一次教育也许不能把 5 个步骤完整地解决,教育者可以停止讨论,提醒患者思考目前存在的问题,在下一次教育中再继续解决问题,需要经历 5 个步骤以致更多的过程才能建立和保持健康行为。

3. 目前开展授权教育尚需要解决的问题

(1)授权教育的应用需要与其他理论相融合,在应用上应相互借鉴,相互融合,不同的理论和技术应该个体化应用。

(2)需要继续重视行为和心理干预,设立目标和评价效果,在重视授权教育前提下,促进心理健康和行为改变。

(3)需要更关注持续的支持。

在 2008 年版的美国糖尿病自我管理教育国家标准中明确指出,为了保持有效的自我管理行为改变,需要向患者提供更多的支持和随访,糖尿病自我管理教育(DSME)应向糖尿病自我管理支持(DSMS)发展。

(二)阶段性改变模式/跨理论模式

跨理论模式认为,人的行为改变不是一次性的事件,而是渐进、连续的过程。

(1)该教育模式由 5 个不同阶段构成

①无意图期(我没有想过改变)。

②意图期(我正打算改变,但依然不确定)。

③准备期(我正准备进行改变)。

④行动期(我正在改变)。

⑤维持期(我已经改变了一些时候了)。

(2)区分患者所处的不同行为改变阶段,给予不同阶段所需要的个体化介入方法

①无意图期:增强患者糖尿病意识,帮助树立信心。

②意图期:引导患者向健康行为发展。

③准备期:使患者注意力集中一点,设定目标、制订计划。

④行动期:制订强化管理方案。

⑤维持期:着重于定期再评估,调整或尝试新的行为改变。

(3)影响行为改变的因素

①健康信仰:指个人确信的有关健康的概念,往往受文化背景的影响,这些概念有可能是正确的,也有可能是错误的。

②自我效能:指患者对自我管理能力的信心。

③自我管理的意愿:指愿意自我管理。

④应对技巧:指出现某些特殊情况采取恰当措施的技能。

⑤此外,情绪状态、健康状况、社会支持、认知的成熟度、治疗的复杂程度、医疗服务等均可影响行为改变。

(4)跨理论模式的局限与不足

①患者所处的行为改变阶段方面没有一个明确的划分标准,在概念上存在含糊不清的地方。

②行为改变的有效性取决于在正确的时间或阶段做正确的事情或方法。

③只能从某一角度来阐明行为改变的规律,不可能解决行为干预的所有问题。

④施行比较费时、费力。

⑤对教育者知识水平要求高。

(三)健康信念模式

该理论模式认为,一个人能否实施某种特殊的健康行为取决个体感觉到健康威胁的程度,以及对于某种健康行为是否将会有效地减轻这种威胁的感知程度。主要目的是帮助患者建立健康行为改变的信心,能够迅速提高患者的学习能力和自我管理能力。

(1)健康信念模式包含三个阶段

①行为认知阶段:让患者认识到糖尿病的威胁,意识到问题的严重性。

②行为矫正阶段:对患者进行详细的教育,针对不良行为进行矫正。

③评估效果阶段:评估健康教育成效,判断是否需要重新修正方案。

(2)局限和不足

①无法全面综合的考察影响糖尿病患者行为改变的因素。

②患者如果对教育内容不能很好的理解消化,这时信心就会大大降低。

③患者对治疗方案或疾病严重性不能理解时,会出现行为向不良方向发展,甚至可能出现放弃治疗的想法和行为。

(四)基于问题的教育模式

PBL 教育模式是以学生为中心,以问题为引导,指导学生自主学习,强调以患者主动学习为主。该模式将患者投入到问题中,设计真实性任务,通过激发患者内心的求知欲,了解隐含在问题背后的知识,掌握解决问题的能力。

1. PBL 教育模式特点

(1)PBL 教学的关键环节是与理论知识紧密结合,必须抓住患者的共性问题,对患者有吸引力。

(2)案例的设计时应结合 PBL 教学的特点,以系统的糖尿病知识为主线。

(3)对于 PBL 的效果评价,目前暂通过患者在糖尿病认知、自我管理、行为改变三方面来评价,衡量标准的具体量化,还需要进一步研究来确定。

2. PBL 教育模式局限与不足

(1)PBL 教学方式要求患者有良好的自学能力和综合实力,知识文化水平不高,自主学习性差的患者不能很好的适应这种先进的教学。

(2)合格的 PBL 教育者少。

(五)同伴教育模式

同伴教育是健康教育的一种重要模式，指具有相同年龄、性别、生活环境和经历、文化和社会地位或由于某些原因使其具有共同语言的人在一起分享信息、观念或行为技能的教育形式，是一种同伴互助式健康教育模式。

1. 同伴教育的特点

(1)能提供符合某一人群文化特征的信息。

(2)能使同伴间更容易沟通，交流更为自然。

(3)具有花费少，效果好的优点，而且形式多样。

(4)施教者角色与传统教育方法大不相同，教员与患者一起讨论问题，并引导进行总结，所有成员之间关系是平等的。

2. 同伴教育的局限与注意事项

(1)医护人员应保持与同伴组长及组员的联系，防止出现错误信息的交流。

(2)教育者应注意自身角色转换。

## 三、健康教育工具

(一)糖尿病看图对话

糖尿病看图对话8 工具是探索和落实新型互动式的 DE 课程，以患者为中心的医疗模式，强调患者参与治疗，让患者处于独立地位并决定自己的需要，从而拥有更好的行为改变。该工具由国际糖尿病联盟(IDF)与健康互动公司策划，并于 2009 年 4 月在全国启用推广。

工具包括“与糖尿病同行”、“什么是糖尿病”、“和胰岛素同在”、“健康饮食和运动”四幅主题图画，2012 年又推出“家有 1 型糖尿病”，“糖尿病慢性并发症及相关风险因子”，“糖尿病足部护理”三幅主题图画。通过直观图画、语言提示及问题卡片为媒介，由辅导员(教育者)引导参与者进行交互式讨论。讨论时参与者均围绕辅导员就坐，主题图画正对参与者摆放，由辅导员介绍此次讨论内容、目的、形式及图画工具，并让参与者自己观察主题图画，从而发现自己感兴趣的话题，再由辅导员引导展开讨论。过程中辅导员主要负责提问、引导、总结。不少研究证实看图对话教育形式和内容、效果，认为此教育工具可以让患者更加积极主动地参与教学活动，有利于患者自我行为的改变，应积极开展和稳步推进。但经过培训的辅导员数量不足，是迫切需要解决的问题，提高辅导员教学技巧是开展糖尿病看图对话教育项目的有效保障。

(二)胰岛素使用访谈工具

“胰岛素使用访谈工具”是新型教育工具包。该工具包邀请中华医学会糖尿病学分会糖尿病教育与管理学组进行学术审核，以对话框架模式来协助医护人员与患者进行有效沟通，旨在真正了解患者对胰岛素使用的心结所在，澄清患者对胰岛素的错误观念，为患者定制个体化胰岛素治疗教育指导处方，具有针对性强和个体化特点的新型教育工具。访谈工具符合授权式教育流程，成为 DE 新型工具。胰岛素使用访谈工具由四部分组成：“我对胰岛素的看法”、“专业访谈参考手册”、“画说胰岛素”、“我的胰岛素治疗”。第一部分“我对胰岛素的看法”是 1 份由患者填写的自评量表，分为主表、副表两个部分。用来了解每例患者对胰岛素使用的担心和认知方面存在的障碍，主表根据 DAWN 量表(DAWN)翻译修改而成，副表根据中国 2 型糖尿病患者自我管理现状及影响因素调查报告制作，量表包括胰岛素的好处及认知、生活管理、态度、注射相关问题，不良反应和花费等几个方面的使用障碍，共 27 个条目。本量表采用 Likert5 级评分，非常不同意＝1 分、不同意＝2 分、中立＝3 分、同意＝4 分、非常同意＝5 分，评分越高，表示患者对胰岛素使用的担心和认知方面存在的障碍越小。第二部分的"专业访谈参考手册"中包括讨论要点、问题与解答两部分，是针对"我对胰岛素的看法"不同方面的使用障碍编写的讲解资料、讨论要点，护士运用沟通技巧对患者进行提问，进一步探寻使用胰岛素治疗障碍背后的原因。第三部分"画说胰岛素"是以图、表、文的形式诠释糖尿病知识的护患互动讨论工具。第四部分"我的胰岛素治疗"是健康教育后结合患者诊疗用药方案制订的个体化胰岛素治疗教育处方，供患者出院后使用。

## 四、健康教育的形式

### (一)健康教育形式

DE 的形式包括：个体教育、小组教育和大课堂教育。

1. 个体教育

是指教育者与患者进行一对一的沟通和指导，适合一些需要重复练习的技巧学习。例如：自我注射胰岛素、血糖自我检测。另外能根据个别患者的需要，特别设计教育内容，以确保教育效果。此外，容易建立患者与医护之间良好的信赖关系。但这种教育方法耗费时间较多，每次教育的时间需要 30 分钟左右，每天能教育的患者人数较少。同时，由于护理人员数量有限，使得这种形式的教育还不能在医院广泛开展。

2. 小组教育

是指教育者针对多个患者的共同问题同时与他们沟通并给予指导，每次教育时间 1 小时左右，患者人数在 10～15 人。此方法同一时间内可以教育多个患者，教育成本低、节省时间。在病友的支持下，一些患者已建立的健康生活习惯，其他患者也较容易接受及跟从。有研究表明：如果采用系统的教育课程，小组教育可以达到和个体教育同样的豚。但这种方法也有其局限性：小组成员背景参差不齐，个别患者的特殊要求难以满足；另外，不良的生活习惯或对糖尿病的错误认识也较容易相互影响。

3. 大课堂教育

是指以课堂授课的形式由医护人员为患者讲解糖尿病相关知识，每次课时 1.5 小时左右，患者人数在 50～200 人不等。这种教育方法主要是针对那些对糖尿病缺乏认识的患者以及糖尿病高危人群，属于知识普及性质的教育，目的是使糖尿病患者和高危人群在对糖尿病防治的观念和理念上提高认识。

### (二)开展教育过程中的注意事项

无论采取何种教育形式，均应注意以下两点：

1. 了解成年糖尿病患者学习的特点

(1)自我导向：在全身心地投入学习之前，已经体会了参加学习的重要性。

(2)问题驱动：并非主动驱动，学习目的在于获得解决问题的知识与技能，并非要完成有关糖尿病知识的强化训练。

(3)经验：当自身的经历被用于健康教育过程时，能够更好地学习。

(4)分享：在学习过程中倾向于主动参与而不是被动接受。

2. 实施 DE 时牢记三个“M”。内容丰富、便于记忆、鼓动性强。

## 五、患者健康教育档案的建立和管理

健康教育文档对于今后护理专业化的学科发展、护理科研、糖尿病患者管理完善和提高均有着极其重要的意义。包括健康教育档案的建立、健康教育档案的管理。

### (一)健康教育档案的建立

1. 初诊的糖尿病患者。医师对糖尿病分型和治疗方案确定后，专科护士应配合收集以下材料和信息。

(1)糖尿病相关病史、伴随疾病生活方式和并发症的评估：可自行设计记录表，内容可包括：病史(糖尿病的发病情况、饮食习惯、每天体力活动与运动、相关病史和家族史)、降糖药物的使用情况、血糖监测情况、接受 DE 情况、糖尿病并发症的情况(大血管病变、微血管病变、糖尿病危险因素、并发症危险因素)、治疗不良反应的发生情况、实验室监测(空腹及三餐后血糖、HbA1c、血浆胆固醇、TG、血肌酐、尿微量清蛋白)以及体格检查(体质指数、眼睛、神经系统、心血管系统、足、口腔、皮肤、注射部位)等。

(2)患者糖尿病知识和自我管理技巧的评估和记录：包括什么是糖尿病，它的危害性；适应新情况的基本能力；饮食控制、运动和戒烟的基本知识；胰岛素的注射方法等。

2. 糖尿病被诊断至少一个月以后的患者。医师对糖尿病治疗方案进行反馈和调整，专科护士应配合收集以下材料和信息。

(1)对糖尿病患者的并发症的继续评估和长期患糖尿病者糖尿病并发症的常规评估，包括每次随诊或复诊的时间、血糖控制的评价、检查治疗计划、患者对治疗的依从性，并制订复诊的项目和时间(如至少半年一次血脂或尿微量清蛋白的检查，一年一次下肢血管彩超检查等)。

(2)根据并发症的情况对血糖控制方案进行调整，并对并发症进行治疗和相关教育指导。

(3)评估和记录在此阶段患者应掌握的糖尿病知识和管理技能，包括对糖尿病更深入和全面的了解、制订糖尿病控制目标、个体化的饮食运动方案、自我监测血糖并能解释监测结果、根据血糖结果调整饮食运动和胰岛素的用量、口服药物和胰岛素的知识、足部皮肤的护理等。

### (二)健康教育档案的管理

健康教育档案的管理即糖尿病管理内容完成情况的检查和重点的确定。糖尿病患者评估记录包括：对每位患者糖尿病管理的效果和执行情况应建立书面记录或数据库，定期对糖尿病管理内容的完成情况进行检查；对不足之处重点加强 DE 记录，记录每次对患者进行教育和指导的情况，以便全面掌握每位糖尿病患者接受教育的总体情况等。目前，我国 DE 效果评估系统尚未完善，糖尿病课程评估也受到影响，同时也对档案的建立和管成了一定的难度，相信通过广大学者的努力，DE 将会更加规范化、系统化、全程化、科学化。

(李雪华)

## 第六节　糖尿病患者的心理护理

心理因素指影响人类健康和疾病过程的认知、情绪、人格特征、价值观念以及行为方式等，在人类健康和疾病的相互转化过程中具有重要作用。糖尿病患者的心理问题在临床护理工作中日益受到关注和重视。由于糖尿病治疗的长期性、生活方式的改变、患者社会角色的转换、家庭经济负担的加重以及疾病本身的内分泌因素，使糖尿病患者容易产生各种心理问题。随着医学的发展，糖尿病患者的生命延长了，但是社会文明飞速进步，患者对生活质量的要求日益提高，护士必须掌握一定的心理治疗技巧来为患者提供高质量的护理。

### 一、影响糖尿病患者心理问题的因素

患者对糖尿病的态度和患者的感情态度，患者对糖尿病的理解和认识、掌握糖尿病知识的多少，患者的人格状态，患者与医护人员、家庭及社会的关系等均是影响糖尿病患者心理问题的因素。

(一)外因

包括各种环境因素，如治疗环境、家庭关系、社会关系、医患关系、接受糖尿病教育情况以及有无并发症发生等。

(二)内因

包括人格特性、心理因素，如抑郁症、自信、精神刺激、认知功能受限、进食障碍等。

(三)自我管理能力

包括饮食控制、运动治疗、坚持服约、胰岛素治疗、血糖监测、糖尿病足的护理、门诊复查。

(四)强化因素

包括血糖、糖化血红蛋白、尿蛋白、血压、酮体、症状、胰岛功能、并发症、治疗满意度、生活质量。

### 二、糖尿病患者常见的心理特征

(一)否定怀疑

多见于初发糖尿病患者。他们常常不承认自己患了糖尿病甚至怀疑医师诊断的正确性，尤其是在血糖得到控制，身体没有明显症状、体征的时候，就以主观感觉来否认疾病存在的事实，从而严重影响患者的遵医行为。

(二)怀疑和无助

部分患者好胜心强，得知患病后顾虑较多，多数不相信疾病的严重性，怀疑医师的诊断及检查结果的可靠性。此类患者病情容易反复，血糖不稳定，并发症多。

(三)恐惧紧张

常常表现为对治疗过分关心，甚至出现感觉过敏、精神高度紧张、失眠等。恐惧感多见于青少年儿童患者和老年人。

(四)焦虑烦躁

此情绪常见于对糖尿病缺乏了解、对自己未来没有信心的患者，当听到糖尿病发生并发

症可能会导致截肢、失明、患尿毒症时，更加重其焦虑情绪。

（五）悲观抑郁

抑郁是糖尿病较多见的心理问题，临床常常可以见到患者发生糖尿病并发症，如糖尿病肾病、尿毒症、失明或糖尿病足需截肢时，可产生该类情绪。

（六）厌世抗拒

多见于有较多并发症、血糖控制不佳的患者，此类患者易出现不配合治疗、对医护人员不信任等现象。

（七）内疚混乱

常见于中年糖尿病患者，他们将糖尿病归咎于自身，感觉自己会成为社会、家人的负担，甚至担心遗传给自己的下一代，而出现愤怒、拒绝，又不得不强迫自己接受改变，使自己陷入混乱矛盾的心理情绪。

（八）轻视麻痹

此心理常见于中年患者。患者往往正处于事业的高峰，是家庭的支柱，没有时间顾及自己的健康问题。

（九）愤怒拒绝

部分患者感到被剥夺了生活的权利与自由，对生活失去信心，情绪低落，对治疗采取消极态度，此行为可使患者进入一个恶性循环的状态。

## 三、糖尿病患者的心理护理

心理治疗也是糖尿病治疗中重要的一环。糖尿病患者情绪表现各异，不同年龄、生活经济背景、文化程度都会直接影响到患者的心理情绪变化。高质量的护理不仅仅是身体的，还包括心理的照顾。常见心理护理技巧有以下几项：

（一）认知疗法及健康教育

疾病健康教育的原理与作用相当于认知疗法，这一治疗技术最初是由美国学者 Beck 提出，是通过认知和行为技术来改变患者不良认知的一类心理治疗方法的总称。个体对事物的看法、观念会直接或间接地影响其行为，所以侧重处理其认知层次，经由认知上的纠正和更改，便可继发地改善其情绪及行为。糖尿病健康教育通过传导糖尿病相关知识，如加强药物、饮食、运动指导，监测血糖等，使患者及亲属正确认识糖尿病的特点，建立与糖尿病相关的合理的信念及态度、行为方式，配合医务人员控制好患者的糖尿病，防止糖尿病并发症的发生和发展。

（二）支持性治疗

支持技术包括解释、鼓励、保证、指导、促进环境的改善。例如，鼓励家属与患者一起参与糖尿病的健康教育，协助患者学习对疾病的管理；纠正患者对此病的错误认识，讲清楚糖尿病并非不治之症，以解除其精神压力，克服心理失衡状态，树立起战胜疾病的信心，积极配合治疗和护理，达到最佳效果；鼓励患者多与病友交谈，交流在运动及饮食上控制血糖的心得；加强糖尿病的健康宣传，让社会群众正确认识糖尿病，不歧视糖尿病患者等。

支持性心理治疗包括同情体贴、鼓励安慰、提供处理方法与原则等以协助患者度过困境，提供患者所需要的心理上的支持，应对心理上的挫折，还包括鼓励患者采取较为成熟的适应方式，提高糖尿病患者的应对能力，帮助患者学会善用各种社会支持系统资源。支持性心理治疗一般作为针对糖尿病等慢性疾病的其他心理治疗技术的基础治疗或辅助治疗。

（三）松弛疗法

松弛疗法又称放松训练，它是按一定的练习程序，学习有意识地控制或调节自身的心理生理活动，以达到降低机体唤醒水平，调整那些因紧张刺激而紊乱了的功能，具有良好的抗应激效果。近年来放松训练发展到五大类型：一类是渐进性肌肉放松；二类是自然训练；三类是自我催眠；四类是静默或冥想；五类是生物反馈辅助下的放松。可采用的松弛疗法有泡澡、深呼吸法、渐进性肌肉放松等。糖尿病患者进行泡澡时，应注意不宜空腹与饱食后泡澡，泡澡水温适宜，泡澡后避免受凉。渐进性肌肉放松，方法如下：在安静的环境中指导患者闭目想象身处于舒适和放松的环境里，由外界指导语引导其从上到下依次开始放松身体，并配合腹式呼吸和深呼吸。渐进性的放松训练是对抗焦虑的一种常用方法，和系统脱敏疗法相结合，可治疗各种焦虑性神经症、恐怖症，且对糖尿病患者的心理护理有较好的疗效。

（四）音乐疗法

音乐疗法是通过生理和心理两个方面的途径来治疗疾病的一种方法。因为音乐的频率、节奏和有规律的声波振动，是一种物理能量，而适度的物理能量会引起人体组织细胞发生和谐共振现象，能使颅腔、胸腔或某一个组织产生共振，这种声波引起的共振现象，会直接影响人的脑电波、心率、呼吸节奏等。优美悦耳的音乐环境，可以改善人的神经系统、心血管系统、内分泌系统和消化系统的功能，促使人体分泌一种有利于身体健康的活性物质，运用音乐的非语言审美体验和演奏音乐的活动来达到心理调节的治疗技术，其治疗作用在国内外被越来越多的人所认识，如中国古典音乐《春江花月夜》《病中吟》，西方古典音乐《蓝色的多瑙河》《卡门》组曲等音乐。护士应根据患者不同的年龄、病情、爱好、心情等有选择性地准备音乐。不同的音乐疗法适用的时间不同，一般来说，兴奋性的音乐在上午听，使人精力充沛，意气风发；具有镇静性的音乐应在晚上睡前听，有助于睡眠和休息；另外也可以采取主动式音乐疗法，如参加卡拉 OK、演唱会等形式的活动，自娱自乐，效果也很好。通过主动性的文娱活动，也可以帮助患者消除孤独感，使之能更好地融入社会。

总之，心理护理，就是从整体观念出发，观察病情，进行身心护理，是以组织患者情绪生活为主要内容的一种护理方法。但糖尿病患者心理护理也应因人而异，要加强针对性。护士与患者交流时要有端庄的仪表、专业的护理知识和技术水平，语言科学、举例恰当、和蔼可亲，给患者信任感，医护人员及患者家属要关心、爱护患者，使其正确认识和处理这些问题，积极排除干扰，安心配合医师治疗。应做到“4 个用心”，即用真诚的爱心、耐心、细心、责任心进行心理疏导，以利于身心健康，还能纠正错误认知及不良行为，增强患者战胜疾病的信心，消除疑虑和担忧，缓解和改善抑郁、焦虑等负性情感，从而提高患者的生活质量。可以促进患者早日康复，充分体现心理护理的重要性。

（李雪华）

# 第三十五章　糖尿病慢性并发症的护理

糖尿病慢性并发症包括大血管病变、微血管病变及骨关节病等其他病变。糖尿病患者由于长期的高血糖、高血压以及脂类代谢紊乱等，全身许多重要器官都受到了不同程度的损害，随着病程的延长，这些损害缓慢发展，逐渐加重。糖尿病慢性并发症是糖尿病患者致死、致残的主要原因。

## 第一节　心血管疾病

### 一、冠心病

糖尿病合并心脏冠状动脉粥样硬化，即糖尿病冠心病。糖尿病患者心血管系统的发病率明显高于非糖尿病患者。而糖尿病冠心病是糖尿病致死的最主要原因，约占 80%。其中男性糖尿病者患糖尿病冠心病的概率是正常人的 2 倍，而女性患者是正常人的 5 倍。

(一)发病机制

高血糖损伤血管内膜，内皮细胞损伤以后，血液当中的血脂等沉积在血管内壁上，导致管腔狭窄、动脉硬化。另外，糖尿病患者血小板凝血功能增强，凝血因子增多，血液黏稠，容易导致血栓，堵塞血管。这几种因素综合起来导致心肌缺血、缺氧，甚至坏死而引起心脏病。

(二)诊断要点

(1)确诊糖尿病。

(2)临床表现

①慢性稳定型心绞痛。

②无痛性心绞痛。

③急性冠状动脉综合征。

(3)辅助检查

①筛查心电图：糖尿病冠心病休息时心电图显示心肌缺血，ST 段可呈水型或下斜型降低．且≥0.05mV，T 波低平，双相或倒置，可出现严重心律失常。

②心率：休息时心率＞90 次/分，可疑为本病，若心率＞130 次/分，基本可确诊。

(三)治疗要点

1. 降脂治疗。

2. 降压治疗。

3. 控制血糖。

4. 降低血流黏滞度，改善微循环。常用药物有阿司匹林、低分子肝素等。

5. 伴急性心肌梗死可进行溶栓治疗，在发病 6 小时内进行治疗最佳。常用药物有尿激酶。

6. 合并心力衰竭时，进行扩血管、利尿、强心等。

7. 介入治疗及外科治疗，包括经皮冠状动脉腔内成形术、冠状动脉斑块旋切术、经皮冠状动脉腔内斑块旋磨术、经皮冠状动脉激光成形术、冠状动脉内支架及激光心肌血运重建术等。外科治疗包括冠脉搭桥术。

(四)主要护理问题

1. 舒适的改变。疼痛,与心肌缺血有关。

2. 活动无耐力。与心绞痛导致患者活动减弱有关。

(五)护理目标

1. 使患者的心绞痛不发作。

2. 患者心绞痛发作时能正确处理。

(六)护理措施

1. 疼痛的护理

(1)评估疼痛的部位、性质、程度、持续时间,严密观察心率、血压、心律的变化,观察患者有无面色改变、大汗、恶心、呕吐等症状。

(2)绝对卧床休息,采取舒适卧位。

(3)心理护理,安慰患者,解除其紧张不安的情绪,减少心肌耗氧量。

(4)必要时给予氧气吸入,4 8 16L3/minA。4 3 1

(5)服用硝酸甘油的护理

①给予硝酸甘油(心绞痛发作时使用)舌下含服。对于心绞痛频繁发作或含服硝酸甘油无效者,可遵医嘱静脉滴注硝酸甘油。

②监测血压、心率变化,防止低血压的发生。

③部分患者用药后可出现面部潮红、头部胀痛、头昏、心动过速、心悸等不适,应告诉患者是由于药物导致血管扩张所致,以解除其顾虑。

④第1次用药时,患者应平卧;青光眼、低血压患者禁用。

⑤患者疼痛缓解后与其讨论发作的诱因,总结预防方法。

2. 活动指导

评估患者活动受限的程度,制订活动原则,解释合理活动的意义,指导病员活动及活动中不良反应的监测。

3. 急性心肌梗死的护理

(1)绝对卧床休息,保持环境安静,限制探视,减少陪护。

(2)间断或持续吸氧。

(3)安置心电监护。

(4)镇静止痛:给予患者适当的心理安慰及解释工作,遵医嘱给予吗啡或哌替啶止痛,烦躁者可给予地西泮。

(5)溶栓的护理

①迅速建立静脉通道,遵医嘱行溶栓治疗。

②观察有无寒战、发热、过敏等不良反应,补充血容量、纠正酸中毒、控制休克。

4. 健康指导

(1)指导患者提高自我监测及自我护理的能力,定期进行心电图、血糖、血压、血脂等检查,讲解心血管并发症的基本知识及处理原则。

(2)指导患者减肥、戒烟酒、调整日常生活与工作量、规律生活,适当参加体力劳动和进行身体锻炼；不宜在过饱或饥饿时洗澡，水温不宜过冷或过热，时间不宜过长；保持平和乐观的情绪，避免焦虑、急躁等。

(3)摄入低热量、低脂、低胆固醇、低盐、高纤维素的食物，保持大便通畅，限制单糖类食物(如水果、蜂蜜)的摄入，鼓励多吃粗粮，少食多餐。

(4)坚持按医嘱服药，自我监测药物不良反应，外出时随身携带硝酸甘油应急。

(5)定期门诊随访。

## 二、高血压

高血压是导致糖尿病大血管和微血管病变的重要危险因素。高血压能使血管进一步收缩变窄，很容易发生阻塞或出血，还能使尿蛋白增多，肾脏功能恶化。它也是导致糖尿病患者心脑血管系统功能紊乱而致死的主要原因，还会加重视网膜病变。因此，糖尿病患者一旦发现有血压升高的趋势，一定要早治疗。

### (一)发病机制

糖尿病患者血糖升高，机体为了使血糖能保持正常，就代偿性地释放更多的胰岛素。胰岛素是一种促合成的激素，不仅能够促进蛋白质、脂肪等的合成，而且能够使水钠潴留和体重增加，促进或加重高血压的发生和发展。同时糖尿病产生的动脉粥样硬化也是加重高血压发生的重要因素。

### (二)诊断要点

1. 确诊糖尿病。

2. 血压

定期监测血压非常重要，当糖尿病患者被诊断为高血压或临界高血压，就应当采取相应的治疗措施。

### (三)治疗要点

1. 非药物干预

当血压处于(130～139)/(80～89)mmHg(1mmHg＝133.33Pa)时，主张非药物干预。

(1)行为治疗

①量化饮食治疗，限制钠盐，6g/d。

②量化运动治疗：每天快走45分钟，每周坚持5天。合理饮食和运动。

(2)控制体重。

2. 药物治疗

在患者的血压≥140/90mmHg时，直接进行药物治疗，对于已经出现微量清蛋白尿的患者，也应该用药物治疗。遵医嘱合理用药，尽早用药，定期监测病情，尽快控制病情。

(1)首先考虑使用血管紧张素转换酶抑制剂(ACEI)或血管紧张素Ⅱ(ARBS)。

(2)利尿剂、β受体阻滞剂、钙拮抗剂(GCB)作为二级药物，也可联合用药。

(3)辅助药物：阿司匹林或其他抗血小板药物可减少因脑卒中和心血管病死亡的危险。

### (四)主要护理问题

### (一)舒适的改变

头晕，与血压高导致脑部灌注改变有关。

(二)有跌伤的危险

与疾病有关。

(五)护理目标

1. 使患者的血压控制在既定目标范围内。

2. 使患者不发生因高血压导致的意外。

(六)护理措施

1. 重建良好的生活方式

(1)3个月合理的行为治疗可以使收缩压下降 10 81 15 9 mmHg,3要纠正患者不良生活方式、戒烟、戒酒、加强锻炼、规律生活。

(2)控制体重:体重每减轻1kg,可使平均动脉压降低1mmHg,适用于轻、中度高血压患者。

(3)量化饮食:每日摄入钠盐不应超过6g,多进食低脂、少盐、高纤维食物。

(4)量化运动:每天快走45分钟,每周坚持5天,运动后注意盐和水的补充。

(5)保证充足睡眠。

2. 用药的护理

(1)遵医嘱正确用药。

(2)观察用药后的反应

①监测血压。

②观察药物的不良反应。

(3)预防发生直立性低血压,预防跌伤等意外。具体如下:

①服药后注意体位的变化,动作要轻缓。

②穿弹力袜,促进下肢血液循环。

③洗澡水温度不能太高,时间不能超过15分钟,禁止洗桑拿。

④运动时禁止突然转身、下蹲、起立、弯腰等。

3. 健康教育

(1)高血压的危害。

(2)降压药知识宣教

①血管紧张素转化酶抑制剂(ACEI)和血管紧张素受体阻滞剂(ARBS)为治疗糖尿病高血压的一线药物。前者抑制血管紧张素的产生,降低肾小球内压,阻止肾小球肥大,减少尿蛋白,减慢肾小球滤过率,对糖、脂肪及其他代谢方面没有不良作用。主要不良反应是咳嗽,血肌酐、血钾升高,过敏,皮疹,白细胞计数降低等。对前者咳嗽不耐受的患者可以选择后者,但血肌酐>265.2μmol/L(3mg/dl)者慎用。ARBS的主要不良反应是高钾血症、肾功能恶化等。当需要联合用药时,也应当以其中一种为基础。

②利尿剂、β受体阻滞剂、钙拮抗剂(CCB)为糖尿病高血压二级药物,或者联合用药。血压达标通常需要2个或2个以上的药物联合治疗。但利尿药氢氯噻嗪可以升高血糖,β受体阻滞剂会掩盖低血糖早期症状,故使用过程中需注意。阿司匹林或其他抗血小板药物可减少脑卒中和心血管病死亡的危险。③坚持长期用药,不随便停药。

(3)监测血压的方法和注意事项。

(4)定期监测血压,定期随访。

(李雪华)

## 第二节 脑血管疾病

糖尿病患者患脑血管病的概率高于非糖尿病患者，其中脑梗死的患病率为非糖尿病患者的4倍。糖尿病患者脑卒中的病死率、病残率、复发率较非糖尿病患者高，病情恢复慢。严重损害患者生活质量，显著增加医疗经费的支出，对个人、家庭、社会都是很大的负担。

### 一、出血性脑血管病

多发生在剧烈运动、酗酒、情绪激动后，发病突然、急剧，经常有头痛、中枢和周围神经损伤症状，意识障碍的发生率较高。发病后 2 8 13 天内可能逐渐稳定，如进行性加重，则预后较差。

### 二、缺血性脑血管病

由于清晨血糖高，血液浓缩，血压偏高，所以多发生在上午 4 8 19 时9 初发病灶多较局限，所以症状较轻。首发症状多为某一肢体乏力，自主活动受限，肌力下降，由于颅内压多有明显升高，故头痛一般不严重或不明显。

### 三、预防措施

1. 监测血糖，保持血压、血脂、血液流变学等指标在正常范围。

2. 科学用药、积极抗血小板治疗(阿司匹林)。

3. 合理饮食、良好的运动习惯、保持理想体重、戒烟、限酒。

4. 发病后的积极治疗及护理：

(1)注意监测生命体征，保持呼吸道通畅，积极治疗病因。

(2)及早进行溶栓治疗。

(3)控制血压，但是要避免血压迅速下降。

(4)调节血钠，使血钠保持在正常范围的低限，以防止颅内压升高和血容量增加而诱发血压升高和心力衰竭。

(5)加强血糖监测，及时调整胰岛素用量，避免血糖波动过大，防止低血糖发生。

(李雪华)

## 第三节 微血管病变

### 一、糖尿病眼病的护理

糖尿病可影响眼的每一部分，如虹膜、角膜、结膜、晶状体、视网膜、视神经及眼外肌等，导致各种并发症的发生，视力减退，甚至失明，糖尿病患者的失明率是正常人的25倍，其中最常见的是糖尿病性视网膜病变，它是糖尿病致盲的重要原因，对糖尿病患者危害最大；其次是糖尿病性白内障，是糖尿病破坏视力最常见的并发症。

#### (一)糖尿病性视网膜病变

糖尿病性视网膜病变能导致双眼不可逆性失明。一般来说，糖尿病性视网膜病变发生较早，也较常见。早期病变较轻，表现为微血管瘤，视网膜出血斑，软性或硬性视网膜渗出，视网膜动、静脉病变及视力不同程度的下降。随着病情的进一步发展，出现增生性病变，如新生血管、纤维性增生、视网膜脱落，可使视力完全丧失。

1. 发病机制

糖尿病引起视网膜血循环紊乱失调，血管硬化痉挛，形成微血管瘤和小点状或小片状出血，视网膜静脉充盈扩张、轻度迂曲。随着病情的发展，除了微血管瘤和点、片状出血外，同时出现白色或黄白色渗出，病变往往波及黄斑区影响视力。进一步发展，视网膜和视盘上出现广泛的新生血管，并有结缔组织增生，视网膜反复出血，棉絮状渗出增多，严重损害视力。晚期或严重病例，可反复发生大量的玻璃体出血，出血如不能完全吸收，可产生机化条索，与视网膜粘连，引起增生性玻璃体视网膜病变，增生条索牵拉视网膜引起视网膜脱离，最后导致失明。

2. 诊断要点

(1)确诊糖尿病。

(2)眼部临床表现：我国眼底病学组于]985 年参考国外分期标准制订了我国的《糖尿病视网膜病变分期标准》，将糖尿病视网膜病变分为单纯型和增生型 2 种，共 6 期。

①单纯型视网膜病变：Ⅰ期有微动脉瘤或合并有小出血点；Ⅱ期有黄白色“硬性渗出”或并有出血斑；Ⅲ期有白色“软性渗出”或并有出血斑。

②增生型视网膜病变：Ⅳ期眼底有新生血管或并有玻璃体出血；Ⅴ期眼底有新生血管和纤维增生；Ⅵ期眼底有新生血管和纤维增生，并发视网膜脱离。

3. 治疗要点

(1)药物治疗：用于早期单纯性视网膜病变。主要采用抗透明质酸酶或普罗碘铵等治疗。药物治疗也可作为眼底激光和手术治疗前后的辅助治疗。

(2)激光治疗：用于增生型视网膜病变。适时采用激光治疗，可以保护患者视力，是目前世界医学界公认的控制糖尿病视网膜病变发展的最好治疗方法。它利用激光凝固出血点，阻止视网膜出血，封闭新生血管，保存现在视力，并防止视网膜病变进一步发展致眼球内部大出血。

(3)玻璃体切割术：用于严重的晚期糖尿病视网膜病变。如玻璃体出血、机化，牵拉性视网膜脱离，可采取玻璃体切割术，以适当提高视力。

4. 主要护理问题

(1)有受伤的危险：与患者视力下降有关。

(2)焦虑：与患者担心疾病预后有关。

5. 护理目标

(1)使患者不发生跌伤等意外。

(2)使患者不发生与护理有关的病情加重。

6. 护理措施

(1)定期随访检查：确诊糖尿病后，患者要进行眼科检查，并进行定期随访。检查内容包括视力、瞳孔对光反射、眼底检查、眼压等。

①1 型糖尿病发病 5 年后每年检查 1 次。

②2 型糖尿病发现糖尿病后就要每年检查 1 次。

③有眼睛异常表现者，随时进行眼科检查。

④患有糖尿病的妇女，应在计划怀孕前 12 个月内到医院检查眼底，怀孕后应于第一孕期内再进行眼底检查，以后定期复查。

⑤有视网膜病变者，应每年复查数次。

(2)早期诊断和及时治疗糖尿病。

(3)控制血压、血脂：高血压可加重眼底血管病变，增加眼底出血的可能性；高血脂可改变全身血液流变，故将血压、血脂控制在正常范围内对早期病变有一定好处。

(4)养成良好的生活方式：戒烟、限酒、适当运动(避免剧烈活动及潜水等运动)、减肥、减少压力、保持心情愉快。

(5)发生以下情况需尽快就医：

①视物模糊、视力减退、夜间视力差。

②眼前有阴影漂浮(飞蚊症)。

③视野缩小。

④不能解释的眼部症状。

⑤戴眼镜后视力下降。

⑥眼压增高等。

(6)手术后的护理：

①保护眼睛，节约用眼。

②遵医嘱局部使用眼液。

③保持正确的体位。

④避免做增加眼压的动作。

(7)安全护理：对于视力影响较为严重的患者，加强生活护理，室外活动或外出就诊时应有家属陪伴。

(二)糖尿病性白内障

糖尿病是导致白内障的危险因素之一。无论是 1 型糖尿病还是 2 型糖尿病，发生白内障的危险性均明显增加，其发病率仅次于视网膜病变。

1. 发病机制

目前认为糖尿病性白内障是由于醛糖还原酶活性增强，葡萄糖转化为山梨醇，导致晶状体代谢紊乱，使晶状体蛋白发生变性，形成浑浊，影响了物体在视网膜上的成像，使患者视物不清。

2. 诊断要点

(1)确诊糖尿病。

(2)眼部表现

①症状：一般表现为视物模糊、眼胀、怕光、看物体颜色较暗或呈黄色，甚至出现复视(双影)及看物体变形等症状，可分为以下两类：A. 真性(早期)糖尿病性白内障，以年轻患者为多，一般 5 8 1253岁，双眼发病，发展迅速，可在数日，甚至 2 天内成熟，可通过裂隙灯显微镜检查发现；B. 糖尿病性老年内内障：同非糖尿病老年性白内障相比，临床表现类似，但发病年龄稍早，成熟较快，发生率较高。

②眼科检查：眼部检查应包括视功能(光觉、光定位、色觉)、眼的常规裂隙灯检查及眼压测定。对可疑有眼底病变者，可做视电生理检查、眼的 B 超检查、黄斑功能检查等。对于曾

做过眼手术者，根据需要可做角膜内皮细胞计数测定。

3. 治疗要点

用药物不可能治愈白内障，只有手术更换晶状体。

4. 护理

同糖尿病视网膜病变。

### (三)糖尿病性青光眼

糖尿病性青光眼是眼部并发症中一种发病迅速、危害性大、随时导致失明的常见疑难眼病，预后较差。

1. 发病机制

糖尿病可引起虹膜角膜角小梁网硬化、房水外流不畅、眼压升高而发生原发性青光眼。而糖尿病血液循环障碍可导致眼部血流灌注减少，引起青光眼性视神经损伤，发生正常眼压性青光眼。在高血糖状态下晶状体发生肿胀，导致虹膜角膜角关闭，眼压升高，引起继发性青光眼。最重要的是糖尿病视网膜病变引起视网膜组织缺氧，产生具有活性的血管形成因子，向眼前部扩张，刺激虹膜形成纤维血管膜，跨越虹膜角膜角，影响房水排出，致眼压升高，最终引起开角型青光眼。当纤维血管膜收缩，虹膜角膜角粘连，则变成继发性闭角型青光眼。

2. 诊断要点

(1)确诊糖尿病。

(2)眼部症状：青光眼的病因、病机非常复杂，因此它的临床表现也是多种多样。如原发性开角性青光眼早期一般无任何症状，当病变发展到一定程度时，可出现轻度眼胀、视力疲劳和头痛，视力一般不受影响，而视野逐渐缩小，患者视野缩小呈管状时，出现行动不便，有些晚期病例可有视物模糊和虹视现象。而急性闭角型青光眼，发病急骤，表现为患眼侧头部剧痛、眼球充血、视力骤降的典型症状，疼痛沿三叉神经分布区域的眼眶周围、耳根、牙齿等处放射，眼压迅速升高，眼球坚硬，常引起恶心、呕吐、出汗等现象，患者看到白炽灯周围出现彩色晕轮或像雨后彩虹即虹视现象。

(3)眼科检查：青光眼的基本检查项目包括：眼压检查、视神经检查、虹膜角膜角检查、视野检查等。眼压是最基本的检查项目，虹膜角膜角检查主要用来区分闭角型青光眼和开角型青光眼，立体眼底照相和视野检查在青光眼诊断中具有重要作用，是诊断青光眼的金标准。

3. 治疗要点

(1)激光治疗：用于增生型视网膜病变。激光治疗是利用激光凝固出血点来阻止视网膜出血，防止视网膜病变发展而导致眼球内部大血，保存患者现有的视力。

(2)药物治疗：首选甘露醇静脉滴注，必要时可用1%硝酸毛果芸香碱和马来酸噻吗洛尔滴眼，或加用醋氮酰胺口服。

4. 护理措施

(1)保持愉快的心情：生气和着急以及精神受刺激，很容易使眼压升高，引起青光眼，所以平时要保持愉快的心情，不要生气和着急，更不要为家务琐事焦虑不安。

(2)保持良好的睡眠：睡眠不安和失眠，容易引起眼压升高，诱发青光眼，必要时服药，尤其是眼压较高的人，更要睡好觉。

(3)少在光线暗的环境中工作或娱乐：在暗室工作的人，每1～2小时要走出暗室或适当开灯照明。情绪易激动的人，要少看电影，看电视时也要在电视机旁开小灯照明。

(4)避免过度劳累：不管是体力劳动还是脑力劳动，身体过度劳累后都易使眼压波动，所以要注意生活规律，劳逸结合，避免过劳。

(5)饮食护理：暴饮暴食、大吃大喝，都会使眼压升高，诱发青光眼。老年人要饭吃八分饱，不吸烟，不喝酒，不喝咖啡，不喝浓茶，不吃辛辣及有刺激性的食物；不可在短时间内饮大量水分；多吃西瓜、冬瓜、红小豆等利水的食物，因血液中的渗透压升高，眼内多余的水分可吸收到血液中来，从而降低眼压。

(6)自我监测：常摸自己的眼球、看灯光，青光眼的特点是眼球发硬，看灯光有虹圈，发现后及早治疗。老年人每年要量一次眼压，尤其是高血压患者。发现白内障、虹膜炎也要及早治疗，以免引起继发性青光眼。

(7)防止便秘：便秘者排便时，常有眼压增高的现象，要养成定时排便的习惯，并多吃蔬菜、水果。

(8)坚持体育锻炼：体育锻炼能使血流加快，眼底淤血减少，房水循环畅通，眼压降低。但不宜做倒立，以免使眼压升高。

## 二、糖尿病肾病的护理

糖尿病肾病是糖尿病重要的微血管病变之一，是常见的糖尿病并发症之一，也是糖尿病患者主要的致死原因之一。广义上讲，与糖尿病有关的肾脏疾病都称为糖尿病肾病。狭义的糖尿病肾病是特指糖尿病性肾小球硬化症，是一种以血管损害为主的肾小球病变。

1型或2型糖尿病患者中20％～30％的患者会发生肾病，终末期糖尿病肾病已占肾透析治疗患者的50％以上。1型糖尿病从发病至出现典型临床糖尿病肾病一般历时年，再经历10年左右进入肾衰竭。2型糖尿病患者发生糖尿病肾病的概率比1型糖尿病患者的低。

糖尿病肾病早期，肾小球并无实质性损伤，经严格控制血糖，能改善肾小球基膜的滤过环境，从而使微量蛋白尿排出减少，甚至可以使病情恢复正常。但若进入晚期，则为不可逆病变，治疗只能延缓病情发展。

### (一)发病机制

糖尿病肾病的基本病理特征为肾小球基膜均匀肥厚伴有肾小球系膜细胞基质增加、肾小球囊和肾小球系膜细胞呈结节性肥厚及渗透性增加。其发病机制包括：

#### 1. 高蛋白饮食加剧糖尿病肾病的恶化

糖尿病患者由于严格限制糖类的摄入，而以高蛋白纤维食物供给为主，致使蛋白分解产物及磷的负荷过度和积聚，进而加剧了糖尿病肾病的病理损害。

#### 2. 高血压的影响

糖尿病患者由于脂代谢紊乱、动脉粥样硬化等诸多原因，合并高血压者为数不少。这些患者中几乎都可见到尿微量蛋白，表明肾损害普遍。

#### 3. 高血糖

长期与过度的血糖增高，可致毛细血管通透性增加，血浆蛋白外渗，引起毛细血管基膜损害，肾小球硬化和肾组织萎缩。

### (二)糖尿病肾病分期与实验室检查

#### 1. Ⅰ期

肾小球高滤过期。肾小球滤过率(GFR)＞150mL/mm,影像学检查(CT 或 B 超)可发现肾脏增大。此期无肾病临床症状和体征。这种初期病变与高血糖水平一致,但是可逆的,经过胰岛素治疗可以恢复,但不一定能完全恢复正常。

2. Ⅱ期

静息期。此期无临床症状,尿清蛋白(清蛋白)排出率(UAE)正常(＜20μg/min 或＜30mg/g),部分患者在代谢控制不良和应激(如运动)时可出现微量蛋白尿,GFR 稍高于正常,休息后可恢复。但这一期肾小球已出现结构改变,肾小球毛细血管基膜(GBM)增厚和系膜基质增加。

糖尿病肾损害Ⅰ、Ⅱ期患者的血压多正常,GFR 增高,UAE 正常,故此 n 期不能称为糖尿病肾病。

3. Ⅲ期

早期糖尿病肾病。尿清蛋白排出率为 20～200μg/min 或 30～300mg/d 为此期标志,尿常规化验蛋白仍呈阴性。GFR 下降到正常,血压正常或偏高。积极治疗,部分仍可逆转。

4. Ⅳ期

临床糖尿病肾病或显性糖尿病肾病。这一期的特点是 UAE＞200μg/min 或＞300mg/d,GFR 减低,尿常规化验蛋白呈阳性,可出现高血压、贫血、水肿、视网膜病变、不同程度的大血管、周围神经及自主神经病变等。水肿比较严重,对利尿药反应差。

5. Ⅴ期

终末期肾衰竭。尿蛋白的持续发展,肾小球基膜广泛增厚,肾小球毛细血管腔进行性狭窄和更多的肾小球荒废,肾脏滤过功能进行性下降,导致肾衰竭。高血压、水肿、贫血、蛋白尿等症状加重,相继出现电解质紊乱、酸中毒等,患者最终常死于尿毒症、昏迷、继发性感染、心衰或脑血管意外。

(三)诊断要点

1. 确诊糖尿病。

2. 临床表现

糖尿病肾病起病隐匿,进展缓慢。早期症状多不明显,随着病情发展,可逐渐出现一系列临床表现:

(1)蛋白尿:是糖尿病肾病的特征,是预后本良的征象。24 小时尿蛋白检查是诊断糖尿病肾病和分期的重要依据。

(2)水肿:早期一般水肿不明显或较轻微,进入临床肾病期后,可有明显的水肿出现,多表现在局部,如眼睑等疏松部位。少数可出现全身的水肿。

(3)高血压:严重的肾病多合并高血压,而高血压又加速糖尿病肾病的进展和恶化。

(4)肾功能不全:氮质血症、尿毒症多是其最终结局。

(5)贫血:轻度至中度的贫血,铁剂治疗无效。贫血为红细胞生成障碍所致,可能与长期限制蛋白饮食和氮质血症有关。

(6)其他症状:视网膜病变、恶心、呕吐、食欲下降、抽搐等。

3. 辅助检查

(1)尿常规检查:筛查有无尿蛋白(24 小时尿蛋白超过 3.5g),检测尿液微量清蛋白。微量清蛋白尿的标准是:清蛋白/肌酐,男 2.5～25.0mg/mmol;女 3.5～25.0mg/mmol。大量的诊断标准是＞25.0mg/mmol。

(2)血清肌酐浓度检查;正常值男性血清肌酐浓度为53～106μmol/L,女性血清肌酐浓度为44～97μmol/L,升高提示肾衰竭、尿毒症。

(四)治疗要点

1. 严格控制血糖

根据医师的建议谨慎选择口服降糖药,尽早采用胰岛素治疗。力争控制空腹血糖＜6.1mmol/L(110mg/dl)、餐后血糖＜8mmol/L(144mg/dl)、糖化血红蛋白＜6.5%。

2. 积极治疗高血压

常选用钙拮抗剂(硝苯地平)、血管紧张素转换酶抑制剂(贝那普利)、β受体阻滞剂(美托洛尔、普萘洛尔)等。如效果仍不满意,可加用血管扩张剂(哌唑嗪)、利尿剂(呋塞米)等,把患者的血压降至(120、130)/(80～85)mmHg。

3. 透析治疗

当患者血清肌酐在530.4～707.2＞mol/L,肌酐清除率＜25mL/min,就应做透析治疗。包括血液透析和腹膜透析。

4. 对症治疗

如给予抗凝治疗以改善血液循环,纠正脂代谢紊乱;有低蛋白血症者,补充清蛋白及适当应用利尿剂等。

5. 肾移植。

(五)主要护理问题

1. 体液过多

与肾脏排泄功能下降有关。

2. 活动耐力下降

与患者心肾负荷增加有关。

3. 有发生感染的危险。

(六)护理目标

使患者了解疾病相关知识并主动配合治疗和护理。

(七)护理措施

1. 饮食护理

护理的基本原则是在控制总热量的前提下,强调低钠、低蛋白、高纤维素饮食。

(1)教会患者及其家属根据体重标准、热量标准来计算饮食中的蛋白质、脂肪和糖类的含量,并教会患者如何分配三餐食物,以及合理安排膳食结构。鼓励患者按时、定量进餐。

(2)肾功能正常者蛋白质摄入量为每日每千克体重0.8～0.9g。对肾功能不全的患者应控制蛋白质摄入量为每日每千克体重0.6～0.8g,并以优质动物蛋白代替植物蛋白,以减轻肾脏负担,选用高生物效价的蛋白质,如鸡蛋、牛奶、鱼、瘦肉等。

(3)保证膳食中糖类的摄入,又要控制糖类的摄入以控制血糖,通过提供足够的热量以减少自身蛋白质的分解,避免发生营养不良。必要时加必须氨基酸或α—酮酸等治疗。并注意纠正贫血,补充铁剂和红细胞生成素。

(4)限制钠的摄入,以减轻水肿和高血压,每日膳食中钠的摄入量应低于3g。

(5)因糖尿病肾病极易出现酸中毒和高钾血症，故应节制含钾饮料及水果的摄入。同时应该补充充足的维生素 B、维生素 C 和微量元素钙、锌、铁等，对肾脏起保护作用。

(6)限制水的摄入，水的摄入量应控制在前 1 天尿量加 500mL 为宜。

2. 病情观察

(1)监测体重，每日 2 次，每次在固定时间穿着相同衣服测量。

(2)记录 24 小时出入量，观察尿量、颜色、性状变化，有明显异常时要及时报告医师。

(3)观察患者的血压、水肿、尿检结果及肾功能变化，如有少尿、水肿、高血压等现象，应及时报告主管医师给予相应的处理。

(4)密切观察患者的生化指标：观察有无贫血、电解质紊乱、酸碱失衡、尿素氮升高等情况。如发现异常，及时报告医师处理。

3. 保护肾脏

(1)尽量避免有肾毒性的药物：如庆大霉素、链霉素、丁胺卡那霉素等。避免进行静脉、肾盂造影。避免使用碘造影剂。

(2)预防和治疗尿路感染：糖尿病患者对感染的抵抗力减退，易合并肾盂肾炎，加重肾损害。并且症状往往不典型，仅有轻度排尿不适和腰痛。应注意个人清洁卫生，并应根据细菌培养结果在医师指导下用药。如有感染，立即做细菌培养，以指导治疗。

(3)定期检查：每年查肾功能、尿微量清蛋白、血尿素氮、肌酐等，以早期发现糖尿病肾病。如果尿微量清蛋白增加，要 3 8 16 3个9月内连续测量 3 次以确定；如为持续性微量清蛋白尿，并排除其他引起其增加的因素，如泌尿系感染、运动、原发性高血压、大量蛋白质摄入等，应高度警惕。

4. 心理护理

安慰患者，鼓励患者讲出心中的感受，以消除紧张情绪，保持思想乐观，情绪稳定；耐心向患者解释病情，使患者认识到大多数糖尿病肾病可以通过治疗得到控制，减轻患者的思想压力有利于病愈。

5. 健康教育

(1)保持健康的生活方式。

(2)适当运动。对水肿明显、血压较高患者或肾功能不全的患者，强调卧床休息。

(3)降低体重。

(4)戒烟、限酒。

## 三、糖尿病足的预防与护理

世界卫生组织(WHO)对糖尿病足(DF)的定义是：与局部神经异常和下肢远端外周血管病变相关的足部感染、溃疡和(或)深层组织破坏。患者从皮肤到骨与关节的各层组织均可受害，其主要临床表现为足溃疡和坏疽，是糖尿病患者尤其是老年糖尿病患者最痛苦的一种慢性并发症，更因为其高昂的治疗费用和治疗难度，已作为糖尿病最严重并发症之一，成为糖尿病患者致残、致死的重要原因。

### (一)病因与发病机制

由于糖尿病患者长期受到高血糖的影响，下肢血管硬化、血管壁增厚、弹性下降，血管内容易形成血栓，并集结成斑块，而造成下肢血管闭塞、支端神经损伤，从而造成下肢组织病变，引起肢体血管的自主神经病变，使血管运动减弱，局部组织抵抗力降低，微小创伤即可引起感染，而又因局部感觉障碍，微小的病变不能及时得到发现和治疗，导致伤口迅速扩展。

冲经病变还可引起足部小肌肉萎缩，由于长期无对抗性牵拉，形成爪状足趾（特别是第三、四及五址）。这种畸形使跖骨头成为足底负重的支撑点，由于摩擦，有胼胝形成，极易发生感染及穿透性溃疡，重者扩散至附近的骨骼引起骨炎。

由于深感觉消失和关节运动反射障碍，使患者在不自觉的情况下，有些关节负荷过度，失去了对多次重复创伤的保护性作用，使关节及关节面变得很不规则，易出现骨折、关节脱位和半脱位，特别是跖趾关节。

（二）诊断要点及临床表现

1. 足部表现

皮肤干而无汗、发凉、颜色变暗或苍白、灼痛，肢端刺痛、麻木、感觉迟钝或消失，感觉异常如袜套样、踩棉花感、鸭步等，足外形改变如弓形足、槌状趾、鸡爪趾等，关节畸形如夏科关节，骨质破坏发生病理性骨折、足溃疡等。

2. Wagner 分级法

糖尿病足临床表现常用 Wagner 分级法来划分，具体如下：

0 级：有发生足溃疡的高危因素，目前无溃疡。

Ⅰ级：足皮肤表面溃疡，临床上无感染。

Ⅱ级：较深的、穿透性溃疡，常合并软组织感染，但无骨髓炎或深部脓肿，溃疡部位可存在一些特殊的细菌，如厌氧菌、产气菌。

Ⅲ级：深部溃疡，常影响到骨组织，并有深部脓肿或骨髓炎。

Ⅳ级：缺血性局限性溃疡，局部的或足特殊部位的坏疽。通常合并神经病变，没有严重疼痛，坏死组织的表面可有感染，常见于扯、足跟或前足背。

Ⅴ级：坏疽影响到大部分或整个足。

（三）辅助检查

1. 10g 尼龙丝（Semmes－Weinstein 单丝）检查。

2. 皮肤温度检查。

3. 足底压力测定，有专用仪器。

4. 周围血管检查：

（1）扪足背动脉、胫后动脉、腘动脉搏动。

（2）踝动脉、肱动脉血压比值（ABI）。

（3）彩色多普勒超声检查。

（4）血管造影：磁共振血管造影、DSA 血管造影。

（5）关节和骨的 X 线检查。

（四）治疗要点

1. 全身治疗

（1）控制高血糖、血脂异常、高血压，改善全身营养不良状态，纠正水肿。

（2）处理周围神经病变，扩张血管和改善微循环。

（3）抗感染治疗。

2. 局部治疗

溃疡换药。

3. 手术治疗

血管搭桥术、支架植入、截肢、干细胞移植。

(五)主要护理问题

1. 舒适度的改变:与皮肤受损和糖尿病神经病变有关。

2. 皮肤完整性受损。

3. 生活自理能力下降。

4. 有受伤的危险:与患者活动能力下降有关。

5. 预感性悲哀:与疾病疗效缓慢和治疗效果差有关。

(六)护理目标

1. 使患者能积极配合治疗和护理,各项代谢紊乱得到纠正。

2. 溃疡逐渐愈合。

(七)护理措施

1. 预防发生糖尿病足

糖尿病足重在预防。尽管 DF 的治疗困难,但 DF 的预防却十分有效。

(1)加强足部日常护理

①保证病室环境、床单及患者皮肤的清洁。

②经常翻身,以减少局部受压时间,必要时使用支被架。因动脉供血不足而引起的溃疡,指导患者做患肢运动练习,是促进患肢血液循环的有效方法。

③合理饮食,改善全身营养状况,鼓励患者进食高蛋白、高维生素食物。轻度贫血者可进食含铁量高的食物,重者应间断输血。限制高脂饮食,要荤素搭配,少食辛辣,饮食坚持清淡原则。

④足部自我检查,许多糖尿病足都起因于足部的外伤,因此足部检查非常重要一如果伤口出现感染或久治不愈合的症状,应及时就诊,进行专业的处理。检查时应在光线充足的环境下,眼睛不好者戴上眼镜,看不清的地方,请家人帮忙或使用镜子,重点检查足趾、足底、足变形部位,看是否有损伤、水疱,皮肤温度、颜色是否异常,是否干燥、皲裂,趾甲、趾间有无异常,有无鸡眼、脚癣、足部动脉搏动等。

(2)日常预防

①坚持每天用温水泡脚,温度应低于 37℃,不要用脚试水温,可用手、手肘或请家人代试水温;适当用双脚按摩互搓以促进足底血液循环:洗的时间不要太长,10 分钟左右,洗脚后用柔软的毛巾擦干,尤其脚趾间;擦干后用剪刀小心地修整趾甲,并把边缘磨光滑,且不要修剪得过深。

②出现以下情况要及时就医,包括鸡眼、足癣、甲沟炎、胼胝、水疱、皮肤破损等,千万不要自己处理,绝对不能用化学物质或膏药来除去角化组织或胼胝。

③不要打赤脚,以防被地面的异物刺伤,也不要穿脚趾外露的凉鞋。

④尽量选择浅色、吸水、透气性好的棉布袜或羊毛袜,不宜太大或太小,袜子边不要太紧,避免袜口勒出印痕,内部接缝不要太粗糙,无破洞。

⑤天气冷时,不要使用热水袋暖脚,以防烫伤;不能烤火;可用厚袜及毛毯保温。

⑥选择合适的鞋子,如选择柔软的、透气性好的面料,圆头、宽松、厚底、有带的鞋子,鞋

内部平整光滑；避免穿小鞋、硬底鞋、高跟鞋、尖头鞋，对于运动，要穿运动鞋；保持鞋内卫生，勤洗鞋底和袜子；保持鞋内干燥，积极预防脚气；穿鞋前，要检查鞋内是否有异物，防止足部损伤；最好下午买鞋，双脚需穿着袜子同时试穿；新鞋穿20～30分钟后应脱下，检查双脚皮肤是否有异常，每天逐渐增加穿鞋时间，以便及时发现潜在问题。

⑦对于干燥的皮肤，应该使用润滑剂或护肤软膏，但不要太油；有皮肤皲裂者，可擦含有尿素成分的皲裂霜；脚出汗较多者，可用滑石粉置于鞋中或在脚趾间擦酒精，再以纱布隔开，保持脚部的干爽。

⑧适当运动，改善肢端血液循环。不要跷二郎腿，不要盘腿。

⑨避免足部针灸、修脚等，防止意外感染。

⑩戒烟。

⑪每年至少进行1次足部的专科检查。

2. 糖尿病足筛查

筛查的重点是糖尿病足高危人群。

(1)糖尿病足的高危人群

①有溃疡、穿透性的足底溃疡和截肢病史者。

②间隙性的跛行者。

③足部的畸形，还包括有受压点角质层增厚、爪样趾、平足。

④足部感觉能力减弱或丧失：温度辨别、疼痛和(或)震动感消失(至少两者)。

⑤有周围血管病变的证据。

(2)筛查的方法和注意事项

①观察足部皮肤的颜色和营养状况，检查皮肤有无破损。

②触诊患者足部皮肤的温湿度和足背动脉、胫后动脉搏动。

③神经系统检查：A. 10g 尼龙丝(Semmes－Weinstein 单丝)检查：10g 尼龙丝一头接触于患者的大足趾、足跟和前足趾，患者此时能感到足底尼龙丝，则为正常，否则为不正常。不正常者往往是糖尿病足溃疡的高危人群，并有周围神经病变。准确使用 10g 尼龙丝测定的方法为：正式测试前，在检查者手掌上试验2～3次，尼龙丝不可过于僵硬；测试时尼龙丝应垂直于测试的皮肤，施压使尼龙丝弯曲约 1cm，然后去除对尼龙丝的压力；测定下一点前应停止2～3秒，测定时应避免胼胝，但应包括容易发生溃疡的部位；建议测试的部位是大足趾，第一、二、三、五跖骨头。在不同研究中测试部位包括足跟和足背。如测定 10 个点，患者仅感觉到 8 个点或不足 8 个点，则视 2 点以上异常；如测定 3 个点，患者有一点无感觉就视为异常。B. 压力测定：国外已经研究出多种测定足部不同部位压力的方法，如 MatScan 系统、FootScan 系统等。这些系统测定足部压力的工作原理是让受试者站在有多点压力敏感器的平板上，或在平板上行走，通过扫描成像，传送给计算机，计算机屏幕显示出颜色不同的脚印，如红色部分为主要受力区域，蓝色部分为非受力区域，以此了解患者是否有足部压力异常；C. 其他检查：音叉振动觉检查、肌电图检查、各种腱反射检查等。

④周围血管检查：A. 扪足背动脉、胫后动脉、腘动脉搏动。B. 踝动脉、肱动脉血压比值(ABI)：又称踝肱指数，是非常有价值的反映下肢血压与血管状态的指标，正常值为1.0～1.4。0.7～0.9为轻度缺血；0.5～0.7为中度缺血；<0.5为重度缺血，这些患者容易发生下肢(趾)坏疽。C. 彩色多普勒超声检查。D. 血管造影：核磁共振血管造影、DSA 血管

造影。

⑤其他检查:关节和骨的X线检查、皮肤温度觉检查等。

3. 治疗和观察

(1)遵医嘱使用各种药物纠正代谢紊乱和营养不良,营养神经和改善局部血液循环。

(2)监测血糖、血压等。

(3)根据观察溃疡的大小、分泌物和肉芽生长情况进行换药。

(4)患肢制动和减压,注意局部保暖。

4. 心理护理

(1)尊重并接纳患者,注意倾听患者的主诉。

(2)评估患者心理压力的来源和程度,给予疏导,必要时请心理治疗师会诊。

(5)向患者讲解疾病和治疗的相关知识,取得患者合作。

(4)取得患者家属的合作和支持。

(5)成功病例的现身说法。

5. 健康教育

(1)疾病相关知识和糖尿病足的发病进程:糖尿病足的发病进程一般可分为4期:

①第一期,早期病变期:患者常有下肢发凉、麻木、腿部"抽筋",易被误认为"老寒腿"或老年人缺钙,从而延误病情。

②第二期,局部缺血期:"间歇性跛行",即行走一段距离后出现下肢疼痛,被迫停止运动,休息一会后可缓解,再次行走一段距离后疼痛即再次出现。随着病情的进展,患者行走的距离越来越短。此外还有足部感觉异常、动脉搏动弱等现象。

③第三期,营养障碍期:静息痛,即患者在不行走休息时出现的下肢疼痛,呈剧烈烧灼样疼痛,以夜间为甚。肢体营养障碍,动脉搏动消失。

④第四期,坏疽期:持续剧烈疼痛、干性溃疡和湿性溃疡,组织缺血坏死,可合并感染,最终导致截肢,严重时还可危及生命。

(2)糖尿病足的高危因素:

①糖尿病周围神经病变,保护觉丧失。

②糖尿病周围血管病变,足畸形,胼胝形成。

③糖尿病微血管病变,合并视网膜病变、肾脏病变。

④既往足部溃疡或者截肢史。

⑤血糖控制不良,血脂代谢紊乱。

⑥其他:吸烟、老年人(特别是男性)、肥胖、缺乏相关教育、饮酒、糖尿病控制差、职业危害,不能进行有效足部保护者等。

(3)糖尿病足的常见诱因:鞋创伤、切割伤、温度创伤、重复应激、压疮、医源性损伤、甲沟炎、鸡眼及其他皮肤病、皮肤水肿、穿鞋袜、剪指甲不合适等。

(4)糖尿病患者足部护理和预防糖尿病足的方法。

(李雪华)

# 第三十六章　消毒供应中心操作常规

## 第一节　清洗的标准作业程序

清洗是指去除医疗器械、器具和物品上污物的全过程，包括冲洗、洗涤、漂洗和终末漂洗。洗涤古法和清洗递质（清洗剂等）应针对器械、器具的材质、污染程度的不同来选择，从而达到清洗的目的。

### 一、清洗方法的选择

（一）手工清洗

（1）手工清洗法适用于精密、复杂器械的清洗和有机物污染较重的器械的初步处理。

（2）不能采用机械清洗或难以去除污渍的精密器械在使用机械清洗前，用手工清洗进行预处理，去除器械上的血渍、污渍、锈渍、水垢、化学剂残留等，包括冲洗、洗涤、漂洗和终末漂洗。

（3）在 15～30℃流动水下冲洗；酶清洁剂浸泡后刷洗、擦洗在水面下进行，防止产生气溶胶；终末漂洗应用软水或蒸馏水。

（4）刷洗时注意保护器械的光泽度，顺着齿纹方向刷洗。管腔器械及导管用加压水枪冲洗或用长毛刷上下反复刷洗。

（5）贵重、易损坏的光学镜头须熟练地进行单独处理，除厂家说明可使用超声清洗器清洗，否则不能使用。

（6）应选用相匹配的洗涤剂和刷洗用具、用品，不能使用钢丝球和去污粉。

（7）管腔器械须进行管腔内壁刷洗，否则无法彻底清洗。

（8）关节部位需使用软毛刷刷洗，外壁需使用软毛刷、纱布或海绵球清洗。

（9）器械所有的结构都是为了功能端的使用，要避免功能端直接碰撞清洗的盆、池。

（10）拆卸的零配件要小心保管，防止遗失，最好使用小零件保存网篮或网球。

（二）器械清洗

1. 清洗过程

（1）冲洗：以水为递质，形成流动水，去除器械、器具和物品上的污染物，达到能进一步处理的程度。

（2）洗涤：以含有化学清洗剂的水为递质，通过水的溶解清洗作用，清洁剂的乳化和皂化等作用，去除器械、器具和物品上的有机类污染物等。

（3）漂洗：以水为递质，通过水的溶解清洗作用，去除器械、器具和物品上的污染物和化学残留物，达到清洗质量要求。

（4）终末漂洗：以纯水或蒸馏水为递质，进行流动水冲洗。终末漂洗能进一步提高清洗质量，是器械、器具和物品进行最终的清洗步骤。

2. 清洗原则

(1)根据器械材质和精密程度选择有效的清洗方法。耐水洗、湿热材料的器械首选机械清洗方法;不耐水浸泡、湿热材料精密、复杂器械采用手工清洗方法;污染量较重的器械应进行预处理清洗后再做常规清洗;精密器械的清洗应遵循生产厂家提供的使用说明或指导手册。

(2)根据 WS 310.2—2009 诊疗器械、器具和物品处理基本原则,器械去污程序为先清洗,再进行消毒。

(3)根据 WS 310.3—2009 第 5.6.1 规定,器械经过清洗后,必须符合一清洗质量标准,即器械表面及其关节、齿牙处应光洁,无血渍、污渍、水垢等残留物和锈斑;功能完好,无损毁。

(4)应制订完善的常规器械、精密贵重器械清洗操作规程;手工清洗和机械清洗程序应包括冲洗、洗涤、漂洗、终末漂洗;清洗操作方法及注意事项应符合 WS 310.2—2009 和附录 B 的要求。

(5)清洗操作人员个人防护符合 WS 310.2—2009 附录 A 的要求。清洗操作人员必须经上岗前培训。精密、贵重器械清洗的操作人员应经过专项技能培训。

(6)根据医院规模、任务及工作量,合理配置清洗消毒设备、水处理设备及配套设施。加强设备的日常维护和保养,确保清洗效果。

(7)开展日常和定期的清洗质量检测工作,清洗质量问题应记录,并满足质量追溯和持续改进管理要求。

## 二、清洗方法与操作

### (一)手工清洗与操作

手工清洗方法适用于器械的清洗预处理,能针对性地去除器械上湿性、干性的血渍和污渍、锈迹、水垢、化学药剂残留、医用胶残留等。主要用于不能采用机械清洗方法的精密器械清洗如一些软式窥镜、电源类等器械,还用于运送车、运转箱、清洗篮筐、托盘等物品用具的清洗。

1. 基本方法

(1)冲洗操作

1)使用水(自来水、软水、纯化水或蒸馏水)冲洗器械和物品(包括使用压力水枪,增强水的冲洗压力或使用压力气枪进行气体冲刷)。

2)冲洗操作的方法一般用于洗涤前初步去污或去除化学清洗剂的漂洗;用于压力水枪、气枪进行管腔冲洗操作。

(2)浸泡操作

1)将污染器械浸泡在水中或含有清洁剂液体中,使黏附在器械上的干涸污渍软化、分解。

2)浸泡时器械要完全浸没在水下;管腔器械从一端缓慢放入液体,使腔内充满清洗剂;器械上的阀门应打开

(3)擦拭操作

1)使用软巾浸于清洁剂液体内进行器械擦洗,或使用蘸有清洁剂的软布直接擦拭,操作时擦拭清洗的力度应柔和,使用的擦布宜采用低棉絮材质,避免毛絮脱落。

2)擦拭法一般用于表面光滑器械及不能浸于水中清洗的不耐湿材质的器械、带电源类器械的清洗。

3)擦拭清洗时应在水面下进行,防止产生气溶胶,不能浸于水中清洗的器械,可用蘸有清洁剂的软布直接擦拭去污,应使用具有活性,无蛋白质黏附能力的清洁剂例如酶等清洁剂

2. 清洗程序与操作

(1)操作前准备

1)环境准备:在CSSD去污区,环境整洁、光线充足。

2)物品准备:操作台、转运车、器械清洗篮筐、清洗架、清洗剂、刷子、标识等物品,计算机记录系统处于备用状态。

3)人员准备:操作人员个人防护符合WS 310.2—2009附录A的要求。

(2)操作步骤

1)操作前评估污染分类;可遵循制订清洗技术操作规程,选择清洗方法和操作程序,确认是否可水洗。

2)冲洗:污染器械、器具和物品置于流动水下冲洗,初步去除污染物。手工清洗时水温宜为15～30℃。

3)洗涤:使用酶清洁剂或其他清洁剂浸泡,然后用刷子刷洗或用擦布擦洗。清洗动作柔和,刷洗操作应在水面下进行,防止产生气溶胶,不应使用钢丝球类用具和去污粉等用品,避免器械磨损。去除干涸的污渍可先用酶清洁剂浸泡,再刷洗或擦洗。

4)漂洗:洗涤后,再用流动水冲洗或刷洗,清除脱落的污渍和清洁剂。

5)终末漂洗:应用软水、纯化水或蒸馏水进行冲洗。

(3)注意事项

1)结构复杂的器械应拆卸后清洗。

2)手工清洗后的器械应放置在专用的托盘、车等清洁处,与污染器械分开放置,并及时传入清洁区。避免清洗、消毒后的二次污染。

3)清洗池、清洗用具等应每天清洁与消毒。

(二)超声波清洗与操作

1. 基本方法

(1)遵循生产厂家提供的使用说明和技术操作规程。

(2)不要将部件或容器直接放在清洗水箱的底部,否则将损坏超声波发生器并导致保修失效。

(3)使用以水为主的清洗液,不要使用酒精、汽油或者其他可燃性的溶液。否则易致火灾、爆炸。不要采用含有氯的清洗液,防止清洗机的损坏并导致保修失效。

(4)不要在无水情况下操作清洗机。清洗用水加热或进行超声清洗时,不要让溶液下降到操作线下3/8以下,否则将导致超声波发生器或加热器损坏并导致保修失效。

(5)当清洗机运转时,不要将手伸入水箱,否则会导致不舒适或皮肤刺激。待运行停止时,才可用手工方式取出清洗器械。

(6)超声清洗时间宜3～5分钟,也可根据器械污染情况适当延长清洗时间,不宜超过10分钟。

(7)具有超声清洗功能的全自动清洗消毒器操作简便,可自动完成冲洗、洗涤、漂洗、终

末漂洗和消毒、干燥步骤，根据说明书使用。

(8)台式或一双槽落地的超声清洗器一般为半自动化的设备，清洗时程序转换需要手工辅助操作。在清洗槽中加注水之前应切断电源；根据超声清洗槽标刻的水位线加注水量，一般在放入器械和物品情况下加注水量到离顶端约3cm的位置；应定时更换清洗液；首次加入水后应除气；清洗时应盖好超声清洗器盖子，防止产生气溶胶；工作结束后关闭电源、水源等阀门；在清空水箱之前应切断电源。

2. 清洗程序与操作(台式或落地式)

(1)操作前准备

1)环境准备：在CSSD去污区，环境整洁、光线充足。

2)物品准备：超声清洗设备、操作台、器械清洗篮筐、清洗架、清洗剂、刷子、标识等物品，计算机记录系统处于备用状态。

3)人员准备：操作人员个人防护符合WS 310.2—2009附录A要求。

(2)操作步骤

1)操作前评估：根据污染分类；选择清洗方法和操作程序，有可依据的操作规程；贵重、精密器械有可依据的专项技术操作规程。

2)清洗槽内注入适量清水，控制水温在按配制比例添加清洁剂(一般为酶清洁剂)。接通电源，待机指示灯应开启。

3)手工预洗：需手工预清洗的器械参照常规手工清洗操作。

4)超声清洗：将器械放在清洗设备专用的篮筐中，浸没在水面下，盖上盖子；设定清洗时间5～10分钟；按下启动开关，运行指示灯开启；超声清洗结束，超声结束运行指示灯熄灭。

5)漂洗：可采用两种方法漂洗，机械漂洗：将清洗过的器械、器具和物品放到漂洗槽内自动漂洗，控制水温在35～45℃，漂洗时间0.5～1分钟，漂洗循环2次。手工漂洗：超声清洗设备没有漂洗功能时，采用手工漂洗。将超声清洗过的器械、器具和物品在流动水下冲洗至器械上无泡沫和污渍。

6)冲洗后的器械、器具和物品使用自动清洗消毒器或湿热消毒槽消毒，应使用纯化水。

7)进行机械干燥。

(3)注意事项

1)设备操作遵循生产厂家的使用说明书。

2)超声清洗时间宜3～5分钟，不宜超过10分钟。

3)不宜清洗塑胶类软材质的器材。

(三)喷淋式清洗消毒器清洗

1. 基本程序

(1)预清洗：清洗舱内自动进软水，自动加热，水温控制在20～35℃，喷淋预清洗时间1～3分钟，自动排污，除去物体表面污渍和可发泡的物质。

(2)洗涤：自动进软水，自动投入设定清洗剂，自动加热(根据清洁剂使用温度要求)，一般水温设定在35～45℃，设定喷淋洗涤时间至少5分钟，自动排水。

(3)漂洗：自动进软水或纯化水，自动加热35～45℃(也可用冷水)，设定喷淋漂洗时间1～2分钟，自动排水。

(4)终末漂洗、消毒：自动进纯化水，自动加热90℃，根据需要设定消毒时间1分钟或5

分钟以上时间。在设定的温度下(一般为 70℃)自动投入润滑剂，自动排水。

(5)热风干燥：自动加热，自动控制设定的干燥温度一般为 70～90℃，干燥时间 10～20 分钟。自动开启柜门，取出清洗器械。

2. 清洗消毒程序与操作

(1)操作前准备

1)环境准备：在 CSSD 去污区，环境整洁、光线充足。

2)人员准备：操作人员个人防护符合 WS 310.2—2009 附录 A 要求。

3)物品准备：操作台、器械清洗篮筐、清洗架、清洗剂、刷子、标识等物品，计算机记录系统处于备用状态；接通水源；接通热源；接通电源，设备指示灯应开启，清洗设备处于备用状态。

(2)操作步骤

1)操作前评估：评估污染分类，有可遵循的清洗操作规程。确认清洗器械与清洗方法的适宜性；器械装载方式和装载量符合操作规程。

2)清洗器装载：开启清洗设备舱门→推进器械架→器械装载正确→插件牢固→装载适量→关闭舱门。

3)清洗器运行：选择清洗程序并启动开关，运行指示灯开启→观察预清洗水温，一般不超过 45℃→设备舱门处没有水溢出现象→喷淋臂转速正常，转动无器械阻挡，器械可接触到水流→观察排水阶段，排水通畅，没有水溢出和滞留现象→自动加入清洁剂，水温符合使用规定→漂洗阶段喷淋漂洗时间 1～2 分钟，漂洗循环 2 次→终末漂洗，消毒温度应在≥90℃，消毒时间 1～5 分钟→热风干燥，70～90℃，干燥时间为 15～20 分钟。

4)清洗结束：运行指示灯熄灭，观察打印的程序代码、消毒时间、温度并记录。

5)开启清洗设备舱门，取出器械架，放置 5 分钟后观察器械的干燥程度，无水迹为干燥。

(3)注意事项

1)遵循生产厂家提供的使用说明或指导手册和制订的技术操作规程。

2)不应随意改变清洗消毒器的程序和参数。

3)消毒温度、时间应符合 WS 310.3—2009 检测的有关规定。确认并记录设备每一次运行的消毒温度、时间和清洗程序。

4)按照制造商的指导，每天检查喷淋臂转动是否灵活，出水孔是否通畅。

5)每天应进行设备舱内的清洁，可使用清洁剂擦拭内壁、滤网，清洗设备表面灯。对维护的情况应予记录。

6)设备检查所发现的任何问题都要提出来，并由适当的责任人进行处理。

7)定时监测和检查洗涤剂使用情况，检查注入清洗剂的泵是否正常运转、泵管有无松脱、有无老化等现象。确保清洗剂用量准确。

### (四)喷淋超声波式清洗消毒程序与操作

1. 预清洗

清洗舱内自动进软水，自动加热，水温控制在喷淋预清洗时间 1～3 分钟，自动排污，除去物体表面污渍和可发泡的物质。

2. 超声喷淋洗涤

自动进软水，自动投入设定清洗剂，自动加热(根据清洁剂使用温度要求)，一般水温设定在 35～45℃，设定超声洗涤时间 5～10 分钟。

3. 漂洗

自动进软水，自动加热 35～45℃（也可用冷水），设定喷淋漂洗时间 1～2 分钟，自动排水。（此过程也可根据需要使用中合剂或酸性清洗剂，防止沉淀物污染器械，不是必须步骤）。

4. 漂洗

自动进水软水或纯化水，自动加热（也可用冷水），设定喷淋漂洗时间 1～2 分钟，自动排水。

5. 终末漂洗、消毒

自动进纯化水，自动加热 90℃，根据需要设定消毒时间 1 分钟或 5 分钟以上时间。在设定的温度下（一般为 70℃）自动投入润滑剂，自动排水。

6. 热风干燥

自动加热，自动控制设定的干燥温度一般为 70～90℃，干燥时间 10～20 分钟。自动开启柜门，取出器械架。

## 三、标准作业程序

（一）手工清洗

1. 配制清洁剂

（1）操作目的

1）正确配制以保证器械的清洗质量，保护器械的正常使用。

2）为手工清洗做好物质准备。

3）保证清洁剂合理使用，节约成本，防止浪费。

（2）操作步骤

1）做好职业防护，戴口罩、帽子、防护面罩、双层手套，穿好隔离衣、防水鞋，头发不外露。

2）准备配制清洁剂所用的物品如清洁剂、盆子、量杯、药杯。

3）根据配制溶液的容积，按照厂家指导的浓度计算出清洁剂的用量。

4）测定水温，使用量杯接所需清洁剂，将其倒入水中。

（3）注意事项

1）配制的浓度要按照厂家的指导说明。机械清洗、手工清洗以及污染严重的器械或物品所用清洁剂的浓度根据实际情况做调整。

2）计算准确无误，掌握清洁剂的计算方法。

3）配制的温度应与清洁剂的特性相适宜。多酶清洗液的配制温度不超过 45℃，除锈剂的温度以 60～80℃为宜。

2. 浸泡

（1）操作目的

1）为器械、器具或物品的灭菌合格做好保障。

2）将耐湿热的器械、器具或物品清洗干净。

（2）操作步骤

1）配制好手工清洗所需要的多酶溶液。

2)对物品上的污渍血渍进行预洗,将物品在流水下冲洗。

3)为将大量的有机物充分地分解去除,需将物品浸泡在多酶液内5~10分钟。

4)使用碱性清洁剂去除物品上的有机物,使用流水漂洗,清除物品上的生物负荷。

5)使用流动的酸化水冲洗或浸泡2分钟,使用纯水对物品进行终末漂洗。

(3)注意事项

1)充分浸泡污染严重或干涸的器械。

2)严格按照手工清洗步骤。

3)手工清洗的物品须经过消毒环节才能传入检查包装及灭菌区。

3. 擦拭

(1)操作目的:将不耐湿热的器械、器具和物品清洗干净,为器械、器具和物品的灭菌合格做好保障。

(2)操作步骤

1)准备充分的多酶液、酸化水及纯水,将可以浸泡的部件浸泡在多酶液内。

2)将不能浸泡的物品先用多酶液擦拭,再用自来水擦拭,去除清洁剂,使用酸化水擦拭,达到消毒效果。

3)最后用纯水擦拭,擦拭完毕放在清洁的塑料篮筐内。

(3)注意事项

1)按照手工清洗的步骤操作。

2)电动工具与电池应分开清洗和放置。

3)管腔类的物品应使用高压气枪进行干燥

(二)返洗器械的清洗

1. 操作目的

(1)重新清洗存在清洗质量问题的器械,使其符合清洗质量的要求。

(2)清洗干燥完成,为包装和灭菌做好准备工作。

2. 操作步骤

(1)检查包装区的工作人员将清洗不合格的器械放在传递窗的“返洗器械筐”内,告知去污区操作人员。

(2)去污区人员立即判断器械的性质,立即按照手工清洗流程清洗返洗器械。

(3)放在传递窗的“洗净器械筐”内,并告知检查包装人员。

3. 注意事项

按照手工清洗程序操作,为避免等待时间过长,需判断返洗器械的紧急程度并立即清洗。

(三)除锈器械的清洗

1. 操作目的

(1)重新清洗清洗后仍有锈迹和锈渍的器械,使其符合清洗质量的要求。

(2)延长器械的寿命,降低医疗成本,合理地对器械进行除锈和保护。

2. 操作步骤

(1)检查包装人员将有锈迹的器械放在传递窗的“返洗器械筐”内,告知去污区操作人员。

(2)去污区工作人员配制除锈剂溶液。按照厂家的说明配好溶液,温度在 60～80℃为佳。

(3)将器械放在除锈剂溶液内 5～10 分钟,在除锈剂液面下刷洗干净,将器械在流水下冲洗干净。

(4)酸化水冲洗消毒,纯水终末漂洗,将除锈后的器械放在干燥箱内,由检查包装及灭菌区的人员取出。

3. 注意事项

(1)除锈剂的浓度应配制准确。

(2)为避免时间过长造成器械损伤,除锈的时间要把握准确。

(3)锈迹严重、无法处理的器械应更换。

(四)特殊器械器具清洗

1. 穿刺针与管腔器械的清洗

(1)操作目的:为保障灭菌质量,避免针刺伤,减少职业暴露,需将穿刺针及管腔器械清洗干净。

(2)操作步骤

1)使用专用的穿刺针清洗槽进行回收,针芯和针套分开放置,浸泡 5～10 分钟。

2)穿刺针及管腔器械拆卸后流水冲洗,用棉签或管腔清洗刷刷洗内壁,用高压水枪冲洗。

3)使用超声清洗机清洗 5～10 分钟,清洁剂按产品使用说明配制。

4)再次刷洗及高压水枪冲洗,放入立式穿刺针清洗架或吸引头专用罐内,使用高压气枪进行消毒和干燥。

(3)注意事项

1)为减少包装错误,穿刺针的针芯和针套应配对放置。

2)穿刺针及管腔器械应拆开清洗,清洗时应注意避免针刺伤。

2. 呼吸机管道的清洗

(1)操作目的

1)为保证呼吸机管道的清洗质量,为合格灭菌做好准备。

2)为防止交叉感染,需做好清洗消毒。

2)操作步骤

(1)呼吸机管道内外用自来水冲洗,使用多酶液充分冲洗呼吸机管道内外,用自来水漂洗。

(2)用纯水漂洗后,用酸化水冲洗呼吸机管道内外。

(3)达到消毒并进行干燥,放在清洁的专用篮筐内传递到检查包装及灭菌区。

(3)注意事项:呼吸机管道内壁要用环钳夹持纱布进行擦拭,如管道过长,则使用压力气枪进行干燥。

3. 湿化罐的清洗

(1)操作目的:将湿化罐清洗干净,为合格灭菌做好保障。

(2)操作步骤

1)拆卸湿化罐成最小部件,用流水反复冲洗。

2)用多酶清洁剂浸泡1～2分钟,用自来水漂洗干净。

3)用流动的酸化水冲洗或浸泡消毒2分钟,用纯水漂洗后进入烘干箱干燥。

(3)注意事项

1)物品拆卸时,不能损坏物品的性能,配件要放在一起便于组装,湿化罐应拆卸到最小配件。

2)干燥时湿化罐应倒立放置,便于沥水,并及时从烘干箱取出。

4. 活检枪的清洗

(1)操作目的:为保障灭菌质量,将活检枪清洗干净,保证活检枪正常使用。

(2)操作步骤

1)打开活检枪盖板,在多酶液中浸泡5分钟,在水面下反复刷洗活检枪各部位。

2)超声清洗5～10分钟,漂洗后使用酸化水消毒,再次纯水漂洗。

3)将活检枪弹簧保持在正确的位置,在干燥箱中进行干燥。

(3)注意事项:注意将关节处清洗干净,活检枪弹簧应处于松弛状态。

5. 活检钳的清洗

(1)操作目的

1)去除器械上的污物,为患者提供安全可靠的诊疗器械。

2)制订标准的人流吸头清洗操作规程,确保工作以标准化和统一化进行,达到正确、高效的目的。

(2)操作步骤

1)清点数量,检查功能:尤其是咬合端的闭合性应完好,将活检钳整齐平放器械清洗筐内。

2)冲洗:在流动温水下冲洗活检钳表面30秒以上,将肉眼可见的有机物洗掉。有干涸血迹则用酶浸泡3～5分钟后再冲洗。

3)浸泡:将冲洗后的活检钳置于碱性清洗剂内浸泡3～5分钟。若有锈迹,则用毛刷蘸配制好的除锈剂刷洗锈斑部位,直至锈斑被清除后再浸泡。

4)刷洗:在碱性清洗剂液面下用毛刷反复刷洗活检钳各个部位,尤其是开口与关节位置,去除所有污渍和血迹。

5)装载后将刷洗后的活检钳排列一层整齐放置于清洗筐内。

6)将清洗筐置于清洗架上并推入全自动超声清洗消毒器,关闭清洗机门。

7)选择适合的器械清洗程序并按“开始”,进入冲洗→酶洗→超声→低频→高频→漂洗,二次漂洗→消毒→润滑→干燥程序,随时观察机器的运行情况。

(8)清洁消毒清洗池→清洗工具→更换清洗剂→整理用物及环境。做好相关记录。

(3)注意事项

1)为确保清洗效果,需按照要求配制各类清洗剂。

2)消毒程序设置应达到相关标准要求,刷洗应在液面下进行,避免产生气溶胶和水花飞溅。

3)进清洗机前,用手工转动喷水臂,观察能否正确定位及转动是否平衡:进清洗机后,保证器械装载位置不影响喷水臂自由旋转,喷嘴无受阻;检查清洗架放置是否正确。

4)装载后,在按“开始”键前,再次检查选择程序是否正确;检查清洗剂泵入是否通畅;观察显示板温度、时间与选择程序参数是否一致。

5)对每批次物品进行清洗质量监测评价,清洗质量不合格的,及时由传递窗退回去污区重新处理。

6)设备运行中,应确认清洗消毒程序的有效性,使用后做好日常维护。

6. 硬式内镜的清洗

(1)操作目的

1)去除器械表面有机或者无机污染物,降低生物危害,为患者提供安全可靠的诊疗器械。

2)对内镜进行维护保养,延长使用寿命,降低成本。

(2)操作步骤

1)配制清洗液:根据专用多酶使用说明书在清洗槽和超声清洗槽配制多酶液。检查多酶的有效期;用筒量出 20000mL 水倒入池中及超机池中;用量杯量出多酶 100mL 倒池中,并充分搅匀。

2)清点、检查物品:按照回收单与下收人员核对器械种类、数量,检查器械功能是否完好,镜体是否完整无磕痕,轴杆有无凹陷或刮伤、是否平直,镜面有无裂痕;360°目测方法测试图像是否清晰;器械部件是否齐全有破损,结构是否完整,关节前端是否闭合完全;套管、密封圈是否完整无变形;电凝线、气腹管有无折痕、破损、老化。

3)拆卸:将可拆卸的器械拆卸到最小部件,并装入有孔器械盘(孔径≤0.2mm)内浸泡于水中。

4)冲洗、刷洗:在流动水下进行,洗后根据是否需要超声清洗分类平放于清洗筐内(清洗筐网眼≤0.2mm)。

5)漂洗:取出超声机内的器械放入纯水池中,用纱布擦洗表面,高压水枪冲洗残留在管道内和器械上的多酶清洗液及松脱的污物。按器械及配件数量有序摆放在专用有孔器械盘内。取出浸泡在多酶洗液中的光学目镜、电凝线、气腹管、水管、烟管,用预处理方法进行漂洗。

6)消毒:用 75%酒精纱布擦拭电凝线、气腹管头端、镜身和镜头。器械及附件采用物理消毒法或 75%酒精、酸性氧化电位水化学消毒(若采用酸性氧化电位水化学消毒法必须严格执行 WS 310.2—2009 附录 C 标准)。

7)干燥:镜子用镜头拭纸擦干,放在专用镜盒内固定妥当,传递到包装区。电凝线、气腹管、水管、烟管器械表面及管腔用高压气枪吹干或使用专用干燥柜。根据厂家说明调节适宜的干燥温度和时间。

8)物品整齐有序放置于器械盒内,传递到包装区,清洗消毒清洗槽和用物,整理环境。做好相关记录。

(3)注意事项

1)对于结构复杂的精密器械,在清洗时要拆卸到最小部件。拆卸下来的零配件要小心保管(清洗筐和器械盘孔径≤0.4mm),防止遗失。

2)硬式内镜属精密仪器,价格昂贵,下收下送器械途中应使用减震设备,避免运送不当造成器械损坏。

3)对于贵重易损坏的光学镜头,一定要轻拿轻放并单独处理。

4)各个环节均应防止器械混装,造成器械不配套影响手术的进行。

5)应及时清点器械的种类、数量,检查器械的质量,发现问题及时反馈。如器械存在质量问题可立即拍照,作为解决问题的依据。

6)清洗过程中要保护功能端,选择低泡、易冲洗、无残留的清洗剂,清洗液现配现用,一洗一换,控制好水温,手工清洗超声清洗宜≤45℃。

7)不能用钢丝球刷洗器械及物品,刷洗器械必须在流动水液面下刷洗。

8)关节部和外壁选择软毛刷、纱布或海绵球进行清洗。管腔器械必须进行管腔内壁的刷洗和冲洗。彻底刷洗器械的轴节部、弯曲部和管腔内,再用高压水枪反复冲洗管腔内壁,出水口放在水面下。对于无法拆卸的物件一定要加强清洗管道、关节和齿纹。

9)清洗光学目镜时不能用毛刷或硬性的清洗物品,只能用纱布或镜头拭纸擦洗,以免划伤镜面。不应采用机械清洗方法,禁止超声清洗。

10)管腔器械在多酶清洗液里浸泡时,一定要将管腔内注满清洗液。

11)带光源的线头和气腹管、电凝线应与其他器械分开清洗,电源插头处不能直接用水清洗,可用75%酒精纱布擦拭以免漏电造成损伤。电凝线、气腹管应以大小适宜的弧度盘绕,无锐角及直角。

12)合理使用超声清洗,根据器械材质、性能,选择适宜的超声清洗时间和频率。

13)如有全自动清洗消毒器,建议使用清洗消毒器进行消毒、润滑与干燥。清洗机的管道冲洗系统能对管腔内壁进行彻底消毒、润滑与干燥。

14)包装时应对器械关节和齿槽处进行润滑保养。

7. 动力系统的清洗

(1)操作目的

1)为防止骨动力系统损坏,需合理清洗。

2)将动力系统清洗干净,保障灭菌质量。

3)延长使用寿命,节约成本。

(2)操作步骤

1)将动力系统进行分类,将电池与主机分开。

2)能够进水的部分放在多酶液中浸泡,流水下用小刷子清洗电钻头部,连接电池的部位不能沾水,可蘸自来水擦拭。

3)先后用含酶清洗液擦拭机身和电池,用低纤维絮擦布擦干骨动力系统,用酸性氧化电位水消毒骨动力系统。

4)用纯水漂洗后放入篮筐,从传递窗传入检查包装及灭菌区。

5)将盛放威力系统的器械盒进行规范手工清洗或机械清洗后传入检查包装灭菌区。

(3)注意事项

1)严格按照厂家的指导说明进行维护保养。本操作流程仅适用于直流电源电钻。

2)接触电源处不能与水接触,以防止造成短路而损坏动力系统。

3)器械盒应进行规范手工清洗或机械清洗。

8. 人流吸引头的清洗

(1)操作目的

1)去除器械上的污物,为患者提供安全可靠的诊疗器械。

2)制订标准的人流吸头清洗操作规程,以确保工作以标准化和统一化进行,达到正确、高效的目的

(2)操作步骤

1)清点吸头数量及型号

2)冲洗:在流动温水下冲洗吸头表面及管腔明显的血迹及污迹30秒,若血迹干涸,则浸泡于多酶清洗剂内3～5分钟后再进行冲洗。

3)浸泡:将冲洗后的吸头浸泡于碱性清洗剂中3～5分钟,若有锈迹,用小毛刷蘸配制好的除锈剂刷洗锈斑部位,直至锈斑被清除后再浸泡。

4)刷洗:浸泡后的吸头在碱性清洗剂液面下反复刷洗。6号、7号、8号吸头管腔分别用4号管道刷、6号管道刷、6号管道刷刷洗,吸头表面用毛刷刷洗。

5)检查:用小棉签擦洗吸头的盲端开口处,用棉通条检查管腔内部,用湿润的纱布擦拭吸头表面,吸头内外干净,无污渍、血迹和锈迹即进行下一步骤。

6)漂洗:用高压水枪对准吸头接头处对管腔内外进行反复冲洗。

7)消毒:用酸性氧化电位水流动冲洗或浸泡消毒2分钟,也可将吸头置于含氯消毒剂浸泡。

8)再次漂洗:用流动纯水对吸头表面和管腔内部进行反复冲洗。

9)保养:将漂洗后的吸头用高压气枪吹干后再浸泡于配制好的润滑剂溶液中10分钟。

(10)干燥:把吸头从润滑剂中捞出,用高压气枪吹干或将吸头盛装在特制的清洁筐内,使其能固定吸头开口朝上并与筐底呈60°～70°角,置于干燥箱烘干待用。

(11)清洁消毒清洗池;清洗工具;更换清洗剂;整理用物及环境。做好相关记录。

(3)注意事项

1)检查消毒剂的有效期、浓度,按产品要求配制,每次使用前应监测浓度;酸性氧化电位水的使用应遵循《消毒供应中心管理规范》中WS 310.2—2009附录C的相关规定。

2)生锈的器械应分类单独放置并及时进行除锈处理。

3)浸泡时,要保证清洗剂、消毒剂注满管腔,器械完全浸泡于液面下,刷洗应在液面下进行,避免产生气溶胶和水花飞溅。

4)在干燥箱内竖放,利于水分蒸发,干燥时,控制好干燥箱的温度和时间,注意不要超温操作。

9. 窥阴器的清洗

(1)操作目的

1)去除器械上的污物,为患者提供安全可靠的诊疗器械。

2)确保工作以标准化和统一化进行,达到正确、高效的目的,制订标准的窥阴器清洗操作规程。

(2)操作步骤

1)清点数量,检查窥阴器,尤其是右侧的螺丝是否脱落;检查窥阴器张开是否灵活。

2)冲洗:在流动温水下冲洗窥阴器表面30秒以上,尤其是上下叶凹槽处,将肉眼可见的有机物洗掉。如有干涸血迹则用酶浸泡3～5分钟再冲洗。

3)浸泡:将冲洗后的窥阴器置于碱性清洗剂内浸泡3～5分钟。若有锈迹,则用小毛刷蘸配制好的除锈剂刷洗锈斑部位,直至锈斑被清除后再浸泡。

4)刷洗:在碱性清洗剂液面下用毛刷刷洗窥阴器各个部位至少30秒,尤其是螺丝及窥阴器两侧内外,去除所有污渍和血迹。

5)装载:将刷洗后的窥阴器整齐放置于特制的器械清洗筐内,使窥阴器嘴朝上且充分张开,以保证水流能充分冲洗到器械的各个表面。

6)将装载好窥阴器的清洗筐置于清洗架上并推入全自动清洗消毒器,关闭清洗机门。

7)选择合适的器械清洗程序并按“开始”,进入预洗→洗涤→漂洗→二次漂洗→热消毒→润滑→干燥程序。随时观察清洗消毒器的运行情况。

8)清洁消毒清洗池;清洗工具;更换清洗剂;整理用物及环境。做好相关记录

(3)注意事项

1)进清洗机前,用手工转动喷水臂,观察能否正确定位及转动是否平衡:进清洗机后,保证器械装载位置不影响喷水臂自由旋转,喷嘴无受阻;检查清洗架放置是否正确。

2)装载后,按“开始”键前,再次检查选择程序是否正确;检查清洗剂泵入是否通畅;观察显示板温度、时间与选择程序参数是否一致。

3)消毒程序设置应达到相关标准要求,严格按照厂家说明配制各类清洗剂,确保浓度有效。

4)设备运样中,应确认清洗消毒程序的有效性;使用后做好日常维护。

5)刷洗应在液面下进行,避免产生气溶胶和水花飞溅。特别注意刷洗螺丝,有锈迹时及时除锈。包装时可采用手工局部润滑加强保养。

6)卸载清洗架时,检查机内有无散落器械,特别注意窥阴器螺丝有无脱落等。

7)对每批次物品进行清洗质量监测评价,清洗质量不合格的,及时由传递窗退回去污区重新处理。

10. 扩宫棒的清洗

(1)操作目的

1)去除器械上的污物,为患者提供安全可靠的诊疗器械。

2)制订标准的扩宫棒清洗操作规程,以确保工作以标准化和统一化进行,达到正确、高效的目的。

(2)操作步骤

1)清点数量及型号,门诊人流手术包为4号到8.5号,共10根;宫腔镜检查包为4号到10.5号,共14根,每套器械分别放置于2个清洗篮筐中,避免混淆。

2)冲洗:在流动温水下冲洗扩宫棒表面30秒以上,将肉眼可见的有机物洗掉,如有干涸血迹,用酶浸泡3~5分钟再冲洗。

3)浸泡:将冲洗后的扩宫棒置于碱性清洗剂内浸泡3~5分钟。若有锈迹,用小毛刷蘸配制好的除锈剂刷洗锈斑部位,直至锈斑被清除后再浸泡。

4)刷洗:在碱性清洗剂液面下用毛刷刷洗每根扩宫棒,去除所有污渍和血迹。

5)装载:将刷洗后的扩宫棒用三角形串由号数从大到小顺序串在一起,平放于清洗篮筐内,不能重叠放置。

6)将清洗筐置于清洗架上并推入全自动清洗消毒器,关闭清洗机门。

7)选择器械清洗程序并按“开始”,进入预洗→洗涤→漂洗→二次漂洗→热消毒→润滑→干燥程序。随时观察清洗消毒器的运行情况。

8)清洁消毒清洗池;清洗工具;更换清洗剂;整理用物及环境,做好相关记录。

(3)注意事项

1)为确保浓度有效,需按照厂家说明配制各类清洗剂。

2)扩宫棒应用器械串有序地串在一起,操作者使用时能快速找到需要的型号。

3)进清洗机前,用手工转动喷水臂,观察能否正确定位及转动是否平衡;进清洗机后,保证器械装载位置不影响喷水臂自由旋转,喷嘴无受阻;检查清洗架放置是否正确。

4)消毒程序设置应达到相关标准要求。

5)装载后,按"开始"键前,再次检查选择程序是否正确;检查清洗剂泵入是否通畅;观察显示板温度、时间与选择程序参数是否一致。

6)设备运行中,应确认清洗消毒程序的有效性。

7)刷洗应在液面下进行,避免产生气溶胶和水花飞溅。

8)对每批次物品进行清洗质量监测评价,清洗质量不合格的,及时由传递窗退回去污区重新处理。

11. 奶瓶的清洗

(1)操作目的:为避免使用不合格奶瓶,保证奶瓶清洗的有效性,需去除附着于奶瓶表面的污物,为新生儿提供卫生清洁奶瓶,保障喂养安全

(2)操作步骤

1)根据使用的清洗剂说明计算浓度。例如,碱性清洗剂浓度 1∶250,配制 40000mL 需加入清洗剂 160mL。

2)将奶瓶在流动水下冲洗 1～2 分钟。倒立摆放在专用架或筐内,用 5000mL 量杯量出 40000mL 水倒在盆、桶或池中,用温度计测试水温。

3)查对清洗剂有效期,打开清洗剂瓶盖,用 100mL 量杯量取计算出的所需液体。

4)将清洗剂加入盛水的盆或桶或池内,将溶液充分摇匀 1～2 分钟,在清洗溶液中浸泡奶瓶 3～5 分钟。

5)在液面下用百洁布或专用软毛刷反复刷洗浸泡后的奶瓶 2 分钟,在流动水下反复冲洗奶瓶 2 分钟,在软水或纯化水下反复冲洗奶瓶 2 分钟。

6)倒立摆放在专用架或筐上,放入烘干机(温度 60～120℃)里烘干备用。

7)清洁消毒清洗池及清洗工具;更换清洗剂;整理用物及环境,做好相关记录

(3)注意事项

1)洗刷奶瓶前必须将奶瓶残留食物清理干净。再进行洗刷,洗刷奶瓶时应注意避免奶瓶破损。

2)禁止使用百洁丝刷洗奶瓶,只可以用百洁布和专用软毛刷刷洗。

3)熟知奶瓶清洗剂稀释的比例,清洗液应现配现用,清洗消毒后的奶瓶要认真检查是否彻底清洗干净。

4)奶瓶进入全自动喷淋清洗机时不能叠放,需瓶口朝下放置。

5)做好职业防护,发现异常应及时汇报,便于处理。

### (五)运送车辆的清洗

1. 操作目的

为便于重复使用和避免交叉感染,需将车辆清洗消毒干净

2. 操作步骤

(1)将车辆固定,使用自来水冲洗车辆的内外表面,配制 1000mg/L 浓度的含氯制剂。

(2)用含氯液抹布擦拭车辆,有条件时可使用高压蒸汽枪消毒。

(3)擦干车辆备用,将车辆放于指定的位置,整理清洗工具。

3. 注意事项

(1)车辆应有明确的清洗标识,应定点放置。

(2)配制含氯制剂的浓度要准确。

(六)机械清洗

1. 器械的装筐

(1)操作目的

1)为保证器械清质量,利于器械清洗,需将用后的器械或器具有序地放入清洗筐内。

2)合理地装筐保证器械不受损伤及遗失

(2)操作步骤

1)做好职业防护,戴口罩、帽子、双层手套,穿好隔离衣,穿戴整齐,头发不外露。

2)准备好用物,包括带臂清洗架、清洗筐、器械支撑架、器械隔板等。

3)将器械的关节充分打开放置在清洗支架上,上筐时发现污染严重的器械应手工清洗后再上筐机洗,吸引头等按管腔处理流程清洗。

4)装筐前应检查带螺钉的器械有无松动,刀片是否取下,能拆卸的器械应拆卸后再清洗。

5)材质较轻或易漂洗的物品应和较重的物品捆在一起,防止在机械清洗时丢失。

6)将清洗筐放在清洗架上,选择相应清洗程序进行清洗。

(3)注意事项

1)所有轴节均要打开呈 90°角,方向一致放置于器械支撑架上。

2)器械不能超出器械筐,避免影响转臂运行,有螺钉及螺帽等零部件的器械均需拧紧。

3)吸引头应取出按管腔器械流程处理,血管夹等应取出手工刷洗。

4)咬骨钳、大钢剪等复杂器械应检查咬口处,如有骨渣、组织等要取出并手工刷洗。

5)精密器械轻拿轻放,防止受压。

2. 单舱清洗机清洗

(1)操作目的

1)为避免主观性程序省略,保证清洗质量,需按照设定程序运行。

2)为保证操作的安全性,需应用热力消毒。

3)为提高工作效率,需清洗设备循环持续工作以替代部分手工清洗,减轻劳动强度。

(2)操作步骤

1)做好职业防护,戴口罩、帽子、双层手套,穿好隔离衣,穿戴整齐,头发不露。

2)准备好用物,包括带臂清洗架、清洗筐、器械支撑架、器械隔板等。

3)将器械的关节充分打开放置在清洗支架上。

4)污染严重的器械应先手工清洗后再上筐机洗,吸引头等按管腔处理流程清洗。

5)将清洗筐放在清洗架上选择器械程序进行清洗。

(3)注意事项

1)所有轴节均要打开,方向一致放置于器械支撑架上。

2)器械不能超出器械筐,避免影响转臂运行,有螺钉及螺帽等零部件的器械均需拧紧。

3)咬骨钳、大钢剪等复杂器械应检查咬口处,如有骨渣、组织等要取出,手工刷洗。

4)吸引头应取出按管腔器械流程处理,血管夹等应取出手工刷洗。

5)清洗的程序要选择正确,精密器械轻拿轻放,以防止受压。

3. 多舱清洗机清洗

(1)操作目的

1)为避免主观性程序省略,保证清洗质量,需按照设定程序运行。

2)为提高工作效率,需清洗设备循环持续工作,替代部分手工清洗,减轻劳动强度。

3)为保证操作的安全性,需应用热力消毒

(2)操作步骤

1)准备好用物,包括带臂清洗架、清洗条码、清洗筐、器械支撑架、器械隔板等。

2)按照装筐要求将器械合理装筐。

3)清洗架装满后,推入清洗机轨道。

4)选择适宜的清洗条码,自动进入清洗流程。

(3)注意事项

1)所有轴节均要打开,方向一致放置于器械支撑架上。

2)器械不超出器械筐,避免影响转臂运行,有螺钉及螺帽等零部件的器械均需拧紧。

3)吸引头应取出按管腔器械流程处理,血管夹等应取出手工刷洗。

4)应检查咬骨钳、大钢剪等复杂器械咬口处,如有骨渣、组织等要取出,手工刷洗。

5)清洗的程序要选择止确,精密器械轻拿轻放,防止受压。

4. 台式超声清洗机清洗

(1)操作目的

1)为保证正常使用,延长使用寿命,需正确操作仪器设备。

2)保证精密仪器、管腔器械的清洗质量。

(2)操作步骤

1)开机前先检查排水阀是否关闭,然后接照产品说明书配制多酶清洗液。

2)打开电源开关,按加温键设定温度。

3)排气,按设备说明书设定排气时间,排气完毕红灯熄灭后方能进行下一步操作。

4)待清洗物品放置在篮筐内(水面以下)盖好盖子,启动超声键,时间设定5～10分钟。

5)清洗完毕,所有红灯熄灭后关闭电源开关,打开排水阀将水箱的废水排尽,清洁超声清洗机和用物。

(3)注意事项

1)程序已设定,勿擅自更改。

2)在注水和排水时关闭电源,机器运行时,勿将手伸入水箱。

3)保持溶液在水位线上,保证仪器正常运转。

4)将物品放在篮筐内并充分浸没,保持控制面板及水箱周围清洁干燥。

(七)水处理设备的操作程序

1. 操作目的

(1)保证清洗用水的正常供给。

(2)为延长使用寿命,保障仪器设备的正常使用。

(3)为保证清洗质量,完成器械和物品的清洗。

2. 操作步骤

(1)打开排气窗,确认原水供水水源阀门处于打开位置;确认电闸处于接通状态。

(2)确认主机控制面板上的系统启动处于自动位置。

(3)检查 pH 调节箱水位,按要求加入氢氧化钠,向盐桶加入工业盐,并充分搅匀。

(4)测试软水情况,根据铬黑试剂在软水中的变色情况判断软水是否合格。

(5)纯水系统开始运行后,观察水流量并做好记录。

(6)擦干机器设备上的水迹。

3. 注意事项

(1)保证盐和氢氧化钠的正常供给及吸收注意事项。

(2)做好水质监测和记录。

(3)定期做好设备的维护保养,异常情况及时汇报和处理。

(何丽平)

## 第二节 消毒的标准作业程序

CSSD 清洗后的器械在包装前应进行消毒处理,以保证操作人员及患者安全。消毒是对细菌杀伤性较低的处理方式,器械消毒处理包括污染器械清洗后进行消毒的过程及方法。器械消毒应达到高水平消毒的质量,即污染器械上自然微生物数量减少 90%以上,并不得检出病原微生物。根据 GB 15982—2012《医疗机构卫生消毒标准》规定,中度危险性器械的菌落总数应≤20cfu/件、g 或 100cm$^2$ 不得检出致癌性微生物,低度危险性器材的菌落数应≤200cfu/件、g 或 100cm$^2$ 不得检出致病性微生物。

### 一、常用的消毒方法

常用的消毒方法有物理消毒和化学消毒。

(一)物理消毒

物理消毒是利用物理因子杀灭或清除病原微生物。CSSD 采用的物理消毒法为湿热消毒法,湿热消毒是利用较高温度的热水(≥90℃)或蒸汽为消毒递质,在维持相应温度和时间的调整条件下使菌体蛋白变性或凝固。

(1)湿热可使菌体蛋白质变性或凝固,酶失去活性,代谢发生障碍,从而使微生物死亡。

(2)蛋白质的变形和凝固需有水分子的存在。湿热处理时在热水或热蒸汽的环境下,湿度愈高,蛋白质的变形和凝固愈快,对微生物的杀灭效果亦愈好。

(3)细菌繁殖体、病毒和真菌等对湿热均较敏感。

(4)湿热消毒是器械消毒首选的方法,《世界卫生组织医院感染控制指南》推荐:“如果一种器械经受热力和湿度并且不要求灭菌,选择热力消毒是恰当的。通过热力和一定温度的热水就能杀灭致病性繁殖病因子,这是一种非常有效的消毒方法”。

(5)湿热消毒采用高温蒸汽和热水作为消毒递质,具有安全、无毒物残留、环保的优点。

(6)WS 310.24.4 条款规定：耐湿、耐热的器械、器具和物品应首选物理消毒方法。

(二)化学消毒

(1)不耐受湿热的器械材质可采用化学消毒方法。化学消毒法是利用化学药物杀灭病原微生物。

(2)根据消毒剂的杀菌强弱可分为高效消毒剂、中效消毒剂、低效消毒剂

(3)由于化学消毒对器械具有一定的腐蚀性，因此器械消毒时需要谨慎选用。

(4)选用的消毒剂应取得国务院卫生行政部门卫生许可批件的消毒药械或酸性氧化电位水。

## 二、消毒的作用与基本原则

(一)器械消毒的作用

(1)为临床提供合格的消毒物品，确保患者使用安全器械。

(2)有效切断传播途径，提高器械处理流程质量，保证环境及操作人员的安全，防止交叉污染。

(二)器械消毒的基本原则

(1)接触皮肤、黏膜的诊疗器械、器具和物品应进行消毒处理。

(2)不能耐受湿热消毒的可采用化学消毒方法。

(3)耐湿、耐热的器械、器具和物品应首选物理消毒方法。消毒后直接使用的诊疗器械、器具和物品，湿热消毒温度≥90℃，时间≥5 分钟或 $A_0$ 值≥3000；消毒后继续灭菌处理的，其湿热消毒温度≥90℃，时间≥1 分钟或 $A_0$ 值≥600。

(4)开展消毒质量的日常和定期监测，监测及结果应符合 WS 310.3 中消毒质量检测要求。

(5)应留存清洗消毒器运行参数打印资料或记录，消毒监测资料和记录的保存期应≥6 个月。消毒记录内容应有可追溯性，符合 WS 310.3 有关质量追溯的要求。

## 三、消毒设备与方法

(一)煮沸消毒器消毒

1. 适用范围

(1)利用煮沸消毒器进行湿热消毒的方法。

(2)可用于耐高温、耐高湿材质的器械和物品消毒，包括不锈钢等金属类、玻璃类、一些耐高温的塑胶类材质的器械。

2. 使用方法

(1)常用设备为电热消毒煮沸器。

(2)使用时煮沸槽中加入纯化水(或蒸馏水)，通过电加热待水达到 90℃或沸腾达到 100℃后，将清洗后的器械浸泡于热水中，开始计算消毒时间。

(3)消毒时间 1～5 分钟。具有简单、方便、实用、经济、效果可靠等优点。

3. 注意事项

(1)物品应清洗后再煮沸消毒。

(2)物品需用蒸馏水或纯水煮沸，避免物品上有水碱。

(3)中途加入物品时，应按照最后放入器械的时间，重新计算消毒时间。

(4)煮沸器的盖应严密关闭,以保持沸水温度。

(5)煮沸消毒的物品应及时取出,以免生锈。

(6)玻璃类物品冷水时放入;橡皮类物品水沸后放入,以免橡胶变软。

(7)所有物品必须浸在水面以下,每次所放入消毒器物品的量不应超过消毒器容量的3/4。

(二)自动清洗消毒器消毒

全自动清洗消毒器可以进行湿热消毒,利用热水进行喷淋冲洗,在保持一定温度和时间的条件下实现器械消毒。

1. 消毒时间

消毒后直接使用的诊疗器械、器具和物品,湿热消毒温度≥90℃,时间≥5分钟或 $A_0$ 值≥3000;消毒后继续灭菌处理的,其湿热消毒温度≥90℃,时间≥1分钟或 $A_0$ 值≥600。

2. 注意事项

各类设备操作方法遵循生产厂家的使用说明或指导手册。

(三)酸化水消毒(氧化电位水生成机消毒)

1. 适用范围

适用于包装前手术器械、内镜等的消毒。

2. 原理

(1)氧化电位水生成机是利用有隔膜式电解槽将混有一定比例氯化钠和经软化处理的自来水电解,在阳极侧生成具有低浓度有效氯、高氧化还原电位的酸性水溶液,同时,在阴极侧生成负氧化还原电位的碱性水溶液的装置。

(2)由氧化电位水生成机生成的酸性氧化电位水是一种具有高氧化还原电位(ORP),低PH值、含低浓度有效氯的无色透明液体。

(3)它的生成原理是将适量低浓度的氯化钠溶液加入到隔膜式电解槽内,通过电解,在阳极侧氯离子生成氯气,氯气与水反应生成次氯酸和盐酸

(4)水在阳极电解,生成氧气和氢离子,使阳极侧产生液体的pH值2.0~3.0,氧化还原电位≥1100mV,有效氯浓度为50~70mg/L,残留氯离子<1000mg/L。

(5)酸性氧化电位水具有较强的氧化能力,对各种微生物有较强的杀灭作用,杀菌速度快、使用范围广、安全可靠、不留残毒、对环境无污染。

(6)酸性氧化电位水对光敏感,稳定性不高,宜现生产现使用,对铜、铝和碳钢有轻度腐蚀性,杀灭微生物作用受有机物影响较大。

3. 使用方法

(1)器械、器具和物品消毒:手工清洗后,用酸性氧化电位水流动冲洗浸泡消毒2分钟,净水冲洗30秒,取出干燥后进行包装、灭菌等处理。

(2)具体方法应遵循WS 310.2—2009的相关规定。

(3)内镜的消毒遵循卫生部《内镜清洗、消毒技术规范》。

(4)物体和环境表面消毒、手消毒、卫生洁具和织物的消毒遵循卫生部《医疗机构消毒技术规范》。

4. 注意事项

(1)酸性氧化电位水消毒时只能用原液,现用现制备,贮存时应选用避光、密闭、硬质聚

氯乙烯材质制成的容器，室温贮存不超过3天。

(2)每次使用前，应在酸性氧化电位水出水口处，分别测定pH值、有效氯浓度、氧化还原电位(ORP)值。要达到pH2.0～3.0，有效氯浓度50～70mg/L，氧化还原电位值≥1100mV。

(3)酸性氧化电位水生成器在电解过程中会释放少量的氯气和氢气，故应将生成器和储水容器放置在干燥、通风良好且没有阳光直射的场所。

(4)使用酸性氧化电位水消毒前应先清洗器械，彻底清除有机物。

(5)对不锈钢以外的金属物品有一定的腐蚀作用，应慎用。

(6)不得将酸性氧化电位水和其他药剂混合使用。

(7)酸性氧化电位水为外用消毒产品，不可直接饮用。

(8)长时间排放酸性氧化电位水，可造成排水管道腐蚀，故排放后应再排放少量碱性还原电位水或自来水。

(9)碱性还原电位水不慎入眼内应立即用水冲洗。

(10)每半年应清理一次电解质箱和盐箱。

5. 有效指标的检测

(1)有效氯含量的检测方法：应使用精密有效氯检测试纸，其有效氯范围与酸性氧化电位水的有效氯含量接近，具体使用方法见试纸使用说明书。

(2)pH值检测方法：应使用精密pH值检测试纸，其pH值范围与酸性氧化电位水的pH值接近。具体使用方法见pH值试纸使用说明书。

(3)氧化还原电位(ORP)的检测方法：取样时开启酸性氧化电位水生成器，等出水稳定后，用100mL小烧杯接取酸性氧化电位水，立即进行检测。氧化还原电位检测可采用铂电极，在酸度计“mV”挡上直接检测读数。具体使用方法见使用说明书。

(4)残留氯离子检测方法：取样时开启酸性氧化电位水生成器，等出水稳定后，用250mL磨口瓶取酸性氧化电位水至瓶满后，立即盖好瓶盖，送实验室进行检测。采用硝酸银容量法或离子色谱法，详细方法见GB/T 5750.5。

### (四)常用化学消毒剂消毒

1. 醇类(酒精)

(1)作用原理

1)乙醇能够吸收细菌蛋白的水分，使其脱水变性凝固，从而达到杀灭细菌的目的。

2)75%的酒精与细菌的渗透压相近，可以在细菌表面蛋白未变性前逐渐地向菌体内部渗入，使细菌所有蛋白脱水、变性凝固，达到杀死细菌的目的。

3)乙醇为中效消毒剂，能杀灭细菌繁殖体、结核杆菌及大多数真菌和病毒，但不能杀灭细菌芽孢，短时间不能灭活乙肝病毒。

4)具有中效、速效的杀菌作用，无毒、无刺激，对金属无腐蚀性。

5)对病毒和真菌效果较差，不能杀死细胞芽孢，受有机物影响大，易挥发，易燃烧。

6)适用于皮肤、环境表面及医疗器械的消毒。可用于不耐湿热消毒器械的消毒处理。

(2)适用范围：适用于皮肤、环境表面及医疗器械的消毒等。

(3)注意事项

1)酒精易燃，忌明火。

2)盛装酒精的容器用后盖紧,密闭,置于阴凉处保存。

3)对酒精过敏者勿用。

2. 含氯消毒剂

(1)作用原理

1)含氯消毒剂是指在水中能产生具有杀菌活性的次氯酸的消毒剂,可分为无机化合物和有机化合物。

2)含氯消毒剂杀菌谱广,能有效杀灭多种微生物和原虫,对金属有腐蚀作用,器械消毒时不宜选用。

(2)适用范围:适用于对朊毒体、气性坏疽杆菌、突发原因不明的传染病病原体污染的诊疗器械和器具的消毒。对CSSD物表和环境的消毒遵循卫生部《医疗机构消毒技术规范》。

(3)注意事项

1)粉剂应于阴凉处避光、防潮、密封保存;水剂应于阴凉处避光、密闭保存。所需溶液应现配现用

2)配制溶液时应戴口罩、手套。

## 四、消毒操作

### (一)基本程序与要求

1. 人员要求

(1)操作人员须经过岗位培训。

(2)操作时,达到去污区人员的职业防护要求。

2. 基本方法

(1)根据WS 310.2中5.4.1规定,消毒处理方法首选机械热力消毒,消毒设备主要有清洗消毒器、煮沸消毒槽等。

(2)不耐湿热器材可采用75%酒精、酸性氧化电位水或取得国务院卫生行政部门卫生许可批件的消毒药械进行消毒。

(3)建立消毒质量记录表,湿热消毒记录温度、时间、$A_0$值等参数;化学消毒记录消毒剂的名称、浓度、作用时间等参数。

(4)不能水洗或耐受高温的器材可采用75%酒精擦拭消毒,并在制订的操作流程中加以规定如带电源器械。

(5)器械厂商特别说明的器械(材质接触化学消毒剂或高温水会导致材质变性以及功能受损),在确保清洗质量的情况下,可直接进行检查、包装、灭菌。

3. 操作要点

(1)有可遵循的技术操作规程。符合先清洗后消毒的原则。

(2)评估器械材质与所采用消毒方法的兼容性,正确使用消毒方法,避免器械损坏操作要点。

(3)消毒时间、温度或浓度等指标符合要求。

(4)填写消毒记录表,复核消毒指标,确保消毒质量

### (二)湿热(槽)消毒器消毒

1. 操作前准备

(1)环境准备:CSSD去污区,环境整洁、光线充足。

(2)物品准备:操作台、转运车、器械清洗篮筐、清洗架、煮沸消毒槽、标识等物品,记录表或系统处于备用状态。

(3)人员准备:操作人员个人防护符合WS 310.2—2009附录A要求。

2. 操作步骤

(1)操作前评估:评估器械已完成清洗过程。有可遵循的消毒技术操作规程。评估器械属于耐湿热材质,可采用湿热消毒方法。

(2)消毒槽注水:使用软水或纯化水进行湿热消毒,加水量不应超过最高水位线。

(3)配制润滑剂:按照产品说明书进行。

(4)开启设备:按照操作规程启动设备。

(5)器械消毒:消毒的器械须放在清洗篮筐内,再浸入热水中;橡胶类材质器械物品水沸后放入,以免长时间浸泡于热水中橡胶变软;玻璃类冷水时放入。消毒的器械应全部浸没在水中,每次所放入量不应超过消毒器容量的3/4。

(6)将消毒后的器械放在清洁处理台面上,及时传送到清洁区进行干燥等处理。清洁处理台面指专用于清洗消毒后器械的车或操作台面。

3. 注意事项

(1)正确选择消毒方式。

(2)记录消毒方式及参数。

(3)消毒人员取出消毒器械时,建议使用防护手套,避免烫伤。

(三)酸化水消毒

1. 操作前准备

(1)环境准备:CSSD去污区,环境整洁、光线充足。

(2)物品准备:操作台、转运车、器械清洗篮筐、清洗架、标识等物品,记录表或系统处于备用状态。

(3)人员准备:操作人员个人防护符合WS 310.2—2009附录A要求。

2. 操作步骤

(1)评估准备消毒的器械已经过清洗处理,评估器械使用酸化水消毒,有可遵循的技术操作规程,评估酸性氧化电位水有效指标(pH值、含氯浓度)。

酸化水准备:开启酸合格化水阀门,将酸化水接入消毒容器,容器放在清洗池中。

(2)器械消毒:待水液量完全浸没器械后,开始器械消毒计时,始终保持酸化水阀门开启,使新鲜的酸化水不断加入容器。消毒的器械须放在清洗篮筐内,再浸入酸化水液中浸泡或直接冲洗消毒器械,消毒时间2分钟。

(3)消毒结束:将消毒后的器械放在专用清洁处理台面上,即刻传送到清洁区进行干燥等处理。

(4)酸化水用后处理:消毒结束后,关闭设备,倾倒容器内酸化水消毒液,清水冲洗清洗水池或打开酸化水碱性阀门,用碱性水冲洗。

3. 注意事项

(1)彻底清除器械、器具、物品上的有机物,再进行消毒处理。

(2)酸性氧化电位水对光敏感,有效氯浓度随时间延长而下降,消毒液宜现制备现用。

(3)对铜、铝等非不锈钢的金属器械和物品有一定的腐蚀作用,应慎用。

(4)酸性氧化电位水日常监测要求参阅“化学消毒监测与操作”相关内容

(四)化学消毒剂消毒

1. 操作前准备

(1)环境准备:CSSD去污区,环境整洁、光线充足。

(2)物品准备:消毒剂、消毒剂配制使用容器、量杯、清洁擦布数块、操作台、转运车、器械清洗篮筐、标识等物品,记录表和系统处于备用状态。

(3)人员准备:操作人员个人防护符合WS 310.2—2009附录A要求。

2. 操作步骤

(1)操作前评估:评估器械已经过清洗过程;评估器械材质属于不耐湿热材质,符合消毒技术操作规程;确认消毒剂使用有效期和配比浓度。物体表面及地面消毒可采用500mg/L的含氯消毒剂消毒30分钟以上,直接对污染物进行消毒处理用含有效氯2000～5000mg/L的含氯消毒剂消毒30分钟以上。

(2)配制消毒剂:容器或水槽上标注加水线,提示加水量。按照规定的消毒剂浓度和添加量,使用量杯配制。配制后,使用化学测试卡进行浓度测试,测试合格方可使用。消毒剂配制量(放入器械后的水位)应在容器的3/4位置为宜,放入的器械量不超过容积的3/4。

(3)器械消毒:将器械放在清洗篮筐里并浸泡于消毒剂中,消毒剂应浸没全部器械,盖上消毒容器的盖子。达到消毒时间后,取出篮筐,不应直接用手拿取器械避免伤皮肤。取出的器械使用清水漂洗或再用软水漂洗,彻底去除残留的消毒剂。

(4)消毒结束:将清洗后的器械放置于专用清洁台面如转运平车或操作台。

3. 注意事项

(1)严格掌握化学消毒方法的适用范围。

(2)准确配制消毒剂使用浓度和消毒时间。配制的含氯消毒剂应加盖保存,定时更换。

(3)消毒后应彻底清洗,去除残留的化学消毒剂。

(4)记录消毒方式及参数。

(何丽平)

## 第三节　干燥的标准工作程序

干燥是去除经过清洗、消毒的器械上残留水分的过程。

### 一、干燥的意义和原则

(一)干燥的意义

经过清洗消毒的器械表面仍有水,是湿的状态。水是病菌滋生的基本条件,最易发生真菌生长。器械上残留的微生物或被环境污染上微生物,这些微生物在水和适宜的室温条件下繁殖,从而影响器械清洗消毒质量。器械关节或齿槽等缝隙部位存有水分还可以引起器械锈蚀,增加清洗难度,影响使用功能,缩短器械的使用寿命。锈蚀也是器械损坏的主要原因。器械干燥处理的意义是防止细菌污染,确保消毒后直接使用物品的质量;提高器械灭菌质量,化学气体灭菌对干燥程度有较高的要求,器械表面过湿会降低消毒剂消毒效果。

（二）干燥的原则

WS 310.2 规定器械的干燥宜首选使用干燥设备，无干燥设备或不耐热器械、器具和物品可使用低纤维絮擦布进行手工干燥处理。器械干燥原则应包括以下方面：

(1)清洗消毒后的器械及时进行干燥处理。

(2)不应采用晾干的自然干燥方式，避免器械和物品重新滋生细菌或被环境污染。

(3)应根据器械的材质选择适宜的干燥温度，金属类干燥温度 70～90℃；塑胶类干燥温度 65～75℃。

(4)穿刺针、手术吸引头等管腔类器械可在干燥设备处理后，用压力气枪进行干燥处理，也可使用专用棉条进行干燥。

(5)应使用干燥设备对呼吸机及麻醉管路进行干燥，保证消毒质量和使用安全。

(6)干燥设备应根据厂家说明进行维护和保养。应保持干燥柜或箱内清洁，每天进行表面清洁擦拭；每月检查过滤器和密封圈；每季度进行加热装置的检测。

## 二、干燥的方法

（一）手工干燥

手工干燥方法适宜于无干燥设备及不耐热器械、器具和物品的干燥。

1. 手工擦拭

应使用低纤维絮擦布，特别注意棉絮和微生物的污染因素，同时保持操作人员手的清洁。但是，手工擦布难以处理管腔器械和复杂的器械如关节、齿牙，可在清洁区设压力气枪，专用于管腔类器械的干燥如吸管、穿刺针、针头等。

2. 压力气枪

(1)适用范围：吸管、穿刺针、针头等管腔器械辅助干燥的处理。

(2)使用方法

1)设备的操作方法和步骤，必须依据产品操作手册和规程使用。

2)选择适宜的接头，组合器械单件处理，防止混乱。

3)使用气枪干燥时器械宜先烘干再吹干或先擦拭器械表面水渍再吹干，气枪吹气至少 2 次，每次维持 2 秒。

(3)注意事项

1)操作时，避免压力气枪吹气口处朝向操作人员。

2)处理穿刺针等锐器时，应防止人员刺伤。

3)过长的管腔器械不宜采用压力气枪处理。

(4)保养与维护

1)应遵循厂商的说明书进行保养与维护，并制订相应的技术规程。

2)每天用后应悬挂在专用挂钩处，保持压力气枪清洁。

（二）设备干燥（干燥柜）设备

干燥具有工作效率高的特点，是器械干燥首选方法。使用设备干燥可以避免手工操作中擦布脱屑和人为因素造成的器械污染，保证器械消毒质量。

1. 工作原理

(1)医用干燥箱以电阻丝、电热管为发热源，依靠风机或水循环热量，保持箱内温度，采用机械触点控温,温度可设定在 40～90℃。

(2)具有自动控制温度和时间,数字显示并提示超电压、超电流保护指示灯的功能。

(3)配置器械标准的不锈钢网筛和管腔干燥架。

2. 使用范围

用于耐热材质的器械包括手术器械、内镜活检钳、注射针头、各式大小注射器、玻璃片、换药碗、各种盘子、呼吸机、麻醉管路等的干燥。

3. 使用方法

(1)干燥设备的使用应遵循产品说明书和操作规程。

(2)根据器械耐热材质的程度选择干燥温度和时间,以确保装载物不会过热(可能造成损坏)。根据 WS 310.2 中 5.5.1 规定,金属类干燥温度塑胶类干燥温度 65～75℃。

(3)器械放置在网篮中干燥,不要堆积,保持一定的空隙,利于干燥。管腔类器械如呼吸机管路等应使用专用管腔干燥架,悬垂在干燥柜内,使器械表面和内部彻底干燥。金属器械和橡胶类器械干燥所需的时间不同,因此宜分开进行干燥。

(4)干燥结束卸载器械时,操作人员应注意防止烫伤,避免裸手直接接触器械篮。

(5)干燥设备运行结束后,及时关闭柜门,使柜门保持关闭状态。

4. 注意事项

(1)根据器械的材质选择适宜干燥时间,一般金属器械 20 分钟,塑胶类 40 分钟。

(2)注意观察设备运行情况。

5. 设备保养与维护

(1)遵循厂商的说明书进行保养和维护并制订相应的技术规程。

(2)每天进行灭菌器门、仪表的表面擦拭。

(3)每天清理和擦拭柜内至少 1 次。

(4)设备保养每天运行前检查柜门缝是否平整、完好、无脱出和破损。

(5)根据设备厂商维护手册的建议,定期更换或清理空气过滤器,保证进入柜内的循环空气符合消毒要求。

(6)每年至少检查过热保护装置 1 次。每年由专业工程人员进行 1 次维护。

(7)设备维护情况应记录。

## 三、干燥操作

### (一)手工干燥

1. 操作前准备

(1)环境准备:CSSD 清洁区,环境整洁、光线充足。

(2)物品准备:清洁低棉絮擦布、压力气枪、操作台、转运车、器械清洗篮筐、标识等物品。

(3)人员准备:操作人员个人防护符合 WS 310.2—2009 附录 A 要求,洗手。

2. 操作步骤

(1)操作前评估:有可遵循制订的技术操作规程;评估干燥方法是否适宜器械材质;评估器械清洗质量合格。

(2)操作台准备:擦布擦拭器械,台面应留有适当的擦湿操作的空间和摆放干燥器械的空间。

(3)干燥擦拭:擦拭动作柔和,宜单件处理。容器类物品的擦拭宜先擦拭外面后擦拭内面。器械擦拭应先擦拭器械的水迹,然后再擦拭关节、齿牙等局部的水迹。管腔器械如穿刺针、妇科刮宫吸管、手术吸引管等可使用压力气枪清除腔内的水分。

(4)干燥器械放置:将干燥后的器械分类、有序摆放在台面上。避免再次接触水。

(5)操作后处理:操作结束后,整理台面,物品归位。

3. 注意事项

(1)保持擦布清洁,擦布过湿影响干燥效果,应及时更换。

(2)操作人员注意手卫生,洗手或手消毒后进行器械的手工干燥操作。

(二)干燥柜干燥

1. 操作前准备

(1)环境准备:CSSD 清洁区,环境整洁、光线充足。

(2)物品准备:干燥柜、操作台、转运车、器械清洗篮筐、清洗架、标识等物品。

(3)人员准备:操作人员个人防护符合 WS 310.2—2009 附录 A 要求。

2. 操作步骤

(1)操作前评估:评估干燥方法是否适宜器械材质,有可遵循的技术操作规程;评估器械是否经过清洗;评估设备是否处于备用状态。

(2)器械装载:使用篮筐装载器械;呼吸机管道、麻醉管道使用专用干燥架。

(3)程序选择:根据标准和材料的适宜性选择干燥温度、时间。

(4)干燥结束:干燥后卸载器械。

3. 注意事项

(1)装载的器械不要超出器械篮筐,利于彻底干燥。

(2)装载和卸载均要防止烫伤。

(何丽平)

## 第四节　特殊污染的器械、器具处理标准工作程序

### 一、污染气性坏疽器械、器具的 SOP

(一)操作目的

(1)为避免污染源扩大和传播,保护环境,应确保清洗质量,保障医疗器械的安全性。

(2)为避免和减少职业暴露,需保护操作人员。

(3)为追溯记录提供数据和资料,需做好登记。

(二)操作步骤

(1)准备好处理特殊污染的用物,包括容器、量杯、含氯制剂、医疗垃圾袋、感染标识、封口绳等,做好个人防护。

(2)按要求配制相应消毒液的浓度,选择浸泡器械的容器。

(3)将密封好的器械打开,分类处理。将器械、盆、盘等放入特殊污染池内浸泡相应的时间。

(4)将包装材料等废物装入双层黄色医疗废物垃圾袋封口并贴好感染标识。

(5)器械和用物浸泡后,转运到单舱清洗机,选择相应流程清洗。

(6)清洗和消毒清洗池及清洗工具,更换防护用品,做好登记并签名。

(三)注意事项

(1)做好职业防护,操作完毕后立即更换防护用品并洗手消毒。

(2)使用的清洗剂和消毒剂应现配现用,每次更换。

(3)发现异常或特殊事件应及时汇报,便于处理。

## 二、污染朊病毒诊疗器械、器具和物品的SOP

(一)操作目的

(1)为防止病原体扩散,需正确处理被朊病毒污染的诊疗器械、器具和物品。

(2)为保护操作者的安全,需防止职业暴露。

(二)操作步骤

(1)做好防护,根据物品的大小,选择适宜浸泡器械的容器。

(2)配制氢氧化钠溶液,每升水加氢氧化钠40g。

(3)将密封好的器械打开,分类处理。将器械、盆、盘等重复使用物品浸泡于氢氧化钠溶液中60分钟。

(4)将包装材料等废物装入双层黄色医疗废物垃圾袋封口并贴好感染类型标识。

(5)器械浸泡后,转运到单舱清洗机,选择相应流程清洗。

(6)清洗和消毒清洗池及清洗工具,更换防护用品,做好登记并签名。

(三)注意事项

(1)做好职业防护,操作完毕后立即更换防护用品并洗手消毒注意事项。

(2)使用的清洗剂和消毒剂应现配现用,每次更换。

(3)发现异常或特殊事件应及时汇报,便于处理。

(姜秀贞)

# 第五节 清洗质量的检查

器械的清洗质量是保障灭菌质量的基础,因此,器械清洗质量检查是器械包装前必不可少的操作程序。中华人民共和国卫生部于2009年4月1日颁布的卫生行业标准(WS 310.3—2009)《医院消毒供应中心第3部分:清洗消毒及灭菌效果监测标准》中提出,经过清洗、消毒、干燥处理的器械物品进行包装前,应检查清洗质量功能状态并对器械进行保养。

## 一、检查的原则

(1)器械包装前应采用目测法或使用带光源放大镜检查每件器械的功能性和完整性,使之符合质量要求,即器械结构及功能完好,表面无裂缝。

(2)定期使用清洗测试物检查和评价器械清洗质量。通过对残留蛋白质、血红蛋白、生物负载的检测评估清洗的效果,清洗测试物的测试方法应具有快速、灵敏、精确、稳定、简便以及干扰物质影响少等特点。

(3)清洗质量合格应包括表面及其关节、锯齿部、锁扣及管腔应光洁,无血渍、污渍、水垢等残留物质和锈斑;功能完好,无毛刺或缺口、无裂缝和损毁。

(4)清洗质量不合格的器械物品不得包装,须重新进行清洗。有锈迹器械应除锈,器械功能损毁或锈蚀严重应及时维修或报废

## 二、检查的方法

(1)目测法:正常光线下,肉眼直接观察。

(2)放大镜检查法:借助手持式放大镜或带光源放大镜进行质量检查检查的方法。

(3)残留血试验法:使用隐血测试纸通过试纸上的过氧化物和显色剂与血污中的血红蛋白、肌红蛋白反应,使显色剂发生色泽变化,可判定微量血污是否存在。

(4)残留蛋白质测试法:残留蛋白测试方法特异强、敏感、使用方便;不受器械处理方式如消毒剂、高温等的干扰;价格昂贵,不适合于常规检测。具体有 3 种测试方法:茚三酮试验、缩二脲反应、邻苯二甲醛(OPA)法。

(5)生物膜测试法:模拟的人体体液、血液组成的生物膜测试片(块)与器械同时清洗,观察清洗后的生物膜残留以判断清洗效果。

(6)微生物学检测法:将浸有无菌盐水采样液的棉拭子在被检器材各层面及轴节处反复涂抹,剪去手接触部位,将棉拭子放入装有 10mL 采样液的试管内送细菌室检测。

(7)ATP 生物荧光检测法:ATP 生物荧光法测定原理是利用荧光素酶在镁离子、ATP、氧的参与下,催化荧光素氧化脱羧,产生激活态的氧化荧光素,放出光子,产生 560mn 的荧光,在裂解液的作用下,细菌裂解后释放的 ATP 参与上述酶促反应,用荧光检测仪可定量测定相对光单位值(RLU),从而获知 ATP 的含量,进而得知细菌含量。

## 三、清洁质量标准

器械表面及其关节、锯齿部、锁扣及管腔应光洁,无血渍、污渍、水垢等残留物质和锈斑。生物负荷达到安全水平,不会对工作人员及环境造成危害。

(姜秀贞)

# 第六节　器械的功能检查与保养

包装前准备工作的重要组成部分就是对器械清洗质量和功能状态的检查,清洗质量合格是灭菌成功的关键。在器械包装前应对器械进行清洗质量、功能状态的规范检查和科学保养。

## 一、各类器械检查的原则与质量要求

### (一)止血钳类器械

(1)检查止血钳类器械的颚、齿端咬合位置应适当,且闭合不错位。

(2)闭合止血钳尖端时,器械的整个颚应对合完全。

(3)持针器颚的设计易磨损,检查时若磨损明显,需厂商修理或报废。

(4)在指环上用最小的相对压力时,锁扣应顺畅打开。

(5)测试锁扣是否保持适当张力的方法是将扣上第一个锁止扣在手掌心或桌面上轻敲,观察器械是否“自动打开”锁扣,若锁扣打开,说明器械功能失灵,应停止使用。

(6)心血管持针器需要经常去磁,避免器械磁化影响手术操作,检查方法将针头放在持针器颚部,若器械磁化,会将针头吸过去,器械检查处宜备有去磁器。

（二）多个元件组成的器械

（1）确保多个元件组成的器械所有元件各就其位。

（2）滑动元件必须移动顺畅，锁扣上的螺丝钉不应松动或螺纹错位。

（三）剪刀

（1）剪刀关节不能僵硬，打开和闭合顺畅，保持适当的张力。测试检查刀刃锋利度，剪刀应能从顶端完全剪开测试物，且剪刀的开合顺畅。

（2）可用医用橡胶带测试，精密五官科剪刀、显微手术剪刀等要观察其功能部位的完好性。

（四）器皿

检查器皿表面及容器边缘的卷边结构无缺损。

（五）管腔器械

（1）检查管腔器械如套管针和针头是否弯曲。

（2）针体及针栓部位，针尖无钩；针套与针芯配套；结构完好无裂缝、变形。

（3）如针尖有毛刺或钩，可通过打磨处理修复。穿刺管与针套、针芯不配套时应报废，不能使用。

（六）绝缘器械

（1）绝缘器械需要仔细检查，以确保其绝缘性。

（2）每次处理器械后使用绝缘测试器，以鉴别器械绝缘体的完好性。

（七）内镜器械

（1）内镜器械应检查窥镜，看视野是否清楚。

（2）若视野不清，应再次对窥镜进行清洗干燥，然后复查。

（3）若依然存在斑点，可使用放大镜检查工作端上的盖玻片，看是否有裂痕或碎屑。

（4）有“弧影”但视野清楚，表明窥镜外鞘上有凹痕。

（5）若盖玻片上有“雾”，表明密封端有泄漏或镜片上有洗涤剂中的表面活化剂残留，若是表面活化剂引起的，用酒精擦拭镜头。

（八）导光束

（1）导光束即光缆，是由数以百计的、导光性非常好的极细特殊玻璃丝成束组成的。

（2）检查光缆时若有大量黑点，表明很多纤维都破碎了，透光就会减少，若透光已经减少到妨碍医师查看内部结构，必须进行维修或更换。

## 二、常见问题及处理

（一）器械点蚀

（1）器械点蚀即不锈钢器械上的腐蚀小孔，四周有红褐色或其他颜色锈迹，是器械已出现腐蚀的表现，可引起微生物滋生引起生物膜。

（2）氯化物等离子的污染、有机物污渍残留是造成点蚀的主要原因。

（3）可根据厂家建议使用酸性清洁剂溶解锈蚀，锈蚀严重的器械需更换。

（二）表面摩擦腐蚀

（1）表面摩擦腐蚀可以削弱或影响器械功能，其原因可能是关节处润滑不足；湿气和残留污染对器械的腐蚀。

(2)器械关节处应确保干燥,必要时关节处采用人工润滑法。

(3)摩擦腐蚀严重的器械应废弃。

(4)贵重手术器械酌情交由有资质的厂商修理。

(三)不锈钢器械表面锈色斑点

(1)不锈钢器械表面有锈色斑点,无腐蚀孔,表面仍然光滑,其原因可能是与有大面积锈迹的器械接触;或与有色金属器械混合清洗、灭菌。器械相互碰撞、摩擦可引起表面保护层损坏。

(2)有锈色斑点的器械应重新清洗并除锈,锈蚀严重的器械应废弃。

(四)橡胶老化

(1)橡胶老化影响器械使用功能。

(2)橡胶老化包括膨胀、橡胶表面硬化、有黏性、脆性增强或软化等现象,发生橡胶老化应停止使用。

(3)造成老化的原因可能是清洗去污温度过高、干热、紫外线照射、氧化或臭氧的影响;使用石蜡油或不适合的消毒剂引起。

## 三、新购器械的处理

新器械使用前应进行清洗和钝化处理。

(一)清洗

(1)工厂生产中沉积的工业污渍较难去除,清洗的方法是在自来水中加入碱性清洗剂。

(2)注意水温应符合清洗液使用说明书的要求,温度60~85℃。

(3)根据不锈钢的级别选择器械浸泡时间,一般10~20分钟,浸泡后~用自来水漂洗干净。采用机械清洗时,漂洗时间为2分钟。

(二)钝化

(1)进行表面钝化处理可以保护器械,防止器械腐蚀、生锈。

(2)对新器械进行表面钝化处理是非常必要的。

(3)方法是在去离子水中加入除锈除垢剂,水温应符合清洗液使用说明书的要求,一般水温60~85℃。

(4)根据不锈钢的级别,浸泡30分钟或60分钟,再经过2次去离子水漂洗,一次85℃水温的纯化水漂洗,每次漂洗时间为2分钟。

(5)最后进行器械干燥。

需随时补充的备用器械在贮存前必须彻底干燥。有锁止扣的器械应将锁扣打开。存或不完全锁紧。扣上锁扣会使颚、柄及套接处于持续的张力下,可能会导致器械损坏。

## 四、各类器械检查的操作

(一)穿刺针

1. 操作准备

(1)环境准备:清洁、无尘、光线明亮。

(2)用物准备:操作台、灯源、放大镜、锐器收集盒。

(3)人员准备:着清洁区工作服、戴圆帽(须遮盖全部头发)、清洁双手。

2. 操作步骤

(1)评估方法及要求:器械经过清洗、消毒处理;有可遵循的操作规程。

(2)检查器械清洁度:器械表面及管腔内、针梗部位干净无污迹、血渍、锈迹、蚀损斑,无清洗剂、消毒剂等化学剂残留。若不合格应退回去污区重新清洗。

(3)检查器械功能状态:外观完整无缺损、扭曲或变形;针芯无弯曲;针头无钩;针套、针芯配套;穿刺针应斜面平整;外套管无卷边;管腔通畅。

3. 注意事项

(1)操作人员注意防止锐器伤。

(2)丢弃的穿刺针应放入锐器收集盒内。

4. 记录

报废器械应记录。

(二)止血钳类

1. 操作准备

(1)环境准备:清洁、无尘、光线明亮。

(2)用物准备:操作台、灯源、放大镜。

(3)人员准备:着清洁区工作服、戴圆帽(须遮盖全部头发)、清洁双手。

2. 操作步骤

(1)评估方法及要求:器械经过清洗、消毒处理;有可遵循的操作规程。

(2)检查器械清洁度:器械表面、咬合面、关节面、锁扣、组合连接部干净无污迹;无血渍、锈迹、蚀损斑;无清洗剂、消毒剂等化学剂残留。若不合格应退回去污区重新清洗。

(3)根据规程进行润滑、保养和功能检查:外观完整无缺损、扭曲或变形;咬合面锯齿完整,对合整齐;关节活动顺畅,若关节较紧,可在关节处喷洒润滑剂,再活动关节,直至活动顺畅;锁扣固定良好,张力适当。

(4)无损伤阻断钳测试方法:用单层薄棉纸剪片做测试,器械闭合时夹口锯齿必须在薄棉纸上留下完整的齿痕,但不能穿透棉纸。如果夹钳不能留下完整的齿压痕,表明夹钳没有完全闭合。

3. 注意事项

(1)要在止血钳的关节套接处润滑。

(2)有腐蚀现象和功能损坏的器械及时处理。

4. 记录

有污渍、腐蚀等问题器械应记录在清洗质量检查表中;报废器械应记录。

(三)锐利器械

主要为组织剪、线剪等器械的操作。

1. 操作准备

(1)环境准备:清洁、无尘、光线明亮。

(2)用物准备:操作台、灯源、放大镜。

(3)人员准备:着清洁区工作服、戴圆帽(须遮盖全部头发)、清洁双手。

2. 操作步骤

(1)评估方法及要求:器械经过清洗、消毒处理;有可遵循的操作规程。

(2)检查器械清洁度:器械表面、关节部位干净无污迹、血渍、锈迹、蚀损斑;无清洗剂消毒剂等化学剂残留。若不合格应退回去污区重新清洗。

(3)根据规程进行润滑、保养和功能检查:外观完整无缺损、扭曲或变形;刀刃无卷曲、缺口、毛刺;剪刀在闭合时应无空隙;螺丝无松脱;关节应保持适当的张力以便能平滑地切割,测试刀刃的锋利度。

(4)剪刀测试方法:剪刀不能卡住测试材料,必须被光滑地剪开,为剪刀刀片长度 2/3。

3. 注意事项

(1)润滑部位主要是套和活动处关节。

(2)有腐蚀现象和功能损害的器械及时处理。

(3)精密贵重器械一般采用目测方式进行功能检查。

4. 记录

有污渍、腐蚀等问题器械应记录在清洗质量检查表中;报废器械应记录。

### (四)电源器械

主要指电笔刀等器械。

1. 操作准备

(1)环境准备:清洁、无尘、光线明亮。

(2)用物准备:操作台、灯源、放大镜。

(3)人员准备:着清洁区工作服、戴圆帽(须遮盖全部头发)、清洁双手。

2. 操作步骤

(1)评估方法及要求:器械经过清洗、消毒处理;有可遵循的操作规程。

(2)检查器械清洁度:器械及电源连接线干燥无污迹、血迹、锈迹、水垢、蚀损痕迹。

(3)检查器械功能状态:须仔细检查,以确保其绝缘性,可根据器械厂家的建议使用专门的绝缘测试器。

3. 注意事项

(1)按照器械厂家维护保养方法处理。

(2)有腐蚀现象和功能损害的器械及时更换。

4. 记录

报废器械应记录。

## 五、器械保养的原则与方法

### (一)保养原则

(1)装有铰链或移动元件的器械每次使用后必须进行保养。

(2)使用医用润滑剂进行器械保养,可使器械的铰链和套接灵活,减少器械关节之间的金属摩擦,减少起斑并帮助器械耐氧化。

(3)器械的润滑应在保养前进行。

### (二)保养方法

应选择适用于不锈钢手术器械的,并与灭菌处理兼容的水溶性润滑剂,不应使用石蜡油等非水溶性的产品作为润滑剂,因为非水溶性的润滑剂阻碍灭菌蒸汽充分接触器械表面,从而影响灭菌效果。不是所有的器械润滑剂都适用于蒸汽、等离子气体和 EO 灭菌,使用前一定要仔细阅读产品标签说明并遵循厂家建议的浓度稀释,在有效期内使用。可采用手工润滑或机械润滑的方法。

1. 手工润滑

(1)方法及原则:采用手工润滑,可对牙钻、手术电钻等手术器械的关节、铰链、移动部件进行保养,手工润滑可选用浸泡或喷涂的操作方法。

1)浸泡方法:清洗后的器械,使用有孔的容器装载浸泡于配制好的润滑剂中。浸泡时间根据润滑剂使用说明书,至少应每天更换润滑剂。

2)手工喷涂方法:器械关节、铰链和移动等部位宜使用专用的气雾喷涂润滑剂,具有速干的效果。

3)器械经手工润滑保养之后,如果器械表面有过多的液体,需手工擦拭干燥。擦拭时应使用清洁的、低棉絮的擦布。

(2)操作步骤:在器械清洗、消毒、干燥之后进行手工润滑一般步骤。

1)手工清洗→消毒→机械干燥→手工润滑。

2)手工清洗→消毒→手工干燥→手工润滑。

(3)注意事项

1)应按照产品说明的稀释比例配制润滑剂,稀释剂应使用纯水或蒸馏水。

2)盛装润滑剂的容器必须是干净的,防止润滑剂污染。

3)容器装载器械,避免工作人员因将手伸入溶液中摸索器械造成皮肤损伤。

2. 机械润滑

(1)方法及原则

1)机械润滑是通过清洗消毒器完成器械润滑的方法。

2)清洗消毒器在终末漂洗阶段中,由机械泵自动加入润滑剂。

3)机械润滑的方法效率高,可以降低器械在润滑操作中的污染。

4)须按照产品说明书的稀释比例设定润滑剂用量。

(2)机械润滑步骤:清洗消毒器→预洗→洗涤→漂洗→终末漂洗(消毒→润滑)干燥。

(3)注意事项

1)根据器械材质选用润滑剂,塑胶类(如呼吸管路、电源器械电线等)、玻璃类(吸引瓶、湿化罐等)、不锈钢容器(盘、盆、碗等)器械、物品不需要使用润滑剂润滑。

2)特殊器械如牙钻等电动器械遵循厂家建议的润滑方法和润滑剂。

3)经过机械润滑的器械关节、铰链根据功能检查时的状况,酌情进行手工润滑。

(姜秀贞)

# 第三十七章　外科急危重症护理

## 第一节　神经外科急危重症

### 一、颅内压增高

颅内压增高是多种神经系统疾病所共有的一种综合征，是因颅内容物（脑、脑脊液、脑血容量）的体积增加，或颅腔容积减少超过颅腔可代偿的容量，导致颅内压持续高于1.96kPa（200mm$H_2O$），并出现头痛、呕吐及视神经盘水肿三大病症时，称为颅内压增高。

（一）一般护理

1. 体位

抬高床头15°～30°，以利于静脉回流，减轻脑水肿。

2. 给氧

持续吸氧，改善脑缺氧，使脑血管收缩，降低脑血流量。

3. 饮食与补液

控制液体摄入量，不能进食者，成人每日补液不超过2000ml，保持每日尿量不少于600ml。神志清醒者，可给予普通饮食，但需要适当限盐，注意防止水电解质紊乱。

4. 病情观察

密切观察患者意识状态、生命体征、瞳孔变化，警惕颅内高压危象的发生。有条件者可做须内压监测。

5. 生活护理

满足患者日常生活需要，适当保护患者，以免外伤。

（二）症状护理

1. 高热

及时给予有效降温措施，因高热可使机体代谢率增高，加重脑缺氧。

2. 头痛

适当应用止痛剂，禁止使用吗啡和哌替啶，因此类药物有抑制呼吸作用；避免使头痛加重的因素，如咳嗽、打喷嚏，或弯腰、低头以及用力活动等。

3. 躁动

寻找原因及时处理，切忌强制约束，以免患者挣扎而使颅内压进一步增高。若躁动的患者变安静或由原来安静变躁动，常提示病情发生变化。

4. 呕吐

及时清理呕吐物，防止误吸，观察并记录呕吐物的量、性质。

5. 脱水治疗的护理

应用高渗性和利尿性脱水剂，使脑组织间的水分通过渗透作用进入血循环再由肾排出，以达到降低颅内压的目的。常用20%甘露醇250ml，15～30min内滴完，每日2～4次，滴注后 10～20min 颅内压开始下降，可维持 4～6 小时。呋塞米 20～40mg，入壶，每日 2～4 次。脱水治疗期间，准确记录 24h 出入液量。为防止颅内压反跳现象，脱水药物应按医嘱定时、定量使用，停药前逐渐减量或延长给药时间。

6. 激素治疗的护理

糖皮质激素通过稳定血—脑脊液屏障，预防和缓解脑水肿，改善患者症状。常用地塞米松 5～10mg 静脉或肌内注射；氢化可的松 100mg 静脉注射。由于激素有引起消化道应激性溃疡出血、增加感染机会等不良反应，故应在按医嘱给药的同时加强观察及护理。

7. 脑室引流的护理

经颅骨钻孔放置引流管将脑脊液引流至体外。

(1)引流管的位置：待患者回病室后，立即在无菌条件下连接引流瓶（袋），妥善固定引流管及引流瓶（袋），引流管开口需高于侧脑室平面 10～15cm，以维持正常的颅内压。需要搬动患者时应将引流管夹闭，防止脑脊液反流引起逆行性感染。

(2)引流速度及量：术后早期尤应控制引流速度，若引流过快过多，可使颅内压骤然降低，导致意外发生。每日引流量以不超过 500ml 为宜，颅内感染患者因脑脊液分泌增多，引流量可适当增加，但同时应注意补液，以避免水电解质失衡。

(3)保持引流通畅：引流管不可受压、扭曲、成角、折叠；适当限制头部活动范围，活动及翻身时避免牵拉引流管。注意观察引流管是否通畅，若引流管内不断有脑脊液流出、管内的液面随患者呼吸、脉搏等上下波动表明引流管通畅；若引流管内无脑脊液流出，应通知医师查明原因。

(4)观察并记录脑脊液的颜色、量及性状：正常脑脊液无色透明，无沉淀。术后 1～2 日脑脊液可略呈血性，以后转为橙黄色。若脑脊液中有大量血液或血色逐渐加深，常提示脑室内有出血；一旦脑室内大量出血，需紧急手术止血。脑室引流时间一般不宜超过 5～7 日，时间过长有可能发生颅内感染。感染后的脑脊液混浊，呈毛玻璃状或絮状物，患者有颅内感染的全身及局部表现。

(5)严格遵守无菌操作原则：每日定时更换引流瓶（袋）时，应先夹闭引流管以免管内脑脊液逆流入脑室，注意保持整个装置无菌，必要时做脑脊液常规检查或细菌培养。

(6)拔管：脑室引流管一般放置 3～4 日，病情稳定准备拔管前 24h 夹闭脑室引流管，了解脑脊液的循环是否通畅。若无颅内压增高，如头痛、呕吐的现象，则应推迟拔管时间。拔管时应严格消毒引流管周围皮肤，用无菌敷料覆盖伤口，并压迫引流口数分钟。拔管后仍需注意有无颅内压增高及局部有无脑脊液漏。

（三）心理护理

患者因头痛、呕吐等不适可引起烦躁不安、焦虑等心理反应。要做好解释安慰工作，指导家属配合医师做好心理支持。

（四）健康指导

告知患者若出现头痛、恶心等高颅压症状要及时就医，寻找有可能导致烦内压增高因素，如脑外伤、颅内炎症、脑肿瘤及高血压等，去除相关因素。

## 二、脑疝

当颅腔内某一分腔有占位性病变时，该分腔的压力高于邻近分腔，脑组织从高压区向低压区移位,部分脑组织被挤入颅内生理空间或裂隙,产生相应的临床症状和体征,称为脑疝。脑疝是颅内压增高的危象和引起死亡的主要原因,常见有小脑幕切迹疝和枕骨大孔成。

(一)一般护理

1. 体位

床头 15°～30°,以利于静脉回流,减轻脑水肿。

2. 给氧

持续吸氧,改善脑缺氧,使脑血管收缩,降低脑血流量。

3. 饮食与补液

控制液体摄入量,不能进食者,成人每日补液＜2000ml,保持每日尿量不少于 600ml。神志清醒者,可给予普通饮食,限盐。

4. 病情观察

密切观察患者意识状态、生命体征、瞳孔变化,警惕颅内高压危象的发生。有条件者可作颅内压监测。

5. 生活护理

满足患者日常生活需要,适当保护患者,以免外伤。

(二)症状护理

1. 纠正脑组织灌注不足

快速静脉输入甘露醇、山梨醇、呋塞米等强力脱水剂,并观察脱水效果。

2. 维持呼吸功能

保持呼吸道通畅,及时清除患者呼吸道分泌物和呕吐物。吸氧,以维持适当的血氧浓度,对呼吸骤停者立即进行人工呼吸,配合医师进行气管插管,行人工辅助呼吸。

3. 积极做好术前各项准备

剃头,交叉配血,留置导尿,并向患者和家属说明手术治疗的必要性及配合要点。

(三)并发症护理

1. 保持呼吸道通畅

定时更换体位,按时翻身叩背,促进痰液排出,及时清除口、鼻腔及气道内分泌物或血液。防止呼吸道感染。常规持续氧气吸入 3～5 日,氧流量为 2～4L/min,以供给脑细胞充足的氧。进行动脉血气监测,指导呼吸管理。加强人工气道管理,做好气管插管,气管切开及呼吸机的护理。加强气道湿化与促进排痰。给予雾化吸入,气管内滴药等。定期痰培养,并做药敏试验,选用有效抗生素。加强营养,减少探视。

2. 保持正确体位

抬高床头 15°～30°,以利脑静脉回流,减轻脑水肿。深昏迷患者取侧卧位,保持头与脊柱在同一直线上。

3. 营养

早期可采用肠外营养,待肠蠕动恢复后,逐步过渡至肠内营养支持,可鼻饲牛奶、鸡蛋、果汁等流质。当患者肌张力增高或癫痫发作时,应预防肠内营养液反流所致呕吐、误吸。定期评估患者营养状况,以便及时调整营养素供给量和配方。

4. 预防并发症

昏迷患者因意识不清、长期卧床可造成多种并发症,应加强观察和护理。

(1)压疮：保持皮肤清洁干燥，定时翻身，尤其注意骶尾部、足跟、耳郭等骨突部位，加强翻身次数，至少每 2h 翻身 1 次。消瘦者及高热者常需每小时翻身，亦不可忽视敷料包裹部位，要定时查看，避免长时间受压。

(2)泌尿系感染：导尿时，严格执行无菌操作。留置导尿管过程中，加强会阴部护理，并定时放尿以训练膀胱贮尿功能，注意观察尿色及量的变化，发现异常及时通知医师，及时处理。

(3)肺部感染：加强呼吸道护理，保持呼吸道通畅，预防呕吐物误吸引起窒息和呼吸道感染。应使患者头部偏向一侧为宜，呕吐物和喉头痰液需要及时用吸引器吸出，有舌后坠应将下颌托起或将舌拉出或加口咽通气道，如有缺氧和窒息，给予吸氧。如果呼吸道不畅，缺氧严重应早做气管切开。

气管切开的护理：

1)随时观察有无出血、气胸、纵隔气肿、套管滑出等意外情况发生。

2)密切注意呼吸情况，如有呼吸困难应先吸痰，吸痰后仍不见好转应将气管筒的内管套拔出，检查有无痰液或异物阻塞。

3)吸痰时严格注意无菌操作，吸口、鼻的吸痰管与吸气管的吸痰管分开。

4)气管内套管应每日消毒 4 次，套管外周要保持清洁，敷料每日更换 2 次，套管外口应用湿纱布覆盖，保持吸入空气湿度适宜，气管套管带子固定要松紧合适，最好以能容一指为宜。

5)躁动患者要保持适当的约束防止患者自己拔管

6)每次吸痰后及每隔半小时应给予气管内滴药。

7)患者好转后可拔管时应先用纱布或软木塞堵口，观察 2d，如无呼吸困难即可将管拔出。

(4)暴露性角膜炎：眼睑闭合不全者，给予眼药膏保护，并用湿纱布遮盖上眼睑。

(5)关节挛缩、肌萎缩：保持肢体于功能位，防止足下垂。每日做 2～3 次四肢关节被动活动及肌肉按摩，防止肢体挛缩和畸形。

(四)心理护理

给患者做好心理疏导，避免脑疝的发生，一旦发生脑疝，要给家属心理安慰。

(五)健康指导

指导家属预防脑疝的措施，避免情绪激动，避免剧烈咳嗽和便秘，积极治疗原发病。

## 三、脑脓肿

脑脓肿是细菌入侵脑组织引起化脓性炎症，并形成局限性脓肿。根据感染来源的不同，脑脓肿可分为五类：耳源性脑脓肿、鼻源性脑脓肿、血源性脑脓肿、外伤性脑脓肿和隐源性脑脓肿。

(一)一般护理

(1)最好置于单人抢救室或心血管监护室，给予床边心电、呼吸、血压的监测，尤其在前 24h 内必须连续监测，室内应配备必要的抢救设备和用物。

(2)绝对卧床，必要时予半卧位，抬高床头 15°～30°。对昏迷患者每 1～2h 翻身 1 次，病情稳定患者可逐步离床，在室内缓步走动，对有并发症者应适当延长卧床休息时间。

(3)给予吸氧，根据血氧采取不同吸氧方式和氧流量。准确量体温、呼吸。认真填写心脏停搏和恢复时间，抢救过程中的治疗、用药、护理、交接班记录等。

(4)建立好静脉通道，严格掌握好输液速度及输液量，了解药物药理作用及可能出现的不良反应。

(5)饮食宜低脂、低胆固醇、低盐食物，少食多餐，以清淡流质或半流质饮食为主。

(6)保持大便通畅，必要时服用缓泻剂。

(7)急性期协助患者做好生活护理，保持皮肤和口腔的清洁。

(8)与患者保持良好的沟通，接受患者对疼痛的行为反应。

(9)持续心电、血压、呼吸、血氧饱和度监测。

(二)症状护理

1. 病情观察

密切观察生命体征、神志、瞳孔的变化并做好记录，发现异常及时通知医师并立即抢救避免并发症的发生。

2. 监测体温

对体温较高者，给予物理降温，鼓励患者饮水，必要时静脉补液并监测 24h 出入量及电解质。

3. 控制感染

在致病菌未查明前可选用抗菌谱广和容易通过血脑脊液屏障的药物，遵医嘱按时按量给予，定时行血常规检查及脑脊液检查，必要时做药敏实验，改用对致病菌敏感的抗生素。

4. 手术治疗

脓肿一旦形成或非手术治疗无效时必须行手术治疗，行脓肿穿刺术或切除术。

5. 脓腔引流

引流瓶(袋)应至少低于脓腔 30cm，患者应取利于引流的体位。应待术后 24h、创口周围初步形成粘连后方可进行囊内冲洗。先用生理盐水缓慢注入腔内，再轻轻抽出，不可过分加压，冲洗后注入抗生素，然后夹闭引流管 2～4h。引流管的位置应保留在脓腔的中心，根据 X 线检查结果加以调整，待脓腔闭合时拔管。

(三)并发症护理

常见并发症为脓肿破裂。脓肿一旦破裂，可引起急性化脓性脑膜炎或脑室炎。患者突然高热、昏迷、抽搐，出现明显的脑膜刺激征。因此，应密切观察生命体征和神志及瞳孔的变化，发现异常立即通知医师并做好术前准备行手术治疗。

(四)心理护理

根据患者及家属的具体情况提供正确、通俗易懂的指导，给予心理支持，告知治疗计划及注意事项，取得患者及家属的配合。

(五)健康指导

做好卫生宣教，做到早发现早治疗，积极治疗原发病。按时吃药、定期复查、加强营养，指导其功能锻炼及康复训练，争取尽早回归社会。

## 四、颅内血肿

颅内血肿是颅脑损伤中最多见、最危险、却又是可逆的继发性病变。由于血肿直接压迫脑组织，常引起局部脑功能障碍的占位性病变症状和体征，以及颅内压增高的病理生理改变，若未及时处理，可导致脑疝危及生命，早期发现和及时处理可在很大程度上改善预后。

（一）一般护理

(1)最好置于单人抢救室或心血管监护室给予床边心电、呼吸、血压的监测，尤其在前24h内必须连续监测，室内应配备必要的抢救设备和用物。

(2)绝对卧床，必要时予半卧位，抬高床头15°～30°，限制探视，对昏迷患者每1～2h翻身1次，病情稳定患者可逐步离床，对有并发症者应适当延长卧床休息时间。

(3)给予吸氧，根据血氧采取不同吸氧方式和氧流量。准确测量体温、呼吸。填写心脏停搏和恢复时间，抢救过程中的治疗、用药及护理、交接班记录等。

(4)建立好静脉通道，严格掌握好输液速度及输液量，了解药物药理作用及可能出现的不良反应。

(5)少食多餐，以清淡流质或半流质饮食为主。饮食宜低脂、低胆固醇、低盐食物。

(6)保持皮肤和口腔的清洁。保持大便通畅，必要时服用缓泻剂。

(7)持续心电、血压、呼吸、血氧饱和度监测。

(8)与患者保持良好的沟通，了解患者的思想活动，尊重患者的人格。

（二）症状护理

1. 生命体征

患者伤后可出现持续生命体征紊乱，监测时为避免患者躁动影响准确性，应先测呼吸，再测脉搏，最后测血压。注意呼吸节律和深度、脉搏快慢和强弱以及血压和脉搏变化。若血压上升，脉搏缓慢有力，呼吸深慢，提示颅内压升高，应警惕颅内血肿或脑疝发生，立即通知医师并给脱水剂全速静脉滴注。若闭合性脑损伤呈现休克征象时，应提醒医师检查有无内脏出血。

2. 意识

意识障碍的程度可视为脑损伤的轻重，可以根据格拉斯哥昏迷记分法(GCS)进行判断，并做好记录，发现异常及时通知医师。

3. 瞳孔变化

(1)正常瞳孔：等大、圆形，在自然光线下直径3～4mm，直接、间接对光反射灵敏。

(2)脑受压或脑疝：伤后一侧瞳孔进行性散大，对侧肢体瘫痪、意识障碍。

(3)原发性脑干损伤或临终：双侧瞳孔散大、对光反射消失、眼球固定伴深昏迷或去大脑强直。

(4)中脑损伤：双侧瞳孔大小形状多变、对光反应消失，伴眼球分离或易位。

(5)视神经损伤与动眼神经损伤：有无间接对光反应。

(6)展神经受损：眼球不能外展且有复视。

(7)额中回后份：双眼同向凝视。

(8)小脑或脑干损伤：眼球震颤。

4. 术前准备

在观察中发现病情变化。经CT、MRI检查确诊为颅内出血、脑疝时，应立即手术，做好术前准备工作。立即静脉输入20%甘露醇250ml(儿童按千克体重计算)，以减轻或延缓脑疝的进展。及时给予备皮、备血、导尿、药敏试验，行血肿清除术。

5. 术后护理

(1)保持正确的体位:抬高床头 15°～30°。昏迷患者取侧卧位,保持头与脊柱在同一直线上。

(2)术后仍然需要观察神志、瞳孔、生命体征。

(3)引流管的护理:头下枕无菌垫,每日更换至拔出引流管,保持伤口敷料包扎固定好,观察有无渗血,若渗出较多及时处理。若是术野引流,引流要保持一定的负压。若是脑室引流,引流瓶最高处低于引流孔水平 10～15cm,防止引流液反流入颅内而引起感染。在翻身、治疗等操作中,一动作要轻柔、缓慢;对烦躁的患者加约束带。每天应准确记录引流液的量、颜色、性质。一般术后前 3 日引流液较多,100～150ml,呈暗红色。当引流液较少时,可复查 CT 以确定是否拔管。拔管前,先夹闭引流管 24h,观察有无颅内压逐渐增高症状。拔管时,应先夹管,再拔管,防止管内液体逆流。

(4)患者神志清楚,能进食并无呛咳,吞咽无困难者应给软质易消化、低糖、低脂、高蛋白性食物,多吃新鲜蔬菜、水果。昏迷不能进食患者,一般在术后 2～3 日病情稳定后给予鼻饲流质饮食,如豆浆、米汤、菜汤等,每次鼻饲量不超过 200ml,间隔时间不少于 2h。

(5)保持床单位清洁及病室空气清新,定时通风,减少人员流动。做好口腔护理,定时翻身叩背,及时吸痰,严格执行无菌操作。保持外阴部清洁,会阴擦洗每日 2 次。合理应用抗生素。

(三)并发症护理

癫痫发作为常见并发症,术后常规给予抗癫痫药物以预防,一旦发作,及时给予抗癫痫药物控制,保证睡眠,吸氧,注意保护患者,避免意外受伤,发作时观察其表现并详细记录。

(四)心理护理

以指导、劝解、安慰、鼓励、支持为主要内容,帮助患者消除悲观情绪,唤起患者的积极主动性,正确发挥心理防御机制,改善和消除情感障碍。

(五)健康指导

定时复查,遵医嘱按时服药。短时间内不能单独外出。康复训练:脑损伤遗留的语言、运动和智力障碍,在伤后 1～2 年内有部分恢复的可能,指导患者坚持按计划进行功能训练。

## 五、颅骨骨折

颅骨骨折指颅骨受暴力作用所致颅骨结构改变。其临床意义不在于骨折本身,而在于骨折所引起的脑膜、脑组织:脑部血管和神经损伤,可合并脑脊液漏、颅内血肿及颅内感染等。颅骨骨折按骨折部位分为颅盖骨折和颅底骨折;按骨折形态分为线形骨折和凹陷性骨折;按骨折与外界是否相通,分为开放性骨折与闭合性骨折。

(一)一般护理

(1)最好置于单人抢救室或心血管监护室,给予床边心电、呼吸、血压的监测,尤其在前 24h 内必须连续监测,室内应配备必要的抢救设备和用物。

(2)绝对卧床,抬高床头 15°～30°,应患侧卧位,限制探视,病情稳定患者可逐步离床,在室内缓步走动,对有并发症者应适当延长卧床休息时间。

(3)给予吸氧,根据血氧采取不同吸氧方式和氧流量。准确测量体温、呼吸。认真填写心脏停搏和恢复时间,抢救过程中的治疗、用药及护理、交接班记录等。

(4)建立好静脉通道,严格掌握好输液速度及输液量,了解药物药理作用及可能出现的不良反应。

(5)少食多餐以清淡流质或半流质饮食,饮食宜低脂、低胆固醇、低盐。

(6)急性期协助患者做好生活护理,保持皮肤和口腔的清洁。

(7)与患者保持良好的沟通,了解患者的思想活动,尊重患者的人格,确认患者的痛苦,接受患者对疼痛的行为反应理。

(8)持大便通畅,必要时服用缓泻剂。

(9)鼓励患者从事部分生活自理活动。

(二)症状护理

1. 加强心电监护

密切观察24h心电图、血压、呼吸,注意尿量、意识、瞳孔等情况。

2. 防止颅内感染

(1)观察脑脊液外漏颜色变化。正常脑脊液应无色、无味、透明,否则视为异常,立即报告医师,同时以无菌试管直接接取滴出液送检。

(2)保持外耳道、鼻腔和口腔清洁,每日清洁、消毒2次,注意棉球不可过湿,以免液体逆流入颅。

(3)在前鼻庭或外耳道口放置干棉球,即湿即换,记录24h浸湿的棉球数,以估计脑脊液外漏量。

(4)避免用力咳嗽、打喷嚏、擤鼻涕及用力排便,以免颅内压骤然升降导致气颅或脑脊液逆流。

(5)严禁为脑脊液漏者从鼻腔吸痰或放置胃管,严禁耳、鼻滴药、冲洗和堵塞,禁忌做腰穿。

(6)根据医嘱预防性应用抗生素及破伤风类毒素。

(7)密切观察有无颅内感染迹象。

3. 促进颅内外漏通道尽早闭合

借重力作用使脑组织移向颅底硬膜漏孔区,减少脑脊液漏出,促使局部粘连而封闭漏口,以防止复发,将此体位维持到脑脊液漏停止后3～5日。

(三)并发症护理

1. 颅内出血

注意有无颅内继发性损伤,严密观察意识、生命体征、瞳孔及肢体活动情况,并做好记录,发现异常及时通知医师。

2. 颅内压增高

由于脑脊液外漏可引起烦内压增高症状的出现,因此应严密观察神志、瞳孔、生命体征以及有无头痛、呕吐症状,一旦出现立即给予脱水剂降低颅内压。

3. 颅内低压综合征

若脑脊液外漏多,可使颅内压过低而导致颅内血管扩张,出现剧烈头痛、眩晕、呕吐、食欲缺乏、反应迟钝、脉搏细弱、血压偏低等症状。应密切观察脑脊液的漏出量,出现颅内压过低时可补充大量水分缓解症状。

(四)心理护理

指导患者同医护人员紧密配合,并对其进行精神安慰和耐心细致的护理,尽量减少语言等不良的刺激,多用鼓励性语言,消除其悲观、失望、焦虑等不良心理状态。

(五)健康指导

告知患者如何摆放体位,劝告患者勿挖鼻、抠耳,勿用力排便、咳嗽、擤鼻涕或打喷嚏等。

颅骨骨折达到骨性愈合需要一定时间:线性骨折,一般成人需2~5年,小儿需1年。若有颅骨缺损,可在伤后半年左右作颅骨成形术。

(李艳)

## 第三节　腹部外科急危重症

### 一、胃十二指肠溃疡急性穿孔

胃十二指肠溃疡急性穿孔,是胃十二指肠溃疡最严重的并发症。穿孔部位多数位于幽门附近的胃十二指肠前壁。临床表现为骤起上腹部刀割样剧痛,迅速波及全腹,患者疼痛难忍,严重者可出现面色苍白、出冷汗、脉搏细速、血压下降等表现,常伴有恶心、呕吐等症状。该病发病急,变化快,需要紧急处理,诊治不当可危及生命。

(一)一般护理

1. 环境

将患者安置在抢救室或重症监护病房,保持病房安静、舒适,避免过多家属探视。

2. 体位

患者蜷曲位、不愿变换体位,应协助患者舒适卧位,非休克患者取半卧位,有助减轻腹壁张力,减轻疼痛。

3. 禁食

持续给胃肠减压以减少胃肠内容物继续流入腹腔。

4. 给予吸氧

根据血氧采取不同方式和流量,保持呼吸道通畅。

(二)症状护理

(1)严密观察病情变化,尤其是血压及心率的变化。同时观察神志、呼吸、体温、面色并详细记录,患者出现发热、脉快说明腹腔感染加重。

(2)密切观察患者腹痛的部位、性质、程度和伴随症状有无变化,患者既往有溃疡病病史,突然出现上腹部剧痛,呈刀割样或烧灼样,很快遍及全腹,腹部体征舟状腹,腹肌呈板状强直,及时报告医师,给予及时处理。

(3)持续胃肠减压,减少胃内的积气、积液,维持胃处于空虚状态,减轻腹胀,观察胃管是否通畅,如胃管内有凝血块或食物堵塞时及时用注射器抽出,生理盐水10~20ml反复冲洗胃管致其通畅;观察引流液的颜色、量、性质并记录,注意有无出血现象。

(4)引流管要妥善固定,避免牵拉、受压、打折。观察引流液的颜色、量、性质。一般术后引流量每小时不超过50ml,呈淡红色,引流液黏稠时经常挤捏管壁,保持通畅。术后3~5日腹腔引流液低于10ml可拔除引流管。

(三)并发症护理

1. 术后胃出血

(1)手术后 24h 内从胃管内流出少量暗红或咖啡色胃液,属于术后正常现象,但短时间从胃管引流出大量鲜血,甚至呕血、黑便,需警惕术后胃出血发生。

(2)术后 3 小时内每 30min 测血压、脉搏 1 次,同时观察呼吸、神志、肤色、尿量、切口渗液情况。

(3)术后胃出血禁食、应用止血药物、输新鲜血。

(4)如出血量大于每小时 500ml,应立即通知医师再次手术止血。

2. 十二指肠残端破裂

发生在术后 3～6 日,表现为右上腹突发剧痛和局部明显压痛、腹肌紧张症状,需立即手术治疗。

3. 胃肠吻合口破裂或瘘

发生在术后 5～7 日,多产生局部脓肿、腹膜炎,甚至形成外瘘,可行禁食、胃肠减压、引流、营养支持治疗。经久不闭合或引起严重腹膜炎时,需再次手术治疗。

4. 术后梗阻

症状是大量呕吐,不能进食。护理包括禁食、胃肠减压、静脉补充营养、纠正低蛋白、维持水电解质和酸碱平衡。

5. 倾倒综合征

表现为术后早期进甜流质饮食后 10～20 分钟,出现剑突下不适、心悸、乏力、出汗、头晕、恶心、呕吐,甚至虚脱,常伴肠鸣及腹泻。术后早期告诫患者少量多餐,避免过甜、过咸食物,餐后平卧 10～20min,餐时限制饮水。

(四)心理护理

胃十二指肠溃瘍急性穿孔患者发病突然,腹痛剧烈,易产生紧张、焦虑、恐惧的心理。医护人员首先要理解、体贴、关心、安慰、鼓励患者,向患者及其家属讲解手术的必要性和手术方式,讲解手术效果及同种疾病的治愈情况,解除患者的顾虑,以取得配合。

(五)健康指导

(1)向患者及家属讲解有关胃十二指肠溃疡的知识,使之能更好地配合术后长期治疗和自我护理。

(2)指导患者自我调节情绪,强调保持乐观的重要性和方法。

(3)劝导患者避免工作过于劳累,不熬夜,注意劳逸结合。

(4)吸烟、喝酒有损胃黏膜和健康,劝告患者戒烟酒。

(5)与患者讨论并计划其治疗性饮食。胃大部切除术后 1 年内胃容量受限,饮食宜少量多餐、营养丰富、定时定量,少食盐腌和烟熏食品,避免过冷、过烫、过辣及油煎、炸食物。

(6)指导药物的服用时间、方式、剂量,说明药物不良反应。避免服用对胃黏膜有损害性的药物,如阿司匹林、吲哚美辛、糖皮质激素等。

(7)定期门诊随访,若有不适及时就诊。

## 二、急性肠梗阻

肠腔内容物急性通过障碍称为急性肠梗阻,是一种常见的急腹症。肠管发生梗阻后可引起一系列局部与全身的病理变化，病因复杂，病情多变，发展迅速，处理不当可造成严重后果。临床症状以腹痛、呕吐、腹胀与停止排便、排气为主要表现。根据梗阻发生原因、所在部位、肠壁有无血运障碍、病变程度与进程的不同，痛、吐、胀、闭四大症状的表现也不一。

（一）一般护理

饮食：肠梗阻患者应禁食，如梗阻缓解腹痛、腹胀消失后，患者恢复排气、排便，可进流质饮食，忌易产气的甜食和牛奶等。胃肠减压是治疗肠梗阻的重要措施之一，胃肠减压期间注意观察和记录引流液的颜色、性状和量，如发现有血性液，应考虑有绞窄性肠梗阻的可能。

（二）症状护理

1. 缓解疼痛

在确定无肠绞窄或肠麻痹后，可应用阿托品类抗胆碱药物。不可随意应用吗啡类止痛剂。

2. 呕吐的护理

呕吐时应坐起或头侧向一边，及时清除口腔内呕吐物；观察记录呕吐物的颜色、性状和量。呕吐后给予漱口，保持口腔清洁。

3. 记录出入液

准确记录输入的液体量，同时记录胃肠引流管的引流量、呕吐及排泄的量、尿量，并估计出汗及呼吸的排出量等。

4. 缓解腹胀

除行胃肠减压外，热敷或按摩腹部，针灸双侧足三里穴；如无绞窄性肠梗阻，也可从胃管注入石蜡油，每次 20～30ml，可促进肠蠕动。

5. 纠正水电解质紊乱和酸碱平衡失调

基本溶液为葡萄糖等渗盐水，重者尚须输注全浆或全血。输液所需的种类和量遵医嘱根据呕吐情况、胃肠减压量、缺水特征、尿量，并结合血清钠、钾、氯和血气分析结果而定。

4. 防止感染和毒血症

应用抗生素可以防止细菌感染，减少毒素产生。

5. 严密观察病情变化

定时测量记录体温、脉搏、呼吸、血压，严密观察腹痛、腹胀、呕吐及腹部体征情况，腹胀的改善程度，呕吐及肛门排气、排便情况等，若患者症状与体征不见好转或反而有加重，应考虑有肠绞窄的可能。

（三）并发症护理

1. 感染

感染绞窄性肠梗阻术后常规应用抗生素。若患者出现腹部胀痛、持续发热、血白细胞计数增高，腹壁切口红肿，腹腔引流管或引流管周围流出较多带有粪臭味的液体时，应警惕腹腔内或切口感染及肠瘘。

2. 切口裂开

切口裂开一般发生于术后 1 周左右，故对年老体弱、营养不良、低蛋白血症及缝合时发现腹壁张力过高的患者，手术时采用减张缝合，术后腹带加压包扎，及时处理咳嗽、腹胀、排便困难等引起腹压增高的因素，预防切口感染。

3. 粘连性肠梗阻

鼓励患者早期活动,如病情平稳,术后 24h 即可开始床上活动,争取尽早下床活动。

(四)心理护理

关心体贴患者,尽量满足患者的各种要求,转移患者的注意力,减轻患者疼痛不适,多给患者做解释工作,使其配合术后各项护理医疗工作。

(五)健康指导

(1)向患者及家属讲解胃肠减压对治疗疾病的意义,取得患者配合。

(2)出院后注意饮食调节,无暴饮暴食。

(3)注意保持大便通畅。

(4)有腹痛、腹胀等不适症状及时就医。

## 三、重型急性胆管炎

重型急性胆管炎是在胆道梗阻的基础上,并发胆道系统的急性化脓性细菌感染,机械性梗阻常见因素以胆管结石最为常见,其次为胆道蛔虫、肝胆管结石、胆管狭窄等。

(一)一般护理

1. 环境

给予安置在重症监护室或抢救室,随时准备抢救。

2. 卧位

指导患者卧床休息,血压平稳给予半卧位。

3. 建立双静脉通路

遵医嘱输血补液抗休克治疗。

(二)症状护理

急性梗阻性化脓性胆管炎发病急骤,多数患者就诊时间较晚,且来院时往往病情复杂而危重。患者为突发性剑突下或右上腹胀痛或绞痛,寒战、高热,体温持续升高 39～40℃,呈弛张热,脉搏细弱,可有恶心、呕吐、多数患者出现黄疸等。在尚未出现黄疸之前发生了神志淡漠,昏迷症状,甚至短期内发生感染休克。

1. 抗休克

严密观察生命体征的变化,快速建立静脉输液通道,纠正休克及水电解质和酸碱平衡紊乱,做好交叉配血准备,留置尿管并观察每小时尿量,可遵医嘱应用血管活性药物。

2. 腹痛

根据患者为突发性剑突下或右上腹胀痛或绞痛,按医嘱给予解痉、镇静、止痛药物。勿使用吗啡。

3. 寒战、高热、黄疸

高热时给予物理降温、药物降温,降温同时注意保暖,以免加重寒战。黄疸用清水清洗或炉甘石洗剂擦拭局部可稍止痒。

4. 恶心、呕吐

留置胃管持续胃肠减压减轻腹胀、以防误吸,观察引流液的色、性质,并记录液体量。

5. 观察和护理

妥善固定各个引流管,尤其 T 形引流管,以防滑脱;每日更换各种引流袋,严格无菌操作,管袋接口部位用碘酒、酒精消毒;观察引流管的通畅情况。

(三)并发症护理

1. 出血护理

术后早期出血,多由于止血不彻底,或结扎线脱落所致,严密观察生命体征变化,若患者血压下降、脉细弱、面色苍白等;观察出血量,若出血量每小时大于100ml,及时报告医师,立即配合抢救。

2. 胆漏护理

注意观察腹腔引流情况,若患者切口处有黄绿色液体引出,每小时50ml以上,应及时报告医师给予处理,长期大量胆漏者,遵医嘱及时补充水电解质、保持体内营养平衡,能进食患者给予高蛋白、高糖类、高维生素、低脂饮食。

(四)心理护理

关心体贴患者,尽量满足患者的各种要求,亲切地与患者交谈、聊天,转移患者的注意力,减轻患者疼痛不适,多给患者做解释工作,使其配合术后各项护理医疗工作。

(五)健康指导

(1)尽早发现胆囊炎、胆结石,积极治疗胆道感染。

(2)注意饮食调节,进食高热量、高蛋白、高维生素、低脂肪饮食,宜少食多餐,每餐不宜吃得过饱。

(3)多吃含维生素A的水果与蔬菜,如胡萝卜、菠菜、苹果,有利于胆固醇代谢,可减少结石的形成。

(4)凡再次出现腹痛、黄疸、发冷、发热等情况,要立即到医院就诊。

## 四、腹部损伤

腹部损伤可分为闭合性损伤和开放性损伤两大类,腹部损伤常见于交通事故、空中坠落、工业劳动意外,以及打架斗殴中的刀伤、枪伤等,由于腹腔脏器多,腹部损伤常常是多发伤的一部分,易引起大出血和严重感染,发生休克和呼吸衰竭,病死率较高。

(一)一般护理

1. 环境

保持病房安静、舒适,患者应置于抢救室,给予心电、呼吸、血压监测。

2. 体位

绝对卧床,禁止随意搬动。

3. 禁食、禁水

绝对不能进食。待病情好转,肠功能恢复后,可拔除胃肠减压管,开始进流质饮食。

4. 吸氧

保持呼吸道通畅,给予吸氧。

5. 给予抗生素

腹部损伤后可应用广谱抗生素预防腹腔内感染。

(二)症状护理

1. 严密观察

在保守治疗阶段更显重要。观察腹痛情况及患者神态,可判断病情进展情况,出现危险信号可及时配合抢救。闭合性损伤患者,实质性脏器如肝脾破裂,有时为不完全性,仅有脏器中心破裂，而其包膜完整无损，伤后内出血情况不明显，一旦包膜破裂，就大量出血，会立即出现休克症状。在观察期间，每 30min 测量脉搏、血压 1 次，勤于询问和检查腹部体征有无变化并详细记录。

2. 卧位

在病情稳定情况下，一般腹部有炎症患者，均应取半卧位，使患者上身与床沿成 30°～40°，膝下及足底部垫一软枕垫，防止下滑。这样能避免炎性渗出液聚积膈下，而使炎性渗出液流至膀胱肠窝，因盆腔腹膜吸收能力差，可减轻中毒症状。

3. 腹腔引流护理

患者如有腹腔引流管，要注意引流液的色泽与量。如内脏出血而置引流管者，术后 48h 内渗血逐渐减少，则可拔管。引流管如有阻塞现象，可用少量无菌生理盐水冲洗，必要时更换引流管。

4. 补充营养护理

要有计划地按时按量完成，避免引起水电解质失衡和代谢紊乱。失血较多者，应补充血浆和鲜血。危重患者、静脉注射困难者，可采取深静脉，如颈外静脉插管等。

5. 保持胃肠减压通畅

观察引流液的颜色、性质、量，留置胃肠减压 48～72h 肠蠕动恢复，可拔出胃管，按照不同病情供给饮食，通常解除胃管，先进流质饮食，然后逐渐正常进食。

（三）并发症护理

(1)预防肺部并发症，注意保暖，做治疗或护理患者时只暴露必要部位，嘱患者做深呼吸，每日 2 次，每次 5～10min。协助患者叩背咳嗽，雾化吸入。

(2)口腔护理、皮肤护理每日 2 次，预防口腔、皮肤等并发症发生。

(3)预防肠粘连，早期活动。鼓励患者早期下床活动以减轻腹胀，促进肠蠕动。

（四）心理护理

严重的腹部损伤，可多个重要脏器损伤，病情凶猛，往往导致失血性休克，严重者危及生命。要关心患者向他们详细讲解有关病情和医学知识，帮助患者增强战胜疾病的勇气和信心。

（五）健康指导

(1)合理调整饮食，多食营养丰富、易消化食物，避免暴饮暴食。

(2)肝破裂和脾破裂术后出院，3～6 个月后复查。

(3)保持大便通畅，预防便秘。

(4)1～3 个月内不应参加重体力劳动。

(5)出院后如有腹胀、腹痛等不适，应及时到医院就诊。

（李艳）

# 第三十八章 围介入手术期护理管理

围介入手术期是指以介入手术治疗为中心，从确定接受介入手术日起到与这次手术有关的治疗基本结束为止的一段时间。它包括介入手术治疗前、中、后三个阶段，并将这三个阶段的处理衔接贯穿为一个整体，使患者获得最佳的手术治疗效果，与传统的“术前准备”“术后处理”单独概念不同。

近年来，介入治疗技术迅猛发展，应用范畴日益扩大，虽然介入手术具有创伤小、方便、简捷、安全、治愈率高等优点，但作为一种创伤性治疗，同样存在医疗风险。通过围介入手术期的护理，以期帮助患者获得最佳的手术治疗效果及在手术期间获得最满意的照护。

## 第一节 介入手术前期护理

手术前期包括从患者决定手术开始直至患者离开病房进入手术室的这段时间，护士在此期间扮演着重要的角色。护士应在充分评估患者的基础上，给患者以最佳的照顾和指导，提高患者手术耐受力，预防术后可能发生的并发症，确保患者以最佳的身心状态接受手术治疗。

### 一、术前评估

#### (一)一般评估

首先，应了解和熟悉患者的基本信息，包括患者姓名、性别、年龄、入院诊断、一般生理状况(如身高、体重、体温、血压、脉搏、呼吸等)、职业、家庭状况及心理状态等。

#### (二)影响手术健康因素的评估

术前评估总的目标是为患者接受手术创造尽可能多的有利条件。在实施介入治疗前，应了解患者的健康史并进行体格检查，记录生命体征，鉴别高危患者，以利于术前给予及时的处理措施，选择最佳的手术方案，为术后与术前的比较提供依据，提高手术效果和尽可能地预防术后并发症。评估检查时，凡对患者手术有影响的因素均应考虑，因此应从以下几个方面来评估患者的健康状态。

1. 营养和体液

营养是促进术后伤口愈合、抵抗感染及预防术后并发症的重要因素。评估患者营养状态的信息有：肥胖、营养低下、体重减轻、营养不良、特定营养成分缺乏、代谢异常、药物影响等。

2. 药物成瘾和酗酒

有饮酒史的患者往往存在营养不良和增加手术危险的其他系统脏器功能的问题，而且乙醇(乙醇)在体内代谢的时间为72h，乙醇浓度与患者术后病死率的高低有相关性。因此，护士应通过耐心及客观的询问才能得到患者真实的健康史。当患者过度饮酒时，机体对损伤的抵抗力下降，应尽可能延迟手术直至乙醇基本代谢。对于急诊手术，可选用局麻、脊髓麻醉或区域神经阻滞麻醉，必须采用全身麻醉时，实施麻醉前应留置胃管以防呕吐和误吸。

3．呼吸状况

是否能进行充分的气体交换是影响手术治疗的因素之一，维持良好的呼吸功能是术前准备的目标。如果患者没有基础肺部疾病或明显的临床症状，且肺部检查正常，则无须进行更为深入的术前评估。

4．心血管系统

心脏储备能力和代偿能力降低，可导致心血管系统对麻醉和手术创伤的应激代偿能力明显减弱。Goldman 心功能评分法可预测心脏患者行非心脏手术时的危险因素。年龄＞70 岁，围术期心脏原因死亡危险性增加 10 倍；老年人行急诊手术，心脏并发症增加 4 倍。合并冠心病者应详细了解有无心绞痛史、发作情况、治疗效果；有无急性心肌梗死史、距本次手术的时间。合并高血压者应了解其高血压严重程度，血压控制情况，有无靶器官损害。重度高血压和难以控制的严重高血压并伴有靶器官损害者，围术期危险性明显增加。心血管功能检查有心电图(ECG)，Holter 监测，心脏超声检查，心肌酶谱，心肌肌钙蛋白，放射性检查等。对于年龄＞60 岁，肥胖，有吸烟史、家族心脏病史、糖尿病和高血压的患者，均应行心功能的评定。

5．肝功能

维持良好的肝肾功能确保药物、麻醉剂、代谢产物及毒素得到充分的处理和排出，是术前准备的目标。肝对麻醉剂的生物转化非常重要，因此肝功能障碍影响麻醉剂的代谢。由于急性肝疾病可导致手术高病死率，因此术前应仔细评估各项肝功能检查。

6．肾功能

由于肾参与麻醉药及其代谢产物的排泄，而酸碱度和新陈代谢也是麻醉管理需要考虑的重要因素，因此当患者患有急性肾炎，急性肾功能不全伴有少尿或无尿，或其他急性肾疾患时，应禁忌手术。除非是挽救患者生命的紧急手术或是提高肾功能的手术。术前肾功能障碍是预测术后急性肾功能最有价值的因素。术前血尿素氮或血清肌酐增高，可初步确定具有肾功能障碍病史，或存在其他肾病。此类病例在围术期容易发生肾缺血和肾毒损害。反映肾功能的主要指标有：内生肌酐清除率、血尿素氮、血肌酐、尿比重、尿渗透压、尿酚红排泄试验等，其中以前 3 项最为重要，内生肌酐清除率、血尿素氮、血肌酐主要反映肾小球的滤过功能，而尿比重、尿渗透压、尿酚红排泄试验是检查肾小管功能的主要指标，直接反映肾的浓缩功能。

7．内分泌功能

糖尿病患者在手术过程中有发生低血糖和高血糖的危险。麻醉期间或术后糖类(糖类)补充不足或胰岛素补给过量均可引起低血糖。高血糖会增加感染的机会，因此术前监测血糖是非常重要的。应在术前 3～4d 测尿糖、尿酮体、血糖、钾、钠、氯、尿素氮、二氧化碳结合力及心电图等，通过检查对糖代谢、心肾功能有比较清楚的了解。

8．免疫功能

术前免疫功能评估的一个重要作用是确定患者是否有过敏史，包括是否为过敏体质。仔细询问导致患者发生变态反应的过敏源，包括药物、输血、对照剂、橡胶和食物，并描写由这些物质引起变态反应时的症状和体征。

免疫抑制通常发生在使用糖皮质激素治疗、肾移植、放射治疗、化疗及影响免疫系统的疾病中，如获得性免疫缺陷疾病(AIDS)和白血病。当出现轻微的症状和低热时应引起重视。因为患有免疫抑制的患者非常容易发生感染，需要更严格的无菌操作。

9. 用药史

用药史对患者手术和麻醉期间的给药有一定影响，而且药物间可能存在相互作用，因此应了解每位患者的用药史。应记录患者正在使用的或曾经使用过的药物，包括非处方药及中药，并与麻醉医师做好交流。

阿司匹林是内科医师或患者自己为预防心肌梗死、脑卒中和其他疾病经常使用的非处方药物，因为阿司匹林等非处方药物和其他药物及麻醉剂间有相互作用，因此询问此类药物的用药史非常重要。应将用药史记录在病历中供麻醉师和手术医师参考。

10. 体格检查

所有患者在进入手术室前病历中应有体格检查记录，体格检查在术前或手术日进行，然后麻醉师根据结果对其体格状态进行评分，评估手术危险性。

11. 实验室检查

术前实验室检查包括许多生理指标的测定：胸部X片、心电图、血液检查(包括全血细胞计数、血色素、尿素及电解质)、血型及交叉配血试验(根据出血可能)、神经系统检查、尿液检查、动脉血气及血氧定量测定、凝血酶原及促凝血酶原激酶时间、空腹血糖、肌酐和血尿素氮、肺功能及妊娠情况等。

## 二、术前准备

(一)提高手术耐受性

1. 营养不良

营养不良的手术患者，其手术风险远远大于营养良好的患者，因此往往需要在手术前给予营养支持。术前纠正营养不良的重点是纠正低蛋白血症，口服高蛋白食物为最好途径，为防止补充的蛋白质作为热能消耗，在补充蛋白质时应注意摄入足够的热量，给予高热量、高蛋白质膳食(热量3000kal/d，蛋白质150～200g/d)，不能进食时可鼻饲或静脉输入。此外，尚需对患者解释营养与手术的密切关系，耐心鼓励患者进食或执行营养支持，并根据患者情况及时调整饮食。

2. 呼吸功能障碍

对于呼吸功能不全的患者，应在术前给予呼吸功能锻炼的指导以及相关护理。对有吸烟习惯的患者应劝其术前戒烟1～2周，以减少呼吸道的刺激及分泌物产生。有急性呼吸道炎症者，应待治愈1～2周后再行手术。训练患者做深呼吸，教会准确咳嗽和咳痰方法(即深吸气后再咳嗽)，必要时行蒸汽或雾化吸入及使用抗生素，对慢性咳嗽患者祛痰镇咳，对常发哮喘患者术前口服地塞米松减轻支气管黏膜水肿。

3. 心功能障碍

维持良好的心血管功能以满足患者围术期所需的氧供，体液和营养是术前准备的目标。包括：

(1)改善全身状况，维持内环境稳定。

(2)对于高血压患者，应先控制好血压再进行手术。

(3)改善冠心病患者心肌缺血状况，调整心肌氧供需平衡。预防围术期发生心肌梗死或再梗死。有心肌梗死病史的患者，距手术时间越近，术后再梗死的发生率越高。而对于急性心肌梗死的患者，6 个月内不施行择期手术，6 个月以上，没有心绞痛发作在监护条件下可施行手术。

（4）控制心力衰竭、改善心功能，处理心律失常。心力衰竭患者，最好在心力衰竭控制 3～4 周后，再施行手术。

4. 肝疾病

对于 Child－Pugh 肝功能分级为 B 级的患者，术前应积极采取措施，提高手术耐受力。对于合并急性肝炎或慢性活动性肝炎患者，择期或限期手术必须延期，接受严格的内科治疗，如应用干扰素和护肝、对症治疗等。对于感染有乙型肝炎病毒的患者，应待 e 抗原阳性转阴性或 e 抗体阴性转阳性和肝功能恢复正常后方才考虑手术。阻塞性黄疸常伴细胞外液减少、急性胃黏膜病变、心肌收缩力下降和免疫抑制者，术后肾功能不全、切口并发症和感染性并发症的发生率增加。

肝功能不全患者摄入不足、蛋白质合成障碍、血浆氨基酸谱比例失调（支链氨基酸不足）、肝糖原异生受限、必须脂肪酸缺乏时，临床上表现为明显的热量和蛋白质营养不良，应于术前给予极化液（葡萄糖、胰岛素和钾盐混合液），还可静脉补充清蛋白，除了纠正热量和蛋白质营养不良以外，关键是积极去除原发病因。

肝功能不全多合并凝血功能障碍，其处理包括：

（1）维生素 $K_1$ 10mg 肌内注射，2 次/天。

（2）对于肝细胞功能不良的患者，可输注新鲜冰冻血浆，以使其凝血酶原时间（PT）较正常对照延长不超过 3s。

（3）血小板计数$<50\times10^9$/L 时，可输注血小板。

5. 肾疾病

轻、中度肾功能损害患者，经过适当的内科疗法处理，都能较好地耐受手术；重度损害者，可以经过有效的透析疗法处理，最大限度地改善肾功能。

6. 糖尿病

术前应使糖尿病患者接受合理的治疗以保证病情稳定。轻症糖尿病者单靠饮食疗法即可控制；饮食疗法不能控制的糖尿病者应改用胰岛素治疗；原使用口服降糖药者，应在术前 1d 改用胰岛素治疗；原用长效胰岛素者，应于术前改用胰岛素治疗，以便调节胰岛素用量。术前糖尿病控制标准，通常使空腹血糖保持在 8.9mmol/L 以下，24h 尿糖定量低于 10g，无酮症和酸中毒。

7. 肾上腺皮质功能不全

除慢性肾上腺皮质功能不足患者外，凡是正在应用激素治疗或 6～12 个月内曾用过激素治疗超过 1～2 周者，肾上腺皮质功能就可能受到不同程度抑制。可在手术前 2d 开始，给用氢化可的松 100mg/d；第 3d 即手术当日，再用 300mg。

8. 皮质醇增多症

由于长期高皮质醇血症给机体的新陈代谢、免疫功能和电解质的平衡带来了严重影响，引起了一系列的病理生理变化，因此在手术前，必须对因糖皮质激素过量对机体所造成的损害进行有效的处理和纠正，使患者的内稳态在手术前调整到最佳状态。

(二)知情同意

在非急诊手术实施前,患者需自愿签订知情同意书。签订知情同意书能避免患者在不知情的情况下手术,也保护医师免受未经许可手术的索赔。知情同意书对患者的利益给予最大关注,包括合理用药、伦理道德以及法律准则方面的问题。护士可以指导患者签订同意书并作为签订现场见证人。若患者已到法定年龄且具有自主行为能力时应亲自签订同意书。当患者尚未成年、存在意识障碍或无自主能力时,可指定一名家庭成员(首选直系亲属)或法定监护人代签。对于急诊病例,手术是挽救患者生命的必要措施时,或防止更严重的损害,而本人无法签字时,应该尽量联系其家属。若无直系亲属签字,医师可以直接根据治疗需要实施手术,但必须在病历中注明进行治疗的必要性。不应强烈要求或强制患者签知情同意书。患者有权拒绝手术,但必须文字记录在病历中并签字,医师据此选择其他治疗方案。

(三)心理准备

1. 心理应激

由于手术会使患者的角色、身体完整性或生活方式产生改变,因此术前焦虑是患者的正常心理反应,而心理上的焦虑直接影响到患者的躯体功能。

2. 心理社会干预

(1)早期术前指导:尽早进行术前指导能帮助患者减轻焦虑。

(2)认知应对策略:认知应对策略可帮助患者消除紧张、克服焦虑、减轻恐惧和身心放松。在术前评估期间,护士应帮助患者去识别那些能减轻焦虑的应对措施。

(3)音乐疗法:除了认知应对策略,音乐疗法不失为一种简单易行、无害的减少术前焦虑的方法。让患者选择自己喜欢的音乐,在安静无干扰的环境下欣赏音乐。

(4)尊重精神文化信仰:精神信仰在人们应对恐惧和焦虑时起到重要作用。信念支持作用很大,对患者的文化信仰表示尊重有利于增加护患间的沟通和信任。因此,应尊重和支持每位患者的信仰。

(5)社会支持系统:术前应评估患者的家庭及社会支持系统情况,了解对患者具有影响力和说服力的亲属或朋友,调动患者日常陪护者的情绪,为患者接受手术做好健康的心理建设和准备。

(6)有效交流:倾听是护士最重要的沟通技巧,尤其是在了解病史资料时。重要的信息可通过在交谈中采用交流和沟通技巧而获得。护士的从容形象、善解人意和精心护理可增强患者战胜疾病的信心。总之,护士应通过移情、倾听和指导帮助患者减轻忧虑。

(四)常规准备

1. 药物过敏试验

术前应根据医嘱做好碘剂过敏试验,并认真记录,皮试前护士应了解患者有无诱发碘变态反应的危险因素,注意碘过敏试验应该选用同种、同批号的对比剂(如碘海醇、优维显、安射力等)1ml 静脉注射。

2. 皮肤准备

皮肤准备的目标是在不伤害皮肤的情况下减少细菌。传统的剃毛备皮只是简单地剃除表面毛发,无助于清除细菌,反而更容易损伤手术野皮肤,破坏皮肤完整性,使细菌易于侵入定植生长。不剃毛备皮是指除彻底清洁手术区域皮肤外不剔除毛发,或仅对手术切口区域可能影响手术操作的毛发如较长的汗毛、阴毛、腋毛等予以剔除或剪除。当必须剃毛时应尽量缩短备皮与手术之间隔时间，目前常规要求在术前 2h 内备皮。

介入手术前 1d 应督促患者沐浴，更换清洁衣服，最常用的穿刺部位为腹股沟区，应进行双侧腹股沟区皮肤清洁，并检查穿刺部位皮肤有无感染、破损等。其他部位的皮肤准备，根据疾病所采取的介入治疗要求准备。并注意穿刺侧足背动脉搏动情况，以便于术中及术后作对照。

3. 胃肠道准备

介入治疗前 1d 给予易消化饮食，术前 4h 禁饮食，如果是全麻，需从术前一日 20:00 后禁食、禁水，以防止在麻醉或手术过程中呕吐发生误吸。

（五）术前指导

1. 呼吸指导

呼吸训练有助于使肺最大程度地扩张，改善术前肺功能，并保证麻醉后达到理想的血氧饱和度，预防肺部术后并发症。术前呼吸训练方法有深呼吸法、进行有效咳嗽练习及吹气球练习。

2. 床上排便训练

指导患者练习在床上使用便器排便，以免术后卧床、患者不习惯床上排便而造成尿潴留。

3. 活动指导

早期活动有助于促进血液循环，防止静脉血流淤滞，改善肺功能等效果。应告知患者术后进行早期活动，首先定时翻身，其次进行下肢运动练习，包括髋、膝关节的屈伸及足部旋转运动。

（六）疼痛护理

需介入治疗的晚期肿瘤、血栓形成、急性出血等患者，都有不同程度的疼痛症状。护士应评估疼痛的病因、诱因、性质、部位、持续时间，动态观察疼痛的变化，可在介入治疗前 6～10h 使用芬太尼透皮贴剂，预防术后疼痛的发生。疼痛发生时，做好相应的护理，如协助取舒适卧位，指导患者使用放松技巧，如搓擦、按摩、缓慢有节奏的呼吸、分散注意力等。必要时遵医嘱应用镇痛药，如美施康定、布桂嗪、吗啡、哌替啶等，定时做好疼痛复评分。必要时采用患者自控镇痛泵（PCA）、硬膜外置管给药镇痛及患者自控硬膜外镇痛（PCEA）。与患者一起讨论其自愿选择的镇痛方法。

（七）术前用药

术前用药目的是减轻焦虑，镇静催眠，提高痛阈，与麻醉药物产生协同作用，防止恶心、呕吐，抵抗自主神经反射，减少麻醉药用量，减少呼吸道及胃肠道分泌作用。

临床常用的术前用药为：

（1）苯丙二氮䓬类：咪达唑仑、地西泮及劳拉西泮，用于减轻焦虑、镇静镇痛和催眠。

（2）麻醉药：哌替啶、芬太尼及吗啡，减轻术前不适。

（3）$H_2$ 受体阻滞药：西咪替丁、法莫替丁及雷尼替丁，用于抑制胃酸分泌。

（4）抗酸药：枸橼酸钠，用于增加胃 pH。

（5）止吐药：甲氧氯普胺、氟哌利多，用于促进胃排空，减少恶心呕吐。

（6）抗胆碱能药：阿托品、格隆溴铵及东莨菪碱，用于减少口腔及呼吸道分泌物，镇静及防止心动过缓。另外还包括抗生素、肝素、眼药水和一些处方用药。

给药方式包括口服、静脉注射、皮下注射和肌内注射。口服药必须在患者进入手术室前60～90min给予，且只能饮少量水送服。肌内、皮下注射在进入手术室30～60min(至少为20mm)前进行。静脉给药通常在患者一到手术室就进行。告知患者给予的药物有助于放松，当睡意出现时意识并未丧失。在病历中记录所用药物。

(八)手术当日护理

手术当日护士应对患者进行再评估以确认其能否接受手术治疗，同时遵医嘱完成相关准备。

1. 病情评估

测量体温、脉搏、呼吸、血压；询问患者有无感冒或其他不适，询问女性患者是否月经来潮。

2. 着装

嘱患者仅穿病员服，不穿任何内衣，不带任何金属物品。告知患者不可化妆、涂指甲油，以免影响术中对皮肤颜色的观察及血氧饱和度的监测。患者的贵重物品应交给家属保管或上锁。所有假体包括义齿、眼镜及隐形眼镜等必须取走以防遗失和损伤患者。

3. 泌尿系统准备

应嘱患者排空膀胱，术前排空膀胱有利于防止患者麻醉后无意识的排尿，也可避免术中损伤膀胱，减少术后尿潴留的发生。必要时遵医嘱留置导尿。

4. 术前用药

仔细检查术前医嘱是否完全执行，明确手术当天应给予患者的药物。必要时手术当天针对性给予心血管药、抗高血压药及治疗哮喘药物。

5. 文书准备

打印术前医嘱单，确认未遗漏任何治疗和操作。在术前用药前，应确认所有术前医嘱、操作及医疗文书均已完成。检查手术知情同意书是否签字、病例中是否有实验室检查资料、体格检查报告、术前指导内容、基本生命体征及相关护理记录。根据医院要求给患者佩戴"手腕识别带"，按手术需要将病历、X线片、胸腹带及有关药物带往手术室，与手术室医护人员进行交接并填写《手术患者交接核查表》。

6. 转运至导管室

手术前30～60min用床或平车将患者转移至手术室。平车应尽量舒适，并配备有足够保暖的被褥，以防患者在空调间受凉，并提供给患者一个小枕头。转运期间患者的安全应放在首位，必须仔细核对确认患者为拟行手术的患者，一旦发现有错，应立即改正。在术前应始终有人陪护在患者身边以确保患者的安全。

7. 术前物品准备

导管室医护人员应根据患者实施手术的类型，备好术中可能使用的器械、材料与药品，并检查监护及抢救设备使之成备用状态，如心电监护仪、氧气、吸引器、除颤器、气管插管等物品。

## 三、手术后床单位准备

患者去手术室后，护士应根据不同手术和麻醉的要求铺置麻醉床。病室内应有输液架、吸引器、吸氧装置、急救车、急救用品，常用急救药都应齐全。

（李艳）

# 第二节　介入手术中护理

## 一、术前暂停核对

为确保手术安全，防止错误的手术部位、错误的手术患者、错误的手术操作的发生，目前提倡执行术前“暂停时刻”制度。即当患者躺在手术床上准备摆放手术体位、实施麻醉或皮肤消毒前，手术医师、麻醉医师（局麻手术由技师参与核对）、巡回护士全部暂停手中一切工作，一起核对患者的姓名、性别、年龄、住院号、手术名称、手术部位等相关信息，三方人员确定无误，签名之后才能开始麻醉和手术。

（一）麻醉护士

麻醉护士 1861 年诞生于美国并在全球范围内不断发展。目前，在美国，将从事麻醉相关服务的护理人员称为认证注册麻醉护士（CRNAs），属于高级实践护士范畴，必须具备麻醉护理的专业教育背景及临床实践能力，具有进行独立专业判断的能力并能对其自身的临床实践负责。我国的麻醉护理起步较晚，麻醉专科护士是近年来为适应现代麻醉学科发展，借鉴国外麻醉护士使用经验而逐步发展起来的一支新的临床专科护士队伍。目前，普遍的观点是，麻醉专科护士必须取得护士资格，并经过麻醉专业理论与技能培训，需具备广博的麻醉与监护理论知识，具备丰富的临床经验以及精湛的临床技能，熟练掌握呼吸机、监护仪、除颤仪等的使用，掌握气管插管术、心肺复苏术等抢救技术，能为患者直接提供高质量的围麻醉期护理服务。目前由于编制较少，多数医院配备的麻醉护士往往是身兼多职，承担着多元化的角色。

1. 麻醉患者的管理者

是麻醉专科护士的主要角色，即为麻醉各期（诱导期、麻醉期及苏醒期）患者提供麻醉护理，包括密切监测病情变化，做好液体治疗护理，确保各管道在位通畅，正确记录麻醉护理文书、做好围麻醉期患者心理护理以及配合麻醉医师实施临床麻醉等。

2. 麻醉物品、药品的管理员

根据相关法律、法规及政策，结合医院实际，制订药品、物品的管理制度，严格落实麻醉药品管理。有计划地请领麻醉消耗品，认真做好物品的出入库登记，严格按照收费标准执行收费制度，确保合理使用、合理收费。

3. 医院感染的监控员

按医院感染控制规定落实围麻醉期感染管理细则，严格落实消毒隔离制度，加强一次性物品使用管理。

4. 麻醉医师的助理员

麻醉护士应协助麻醉医师做好手术患者的围麻醉期管理工作，包括认真做好麻醉前准备，在麻醉期间协助麻醉医师密切观察病情变化，和麻醉医师一起积极预防麻醉意外事件发生，配合麻醉医师实施麻醉期患者监护以及积极参与麻醉新技术、新业务的开展等。

麻醉专科护士主要从事围麻醉期的监护、麻醉设备的保养、药品的准备，即负责术前、术中和术后与麻醉医师的配合工作，必须执行医嘱，绝不允许从事独立的麻醉技术操作和诊治处理，不得从事超出护士执行范围以外的有创操作，否则是违法的。

(二)麻醉方法选择

根据手术部位和患者的具体情况选择麻醉方法,同时还应考虑麻醉医师的习惯、经验和医院的条件等。

1. 一般介入手术

如肿瘤介入、冠状动脉造影、射频消融、脑血管造影、起搏器安置等均选择局部麻醉。

2. 腔内隔绝术手术和神经介入治疗

如颅内动脉瘤栓塞术、颅内动静脉畸形栓塞术等,选择气管内插管或喉罩下全身麻醉,这不仅使患者在安全、无痛、舒适的条件下接受手术,又可免除术中呼吸道梗阻之虑,而且也可避免循环不稳定时匆忙气管插管。全身麻醉宜采用三明治法,即麻醉诱导采用异丙酚,麻醉维持早期应用吸入麻醉,后期改用异丙醇,使患者能迅速从清醒状态进入麻醉,手术后很快清醒。

3. 小儿先天性心脏病封堵术

由于先天性心脏病有多种不同类型,即使同一类型的患者也有其各自不同的特点,以及年龄、体质和用药上的差异,故每个患儿的麻醉方法、麻醉用药剂量均需根据具体情况而定,没有固定的模式。但是年龄过小,不能配合手术者,通常使用静脉麻醉。

(三)麻醉前访视

麻醉前对患者进行访视和评估是完善术前准备和制订最合适于患者的麻醉方案的基础。手术前一日,麻醉医师与护士应对患者进行访视,详细了解患者的病史、检验结果和精神状态,并通过病史复习和体格检查,评估患者对麻醉及手术的耐受性;向患者简单介绍麻醉施行方案及配合方法,以提高其对麻醉的认知配合能力,缓解其焦虑情绪;与患者或其委托代理人签订《麻醉知情同意书》。

目前多采用美国麻醉医师协会(ASA)颁布的标准对患者的病情和体格情况进行评估。

1 级:患者的重要器官、系统功能正常,对麻醉和手术耐受良好,正常情况下基本无风险。

2 级:有轻微系统性疾病,重要器官有轻度病变,但代偿功能健全。对一般麻醉和手术可以耐受,风险较小。

3 级:有严重系统性疾病,重要器官功能受损,但仍在代偿范围内。行动受限,但未丧失工作能力。施行麻醉和手术有一定顾虑和风险。

4 级:有严重系统性疾病,重要器官病变严重,功能代偿不全,已丧失工作能力,经常面临损害其生命安全的威胁。施行麻醉和手术均有危险,风险很大。

5 级:病情严重、濒临死亡,手术是孤注一掷。麻醉和手术异常危险。

这种分级也适用于急症手术。在评定的级别旁加"E"或"急"即可。

(四)麻醉前准备

麻醉前应常规准备好麻醉器械及药品,以保证麻醉顺利进行。药品包括麻醉药、肌松药及各种急救药。器械应常规准备好吸引器、面罩、喉镜、气管导管、供氧设备、静脉输液用具、纤维支气管镜、麻醉机、监护仪等。所有的麻醉器械和急救设备必须处于完好备用状态。

(五)全身麻醉的实施

1. 麻醉诱导

即患者由清醒转入麻醉状态的过程。麻醉诱导期是全身麻醉最初、最危险的阶段。先以面罩吸入纯氧2～3mm，再根据病情选择适当的静脉麻醉药和剂量，自静脉缓慢注入，待患者意识丧失后注入肌松药，直至其全身骨骼肌及下颌逐渐松弛，呼吸由浅到完全停止后采用麻醉面罩进行人工呼吸，然后进行气管插管，成功后立即与麻醉机连接并行人工呼吸或呼吸机机械通气。

(1)诱导期护理

1)患者制动：全麻诱导以后，患者将在30～60s内快速意识丧失，继而出现全身肌肉松弛彻底失去防御能力，可能迅速发生身体某一部位的坠落；因此，导管室护士应在全麻诱导之前完成对患者四肢的固定，做到完全制动。

2)协助插管：为提供良好的气管插管条件，导管室护士可根据要求调节手术床的高度及角度，在困难插管的情况下，导管室护士要积极充当插管者的第三只手，做好纤维支气管镜、特殊插管仪器的传递、吸引的准备等工作。

3)摆放体位：插管完成之后，按照手术的要求和患者目前的体位、监护物体摆放位置、电极板位置等情况，护士应快速设计出合理易行的翻身方案，指挥室内所有人员协调地将患者放置到位。还要在患者身体易受压的部位放置软垫，以免肘、手臂、尾骶部、踝部、足跟等处压伤。

4)协助抢救：在诱导插管期发生心血管意外或其他意外情况的概率相对较高。一旦发生上述情况时，导管室护士应立即参与抢救工作，如：准备抢救药物，开放更多的静脉通路，准备除颤仪，寻求其他医务人员的帮助等。

(2)麻醉诱导室：麻醉诱导室专门用于麻醉诱导，一般位于手术室内，配备实施麻醉所需的药品、器械、麻醉机、心电监护仪以及专职的麻醉医师和护士。设置麻醉诱导室的主要目的是提高手术室的工作效率，避免因从病房接患者和准备、清理手术间造成的接台不紧凑，减少患者术前等待时间，避免外部环境对患者造成不良刺激，给器械、巡回护士更多的准备时间。

麻醉诱导即患者由清醒转入麻醉状态的过程，是特别危险的过程，可能发生很多意外事件，如气管插管困难、药物不良反应、喉痉挛等。诱导室的医护人员在开始诱导前应安置好监测设备，以便在有连续监测的情况下进行诱导，诱导完成后根据患者拟施行的手术类型和预计手术时间追加麻醉药以维持麻醉。在往手术室转运期间，麻醉医师与护士应协同护送，采用便携式呼吸机或简易呼吸器手控呼吸以维持通气/换气功能，以携带式监护仪持续监测，及时发现并处理各种意外情况。

2. 麻醉维持

在完成麻醉诱导后，采用单次、分次或连续注入的方法，经静脉或吸入给药以维持麻醉深度和达到稳定的麻醉状态。麻醉维持一般采用复合麻醉，联合应用多种麻醉方法维持适宜的麻醉深度，确保麻醉前安全。

全麻维持期是患者耐受各种药物的相对稳定期，故麻醉本身突发的变化不多，多数意外情况是由手术操作引起的。护理工作的重点是对患者生命体征的严密观察，及时发现意外情况，并迅速寻找原因。另外，及时计算出血量、尿量也对麻醉医师的液体调控有很大的帮助。

3. 麻醉苏醒

即全麻停止后患者由麻醉状态逐步向神志清醒转变的阶段。此期由于药物对机体的影响仍将持续一段时间，随时可能出现呼吸、循环、代谢等方面的异常、意外或并发症。

苏醒期导管室护士的护理要点包括如下内容：

(1)患者制动。全麻苏醒期患者发生躁动的情况为数不少，故导管室护士要事先做好制动工作，以免患者坠落，并在患者拔管后，主动与其交流，判断其神志情况，对于完全清醒的患者只需告知其不能翻身，而对于尚未清醒的患者，要围起搬运床护栏，继续观察，寸步不离。

(2)检查各类导管的放置情况，包括导尿管、深静脉导管等，对于位置不当、引流不畅等情况应立即通知麻醉医师或手术医师，予以即刻处理。

(3)出血情况：检查引流瓶、切口、拔除的动静脉穿刺口有无新鲜出血，是否呈持续性，督促医师及时处理。

(4)及时发现呼吸道梗阻：复苏期是呼吸梗阻的高发期，包括舌根后坠、喉痉挛、支气管痉挛、延迟性呼吸抑制等。所以在本期，导管室护士应严密观察氧饱和度和患者的呼吸幅度，及时提醒麻醉医师各种呼吸抑制的发生，并及时处理。

(5)协助抢救。

## 三、术中监护

### (一)术中监测

1. 心率和心律的监测

在各种介入检查治疗过程中，常规行心电、血压监测，同时备临时起搏器，除颤器呈备用状态，为心肺复苏争取时间。由于导管对心肌和冠状动脉的刺激、对比剂注射过多或使用离子型对比剂、导管嵌顿在冠状动脉内等因素，均可导致心律失常，因此应加强心率、心律的监测。常用多导生理仪进行监测，将电极安放在肢体及胸前相应的部位上，可观察各种心律失常，对患者出现的各种心律失常应及时报告医师，根据具体情况行相应的处理。

2. 动脉压力监测

在心脏疾病介入术中常用，通过股动脉、桡动脉直接穿刺，连接压力换能器，然后与监护仪压力传感器相连，显示收缩压、舒张压、平均压、动脉压的波形。动脉压力监测在冠状动脉疾病介入术中多指冠状动脉压力口的监测。术中压力突然升高而压力波形示动脉压波形时，应给予患者舌下含化降压药，待压力恢复正常后再进行操作；若压力突然降低，可能与导管插入过深、冠状动脉开口或起始处病变造成的导管嵌顿有关，回撤导管后压力仍不恢复，应及时给予升压药如多巴胺、间羟胺并做好抢救准备。

3. 血氧饱和度监测

血氧饱和度是指氧和血红蛋白的结合程度，即血红蛋白含氧的百分数。正常范围为96%～97%，反映机体的呼吸功能状态及缺氧程度。在介入术中，全麻患者或发生休克、严重心律失常等患者易发生低氧血症，故护理中应加强血氧饱和度监测，有利于指导给氧治疗。同时注意患者的皮肤温度、指甲颜色、指套松紧等变化。

### (二)急救护理

由于疾病本身引起的脏器功能损害、操作技术引起的不良反应、疼痛、药物变态反应等因素，均可引起患者的呼吸、循环及中枢神经系统意外，甚至心搏、呼吸骤停。因此应密切注意患者心电监护及生命体征的监测，发现异常及时向医师反映，一经确定心搏和(或)呼吸停止，应迅速进行以下有效抢救措施挽救患者的生命。

1. 保持呼吸道通畅

清除口腔内异物，如义齿、呕吐物，托起下颌。

2. 人工呼吸

多采用口对口(鼻)人工呼吸法，有条件时应立即改行气管插管，采用呼吸器或呼吸机辅助呼吸。

3. 人工循环

行胸外按压，人工呼吸与胸外按压的次数比为 2∶30，5 个循环后一个周期。

4. 电除颤

后期复苏时，室颤应以效果肯定的电除颤(非同步)治疗为主。电除颤的指征为心肌氧合良好，无严重酸中毒，心电图显示为粗颤。成人胸外除颤电能为 200J，小儿为 2J/kg。首次除颤未恢复节律心搏者，应继续施行心脏按压和人工呼吸，准备再次除颤，电量可适量加至 300＞400J。

5. 起搏

对严重心动过缓、房室传导阻滞的患者突发心搏骤停，经复苏心搏恢复但难以维持者，可考虑放置起搏器。

6. 复苏药物

用药途径以静脉为主，也可术者台上动脉导管给药。肾上腺素是首选的常用药，每次 0.5～1ml，为心脏正性肌力药物，可使室颤由细颤变为粗颤，易于电除颤成功；室性心律失常可静脉注射利多卡因治疗，根据病情使用阿托品、尼可刹米、洛贝林、二甲弗林、多巴胺、间羟胺、碳酸氢钠等药物。

7. 护理

在抢救患者的过程中，护士应密切观察患者生命体征、意识、瞳孔、尿量的变化，并认真记录。维持静脉通路，保持有效循环血容量。严格按医嘱给药，用药剂量、途径、时间要准确。在抢救患者的同时遵医嘱进行血气分析、电解质监测，以指导用药。做好患者家属的安慰、解释工作，及时向患者家属通报患者的病情及抢救经过，以取得家属的配合，提高抢救成功率。

(三)常规护理

术中护理人员的正确配合是保证手术顺利进行的重要环节，及时准确的物品传递可缩短介入治疗术的时间；认真细致的病情观察和正确地实施监护手段，可及时发现患者的病情变化，以便做出预见性处理，减少各种不良反应及并发症的发生，提高介入治疗术的成功率。因此，导管护士在术中应配合医师做好以下工作，填写介入治疗术中护理记录单，如是全麻患者还需完整填写介入治疗全麻患者护理记录单。常规护理包括以下 3 方面：

1. 卧位

协助患者平卧于介入手术台上，双手自然放置于床边，用支架承托患者输液侧手臂，告知患者术中制动的重要性，避免导管脱出和影响荧光屏图像监视而影响手术的进行。对术中躁动不能配合者给予约束或全麻。术中还应根据介入术的要求指导患者更换体位或姿势，不论哪种姿势都应注意保持呼吸道通畅。

2. 准确传递术中所需物品和药物

使用前再次检查物品材料的名称、型号、性能和有效期，确保完好无损。术中所用药物护士必须再复述一遍药名、剂量、用法，正确无误后方可应用，并将安瓿保留再次核对。

3. 密切观察病情变化，及时预防和处理并发症。

(1)监测患者生命体征、尿量、神志的变化：最好使用心电监护(注意电极一般选择贴在前额、肩和臀部，以免影响透视图像)注意心率、心律、血压的变化，观察患者有无胸闷、憋气、呼吸困难，警惕心血管并发症的发生。由于导管和高压注射对比剂对心脏的机械刺激，易发生一过性心律失常、严重的心律失常以及对比剂渗透性利尿而致低血压。因此，应加强监护，一旦发生应对症处理，解除机械性刺激后心律失常仍未恢复正常者，应及时应用抗心律失常药物和开放静脉通道输液、输血及应用升压药，术中急救患者需填写介入治疗抢救记录单。

(2)低氧血症的观察与护理：对全麻、小儿、肺部疾患患者，术中应注意保持呼吸道通畅，预防舌后坠及分泌物、呕吐物堵塞呼吸道而影响肺通气量。给予面罩吸氧，加强血氧饱和度的监测，预防低氧血症的发生。

(3)下肢血液循环的观察与护理：术中由于导管、导丝的刺激及患者精神紧张等，易发生血管痉挛，处于高凝状态及未达到肝素化的患者易发生血栓形成或栓子脱落。因此，术中护士应定时触摸患者的足背动脉搏动是否良好，观察穿刺侧肢体的皮肤颜色、温度、感觉、运动等，发现异常及时报告医师进行处理。

(4)对比剂变态反应的观察与护理：尽管目前非离子型对比剂的应用较广泛，但在血管内介入治疗中，仍是变态反应最常见的原因，尤其是在注入对比剂后及患者本身存在过敏的高危因素时易发生。发现患者面色潮红、恶心、呕吐、头痛、血压下降、呼吸困难、惊厥、休克和昏迷时，应考虑变态反应。重度变态反应可危及患者的生命，应引起护士的高度重视。

(5)呕吐的观察及护理：肿瘤患者行动脉栓塞化疗术时，由于短时间内注入大剂量的化疗药可致恶心、呕吐。护士应及时清除患者呕吐物，保持口腔清洁，尤其是老年、体弱、全麻、小儿等患者，咳嗽反射差，一旦发生呕吐应将患者的头偏向一侧，防止呕吐物误吸，必要时使用吸痰器帮助吸出口腔呕吐物，预防窒息的发生。护士应站在患者身旁，给患者以支持和安慰。术前30min使用止吐药可预防。

(6)疼痛的观察和护理：术中当栓塞剂和(或)化疗药到达靶血管时，刺激血管内膜，引起血管强烈收缩，随着靶血管逐渐被栓塞，引起血管供应区缺血，出现组织缺血性疼痛。对轻微疼痛者护士可给予安慰、鼓励，对估计可能疼痛程度较重的患者，可在术前或术中按医嘱注射哌替啶等药物，以减轻患者的痛苦。

(7)皮肤护理：大血管和神经介入治疗通常需要4～5h，期间患者处于全麻状态，长时间不能变换体位，皮肤易压红或发生压疮。术前应用软垫，冬季可在患者身下垫电热毯，以促进血液循环。术后仔细检查皮肤情况，与病房护士做好床边交接班。

(李艳)

## 第三节　介入手术后护理

术后护理是指从患者离开导管室操作间进入麻醉恢复室(或术后监护病房)直至与手术相关的治疗结束期间实施的护理。此期的主要目标是通过严密的观察和有效的护理干预，预防、发现并处理术后并发症，促进术后各器官功能恢复。

## 一、麻醉苏醒期护理

(一)麻醉恢复室

麻醉恢复室(PACU)是对麻醉手术后引起的生理性扰乱进行监护和治疗的场所，主要任务是保障患者在麻醉恢复期的安全，是麻醉科的重要组成部分。麻醉后恢复的目的是术后患者的危重评估及使患者生理趋于稳定的过程，重点在于监护和治疗在苏醒过程中出现的生理紊乱，早期诊断和预防并发症。麻醉恢复室的护理人员是经过专业训练和培训的麻醉专科护士，能迅速识别术后并发症，并快速协助医师进行正确的处理，以保证恢复期安全与舒适。

1. 组织结构

麻醉恢复室在麻醉科科主任负责下，由护士长管理，纵向为临床麻醉科负责苏醒过程的整个运作和业务经营过程等；横向为护理部职能管理部门，负责麻醉运行和经营过程中护理行为规范、护理工作职责，患者护理安全和质量。麻醉恢复室一般实行 24h 开放或日间开放，晚间急症手术可由 ICU 兼麻醉恢复室进行观察。配备由专职医师或经过麻醉护理专业培训的注册护士负责日常工作，护士的编制按病床与护士之比一般复苏患者为 3∶1，高危患者为 1∶1。

2. 设置要求

麻醉恢复室应设在邻近手术室或手术室管辖区域内，以便麻醉医师了解病情，处理患者，或患者出现紧急情况时能及时送回手术室进行进一步处理。设有层流系统，环境安静、清洁、光线充足。温度保持在 20～25℃，湿度 50%～60%，每月进行空气细菌监测，保持室内清洁。一般采用大房间集中安排床位，以护士站为中心，可以圈状设置复苏床单位，也可以对面扇形状设置复苏床单位，其规模应按手术室数量和所实施手术的种类而定，一般讲，手术室与复苏室床位比例为(1.5～2)∶1。床与床之间至少需要 1.2m 的空间。复苏床采用对接式平移手术床，可与手术转运床对接，患者无须搬动。配有双路和应急电源，重要设备配有不间断电源(UPS)。设有中心供氧、压缩空气、中心负压吸引，并在各床头设立终端。室内设有传呼系统，与手术室及麻醉科相通，以便抢救时传呼麻醉医师。复苏床周边配备一个电源开关，接数个插头的多用途电源插座，2～3 套中心供氧装置、2 套压缩空气装置、2～3 套负压吸引装置、1 套亮度可调灯、1 套应急灯。床边设有一个多功能柱，其上设有电源插座、设备搁架、气体接口、呼吸装置等。

3. 常规设备

麻醉恢复室具有监测和处理术后常见并发症的基本设施。应备有麻醉机，呼吸机、监护仪、肌松监测仪等大型设备，每张床旁应具备有灭菌的吸痰管、导尿管、吸氧导管或面罩、口咽及鼻咽通气道、胸腔闭式引流瓶、尿引流瓶(袋)、胃肠减压装置等。每张床位旁应有无创血压监测、有创血压监测、脉搏血氧饱和度、心电图监测仪、二氧化碳监测、输液泵、微量推注泵、吸引器、吸氧导管、简易呼吸器。配备专用抢救车，内有常用的呼吸、循环等急救药品和用品。

4. 收治标准

各种麻醉药物在患者体内都需要一定时间的排出，剩余的药物可能会对肌肉、呼吸、循环等造成一定的影响，因此麻醉后的患者需进入麻醉恢复室进行监护。包括：

(1)凡麻醉后患者未清醒,自主呼吸未完全恢复、肌肉张力差或因某些原因气管导管未拔除者。

(2)凡各种神经阻滞发生意外情况,手术后需要继续监测治疗者。

(3)凡术后有氧合不全及通气不足的症状和体征者均应送恢复室。

5. 出室标准

包括:

(1)恢复知觉和定向力。

(2)气道通畅,无呕吐和误吸的危险。

(3)呼吸循环功能已稳定。若患者术后生理功能较长时间不稳定或出现严重并发症,应转入 ICU 继续监护治疗。

Steward 曾提出在患者出恢复室以前,应由麻醉医师对患者苏醒程度作一总的评价,苏醒程度可根据:

(1)清醒程度。

(2)呼吸道通畅程度。

(3)肢体活动程度等方面进行评价,凡 Steward 苏醒评分(表 38－1)达到 4 分以上者,可离开恢复室。

**表 38－1 Steward 苏醒评分表**

| 患者状况 | 分值(分) |
|---|---|
| 1. 清醒程度 | |
| 完全清醒 | 2 |
| 对刺激有反应 | 1 |
| 对刺激无反应 | 0 |
| 2. 呼吸通畅程度 | |
| 可按医师吩咐咳嗽 | 2 |
| 可自主维持呼吸道通畅 | 1 |
| 呼吸道需予以支持 | 0 |
| 3. 肢体活动程度 | |
| 肢体能作有意识的活动 | 2 |
| 肢体无意识活动 | 1 |
| 肢体无活动 | 0 |

(二)麻醉苏醒期护理

手术操作结束,患者从麻醉中复苏的阶段为苏醒期,苏醒以血压平稳、呼吸良好、意识清醒为标志。对于麻醉尚未完全清醒患者,随时有发生窒息、意外损伤、出血和休克的可能,护士应严密守护至患者清醒能准确回答问题为止。

对于苏醒期患者,护士应全面检查患者的一般情况、生命体征、手术名称、术中情况、疾病护理、引流物种类和情况、伤口部位及变化、预计可能出现的并发症等,做到心中有数。在复苏期间除按医嘱每 15～30min 观察患者的意识、活动、呼吸、循环、皮肤色泽 1 次并准确记录；还要主动地注意观察保持患者呼吸道通畅，防止呕吐物误吸，及时吸除呼吸道分泌物；遇到舌后坠，应将下颌部向前向上托起；出现烦躁、发绀、呼吸困难应尽快找出原因，对症处理。麻醉清醒前患者常有躁动，应适当加以约束或加护栏保护，严防引流管脱出或敷料被拉扯等情况发生。可通过观察患者的瞳孔、神经反射、脉搏、呼吸等来估计麻醉深度；如瞳孔小，浅反射消失，脉搏慢，呼吸深而均匀，表示麻醉程度尚深，短时间内不会苏醒；反之，瞳孔放大或正常，睫反射存在，眼球转动灵活，脉搏略速，呼吸浅、速且不规则，表示患者即将苏醒。此时，护士应警惕患者坠床，冬季复苏期要注意保暖。

## 二、术后搬运与交接

1. 术后搬运

术后搬运应特别注意确保患者安全，至少有 4 人参与，动作轻稳，步调一致，尽量减少震动。随时注意穿刺部分情况，尽量避免增加切口张力和压迫手术部位。注意保护输液肢体，保护和固定引流管，勿使其牵拉或滑脱。

2. 术后交接

术后患者回病房安置妥当后，病房护士应根据介入治疗术后护理交接表确认患者相关信息，同时与导管室护士、麻醉护士/医师、手术医师完成交接，包括：手术与麻醉实施情况、术中出血量、输液输血量、尿量、术中意外及特殊用药、引流管留置以及术后注意事项、皮肤情况、观察与护理要点等。

## 三、卧位与活动

一般根据麻醉或手术的性质、部位，按医嘱安置手术后体位。全麻未清醒者，为防止舌后坠和误吸，一般取平卧位，头偏向一侧；腰麻、硬膜外麻醉，术后需去枕平卧 6h，避免脑脊液从蛛网膜下隙针眼漏出，致脑脊液压力降低引起头痛。麻醉清醒后及局部麻醉者，如病情平稳，则改为半卧位，抬高头部 30°～45°。动脉穿刺者穿刺侧下肢伸直并制动 12h，静脉穿刺者下肢伸直并制动 6～8h，以利于血管穿刺点收缩闭合，保持血流通畅，防止血栓形成。

肢体制动解除后可左右旋转或取健侧卧位。因患者处于一种强迫体位时间过长，将产生精神高度紧张，导致较严重的不适感。为减轻患者的痛苦，护士应指导患者翻身，翻身方法是：患者用手紧压穿刺处向健侧转动体位，避免屈膝、屈髋。术后需抗凝治疗的患者，24h 后可下床活动，一般造影患者 12h 可下床，如果使用 Angioseal 血管封堵器或缝合器者，4h 可下床活动，所用介入治疗患者均应该尽量避免下蹲及增加腹压的动作。

## 四、病情观察

患者回病房后立即测量血压、脉搏、呼吸，遵医嘱连接好监护仪，按要求使各种引流管、氧气管处在功能状态。密切观察生命体征变化。对全麻及危重患者，应每 15～30min 测一次体温、血压、脉搏、呼吸以及神志、瞳孔等，病情稳定后可改为每 2～4h 测定一次或按医嘱执行。一般手术可每 4h 观察记录一次。密切观察足背动脉搏动是否减弱或消失，皮肤色泽是否苍白及温度是否下降，毛细血管充盈时间是否延长，穿刺侧下肢有无疼痛和感觉障碍。观察足背动脉 30～60S/次，双足同时触摸，以便对照。血栓形成多在术后 1～3h 内出现症状，所以术后 24h 要做好观察记录。若趾端苍白，小腿疼痛剧烈，皮温下降，感觉迟钝，则提示有股动脉血栓形成的可能，应及时通知医师进行相应的处理。

大部分栓塞术患者术后均有不同程度的发热，体温在37.5～38.5℃，护士应定时测量体温，并鼓励患者多饮水，以加速肾对对比剂、化疗药及毒素的排泄。对高热患者应及时查找原因，警惕并发症的发生，并给予物理降温或遵医嘱给予抗生素治疗。对颅内疾病介入治疗的患者，还应注意意识、瞳孔、语言及肢体活动变化，观察有无脑水肿、脑出血等情况的发生。对溶栓术后的患者应密切观察有无出血倾向，警惕内出血的发生。

## 五、穿刺部位护理

介入治疗结束后，穿刺点压迫15～20min后加压包扎，用1kg的沙袋压迫穿刺部位，动脉穿刺者压迫6h，静脉穿刺者压迫2～4h，注意沙袋不能移位。避免剧咳、打喷嚏和用力大便，以免腹压骤增而导致穿刺点出血。介入手术后应密切观察穿刺部位有无渗血、渗液、敷料脱落、出血、皮下血肿形成以及感染等情况。少量的渗血渗液应及时更换敷料，可适当加压包扎；渗血渗液较多时应加强观察，分析原因。更换敷料时应严格无菌操作，并注意评估穿刺部位愈合情况，观察有无发红、变色、温度改变、肿胀及触痛，观察切口周围有无胶布过敏或绷带固定引起的损伤。

## 六、饮食和输液

对于非胃肠道手术患者，局麻或小手术后饮食不必严格限制；椎管内麻醉术后如无恶心、呕吐，4～6h后可给饮水或少量流汁，以后酌情给半流质饮食或普食；全麻术后患者，宜在次日进食。胃肠道手术患者，一般在术后2～3d内禁食，待胃肠道功能恢复、肛门排气后可进流质饮食，应少量多餐；以后再酌情逐渐改为半流质以至普食。

在术后禁食或饮食不足期间，需静脉输液来供给水电解质和营养成分。补充液体的性质、量和速度应根据患者水和电解质的丢失量和需要量进行调节。对于贫血、营养不良的患者可适当输血或血浆等；长期禁食或不能进食者，可给予全胃肠外营养或管饲饮食。

## 七、术后教育

为促进患者术后恢复，护士要做到：

(1)告知患者手术成功并已返回监护室或病房。

(2)告知各种引流置管及其配合方法，取得患者的配合并消除其恐惧心理。

(3)教会疼痛的描述、镇痛方法的选择及应用。

(4)术后活动与功能锻炼的意义和方法。

(5)术后饮食的要求与配合。

(6)术后发热的原因与处理方法，外科热作为术后机体对手术创伤的一种正常反应，体温可略升高，一般不超过38℃，可行物理降温，1～2d后会逐渐恢复正常，无须特殊处理。同时要鼓励患者争取早日下床活动，减少并发症的发生。

（李艳）

# 参考文献

[1]豆桂军．护理技能与实践[M]．北京：中国人口出版社，2019．
[2]张靖霄，张志敏．妇产科疾病观察与护理技能[M]．北京：中国医药科技出版社，2019．
[3]石会乔，魏静．外科疾病观察与护理技能[M]．北京：中国医药科技出版社，2019．
[4]蒋红，顾妙娟，赵琦．临床实用护理技术操作规范[M]．上海：上海科学技术出版社，2019．
[5]王娟，毕娟．神经科疾病观察与护理技能[M]．北京：中国医药科技出版社，2019．
[6]池末珍，刘晓敏，王朝春．临床护理实践[M]．武汉：湖北科学技术出版社，2018．
[7]刘丽琴．现代内科护理精粹[M]．西安：西安交通大学出版社，2018．
[8]谷业云．实用护理技术与临床[M]．上海：上海交通大学出版社，2018．
[9]刘义兰．关怀性护理技术[M]．武汉：湖北科学技术出版社，2018．
[10]杭荣华，刘新民．护理心理学第2版[M]．合肥：中国科学技术大学出版社，2018．
[11]刘彩凤．现代临床护理技术[M]．上海：上海交通大学出版社，2018．
[12]刘芳．脑卒中康复护理[M]．厦门：厦门大学出版社，2018．
[13]沈燕．现代临床护理精要[M]．北京：科学技术文献出版社，2018．
[14]石翠玲．精编护理操作技术[M]．上海：上海交通大学出版社，2018．
[15]胡昌俊．临床医学与护理概论[M]．昆明：云南科技出版社，2018．
[16]杨荣娟，李晓，巴春贺．内科学临床诊疗及护理[M]．武汉：湖北科学技术出版社，2018．
[17]王蕾，蒋红．实用皮肤病护理[M]．上海：上海科学技术出版社，2018．
[18]王静．临床护理健康教育流程[M]．武汉：湖北科学技术出版社，2018．
[19]崔西美．新编常见病护理技术[M]．上海：上海交通大学出版社，2018．
[20]孙平．现代临床护理与操作技术[M]．北京：科学技术文献出版社，2018．
[21]胡玉清．现代妇产科护理精粹[M]．天津：天津科学技术出版社，2018．
[22]史铁英．急危重症临床护理[M]．北京：中国协和医科大学出版社，2018．
[23]吴欣娟，张晓静．实用临床护理操作手册[M]．北京：中国协和医科大学出版社，2018．
[24]丁淑贞．实用临床心理护理指导手册[M]．北京：中国协和医科大学出版社，2018．
[25]吴明．消毒供应中心实用手册[M]．成都：西南交通大学出版社，2015．
[26]徐筱萍，赵慧华．基础护理[M]．上海：复旦大学出版社，2015．
[27]李群芳，邓荆云，张爱琴．内科护理[M]．武汉：华中科技大学出版社，2015．
[28]张文福．现代消毒学新技术与应用[M]．北京：军事医学科学出版社，2013．
[29]姜平，姜丽华．传染科临床护理[M]．北京：中国协和医科大学出版社，2016．
[30]蒋红，鲍美娟．传染病护理[M]．上海：复旦大学出版社，2016．